ÉLÉMENTS
D'HISTOLOGIE

ET DE

TECHNIQUE MICROSCOPIQUE

PAR

F.-X. LESBRE

PROFESSEUR A L'ÉCOLE VÉTÉRINAIRE DE LYON

AVEC LA COLLABORATION

De V. BALL, E. FORGEOT, G. MAROTEL et A. RABIEAUX

CHEFS DE TRAVAUX A LA MÊME ÉCOLE

*(Deuxième édition, entièrement refondue,
du "Cours élémentaire d'Anatomie générale avec Notions de Technique histologique
de S. ARLOING, revisé et publié par F.-X. LESBRE ")*

Avec 467 figures dans le texte.

PARIS

ASSELIN ET HOUZEAU

LIBRAIRES DE LA FACULTÉ DE MÉDECINE

et de la Société centrale de médecine vétérinaire

PLACE DE L'ÉCOLE-DE-MÉDECINE

1903

CORBEIL. — IMPRIMERIE ÉD. CRÉTE

ÉLÉMENTS

D'HISTOLOGIE

ET DE

TECHNIQUE MICROSCOPIQUE

PAR

F.-X. LESBRE

PROFESSEUR À L'ÉCOLE VÉTÉRINAIRE DE LYON

AVEC LA COLLABORATION

De V. BALL, E. FORGEOT, G. MAROTEL et A. RABIEAUX

CHEFS DE TRAVAUX A LA MÊME ÉCOLE

(Deuxième édition, entièrement refondue,
du Cours élémentaire d'Anatomie générale avec Notions de Technique histologique
de S. ARLOING, révisé et publié par F. X. LESBRE)

Avec 467 figures dans le texte.

PARIS

ASSELIN ET HOUZEAU

LIBRAIRES DE LA FACULTÉ DE MÉDECINE

et de la Société centrale de médecine vétérinaire

PLACE DE L'ÉCOLE-DE-MÉDECINE

1903

ÉLÉMENTS
D'HISTOLOGIE
ET DE
TECHNIQUE MICROSCOPIQUE

A

Monsieur le Professeur S. Arloing

CORRESPONDANT DE L'INSTITUT
DIRECTEUR DE L'ÉCOLE NATIONALE VÉTÉRINAIRE DE LYON
PROFESSEUR A LA FACULTÉ DE MÉDECINE DE LA MÊME VILLE

AVANT-PROPOS

Cet ouvrage est une deuxième édition du *Cours élémentaire d'anatomie générale* de M. Arloing, auquel nous avions déjà eu l'honneur de collaborer.

Malgré de nombreux changements imposés par le progrès de la science, qui nous ont obligé à l'augmenter considérablement et à le refondre dans presque toutes ses parties, et jusque dans l'ordonnance des matières, on y retrouvera les mêmes tendances générales, les mêmes préoccupations didactiques que dans la première édition ; car le but poursuivi n'a pas changé : c'est d'offrir aux élèves de nos Écoles vétérinaires un livre adapté à leurs besoins, cherchant ses exemples et ses applications, autant que possible, chez les animaux domestiques, livre sans prétention, destiné à initier plutôt qu'à documenter.

Sélectionner les faits avec discernement ; les classer avec logique, et les décrire avec clarté en évitant les longueurs au moyen d'une abondante illustration parlant aux yeux en même temps que le texte à l'esprit : telle était la tâche à accomplir. Il nous plaît de déclarer que le *Précis d'histologie* de M. le professeur Mathias Duval est, à ce triple point de vue, un modèle dont nous nous sommes souvent inspiré.

D'autre part, nous avons eu la bonne fortune d'obtenir la collaboration de quatre jeunes collègues de l'École vétérinaire de Lyon, qui ont déjà donné plus d'une preuve de leur valeur :

M. Forgeot, répétiteur d'anatomie, nous a prêté son concours pour améliorer l'illustration, qui laissait beaucoup à désirer dans la première édition. Toutes les figures nouvelles qui n'ont pas été empruntées à d'autres ouvrages ont été dessinées par lui, le plus souvent d'après nature. Et, à ce propos, je dois remercier M. le professeur L. Blanc pour l'obligeance parfaite qu'il a mise à nous communiquer sa collection de dessins et de préparations microscopiques.

M. Ball, chef de travaux d'histologie, a rédigé un appendice de technique histologique qui ne comprend guère moins de 80 pages et qui est comme la codification des travaux pratiques qu'il fait faire aux élèves de la deuxième année d'étude. Cette partie de l'ouvrage sera certainement jugée l'une des plus importantes, attendu que l'observation et les manipulations personnelles ne sont pas moins nécessaires pour apprendre l'histologie que pour apprendre l'anatomie descriptive.

Enfin, désirant que nos élèves et confrères trouvent dans ce livre tout ce qu'il leur est indispensable de savoir en fait d'investigation à l'aide du microscope, nous avons prié M. Rabieaux, ancien chef de travaux de microbiologie, aujourd'hui inspecteur des services sanitaires au Ministère de l'Agriculture, de vouloir bien écrire, pour eux, quelques pages sur la recherche et la coloration des microbes ; et M. Marotel, chef de travaux d'histoire naturelle, d'en faire autant en ce qui concerne les autres parasites microscopiques. Ces digressions trouveront grâce auprès du lecteur, en raison de leur incontestable utilité et du peu de place qu'elles tiennent dans le volume.

Que tous ces zélés collaborateurs soient ici remerciés pour

le précieux concours qu'il nous ont très obligeamment prêté.

Les éditeurs, MM. Asselin et Houzeau, méritent aussi des éloges pour les soins qu'ils ont apportés à l'exécution matérielle du livre et pour les dépenses qu'ils ont très libéralement consenties afin de l'illustrer. Nous les leur adressons bien cordialement.

Et, maintenant, il nous reste un dernier devoir à remplir : c'est d'exprimer notre affectueuse gratitude à notre éminent maître, M. le professeur Arloing, qui a été l'initiateur de cet ouvrage et nous fait l'honneur inestimable d'en agréer l'hommage. Nous serions suffisamment récompensé s'il était jugé digne d'un si haut patronage.

F.-X. LESBRE.

Lyon, 1er avril 1903.

ÉLÉMENTS D'HISTOLOGIE

PRÉLIMINAIRES

DÉFINITION

L'anatomie descriptive fournit à l'étudiant des notions suffisantes sur la situation, la forme, les rapports et la conformation intérieure des organes, mais incomplètes sur leur structure. Si l'on compare l'Économie animale à une machine ou à un édifice, on conçoit que l'on ne pourra pas plus prétendre à la connaître complètement si l'on n'a étudié ses parties constituantes élémentaires, que l'on ne connaîtrait une machine ou un édifice si l'on n'avait étudié les divers matériaux qui ont servi à leur construction. De même que le mécanicien ou l'architecte doivent connaître le fer, l'acier, le laiton, le marbre, le granit, le bois, en un mot tous les matériaux qu'ils mettent en œuvre ; de même le médecin doit connaître à fond la substance des organes. Que le marbre, le granit, etc., soient disposés en colonne, en plaque, en encadrement d'ouvertures, ils offrent partout les mêmes propriétés générales. De même les matériaux de l'organisation conservent partout leurs propriétés intrinsèques, quelles que soient la forme et la position des organes dans la constitution desquels ils entrent ; la substance osseuse, la substance musculaire, etc., se moulent en organes de configurations diverses, en conservant partout les mêmes propriétés anatomiques, physiques, chimiques, physiologiques. Ces parties similaires ou semblables sont tantôt isolées, tantôt associées dans un même organe ; on les appelle *tissus*, et c'est à leur étude que s'applique spécialement l'*histologie* (ιστος, tissu ; λογος, discours). Elles se résolvent, sous le microscope, en *éléments anatomiques*.

CONSIDÉRATIONS HISTORIQUES

L'histologie est une science de date récente. Dans l'antiquité, ARISTOTE et GALIEN avaient bien parlé des parties semblables et dissemblables des animaux, mais sans attacher à ces expressions le sens que nous leur donnons aujourd'hui. Au XVIᵉ siècle, FALLOPE, dans un livre intitulé : *Tractatus quinque de partibus similaribus*, donna une classification bizarre des tissus, qu'il distinguait en tissus chauds ou froids, humides ou secs, provenant du sang ou de la semence !

Ce n'est qu'à la fin du XVIᵉ siècle que le microscope fut inventé, par Zachariès JANSEN, dit-on, et ouvrit à l'observation le monde des infiniment petits, comme le télescope venait d'ouvrir le monde des infiniment grands. Dès lors, un grand nombre d'observations furent faites sur la structure intime des animaux et des plantes.

LEUWENHOECK, huissier de la salle des Échevins de Leyde, avait acquis une grande habileté dans l'art de construire cet instrument et de s'en servir ; il signala, le premier, les globules du sang, la fibre musculaire striée, la fibre nerveuse, les spermatozoïdes (avec un de ses élèves, L. HAMM), l'apparition d'animalcules (*infusoires*) dans les infusions organiques, etc., etc. Ses observations indiquent une patience infatigable, mais ses interprétations sont souvent fausses : ce sont celles d'un amateur plutôt que d'un anatomiste. Doué de peu d'instruction, il transmettait ses découvertes à la Société royale de Londres, qui se chargeait de les publier en latin.

A la même époque, MALPIGHI (1628-1694), professeur à Bologne et à Pise, employait aussi le microscope à l'étude des êtres vivants et faisait des découvertes importantes qui sont encore citées avec éloge : tels sont ses travaux sur la circulation capillaire, sur la structure des glandes et de divers viscères, sur le développement du poulet dans l'œuf, sur les trachées des insectes, sur l'appareil séricigène du ver à soie, etc. Il vit, le premier, les cellules des végétaux, qu'il assimilait à des utricules à paroi rigide, remplis de liquide.

Ruysch, professeur à Amsterdam, s'illustra dans l'art des injections vasculaires ; il les réussissait si bien qu'il pensait que toutes les glandes et même l'écorce grise du cerveau sont exclusivement constituées par des lacis capillaires.

Swammerdam fit preuve d'une étonnante sagacité dans l'étude des métamorphoses des insectes.

Needham, Wharton, de Graaf, Fontana, Glisson, Lieberkühn, Prochaska, Boerhaave, Haller, méritent aussi d'être cités pour leurs travaux sur l'anatomie de structure.

Mais, jusqu'au commencement de ce siècle, toutes les notions acquises sur les éléments anatomiques, les tissus et la structure des organes étaient éparses, bien incomplètes, souvent erronées ; personne n'avait songé à les rassembler pour en constituer une branche nouvelle de l'Anatomie : ce mérite était réservé à un génie français, F.-X. Bichat. C'est lui le premier qui définit nettement les tissus et les réunit en *systèmes*, nom sous lequel il désignait un ensemble de parties similaires. Dans son *Traité des membranes*, publié en 1800, il réunit en autant de systèmes les membranes muqueuses, les membranes séreuses, les membranes fibreuses ; il rapproche les premières de la peau, avec laquelle elles sont en continuité au pourtour des ouvertures naturelles et avec laquelle elles forment une vaste membrane limitante ou tégumentaire. Son système des séreuses est plus naturel encore ; toutes ces membranes, polies, luisantes à leur face libre, lubrifiées par les sérosités, sont essentiellement destinées à favoriser le mouvement ; on en voit se former d'adventices dans des régions qui deviennent accidentellement mobiles (*pseudarthroses, bourses séreuses*). Bichat démontre que l'arachnoïde est une séreuse et que, comme telle, elle est constituée de deux feuillets, dont l'externe, méconnu jusqu'alors, s'est fusionné avec la dure-mère, etc.

Deux ans plus tard, il publie son *Anatomie générale appliquée à la physiologie et à la médecine*, livre admirable dans lequel il étudie les divers tissus et les systèmes qu'ils constituent, aux points de vue de leurs propriétés physiques, chimiques, vitales, de leurs modes de réaction dans les diverses maladies et des altérations dont ils sont susceptibles.

La systématisation des tissus fut des plus fécondes en pathologie, car elle fit distinguer, dans les maladies d'un organe donné, celles qui se développent sur tel ou tel des tissus composant cet organe ; par exemple, il y a à envisager dans l'estomac les affections de la muqueuse, celles de la musculeuse et celles du péritoine recouvrant ; dans le poumon, il faut distinguer les maladies de la membrane respiratoire, des bronches, de la plèvre viscérale ; dans les centres nerveux, on ne confond plus les maladies des méninges avec celles des centres nerveux eux-mêmes. En un mot, au lieu de faire exclusivement la pathologie des organes, on fit en outre, et avec le plus grand fruit, la pathologie des tissus et systèmes.

Malheureusement, Bichat a dédaigné le microscope et a méconnu l'importance de l'élément anatomique. Cette tendance du créateur de l'anatomie générale a pesé longtemps sur l'esprit de ses compatriotes ; aussi, malgré les louables efforts des DE MIRBEL, TURPIN, DUTROCHET, DE BLAINVILLE, RASPAIL, ROYER-COLLARD, DONNÉ, Ch. ROBIN, etc., l'étude anatomique des tissus ou histo-anatomie s'est faite en grande partie à l'étranger et principalement en Allemagne.

Grâce aux lentilles achromatiques, inventées par FRAUNHOFER en 1807, les erreurs d'observation qui avaient tant discrédité le microscope du temps de Bichat purent être évitées et les découvertes se succédèrent rapidement dans le domaine de la structure élémentaire des tissus. Dès 1838-1839, la valeur de la cellule comme élément primordial de toute structure, comme unité de la vie, fut établie par SCHLEIDEN en botanique, par SCHWANN en zoologie, dans deux célèbres mémoires qui font époque dans la science :

SCHLEIDEN : *Beiträge zur Phytogenesis (Archives de Müller, 1838).*

SCHWANN : *Mikroskopische Untersuchungen über die Uebereinstimmung in der Structur und dem Wachstum der Thiere und Pflanzen,* 1839.

A des titres divers, il convient de citer aussi : PURKINJE, VALENTIN, HENLE, GERLACH, REICHERT, REMAK, LEYDIG, Max SCHULTZE, FREY, KÖLLIKER, VIRCHOW, O. HERTWIG.

Dans la patrie de Bichat, l'anatomie générale n'a conquis une place dans l'enseignement officiel qu'en 1862, où fut créée la chaire de Ch. Robin à la Faculté de médecine de Paris.

Depuis 1870, la France a compris qu'elle ne devait pas abandonner plus longtemps aux mains de l'étranger une de ses plus importantes conquêtes scientifiques ; aussi avons-nous assisté à la création de la chaire d'Anatomie générale du Collège de France (1875), occupée si brillamment par M. RANVIER, et à l'organisation de chaires et de laboratoires dans tous les établissements où l'on enseigne les sciences anatomiques.

Au surplus, grâce aux immortels travaux de Cl. BERNARD, l'anatomie générale a pris une importance nouvelle. De Bichat à Cl. Bernard le tissu et le système dominent la physiologie et la pathologie ; mais à partir de Cl. Bernard l'élément attire particulièrement l'attention. Ce physiologiste a en effet démontré que les phénomènes qui se passent dans un organe sont la résultante de ceux qui s'accomplissent dans ses éléments composants, de sorte qu'il n'y a pas de physiologie ni de pathologie d'organes, mais une physiologie et une pathologie d'éléments.

Il faut dire, enfin, que l'histologie a largement profité des progrès énormes réalisés dans ces dernières années par l'embryologie, qui, en montrant le développement et la différenciation progressive des tissus à partir de la cellule-germe, a permis d'en mieux saisir les liens de parenté, la nature intime et la signification.

SYNONYMIE

La science dont nous commençons l'étude reçut de Bichat, son fondateur, le nom d'*anatomie générale*. En 1819, MAYER (de Bonn) créa celui d'*histologie*. Enfin on se sert aussi de l'appellation *anatomie microscopique*.

Le terme *histologie* est le plus accrédité ; on peut dire que dès maintenant il est imposé par l'usage. Étymologiquement, c'est celui qui convient le mieux, puisqu'il veut dire *discours sur les tissus*. Cependant certaines personnes, considérant la tendance de beaucoup d'histologistes à ne s'occuper que de la structure microscopique des tissus, regrettent que le nom d'*anatomie générale* n'ait pas prévalu, afin de conserver à la science de Bichat toute sa généralité. « La microscopie, disait Ch. Robin, n'est pas plus l'anatomie générale que la télescopie n'est l'astronomie. » — A cela on peut répondre que si les ouvrages d'histologie furent longtemps réduits à l'histo-anatomie, rien ne s'oppose à ce qu'on y fasse entrer l'histo-chimie, l'histo-physiologie et les considérations philosophiques qui donnent tant d'attrait à l'anatomie générale de Bichat.

C'est ce qu'ont bien compris M. RENAULT dans son *Traité d'histologie pratique*, et M. Mathias DUVAL dans son *Précis d'histologie*, qui tous deux sont restés fidèles à la conception de Bichat, tout en admettant le nom d'*histologie*.

Nous ferons remarquer, en outre, que l'appellation d'*anatomie générale* est à la fois insuffisante et ambiguë : insuffisante puisque la science de Bichat n'est pas purement et exclusivement anatomique, ambiguë puisqu'on eût pu l'appliquer avec plus de raison à l'étude générale des organes et des appareils, abstraction faite des individus et des espèces. Quand on considère les os, les muscles, les vaisseaux, un appareil quelconque, en général, n'est-ce pas là une sorte d'anatomie générale ?

Il y a donc toutes raisons de conférer au mot *histologie* ses lettres de grande naturalisation.

Pour faire l'étude complète de la structure d'un animal, il faut passer en revue : 1° les tissus, abstraction faite des organes (*histologie générale*) ; 2° les organes au point de vue de la combinaison des tissus qui les composent (*histologie spéciale*).

M. Mathias Duval réserve le nom d'*histologie* à l'étude des tissus, et il appelle *anatomie microscopique* l'étude de la structure élémentaire des organes.

PLAN DE CET OUVRAGE

Il comprendra deux parties, l'une consacrée à l'histologie générale, l'autre à l'histologie spéciale. La première donnera une étude générale de la cellule et des tissus, des notions d'embryologie et enfin une étude particulière de chaque tissu.

La seconde passera en revue un certain nombre d'organes sur lesquels l'histologie générale fournit des données insuffisantes. Les limites que nous nous sommes imposées ne nous permettront pas de faire l'histologie spéciale de tous les organes, appareil par appareil.

PREMIÈRE PARTIE

HISTOLOGIE GÉNÉRALE

CHAPITRE PREMIER

DE LA CELLULE

La cellule est l'élément anatomique par excellence, le point de départ de toute organisation, l'unité de la vie. Elle jouit des attributs essentiels de tout être vivant : la nutrition et la reproduction, et constitue à elle seule la prodigieuse multitude des infiniment petits (*amibes* (fig. 2), *rhizopodes, infusoires, bactéries,* etc.). Il n'est pas jusqu'aux animaux supérieurs qui, à l'état de germe, ne soient formés d'une seule cellule ; l'œuf ou ovule n'est rien autre en effet (fig. 1).

Nous étudierons donc la cellule comme un être complet, au

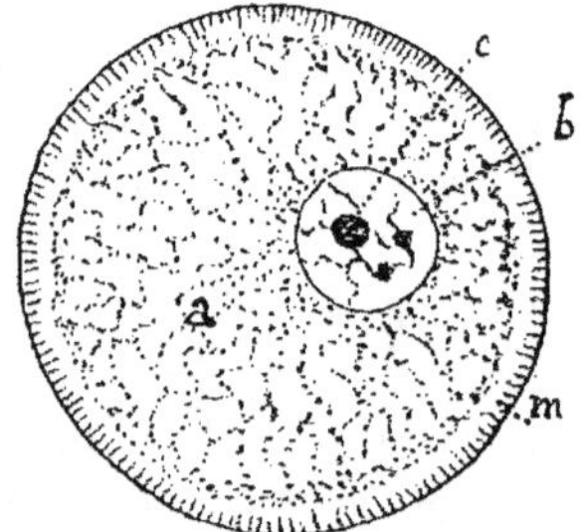

Fig. 1. — Ovule de mammifère.

a, vitellus ou protoplasma de la cellule. — *b*, noyau ou vésicule germinative. — *c*, nucléole ou tache germinative. — *m*, membrane vitelline ou zone pellucide.

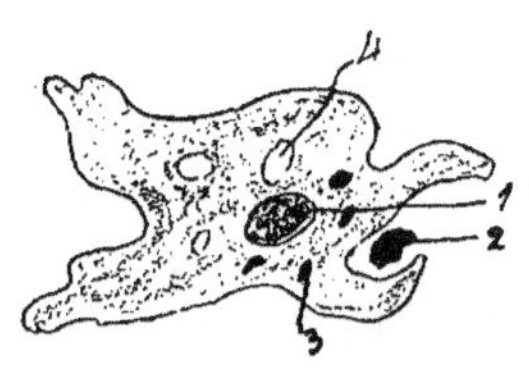

Fig. 2. — Un amibe en contraction.

1, noyau. — 2, particule alimentaire. — 3, particule alimentaire déjà absorbée. — 4, vacuole protoplasmique.

point de vue anatomique et physiologique. Cette étude est quelquefois désignée sous le nom de *cytologie*.

§ 1. — ANATOMIE DE LA CELLULE.

Constitution. — Le nom de *cellule*, signifiant *alvéole*, *utricule*, consacre une erreur d'interprétation, commise d'abord par Malpighi, puis par Mirbel, en étudiant les tissus végétaux, dont les éléments leur parurent réduits à une enveloppe enfermant un espace vide ou plein de liquide (fig. 3, A).

Plus tard, on découvrit dans ces utricules une matière mucoïde, granuleuse, essentiellement vivante, que Hugo Mohl (1848) dénomma *protoplasma* pour bien indiquer qu'il s'agissait là de la partie fondamentale de la cellule. Chez les végétaux, ce protoplasma se creuse souvent de vacuoles dans son centre, de manière à s'appliquer en couche plus ou moins épaisse contre l'enveloppe cellulosique extérieure : aussi Hugo Mohl l'appelait-il encore *utricule azoté*. On y remarqua la présence d'un petit corps plus ou moins sphérique que Fontana avait déjà entrevu dès 1781 et auquel il donna le nom de *noyau* (fig. 3, B).

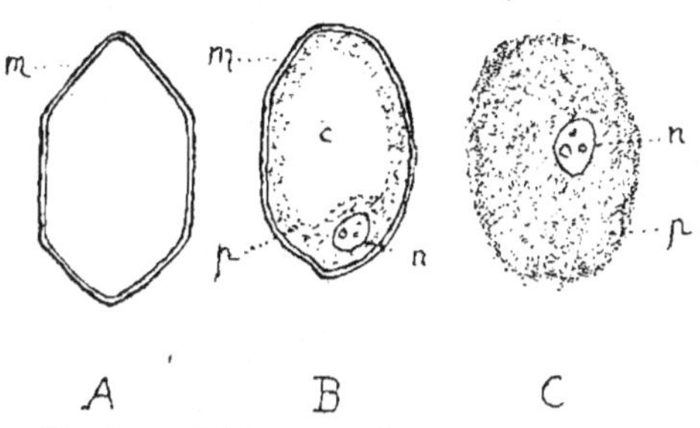

Fig. 3. — Schéma des diverses conceptions de la cellule.

A, cellule végétale morte réduite à sa membrane d'enveloppe. — B, cellule végétale vivante, avec une enveloppe, et du protoplasma autour d'une vacuole. — C, cellule jeune, formée de protoplasma sans enveloppe. — *m*, membrane d'enveloppe. — *p*, protoplasma. — *n*, noyau. — *c*. vacuole.

Dès lors la cellule fut considérée comme une masse de protoplasma plus ou moins vacuolaire, renfermant un noyau et recouverte d'une membrane d'enveloppe.

Plus tard, on s'aperçut que la membrane d'enveloppe n'est que secondaire, qu'elle fait défaut dans la plupart des cellules des tissus animaux, ainsi que dans les cellules végétales jeunes et proliférantes (fig. 3, C), que, en un mot, ce n'est qu'une partie contingente et adventice, plus ou moins inerte, remplissant un rôle protecteur. C'est pourquoi Kuss proposa le nom de *globule*, Kölliker celui de *protoblaste*, Heckel celui de *plastide*. Mais le terme de *cellule*, consacré par l'usage, a prévalu malgré qu'il soit impropre.

A. Protoplasma. — Le protoplasma, bioplasma, cytoplasma, est une substance albuminoïde, granuleuse, de consistance gélatineuse, de réaction alcaline, douée de vie et de contractilité, substance que Dujardin avait signalée dès 1838, chez les infusoires, sous le nom de *sarcode*. On l'a souvent défini : *une albumine vivante ;* mais en réalité c'est un mélange de nombreuses substances protéiques, dans un état moléculaire extrêmement compliqué et instable, mélange caractérisé bien plus par son état d'organisation que par sa composition chimique. Le protoplasma est insoluble dans l'eau, coagulable par la chaleur, l'alcool, les acides, etc. ; il contient divers matières salines que l'on trouve dans les cendres après combustion, et qui comprennent notamment du soufre, du phosphore, du chlore, du potassium, du sodium, du magnésium, du calcium et du fer. Il renferme aussi une grande quantité d'eau (75 p. 100 environ), et cette hydratation est indispensable à la manifestation de ses propriétés vitales ; le protoplasma desséché meurt ou bien passe à l'état de vie latente.

L'emploi des objectifs à immersion de fort grossissement a prouvé que le protoplasma n'est pas simplement une substance homogène, parsemée de granulations, comme on le croyait d'abord, mais qu'il possède une véritable structure (fig. 4), comprenant un stroma filamenteux, réticulaire, *spongioplasma*, et un suc cellulaire qui en remplit les mailles, *hyaloplasma*. Le ou les filaments du spongioplasma ont reçu les noms de

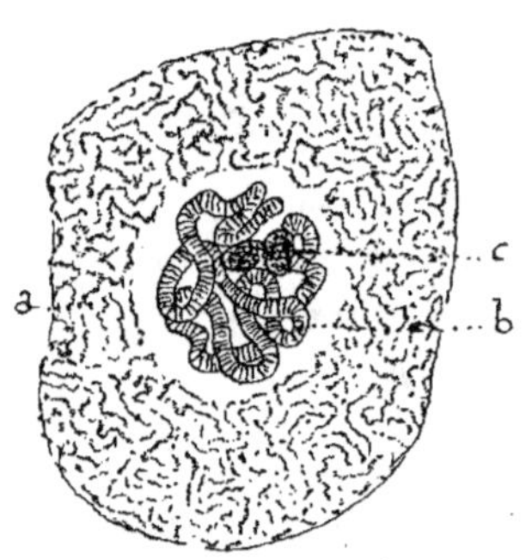

Fig. 4. — Structure du protoplasma et du noyau.

a, protoplasma avec son spongioplasma. — *b*, noyau avec son filament pelotonné. — *c*, nucléoles.

mitomes ou *cytomitomes* ; ils se résolvent en chapelets de granulations appellées *microsomes* ou *cytomicrosomes*. Nous ne signalerons pas dans cette structure les produits très divers élaborés ou absorbés par la cellule et qui peuvent se déposer temporairement dans son protoplasma ; ce sont là des enclaves qui ne font pas partie intégrante de l'élément.

B. Noyau. — Le noyau est un corps ordinairement sphérique, logé dans le protoplasma et constituant avec celui-ci les deux parties inséparables d'un même microcosme. Il apparaît généralement dans la cellule vivante comme une petite vésicule se détachant en clair au sein du protoplasma. Parfois il n'est visible qu'après la mort ou sous l'influence de l'eau, surtout additionnée d'acide acétique. Il est doué d'une grande affinité pour les matières colorantes. Ses dimensions sont en général proportionnelles à celles de la cellule dont il fait partie; par exemple, dans les œufs immatures des poissons, des amphibiens et des reptiles, on peut aisément l'extraire avec des aiguilles et le voir à l'œil nu. Le noyau n'a pas toujours la forme arrondie, il peut être allongé comme un boudin, sinueux, gibbeux et même ramifié et arborisé dans le protoplasma. Il n'occupe pas toujours le centre géométrique de l'élément; mais on peut affirmer que le point où il se trouve est le centre de l'activité, le chef-lieu de la cellule, pour ainsi dire.

On a cru longtemps que le noyau était une simple vésicule, remplie d'un liquide plus ou moins granuleux où flottaient une ou plusieurs autres vésicules plus petites, sorte de noyaux du noyau appelés *nucléoles*. Mais, dans ces vingt-cinq dernières années, la constitution nucléaire a été l'objet de nombreux travaux qui démontrent une structure beaucoup plus complexe, travaux que l'on doit principalement à Butschli, Flemming, Strasburger, Van Beneden, Fol, Guignard, etc. La membrane du noyau, comme celle de la cellule, n'est qu'accessoire; elle peut manquer; c'est le contenu qui importe. Ce contenu est formé d'un ou plusieurs filaments d'une substance très avide de certaines matières colorantes et désignée pour cela sous le nom de *substance chromatique, chromatine* ou *nucléine*; ces filaments ou *caryomitomes* se divisent en grains alignés en chapelet, *caryomicrosomes*, et se contournent en circonvolutions multiples à la manière d'un peloton. Ce peloton filamenteux est baigné dans un suc nucléaire, sorte d'hyaloplasme, qui ne prend que peu ou point les matières colorantes et que l'on désigne sous le nom de *substance achromatique*.

Quant aux nucléoles, les uns représentent des épaississements localisés du filament chromatique (nucléoles nucléiniens), les autres sont indépendants de ce filament, logés dans ses mailles, et constitués par une substance spéciale, la *paranucléine*, qui a des réactions opposées à celles de la nucléine (nucléoles vrais ou paranucléiniens); ces derniers sont particulièrement décelés par le carmin, tandis que les autres se révèlent sous l'action des colorants basiques et notamment de la safranine.

En somme, la structure du noyau rappelle celle du protoplasma ; on dirait une petite cellule incluse dans une autre.

On a cru longtemps qu'il y avait des cellules sans noyau : telles auraient été les monères et les bactéries. En réalité, il n'existe pas plus de protoplasma sans noyau que de noyau sans protoplasma, et, quand le noyau paraît manquer dans un élément actif, il est seulement diffus, c'est-à-dire que sa substance chromatique s'est dispersée dans la masse protoplasmique au lieu de former un corpuscule. Il n'y a guère que les globules rouges du sang des mammifères qui soient vraiment dépourvus de noyau, mais ce ne sont pas des cellules.

S'il n'y a pas de cellule vivante sans noyau, il existe par contre des cellules à plusieurs noyaux : les cellules hépatiques montrent assez souvent deux noyaux ; les myéloplaxes ou cellules géantes de la moelle des os peuvent en contenir plus de vingt.

Les cellules plurinucléées proviennent de cellules uninucléées dont le noyau s'est divisé seul, à l'exclusion du protoplasma. Il ne faut pas les confondre avec les *plasmodes* ou *symplaxes* qui résultent de la fusion protoplasmique de plusieurs cellules primitivement libres.

C. MEMBRANE CELLULAIRE ET PRODUITS DE LA CELLULE. — On croyait autrefois que toute cellule est revêtue d'une membrane d'enveloppe ; aujourd'hui l'on sait que cette membrane n'a rien de constant et d'essentiel. Si elle est la règle dans les cellules végétales, elle est l'exception dans les cellules animales. Dans les deux règnes, les cellules jeunes et très actives en sont toujours dépourvues. Ce n'est qu'une production du protoplasma destinée sans doute à protéger la cellule et à la mieux individualiser, une sorte de tégument qui n'est pas sans apporter quelque obstacle aux échanges nutritifs.

L'enveloppe des cellules végétales est très visible, susceptible d'une grande épaisseur : c'est une paroi de cellulose plus ou moins rigide, à l'intérieur de laquelle le protoplasma finit par se rétracter et se dessécher ; les tissus végétaux lui sont redevables de leur dureté souvent très grande.

Parmi les éléments histiques des animaux, il n'en est qu'un petit nombre qui soient revêtus d'une membrane d'enveloppe bien différenciée ; tels sont : les cellules adipeuses, les cellules de la notocorde, les fibres musculaires striées, les segments interannulaires des fibres nerveuses à myéline. Dans tous ces cas, il s'agit d'une membrane protéique mince et souple qui participe généralement aux changements de forme de l'élément envisagé.

Lorsqu'une cellule vivante se trouve sur un plan limite, exposée aux injures du dehors, elle se recouvre souvent d'une sorte de cuticule plus ou moins épaisse et résistante ; c'est le cas des cellules à plateau de l'épithélium intestinal, des cellules épidermiques des végétaux et d'un grand nombre d'animaux invertébrés. Par exemple, la couche chitineuse des insectes, qui leur forme un squelette extérieur, est élaborée par des cellules épidermiques sous-jacentes ; il en est de même du test calcaire des crustacés.

D'autres fois, on voit se former, sous un épithélium, par l'activité de ses cellules profondes, une membrane limitante claire et homogène qu'on appelle, suivant les cas, *membrane basale*, *membrane vitrée*, *cristalloïde*, etc. Telle est la membrane limitante des culs-de-sac glandulaires, la basale de l'épiderme, etc.

Membranes d'enveloppe, couches cuticulaires, membranes basales et bien d'autres productions extérieures de la cellule, qu'il serait prématuré d'indiquer ici, sont rassemblées sous le nom de *productions exoplasmiques*.

D'autres, dites *productions endoplasmiques*, se forment ou se déposent dans l'intérieur du protoplasma, par exemple : des fibres contractiles dans les cellules musculaires, des grains d'aleurone, des grains d'amidon, de la chlorophylle, etc., dans les cellules végétales ; dans les cellules animales, ce sont des granulations ou gouttes de graisse, des granulations pigmentaires, du glycogène répandu diffusément ou à l'état de granulations, des ferments, du mucus, et une multitude d'autres produits, témoignant d'une rare puissance d'élaboration.

Formes des cellules. — Les cellules peuvent affecter toutes les formes possibles : d'une sphère, d'un ovoïde, d'un cylindre, d'un cône, d'un cube, d'un polyèdre plus ou moins allongé, d'un disque arrondi ou elliptique, biconcave ou biconvexe, d'un fuseau, d'une lame étalée et aplatie, étoilée ou non, etc. Les cellules nerveuses adultes sont toutes pourvues de prolongements par lesquels elles se mettent en rapport entre elles et avec les autres éléments ; on les qualifie d'*unipolaires*, *bipolaires*, *multipolaires*, suivant le nombre de ces prolongements. Les cellules cylindriques ou coni-

ques qui occupent la surface de certains épithéliums sont souvent
surmontées d'un plateau, ainsi que nous l'avons dit ci-dessus, nu
ou hérissé de cils vibratiles (fig. 5, *g*, *l*). Parfois elles éclatent
à l'extrémité pour donner issue à une goutte de mucus formée

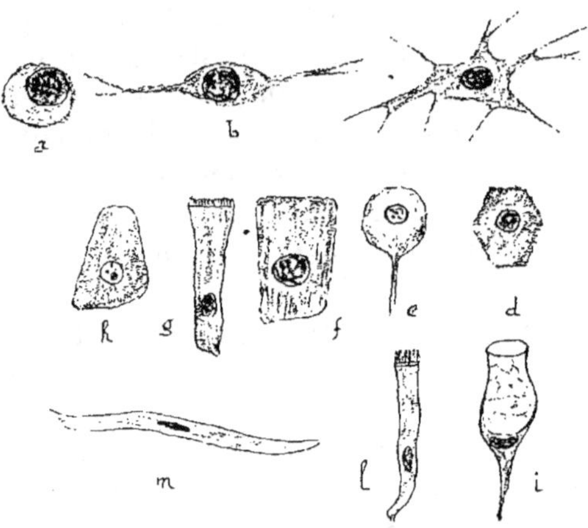

Fig. 5. — Cellules de diverses formes.

a, sphérique. — *b*, bipolaire. — *c*, étoilée. — *d*, polygonale. — *e*, unipolaire. — *f*, prismatique. —
g, cylindrique à plateau. — *h*, conique. — *i*, caliciforme. — *l*, cylindrique à cils vibratiles. — *m*, fusiforme.

dans leur intérieur et se creusent ainsi en cupule : on les dit alors
caliciformes (fig. 5, *i*).

La forme primordiale paraît être la sphérique : c'est celle des
cellules-germes, ovules et spores, des globules blancs et de toutes
les cellules embryonnaires non encore différenciées.

Dimensions des cellules. — Les cellules sont ordinairement de
dimensions microscopiques ; l'unité de mesure adoptée pour leur
mensuration est le millième de millimètre ou *micron*, qu'on désigne
par la lettre grecque μ. Mais ces dimensions sont extrêmement
variables, elles peuvent atteindre ou même dépasser la limite de
visibilité à l'œil nu. En général, les cellules des végétaux sont
plus grandes que celles des animaux, et, parmi ces derniers, elles
sont plus grandes dans les ordres inférieurs que dans les supérieurs. Par exemple, on trouve, chez les insectes, des cellules salivaires qui dépassent 250 μ. Il est des Protozoaires, comme certaines grégarines, qui atteignent 1 500 μ en diamètre, c'est-à-dire
1 millimètre et demi. Dans un animal donné, quel qu'il soit, les
éléments histiques ne sont pas moins variables de dimensions :

ainsi, chez un mammifère, on trouvera des cellules adipeuses de 100 et 125 μ. et des hématies de 6 à 8 μ. ou moins encore ; dans les centres nerveux de ce même mammifère, on rencontrera des cellules nerveuses qui ont moins de 10 μ. et d'autres qui dépassent 100 μ.. Dans la moelle des os, ainsi que dans certaines néoplasies, existent des cellules multinuclées que leurs grandes dimensions ont fait appeler *cellules géantes.*

Mais, de toutes les cellules, il n'en est pas qui puissent devenir aussi colossales que la cellule-œuf : le petit œuf ou ovule des mammifères a 200 à 300 μ. de diamètre ; on le voit à peine à l'œil nu. Les œufs des reptiles, des amphibiens, des poissons, peuvent atteindre 5, 8, et même 10 millimètres. Quant à la cellule-œuf des oiseaux, elle est représentée par le jaune de l'œuf, c'est-à-dire par une sphère de plusieurs centimètres chez la poule. Nous verrons plus loin que ce sont les réserves nutritives qui distendent ainsi la cellule-œuf, réserves dont l'abondance chez les ovipares est en rapport avec le développement indépendant de l'embryon.

§ 2. — PHYSIOLOGIE DE LA CELLULE.

La cellule manifeste sa vie par ses mouvements, sa nutrition et sa reproduction.

Mouvements. — La contractilité est une des propriétés les plus remarquables du protoplasma ; DUJARDIN en avait été frappé quand il désignait celui-ci sous le nom de *sarcode.* Elle se manifeste par des mouvements intérieurs, déterminant une sorte de circulation intracellulaire, et par des mouvements extérieurs, susceptibles de déplacer la cellule ou de lui permettre de saisir les particules à son contact. Les premiers sont les seuls possibles dans les cellules encapsulées comme les cellules végétales ; nous ne ferons que les signaler. Les seconds se remarquent sur les cellules nues et libres ; on les a qualifiés d'*amiboïdes* parce que le type en est donné par les amibes, espèce de Protozoaires que l'on trouve communément dans les eaux stagnantes (fig. 2). Sous le microscope, on voit l'amibe passer de la forme sphérique, forme statique, à une succession de formes irrégulières et changeantes, lancer des prolongements de sa périphérie (pseudopodes), les rétracter ensuite pour en émettre sur d'autres points et se déplacer de cette manière dans le liquide ambiant ; s'il rencontre une particule à son contact, par exemple certaines algues dont il se nourrit, il embrasse cette particule de deux pseudopodes qui se réunissent à l'extrémité, puis rétracte ceux-ci de manière à l'englober à son intérieur. En poursuivant l'observation, on constate que la particule ingérée subit une véritable digestion, opérée par le protoplasma ; la partie assimilable s'incorpore à celui-ci ; la partie indigeste est rejetée au dehors comme un excrément.

Ces mêmes faits ont été constatés, chez les Métazoaires, sur les globules blancs ou leucocytes, les cellules jeunes non encore différenciées, ainsi que sur certains éléments revenus à l'état embryonnaire. Les mouvements amiboïdes des globules blancs ont été observés pour la première fois par WHARTON JONES en 1846. Il suffit, pour cela, d'examiner au microscope une goutte de lymphe dans la chambre à air de Ranvier, et, si cette lymphe a été prise à un animal à sang chaud, de tenir la préparation à une température voisine de celle du corps (35 à 37°), au moyen d'une platine chauffante : alors on voit ces globules, d'abord sphériques, émettre

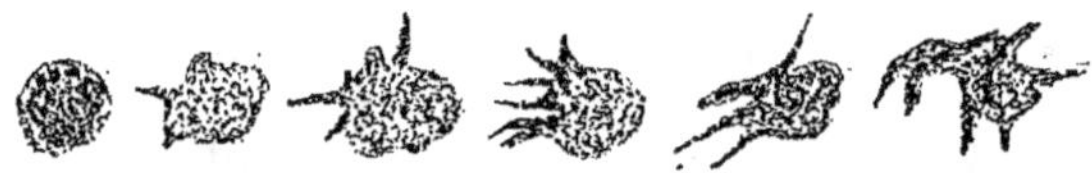

Fig. 6. — Formes successives d'un globule blanc au repos et en mouvement.

bientôt des pseudopodes, les rétracter, prendre les formes les plus irrégulières (fig. 6) et se déplacer ainsi sur la lame porte-objet, en se dirigeant tous vers la rainure pleine d'air qui entoure le liquide, attirés là par l'oxygène qui est indispensable à l'exécution de leurs mouvements. Si on a mélangé à cette goutte de lymphe un peu de poussière de carmin, on constate, au bout d'un instant, que bon nombre de ces particules colorées ont été englobées par les cellules amiboïdes. Ces phénomènes, que l'on peut constater *in vitro*, se passent sur le vivant avec une tout autre intensité et ont un intérêt physiologique considérable. C'est ainsi, par exemple, que les globules blancs peuvent traverser la paroi des capillaires (diapédèse) (fig. 7), se répandre dans les tissus, notamment dans les mailles du tissu conjonctif, et retourner dans les voies vasculaires. Beaucoup d'entre eux ne reviennent pas à leur point de départ, mais se fixent et se transforment dans les tissus, ou bien traversent les épithéliums et viennent tomber dans les cavités glandulaires ou à la surface des téguments. Il n'est pas douteux que ces *cellules migratrices* jouent un rôle important dans les actes de nutrition ; non seulement elles apportent aux tissus certains matériaux de

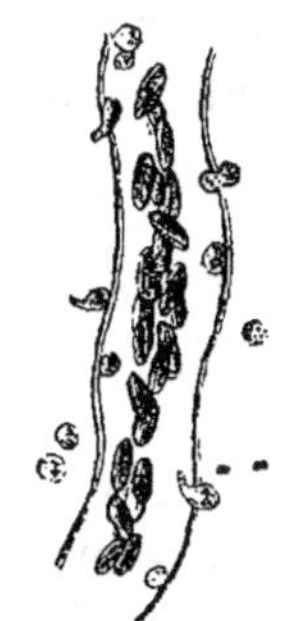

Fig. 7. — Globules blancs en diapédèse. — Capillaire de la grenouille montrant au centre les globules rouges formant colonne, et contre la paroi, ou en train de la traverser, des globules blancs.

nutrition, mais encore elles les déblaient de ce qui pourrait leur nuire, grâce à la faculté qu'elles ont de manger tout ce qui se présente à leur contact, faculté qui leur a valu le nom de *phagocytes*. Ce sont les phagocytes qui absorbent et digèrent les éléments de l'organisme ayant cessé de vivre ; par exemple, dans la rate, on en trouve qui renferment dans leur intérieur un ou plusieurs globules rouges. Ce sont les phagocytes qui, dans les Batraciens en voie de métamorphose, résorbent certaines parties du corps qui doivent disparaître. Ce sont eux qui déblaient les éléments morts du sang extravasé, dans les ecchymoses, et qui donnent l'assaut à toutes les particules étrangères à l'économie. M. METCHNIKOFF a montré que la lutte de l'organisme contre les microbes se fait principalement par *phagocytose*, ceux-ci étant englobés, digérés, détruits par les globules blancs.

On a constaté, dans ces derniers temps, que les globules blancs traversent en grand nombre l'épithélium intestinal ; on se demande si ce n'est pas pour se charger de certains produits de la digestion, rentrer ensuite dans les voies circulatoires et jouer un rôle important dans l'absorption. Il y a même des auteurs qui pensent que l'épithélium intestinal lui-même remplit un rôle actif dans ce phénomène, grâce à la propriété qu'auraient ses cellules d'émettre des pseudopodes par leur extrémité libre.

La conclusion à tirer de tout cela, c'est que la contractilité cellulaire a une importance considérable en physiologie et en pathologie.

Lorsqu'on s'adresse aux plasmodies des myxomycètes, par exemple à la fleur de tan (*œthalium*), on peut voir à l'œil nu les mouvements dont il est ici question. En effet, ces masses glaireuses, formées essentiellement de protoplasma, parcourent parfois plusieurs décimètres et même un mètre, pour trouver les conditions de température, de lumière, d'humidité, de substratum nourricier, etc.,.

qui leur conviennent le mieux ; on peut provoquer leurs mouvements ou en changer le sens par des excitations expérimentales ; par exemple, M. METCHNIKOFF, en déposant un petit fragment de nitrate d'argent sur le bord d'une plasmodie, a vu la partie cautérisée, morte, se détacher, pendant que la partie restante changeait brusquement de direction et fuyait en quelque sorte du côté opposé, comme si elle avait senti et réagi en conséquence.

L'irritabilité, c'est-à-dire la propriété de réagir contre les influences extérieures, caractérise essentiellement la matière vivante ; mais l'on ne saurait dire, dans l'état actuel de la science, si elle est la manifestation d'une force vitale ou bien la conséquence pure et simple d'une complexité moléculaire propre à la matière. Quoi qu'il en soit, il est facile de constater expérimentalement que les plasmodies, les cellules amiboïdes, les spermatozoïdes, les anthérozoïdes des algues, etc., effectuent des mouvements parfaitement orientés et définis, et que les conditions ambiantes ont une influence directrice sur ces mouvements. Cette influence, attractive ou répulsive, porte le nom de *tropisme* ou *taxie*, et l'on dit, suivant que l'influence est exercée par la terre, le soleil, les courants électriques, une substance chimique, qu'il y a *géotropisme, héliotropisme, galvanotropisme, chimiotropisme*, positifs ou négatifs. Par exemple, l'oxygène a une action chimiotropique ou chimiotaxique *positive* sur les globules blancs ; il en est de même de l'humidité relativement au plasmode de la fleur de tan. Un grand nombre d'algues sont attirées par la lumière, on dit qu'il y a *héliotropisme positif*. Quand on fait passer un courant électrique dans un liquide contenant de nombreux protozoaires, les uns viennent s'accumuler sur le trajet du courant ou vers l'un de ses pôles, les autres au contraire s'en éloignent, c'est-à-dire qu'il y a galvanotropisme positif pour les premiers, galvanotropisme négatif pour les autres. Lorsque, à l'exemple d'ENGELMANN, on introduit dans un liquide contenant certaines bactéries une petite algue ou une diatomée, elle se trouve bientôt entourée d'une nuée de bactéries attirées par l'oxygène qu'elle met en liberté par sa fonction chlorophyllienne, l'oxygène ayant une action chimiotaxique positive sur ces bactéries.

On sait, depuis COHNHEIM, que, dans les tissus enflammés, il y a suractivité de la diapédèse, c'est-à-dire affluence de leucocytes ; ceux-ci paraissent être attirés par certaines substances phlogogènes.

élaborées dans la région malade, car si on introduit dans la
chambre antérieure de l'œil ou dans le sac dorsal de la grenouille
de fins tubes capillaires contenant les uns une substance phlogo-
gène, les autres de l'eau distillée, on constate que ceux-là seuls
se remplissent de globules blancs.

Il est inutile de multiplier ces exemples.

Le mouvement des cellules ne s'effectue pas toujours par des
contractions amiboïdes ; il peut aussi se faire par des cils vibratiles
ou des flagellums, sortes de pseudopodes permanents ; c'est
ainsi que se meuvent une multitude d'êtres inférieurs, notamment
les infusoires, et que se meuvent aussi les spermatozoïdes, dont
la queue est assimilable à un long cil, c'est-à-dire à un flagellum.
Chez les animaux supérieurs, on trouve des cellules ciliées à la
surface de divers épithéliums, par exemple dans les fosses nasales,
dans l'arbre trachéo-bronchique, dans l'oviducte, dans les canaux
épididymaires, etc. Chez la grenouille, la muqueuse œsophagienne
possède elle aussi un épithélium vibratile. Les cellules épithéliales
vibratiles sont cylindriques ou cylindro-coniques ; en apparence
leurs cils sont implantés comme les crins d'une brosse dans un
plateau cuticulaire de leur extrémité libre, mais en réalité ils traversent ce plateau et sont en continuité directe avec le protoplasma,
dont ils représentent des prolongements différenciés, devenus spécialement contractiles. Il y a donc un protoplasma ciliaire, spé-
cialisé pour la motilité, et un protoplasma central, auquel incombent
les autres fonctions : division du travail physiologique qui marque
un premier progrès.

Les mouvements que nous venons d'étudier, dus à la vie des
cellules, ne doivent pas être confondus avec certains autres mouvements ou déformations qui tiennent à d'autres causes, tels que
le mouvement brownien, l'émission de boules sarcodiques, ou bien
certains mouvements passifs dus à l'élasticité.

On désigne sous le nom de *mouvement brownien*, du nom de
ROBERT BROWN, botaniste anglais qui le fit connaître en 1832,
un phénomène de trépidation ou sautillement qu'éprouvent toujours les particules microscopiques en suspension dans un liquide.
On le constate très facilement dans une goutte d'encre de Chine
diluée, et, très souvent, dans les préparations histologiques, soit à
l'intérieur de cellules mortes, envahies par l'eau, soit dans le
liquide qui leur sert de véhicule. C'est un phénomène molécu-

laire dont on peut accroître l'intensité en chauffant la préparation.

Sous le nom de *boules sarcodiques*, DUJARDIN a fait connaître de petites sphères d'une substance pâle qui s'échappent du corps des infusoires ou de toute autre cellule après leur mort et disparaissent dans le liquide ambiant : phénomène cadavérique qui n'a rien de commun avec les mouvements amiboïdes.

Disons enfin que certaines cellules sont susceptibles de changements de forme purement passifs. Par exemple, sous l'influence de la dilatation d'un organe, on peut voir un épithélium cylindrique passer à l'état pavimenteux et revenir à son état primitif quand cesse la dilatation ; lorsque le pigeon boulant gonfle son œsophage, celui-ci devient mince et transparent comme du verre et les cellules de son épithélium s'étirent et s'aplatissent d'une manière extrême pour suivre cette ampliation. Dans ce cas, la cellule présente une élasticité toute particulière.

Nutrition de la cellule. — La vie ne s'entretient que par la nutrition, laquelle consiste essentiellement en échanges avec le milieu ambiant. Voyons donc quels sont les ingesta de la cellule, comment elle les utilise et quels sont ses excreta.

a) Comme tout être vivant, elle absorbe de l'oxygène et dégage de l'acide carbonique. On constate facilement ce fait en plaçant un fragment de tissu vivant dans une éprouvette remplie d'oxygène et renversée sur un bain de mercure. — Ce n'est pas à proprement parler le poumon qui respire, ce sont les éléments anatomiques ; l'organe de la respiration n'a pas d'autre rôle que de faciliter les échanges entre le liquide nutritif et l'air ; le liquide nutritif lui-même est le simple véhicule des produits échangés ; il faut aller jusqu'à l'élément anatomique pour surprendre le phénomène essentiel de la respiration, qui n'est en somme qu'une combustion de carbone.

Les cellules végétales chargées de chlorophylle opèrent, sous l'influence de la lumière, un échange gazeux inverse de celui de la respiration, c'est-à-dire qu'elles absorbent de l'acide carbonique, fixent le carbone de ce gaz et exhalent l'oxygène. Mais ce phénomène d'assimilation n'exclut pas les échanges de nature respiratoire, lesquels deviennent évidents lorsque ces mêmes cellules ne sont plus soumises à l'action de la lumière. On a donc raison de dire que l'oxygène est le *pabulum vitæ* et que la respiration est une fonction commune à tous les êtres vivants.

b) La cellule absorbe aussi des liquides, tenant en solution les substances les plus diverses, albuminoïdes, hydrocarbonées, grasses, minérales, parmi lesquelles elle choisit celles qui lui sont particulièrement nécessaires. Le plasma nutritif est le même pour tous les tissus d'un organisme et cependant chacun se nourrit à sa manière, suivant sa composition chimique et suivant son activité propre. L'eau n'est pas moins indispensable que les substances qu'elle tient en solution puisqu'elle entre pour les trois quarts au moins dans la composition du protoplasma : « un corps privé d'humidité est un corps privé de vie », disaient les anciens. Il suffit généralement pour anéantir la vie de dessécher la matière vivante. Cependant si la dessiccation est progressive et qu'elle s'exerce sur certains êtres inférieurs, dits *réviviscents,* anguillules, rotifères, tardigrades, bactéries, etc., la vie peut n'être que suspendue et reprendre son activité quand on restitue l'eau enlevée.

c) Enfin la cellule peut absorber des corps solides, soit qu'elle les englobe tels quels et les digère ensuite, comme font les phagocytes, soit qu'elle les dissolve au préalable par une sorte de digestion externe, comme font les ostéoclastes.

d) La cellule utilise tous ces ingesta, gazeux, liquides, solides, soit pour son entretien, son accroissement et l'élaboration de ses divers produits, exoplasmiques ou endoplasmiques, soit pour remplir sa fonction spéciale. La matière vivante est en état de destruction et de rénovation incessantes ; c'est, comme l'a dit CUVIER, une sorte de tourbillon où entrent sans cesse de nouvelles molécules qui s'organisent et prennent vie, et d'où sortent sans cesse d'autres molécules désorganisées qui retournent au monde minéral. — Si l'*assimilation* et la *désassimilation* s'équilibrent, la matière vivante se conserve telle quelle ; si celle-ci l'emporte sur celle-là, elle marche à la mort par usure progressive ; si au contraire c'est l'assimilation qui est prépondérante, elle s'accroît.

La matière vivante, étant essentiellement azotée, ne peut être renouvelée ou accrue que par les aliments albuminoïdes ; aussi ceux-ci sont-ils qualifiés d'*aliments plastiques.* Les aliments ternaires, matières grasses et matières hydrocarbonées, sont dits *thermogènes,* parce que, en s'oxydant et en se convertissant en eau et en acide carbonique, ils fournissent la chaleur et l'énergie mécanique. Toutefois, cette spécialisation n'est pas étroite et exclusive ;

les aliments protéiques peuvent eux-mêmes, en se décomposant, entretenir l'énergie vitale.

Les matières absorbées par la cellule ne sont pas toujours immédiatement utilisées ; elles peuvent être mises en réserve dans le protoplasma, notamment sous forme de graisse et de glycogène. La cellule peut aussi leur faire subir de nombreuses élaborations répondant à des besoins spéciaux, par exemple en faire des ferments, de l'amidon, des alcaloïdes, des leucomaïnes, des toxines, des antitoxines, etc., etc., sans compter la variété innombrable des produits sécrétés par les cellules glandulaires. C'est un petit laboratoire de chimie où s'opèrent les synthèses, dissociations et combinaisons les plus complexes. Arrivera-t-on jamais à pénétrer les mystères du chimisme cellulaire !...

e) La cellule excrète : 1° les déchets de sa respiration et de sa nutrition : acide carbonique, urée, acide urique, créatine, leucomaïnes, etc., tous produits délétères, qui ne sauraient s'accumuler autour d'elle sans produire une auto-intoxication (le milieu intérieur où vivent les éléments anatomiques doit se renouveler comme le milieu extérieur où vivent les individus) ; 2° les produits élaborés par elle et qui, le plus souvent, se déposent temporairement dans son protoplasma.

Reproduction de la cellule. — Il est parfaitement démontré aujourd'hui que toute cellule descend d'une cellule préexistante ; mais, pendant longtemps, on crut à la génération spontanée des cellules dans des liquides organiques appelés *blastèmes, cytoblastèmes, lymphe plastique* ; elles s'y seraient formées par une sorte de précipitation, comme les cristaux dans les solutions saturées, le noyau d'abord, puis le corps protoplasmique, enfin la membrane d'enveloppe.

La théorie du blastème fut émise en 1802 par DE MIRBEL à propos de la cellule végétale ; elle fut soutenue sur le terrain de la botanique, de la zoologie ou de la pathologie par TURPIN, DUTROCHET, RASPAIL, SCHLEIDEN, ROYER-COLLARD, et transportée en histologie par SCHWANN. Elle fut au contraire vivement combattue par JEAN MÜLLER, KÖLLIKER, REMAK, REICHERT, VIRCHOW, etc. Les mémorables travaux de PASTEUR lui portèrent le dernier coup. Aujourd'hui la discussion sur cette grave question de la génération spontanée est close ; on ne conteste plus que, au moins dans l'état actuel de notre globe, les êtres vivants les plus infimes ne procèdent que d'eux-mêmes, tout comme ceux qui ont une organisation plus élevée.

Il n'est pas sans intérêt, au point de vue historique, d'évoquer ici quelques phases de ce grand débat qui passionna si longtemps le monde savant. Par exemple, on ignorait qu'il y eût des cellules dans le tissu conjonctif et dans le tissu osseux, et cependant on avait constaté que ces tissus donnent souvent naissance à des néoplasmes très riches en cellules ; force était bien d'admettre la génération spontanée de celles-ci, jusqu'à ce que les cellules normales desdits tissus eussent été découvertes. SCHLEIDEN croyait que le cambium, au moyen duquel s'accroît la tige des végétaux dicotylédones, était une substance gélatineuse, amorphe, dans laquelle se seraient déposés de toutes pièces les éléments de cet accroissement ; ce n'est que plus tard que l'on découvrit sa structure cellulaire.

Au moment où l'ovule émet ses globules polaires, son noyau, connu sous le nom de *vésicule germinative*, s'efface plus ou moins ; CH. ROBIN pensait qu'il disparaissait complètement, de sorte que le noyau vitellin qui se montre après la fécondation se serait formé spontanément dans le vitellus. Les recherches ultérieures établirent que la vésicule germinative, expurgée par émission de deux globules polaires, ne disparaît point ; elle constitue le pronucléus femelle qui, en s'associant au pronucléus mâle (tête d'un spermatozoïde), dans l'acte de la fécondation, donne le noyau de segmentation ou noyau vitellin.

Ainsi, tous les arguments présentés en faveur de la *théorie de la genèse* furent successivement réfutés.

Cependant, il y a une trentaine d'années, M. ONIMUS vint encore l'appuyer d'une expérience qui eut quelque retentissement. Ayant recueilli de la sérosité de vésicatoire dans laquelle l'examen microscopique ne révélait aucun élément figuré, il l'enferma dans une petite vessie de baudruche qu'il inséra sous la peau d'un animal vivant ; au bout de vingt-quatre heures de ce séjour, il retira cette vessie, la lava soigneusement à l'extérieur et examina de nouveau son contenu, qui lui montra cette fois de nombreux globules blancs ou leucocytes ; il conclut à une génération spontanée ; ladite sérosité, maintenue dans un milieu vivant, aurait agi comme un blastème. Mais M. LORTET répéta, à l'École vétérinaire de Lyon, les expériences d'ONIMUS, en variant les conditions, et arriva à des conclusions tout opposées. Il vit que les leucocytes, qui effectivement apparaissent dans la vessie de baudruche, viennent de l'extérieur et pénètrent à la faveur de leurs mouvements amiboïdes ; on peut remplacer la sérosité de vésicatoire par un liquide quelconque, par exemple par une solution de gomme ou de sucre, les autres conditions restant les mêmes, et de pareilles cellules apparaissent dans le liquide. Par contre, quel que soit le liquide enfermé, serait-ce de la sérosité de vésicatoire, si la paroi de la vessie est imperméable, si, par exemple, on se sert d'une ampoule de caoutchouc, aucun élément anatomique n'apparaît à l'intérieur. L'expérience d'ONIMUS était donc encore réfutée.

CH. ROBIN défendit jusqu'à la fin de sa vie la genèse blastématique de certains éléments anatomiques. Pour lui, le vrai blastème n'était pas un liquide organique quelconque, mais un produit d'élaboration ou de dissolution de cellules préexistantes, une sorte de plasmode organisé, vivant, dans lequel se seraient formés et multipliés des noyaux qui, faisant office de centres d'attraction, auraient ensuite fragmenté le blastème en territoires cellulaires. La couche profonde d'un grand nombre d'épithéliums stratifiés n'aurait pas eu une autre constitution.

Les progrès de la technique histologique ont montré que, là comme ailleurs, il n'existe pas de blastème, mais des cellules parfaitement différenciées nées les unes des autres.

En résumé, nous pouvons conclure avec VIRCHOW que : *omnis cellula e cellula.*

On distingue deux modes de reproduction cellulaire : la division directe et la division indirecte ou caryocinèse.

Division directe. — Il y a lieu de distinguer : la division égale ou scissiparité et la division inégale ou gemmiparité. Dans le premier cas (fig. 8), le noyau s'étrangle en son milieu, le protoplasma en fait autant et, par rupture du pédicule ainsi formé, la cellule se divise en deux cellules-

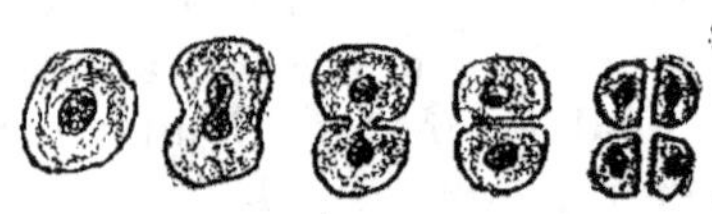

Fig. 8. — Schéma de la reproduction par scissiparité.

filles, lesquelles, à leur tour, peuvent se diviser de la même manière, de telle sorte qu'il y a multiplication suivant une progression géométrique dont la raison est deux. Si la cellule est pourvue d'une membrane d'enveloppe qui ne prend pas part à la

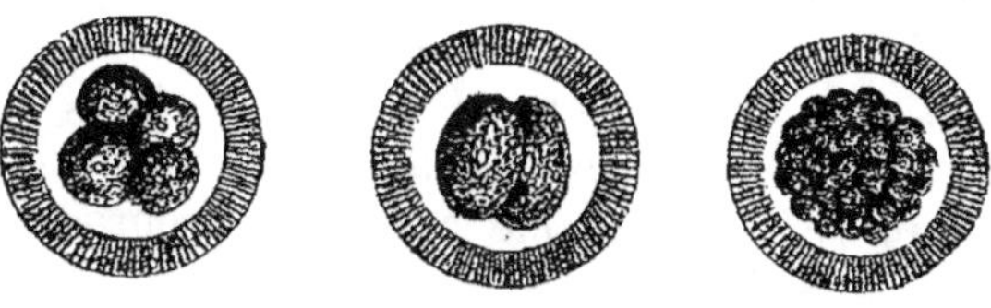

Fig. 9. — Exemple de scissiparité endogène (segmentation d'un ovule).

division, on dit que la scissiparité est *endogène* (fig. 9). C'est ce que l'on observe dans la segmentation de l'ovule, ou dans la prolifération de la cellule cartilagineuse.

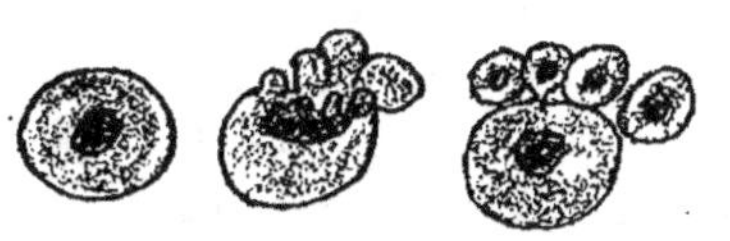

Fig. 10. — Schéma de la reproduction par gemmiparité.

Dans la gemmiparité (fig. 10), il y a division inégale de la cellule et si cette division inégale se répète, on voit la cellule-mère s'entourer de petites cellules-filles qui s'en détachent comme des bourgeons. S'il y a une membrane d'enveloppe qui ne participe pas au phénomène, la gemmiparité est endogène.

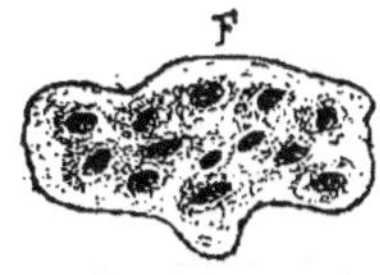

Fig. 11. — Cellule polynucléée de la moelle des os.

Que la division soit égale ou inégale, il semble bien que le noyau ait une part active et initiale dans le phénomène ; d'ailleurs il arrive qu'il se divise à l'exclusion du protoplasma, ce qui produit les cellules plurinucléées (fig. 11).

La division directe a souvent été observée chez les protozoaires, notamment les infusoires. M. RANVIER l'a également observée sur les leucocytes de l'axolotl. Longtemps on crut que c'était le procédé général de la reproduction cellulaire. Mais les découvertes de ces vingt-cinq ou trente dernières années, que l'on doit surtout à BUTSCHLI, STRASBURGER, aux frères HERTWIG, à FLEMMING, VAN BENEDEN, GUIGNARD, ont montré que la division indirecte est au moins aussi fréquente. Au surplus, les deux modes ne s'excluent pas réciproquement ; souvent on les observe en même temps ou bien l'un se substitue à l'autre dans le même tissu, chez le même individu. Par exemple, les neuroblastes de la substance grise des embryons de mammifères se multiplient suivant l'une ou l'autre manière, et il en est de même des leucocytes, que l'on citait naguère comme se divisant toujours directement.

Division indirecte. — La division indirecte, encore appelée *mitose, caryocinèse, caryomitose, division cinétique, cytodiérèse,* s'accompagne d'une série de modifications du noyau qui démontrent bien sa haute valeur comme organe de reproduction de la cellule.

a) Lorsqu'une cellule se prépare à la caryocinèse, le filament chromatique s'épaissit, se contracte et déroule plus ou moins ses nombreux replis ; en même temps, ou peu après, la membrane nucléaire s'efface et disparaît ; le suc nucléaire se mélange avec le protoplasma. Le noyau perd son contour précis et devient un peu flou ; le ou les nucléoles disparaissent (fig. 12, 1).

b) Le filament nucléaire continuant à se raccourcir et à se dérouler, se dispose bientôt en rosette, comme le montre la figure 12 (2). Simultanément, les microsomes du protoplasma se disposent en étoile autour de deux corpuscules polaires qui paraissent exercer sur eux une attraction comparable à celle d'un aimant sur la limaille de fer. Ces corpuscules polaires ou sphères directrices sont brillants sous le microscope et marqués au centre d'une forte granulation qu'on appelle *centrosome.* Telle est la phase du *monaster chromatique* ou du *diaster achromatique.*

c) A la phase suivante (3), le filament nucléaire se segmente au niveau des angles saillants de la rosette et se divise ainsi en anses chromatiques qui se groupent, en rayonnant, sur un même plan transversal et forment ce que l'on appelle la *plaque* ou *couronne équatoriale.* Le nombre de ces segments est très variable, mais constant pour chaque espèce de cellules. En même temps, les deux asters achromatiques se joignent l'un à l'autre par de longues stries protoplasmiques longitudinales formant le *fuseau de direction.*

d) Puis (4), chaque anse chromatique se clive longitudinalement en deux anses jumelles, et la plaque équatoriale devient double : phénomène important qui a pour effet de répartir également la substance nucléaire entre les deux noyaux qui vont bientôt apparaître.

e) En effet, les anses chromatiques jumelles, qui viennent de se produire par dédoublement des anses mères, ne restent pas au contact ; elles se disjoignent et glissent en sens inverse le long des fils du fuseau directeur comme si elles étaient tirées par le sommet (5); elles viennent ainsi se grouper autour des deux corpuscules polaires, le sommet de chacune d'elles tourné vers le centre (6 et 7).

f) Là, elles se soudent par l'extrémité de leurs branches et

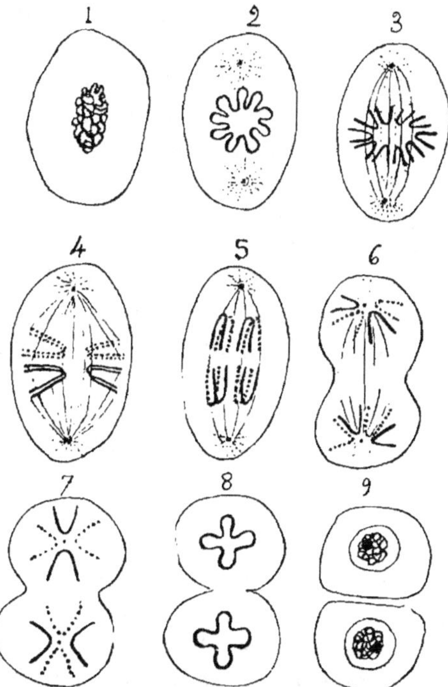

Fig. 12. — Schéma de la caryocinèse.

1, 1re phase. Le filament chromatique est contracté et déroulé, la membrane du noyau a disparu, ainsi que les nucléoles. — 2, phase du monaster chromatique. — Le filament chromatique est en rosette et les sphères directrices entourées de rayons protoplasmiques. — 3, formation de la plaque équatoriale et du fuseau de direction. — 4, division de chaque anse chromatique suivant sa longueur. — 5. séparation des anses jumelles et acheminement vers les sphères directrices. — 6-7, les anses chromatiques sont groupées autour de chaque sphère et la cellule s'étrangle dans son milieu. — 8. phase du diaster chromatique, réunion des anses chromatiques pour former deux rosettes. — 9, cellules-filles avec leur noyau à filament fin, réticulé et enveloppé.

reconstituent une rosette chromatique à chaque pôle de la cellule. C'est la phase du diaster chromatique (8). En même temps les corpuscules polaires s'effacent plus ou moins et le fuseau de direction disparaît.

g) Enfin, les deux filaments chromatiques s'allongent, s'amincissent, se circonvolutionnent, prennent l'aspect d'un réseau, se laissent enfermer chacun dans une membrane ; le ou les nucléoles réapparaissent ; bref, deux noyaux parfaitement caractérisés se sont formés aux dépens du noyau primitif. Le protoplasma s'est divisé dans leur intervalle et ainsi on a deux cellules au lieu d'une (9).

Quant à l'interprétation de ce phénomène complexe, la caryocinèse, il paraît évident qu'il a pour résultat la répartition aussi exacte que possible de la chromatine nucléaire entre les deux cellules-filles ; sa phase essentielle et culminante est celle du dédoublement des anses chromatiques ; on l'appelle quelquefois *métaphase* ; tandis qu'on donne le nom de *prophase* à l'ensemble des phénomènes qui précèdent, et celui d'*anaphase* à l'ensemble des phénomènes qui suivent.

Dans quelques circonstances anormales, la mitose au lieu d'être bipolaire est pluripolaire ; alors on voit se former plusieurs fuseaux de direction et trois, quatre ou un plus grand nombre d'asters : c'est ce que Fol a constaté dans l'ovule des astéries quand il est fécondé par plusieurs spermatozoïdes ; c'est aussi ce que l'on a remarqué dans certaines cellules de carcinome, ainsi que dans diverses cellules géantes.

Corpuscules polaires et centrosomes. — Les corpuscules polaires avec les centrosomes qui en occupent le centre sont des parties de la cellule sur lesquelles l'attention a été récemment attirée par Van Beneden, Fol, Hertwig, Guignard, etc. On avait cru d'abord qu'ils sortaient du noyau avant sa division, et qu'ils y rentraient ensuite. Hertwig, considérant que les nucléoles disparaissent dans le noyau en activité cinétique et réapparaissent dans le noyau quiescent, pensait que les corpuscules polaires ne sont rien autre que des nucléoles émigrés dans le protoplasma. Mais les recherches de Guignard ont établi que ce sont des éléments permanents du protoplasma, dans les cellules végétales comme dans les cellules animales. Lorsque la cellule n'est pas en état de prolifération, il existe, contre le noyau, en un point de son contour équatorial, mais dans le protoplasma, une sphère très exiguë et brillante, difficilement perceptible. Lorsque la cellule va se diviser, cette petite sphère se divise tout d'abord et les deux corpuscules qui en résultent se portent en sens opposé vers les pôles de l'élément, où ils exercent, comme nous l'avons dit, une attraction particulière sur le protoplasma, d'où résultent les asters et le fuseau achromatiques. La caryocinèse achevée, lesdits corpuscules ne disparaîtraient pas, mais resteraient chacun accolés à l'un des noyaux nouveaux, attendant que le moment soit venu de présider à une nouvelle prolifération.

Importance du noyau. — Les faits que nous venons de rapporter établissent l'importance capitale du noyau dans le phénomène de la reproduction. L'aphorisme *omnis cellula e cellula* doit être complété par cet autre : *omnis nucleus e nucleo*. Les expériences de *mérotomie*, pratiquées notamment par Balbiani sur les infusoires, par Klebs sur les spirogyres, doivent être citées ici : elles consistent à couper un de ces êtres monocellulaires en deux. Si la section passe à travers le noyau, l'être se reconstitue intégralement dans chaque fragment ; si elle passe en dehors du noyau, seul le fragment qui contient celui-ci continue à vivre et régénère l'être entier, l'autre fragment ne tarde pas à mourir.

D'autre part, il est à remarquer que le noyau se trouve toujours au foyer de l'activité cellulaire, comme s'il présidait aux phénomènes de nutrition et d'élaboration protoplasmique. Lorsqu'une cellule cantonne son activité nutritive ou formatrice en un point, on voit le noyau s'y porter. Par exemple, dans certains poils unicellulaires des végétaux, s'allongeant par l'extrémité libre, on remarque que le noyau siège vers cette extrémité tant que dure la croissance, tandis qu'il revient se placer dans la partie centrale de la cellule lorsque l'accroissement est terminé. De même, au moment où les cellules d'un épiderme se recouvrent d'une cuticule, d'une couche de chitine, d'un test quelconque, elles ont leur noyau rapproché de la surface, et si ces cellules sont accidentellement ou expérimentalement amputées, leur noyau se porte vers la brèche à réparer.

Dans ces déplacements, le noyau paraît être entraîné par le protoplasma plutôt qu'il ne se meut de lui-même.

Les cellules très volumineuses et très activement sécrétantes des glandes salivaires des insectes, des glandes séricigènes du ver à soie, se font remarquer par un noyau ramifié et arborisé dans toute leur étendue : disposition qui a sans doute pour effet d'augmenter la sphère de son influence.

Si l'on considère enfin que la *fécondation* se réduit en définitive à une caryogamie, c'est-à-dire à un mariage des substances nucléaires des deux éléments sexuels, substances dépositaires de toutes les forces de l'hérédité, on est convaincu de la suprématie du noyau dans la constitution cellulaire : c'est la quintessence de la cellule.

Toutefois le noyau ne peut rien sans le protoplasma, comme le protoplasma ne peut rien sans le noyau : ce sont deux parties d'inégale dignité, mais inséparables et solidaires.

Fin des cellules. — Toutes les cellules d'un organisme ont la même origine : la cellule-germe ; mais les unes restent à un état plus ou moins primitif et amiboïde (globules blancs) ; les autres se différencient diversement (cellules conjonctives, cellules épithéliales, cellules nerveuses) ; d'autres enfin se transforment (fibres du cristallin, fibres musculaires).

Plus une cellule s'éloigne de l'état primitif, moins elle est capable de prolifération. Par exemple, les cellules lymphatiques se multiplient constamment ; il en est de même d'un grand nombre de cellules épithéliales ; tandis que la cellule nerveuse et les hématies, à l'état adulte, sont stériles.

Une cellule hautement différenciée ne peut proliférer qu'à la condition de faire retour à l'état embryonnaire.

Les éléments histiques : cellules, produits de cellules ou dérivés de cellules, durent rarement autant que l'individu ; beaucoup se renouvellent au cours de la vie. De même que, dans une cellule isolée ou un être unicellulaire, la substance vivante se détruit et se reconstitue sans cesse, de même, dans un organisme supérieur, il ne se passe peut-être pas une minute sans qu'un certain nombre d'éléments meurent et soient remplacés.

Les cellules se détruisent de différentes manières :

1° *Par élisie*, c'est-à-dire à l'état de lamelles extrèmement minces, desséchées ou kératinisées, desquamant sur les surfaces épidermiques. Par exemple, les cellules de l'épiderme cutané sont en état de mue permanente ; elles se kératinisent dans la couche superficielle et se détachent sous forme de furfur, pendant qu'elles prolifèrent dans la couche profonde.

2° *Par désagrégation* ; alors les cellules éclatent en mettant en liberté les produits qu'elles avaient élaborés et tombent en quelque sorte en déliquium, comme on peut le voir à la surface de nombreux épithéliums et dans les culs-de-sac de diverses glandes ; ou bien elles subissent différentes dégénérescences qui désintègrent leur substance en granulations, que les phagocytes viennent ensuite déblayer. Ces dégénérescences, graisseuse, cireuse, colloïde, amyloïde, calcaire, en tant qu'elles résultent d'une usure vitale physiologique, sont lentes et progressives; tandis qu'elles sont rapides et frappent en masse les éléments, lorsqu'elles sont dues à des influences morbides; il peut alors se produire des foyers de nécrobiose.

Chez les végétaux, les cellules meurent le plus souvent par étisie; mais, à part celles qui desquament à la surface de l'écorce, elles persistent, desséchées, dans leur membrane d'enveloppe, comme des momies dans leur cercueil, cette dernière continuant à remplir son rôle squelettique. Dans la tige du seigle et des Équisétacées, on remarque des enveloppes cellulaires imprégnées d'acide silicique qui donnent une plus grande rigidité.

CHAPITRE II

DES TISSUS EN GÉNÉRAL ET DE LEUR SYSTÉMATISATION

On désigne sous le nom de *tissu* un groupement déterminé d'éléments anatomiques.

Il y a :

Des tissus formés uniquement de cellules juxtaposées et intimement soudées, exemple : épithéliums ;

Des tissus formés de cellules ou globules flottant dans un liquide, exemples : sang, lymphe ;

Des tissus formés de cellules fixées dans une substance abondante qu'elles ont élaborée, exemples : tissus conjonctif, fibreux, cartilagineux, osseux ;

Des tissus formés de cellules transformées en fibres, exemples : tissu musculaire, tissu cristallinien ;

Enfin le tissu nerveux, formé essentiellement de cellules et de fibres, celles-ci n'étant que le prolongement de celles-là.

Certains tissus sont caractérisés non pas par la nature particulière de leurs éléments, mais par leur arrangement, c'est-à-dire leur texture, cet arrangement ayant une influence décisive sur leurs propriétés. C'est le cas du tissu fibreux qui, bien que formé des mêmes éléments que le tissu conjonctif lâche, n'en présente pas moins des propriétés physiques et physiologiques fort différentes.

L'étude méthodique que nous ferons de chaque tissu comprendra autant que possible : ses caractères anatomiques, physiques, chimiques, physiologiques.

La constitution, la forme, le volume, l'arrangement des éléments : tels sont les caractères anatomiques.

La couleur, la consistance, la ténacité, l'élasticité, la manière de se comporter vis-à-vis de la chaleur, de la lumière, etc., constituent les caractères physiques.

La composition chimique, l'action de divers réactifs, déterminent les caractères chimiques.

Enfin, les caractères physiologiques comprennent le développement du tissu, son accroissement, sa nutrition, sa régénération, sa fonction spéciale, et même ses réactions les plus saillantes en présence des causes morbifiques.

Le mot de *système* a été introduit en histologie par BICHAT pour désigner un ensemble de parties semblables. Par exemple, tout ce qui est muscle strié forme le système des muscles striés ; tout ce qui est muscle lisse, le système des muscles lisses ; ce qui est os, le système osseux ; ce qui est membrane séreuse, le système séreux ; ce qui est membrane muqueuse, le système muqueux ; l'ensemble des organes nerveux centraux et périphériques forme le système nerveux ; l'ensemble des vaisseaux, le système vasculaire, etc., etc. — La systématisation de BICHAT est loin d'être toujours en harmonie avec l'état actuel de la science. D'une part, cet auteur a méconnu certaines analogies de structure ou parentés d'origine ; d'autre part, il a considéré comme formées d'un tissu simple des parties qui en réalité sont constituées par des tissus très dissemblables. Par exemple, il parle d'un tissu muqueux, d'un tissu vasculaire, alors que les muqueuses ainsi que les vaisseaux sont formés par l'association de plusieurs tissus. Il ne se doute pas que son *tissu cellulaire* est identique de structure avec le tissu fibreux. Il ignore complètement les affinités d'origine et les dérivations blastodermiques. Enfin il ne fait pas une distinction suffisante entre les systèmes et les tissus, c'est-à-dire entre l'abstraction et la réalité.

C'est pourquoi les histologistes n'ont attaché qu'une médiocre importance aux systèmes de Bichat, considérant avec raison qu'il n'y a aucune utilité bien évidente à distinguer un système conjonctif à côté du tissu conjonctif, un système fibreux à côté du tissu fibreux, des systèmes musculaires à côté des tissus musculaires, etc.

La vraie manière de systématiser les tissus ne consiste pas à les envisager chacun d'une manière générale et à faire ainsi autant de systèmes que de tissus, mais à les grouper suivant leurs affinités en une classification rationnelle.

La première classification histologique est la suivante qui appartient à SCHWANN :

1° Tissus où les cellules sont indépendantes, libres dans un liquide (sang, lymphe).

2° Tissus où les cellules sont directement agglomérées et soudées (épiderme, épithéliums, poils, ongles).

3° Tissus où les cellules sont soudées à l'aide d'une substance solide répandue entre elles et produite par elles (cartilages, os).

4° Tissus où la plupart des cellules sont transformées en fibres ou en faisceaux de fibrilles (tissus conjonctif, fibreux, élastique).

5° Tissus où les cellules sont soudées bout à bout, leurs cavités communiquant longitudinalement, de manière à former des tubes avec des contenus divers (muscles, nerfs, vaisseaux).

Les progrès de l'histologie ne permettent plus de conserver la cinquième classe de Schwann qui réunit des parties tout à fait disparates. D'autre part, Reichert, en 1845, Virchow, en 1851, fusionnèrent la troisième et la quatrième classe en une seule, celle des *tissus de substance conjonctive ou collagène*. Ils montrèrent, en effet, que le tissu conjonctif, le tissu fibreux, le tissu élastique, le tissu cartilagineux et le tissu osseux sont des tissus squelettiques qui se remplacent réciproquement quand on envisage une série d'espèces et qui se succèdent l'un à l'autre au cours du développement d'un même individu, qu'ils sont tous constitués par des cellules plongées dans une substance fondamentale[1] abondante, amorphe ou fibrillaire, donnant par coction de la gélatine ou un produit isomère.

C'est pourquoi nous suivrons la classification suivante :

1° *Liquides nutritifs* (sang, lymphe).

2° *Tissus de substance conjonctive ou collagène* (conjonctif, adipeux, fibreux, élastique, cartilagineux, osseux).

3° *Tissus musculaires* : à fibres lisses, à fibres striées.

4° *Tissus épithétiaux* : épiderme, épithéliums et leurs diverses formations.

5° *Tissu nerveux.*

L'étude histologique de nombre d'organes ne peut guère se séparer de celle du tissu qui les constitue essentiellement : c'est ainsi que nous rattacherons les membranes séreuses au tissu conjonctif ; les tendons, aponévroses, ligaments, au tissu fibreux ; les cartilages, au tissu cartilagineux ; les os, au tissu osseux, les

---

[1] Sous le nom de *substance fondamentale* on désignait autrefois la substance intercellulaire.

muscles aux tissus musculaires; les organes nerveux au tissu nerveux, etc. Il ne nous restera donc à envisager à part que les vaisseaux sanguins, les vaisseaux et ganglions lymphatiques, les téguments, peau, muqueuses, avec leurs phanères, poils, productions cornées, dents, et avec leurs glandes annexes, enfin un petit nombre d'organes spéciaux pseudo-glandulaires, comme le poumon, le rein, le testicule, l'ovaire. L'étude des glandes considérées en général et de leur classification sera faite à propos du tissu épithélial.

Dans la première édition de cet ouvrage, nous avions adopté la classification embryologique, qui rassemble les tissus d'après le feuillet blastodermique dont ils proviennent. Si nous l'abandonnons aujourd'hui, c'est parce qu'elle a l'inconvénient de morceler et de disperser l'étude de parties histologiquement similaires, telles que les épithéliums et les glandes, et que l'origine d'autres parties est encore controversée. La provenance blastodermique d'un tissu n'implique rien de caractéristique quant à sa structure ou sa fonction. Par exemple, tous les épithéliums ont essentiellement la même constitution, bien qu'ils procèdent les uns de l'ectoderme, les autres de l'endoderme, d'autres enfin du mésoderme. Les éléments musculaires lisses, que l'on croyait toujours issus de cellules mésodermiques, se développent, dans certaines glandes, aux dépens de cellules ectodermiques. — La conclusion à tirer de tout cela, c'est qu'il faut classer les tissus, non pas tant d'après leurs affinités d'origine que d'après leurs affinités de structure.

Toutefois, pour être une mauvaise base de classification, l'origine blastodermique des tissus n'en est pas moins une notion importante à connaître; il ne suffit pas d'étudier les tissus et les organes à l'apogée de leur développement, il faut encore assister à leur formation et à leur évolution progressive. C'est pourquoi nous allons entrer ici dans quelques considérations sommaires d'embryologie.

CHAPITRE III

NOTIONS D'EMBRYOLOGIE

Dans les animaux supérieurs, les seuls que nous ayons à envisager ici, la reproduction exige le concours de deux cellules sexuelles, œuf et spermatozoïde, fournies chacune par un individu différent, cellules qui se conjuguent en une cellule unique d'où procédera un nouvel être semblable à ses parents.

§ 1. — ŒUFS.

L'œuf des mammifères porte, en raison de sa petitesse, le nom d'*ovule* (fig. 13). C'est néanmoins la cellule la plus volumineuse de toute l'économie (100 à 200 μ de diamètre suivant les espèces). Il se compose d'un protoplasma ou *vitellus*, d'un noyau ou *vésicule germinative*, d'un ou plusieurs nucléoles, *taches germinatives*, enfin d'une enveloppe dite *membrane vitelline*. Le vitellus est presque tout entier formatif, c'est-à-dire qu'il ne renferme qu'un petit nombre de granulations lécithiques (*œuf alécithe*) (fig. 14, A).

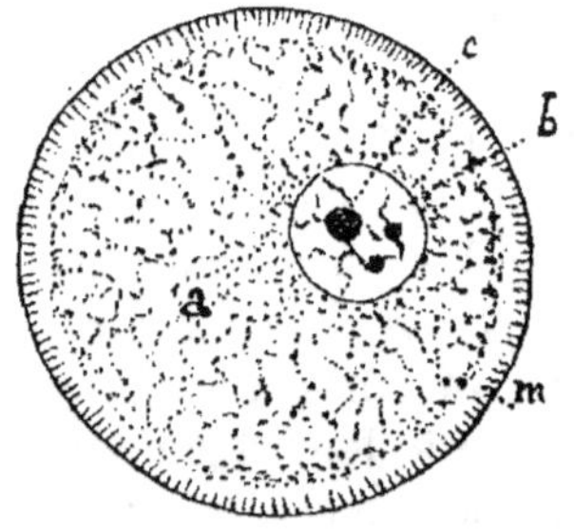

Fig. 13. —Ovule de mammifère.

a, vitellus ou protoplasma de la cellule. — b, noyau ou vésicule germinative. — c, nucléole ou tache germinative. — m, membrane vitelline.

Le *lécithe*, deutoplasme, vitellus de nutrition, est en effet une substance de réserve qui est surtout abondante dans es œufs des ovipares, afin de permettre leur développement autonome. Tantôt il est réparti dans toute l'étendue du protoplasme (*œuf panlécithe*) (fig. 14, C), exemple : batraciens; tantôt il est amassé dans le centre, comme dans les arthropodes (*œuf centrolécithe*) (fig. 14, B) ; tantôt, enfin, il est accumulé à l'un des pôles, comme dans les oiseaux (*œuf télolécithe*) (fig. 14, D).

Les œufs alécithes et panlécithes sont *holoblastes*, c'est-à-dire

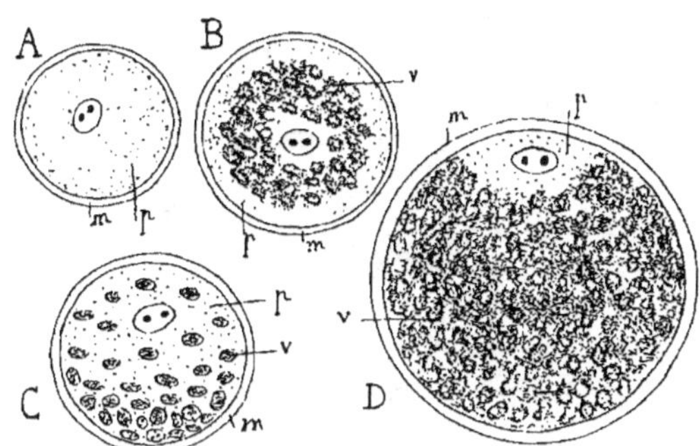

Fig. 14. — Schéma des différentes sortes d'œufs.

A, œuf alécithe. — B, œuf centrolécithe. — C, œuf panlécithe. — D, œuf télolécithe. — *m*, membrane vitelline. — *p*, protoplasma ou vitellus de formation. — *v*, deutoplasma ou vitellus de nutrition.

qu'ils se segmentent en totalité ; tandis que les œufs centrolécithes et télolécithes sont *méroblastes*, c'est-à-dire à segmentation partielle. Prenons, par exemple, un œuf d'oiseau (fig. 15) : le blanc

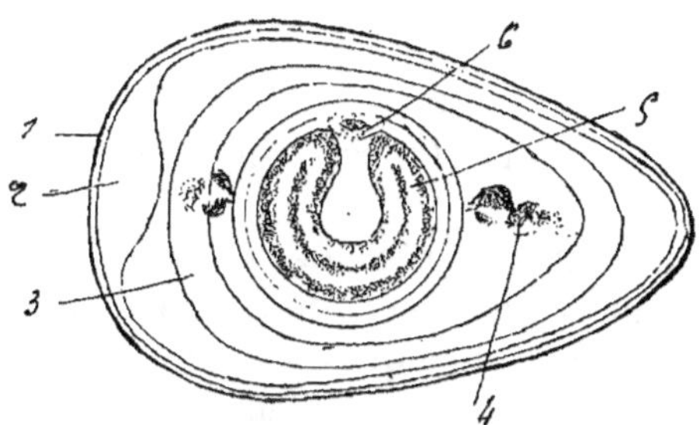

Fig. 15. — Coupe longitudinale d'un œuf de poule.

1, coquille. — 2, chambre à air formée par disjonction des membranes coquillières. — 3, albumen ou blanc de l'œuf. — 4, chalazes. — 5, jaune ou vitellus. — 6, cicatricule.

ou albumen, la membrane coquillière et la coquille sont des parties surajoutées pendant la descente à l'intérieur de l'oviducte, dont nous ferons abstraction ; le jaune seul représente la cellule-œuf, énormément distendue par le vitellus de nutrition ; le vitellus formateur et la vésicule germinative (6) se trouvent refoulés vers le pôle supérieur sous la membrane vitelline et constituent ce que l'on appelle la *cicatricule*. Celle-ci reste toujours à la partie supérieure, quelle que soit la partie sur laquelle l'œuf repose, parce que le deutoplasme est plus pesant et entraîne la rotation du jaune sur les chalazes (fig. 15, 4). C'est elle seule qui se segmente; en sorte que le blastoderme n'est d'abord qu'un petit disque polaire étalé sur le vitellus de nutrition.

Un œuf quelconque n'est apte à être fécondé qu'autant qu'il est mûr, c'est-à-dire qu'il a subi une série de modifications que

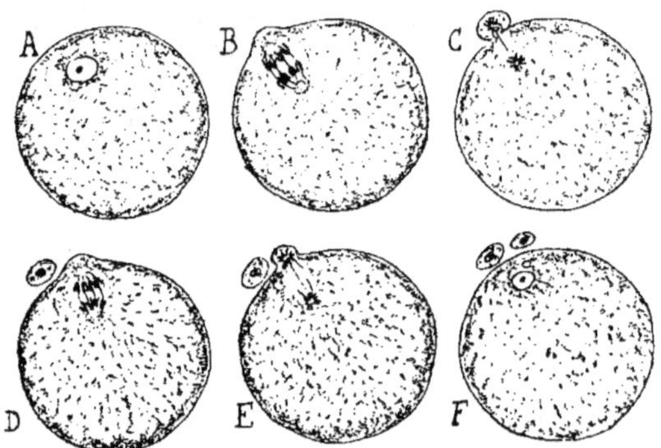

Fig. 16. — Maturation de l'ovule (d'après M. Duval).

A, le noyau se transporte à la périphérie. — B, formation du fuseau de direction. — C, le premier globule polaire est sur le point de se détacher. — D, formation d'un nouveau fuseau de direction. — E, émission du deuxième globule polaire. — F, ovule mûr avec son pronucléus femelle.

nous allons maintenant décrire, d'après les découvertes, à peu près simultanées, de FOL, HERTWIG et SELENKA, sur les échinodermes (fig. 16).

A un moment donné, la vésicule germinative devient flou et se porte vers la surface de l'œuf, où elle présente tous les phénomènes de la division mitosique; la membrane nucléaire et les nucléoles disparaissent; un diaster achromatique et un fuseau de direction se constituent; les segments nucléiniens, assemblés en plaque équatoriale, se dédoublent et leurs moitiés se portent vers les corpuscules polaires du fuseau; celui-ci s'oriente perpendiculairement à la surface et soulève un bourgeon protoplasmique qui se détache en englobant un aster chromatique; cette petite cellule n'est rien autre que le premier globule polaire. L'aster chromatique resté dans l'œuf reconstitue aussitôt un autre fuseau de direction et un autre amphiaster, de telle sorte qu'un deuxième globule polaire est émis. Le noyau de l'ovule, ainsi expurgé des trois quarts de sa chromatine, porte le nom de *pronucléus femelle*; il se dirige vers le centre du vitellus et est apte d'ores et déjà à se conjuguer avec le pronucléus mâle ainsi que nous l'exposerons plus loin.

Le bourgeonnement des cellules ou globules polaires avait été observé depuis longtemps déjà par Carus, Bischoff, Ch. Robin, etc., mais le mécanisme et la signification du phénomème n'ont été dégagés que dans ces vingt dernières années : C'est une division ciné tique inégale de la cellule-œuf, répétée coup sur coup, et ayant pour effet d'en réduire la chromatine. Si l'on considère que les œufs parthénogénésiques n'émettent qu'un seul globule polaire, tandis que les œufs fécondables en donnent toujours deux, on est conduit à penser, avec Weismann, que le premier globule polaire élimine le plasma ovogène, c'est-à-dire fait passer l'œuf de l'état de simple cellule à l'étude de cellule-germe; tandis que le deuxième globule polaire élimine la moitié du plasma germinatif pour faire place à une quantité égale de plasma germinatif qui sera apportée par le spermatozoïde dans l'acte de la fécondation.

Les recherches de Van Beneden sur les œufs d'*ascaris megalocephala* méritent d'être ici rapportées. Au moment de la maturation, la vésicule germinative de ces œufs présente d'abord quatre grains chromatiques, puis huit par suite de leur dédoublement ; ce nombre est ramené à quatre par l'émission du premier globule polaire, et de quatre passe à deux lorsque le deuxième globule polaire s'est détaché ; en conséquence, le pronucléus femelle équivaut à un demi-noyau qui se complétera, dans l'acte de la fécondation, en s'adjoignant les deux grains chromatiques du pronucléus mâle. Et ainsi la chromatine mâle et la chromatine femelle seront en quantité rigoureusement égale dans l'œuf fécondé.

§ 2. — Spermatozoïdes.

Si les œufs sont les éléments les plus gros de l'économie, les spermatozoïdes sont au contraire les plus petits (fig. 17). On les trouve en très grand nombre dans le sperme, à l'état de filaments extrèmement mobiles, longs d'environ 50 µ chez l'homme, composés d'une partie renflée ou tète, d'un segment intermédiaire plus ou moins accusé, et d'un long cil ou flagellum qu'on appelle *queue*.

Les premiers auteurs qui les virent s'agiter dans le sperme, à la manière de fines anguillules, les décrivirent sous les noms d'*animalcules spermatiques, vers spermatiques*. Certains, qui observaient avec les yeux de l'esprit, prétendirent même que le spermatozoïde présente une organisation complexe, miniature de celle de l'animal dont il provient (chez l'homme c'était l'homonculus), et qu'il n'a qu'à grandir dans la matrice pour donner un

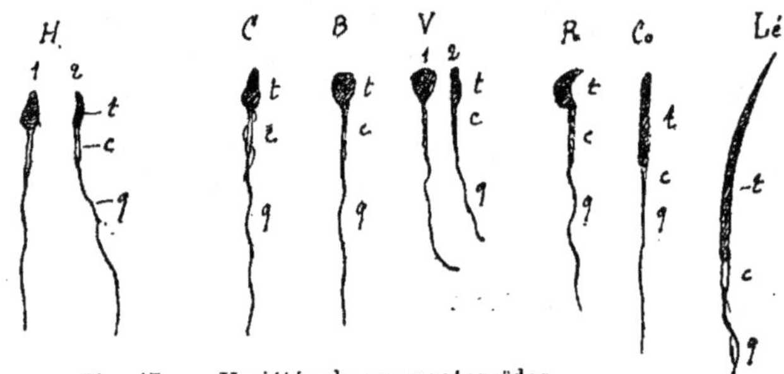

Fig. 17. — Variétés de spermatozoïdes.

H, homme, de face (1), de profil (2). — C, cheval. — B, bélier. — V, verrat. — R, rat. — Co, coq. — Lé, lézard.
Ils ont tous une tête (*t*), un corps (*c*), et une queue (*q*).

être nouveau. Aujourd'hui, l'on sait pertinemment que le spermatozoïde n'est rien autre qu'une cellule différenciée et mobilisée de l'épithélium des tubes contournés du testicule, cellule comparable à l'œuf avec lequel elle se marie dans le phénomène de la fécondation. La tête est le noyau de cette cellule ; le segment intermédiaire en est le corps protoplasmique ; quant à la queue, ce n'est qu'un long cil moteur, une sorte de flagellum.

En traitant de la spermatogenèse, à l'article *Testicule*, nous ferons mieux saisir la nature cellulaire du spermatozoïde. Pour le moment, nous nous bornerons à dire que le spermatozoïde et l'ovule mûr sont deux éléments équivalents, renfermant la même quantité de substance nucléaire, c'est-à-dire de potentiel héréditaire. Si l'ovule est si volumineux, cela tient au rôle nourricier qu'il remplit à l'égard du jeune être qui se développe dans son sein, rôle impliquant l'adjonction d'un vitellus abondant à sa matière héréditaire. Si, au contraire, le spermatozoïde est si petit, c'est que, pour faciliter sa motilité, il est presque réduit à sa substance nucléaire; encore cette dernière est-elle dans un état particulier de condensation.

§ 3. — FÉCONDATION.

Voyons maintenant quels sont les phénomènes intimes de la fécondation.

La rencontre des œufs et des spermatozoïdes s'effectuant dans la partie initiale de l'oviducte chez les mammifères et les oiseaux, il était bien difficile d'observer chez eux ce qui se passe à ce moment; aussi s'est-on adressé à des animaux dont les œufs sont fécondés dans le monde extérieur et présentent d'autre part des conditions de petitesse et de transparence qui permettent de les observer au microscope à de forts grossissements. Les œufs d'une foule d'échinodermes se prêtent admirablement à cette étude, ainsi que ceux d'un certain nombre de vers. C'est sur eux qu'ont été faites les constatations que nous allons sommairement exposer, et que nous devons à FOL, SELENKA, les frères HERTWIG, GIARD, etc.

Dans la fécondation normale, un seul spermatozoïde pénètre dans l'œuf : c'est celui qui le premier arrive à son contact. Ce spermatozoïde traverse la membrane vitelline et se trouve saisi par la tête grâce à un soulèvement du vitellus qu'on a appelé *cône d'attraction* (fig.18, A); la queue, organe moteur désormais inutile, se détache et reste à l'extérieur (B). Dès ce moment, la couche périphérique du vitellus se condense en une mince membrane qui s'oppose à la pénétration d'un nouveau spermatozoïde, pénétration qui troublerait les phénomènes de la fécondation et de la segmentation. Une fois engagée dans l'œuf, la tête du spermatozoïde se gonfle notablement et constitue le *pronucléus mâle*,

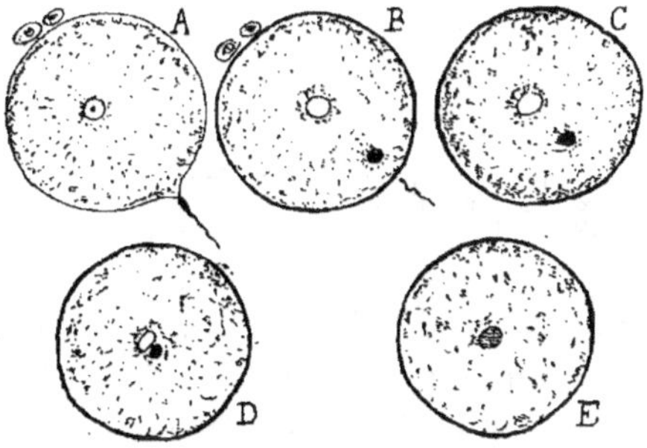

Fig.18. — Fécondation (d'après M. Duval).

A, arrivée du spermatozoïde et formation du cône d'attraction dans l'ovule mûr. — B, la queue du spermatozoïde reste au dehors et l'œuf s'entoure d'une mince membrane. — C-D, le pronucléus mâle se porte à la rencontre du pronucléus femelle. — E, formation du noyau vitellin.

qui se porte à la rencontre du pronucléus femelle, se fusionne avec lui pour former le *noyau vitellin* ou premier noyau de seg-mentation. — Ainsi, la fécondation n'est rien autre chose qu'une caryogamie, un mariage de noyaux. De même que la caryocinèse semble avoir pour but de diviser également la chromatine de la cellule-mère entre les deux cellules-filles ; de même la fécondation a pour résultat de réunir en une seule cellule une quantité égale de deux chromatines provenant d'individus différents, et de faire qu'ensuite, lors de la segmentation de l'œuf, chacune de ces chromatines se répartisse également dans les deux premières cellules du nouvel être et dans toutes celles qui en procéderont. La chromatine apparaît donc comme la substance par excellence de l'hérédité.

Puisque la fécondation est une sorte de caryocinèse inverse, il était intéressant de savoir comment se comportent les centro-somes des deux demi-noyaux qui se conjuguent, centrosomes désignés sous les noms de *ovocentre* et *spermocentre* (fig. 19).

Ils accompagnent les pronucléus et se placent d'abord à l'op-

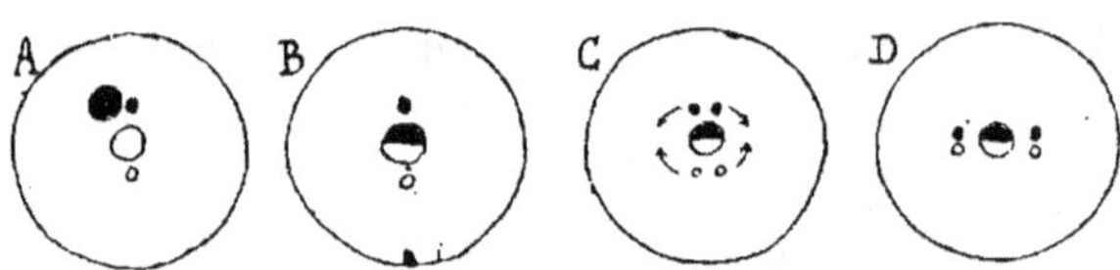

Fig. 19. — Quadrille des centres.

A, pronucléus mâle en noir. Pronucléus femelle en blanc ; chacun est accompagné de son centrosome. — B, les deux pronucléus sont conjugués et leurs centrosomes sont à l'opposé l'un de l'autre. — C, chacun de ceux-ci se divise en deux demi-centrosomes qui s'écartent. — D, un demi-spermocentre s'unit à un demi-ovocentre.

posé l'un de l'autre au pourtour du noyau vitellin (fig. 19, B) ; mais bientôt chacun se divise en deux demi-centrosomes qui s'écartent pour se joindre entre demi-spermocentre et demi-ovocentre, de telle sorte que les deux pôles du fuseau de segmentation du noyau vitellin soient occupés par un centrosome mi-parti, ainsi que le représente la figure 19, D. Le mouvement nécessité par cette double conjugaison a été désigné par FOL sous le nom de *quadrille des centres*.

Cette division égale de l'ovocentre et du spermocentre entre les premiers blastomères tend à démontrer que les centrosomes partagent avec la chromatine la propriété de transmettre les caractères héréditaires.

§ 4. — SEGMENTATION DE L'ŒUF FÉCONDÉ ET FORMATION DES FEUILLETS BLASTODERMIQUES.

La segmentation de l'œuf fécondé se fait par caryocinèse. Les premières cellules qui en résultent ont reçu le nom de *blastomères*.

Le mode de cette segmentation est déterminé par l'abondance et la répartition du vitellus de nutrition ; c'est ainsi qu'elle est totale dans les œufs alécithes et panlécithes, partielle et superficielle dans les œufs centrolécithes, partielle et discoïdale dans les œufs télolécithes. Dans tous les cas, le blastoderme qui en résulte est successivement monodermique, didermique, tridermique, ainsi qu'on va le voir.

A. — Prenons d'abord l'œuf alécithe de l'amphioxus. Il subit la segmentation totale et égale et se transforme bientôt en une masse pleine de cellules semblables (*morula*) ; puis ces cellules continuant à se diviser s'arrangent en une couche périphérique autour d'une cavité dite *de segmentation* : c'est la *blastula* ou blastosphère ; le blastoderme est donc à ce moment monodermique (fig. 20, A).

La blastula, au lieu de grandir par simple expansion, s'invagine comme le montre la figure 20, B et C, et se transforme ainsi en *gastrula*. Le blastoderme est alors didermique et l'on distingue : un feuillet externe ou *ectoderme* et un feuillet interne ou *endoderme*. Ce sac gastruléen s'allonge en fuseau, se perfore à son fond et forme ainsi le tube digestif de l'embryon (fig. 20, D) ; il est à remarquer que l'anus (b) correspond à la bouche primitive de la gastrula. A ce moment, l'ectoderme subit dans le plan médian du dos de l'embryon une curieuse invagination qui est la première trace du névraxe (fig. 20, E) ; d'abord il s'épaissit et s'excave en gouttière (gouttière médullaire), puis les bords de cette gouttière se relèvent l'un contre l'autre et se soudent en un canal qui se sépare de l'ectoderme, son point de départ. Le tube neural est à peine isolé que les formations mésodermiques apparaissent sous forme de trois évaginations de l'endoderme : l'évagination médiane, s'opposant au névraxe, s'isole et forme un cordon cellulaire plein destiné à servir de soutien à ce dernier : c'est la *notocorde* ou *corde dorsale* ; les évaginations latérales s'épanouissent entre l'ectoderme et l'endoderme, se séparent de celui-ci et constituent enfin le *mésoderme* avec la cavité pleuro-péritonéale ou cœlome, mésoderme qui se trouve ainsi divisé, dès sa formation, en une *lame fibro-cutanée* ou *soma-*

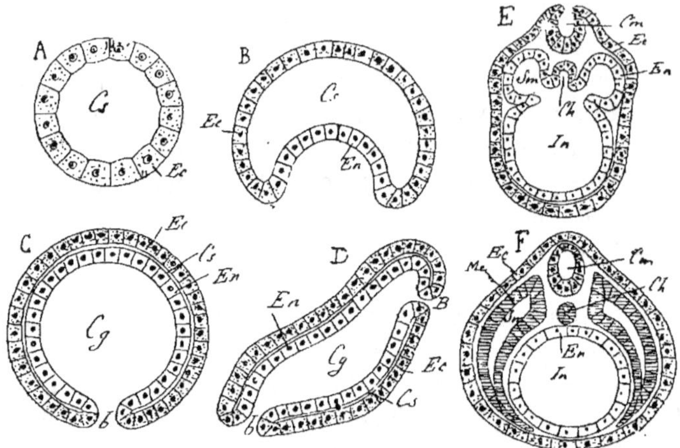

Fig. 20. — Développement de l'œuf de l'amphioxus (d'après **M. Duval**).

A, blastula. — B, formation de la gastrula par invagination. — C, gastrula. — D, embryon. — E-F, formation du feuillet moyen, de la corde dorsale et du névraxe.
Ec, ectoderme. — Cs, cavité de segmentation. — En, endoderme. — Cg, cavité d'invagination. — b, bouche de la gastrula, qui devient l'orifice anal de l'embryon. — B, bouche de l'embryon. — Cm, canal médullaire. — Ch, corde dorsale. — Sm, sac mésodermique. — Mc, mésoderme. — In, intestin.

topleure[1] et une *lame fibro-intestinale* ou *splanchnopleure*[2] (fig. 20, F).

Nous voilà donc arrivés au blastoderme tridermique et à un état de développement déjà avancé de l'embryon.

B. — Prenons maintenant un œuf de cyclostome ou de batracien, par exemple un œuf de grenouille (fig. 21). Cet œuf panlécithe subit la segmentation totale, mais inégale; les blastomères du pôle supérieur sont petits, tandis que les inférieurs sont très gros, chargés de vitellus de nutrition; il s'ensuit que la cavité de la blastula est refoulée en haut et réduite à une fente (*amphiblastula*), et que l'invagination gastruléenne est impossible; aussi

---

[1] Le nom de *somatopleure* indique que la lame mésodermique en question produira tous les tissus qui soutiennent la peau et forment l'épaisseur de la paroi du tronc.

[2] Le nom de *splanchnopleure* exprime que cette couche produira tous les tissus qui soutiennent l'épithélium intestinal et forment la paroi des viscères.

la gastrula se forme-t-elle par une simple fissure qui se creuse, de l'extérieur à l'intérieur, dans la masse inférieure de la blastula (fig. 21, C). L'enveloppement de l'endoderme se fait grâce à l'extension de l'ectoderme vers la partie inférieure de

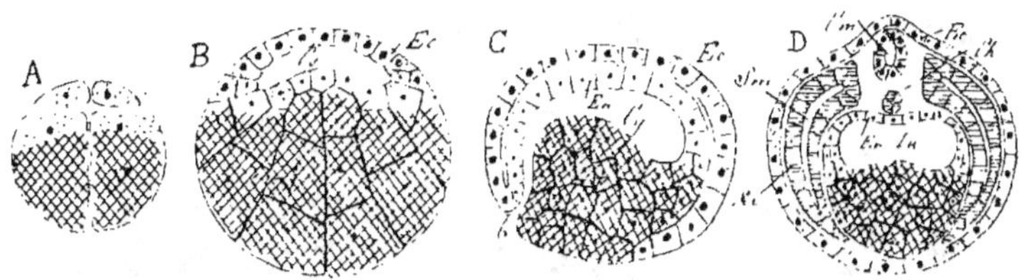

Fig. 21. — Développement de l'œuf de la grenouille (d'après M. Duval).

A. segmentation totale et inégale. Les cellules supérieures sont petites, les inférieures chargées de vitellus (v) sont plus volumineuses. — B, blastula. — C, gastrula. — D, coupe montrant la formation du feuillet moyen.

Ec, ectoderme. — En, endoderme. — Me, mésoderme. — Cs, cavité de segmentation. — Cg, cavité de la gastrula. — In, intestin. — Sm, fente pleuro-péritonéale. — Cm, canal médullaire. — Ch, corde dorsale. — b, bouche de la gastrula. — V, vitellus.

l'œuf; c'est-à-dire qu'il y a épibolie au lieu d'embolie. C'est une *amphigastrula*.

Celle-ci s'allonge ensuite, se perce à son fond et se transforme *in toto* en embryon, ainsi que nous l'avons vu pour l'amphioxus; mais ici la paroi inférieure du tube digestif présente un amas de grosses cellules vitellines, constituant provision pour le développement ultérieur (fig. 21, D). Le névraxe, la corde dorsale, le mésoderme se développent comme il a été déjà dit, à cette différence près cependant, que le mésoderme au lieu de procéder d'une évagination de l'endoderme, se forme par délamination, c'est-à-dire que celui-ci s'épaissit beaucoup et se divise ensuite dans son épaisseur en endoderme définitif et mésoderme. La cavité pleuro-péritonéale apparaît secondairement par clivage de ce dernier, qui se divise ainsi en une lame fibro-cutanée et une lame fibro-intestinale.

C. — Arrivons à l'œuf télolécithe des poissons, reptiles et oiseaux et prenons pour type celui de la poule, sur lequel ont été faites la plupart des recherches d'embryologie (fig. 22).

La cicatricule seule se segmente, c'est-à-dire une partie très minime relativement à la masse du jaune. Un petit disque en résulte qui s'étend comme une calotte sur le jaune, disque creusé dans son épaisseur d'une légère fissure : c'est une *disco-blastula*. Cette disco-blastula, pour devenir gastrula, n'a qu'à étendre ses deux feuillets déjà juxtaposés, de manière à enfermer le jaune, qui occupera ainsi la cavité gastruléenne (fig. 22, B). Cet enveloppement ou épibolie se fait plus rapidement pour l'ectoderme que pour l'endoderme, de telle sorte que celui-ci est à peine arrivé à l'équateur de l'œuf, alors que celui-là a atteint le pôle inférieur ; il s'ensuit que les deux feuillets, qui étaient en continuité au

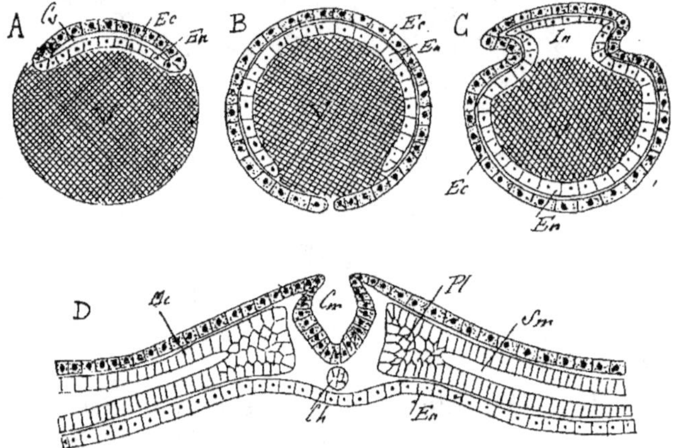

Fig. 22. — Développement de l'œuf de la poule (d'après M. Duval).

A, blastula. — B, gastrula. — C, division de la gastrula en une partie embryonnaire et une vésicule ombilicale. — D, coupe transversale de l'embryon.
Ec, ectoderme. — En, endoderme. — Mc, mésoderme. — Cs, cavité de segmentation. — In, intestin. — Cm, canal neural. — Ch, corde dorsale. — Sm, fente pleuro-péritonéale. — Pl, prévertèbre. — V, vitellus.

niveau de leurs bords dans la disco-blastula, sont discontinus dans la *disco-gastrula*.

Une des particularités les plus remarquables du développement des œufs télolécithes, c'est que l'embryon, au lieu de se former aux dépens de la gastrula tout entière, ne se forme qu'aux dépens de sa partie supérieure, laquelle se soulève légèrement et se sépare, par un étranglement, de la partie restante constituant le sac vitellin ou vésicule ombilicale (fig. 22, C).

L'aire embryonnaire s'allonge dans un sens, s'incurve de toutes parts et embrasse une cavité intérieure en communication avec le sac vitellin, cavité terminée en cul-de-sac vers les deux extrémités de l'embryon, mais qui s'ouvrira plus tard par une bouche et un anus : c'est le futur tube digestif. Suivant la règle, le névraxe provient de l'ectoderme, la notocorde et le mésoderme émanent de l'endoderme. Ces deux dernières formations se développent en commun (fig. 22, D) et se séparent ensuite ; elles résultent d'un épaississement suivi de dédoublement de l'endoderme primitif. La fente pleuro-péritonéale se produit donc par clivage, comme dans la grenouille.

D. — Voyons enfin ce qui se passe dans l'œuf des mammifères (fig. 23).

L'ovule des mammifères, bien qu'il soit alécithe comme celui de l'amphioxus, se développe d'une manière fort différente, qui porte à penser que, à partir de l'amphioxus, cet ovule est passé successivement par le type des amphibiens et par le type des oiseaux. Il se développe en effet à la manière d'un œuf télolécithe qui aurait perdu graduellement sa provision nutritive en se greffant sur le terrain maternel.

Cet œuf subit bien la segmentation totale ; mais cette segmentation est inégale : les blastomères supérieurs ou ectodermiques sont plus petits que les inférieurs ou endodermiques (fig. 23), et, comme ils se divisent plus vite, ils ne tardent pas à les envelopper complètement, en même temps que ceux-ci s'étalent en un feuillet endodermique régulier. La gastrula se constitue ainsi par épibolie de l'ectoderme et embolie de l'endoderme ; on la qualifie de *métagastrula.*

Le développement se poursuit ensuite comme dans les oiseaux, c'est-à-dire que le sac gastruléen se divise en deux parties iné-

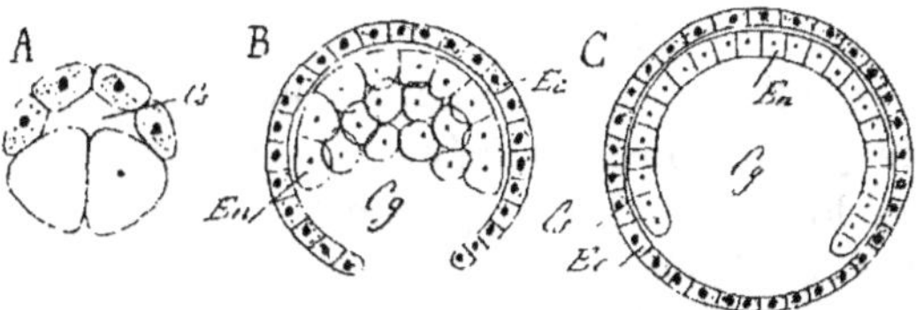

Fig. 23. — Développement de l'œuf d'un mammifère (d'après **M.** Duval).

A, blastula. — B-C, transformation de la blastula en gastrula.
Ec, ectoderme. — En, endoderme. — Cs, cavité de segmentation. — Cg, cavité de la gastrula.

gales par un étranglement, l'une supérieure plus petite qui formera l'embryon, l'autre inférieure qui restera appendue à la face ventrale de celui-ci, c'est la vésicule ombilicale. Le névraxe se constitue, comme toujours, par involution de l'ectoderme le long du dos de l'embryon. La corde dorsale se produit par une gouttière qui se ferme en canal comme dans l'amphioxus et les amphibiens. Quant au mésoderme, il résulte du dédoublement de l'endoderme primitif, et il se creuse secondairement d'une fente pleuro-péritonéale.

Tels sont les phénomènes qui président à la formation du blastoderme et de l'ébauche embryonnaire dans les principaux types de vertébrés. On voit qu'ils sont essentiellement les mêmes chez tous ; les différences sont subordonnées à la constitution même de l'œuf, plus ou moins chargé de deutoplasma.

§ 5. — Formation des principaux organes.

Mais ce n'est pas tout. Il faut poursuivre cette étude sommaire d'embryologie jusqu'à ce que nous soyons pleinement édifiés sur le développement et la provenance de tous les grands appareils organiques, au moins chez les mammifères.

Nous avons déjà vu s'ébaucher l'appareil nerveux et l'appareil digestif. Du névraxe procèdent, par bourgeonnement et dispersion, tous les éléments nerveux de l'économie ; c'est, comme le dit M. Mathias Duval, une sorte de métropole d'où essaiment de nombreuses colonies (ganglions spinaux et sympathiques) et qui établit des relations à peu près partout (nerfs).

Le tube digestif, constitué par l'endoderme doublé de la lame splanchnique du mésoderme, n'est d'abord qu'une vaste gouttière en communication avec le sac vitellin ; il se ferme peu à peu par en bas et d'autre part s'ouvre à ses deux extrémités dans deux fosses ectodermiques que l'on désigne sous les noms de *stomodœum* et *proctodœum* ; le stomodœum formera la bouche et les fosses nasales ; le proctodœum ou cloaque primitif se divisera dans la suite en anus et sinus uro-génital.

L'appareil respiratoire n'est, comme on le sait, qu'une sorte de cul-de-sac racémeux détaché de l'intestin antérieur.

La première ébauche de l'appareil musculaire locomoteur est représentée par ce que l'on appelle assez improprement les *proto-vertèbres* ou *prévertèbres*, que l'on voit se former de très bonne heure de chaque côté du névraxe (fig. 24 et 25). Chez l'amphioxus, les protovertèbres sont constituées par la partie supérieure ou interne de l'évagination qui donne naissance au mésoderme, partie qui s'isole de ce dernier par étranglement (fig. 26) ; elles sont

donc primitivement creuses. Chez les batraciens, les oiseaux
(fig. 22), les mammifères, les protovertèbres sont formées par la
partie du mésoderme qui échappe à la fissuration pleuro-péritonéale ; elles sont tout d'abord pleines, mais elles ne tardent pas à
se creuser d'une petite cavité. Bien que les prévertèbres donnent

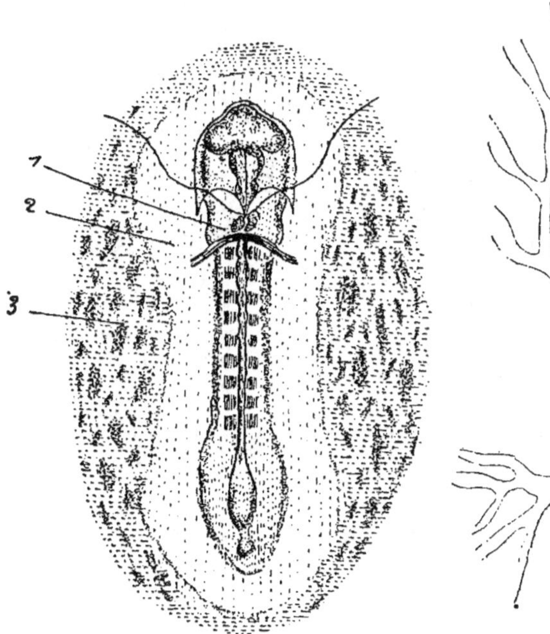

Fig. 24. — Embryon de poulet vers la
36e heure de l'incubation (le cœur est
encore double).

1, embryon. — 2, aire transparente. — 3, aire
vasculaire. — On voit, de chaque côté du tube neural
de l'embryon, les protovertèbres.

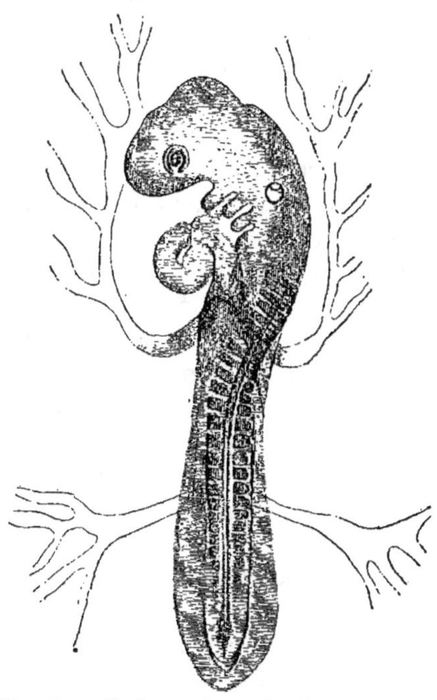

Fig. 25. — Embryon de poulet du 4e jour
avec les vaisseaux omphalo-mésentériques qui le reliaient à l'aire vasculaire (d'après M. Laulanié).

au premier aspect l'illusion d'une colonne vertébrale primitive,
elles en sont bien différentes : ce sont des *myomères* ou *myotomes*,
c'est-à-dire des segments d'où procéderont tous les muscles du
squelette ; elles ne correspondent pas aux vertèbres véritables qui
apparaîtront plus tard, mais bien aux espaces intervertébraux.
Quelque dispersés que soient les muscles du squelette, ils
procèdent tous des myomères, dont les éléments s'étendent
progressivement dans les lames somatiques et dans les bourgeons qui donnent naissance aux membres. Par contre, les

muscles viscéraux se forment sur place dans le *mésenchyme.*

On désigne sous ce nom une sorte de tissu conjonctif embryonnaire qui, à un moment donné, se répand en grande quantité dans le mésoderme, soit à la partie inférieure des myomères, soit dans les deux lames fibro-cutanée et fibro-intestinale. Ce tissu, formé de petites cellules plus ou moins étoilées, amiboïdes, plongées dans une substance amorphe semi-liquide, se dissémine un peu partout dans les intervalles. des organes en formation. Il donne non seulement le tissu conjonctif proprement dit, mais encore le tissu fibreux, le tissu cartilagineux et le tissu osseux, c'est-à-dire tous les tissus collagènes. On discute encore sur son point de départ. Ce qu'il nous importe de savoir ici, c'est qu'il représente une différenciation du mésoderme au même titre que celle donnant naissance aux myomères.

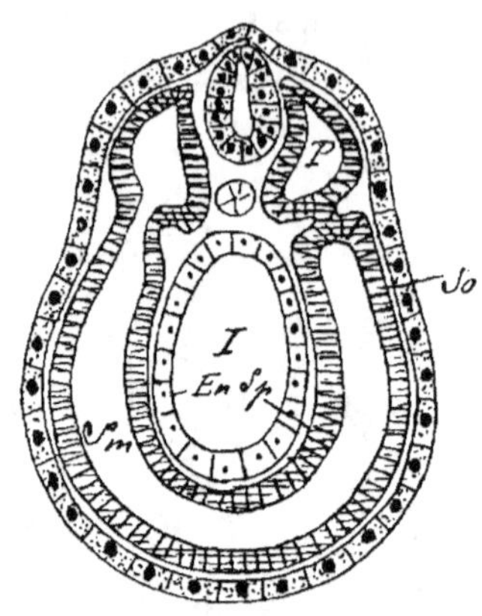

Fig. 26. — Formation des protovertèbres chez l'amphioxus (d'après M. Duval).

S*m*, fente pleuro péritonéale. — S*o* somatopleure. — S*p*, splanchnopleure. — E*n*, endoderme. — I, intestin. — P, protovertèbre creuse, formée par étranglement du mésoderme.

Le mésoderme est encore le lieu de formation et de développement de l'appareil vasculaire et du sang. On voit, en effet, apparaître, dans la couche profonde de sa lame fibro-intestinale (fig. 27, 10), un grand nombre de petits îlots cellulaires qui sont autant de germes vasculo-sanguins. Ces amas cellulaires sont particulièrement abondants autour de l'embryon, dans une zone de la vésicule ombilicale qu'on appelle *aire vasculaire* (fig. 28); on les désigne eux-mêmes sous le nom d'*îlots de* WOLFF. Leurs cellules périphériques s'aplatissent en endothélium pour former paroi, tandis que les centrales se chargent d'hémoglobine et donnent les premières hématies; dès lors l'aire vasculaire est semée d'îles sanguines. Celles-ci se joignent les unes aux autres en un riche réseau circulatoire desservi par les artères et les veines omphalo-mésentériques de l'embryon (fig. 25 et 29).

. Certains auteurs rattachent au mésenchyme les germes vasculo-sanguins; d'autres en font un quatrième feuillet blastodermique qui se détacherait par. îlots de l'endoderme définitif. La distinction d'un feuillet vasculaire nous paraît une complication inutile. Quant à la question de savoir si les parties en cause se forment sur place dans le mésoderme ou bien aux dépensde l'en-

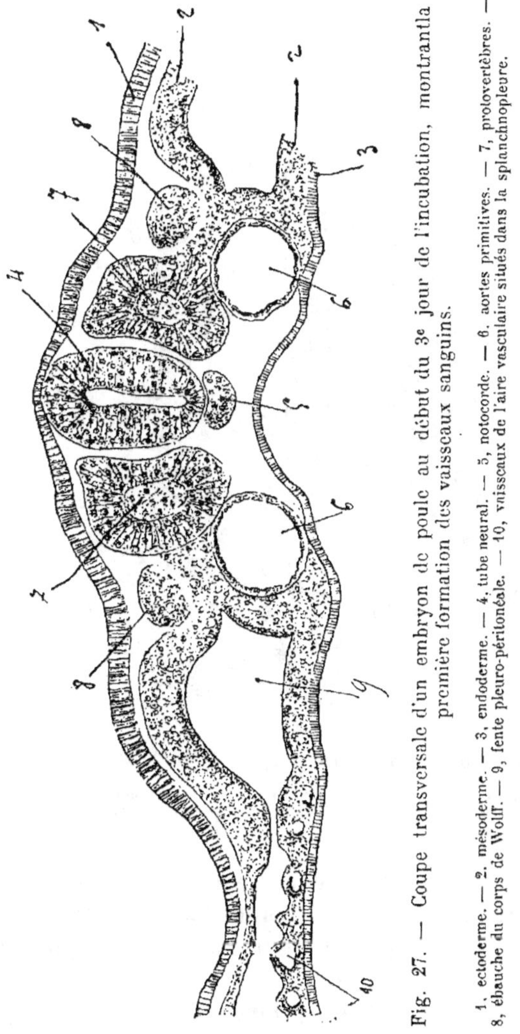

Fig. 27. — Coupe transversale d'un embryon de poule au début du 3e jour de l'incubation, montrantla première formation des vaisseaux sanguins.

1, ectoderme. — 2, mésoderme. — 3, endoderme. — 4, tube neural. — 5, notocorde. — 6, aortes primitives. — 7, protovertèbres. — 8, ébauche du corps de Wolff. — 9, fente pleuro-péritonéale. — 10, vaisseaux de l'aire vasculaire situés dans la splanchnopleure.

doderme sous-jacent, elle n'a qu'une importance secondaire, comme le fait remarquer M. MATHIAS DUVAL, puisque le mésoderme tout entier provient de l'endoderme. Considérant que, de très bonne

heure, les îlots de Wolff se montrent isolés dans le feuillet moyen
et que, dans la suite, le développement des vaisseaux et du sang
se fait exclusivement dans ce feuillet, nous classerons ces par-
ties-là parmi les formations mésodermiques.

Ce n'est pas tout. Le mésoderme est creusé d'une fente qui est
la trace des deux grandes cavités pectorale et abdominale que le
diaphragme séparera plus tard. Un revêtement cellulaire aplati,

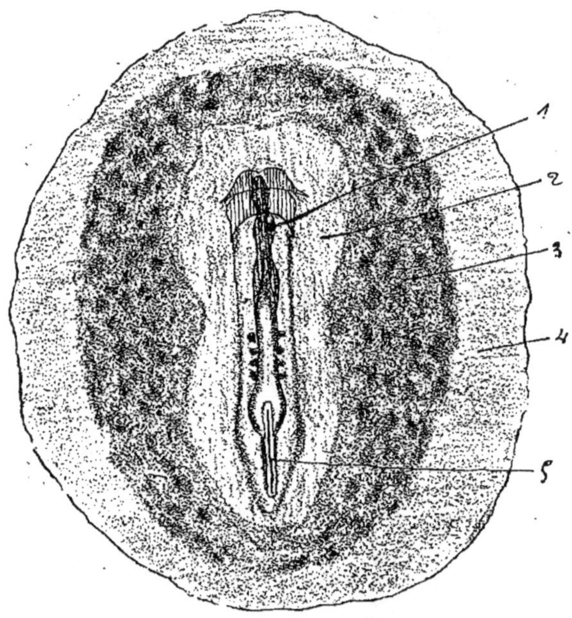

Fig. 28 — Embryon et blastoderme de poulet vers la 26ᵉ heure de l'incubation.

1, embryon. — 2, aire transparente. — 3, aire vasculaire avec les îlots de Wolff. — 4, partie de l'aire
opaque entourant l'aire vasculaire. — 5, sillon primitif disparaissant à l'arrière de la gouttière
médullaire.

sous lequel le mésenchyme s'étalera en une mince couche, constituera la plèvre et le péritoine. Toutes les séreuses, quelles qu'elles
soient, sont constituées de la même manière et appartiennent conséquemment au mésoderme.

Reste à faire connaître le développement de l'appareil uro-
génital : question des plus controversées de l'embryologie.

Le premier organe de la dépuration urinaire est le canal de
Wolff ou *pronéphros*. C'est un canal qui apparaît de très bonne
heure — de la vingt-quatrième à la trentième heure de l'incubation

chez le poulet, vers le neuvième jour de la gestation chez le lapin, du quinzième au vingtième jour chez l'homme — et s'étend de la partie antérieure de l'embryon au cloaque, en dehors des prévertèbres. Sur une coupe transversale de l'embryon, il se montre sous l'ectoderme, vers l'angle de la fente pleuro-péritonéale (fig. 27, 8). On a beaucoup discuté et on discute encore sur sa provenance ; les uns disent qu'il prend naissance à la partie anté-

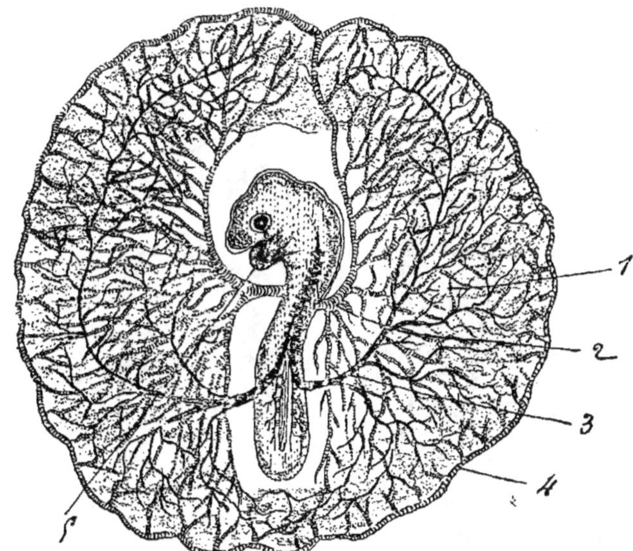

Fig. 29. — Embryon de poulet au 4° jour de l'incubation, avec la circulation embryo-vitelline.

1, réseau de l'aire vasculaire. — 2, veines omphalo-mésentériques. — 3, artères omphalo-mésentériques. — 4, sinus terminal. — 5, cœur.

rieure par une invagination de l'épithélium péritonéal et qu'il s'étend ensuite progressivement jusqu'au cloaque ; ils lui attribuent ainsi une origine purement mésodermique ; les autres soutiennent qu'il se développe par une involution de l'ectoderme. Quoi qu'il en soit, on voit bientôt se brancher sur le côté interne de ce tube un grand nombre de canalicules qui forment avec lui un organe pectiné connu sous le nom de *corps de* WOLFF ou *mésonéphros* (fig. 30), organe volumineux, très allongé, s'étendant sur la paroi dorsale du cœlome depuis le voisinage du cœur jusqu'au cloaque, mais qui s'atrophiera dans la suite, en avant,

pour se localiser à la région lombaire. Les canalicules de WOLFF
ne se forment pas, comme on pourrait le croire, par bourgeonnement unilatéral du canal de WOLFF ; ils procèdent, par invagination, de l'épithélium pleuro-péritonéal et débouchent secondairement dans ce dernier après s'être diversement contournés. Chez
les mammifères et les oiseaux, leur orifice initial ou néphrostome
s'oblitère, en sorte que le corps de WOLFF perd toute communication avec la cavité du corps. Ces canalicules reçoivent alors, de
l'aorte, un glomérule vasculaire qui invagine leur extrémité, et

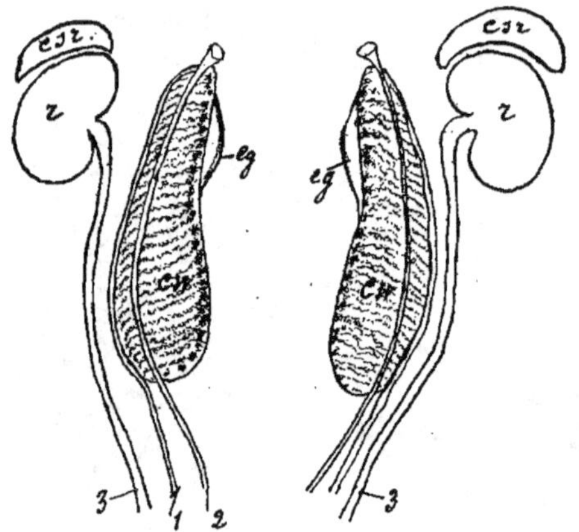

Fig. 30. — Schéma des organes génito-urinaires chez un embryon de mammifère.

Cw, corps de Wolff. — *Cg*, glande génitale. — *r*, rein définitif. — *csr*, capsule surrénale. — 1, canal
de Wolff. — 2, canal de Müller. — 3, uretère.

ils ressemblent assez bien aux tubes contournés du rein définitif,
vu qu'ils sont flexueux et qu'ils commencent par un véritable
corpuscule de MALPIGHI (fig. 32).

Le sort du corps de WOLFF est très variable suivant les vertébrés ; dans les anamniotes (poissons, batraciens), il est l'organe
urinaire définitif ; tandis que, dans les oiseaux et les mammifères,
il ne fonctionne que pendant une courte période de la vie embryonnaire et subit ensuite une régression profonde. Toutefois si l'embryon est mâle, certaines parties échappent à l'atrophie pour
servir à l'excrétion des produits sexuels : ainsi un certain nombre
de canalicules wolffiens se greffent sur le testicule et forment
l'épididyme ; le canal de WOLFF devient canal déférent (fig. 31).

Quant au rein définitif ou *métanéphros* des vertébrés amniotes, il naît par un bourgeon creux sur la partie terminale du canal de WOLFF ; ce bourgeon s'allonge de bas en haut en un long tube qui suit le bord interne du corps de WOLFF et constitue l'uretère.

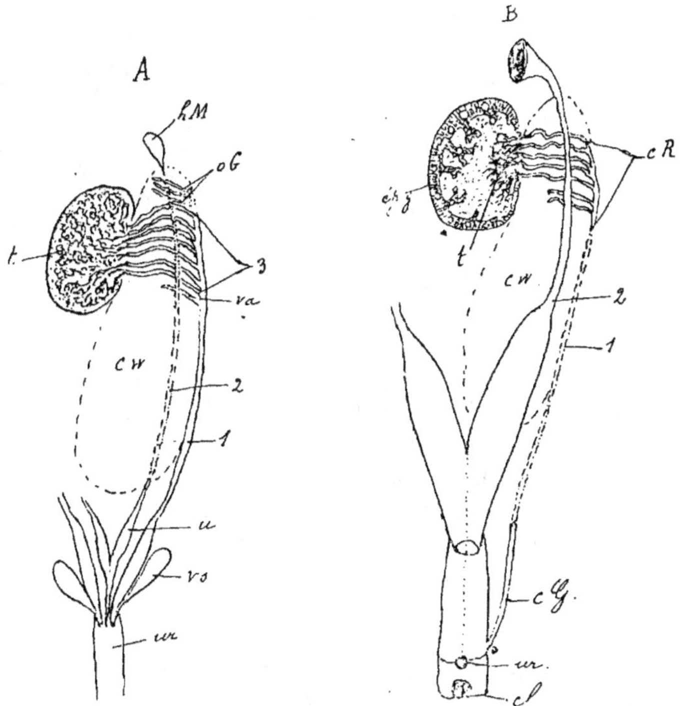

Fig. 31. — Schéma du développement des organes génitaux dans les deux sexes.
(Les parties dont l'existence est transitoire sont en pointillé.)

A. — Chez le mâle.

t, testicule. — *cw*, corps de Wolff. — *oG* et *va*, canalicules wolffiens persistants, formant l'organe de Giraldès et le *vas aberrans*. — 1. canal de Wolff devenu canal déférent. — 3, épididyme formé par un certain nombre de canalicules de Wolff. — *vs*. vésicule séminale. — *ur*, canal de l'urètre. — 2, canal de Müller dont il ne reste plus que l'hydatide de Morgagni (*hM*) et l'utérus masculin (*u*).

B. — Chez la femelle.

épg, épithélium germinatif bourgeonnant et constituant l'ovaire. — *t*, vestige de canalicules de Wolff dans le hile de l'ovaire. — *cR*, corps de Rosenmüller rappelant l'épididyme. — *cw*, corps de Wolff. — 1, canal de Wolff, persistant à sa terminaison pour former le canal de Gärtner. — 2, canal de Müller s'unissant à celui du côté opposé et formant les voies génitales femelles jusqu'à la vulve exclusivement. — *ur*, méat urinaire. — *cl*, clitoris.

Arrivé à l'endroit où le rein doit se former, il se dilate en ampoule, ensuite se divise en un grand nombre de ramifications, d'abord rectilignes, puis flexueuses, qui ne sont rien autre que les tubes de BELLINI. Les corpuscules de MALPIGHI se constituent, comme dans le corps de Wolff, par invagination de l'extrémité des tubes, qui se renfle et coiffe un peloton capillaire (fig. 32).

D'après cette manière de voir, le rein se développerait, avec son canal excréteur, d'un seul ténement, comme les glandes ordinaires. Mais elle n'est pas adoptée par tout le monde. Beaucoup d'embryologistes, parmi lesquels il convient de citer Sedgwick, Balfour, Mathias Duval, soutiennent que le rein se développe aux dépens de deux ébauches distinctes qui ne s'unissent que secondairement : la substance médullaire, avec ses canaux collecteurs, procéderait de l'uretère, tandis que la substance corticale, avec ses tubes contournés et les anses de Henle, se formerait sur place dans le mésoderme. De la sorte, et en admettant que le canal de Wolff soit d'origine ectodermique, l'épithélium rénal aurait une double provenance blastodermique, tout comme l'épithélium du corps de Wolff. — Ces incertitudes font pressentir la difficulté d'une classification basée sur l'embryogénie.

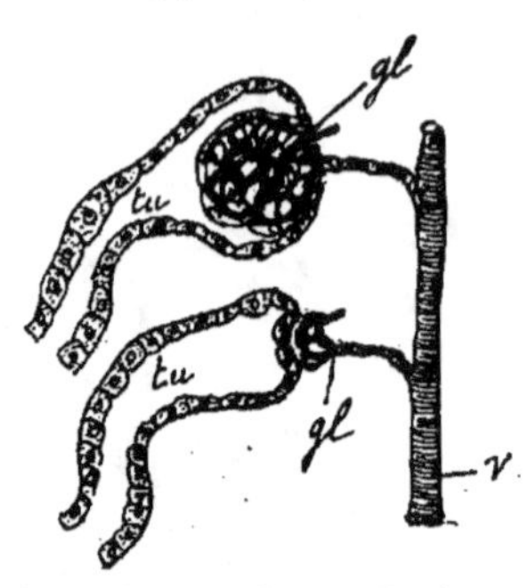

Fig. 32. — Schéma du développement des corpuscules de Malpighi du rein.

v, artériole ascendante de la substance corticale. — *gl*, rameau vasiculaire formant glomérule et invaginant le cul-de-sac des tubes de Bellini (*tu*).

Les *glandes génitales*, testicules ou ovaires, apparaissent au côté interne des corps de Wolff sous forme d'une saillie, dite *éminence génitale*, sur laquelle les cellules de revêtement du cœlome s'épaississent, se stratifient et constituent ce que Waldeyer a appelé l'*épithélium germinatif* (fig. 33). Cet épithélium, au sein duquel se différencient bientôt de grosses cellules

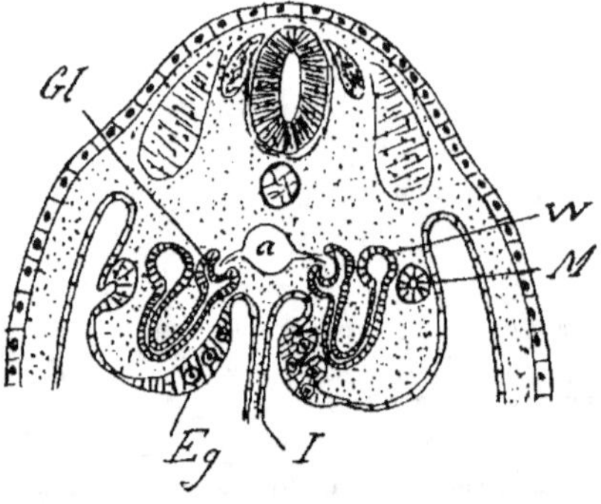

Fig. 33. — Schéma du développement de glandes génitales.

W, canal de Wolff. — M, canal de Müller, à gauche il est en voie de formation. — Gl, glomérule de Malpighi. — *a*, aorte. — Eg, épithélium germinatif avec ovules primordiaux. — I, mésentère.

rondes appelées *ovules primordiaux*, bourgeonne, de sa face interne, des cordons cellulaires dits *de* Pflüger, qui renferment à leur intérieur, de distance en distance, des ovules primordiaux, s'allongent, se ramifient et s'anastomosent dans le mésenchyme de l'éminence génitale.

Pendant que s'ébauche ainsi la glande génitale, on voit se développer le canal de MÜLLER, lequel commence par un orifice évasé ouvert dans le cœlome, suit parallèlement le canal de WOLFF, et vient se terminer à côté de lui dans le cloaque. Chez les vertébrés anamniotes, ce canal se produit par subdivision du canal de WOLFF ; tandis que, chez les vertébrés supérieurs, il se forme d'une manière indépendante, par une invagination du cœlome qui s'allonge en tube jusqu'au cloaque et dont l'orifice persiste à l'état de pavillon initial (fig. 33, M).

Les phénomènes précédents s'observent chez tous les embryons ; le sexe ne se dessine que plus tard. — Si c'est une femelle qui doit se produire, les cordons de PFLÜGER se segmenteront, s'égréneront en quelque sorte dans le stroma conjonctif sous-jacent, et chacun des segments, comprenant un ovule dans le centre, des petites cellules à la périphérie, sera le premier stade d'un ovisac (Voy. article *Ovaire*). Les canaux de MÜLLER, dont les pavillons s'ouvrent à proximité des ovaires ainsi constitués, serviront de canaux excréteurs et se différencieront secondairement en oviductes, utérus et vagin. On devine que, suivant le lieu de leur confluence, l'utérus pourra être double, longuement bicorne, courtement bicorne, simple.

Si c'est un mâle qui se développe, les cordons de PFLÜGER, au lieu de se diviser et de s'égrener en ovisacs, persisteront en se développant encore et en se contournant diversement, et formeront les tubes séminipares. En même temps, les ovules primordiaux disparaîtront de ces tubes, ainsi que l'épithélium germinatif, de la surface de l'organe. Celui-ci s'individualisera rapidement grâce à la formation d'une albuginée. Toutefois, il n'y aurait que les tubes contournés qui proviendraient de l'épithélium germinatif ; les tubes droits et le réseau de HALLER émaneraient du corps de WOLFF et ainsi le testicule comprendrait deux formations épithéliales tubuleuses qui se raccorderaient et se souderaient dans son centre. — Cette dualité d'origine est très généralement admise par les embryologistes modernes ; cependant il en est encore, notamment KÖLLIKER, qui nient toute participation de l'épithélium germinatif et qui font provenir les tubes testiculaires en totalité du corps de Wolff. Mais il est certain que l'épididyme est formé d'un certain nombre de canalicules de Wolff et que le canal déférent n'est que le canal de Wolff lui-même.

Les voies d'excrétion sexuelle se développent, dans le mâle comme dans la femelle, indépednamment des glandes génitales. Tandis que l'oviducte reste discontinu avec l'ovaire, le spermiducte se raccorde avec le testicule. Il y a loin, comme on le voit, entre ces conduits et les canaux excréteurs des glandes ordinaires.

On a vu que tous les embryons possèdent, à un moment donné, les canaux de Wolff et les canaux de Müller, et que le développement de ceux-ci s'accompagne de la régression de ceux-là et réciproquement. Il n'est pas inutile d'ajouter que cet hermaphrodisme primitif des voies sexuelles laisse souvent des traces, même chez l'adulte, soit normalement, soit anormalement. Par exemple, certains mâles montrent l'*hydatide pédiculée de Morgagni* qui n'est rien autre que la partie antérieure du canal de Müller; d'autres ont un *utricule prostatique* ou *utérus masculin* qui représente la partie postérieure ou convergente de ces mêmes canaux. De même, certaines femelles possèdent des canaux de Gartner qui ne sont autre chose que les canaux de Wolff; d'autres ont, au-dessus du hile de l'ovaire, un corps de Rosen-müller qui est un véritable épididyme rudimentaire, c'est-à-dire une partie du canal de Wolff avec un groupe de ses canalicules (fig. 31).

La plupart des monstres rangés dans la classe des hermaphrodites ne présentent qu'une exagération de cette dualité des voies sexuelles, avec un état plus ou moins équivoque des organes externes ou copulateurs.

Telles sont les notions d'embryologie qu'il nous a paru nécessaire de donner comme préambule d'un livre élémentaire d'histologie. Elles permettent d'établir le tableau suivant des dérivations blastodermiques :

§ 6. — Tableau des dérivations blastodermiques.

A. Feuillet externe ou nervoso-senso-riel, ectoderme, ectoblaste, épiblaste.	Épiderme et ses diverses formations : poils, plumes, écailles, corne. Épithélium buccal avec l'émail des dents. Épithélium des cavités nasales. Épithélium lacrymo-conjonctival. Épithélium de l'urètre du mâle et de la vulve de la femelle. Épithélium du labyrinthe. Épithélium du chorion et de l'amnios. Cristallin. Rétine et son épithélium pigmentaire. Éléments névrogliques et éléments nobles de tous les organes nerveux, centraux et périphériques. Épithélium de toutes les glandes annexées aux diverses parties précitées.
B. Feuillet interne ou intestino-glan-dulaire, endoder-me, endoblaste, hypoblaste.	Épithélium du tube digestif, depuis le pharynx jusqu'à l'anus. Épithélium des voies respiratoires, les cavités nasales exceptées. Épithélium de la trompe d'Eustache et de la caisse du tympan. Épithélium de la vessie et de l'allantoïde. Épithélium de la vésicule ombilicale. Épithélium de toutes les glandes annexées aux diverses parties précitées.
C. Feuillet moyen, mésoderme, méso-blaste.	Notocorde. Myomères. Tissu musculaire du squelette. Mésenchyme. { Tissu conjonctif, adipeux, fibreux, élastique. Tissu cartilagineux. Tissu osseux, ivoire. Tissu musculaire viscéral. Liquides nutritifs et vaisseaux. Épithélium du rein et de ses voies d'excrétion jusqu'à la vessie. Épithélium du testicule et de ses voies d'excrétion jusqu'à l'urètre. Épithélium de l'ovaire et de ses voies d'excrétion jusqu'à la vulve.

Les indications de ce tableau ne sont pas toutes à l'abri de la discussion. Il est un certain nombre de dérivations blastoder-miques qui sont encore aujourd'hui très controversées ; c'est le cas pour l'épithélium du rein, du testicule et de leurs voies d'excrétion, ainsi que nous l'avons exposé plus haut ; c'est aussi le cas pour l'épithélium du pharynx, de l'œsophage et des cavités de l'oreille moyenne, ainsi que nous allons l'expliquer main tenant.

Beaucoup d'auteurs, frappés de la différence radicale et de la transition brusque que l'on observe entre la muqueuse des premières voies digestives et celle qui suit, en avaient induit que celle-là est revêtue, non pas par l'endoderme comme celle-ci, mais par l'ectoderme, autrement dit par une sorte d'épiderme invaginé; le stomodœum se serait ainsi allongé jusqu'au cardia chez les carnivores, l'homme, le porc, — jusqu'au cul-de-sac droit de l'estomac chez les solipèdes, — jusqu'à la caillette chez les ruminants; puisque jusque-là on trouve un épithélium malpighien, c'est-à-dire stratifié pavimenteux avec une couche cornée superficielle. Cependant les embryologistes ne tardèrent pas à montrer, d'une manière incontestable, que l'intestin endodermique de l'embryon s'étend jusqu'au pharynx inclusivement, où il bourgeonne l'appareil respiratoire pulmonaire, et que par conséquent le stomodœum est réduit à la fosse bucco-nasale. C'est pourquoi on émit alors l'hypothèse d'une substitution de l'ectoderme à l'endoderme à travers les fentes branchiales. Mais alors, peut-on objecter, pourquoi la même transformation épithéliale ne s'est-elle pas faite dans les voies respiratoires ni même dans l'œsophage de la grenouille qui est à épithélium cylindrique et vibratile ?

En réalité, un épithélium, quel qu'il soit, est ce qu'il doit être de par sa fonction ; peu importe son origine. Les trois feuillets du blastoderme donnent des épithéliums, et chacun en donne de plusieurs sortes ; il y a plus, le même épithélium peut changer de structure suivant les circonstances : passer de l'état stratifié cylindrique à l'état stratifié pavimenteux et *vice versa*, comme l'épithélium vaginal des rongeurs, ou bien de l'état cylindrique simple à l'état stratifié pavimenteux, comme l'épithélium de la muqueuse rectale en état de prolapsus, etc. Au surplus, on n'a pas assez remarqué que, dans les deux types, épidermique et épithélial, de la muqueuse digestive, il n'y a pas que la couche superficielle qui change tout à coup ; la couche choriale change tout autant : délicate, adénoïde, extrêmement vasculaire et glandulaire, villeuse dans la muqueuse gastro-intestinale, elle est au contraire fibro-élastique, résistante, papillaire, peu ou point glanduleuse dans la muqueuse œsophagienne ; et cependant on ne saurait douter de l'unité d'origine de cette couche. Remarquons enfin que, dans diverses parties de l'économie où se raccordent des épithéliums de provenance différente, on n'en voit nullement la démarcation nette ; que, par exemple, on passe insensiblement de l'épithélium ectodermique de l'urètre du mâle à l'épithélium endodermique de la vessie ou à l'épithélium mésodermique (?) du canal déférent.

En ce qui concerne l'épithélium des cavités de l'oreille moyenne, caisse du tympan et trompe d'Eustache, les uns le rattachent à l'endoderme comme annexe de l'épithélium pharyngien ; les autres à l'ectoderme comme vestige de la première fente branchiale. D'après ce qui précède, la discussion sur ce point ne mérite pas de nous arrêter.

Il paraît bien certain que la provenance blastodermique, même en la supposant toujours exactement connue, est une mauvaise base pour une classification histologique.

CHAPITRE IV
ÉTUDE PARTICULIÈRE DES TISSUS

PREMIÈRE SECTION
LIQUIDES NUTRITIFS

Définitions. — Les liquides nutritifs sont au nombre de deux : la *lymphe* et le *sang*. On en indique souvent un troisième, le *chyle* ; mais ce n'est qu'une variété de lymphe ou plutôt une portion de la lymphe renfermée à certains moments dans un département spécial de l'appareil vasculaire lymphatique.

Grâce aux éléments anatomiques ou globules qu'ils contiennent en suspension, ces liquides peuvent être assimilés à de véritables tissus à substance intercellulaire extrêmement abondante et fluide. Tous deux se forment dans le mésoderme. — L'un, la lymphe, est un liquide plus ou moins clair et transparent comme de l'eau, parfois émulsionné par de la graisse et d'apparence laiteuse (chyle), occupant non seulement les vaisseaux lymphatiques, qui le drainent et le ramènent sans cesse dans le sang, mais encore tous les interstices organiques. C'est la lymphe qui forme vraiment le *milieu intérieur* où vivent tous les éléments anatomiques. C'est elle aussi qui transsude à la surface des membranes séreuses. On distingue en effet : la *lymphe des canaux*, la *lymphe interstitielle* et la *lymphe cavitaire*. Partout elle est caractérisée par une cellule incolore, plus ou moins amiboïde, connue sous les noms de *cellule lymphatique, leucocyte, globule blanc*.

L'autre, le sang, est un liquide rouge, propre aux animaux vertébrés, ne se répandant pas hors de son système vasculaire, liquide doué d'une affinité particulière pour l'oxygène, et remplissant un rôle important dans la respiration. Au point de vue histologique, le sang est une lymphe à laquelle on aurait ajouté un élément caractéristique, le globule rouge ou *hématie*, lui communiquant ses propriétés respiratoires. En enlevant au sang ses globules rouges, on le convertit en lymphe ; en ajoutant à celle-ci beaucoup de globules rouges on en fait du sang.

Dans les invertébrés, la lymphe est le seul liquide nutritif ; elle sert à la fois à la nutrition et à la respiration. C'est, comme le dit M. RENAUT, une *hémolymphe*. L'existence de deux liquides nutritifs chez les vertébrés semble résulter d'une sorte de différenciation respiratoire d'une portion de la lymphe.

Le tableau suivant de la composition chimique de la lymphe des canaux et du sang met en relief les analogies et les différences de ces deux liquides :

POUR 1000 EN POIDS.

	Lymphe (Chevreul).	Sang artériel. (Dumas).
Eau......................	926,4	790,0
Albumine.................	61,0	70,0
Fibrine,.................	4,2	3,0
Matières grasses et sels.....	8,4	10,0
Globules rouges...........	0,0	127,0
	1000,0	1000,0

POUR 100 CENTIMÈTRES CUBES (Hammarsten).

Azote......................	1,63	0,6
Oxygène	0,43	5,8
Acide carbonique..........	40,32	13,19

On voit que le sang, abstraction faite des hématies qui le caractérisent essentiellement, est moins aqueux, plus concentré que la lymphe. Il est aussi beaucoup plus oxygéné et beaucoup moins chargé de produits de déchets, notamment d'acide carbonique. Toutefois il faut remarquer que la lymphe prise ici comme terme de comparaison est celle des canaux, qui a déjà servi par conséquent à la nutrition ; il est évident que la lymphe interstitielle qui baigne ou plutôt humecte les éléments anatomiques doit participer des caractères du plasma sanguin, dont elle provient par transsudation des capillaires.

§ I. — LYMPHE

Nous allons en étudier successivement les caractères anatomiques, physiques, chimiques, physiologiques.

Caractères anatomiques. — Une goutte de lymphe examinée au microscope montre, en suspension dans un liquide incolore qu'on appelle *plasma*, des cellules globuleuses, incolores, à reflet grisâtre ou argentin, qui ne sont autres que des globules blancs ou *leucocytes*.

Le *plasma* est spontanément coagulable comme celui du sang ; il dépose un réseau fibrineux qui emprisonne les globules blancs dans ses mailles ; mais le caillot est mou, peu rétractile et beaucoup moins abondant que le caillot sanguin. Ce phénomène de la coagulation sera étudié dans ses détails à propos du sang.

Pour faire l'étude des *globules blancs*, on recommande l'usage de la chambre à air (fig. 34) et de la platine

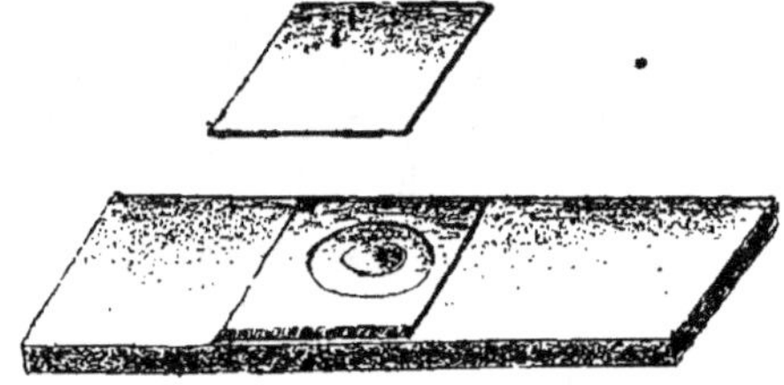

Fig. 34. — Chambre à air de Ranvier.

chauffante. Ces éléments ne manifestent en effet leur vitalité qu'en présence de l'oxygène et à la condition d'être maintenus à une température voisine de celle du corps. S'il s'agit de la lymphe d'un animal à sang froid, par exemple d'une grenouille, la platine chauffante n'est pas nécessaire. — Grâce à ces précautions, on peut assister à leurs mouvements amiboïdes (fig. 35), qui les font changer de

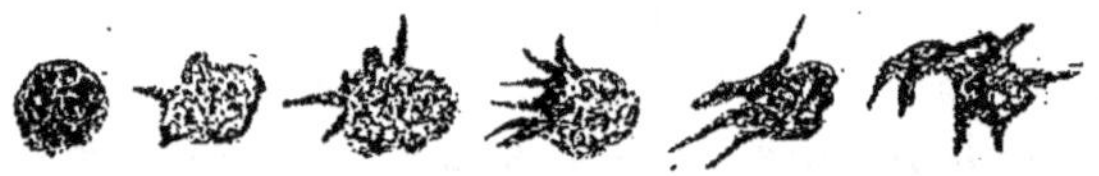

Fig. 35. — Formes successives d'un globule blanc au repos et en contraction.

forme et de place et leur permettent d'englober des particules extérieures, ainsi que nous l'avons expliqué (p. 15). C'est bien ainsi qu'ils doivent être dans la lymphe interstitielle, où l'oxygène est abondant ; tandis que, dans la lymphe endiguée dans les canaux lymphatiques et presque dépourvue d'oxygène, ils sont tous à l'état statique, c'est-à-dire sphériques et immobiles. L'influence vivifiante de ce gaz sur les leucocytes donne l'explication du fait suivant qui de prime abord semble paradoxal : Un morceau de phosphore introduit dans les tissus vivants ne détermine pas d'afflux de leucocytes ni de suppuration comme le ferait un autre corps étranger ; parce que cette substance absorbe, en vertu d'une affinité chimique spéciale, tout l'oxygène de la région, de manière à immobiliser les globules blancs et à les empêcher d'arriver au point irrité pour former du pus.

Un abaissement de température produit le même effet que la privation d'oxygène ; c'est une des raisons pour lesquelles l'irrigation continue, les affusions d'eau froide, les applications de glace, etc., sont préconisées en thérapeutique pour modérer l'inflammation et prévenir ou diminuer la suppuration.

Tant qu'ils sont vivants, les globules blancs résistent à la pénétration des matières colorantes et ne montrent pas de noyau ; on dirait de petites masses d'un protoplasma incolore, plus ou moins hyalin ou granuleux. Toutefois, M. RANVIER a vu que les leucocytes de l'axolotl présentent un noyau parfaitement net sur le vivant. Une fois morts, les globules blancs gardent la forme sphérique et montrent leur noyau ; celui-ci est rendu particulièrement visible par l'action de l'eau et surtout de l'acide acétique, qui tuent l'élément, gonflent le protoplasma et le rendent plus transparent (fig. 36). L'eau iodée colore ce dernier en brun acajou et décèle ainsi la matière glycogène qui y est diffuse. L'acide osmique y révèle en outre des granulations graisseuses plus ou moins abondantes, qu'il colore en noir.

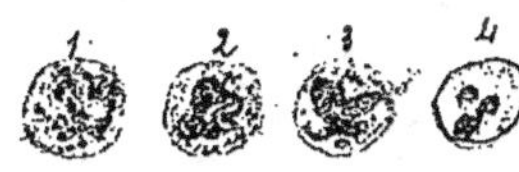

Fig. 36.

1, leucocyte vivant, au repos. — 2, 3, leucocytes morts, montrant leurs noyaux. — 4, leucocyte après l'action de l'acide acétique.

Le nombre de globules blancs dans un millimètre cube de lymphe est assez variable ; on en a trouvé 8 200 chez un homme ; 4 800 chez un chien ; 7 500 dans un autre chien ; 11 300 chez un lapin. Dans la lymphe du sac dorsal d'une grenouille, M. MALASSEZ n'en a trouvé que 180 par millimètre cube. En général, le nombre est plus considérable chez les herbivores que chez les carnivores, et, dans un animal donné, il est plus grand à la sortie qu'à l'entrée des ganglions lymphatiques.

Les cellules lymphatiques sont loin de se ressembler toutes par leurs dimensions, leur constitution et leur activité amiboïde ; on en distingue chez les vertébrés supérieurs trois variétés principales (fig. 37) :

1° Les *lymphocytes* ou *globulins*, éléments de petite dimension (4 à 6 µ), formés d'un gros noyau sphérique et d'une mince couche de protoplasma, que l'on trouve surtout dans les ganglions lymphatiques, dans la moelle des os et dans les gaines lymphatiques périvasculaires. Leurs mouvements amiboïdes sont nuls ou très faibles, de sorte qu'ils ne sont point phagocytes.

2° Les *leucocytes mononucléaires*, éléments de 7 à 8 µ, doués de mouvements actifs, et qui ne sont que des lymphocytes agrandis. On les trouve dans le sang et la lymphe dans la proportion de 25 à 30 p. 100 du nombre total des globules blancs.

3° Les *leucocytes à noyau polymorphe*, les plus volumineux (9 à 10 µ), et les plus nombreux de tous (50 à 60 p. 100 du nombre total). On a cru longtemps qu'ils étaient polynucléaires ; à première vue, ils paraissent bien tels ; mais M. RANVIER a démontré que, en réalité, ils n'ont qu'un noyau, seulement ce noyau est allongé en boudin, contourné, et renflé en divers points :

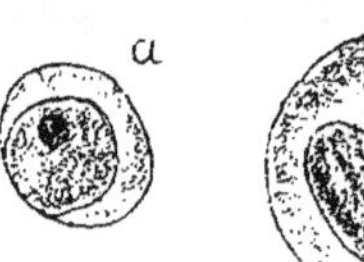
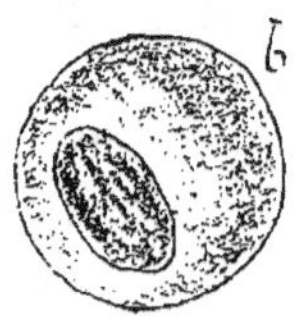
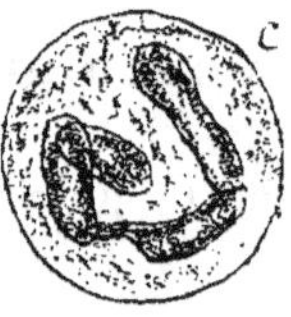

Fig. 37. — Les trois variétés principales de leucocytes.

a, lymphocyte ; *b*. leucocyte mononucléaire ; *c*, leucocyte à noyau polymorphe.

étirement et lobation qui auraient pour but, d'après M. METCHNIKOFF, de faciliter les déformations de contraction de l'élément. En effet, c'est principalement cette variété de leucocytes qui traverse les capillaires et se répand un peu partout dans l'économie.

Les leucocytes à noyau polymorphe, improprement appelés *polynucléaires*, comportent eux-mêmes trois variétés suivant la manière dont ils réagissent vis-à-vis des matières colorantes : les *éosinophiles* ou *acidophiles*, les *basophiles* ou *mastzellen*, et les *amphophiles*.

Les premiers, appelés autrefois *leucocytes de* SEMMER, se distinguent par de grosses granulations réfringentes qui se colorent vivement par l'éosine et les autres couleurs acides d'aniline. Comme l'hémoglobine se colore de la même manière par l'éosine, SEMMER avait cru que cette sorte de leucocyte fait transition au globule rouge et joue un rôle important dans la rénovation du sang ; mais cette opinion n'a pas été démontrée. Quoi qu'il en soit, il s'agit d'éléments peu contractiles et peu nombreux à l'état normal (2 à 7 p. 100).

Les polynucléaires basophiles renferment des granulations qui se teignent par les colorants basiques. Comme les précédents, ils sont en grande minorité.

Les polynucléaires amphophiles sont de beaucoup les plus nombreux ; leurs granulations prennent indifféremment les matières colorantes acides ou basiques.

Si l'on jette un coup d'œil d'ensemble sur les variétés de leucocytes, on ne doute guère qu'elles ne proviennent l'une de l'autre, à partir du lymphocyte ou globulin, celui-ci donnant le gros leucocyte mononucléaire, qui se convertit à son tour en leucocyte à noyau polymorphe.

C'est à l'état de globulin que l'élément en question est particulièrement proliférant ; les ganglions lymphatiques et la moelle des os, où siègent ces globulins, sont de véritables fabriques de globules blancs. Toutefois il n'est pas stérile sous les autres formes. M. Ranvier, examinant une préparation de lymphe maintenue vivante pendant dix-huit heures, a vu tous les globules se reproduire sous ses yeux. En général, la division est cinétique dans les formes mononucléaires, tandis qu'elle est directe dans les formes d'apparence polynucléaire.

Chez les nouveau-nés, la proportion des leucocytes à noyau polymorphe est beaucoup moins élevée que chez l'adulte ; il existe une prédominance remarquable des formes mononucléaires. Au contraire, dans beaucoup de maladies fébriles, l'augmentation du nombre relatif des globules à noyau polymorphe est un fait presque constant.

Caractères physiques. — La lymphe est le liquide le plus abondant de l'économie ; non seulement elle remplit le système de canaux spéciaux destinés à la ramener dans le sang, mais encore elle humecte tous les tissus et tous les éléments ; le tissu conjonctif notamment en est imprégné. Krause évalue sa quantité totale à un tiers du poids du corps, Ludwig à un quart environ. G. Colin a pu recueillir, chez le cheval, un litre de lymphe à l'heure par une fistule du canal thoracique. De la même manière il a obtenu, chez un bœuf du poids de 260 kilogrammes, 26^{kg},864 de lymphe en vingt-quatre heures. Malgré son abondance, la lymphe n'est jamais accumulée en masses considérables, elle est contenue dans de fins canaux ou infiltrée dans les interstices organiques.

La lymphe est généralement incolore ou légèrement citrine ; accidentellement elle peut être rosée quand un certain nombre de globules rouges du sang ont pénétré à son intérieur ; c'est ce que l'on observe sur le cadavre du cheval pour la lymphe du canal thoracique, par suite d'un reflux de sang à partir de l'embouchure de ce dernier ; c'est aussi ce que l'on observe sur la lymphe qui revient de parties enflammées ou fortement congestionnées. M. LAULANIÉ a démontré que la ligature de la jugulaire, chez le cheval, provoque l'apparition de globules rouges dans les lymphatiques satellites, à partir de la douzième heure, et que le nombre de ces globules erratiques augmente jusqu'à la quarantième heure. Cette facilité de passage des hématies dans la lymphe, dans tous les cas de stase sanguine, avait fait croire à certains auteurs, SAPPEY entre autres, à l'existence de *capillicules* anastomosant les deux ordres de vaisseaux à la périphérie, capillicules qui normalement n'auraient pu recevoir que le plasma sanguin, mais qui, dilatés par la congestion, auraient été susceptibles d'admettre des globules rouges. Cette hypothèse est aujourd'hui abandonnée. On sait pertinemment que les capillaires sanguins et les capillaires lymphatiques sont clos les uns et les autres et dépourvus de toute communication ; dès lors le transvasement des globules rouges ne peut se faire qu'à la faveur de trous pratiqués par les globules blancs migrateurs, trous qui se ferment sans doute moins vite dans le cas de congestion ou d'inflammation qu'à l'état normal — ou bien encore par suite de ruptures vasculaires.

La lymphe qui revient d'une région dont les organes fonctionnent activement est rendue opalescente par l'abondance des produits de déchet qu'elle renferme.

Enfin celle qui revient des organes digestifs, au moment de la digestion intestinale, est blanche comme du lait, car elle est chargée de graisse en émulsion ; dans cet état, elle porte le nom de *chyle* ; les lymphatiques intestinaux sont appelés *chylifères*.

La lymphe est inodore, de saveur un peu salée. Prise dans le canal thoracique, en dehors du temps de la digestion, elle a pour densité 1,022 et son sérum 1,010.

Extrait de l'organisme, ce liquide ne tarde pas à coaguler. Il se prend d'abord en gelée et ultérieurement se divise en caillot fibrineux et en sérum. Celui-là n'équivaut en poids qu'aux 45 millièmes de la masse totale et il est peu rétractile ; tandis que le caillot sanguin est très rétractile et égal aux 350 millièmes du poids du liquide coagulé. Battue immédiatement à la sortie des vaisseaux, la lymphe est dépouillée de sa fibrine et rendue incoagulable.

Caractères chimiques. — La lymphe est beaucoup moins alcaline que le sang ; il suffit de 35 centigrammes d'acide lactique pour neutraliser 100 grammes de lymphe, tandis qu'il en faut 50 centigrammes pour neutraliser la même quantité de sang. L'alcalinité est due à des sels de soude.

La composition chimique de la lymphe varie suivant l'endroit où on l'a recueillie et suivant les conditions physiologiques où se trouvait l'animal. Le tableau suivant donne les proportions moyennes de ses divers éléments :

PRINCIPES MINÉRAUX.	Pour 1000 en poids.	PRINCIPES ORGANIQUES.	Pour 1000.
Eau	910 à 965	Urée	3 à 8
Chlorure de sodium	4 à 6	Glycose	3 à 8
Chlorure de potassium	Trace.	Corps gras	0,24 à 9
Carbonate de soude	1 à 2	Albumine	61
Phosphates alcalins	0,5 à 2	Fibrine	0,08 à 6,5
Sulfate de soude et de potasse	0,25 à 0,50	Peptone	3 à 5,5
		Hémaphéine (matière colorante spéciale)	0,06

GAZ.	Pour 100 en volume.
Oxygène	0 à 0,43
Acide carbonique	37,5 à 47
Azote	1,13 à 1,65

Parmi les substances qui subissent les plus grandes variations, il faut citer : 1° la graisse, qui donne au chyle ses caractères particuliers ; 2° la fibrine, dont la proportion augmente à la sortie des ganglions, ainsi que sous l'influence du curare.

Quant à la masse globulaire, sa composition chimique représente un mélange de myosine et d'une matière protéique insoluble, associée à des traces d'albumine, de graisse phosphorée et de sels minéraux.

Caractères physiologiques. — *Origine des éléments de la lymphe.* — On est fixé sur l'origine du plasma ; il procède du plasma du sang par transsudation des capillaires. Si l'on injecte dans la jugulaire une substance dont la présence soit facile à déceler, comme du ferrocyanure de potassium, et qu'on recueille de la lymphe au moyen d'une fistule faite à un lymphatique quelconque, on voit, au bout de peu de temps, le ferrocyanure de potassium apparaître dans ce liquide.

Les globules procèdent d'eux-mêmes par prolifération, comme nous l'avons dit plus haut, et cette prolifération se fait principalement dans les ganglions lymphatiques, véritables fabriques de globules blancs, ainsi que dans certains organes lymphoïdes, tels que la rate, la moelle des os, les amygdales, les follicules clos de l'intestin, etc.

On ne peut guère douter de ce rôle des ganglions lymphatiques quand on sait : 1° qu'ils sont essentiellement constitués par du tissu conjonctif réticulé, bourré de lymphocytes, variété de leucocytes la plus proliférante ; 2° que la lymphe efférente est plus riche en globules que l'afférente ; 3° enfin que l'hypertrophie de ces organes est toujours accompagnée de leucocythémie, c'est-à-dire d'une surabondance de globules blancs dans le sang.

Si, d'une part, il y a néoformation active de leucocytes, il faut que, d'autre part, il y ait destruction ou transformation pour que leur proportion numérique physiologique se maintienne. Quel est donc le cycle évolutif de ces éléments ?

« Les leucocytes, dit M. Ranvier, appartiennent essentiellement au système vasculaire, et, comme tels, doivent concourir à la nutrition des organes » : 1° Ils agissent sur le plasma nutritif comme autant de petites glandes unicellulaires mobiles qui en règlent jusqu'à un certain point la composition, en absorbant certains produits, en en élaborant d'autres (sucre). 2° Ils fonctionnent comme agents de transport des matériaux nutritifs qu'ils vont distribuer à peu près partout dans l'économie en se répandant hors des vaisseaux. Chaque fois qu'il survient en un point du corps, de l'irritation, quelle qu'en soit la cause, il y a en ce point un apport de cellules lymphatiques, car la nutrition y est exagérée. Des actions, même purement physiologiques, comme la sécrétion des glandes, ne sauraient se produire avec quelque intensité sans qu'il y ait affluence de leucocytes. On en trouve dans la salive, dans le mucus et dans la plupart des produits sécrétés. Ces cellules migratrices, pourvoyeuses des éléments fixes, ne cèdent pas seulement les matériaux dont elles se sont chargées ou qu'elles ont élaborés ; M. Ranvier a montré qu'elles livrent parfois leur propre substance en pâture, en se brisant et se désagrégeant dans les interstices organiques ; les *clasmatocytes,* dont nous parlerons à propos du tissu conjonctif, ne sont rien autre, en effet, que des leucocytes, arrêtés dans ce tissu, qui se sont hypertrophiés, déformés, et qui finissent par s'effriter et tomber pour ainsi dire en poussière.

Tous les leucocytes qui émigrent des vaisseaux ne sont donc pas appelés à y retourner. Indépendamment de ceux qui se transforment en clasmatocytes ou qui tombent à l'extérieur après avoir traversé les épithéliums tégumentaires ou glandulaires, il en est, pense-t-on, qui concourent à l'accroissement et à la régénération des cellules fixes des tissus en en prenant les tendances évolutives. Par exemple, il n'est pas douteux que les leucocytes puissent passer à l'état de cellules conjonctives fixes, de même que celles-ci peuvent, sous l'influence d'une irritation, passer à l'état de leucocytes. Ces deux sortes d'éléments ont une étroite parenté ; elles concourent l'une et l'autre à la formation des globules de pus.

Si nous ajoutons que, grâce à leur qualité de phagocytes, les globules blancs déblaient et digèrent les détritus des éléments anatomiques qui ont cessé de vivre, font l'assaut de toute partie accidentellement introduite dans l'organisme et constituent, comme l'a si bien démontré M. METCHNIKOFF, l'armée de résistance aux microbes, nous aurons suffisamment fait comprendre la haute importance de leur rôle, que l'on peut définir par ces trois mots : *pourvoyeur, déblayeur, défenseur*.

§ II. — DU CHYLE

Le chyle est une lymphe lactescente qui circule dans les lymphatiques de l'intestin et des mésentères pendant les digestions. Ces vaisseaux forment à ce moment des traînées opaques, très visibles, et il s'en échappe, quand on les ouvre, un liquide blanc et épais comme de la crème. C'est dans cet état qu'ils furent découverts en 1622 par ASELLI, qui les appela *vaisseaux lactés*.

Le chyle n'est donc pas autre chose que de la lymphe émulsionnée par des granulations graisseuses de provenance digestive. Vues au microscope, ces granulations sont animées du mouvement brownien et ont les réactions caractéristiques de la graisse, c'est-à-dire qu'elles se teignent en noir par l'acide osmique et se dissolvent dans l'éther, la benzine, etc. Toutefois les dissolvants des graisses ne les font pas disparaître en totalité ; il en reste de très fines membranules, albuminoïdes, qui leur formaient capsule. Chaque granulation du chyle est, en effet, individualisée par une pellicule superficielle, et, si l'on dissout cette enveloppe en traitant la préparation par l'acide acétique, les granulations se réunissent en masses et l'émulsion se trouve détruite.

La matière grasse et l'enveloppe albuminoïde des granulations chyleuses proviennent évidemment des produits de la digestion intestinale; mais on n'est pas encore bien renseigné sur leur mode d'absorption. En ce qui concerne les graisses, on tend à croire que les cellules lymphatiques, qui traversent en si grand nombre l'épithélium intestinal, ainsi que les cellules épithéliales elles-mêmes, jouent un rôle actif dans ce phénomène.

Que deviennent les granulations chyleuses, une fois versées dans le sang par le canal thoracique? — Elles ne tardent pas à s'y dissoudre et à disparaître, grâce à l'action d'une sorte de diastase à laquelle on a donné le nom de *lipase*.

§ III. — DU SANG

Nous avons dit déjà que le sang, liquide rouge, alcalin, de saveur salée, est une sorte de lymphe différenciée pour la respiration, grâce à l'adjonction de nombreux globules rouges ou hématies, chargés d'hémoglobine, lui communiquant sa couleur et son affinité pour l'oxygène.

Les vertébrés seuls possèdent du véritable sang; le liquide nutritif transparent et généralement incolore des invertébrés n'est autre chose que de la lymphe; c'est bien à tort qu'on l'appelle *sang blanc*; il serait infiniment plus rationnel d'appeler le sang *lymphe rouge*.

Certains invertébrés, parmi les insectes, les crustacés et surtout les annélides, se font remarquer par un liquide nutritif teinté de rouge; ce n'est pas du sang véritable, car l'hémoglobine qui le colore est dissoute au lieu d'être fixée sur des éléments anatomiques spéciaux, mais c'est plus que de la lymphe; M. MATHIAS DUVAL l'appelle *hémolymphe* [1]. Dans le poulpe et quelques autres mollusques céphalopodes, on trouve une hémolymphe particulière, contenant une substance qui bleuit à l'air et qui jouit des mêmes pro-

[1] Nous avons dit plus haut que M. Renaut désigne sous ce nom la lymphe de tous les invertébrés, parce qu'elle sert à la fois à la nutrition et à la respiration.

priétés que l'hémoglobine tout en renfermant du cuivre à la place du fer : c'est l'*hémocyanine*.

Ces considérations générales étant données, nous allons étudier successivement le sang en circulation dans les vaisseaux et le sang hors des vaisseaux.

A. — Sang à l'intérieur des vaisseaux.

Le sang circule dans un système vasculaire clos, sous l'impulsion d'un organe musculeux, pulsatile, le cœur. Son cours est favorisé, dans les artères, par l'élasticité et la contractilité de ces vaisseaux, dans les veines, par ces deux mêmes propriétés, ainsi que par la présence de valvules, par la *vis à tergo*, par l'aspiration thoracique, etc. Rien n'est plus intéressant que d'étudier, au microscope, le sang en circulation dans les capillaires ; on s'adresse, pour cela, à de minces membranes transparentes telles que la langue, le poumon, la membrane interdigitale d'une grenouille, le mésentère ou l'épiploon d'un rat ou d'un cobaye, etc., que l'on étale sous le microscope après avoir immobilisé au curare l'animal en expérience ; on voit alors (fig. 38), qu'il est constitué par un liquide incolore ou *plasma* dans lequel nagent : 1° des globules blancs, semblables à ceux de la lymphe et relativement peu nombreux ; 2° d'autres globules, extrêmement nombreux et légèrement teintés de rouge, qui ne sont autres que les *hématies*. Ceux-ci circulent en colonne serrée dans l'axe des vaisseaux, comme

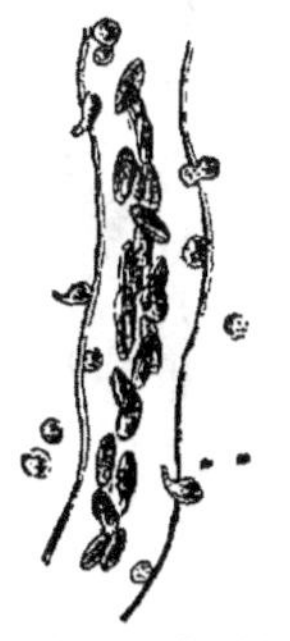

Fig. 38. — Capillaire sanguin de la grenouille montrant à son centre la colonne des globules rouges, et contre sa paroi, ou en train de la traverser, les globules blancs.

s'ils étaient emportés par un torrent impétueux et plus ou moins saccadé. Ceux-là se remarquent plutôt contre la paroi vasculaire, progressant beaucoup moins vite, comme si une viscosité particulière les faisait adhérer à cette paroi ; on en voit qui s'arrêtent momentanément et se laissent ensuite entraîner par le courant ou par le choc des autres globules, pour s'arrêter encore un peu plus loin ; d'autres, attaquant la paroi des capillaires à coups de pseudopodes, arrivent à s'extravaser : exode connu sous le nom de *diapédèse*, que l'inflammation exagère considérablement.

Le spectacle de la circulation capillaire eut pour premier observateur MALPIGHI (1661) qui démontra ainsi la continuité des
artères avec les veines à la périphérie.

B. — Sang hors des vaisseaux.

Le sang est liquide au sortir des vaisseaux ; abandonné à lui-
même, il se prend bientôt en une sorte de gelée, suffisamment
solide pour que l'on puisse renverser le vase qui le contient sans
qu'il s'en échappe (fig. 39). Tantôt
le caillot ou coagulum est rouge
dans toute sa masse ; tantôt il est
plus ou moins décoloré à sa partie
supérieure ; dans ce dernier cas, on
distingue un *caillot rouge* et un
caillot blanc. Plus la coagulation
est lente et tardive, plus le caillot
blanc est épais. Autrefois les patho-
logistes attribuaient une grande
importance à l'examen du caillot
blanc du sang, dont l'abondance
était pour eux l'indice d'un état
inflammatoire grave ou d'une anémie prononcée ; ils l'appelaient
*couenne du sang (crusta phlogistica,
crusta inflammatoria)*. Ils exa-
géraient, car il peut arriver que la

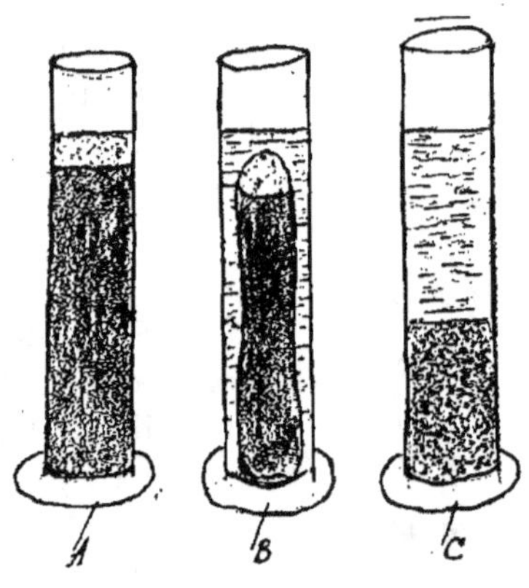

Fig. 39.

A. Sang fraîchement coagulé, montrant le caillot
blanc et le caillot rouge.
B. Le même 24 heures plus tard ; le caillot
rétracté a exprimé le sérum.
C. Sang défibriné et laissé au repos ; les globules
rouges ont précipité ; le sérum occupe la partie
supérieure.

couenne du sang s'épaississe par le seul fait d'un retard de la
coagulation due à diverses causes extérieures.

Le coagulum ne garde pas le volume du liquide coagulé : au
bout d'un temps variable, douze à vingt-quatre heures, il revient
sur lui-même, abandonne la paroi du vase qui le contient, et, en
se rétractant, exprime un liquide plus ou moins incolore dans
lequel il flotte, liquide que l'on appelle *sérum*.

La rapidité de coagulation du sang est extrêmement variable
suivant l'animal envisagé, et, dans la même espèce, suivant une
multitude de circonstances. Par exemple, le sang du chien et du
lapin est beaucoup plus rapidement coagulable, plus plastique,
peut-on dire, que celui du cheval. La température de zéro retarde

la coagulation ; si l'on reçoit du sang de cheval dans une éprouvette plongée dans un mélange réfrigérant (glace et sel marin), la coagulation est tellement retardée que les globules rouges ont le temps de gagner la partie inférieure du vase, en vertu de leur densité, ce qui amène la décoloration de toute la partie supérieure du liquide.

La prise en masse du sang, dans le phénomène que nous étudions, résulte d'une précipitation de fibrine à l'état de filaments extrêmement nombreux et ténus, entre-croisés, et formant une sorte d'éponge rétractile qui exprimera plus tard le sérum. Pour peu que cette précipitation tarde à se produire, dans le sang en repos, les globules rouges ont le temps d'abandonner la partie supérieure du liquide, en vertu de leur densité plus grande que celle du plasma, et ainsi le caillot présente une couche blanche d'autant plus épaisse que la coagulation a été plus tardive.

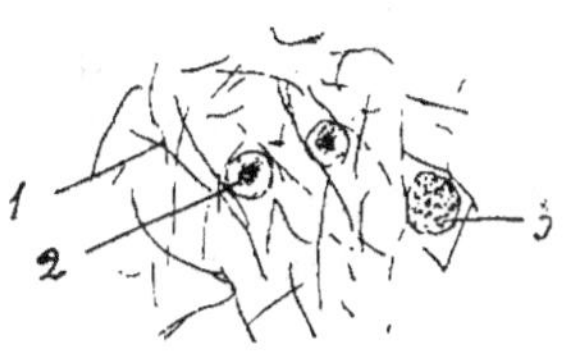

Fig. 40. — Éléments figurés du caillot sanguin.

1, réticulum fibrineux. — 2, globule rouge. — 3, globule blanc.

On peut assister à la formation d'un réticulum fibrineux dans une préparation de sang que l'on examine au microscope et isoler ensuite ce réticulum en balayant, avec de l'eau distillée, les hématies enserrées dans ses mailles : on voit alors (fig. 40) un grand nombre de délicates fibrilles qui se colorent très bien par l'iode, l'éosine, le sulfate de rosaniline, le violet de méthyle, etc., et qui résistent à l'action de l'acide acétique, fibrilles entre-croisées ou branchées les unes sur les autres, montrant aux points nodaux des groupes de granulations qui paraissent avoir été autant de centres de précipitation de la fibrine (fig. 41). M. RANVIER croit que ces granulations sont de petites masses de fibrine jouant un rôle analogue à celui d'un cristal de sulfate de soude

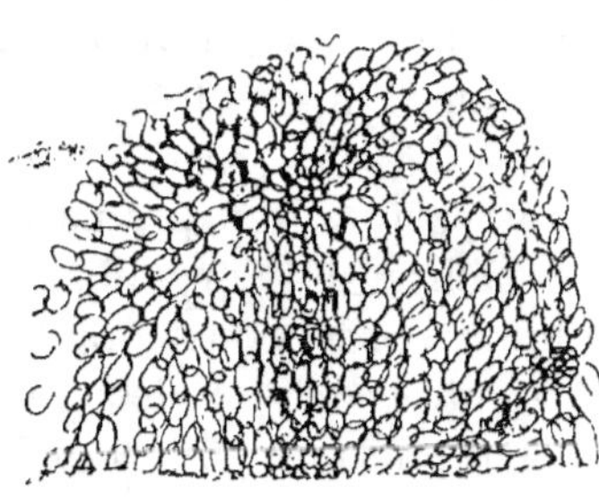

Fig. 41. — Sang de grenouille coagulé, montrant deux groupes de granulations qui ont été des centres de coagulation.

que l'on plongerait dans une solution concentrée de ce même sel. Sans nier leur rôle initial dans le phénomène de la coagulation, d'autres auteurs, et notamment Hayem, soutiennent que ce sont de véritables éléments anatomiques faisant partie normale du sang, les *hématoblastes*. De fait, elles n'ont pas les mêmes réactions colorantes que les filaments qui rayonnent autour d'elles.

Pourquoi le sang coagule-t-il ? — Les explications les plus diverses ont été données. On a notamment invoqué le contact de l'air ou d'un corps étranger, le repos, le refroidissement ; mais aucune de ces hypothèses n'est satisfaisante.

Ce n'est pas le contact de l'air ni d'un corps étranger quelconque qui provoque la coagulation, puisque celle-ci se fait dans le vide barométrique et dans les vaisseaux eux-mêmes sur le cadavre.

Ce n'est pas non plus le repos, l'arrêt de circulation, puisque le phénomène se produit parfois dans les vaisseaux pendant la vie (thromboses) et que, d'autre part, on le détermine rapidement par le battage. On sait, en effet, qu'en agitant du sang, au sortir des vaisseaux, avec un balai de brindilles, la fibrine précipite sur ces brindilles et que le liquide ainsi défibriné devient ensuite incoagulable.

Ce n'est pas davantage le refroidissement, puisque, comme nous l'avons déjà dit, il suffit pour retarder la coagulation et conserver longtemps le sang liquide, de soumettre celui-ci à l'action d'un mélange réfrigérant.

L'expérience suivante de Glénard prouve que le contact du sang avec la paroi vasculaire est susceptible de retarder ou même d'empêcher la coagulation ; cet auteur a montré qu'on peut conserver indéfiniment liquide, jusqu'à la putréfaction, du sang de cheval enfermé dans une portion de jugulaire interceptée entre deux ligatures et détachée de l'organisme. La même expérience, faite sur l'homme, retarde considérablement la coagulation. Si l'on considère, d'autre part, que les altérations de la paroi vasculaire qui détruisent plus ou moins le poli de sa face interne et la rendent rugueuse ou végétante, comme on le voit dans les cas de phlébite, d'anévrysme, etc., s'accompagnent toujours de thromboses, on est convaincu de l'importance de l'endothélium vasculaire pour la conservation de l'état liquide du sang. Cependant cette influence n'est pas suffisante pour empêcher la coagulation, puisque, dans certaines circonstances, on la voit se produire dans des vaisseaux parfaitement sains et sur des surfaces parfaitement lisses (caillots de l'agonie).

La véritable explication de la coagulation a été donnée par ALEXANDRE SCHMIDT (de Dorpat), qui a démontré que c'est un phénomène de fermentation chimique. Un ferment soluble appelé *fibrin-ferment*, produit par une altération particulière des globules blancs ou des hématoblastes, détermine le dédoublement d'une *substance fibrinogène* en une albumine qui reste en solution dans le sérum et en fibrine qui précipite et constitue le substratum du caillot. La fibrine ne préexiste donc pas dans le sang, elle est engendrée au moment même de la coagulation. Il y a longtemps que DENIS de Commercy avait émis une opinion semblable, puisqu'il soutenait que la coagulation résulte de la décomposition d'une substance albuminoïde complexe, la *plasmine*, en une fibrine soluble et une fibrine concrète; mais ce chimiste avait méconnu le fibrin-ferment, promoteur de ladite décomposition.

MM. ARTHUS et PAGÈS ont constaté que les sels de chaux sont indispensables à la formation de la fibrine concrète ; le coagulum sanguin, de même que le caséum du lait, donne par calcination une quantité notable de cendres alcalino-terreuses. Si on décalcifie le sang en y ajoutant de l'oxalate de potasse ou du sulfate de soude, il ne se coagule plus spontanément; tandis qu'il récupère sa coagulabilité si on lui restitue un sel de chaux. Les sels de chaux constituent donc une *substance fibrino-plastique* sans laquelle la fibrine provenant du dédoublement du fibrinogène resterait à l'état dissous.

Nous n'insisterons pas davantage sur ce phénomène d'ordre chimique ; nous ajouterons seulement qu'il témoigne de la mort du sang. « Par le fait de sa coagulation spontanée, dit GLÉNARD, le plasma sanguin perd sa propriété capitale, celle de vivre, et d'humeur organisée devient un agrégat inerte de principes immédiats. »

L'étude de la coagulation nous a permis de faire une analyse grossière du sang, qu'il n'est pas inutile de résumer dans le tableau suivant :

SANG AVANT LA COAGULATION...
- Plasma.
- Globules
  - rouges.
  - blancs.
  - hématoblastes.

	Caillot	fibrine. hématies. leucocytes. hématoblastes.
Sang quelque temps après la coagulation......	Sérum.	

P.-S. — Il ne faut pas confondre sérum et plasma ; celui-ci est le liquide total du sang, avant la coagulation ; celui-là transsude du caillot et équivaut à du plasma défibriné.

Lorsqu'on laisse reposer du sang défibriné par le battage (fig. 39, C), on voit à la longue les globules gagner le fond du vase et former un épais dépôt, rouge foncé, qu'on désigne parfois sous le nom de *cruor* : c'est le trésor respiratoire du sang. Il reste à la partie supérieure du vase un sérum plus ou moins incolore. Si cette décantation s'est faite dans une éprouvette graduée, on constate que la hauteur occupée par le cruor est à peu près égale à celle occupée par le sérum, dans le sang normal. Voilà un moyen facile de se rendre compte de la richesse approximative d'un sang donné en globules.

DES HÉMATIES

Parmi les parties figurées, visibles au microscope, que le sang peut montrer, nous avons déjà étudié les globules blancs et le réticulum fibrineux ; il nous reste, pour achever son étude anatomique, à envisager les globules rouges et les granulations dites *hématoblastes*.

Le globule rouge ou hématie a été découvert en 1658 par Swammerdam chez la grenouille, en 1661 par Malpighi chez le hérisson, en 1673 par Leuwenhoek chez l'homme et divers vertébrés ; ce n'est toutefois que dans le courant du XIXe siècle que cet élément a été bien étudié et interprété. En 1817, Magendie soutenait encore que « les prétendus globules rouges n'étaient que des bulles d'air entraînées par le courant circulatoire ». Malpighi les avait pris antérieurement pour des globules de graisse.

Nombre et volume. — Quand, pour la première fois, on examine une préparation microscopique de sang, on est stupéfait de la multitude de globules rouges qui s'offrent à la vue ; on les croirait innombrables. Grâce à des artifices dont nous parlerons plus tard, on est parvenu cependant à les compter, et on en a trouvé, par millimètre cube, environ cinq millions chez l'homme, sept

millions chez le cheval, huit millions chez le bœuf et jusqu'à dix-
neuf millions chez la chèvre. Si l'on évalue à 5 litres la quantité
totale de sang contenu dans le corps d'un homme, et à 25 litres
celle contenue dans le corps d'un cheval de taille moyenne, cela
porte le nombre des globules rouges à vingt-cinq trillions chez
l'homme ($5\,000\,000 \times 5\,000\,000 = 25\,000\,000\,000\,000$), à cent
soixante-quinze trillions chez le cheval ($25\,000\,000 \times 7\,000\,000 = 175\,000\,000\,000\,000$).

Le volume de ces éléments est généralement en raison inverse
de leur nombre et d'autant plus petit que la respiration de l'animal envisagé est plus active. C'est ainsi que les globules rouges
des vertébrés à sang froid, poissons, reptiles, batraciens, sont
énormes relativement à ceux des mammifères ; ils peuvent même
atteindre, comme chez le protée, la limite de la visibilité à l'œil
nu ; une goutte de sang de cet animal, déposée sur du papier
blanc buvard, laisse, après imbibition du liquide, une poussière rouge très visible. La corrélation entre la petitesse des
hématies et l'activité respiratoire de l'animal envisagé s'explique par ce fait qu'une même masse répartie entre de très nombreux éléments très petits présente une surface beaucoup plus
étendue que si elle était fragmentée en éléments plus gros et
moins nombreux ; il est bien clair, par exemple, que si tous les
globules rouges d'un animal étaient entassés et confondus en
une seule masse compacte, la surface serait réduite au minimum
et les échanges avec l'oxygène diminués dans la même proportion.

Les oiseaux font exception à cette loi, car, malgré l'intensité
de leurs combustions organiques, manifestée par leur haute
température, ils ont des hématies plus grosses et en général
moins nombreuses que les mammifères : discordance qui traduit
une sorte d'imperfection de leur sang et explique le peu de résistance qu'ils offrent à l'asphyxie.

Au surplus, le principe en question n'est exact que d'une manière
générale, car la capacité respiratoire du sang ne dépend pas seulement du nombre de globules rouges, nombre plus ou moins
subordonné à leur volume, elle dépend aussi de la richesse hémoglobinique de chacun d'eux et d'autres conditions qui ont échappé
jusqu'à ce jour à l'analyse. Par exemple, on ne saurait dire pourquoi la chèvre a les hématies plus petites qu'aucun de nos autres

mammifères domestiques ; pourquoi le chevrotain de Java a les plus petits globules connus ; pourquoi le lapin et le cobaye ont les globules plus gros que le cheval et le bœuf, etc.

Le tableau ci-dessous donne le diamètre moyen des hématies d'un certain nombre de mammifères :

	μ.			μ.
Hommes et singes	7,5		Cheval	6,5
Cobaye	7 à 8		Bœuf	6
Marmotte	7,4		Mouton	5,5
Lapin	7		Chat	5
Éléphant	9,4		Chèvre	4,5
Lion	7,9		Chevrotain de Java	2
Chien	6,7			

Les hématies d'un animal donné n'ont pas rigoureusement la même dimension ; il en est qui se distinguent par une taille supérieure ou inférieure à la moyenne ; chez l'homme par exemple, les variations s'étendent de 6 μ à 8 μ ou même 8μ,5.

Forme. — Dans les mammifères, à l'exception des caméliens, les globules rouges ont la forme de disques arrondis biconcaves (fig. 42). Vus de face, ils sont exactement circulaires, clairs au centre et ombrés à la périphérie, ou au contraire clairs à la périphérie et ombrés au centre, suivant qu'on rapproche l'objectif ou qu'on l'éloigne. Vus de profil, ils sont allongés, rétrécis dans le centre, et rappellent plus ou moins la forme d'un bissac ou d'un biscuit. Ces deux aspects permettent de conclure que l'hématie est un disque rond, excavé sur ses deux faces, c'est-à-dire aminci au centre, renflé au pourtour ; celles-ci

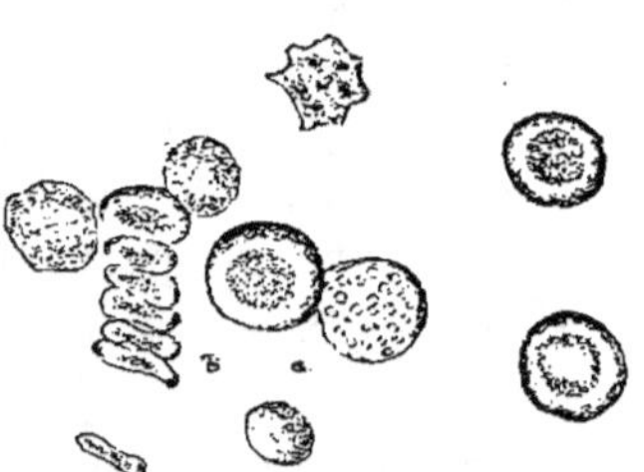

Fig. 42. — Sang humain. On voit des hématies libres ou assemblées en pile, des globules blancs et deux granulations ; un globule rouge est déformé et épineux.

n'étant pas planes ne peuvent être *au point* dans toute leur étendue ; si, en abaissant l'objectif, on met au point sur le centre, celui-ci devient brillant et la périphérie obscure ; si, au contraire, on élève l'objectif et qu'on mette au point sur la périphérie, le centre fait tache obscure et le pourtour devient clair. Ces aspects alternatifs de l'hématie vue de face s'expliquent donc très bien par la forme de l'élément ; ils ne devront pas en imposer et faire croire à l'existence d'un noyau; celui-ci fait défaut dans tous les mammifères, sans excepter les caméliens.

Dans ces derniers (chameaux, lamas) les globules rouges se distinguent par leur contour elliptique au lieu d'être arrondi (fig. 43); ils mesurent en moyenne 8 μ de grand axe et 4 μ de

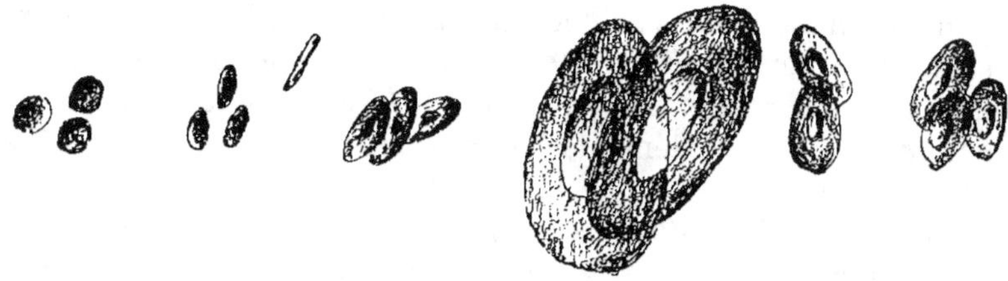

Fig. 43. — Variétés de globules rouges du sang : mammifères, caméliens, oiseaux, protée, salamandre, grenouille. On peut juger de leurs dimensions relatives.

petit axe. Ils sont aplatis, dépourvus de noyau comme dans les autres mammifères, mais à peine excavés sur leurs faces.

Dans tous les vertébrés amammaliens, c'est-à-dire non mammifères, les globules rouges sont elliptiques et possèdent un noyau (fig. 43). Ce noyau n'étant pas chargé d'hémoglobine forme une tache claire au centre de l'élément; il soulève chaque face de telle manière que le globule vu de profil affecte la forme d'un fuseau. Chez les oiseaux, le grand diamètre varie entre 9 et 18 μ ; chez la grenouille, il atteint 22 μ avec une largeur de 15 μ environ ; chez le protée, il approche d'un dixième de millimètre. Les hématies des poissons se distinguent par leur petitesse de celles des batraciens et des reptiles ; par exception, elles affectent la forme ronde dans les lamproies.

Le tableau ci-dessous résume les variétés de forme et d'aspect des globules rouges :

Globules rouges circulaires, dans les mammifères, excepté les caméliens, et dans les cyclostomes.

Globules rouges elliptiques, dans les oiseaux, les reptiles, les batraciens, les poissons, sauf les lamproies, et dans les caméliens.

Globules rouges dépourvus de noyau, dans tous les mammifères.

Globules rouges nucléés, dans tous les vertébrés amammaliens.

Élasticité. — Les globules rouges, quelle qu'en soit la provenance, sont très élastiques ; ils se déforment par compression et
reprennent ensuite leur forme première ; en circulation dans les
capillaires, on en voit souvent qui s'étirent pour traverser un
rétrécissement de ces vaisseaux et qui reprennent leur forme dès
que l'espace le permet, ou bien qui s'arrètent sur un éperon de
bifurcation, sollicités par deux courants qui les incurvent en croissant, puis reprennent leurs cours dans l'un de ces courants, avec
leur forme normale. Cette sorte de plasticité a fait croire à certains
auteurs que lesdits éléments étaient doués de contractilité ; mais il
n'en est rien.

Couleur. — Les globules rouges sont dichroïques ; rouge-ver-
millon à la lumière directe, ils ont une couleur jaunâtre, ocreuse,
tirant un peu sur le vert, quand on les examine par transparence,
par exemple au miscroscope. La première fois qu'on fait un examen
microscopique de sang, on est surpris et presque déçu de voir les
globules rouges si peu colorés.

Arrangement. — Les globules rouges des mammifères, aban-
donnés à eux-mèmes dans une préparation de sang pur ou défibriné, ne tardent pas à prendre un arrangement particulier, ainsi
que le font tous les corps plats flottant dans un liquide ; ils se
rassemblent en piles à la façon de pièces de monnaie (fig. 44),

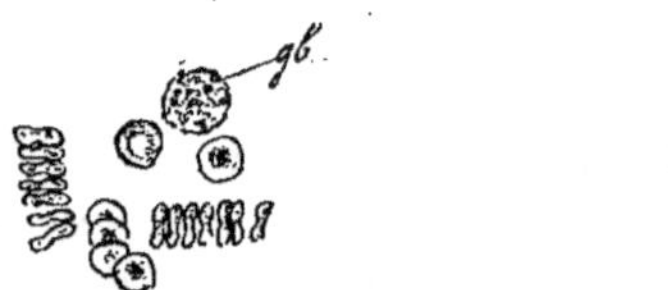

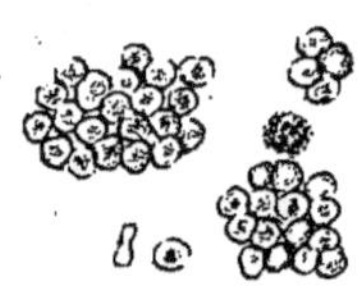

Fig. 44. — Arrangement des hématies   Fig. 45. — Arrangement des hématies en
    en piles (homme, lapin).   amas (cheval, bœuf).

      gb, globule blanc.

ou bien en petits amas irréguliers (fig. 45). Les hématies du sang
humain ont une tendance particulièrement marquée au premier
mode d'agglomération. Lorsque, par pression sur la lamelle de la
préparation, on dissocie ces groupements, on voit les globules se
déformer et s'étirer avant de se séparer, comme s'ils étaient collés
à leur point de contact ; il n'est pas douteux en effet qu'ils présentent
une certaine viscosité, car, lorsque le sang a été étendu d'eau ou
traité par quelque réactif coagulant tel que l'acide osmique, ils

n'ont plus la même tendance au groupement; ils restent disséminés.

Structure intime. — Au point de vue de la structure intime, on peut distinguer deux types d'hématies : 1° celles des amammaliens, nucléées et assimilables à de véritables cellules ; 2° celles des mammifères, dépourvues de noyau et représentant, pense-t-on, de simples bourgeons de cellules.

Les premières sont constituées par un disque protoplasmique chargé d'hémoglobine et par un noyau incolore ; l'éosine en solution étendue teint le disque en rouge-brique caractéristique, tandis qu'elle laisse le noyau en blanc. Certains auteurs, trompés par un plissement accidentel qu'éprouvent assez souvent les globules rouges de grenouille, dans les préparations exposées à dessiccation (fig. 46), avaient admis l'existence d'un stroma filamenteux rayonnant du noyau à la surface du globule, et formant une sorte d'éponge dans les mailles de laquelle l'hémoglobine aurait été contenue ; en réalité, la structure du disque globulaire est homogène, c'est-à-dire que l'hémoglobine l'imprègne complètement et uniformément de manière à effacer tous les détails de sa structure protoplasmique. Si l'on soumet les globules rouges d'un jeune têtard, encore chargés de granules vitellins, à l'action d'un courant électrique, on voit ceux-ci se déplacer avec une telle facilité qu'on ne saurait admettre l'existence d'obstacles comme en créerait le stroma spongieux dont il est ci-dessus parlé. Au surplus, rien n'est plus simple que d'enlever au globule sa charge hémoglobinique ; il suffit de le traiter par l'alcool au tiers additionné d'éosine à 1 p. 1000; on voit cette matière s'échapper en nuages sarcodiques auxquels l'éosine donne la couleur rouge-brique caractéristique, et le protoplasma devenir incolore et transparent comme du verre, ou du moins ne présenter à un fort grossissement que des granulations d'extrême finesse. Les globules se gonflent d'eau et flottent dans la préparation comme de petites outres incolores; on dirait bien qu'ils possèdent une membrane d'enveloppe, mais il n'y a là qu'une mince pellicule exoplasmique, très molle, qui se prête à mille déformations, et à travers laquelle le noyau fait quelquefois issue sans laisser trace de son passage ; ce n'est donc pas une membrane cellulaire véritable, mais simplement le résultat

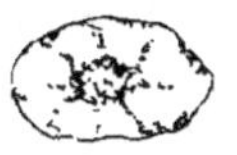

Fig. 46. — Globule rouge de grenouille, plissé et donnant l'illusion d'un stroma rayonné.

d'une légère condensation extérieure « comparable à celle qui limite une goutte de gomme exposée quelque temps à l'air ». (RENAUT.)

Quand on chauffe une préparation de sang en appliquant contre elle, pendant quelques secondes, un barreau d'étain à une température voisine de la fusion, on voit les hématies se gonfler, se déformer de toutes façons et se fragmenter en petites boules comme une pâte malléable ; il est manifeste qu'elles n'ont pas de membrane d'enveloppe bien différenciée.

Quant au noyau, il est de forme ellipsoïde, et boursouflé de petites excroissances qui lui donnent l'aspect d'une mûre ; mais si on fait agir l'alcool au tiers, il se gonfle, se déplisse, et, tandis que son réseau de rides superficielles s'efface, on voit apparaître à l'intérieur un ou deux nucléoles caractéristiques. Ce noyau est très peu riche en chromatine ; souvent il paraît réduit à la pellicule qui le limite en dehors et ressemble à une grande vacuole réfringente.

Les hématies des mammifères sont réduites au disque hémoglobinique, présentant les mêmes réactions et la même structure intime que celui des hématies des amammaliens. L'absence de noyau constitue « un perfectionnement, une adaptation plus complète du globule sanguin à sa fonction spéciale d'élément vecteur de l'oxygène, puisque c'est par l'hémoglobine qu'il accomplit cette fonction et que le noyau, qui ne se charge pas d'hémoglobine, devient ainsi une partie inutile, occupant sans profit une place considérable dans l'élément ». (MATHIAS DUVAL.)

La forme en disque biconcave est un autre perfectionnement, car, pour un volume donné, c'est la figure qui présente la surface maxima et qui par conséquent se prête aux échanges les plus actifs. Il est évident que des globules sphériques seraient, sous ce rapport, inférieurs à des globules aplatis, et que les globules aplatis biconvexes sont pareillement inférieurs aux globules aplatis biconcaves. Mais la forme optima n'était réalisable qu'à la condition qu'il n'y eût pas de noyau. Et ainsi, dans l'économie, le moindre détail de structure peut trouver son explication.

Modifications produites par divers agents physiques ou chimiques. — Nous avons dèjà eu lieu de dire que la densité des globules rouges est généralement un peu supérieure à celle du plasma, ce qui nous a permis d'expliquer la formation du caillot blanc. Toutefois, le bœuf ferait, d'après M. Renaut, exception à cette règle ; « ses hématies sont suspendues en équilibre indifférent dans le sang au repos ».

Rien n'est plus altérable que la forme des globules rouges ; elle ne se maintient que par l'équilibre d'osmose avec le liquide ambiant. Quand celui-ci se concentre, l'exosmose est accrue et le globule se ratatine, se plisse et prend un contour crénelé ou épineux ; c'est ce qui se produit dans les préparations, si l'on ne prend soin de les luter immédiatement ; car l'évaporation qui se fait sur les bords de la lamelle détermine bientôt une concentration du liquide. L'adjonction de toutes substances susceptibles de concentrer le plasma sanguin, telles que : sel marin, sucre, glycérine, produit le même effet que la dessiccation lente.

Lorsque la dessiccation est brusque, comme on peut l'obtenir en étalant rapidement une goutte de sang sur une lampe porte-objet chauffée à 60°, ou agitée rapidement à l'air, elle fixe au contraire les globules dans leur forme et leurs dimensions normales, et constitue un moyen de préparation souvent utile.

La dilution du sang ou l'adjonction de solutions salines moins concentrées que le sérum exagèrent l'endosmose des globules et leur font subir de curieuses altérations : ils s'imprègnent d'eau, se gonflent et passent peu à peu à la forme sphérique ; en même temps ils évacuent leur hémoglobine, qui se verse dans le liquide ambiant, et ils finissent par se décolorer complètement et par devenir presque invisibles. Si les hématies sont pourvues de noyau, il n'est pas rare de voir celui-ci sortir avec l'hémoglobine et tomber dans le liquide environnant, où il se déploie tout à l'aise.

L'alcool au tiers gonfle aussi les globules rouges et les vide de leur hémoglobine, qui précipite en fines granulations.

L'alcool absolu, le perchlorure de fer et de nombreux sels métalliques sont des coagulants énergiques souvent employés pour produire l'hémostase.

L'acide osmique à 1 p. 100 est un autre coagulant, plus puissant encore, au moyen duquel on peut fixer les globules dans leur forme et leurs dimensions et les conserver indéfiniment en préparations.

L'éther, le froid, les courants électriques, produisent sur les globules le même effet que l'eau, c'est-à-dire qu'ils les gonflent et les décolorent.

L'éosine en solution étendue est, comme nous l'avons dit plus haut, un réactif de l'hémoglobine, qu'elle colore en rouge-brique.

L'urine, ayant une densité voisine de celle du plasma, conserve assez bien les hématies, surtout lorsqu'elle est diabétique. Cependant l'urée à forte dose les détruit.

La bile exerce une action destructive énergique sur les hématies; celles-ci pâlissent, se dissolvent et disparaissent sans laisser de trace. On comprend ainsi les dangers de l'ictère.

L'oxygène gonfle légèrement les hématies, tandis que l'acide carbonique les aplatit davantage. Quelques personnes pensent que ces modifications de forme ne sont pas étrangères à la différence de couleur qui existe entre le sang artériel et le sang veineux.

Composition chimique des hématies. — Nous venons de voir que, sous l'action de l'eau, de l'alcool au tiers ou de divers autres réactifs, le globule rouge se dissocie en deux substances : 1° une substance colorante, cristallisable, qu'on appelle *hémoglobine* ou *hématocristalline*; 2° un stroma colloïde, imprégné de cette matière colorante (*globuline*). Le stroma est une matière essentiellement protoplasmique, constituée par divers albuminoïdes auxquels s'ajoutent de la lécithine, de la cholestérine et des graisses. La présence de la lécithine a conduit HERMANN à attribuer à ce stroma une action nutritive particulière sur les éléments nerveux : hypothèse justifiée par les troubles nerveux profonds que détermine l'extrême anémie.

L'hémoglobine est une matière albuminoïde très intéressante au point de vue microscopique, car elle est susceptible de cristalliser. Les plus beaux cristaux qu'on en puisse obtenir sont ceux que fournit la lymphe d'une sangsue gorgée de sang depuis deux ou trois jours. On ouvre le vaisseau dorsal, on prend une goutte de lymphe avec une pipette et on en fait une préparation qu'on laisse dessécher très lentement; le microscope y découvre ensuite de fort beaux cristaux (RENAUT). — On peut aussi mélanger une certaine quantité de sang avec de l'éther et agiter le mélange jusqu'à ce qu'il soit devenu transparent; ce sang *laqué* dépose ensuite des cristaux d'hémoglobine. On obtient encore le même résultat en refroidissant le sang jusqu'à congélation et en le réchauffant brusquement. Enfin, on voit souvent cette cristallisation se faire spontanément sous le microscope dans le sang du cochon d'Inde, ou bien à la longue dans un sang quelconque que l'on a enfermé dans un ballon, scellé à la lampe, à l'abri de la putréfaction.

Les cristaux d'hémoglobine n'ont pas la même forme et même n'appartiennent pas au même système cristallin dans tous les animaux (fig. 47). Ce sont des cubes chez le cheval et le dindon, des tétraèdres chez le cochon d'Inde, des plaquettes hexagonales chez

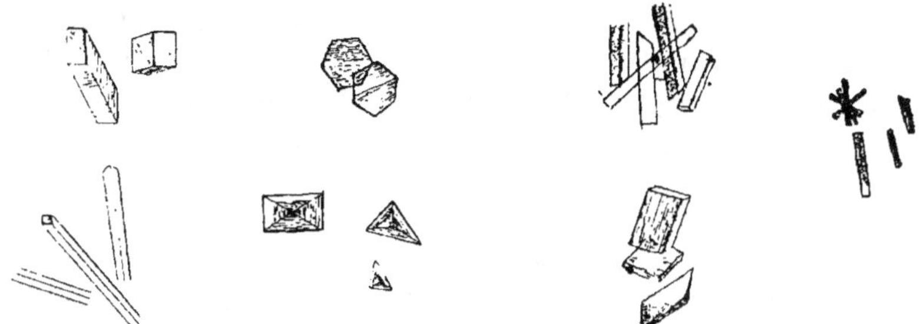

Fig. 47. — Cristaux d'hémoglobine : chez le cheval, le chat, l'écureuil, le cobaye, et chez l'homme. — A droite, on voit des cristaux de chlorhydrate d'hématine (sel de Teichmann).

l'écureuil, de longs prismes à quatre faces chez le chien et le chat ; des tablettes rhomboïdales plus ou moins enchevêtrées chez l'homme.

Il est probable que l'hémoglobine n'est pas toujours identique à elle-même et qu'il y en a autant de variétés que de formes cristallines différentes. A l'analyse chimique, on y trouve du carbone, de l'oxygène, de l'hydrogène, de l'azote, du soufre, du phosphore, plus 0,43 à 0,45 p. 100 de fer.

La teneur du sang en hémoglobine est en moyenne de 13,50 p. 100 en poids chez l'homme. On estime que cette substance entre dans chaque globule pour les douze treizièmes environ de son poids.

Sa propriété caractéristique, au point de vue physiologique, c'est son affinité pour l'oxygène, dont elle peut absorber au delà de son propre poids : sur le mercure, 1 gramme d'hémoglobine absorbe 1^{gr},3 d'oxygène. L'oxygène combiné à l'hémoglobine est sous une forme condensée particulière qui lui donne son maximum d'activité ; il bleuit la teinture de gaïac à la façon de l'ozone ; « la nature, dit M. RENAUT, semble s'être posé le problème d'emmagasiner ce gaz dans son moindre volume et avec son maximum d'activité ».

L'oxyhémoglobine est une combinaison facilement dissociable ; le vide la détruit et détermine le dégagement de l'oxygène ; on dit alors que l'hémoglobine est *réduite*. Pareil phénomène se passe à la traversée des capillaires, lorsque le sang passe à l'état veineux, ou bien encore lorsqu'on ajoute au sang un corps réducteur quelconque tel que le sulfhydrate d'ammoniaque. Il est démontré que l'oxygène absorbé dans l'organe respiratoire est fixé sur les globules à l'état d'oxyhémoglobine et que celle-ci se réduit en traversant les capillaires de la nutrition. 100 centimètres cubes de sang artériel dégagent sous la pompe à mercure 12 à 20 centimètres cubes d'oxygène.

La couleur d'une solution hémoglobinique varie suivant qu'elle est oxygénée ou réduite, et, dans le premier cas, suivant son degré de concentration : oxygénée et concentrée, elle est rouge-vermeil ; oxygénée et diluée, elle est rouge orangé, ou même verdâtre si la dilution est considérable ; privée d'oxygène, elle est terne et bleuâtre. Cette polychroïcité rend compte des différences de couleur entre le sang artériel et le sang veineux, de la couleur du sang chez les asphyxiés, ainsi que de certains changements de coloration que présente la peau de l'homme de race blanche quand il devient chloro-anémique.

L'hémoglobine est soluble dans l'eau, dans la glycérine, insoluble dans les solutions fortes d'albumine et de sel marin. Le plasma sanguin chargé de ces deux dernières substances est un milieu éminemment favorable à la conservation des globules rouges ; mais s'il devient trop aqueux ceux-ci se détruisent ; c'est ce que l'on observe quand on introduit de l'eau en grande quantité dans les veines d'un animal.

L'hémoglobine n'a pas seulement de l'affinité pour l'oxygène ; elle se combine aussi avec l'oxyde de carbone, le bioxyde d'azote, l'acide cyanhydrique. CL. BERNARD a démontré que l'oxyde de carbone se substitue à l'oxygène de l'oxyhémoglobine pour donner lieu à une combinaison beaucoup plus stable qui résiste au vide et aux agents réducteurs, l'hémoglobine oxycarbonée. C'est ainsi que se produit l'empoisonnement par ce gaz, car les globules rouges sont devenus impropres à leur fonction respiratoire. Chose curieuse, le sang oxycarboné affecte une couleur rouge-groseille qui contraste avec la couleur noirâtre qu'on observe dans les asphyxies ordinaires. — L'hémoglobine bioxynitrique et l'hémoglobine cyanhydrique sont encore plus stables que la précédente, puisque le bioxyde d'azote et l'acide cyanhydrique déplacent l'oxyde de carbone de l'hémoglobine oxycarbonée.

L'hémoglobine n'est pas d'une très grande stabilité; elle peut donner lieu à plusieurs dérivés : la *méthémoglobine*, l'*hématine* ou *hématosine* et l'*hématoïdine*.

La méthémoglobine ne diffère de l'oxyhémoglobine que parce que l'oxygène y est plus énergiquement combiné. Elle cristallise en cristaux brunâtres assez peu solubles dans l'eau et donne un spectre particulier. On en rencontre fréquemment dans les cas d'hémoglobinurie ou d'intoxication.

Sous l'action de divers acides, de bases, du suc gastrique, de l'alcool, etc., l'hémoglobine se dédouble en une substance albuminoïde dite *globine* et en hématine, substance brunâtre qui, traitée par le sel marin et l'acide acétique, donne le chlorhydrate d'hématine, ou sel de Teichmann, lequel cristallise en longs cristaux rhomboïdaux, presque noirs. En médecine légale, on utilise cette réaction pour reconnaître la véritable nature d'une tache de sang déjà ancienne; on écrase la poussière de ce sang desséché avec un peu de sel marin, on humecte avec de l'acide acétique et on chauffe légèrement; le microscope décèle, après refroidissement, les cristaux de chlorhydrate d'hématine.

L'hématoïdine paraît résulter de la transformation de l'hématine par perte de son fer. Virchow l'a découverte dans le sang altéré de vieux foyers hémorragiques, à l'état de cristaux microscopiques d'une belle couleur rouge, en forme de prismes obliques à base rhomboïdale.

Caractères spectroscopiques de l'hémoglobine et de ses principaux composés ou dérivés. — L'étude spectroscopique du sang, étant susceptible de se faire au microscope, doit nous arrêter ici un instant.

L'hémoglobine oxygénée, contenue dans le sang artériel ou dans une solution artificielle, donne au spectroscope deux bandes d'absorption situées entre les raies D et E de Fraunhofer (fig. 48, 1), c'est-à-dire dans le jaune et le vert du spectre; la première bande, très nette, commence un peu à droite de la raie D; la seconde, beaucoup plus large, mais diffuse sur les bords, se termine en deçà de la raie E.

L'hémoglobine oxycarbonée donne aussi deux bandes d'absorp
tion entre les raies D et E, mais elles sont reportées un peu plus à
droite que celles de l'oxyhémoglobine et les corps réducteurs sont
sans action sur elles. Au contraire, si, dans une solution d'oxyhémoglobine, on ajoute du sulfhydrate d'ammoniaque, du sulfate
de protoxyde de fer ou tout autre corps réducteur, on voit le
spectre se modifier : les deux bandes d'absorption se rapprochent
et se fusionnent en une bande unique dite *bande de Stokes*, caracté-

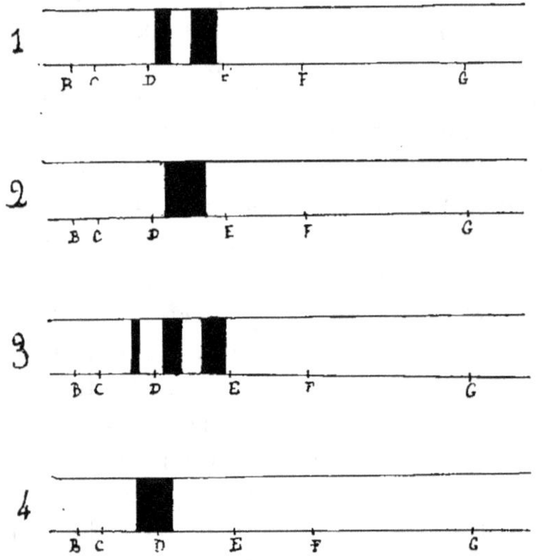

Fig. 48. — Spectre de l'hémoglobine et de ses dérivés (d'après M. Duval).

1, spectre de l'hémoglobine oxygénée. — 2, spectre de l'hémoglobine réduite (bande de Stokes). —
3, spectre de la méthémoglobine. — 4, spectre de l'hématine.
B, C, D, E, F, G indiquent la position des principales raies du spectre solaire.

ristique de l'hémoglobine réduite (fig. 48, 2). A la traversée du
réseau capillaire général, l'hémoglobine du sang abandonne tout
son oxygène aux tissus, de telle sorte que le sang veineux donne
au spectroscope la bande de STOKES. C'est la raison pour laquelle
le sang passe de la couleur rutilante à la couleur rouge bleuâtre
pour reprendre la première coloration en traversant l'organe
respiratoire.

La méthémoglobine, en solution alcaline, donne au spectroscope,
indépendamment des deux bandes d'absorption de l'hémoglobine
oxygénée, une troisième bande très étroite, située à gauche de la
raie D (fig. 48, 3).

Quant à l'hématine, elle donne, en solution alcaline, une bande unique, large comme la bande de STOKES, superposée à la raie D (fig. 48, 4).

L'étude spectroscopique de l'hémoglobine et de ses dérivés constitue un procédé d'analyse des plus précieux, permettant de déceler des quantités extrêmement faibles de sang qui échapperaient aux autres moyens d'analyse. Cette étude peut se faire au microscope grâce à l'emploi d'un oculaire spécial qu'on appelle *microspectroscope* ; on peut ainsi suivre le sang dans une membrane vivante, comme le mésentère d'une grenouille, et constater les modifications spectrales qu'il éprouve dans son cours. Si on met au point, sur une artériole, on voit les deux bandes de l'oxyhémoglobine ; si c'est une veine, on voit la bande de STOKES ; si enfin on regarde un réseau capillaire, on a les deux spectres qui se succèdent ou se mélangent d'une manière variable, car c'est là que l'oxyhémoglobine passe à l'état d'hémoglobine réduite.

Appréciation de la richesse du sang. — Pour apprécier la richesse du sang, ce trésor de la respiration, dans un organisme donné, il faut résoudre les trois problèmes suivants :

Quelle est la masse du sang proportionnellement au poids de l'animal ?

Quel est le nombre de globules dans l'unité de volume, le millimètre cube ?

Quel est le titre hémoglobinique des globules rouges ?

A. QUANTITÉ DU SANG. — Le moyen le plus simple d'évaluer la quantité de sang, c'est de saigner l'animal à un gros vaisseau jusqu'à ce que la mort s'ensuive et de mesurer le sang écoulé ; mais ce procédé n'a pas grande valeur, car l'évacuation n'est jamais complète et la proportion du liquide qui reste dans les vaisseaux varie beaucoup suivant les cas. Pour arriver à des résultats plus exacts, on a appliqué la méthode générale des mélanges, d'après laquelle on juge de la quantité d'un liquide à composition connue d'après la dilution qu'il éprouve par adjonction d'une quantité déterminée d'eau. Soit un liquide aqueux quelconque renfermant 50 p. 1 000 de matières salines en dissolution ; après l'avoir étendu d'un litre d'eau, je constate que sa teneur en matières salines n'est plus que de 25 p. 1 000 ; j'en conclus que la quantité a été doublée et qu'elle était d'un litre avant la dilution. Deux procédés reposent sur cette méthode : celui de VALENTIN et celui de MALASSEZ.

VALENTIN, après avoir enlevé un peu de sang à un animal, injectait dans ses veines une quantité égale d'eau; au bout d'un instant, quand celle-ci était bien mêlée à toute la masse du sang, il faisait une nouvelle saignée et comparait la proportion de matières solides contenues dans les deux échantillons, et il déduisait comme tout à l'heure la masse totale du sang. On pouvait lui objecter que la masse du sang en circulation est éminemment changeante par suite d'échanges avec les tissus; une saignée augmente l'absorption interstitielle; une injection d'eau augmente au contraire l'extravasation. Il y a loin, au point de vue où nous sommes placés, entre un liquide quelconque, contenu dans un vase inerte, et le sang en circulation.

MALASSEZ compte les globules du sang, injecte dans les veines une quantité donnée de sérum artificiel (solution de sel marin à 7 p. 1000) et fait une nouvelle numération de globules; la différence entre les deux nombres permet de déterminer, comme précédemment, la quantité totale du sang de l'animal. Mais le résultat obtenu est tout aussi sujet à caution que dans le procédé VALENTIN.

D'ailleurs, toutes ces évaluations ne sauraient être qu'approximatives, car rien n'est plus variable que la masse du sang chez le même individu, et à l'état physiologique; CL. BERNARD n'a-t-il pas démontré qu'elle peut aller du simple au double après une abondante absorption de liquide? — Voici cependant quelques chiffres moyens exprimant le rapport entre la masse sanguine et la masse totale du corps :

Homme	1/13	Porc	1/26
Chien	1/17	Bœuf	1/29
Cheval	1/18	Lapin	1/31
Mouton	1/24		

B. NOMBRE DES GLOBULES. — Le sang peut être abondant sans être riche, sa richesse dépend du nombre des globules rouges et de leur titre hémoglobinique. Ces globules sont si nombreux qu'il faut user d'artifices pour les compter. Les compte-globules réalisent les trois indications suivantes :

1° Diluer le sang, pour écarter les globules, au moyen d'une quantité déterminée de sérum artificiel ;

2° Placer la dilution dans un espace calibré, de telle sorte que l'examen porte sur une fraction déterminée de millimètre cube ;

3° Faire cet examen avec un oculaire quadrillé qui divise le champ du microscope en petits carrés, afin de faciliter la numération.

Parmi les divers compte-globules, nous décrirons ceux de HAYEM et de MALASSEZ.

a) Le compte-globules ou hématimètre de HAYEM (fig. 49) se compose : 1° d'une pipette capillaire graduée avec laquelle on recueille 2, 3, 4 ou 5 millimètres cubes de sang ; 2° d'une autre pipette plus grande, également graduée, dans laquelle on reçoit le liquide diluant, par exemple de l'eau salée additionnée de sul-

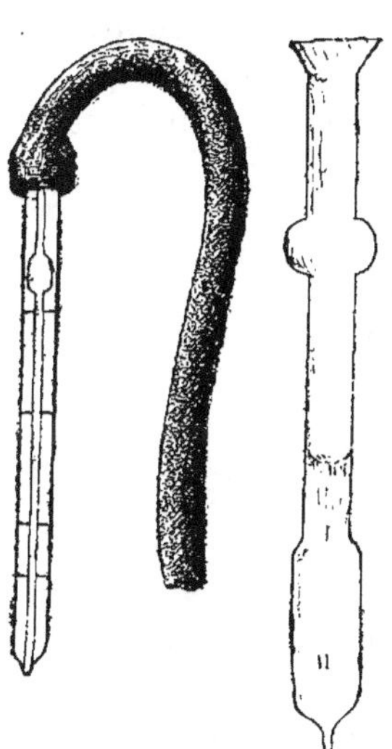
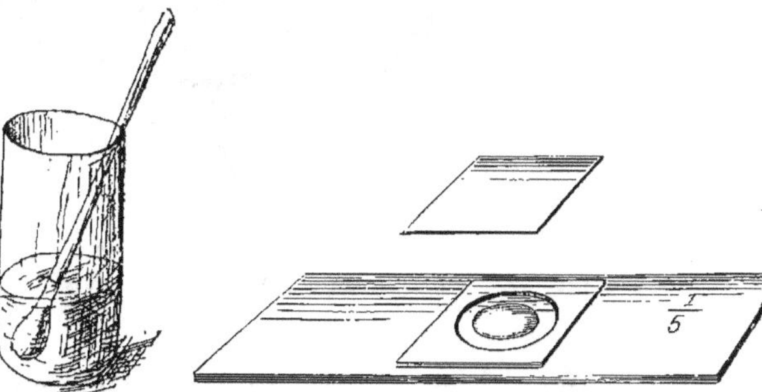

Fig. 49. — Compte-globules de Hayem.

Pipette pour recueillir :   Mélangeur.   Cellule de verre calibrée, avec sa
le sang, le sérum arti-   lamelle de recouvrement.
ficiel.

fate de soude, ou bien du liquide amniotique de mouton ; 3° d'une petite éprouvette où l'on mélange les deux liquides à l'aide d'un agitateur en forme de palette. Généralement ce mélange est à 1 p. 250, c'est-à-dire que l'on prend 2 millimètres cubes de sang et 500 millimètres cubes de liquide additionnel ; 4° d'une petite cellule de verre très exactement calibrée à 1/5e de millimètre de profondeur, dans laquelle on dépose une goutte du mélange précédent, que l'on recouvre d'une lamelle bien plane.

Au bout de quelques minutes, les globules tombent au fond de la cellule et il n'y a plus qu'à les compter ; on se sert pour cela d'un oculaire contenant un carré quadrillé, et d'un grossissement combiné de telle sorte que le côté de ce carré corresponde exactement à 1/5ᵉ de millimètre sur la préparation. On peut donc ainsi dénombrer les globules contenus dans un cube de 1/5ᵉ de millimètre de tous côtés, c'est-à-dire dans l'espace de 1/125ᵉ de millimètre cube. Le nombre trouvé, multiplié par 125, puis par le titre de la dilution, soit 250, donnera le nombre de globules contenu dans 1 millimètre cube de sang pur.

Afin de permettre la numération avec un grossissement quelconque, sans aucun tâtonnement, NACHET supprime l'oculaire micrométrique et place au-dessous de la platine du microscope, dans le tube porte-diaphragme, un système de lentilles qui projette

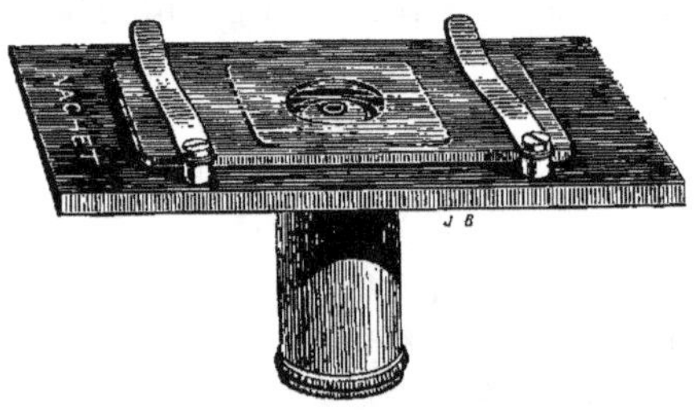

Fig. 50. — Diaphragme Nachet supprimant l'oculaire quadrillé.

sur la préparation l'image d'un carré quadrillé de 1/5ᵉ de millimètre de côté (fig. 50).

b) Le compte-globules de MALASSEZ se compose d'un mélangeur, dit *mélangeur* POTAIN, et d'un capillaire artificiel (fig. 51 et 52). Le mélangeur est un tube de verre capillaire présentant sur son trajet une dilatation en ampoule dans laquelle une petite perle de verre a été emprisonnée ; ce tube est rigoureusement calibré, de telle sorte que cette ampoule, limitée de chaque côté par un trait (A et B), a une capacité cent fois plus grande que celle du tube de prise situé au-dessous ; ce dernier présente lui-même une graduation marquant la moitié, le tiers, le quart, le cinquième de sa capacité. Veut-on obtenir un mélange à 1 p. 100, on aspire le sang jusqu'au trait A; puis le liquide additionnel jusqu'au trait B.

Si l'on veut un mélange à 1 p. 200, on ne prendra que la moitié du tube de prise de sang et on achèvera de remplir jusqu'en B avec le liquide diluant, etc. Grâce à la petite boule de verre contenue dans l'ampoule, on obtient facilement un mélange homogène en agitant le mélangeur.

Le capillaire artificiel consiste dans une rainure étroite, creusée sur la face inférieure d'une languette de verre collée sur une plaque porte-objet et relevée en tube à l'une de ses extrémités pour recevoir un tube de caoutchouc. Ce capillaire est calibré et gradué en fractions de millimètre cube. On le remplit de sang dilué et on le porte sous un microscope pourvu d'un oculaire quadrillé, pour compter les globules (fig. 53). On multiplie le nombre trouvé par le titre de la dilution et par le dénominateur de la fraction de millimètre cube sur laquelle on a opéré la numération, et l'on obtient ainsi le nombre cherché.

Depuis 1879, M. MALASSEZ a remplacé son capillaire artificiel par la *chambre humide graduée* (fig. 54). C'est une sorte de chambre à air de RANVIER dont le fond est gravé d'un réseau de petits rectangles ayant 1/5ᵉ de milli-

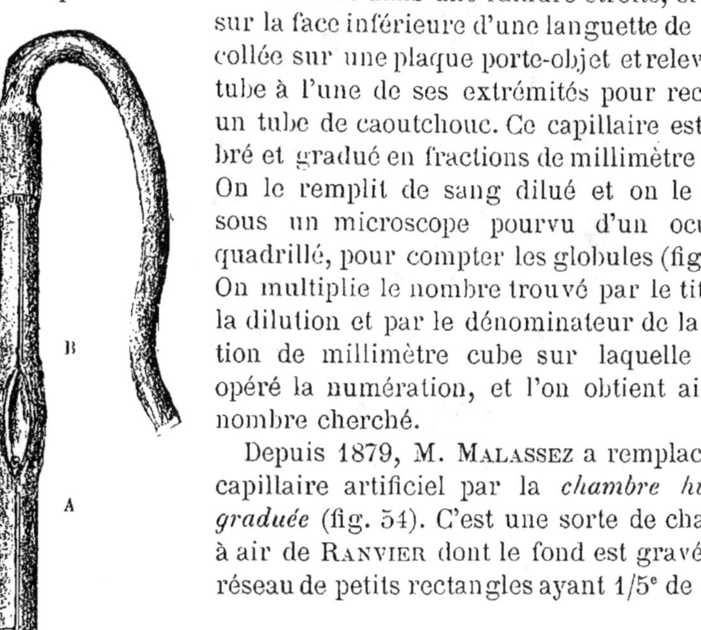

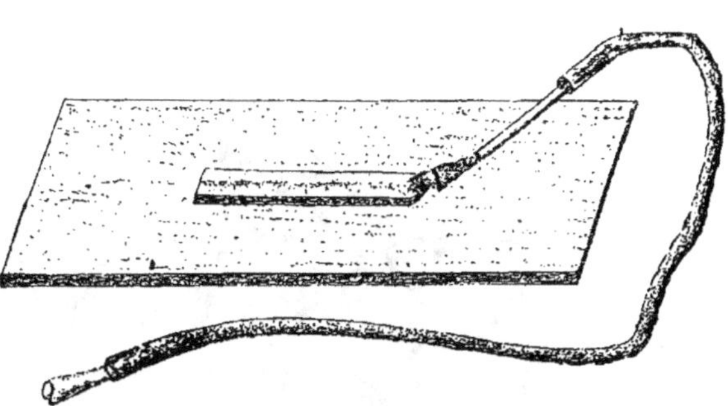

Fig. 51. — Mélangeur Potain.

Fig. 52. — Capillaire artificiel du compte-globules Malassez.

mètre d'un côté, 1/4 de millimètre de l'autre, c'est-à-dire 1/20ᵉ de millimètre carré de surface. Une lamelle couvre-objet, montée dans une armature à ressort, permet d'exercer une pression uniforme sur la préparation ; d'autre part, trois petites vis, traversant

la plaque porte-objet de dessous en dessus, permettent de soulever
la lamelle précitée de la quantité que l'on veut, de manière à

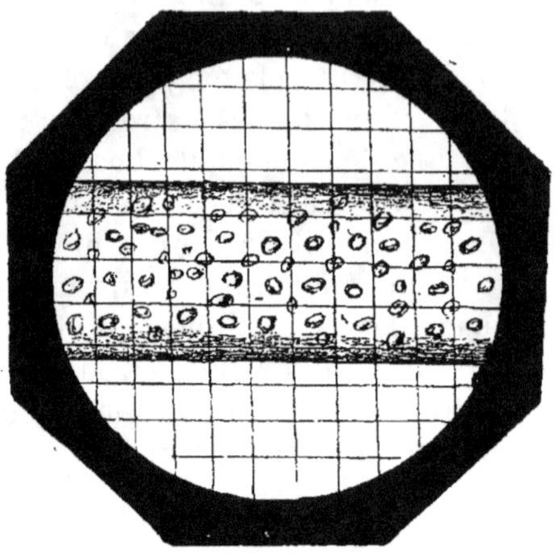

Fig. 53. — Image du capillaire artificiel rempli de la dilution sanguine,
vu au microscope avec un oculaire quadrillé.

régler l'épaisseur du liquide de la préparation. Si celle-ci a été
réglée à $1/5^e$ de millimètre, le volume correspondant à chaque
rectangle du fond de la chambre humide sera de 1 p. 100 de

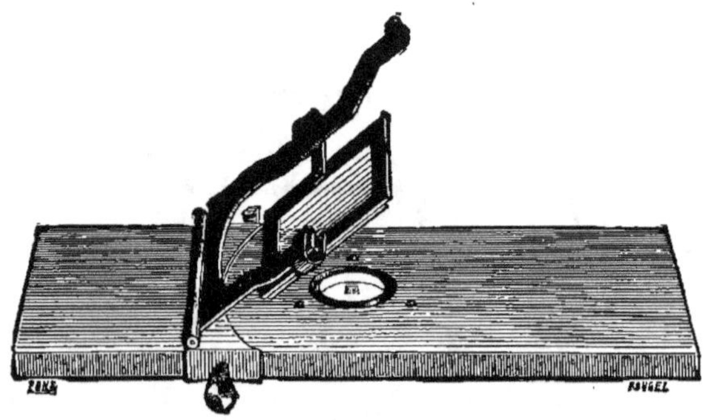

Fig. 54. — Chambre humide graduée du nouveau compte-globules de Malassez.
(*Figure extraite du catalogue de Vérick.*)

millimètre cube : dès lors il sera facile de rapporter à l'unité de
volume le nombre de globules que l'on aura trouvé. Si, d'autre
part, on a employé une dilution à 1 p. 100, il suffira de multiplier
ce nombre deux fois par 100, c'est-à-dire d'y ajouter quatre

zéros, pour obtenir le nombre réel de globules par millimètre cube.

Les procédés de numération globulaire, quels qu'ils soient, sont délicats et très sujets à l'erreur; ils ne donnent de résultats sérieux qu'à la condition de multiplier les opérations.

Voici quelques chiffres que nous relevons dans HAYEM :

Chèvre.........	19.000.000 par mm³.		Chien..........	6.650.000 par mm³.
Lama..........	13.186.000 —		Cobaye.........	5.859.000 —
Chameau	10.930.000 —		Homme.........	5.000.000 —
Chat..........	9.900.000 —		Lapin..........	5.300.000 —
Bœuf.........	8.712.000 —		Singes	4 à 6 millions. —
Cheval........	7.403.000 —			

Chez les oiseaux, le nombre d'hématies par millimètre cube est, en moyenne, de deux millions. Il est de 200 000 à 700 000 chez les poissons, de 400 000 chez la grenouille, de 80 000 chez le triton, de 35 000 chez le protée, etc.

Dans chaque espèce, le nombre de globules rouges est extrêmement variable, même dans l'état de santé; il dépend du sexe, de l'âge, de la race, de l'état de concentration du sang, etc. Par exemple, il est moins considérable chez la femme (4 900 000) que chez l'homme (5 200 000), chez l'enfant et le vieillard que chez l'adulte (un million de moins environ). Il s'élève sous l'influence d'un climat d'altitude, comme pour compenser la raréfaction de l'oxygène. Enfin, chez le même individu, il varie d'un instant à l'autre et, au même instant, suivant les parties du système vasculaire qu'on envisage; ainsi le sang veineux est en général plus riche en globules que le sang artériel, parce qu'il est plus concentré; on comprend cependant que le sang de la veine porte fasse exception lorsque l'animal a ingéré une certaine quantité de boisson; le sang des capillaires, petits canaux plus ou moins sujets à l'encombrement, renferme plus de globules que celui des gros vaisseaux. L'expérience suivante de MALASSEZ montre bien la variabilité du nombre des hématies suivant les circonstances de la circulation : une oreille d'un lapin ayant été rasée pour accroître l'exhalation cutanée, le sang qui revient par la veine de cette oreille est plus concentré et contient plus de globules que celui de l'oreille non rasée (5 700 000 au lieu de 5 300 000). Au contraire, si l'on met l'oreille rasée dans l'eau, au bout d'un quart d'heure, la teneur globulaire de son sang tombe à 5 000 000, tandis que celle de l'autre oreille se maintient à 5 300 000. L'état de concentration du sang influe donc beaucoup sur sa richesse globulaire.

Le sang est bien plus variable encore à l'état pathologique. Par exemple, dans l'anémie extrême, le nombre d'hématies peut tomber au-dessous d'un million; on signale un cas où il n'était plus que de 143000 par millimètre cube. Au contraire, dans le choléra, chez l'homme, ce nombre peut monter à 6 ou 7 millions par suite de la concentration qu'éprouve le sang sous l'influence de la diarrhée.

Quant aux globules blancs, ils sont beaucoup moins nombreux que les rouges; il faut chercher pour en trouver quelques-uns dans une préparation. En moyenne, on compte un globule blanc pour 600 à 700 rouges. D'après HAYEM, un millimètre cube de sang renferme environ :

Leucocytes dans l'homme	6.000 à 8.000
— le chien	10.000
— le cheval	9.000
— le chat	7.000
— le cobaye	5.000
— la poule	26.000
— le lézard	10.000
— le triton	8.000
— la grenouille	6.000

Ces nombres ne sont pas moins variables que ceux des hématies, à l'état physiologique comme à l'état pathologique; par exemple, ils sont plus grands chez les individus jeunes, chez les femelles en état de gestation, chez les individus de tempérament lymphatique, dans le sang de la rate; ils diminuent, au contraire, sous l'influence de la vieillesse, du jeûne prolongé, etc.

A l'état pathologique, la proportion des globules blancs aux globules rouges peut s'élever jusqu'à 1 : 5, et, dans quelques cas extrêmes, 1 : 2; on dit qu'il y a *leucémie* ou *leucocythémie*; le sang affecte alors une teinte pâle, rouge-groseille, comme si on l'avait mélangé de lait. La leucocythémie est due autant à la diminution des globules rouges qu'à l'augmentation des globules blancs; c'est un symptôme de diverses maladies.

C. HÉMOCOLORIMÉTRIE. — Les hématies n'ayant pas toujours la même charge hémoglobinique, ni par conséquent le même degré de coloration, leur numération ne saurait traduire d'une manière certaine la valeur respiratoire du sang; il faut donc encore déterminer la quantité d'hémoglobine. A défaut de l'analyse chimique, on y arrive par l'hémocolorimétrie ou hématochromométrie, c'est-à-dire par la mesure du pouvoir colorant du sang.

a) L'hémochromomètre de HAYEM consiste en une plaque porte-objet sur laquelle on a collé deux anneaux de verre formant réservoir (fig. 55), et en une échelle de teintes colorées qu'on a obtenues en mélangeant

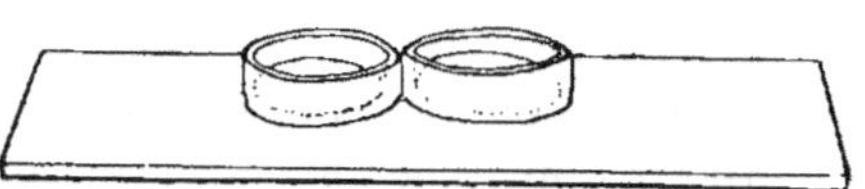

Fig. 55. — Hémochromomètre de Hayem.

une certaine quantité d'eau, toujours la même (1/2 centimètre cube), avec des quantités décroissantes de sang normal.

Par exemple, 4 millimètres cubes de ce sang, dilués dans 500 millimètres cubes d'eau distillée, donnent la teinte 1, fixée à l'aquarelle sur une rondelle de papier ; 2 millimètres cubes dilués de même donneront une autre teinte qui indiquera une quantité d'hémoglobine deux fois moindre, et ainsi de suite ; il est facile de faire une échelle de teintes aussi nombreuses que l'on voudra, qui serviront d'étalons colorimétriques. Dès lors, lorsqu'il s'agira d'évaluer la valeur hémoglobique d'un sang donné, on en prendra 4 millimètres cubes qu'on mélangera à 500 millimètres cubes d'eau distillée dans l'une des cellules de l'appareil, on remplira l'autre cellule d'eau distillée, et l'on placera en dessous l'une des teintes de l'échelle, de manière qu'il y ait égalité entre cette teinte et celle du sang de la cellule voisine. Le numéro de celle-là indiquera la quantité relative d'hémoglobine du sang examiné ; si c'est par exemple le n° 1, cette quantité sera normale. Mais supposons qu'on ait trouvé une quantité moitié moindre et que la numération ait révélé le nombre normal de globules, il faudra évidemment conclure que la teneur hémoglobique de chaque globule est diminuée de moitié.

Le procédé de HAYEM est facile à mettre en pratique ; mais, ainsi qu'on le voit, il ne donne que les quantités relatives d'hémoglobine par rapport à une prétendue normale. Le procédé de MALASSEZ donne les quantités absolues de cette substance par millimètre cube de sang ; il suffit de diviser par le nombre de globules pour connaître la valeur de chacun d'eux.

b) L'hémochromomètre de cet auteur se compose essentiellement (fig. 56) : 1° d'une pipette graduée où l'on fait un mélange titré du sang à examiner et d'eau distillée ; 2° d'un petit vase prismatique

en forme de coin, rempli d'une solution aqueuse de picro-carmin,
substance dont la coloration et les caractères spectroscopiques
sont fort analogues à ceux de l'hémoglobine et qui a l'avantage
d'une conversation indéfinie. La forme dudit vase fait que la
solution picro-carminée a une coloration d'autant plus foncée
qu'on l'examine sous une couche plus épaisse. La dilution de
sang et la solution de picro-carminate sont placées côte à côte et
fixées à l'enveloppe de l'appareil, en regard de deux petites

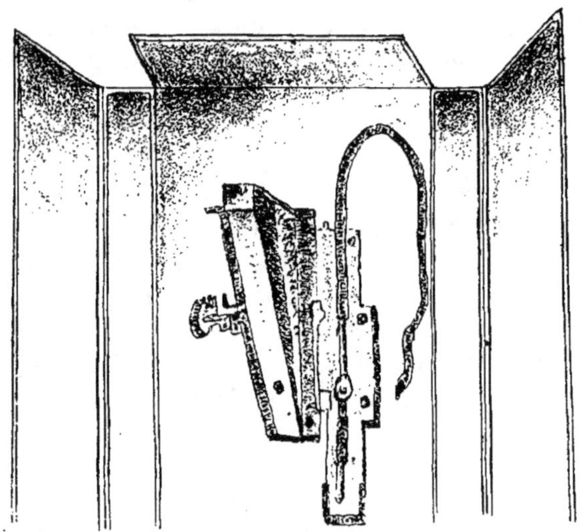

Fig. 56. — Hémochromomètre de Malassez (disposition ancienne).

fenêtres dont elle est percée ; l'une reste en place, l'autre peut être
élevée ou abaissée au moyen d'une crémaillère. Il s'agit de regarder
les deux liquides à contre-jour, par les fenêtres de l'appareil, et
de faire jouer la crémaillère de solution étalon jusqu'à ce qu'il
y ait égalité de teinte de part et d'autre. Alors il n'y a plus qu'à
lire la graduation en regard de laquelle s'est arrêté le cran de la
solution étalon et à consulter une table pour trouver la quantité
cherchée d'hémoglobine. L'inventeur de l'appareil a dressé cette
table en. examinant des solutions titrées et progressivement
concentrés d'hémoglobine et en marquant les crans où il
fallait arrêter la solution étalon pour qu'il y ait uniformité de
teintes.

7*

M. MALASSEZ a fait construire un deuxième hémochromomètre (fig. 57) qui est un perfectionnement de celui que nous venons de décrire ; la solution étalon (gélatine picro-carminée) est placée dans une petite cuvette de verre à faces parallèles, fixée en face d'une des fenêtres de la monture ; la dilution du sang à examiner est déposée dans une cuvette mobile à faces inclinées semblable à celle qui renfermait la solution étalon dans l'ancien appareil. On fait glisser cette cuvette devant la deuxième fenêtre jusqu'à égalité de teintes. Et, pour mieux apprécier celle-ci, leurs images sont ramenées sur la ligne médiane au moyen de deux prismes à réflexion totale et vues à travers un oculaire grossissant. L'appareil est monté sur un pied, on le manie à peu près comme un microscope.

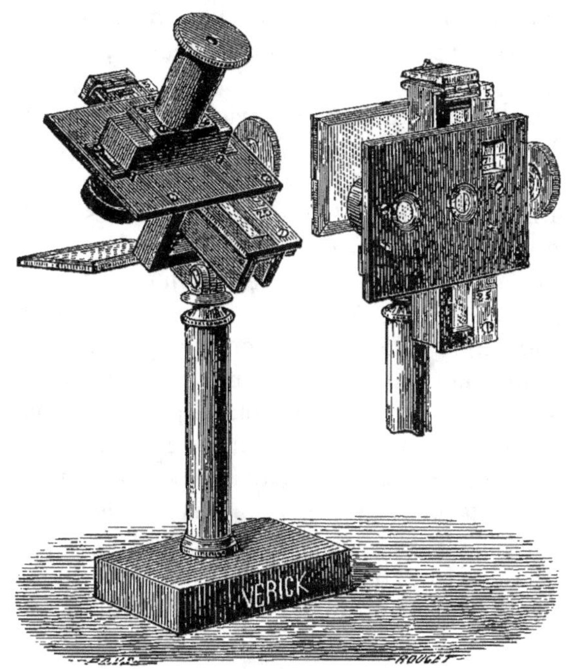

Fig. 57. — Hémochromomètre de Malassez (disposition nouvelle).
(*Figure extraite du catalogue de Vérick.*)

Voici quelques résultats obtenus par M. MALASSEZ :

	gr.			
Homme............	12,8	d'hémoglobine pour 1000 grammes de sang.		
Chien.............	13,8	—	—	—
Porc..............	13,2	—	—	—
Bœuf......	13,3	—	—	—
Mouton..	11,2	—	—	—
Lapin.............	8,4	—	—	—
Coq..............	8,5	—	—	—
Canard............	8,1	—	—	—

La quantité d'hémoglobine est notablement moindre chez les

oiseaux que chez les mammifères, et, parmi les premiers, les oiseaux aquatiques sont les moins bien partagés.

Les tables des hémochromomètres de MALASSEZ donnent aussi la capacité respiratoire du sang examiné, c'est-à-dire son pouvoir absorbant pour l'oxygène. Qu'il nous suffise de dire ici que 1 gramme d'hémoglobine en solution dans l'eau peut absorber, à la température de 0° et à la pression de 76 centimètres, 1^{cc},58 d'oxygène.

La teneur hémoglobinique des hématies varie d'une espèce à l'autre, mais elle est à peu près constante dans les individus d'une même espèce, à l'état de santé ; par contre, elle est très variable à l'état pathologique ; ainsi, dans la chlorose, les hématies sont beaucoup moins colorées qu'à l'état normal.

La conclusion de tout cela est que la pauvreté d'un organisme en substance sanguine peut tenir à des causes bien différentes : 1° il peut y avoir, par exemple à la suite d'hémorragie, insuffisance d'un sang d'ailleurs normal : c'est étymologiquement la véritable *anhémie* ; 2° le sang, en quantité normale, peut être trop pauvre en globules rouges : c'est l'*anhématie* ; 3° enfin, le sang normal quant à la quantité et à la teneur globulaire peut manquer d'hémoglobine et d'intensité de coloration : c'est l'*anhématochromie*. Cette terminologie proposée par M. MATHIAS DUVAL est certainement judicieuse ; mais les trois altérations du sang dont il est ici question sont ordinairement plus ou moins combinées.

DES HÉMATOBLASTES OU PLAQUETTES SANGUINES

HAYEM a donné le nom d'*hématoblastes* à de tout petits éléments, souvent réunis en amas, que l'on trouve dans les préparations de sang de tous les vertébrés, indépendamment des globules rouges et des globules blancs, et que ZIMMERMANN avait le premier signalés sous le nom de *granulations* ou *corpuscules élémentaires du sang*. BIZZOZERO, qui en a fait une bonne étude, les appelle *plaquettes sanguines*. Nous avons déjà eu lieu d'en parler à propos du phénomène de la coagulation, car ce sont eux qui forment les carrefours ou centres de coagulation. — Ces éléments sont extrêmement altérables ; il faut, pour les étudier convenablement, les observer à la température de 0°, ou bien les fixer par l'acide osmique, ou encore dessécher brusquement la préparation en étalant le sang avec une aiguille et en chauffant la plaque porte-objet sur une lampe à alcool. Leur forme normale paraît être celle de disques biconvexes, mais ils deviennent souvent anguleux et pointus (fig. 58). Leur dimension moyenne est de 3 μ; il y en a toutefois qui n'ont que 2 μ et d'autres qui atteignent 4 et même 5 μ; les plus petits paraissent incolores, tandis que les plus gros sont légèrement teintés de jaune verdâtre. Les hématoblastes des amammaliens se distinguent par un volume plus considérable, par une forme elliptique et par l'existence d'un noyau dans leur centre; leur dimension moyenne est de 12 μ de long sur 8 de large, chez la grenouille.

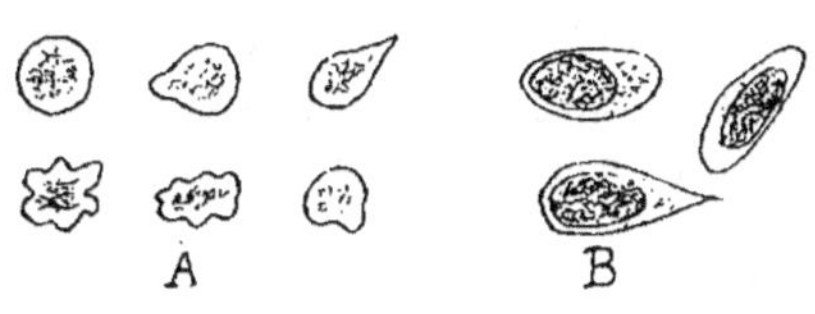

Fig. 58. — Hématoblastes.

A, d'un mammifère. — B, d'une grenouille (ceux-ci ont nucléés).

On a compté 250 000 à 300 000 hématoblastes par millimètre cube de sang chez l'homme; 6 500 chez la grenouille. — Ce nombre augmente beaucoup après une hémorragie abondante, ainsi que dans tous les cas où le sang appauvri est en voie de se reconstituer à l'état normal. Cette augmentation d'hématoblastes précédant l'augmentation des hématies est désignée sous le nom de *crise hématoblastique* par HAYEM, qui ne doute pas de la transformation des uns en les autres. Cet auteur affirme avoir vu toutes les formes de transition entre les deux sortes d'éléments.

Quoi qu'il en soit, le rôle des hématoblastes dans la coagulation ne paraît pas douteux; il est probable qu'ils élaborent, au moins pour une forte part, le fibrin-ferment, car partout où il se forme un caillot, on en voit amoncelés, par exemple sur les bords d'une solution de continuité d'un vaisseau.

ORIGINE DES GLOBULES ROUGES. HÉMATOPOÏÈSE

La première apparition du sang se fait dans les îlots de WOLFF (fig. 59), à l'extérieur de l'embryon, dans la paroi de la vésicule ombilicale. Les îlots de WOLFF ou de PANDER sont des amas de cellules superposées à l'endoderme et en provenant (voy. fig. 27,10), qui s'étendent de proche en proche, s'anastomosent (fig. 60) et forment bientôt un réseau de cordons appelés *cordons de His*. Ces cordons sont d'abord pleins et formés de jeunes cellules

toutes semblables; mais bientôt les cellules extérieures s'aplatissent, se soudent et constituent la paroi endothéliale des futurs
vaisseaux, tandis que les cellules du centre s'isolent les unes des
autres dans un plasma qu'elles élaborent, se chargent d'hémoglobine et finalement passent à l'état de globules rouges (fig. 61).
Les premiers globules rouges sont nucléés, même chez les mammi-

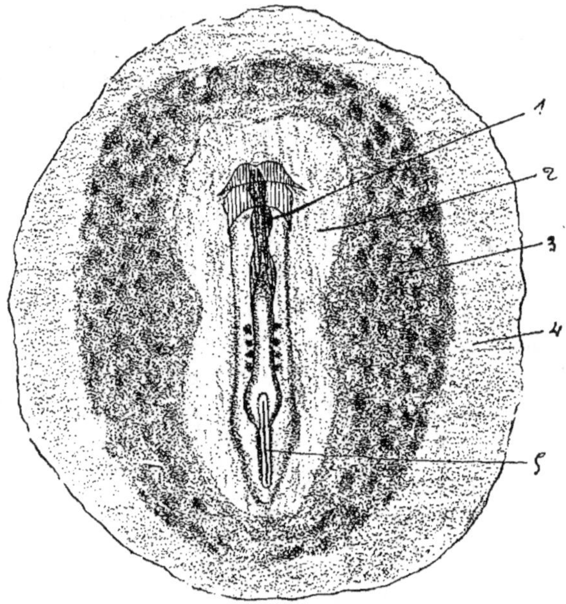

Fig. 59. — Embryon et blastoderme de poulet vers la 26ᵉ heure d'incubation.

1, embryon. — 2, aire transparente. — 3, aire vasculaire avec les îlots de Wolff. — 4, partie de l'aire
opaque entourant l'aire vasculaire. — 5, sillon primitif.

fères, et présentent tous les phénomènes d'une prolifération
mitosique active. — Il se forme ainsi une multitude de petits lacs
sanguins stagnants qui finissent par communiquer entre eux et
avec les vaisseaux de l'embryon et qui dès lors sont livrés à la
circulation.

Ce sang primordial augmente en même temps que les vaisseaux se développent. La prolifération de ses globules se fait
surtout dans les points où la circulation est peu active, comme
l'aire vasculaire, le foie, la rate. Il ne contient pas encore de
globules blancs; ceux-ci ont une origine étrangère; ce sont

probablement des cellules mésenchymateuses qui pénètrent à un moment donné dans les vaisseaux de l'embryon, grâce à leurs mouvements amiboïdes.

La faculté proliférante des globules rouges primitifs ne tarde pas à diminuer et à s'épuiser ; alors apparaissent d'autres hématies ayant le type définitif. Chez un fœtus de mouton de 2 à 3 centimètres de longueur, on voit déjà un sang mixte contenant côte à côte des globules rouges nucléés et des globules rouges sans

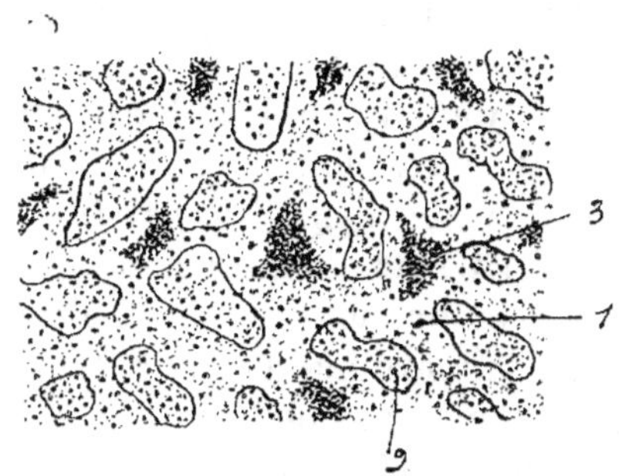

Fig. 60. — Cordons de His de l'aire vasculaire anastomosés en réseau et dans lesquels on voit déjà des îlots sanguins.

1. cordons de His. — 2, maille du réseau formé par ces cordons. — 3, îlots sanguins.

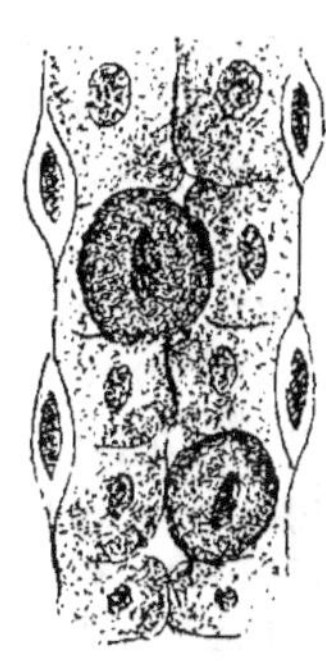

Fig. 61. — Segment d'un cordon de His montrant les cellules vasoformatives et les cellules hémaformatives, ainsi que deux hématies différenciées possédant un noyau.

noyau (RENAUT). A un moment donné, ceux-là disparaissent et il ne reste plus que ceux-ci.

Les hématies secondaires n'ont aucun lien génétique avec les hématies primordiales ; le problème de leur origine est un des plus difficiles et des plus controversés de l'histologie ; nous allons l'envisager successivement chez les amammaliens et chez les mammifères.

a) On pourrait croire, *a priori*, vu leur constitution cellulaire, que les globules rouges des vertébrés ovipares proviennent d'un simple changement de forme des globules primitifs et qu'ils en gardent la faculté proliférante, de manière à se régénérer par eux-mêmes au fur et à mesure de leur destruction. Il n'en est rien ; ces éléments ont le plus souvent un noyau atrophié, dépourvu de chromatine, et ils sont incapables de se diviser, si ce n'est chez certains vertébrés tout à fait inférieurs. Cependant il n'est pas douteux que des hématies se détruisent sans cesse, notamment dans la rate ; que, d'autre part, la masse de globules est susceptible de se reconstituer rapidement, par exemple après une saignée. D'où viennent les globules nouveaux ?

Recklinghausen pensait qu'ils résultent de la transformation directe des globules blancs, lesquels se chargeraient d'hémoglobine dans leur protoplasma et passeraient de la forme sphérique à celle de lentilles biconvexes. Il prétendait même avoir assisté *de visu* à cette transformation, en examinant pendant plusieurs jours du sang vivant conservé sous le microscope grâce à une chambre humide. Et puis, il faisait remarquer que les leucocytes se reproduisent avec une telle activité et dans des points si nombreux de l'économie, qu'il est difficile d'admettre qu'ils se détruisent dans la même proportion ; ils se transforment donc, suivant toute vraisemblance, et, d'après lui, ce serait en hématies, car ils se déversent incessamment dans le sang par le canal thoracique et la grande veine lymphatique, sans s'y accumuler, du moins à l'état physiologique. — Cette hypothèse est aujourd'hui assez généralement abandonnée, et l'on tend à se rallier à celle de Hayem.

D'après Hayem, les globules rouges proviennent des hématoblastes, et l'on peut trouver, sous le microscope, toute les phases de la transformation de ceux-ci en ceux-là. Quant aux hématoblastes, ils proviendraient des lymphocytes ou globulins de G. Pouchet, lesquels seraient susceptibles de se transformer en leucocytes ordinaires ou bien de subir la dégénérescence hémoglobique qui les ferait passer d'abord à l'état d'hématoblastes, puis à l'état d'hématies.

G. Pouchet, bien avant Hayem, avait signalé ces éléments comme l'origine commune des globules blancs et des globules rouges ; mais il s'était mépris sur leur nature, en les considérant comme des noyaux libres (*noyaux d'origine*, suivant son expression). D'autre part, il avait méconnu le stade « hématoblaste » qui s'interpose, d'après Hayem, entre le lymphocyte et l'hématie.

Quoi qu'il en soit, la moelle des os et la rate sont les endroits où l'hématopoïèse est le plus active. Les *cellules de Neumann,* signalées par divers auteurs dans la moelle des os, comme des éléments susceptibles de se transformer en hématies, et appelées pour cette raison *érythroblates, hémoleucocytes, cellules hémoglobiques,* ne sont rien autre chose, en effet, que des lymphocytes gonflés d'hémoglobine.

b) Dans les mammifères, les hématies secondaires proviendraient aussi des hématoblastes; mais ceux-ci, au lieu d'être de véritables cellules, sont de simples élaborations cellulaires. Deux cas peuvent se présenter : 1° les hématoblastes se forment dans des cellules vaso-formatives, à la manière des grains d'amidon dans les cellules végétales; 2° ils sont émis comme des bourgeons par les lymphocytes des organes hématopoïétiques, moelle des os, rate, ganglions lymphatiques, etc.

On sait que, dans l'embryon et même dans le jeune sujet, l'appareil vasculaire étend son domaine à la périphérie par des bourgeons protoplasmiques végétants qui pénètrent, comme le ferait une tarière, dans les organes et les tissus; ces bourgeons, partis de la paroi des capillaires, forment ensuite de véritables cellules géantes, ramifiées, à noyaux multiples, fonctionnant à la fois comme cellules vaso-formatives et comme cellules hémo-formatives (fig. 62, B); elles produisent en effet, à leur intérieur, des corpuscules sphériques imprégnés d'hémoglobine, puis se canalisent en réservoirs sanguins irréguliers qui ne tardent pas à s'aboucher avec les capillaires voisins; dès lors, la circulation s'établit à leur intérieur, leur calibre se régularise, et les globules hémoglobiques qu'ils avaient engendrés se différencient en véritables hématies. Ces phénomènes ont été observés notamment dans le foie embryonnaire, dans le tissu conjonctif, dans les *taches laiteuses* de l'épiploon des jeunes lapins.

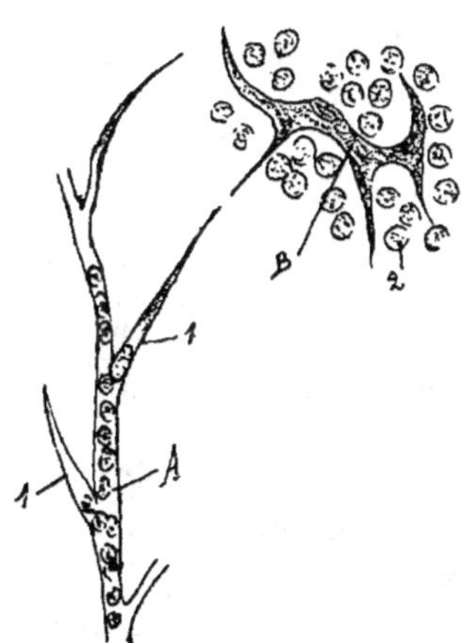

Fig. 62 — Schéma d'une tache laiteuse.

A, capillaire poussant des pointes d'accroissement (1). — B, cellule vaso-formative et hémo-formative située dans un amas d'éléments lymphatiques (2) formant une tache laiteuse. (Par erreur, cette cellule est en discontinuité avec le capillaire voisin.)

Sous ce dernier nom, M. RANVIER a désigné des taches plus ou moins opaques et blanchâtres que l'on trouve disséminées dans le voisinage des vaisseaux de l'épiploon ou des mésentères, chez les tout jeunes animaux; taches constituées par une agglomération de cellules arrondies, analogues à des leucocytes, au milieu desquelles on remarque un bourgeon vaso-formatif émanant d'un capillaire voisin (fig. 62). Les cellules vaso-formatives de ces taches se comportent exactement comme il vient d'être dit, c'est-à-dire qu'elles élaborent des hématies dans leur protoplasma, se creusent et se transforment en nouvelles branches capillaires, augmentant ainsi le domaine de l'appareil vasculaire et la masse du sang en circulation (fig. 63).

Le procédé hématopoïétique dont il vient d'être parlé prend nécessairement fin quand les réseaux capillaires sont achevés, puisqu'il est subordonné au développement des cellules vaso-formatives. Alors le processus hématoblastique change de caractères et se localise spécialement dans la moelle des os, dans les ganglions lymphatiques et dans la rate.

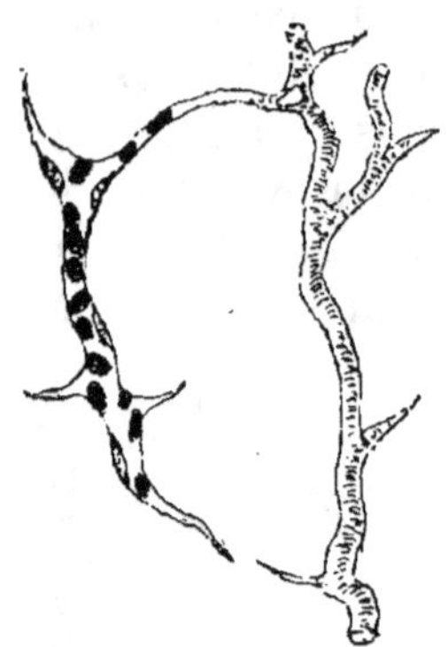

Fig. 63. — Cellule vaso-formative, remplie d'hématies qui vont être bientôt livrées à la circulation.

Neumann, le premier, signala dans la moelle rouge l'existence de cellules dont le protoplasma est jaune et réfringent à la façon du disque des globules rouges à noyau ; il conclut que c'étaient des éléments de transition entre les globules blancs et les globules rouges, et que la moelle est un tissu hématopoïétique important, du moins lorsqu'elle n'est pas envahie par la graisse. Bizzozero arriva aux mêmes conclusions à la suite d'un travail souvent cité, sur l'histologie de la moelle des os. Mais il restait à connaître le mode de production des hématies de mammifères par les cellules de Neumann, et l'origine de ces dernières ; M. Malassez a fourni la solution du problème. Il montra d'abord que la cellule de Neumann ou cellule hémoglobique n'est qu'un lymphocyte grossi et chargé d'hémoglobine, et que l'on trouve dans la moelle tous les intermédiaires entre l'un et l'autre ; ensuite il établit que cette cellule ne se trans-

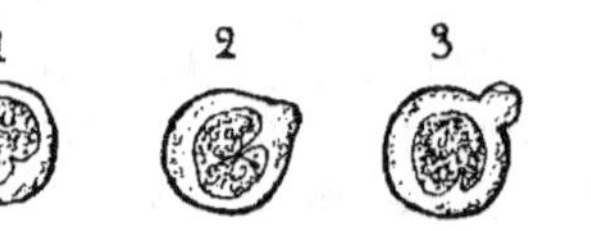

Fig. 64. — Formation des globules rouges par les cellules globuligènes, d'après Malassez.

1, cellule globuligène. — 2, 3, la même émettant un bourgeon. — 4, le bourgeon s'est détaché et transformé en hématie.

forme pas *in toto* en hématie, ainsi que cela se produit dans les ovipares ; mais qu'elle émet de son protoplasma des bourgeons sphériques qui prennent tous les caractères des hématoblastes ; aussi l'appelle-t-il *cellule globuligène* (fig. 64).

RETTERER a signalé de pareilles cellules dans les ganglions lymphatiques, qui seraient ainsi des fabriques de globules rouges et de globules blancs.

Les hématies des mammifères ne sont donc pas des cellules comme celles des ovipares ; ce sont de simples élaborations endocellulaires ou péricellulaires.

En résumé, le processus de l'hématopoïèse nous apparaît, dans l'état actuel de la science, comme complexe et divers, incomplètement élucidé.

MORT DES GLOBULES ROUGES

Les hématies sont soumises à un vieillissement et à une destruction incessante. D'après QUINCKE, la durée de leur existence ne dépasserait pas deux ou trois semaines. Dans une préparation microscopique, on en voit qui se laissent envahir d'emblée par certains réactifs, alors que d'autres résistent plus ou moins longtemps à l'imbibition : les premières sont mortes, les autres ont une vitalité plus ou moins grande. Les hématies mortes se dissolvent dans le plasma ou bien se désagrègent en granulations pigmentaires qui sont ensuite déblayées par les phagocytes ; leur hémoglobine est la matière première des divers pigments. La rate est spécialement chargée de retenir les cadavres des globules rouges et de les détruire ; on a pu dire avec raison que c'est le cimetière des hématies ; mais c'est aussi un de leurs berceaux, concurremment avec la moelle des os et les ganglions lymphatiques ; elle emploie sans doute les dépouilles des unes à l'édification des autres.

Beaucoup de globules rouges trouvent la mort en s'extravasant des capillaires, soit qu'ils sortent passivement à la suite des globules blancs en diapédèse, soit qu'il y ait rupture accidentelle d'un vaisseau et hémorragie. Dans les deux cas, ils sont captés et désintégrés par les phagocytes.

Enfin, il est un grand nombre d'états morbides qui s'accompagnent d'une destruction excessive d'hématies ; tels sont : l'ictère, le choléra, la fièvre palustre. Les injections d'eau ou d'un sang étranger dans l'appareil vasculaire ne sont pas moins globulicides.

DE LA TRANSFUSION DU SANG

La transfusion sanguine est une opération pratiquée chez l'homme dans certains cas *in extremis* ce qui a donné, au dire des auteurs, des résultats tantôt merveilleux, tantôt déplorables. Si le sang n'était qu'une simple solution nutritive, il n'y aurait sans doute aucun inconvénient à en faire la substitution d'un animal à un autre, quelque éloignés qu'ils soient dans les classifications zoologiques ; mais c'est un véritable tissu dont les éléments sont d'une extrême altérabilité ; et la transfusion est une sorte de greffe ; elle ne réussit, et encore à titre exceptionnel, que lorsqu'elle est pratiquée entre individus de même espèce et autant que possible de la même famille. Injectez du sang d'oiseau ou de grenouille dans les vaisseaux d'un mammifère, vous constaterez, au bout de trois ou quatre heures, que les globules rouges de ce dernier sont en majeure partie décolorés, et que les globules elliptiques intrus, sont, eux aussi, altérés, creusés de vacuoles ; au bout d'un certain temps, ils ont complètement disparu ; au lieu d'additionner leurs vertus, les deux sangs mélangés se sont donc altérés réciproquement ; il peut s'ensuivre, en outre, des coagulations partielles susceptibles de faire embolie et d'occasionner les plus graves désordres.

Dès 1667, Knig avait vu la transfusion du sang de mouton au renard suivie de frissons, d'hémorragies profuses dans les séreuses et de mort en vingt-quatre heures. A la même époque, Magnani observa ces altérations hémorragiques chez des chiens transfusés avec du sang de mouton, etc., etc. — Il n'y a guère plus à compter sur la transfusion entre individus de même espèce. De nos jours, les médecins préfèrent une injection intra-veineuse de sérum artificiel (eau stérilisée, 1 litre ; sel marin, 5 grammes ; sulfate de soude, 10 grammes) ; et même, si le cas n'est pas extrêmement pressant, ils se contentent d'injecter ce sérum sous la peau, en plusieurs régions, ainsi que dans le rectum. C'est que, en effet, l'indication à réaliser n'est pas tant d'inoculer de nouveaux globules que de remplir un peu les vaisseaux afin d'assurer la circulation ; les organes hématopoiétiques suffiront bien à reconstituer la masse sanguine dans un très court laps de temps.

DEUXIÈME SECTION

TISSUS DE SUBSTANCE CONJONCTIVE OU COLLAGÈNE

Sous ce titre, Reichert et Virchow ont rassemblé les *tissus conjonctifs*, le *tissu cartilagineux* et le *tissu osseux*, qui ont en effet une origine commune, le mésenchyme; — qui se substituent l'un à l'autre dans le cours du développement, le tissu cartilagineux succédant au mésenchyme, sorte de tissu conjonctif embryonnaire, et le tissu osseux succédant soit au tissu cartilagineux, soit au tissu conjonctif; — qui se combinent dans une étroite continuité de substance dans la plupart des pièces du squelette : — qui se remplacent l'un l'autre dans la série zoologique; — qui enfin sont tous constitués essentiellement par des cellules plongées dans une substance fondamentale abondante, amorphe ou fibrillaire, donnant par coction de la gélatine ou un produit isomère.

Nous allons commencer par les tissus conjonctifs, car ils sont en quelque sorte la matrice des deux autres tissus collagènes.

§ I. — TISSUS CONJONCTIFS.

Nous comprendrons, sous cette rubrique, le tissu conjonctif lâche, le tissu conjonctif modelé, le tissu fibreux, le tissu élastique, et enfin le tissu adipeux ou graisseux.

A. — Tissu conjonctif lâche ou diffus.

Bichat l'appelait *tissu cellulaire*, car il le supposait creusé d'une infinité d'aréoles ou cellules communiquantes, se laissant facilement distendre par l'insufflation. — Chaussier disait *tissu lamineux*, car il le croyait constitué par des lames extrêmement minces, superposées ou entre-croisées. — De Blainville, considérant que c'est le tissu cicatriciel par excellence, le désignait sous le nom de *tissu plastique* ou *régénérateur*. — C'est à Jean Müller que l'on doit l'appellation de *tissu conjonctif*. — Les Anglais se servent d'un terme équivalent : *tissu connectif*.

Le tissu conjonctif lâche est répandu partout dans l'organisme;

il remplit tous les interstices organiques et on a pu le comparer à une vaste éponge dans les mailles de laquelle tous les organes et tous les éléments anatomiques seraient logés.

Il se laisse facilement infiltrer par les gaz ou les liquides, et l'emphysème ou l'œdème résultant de cette infiltration ont une remarquable tendance à se répandre de proche en proche. C'est ainsi que l'insufflation pratiquée en un point, sous la poitrine d'un animal de boucherie, détermine un emphysème général qui bouffit le cadavre et lui donne une forme quasi chimérique.

CARACTÈRES ANATOMIQUES

Pour bien comprendre la structure de ce tissu, il faut l'observer aux différentes phases de son développement : mésenchyme, tissu muqueux, tissu adulte.

a. Le *mésenchyme* ou tissu conjonctif embryonnaire est constitué, comme nous l'avons déjà dit, par de petites cellules sphériques ou plus ou moins anguleuses, très analogues à des lymphocytes, et donnant tous les signes d'une active prolifération par division indirecte ; cellules plongées en nombre considérable dans une substance amorphe, transparente et gélatineuse, qu'elles ont sécré-

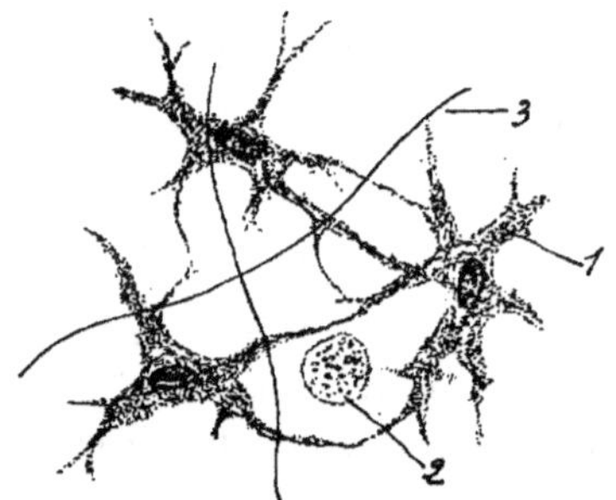
Fig. 66. — Tissu conjonctif muqueux (gélatine de Wharton).

1, cellule étoilée, fixe. — 2, cellule migratrice. — 3, premières fibrilles connectives.

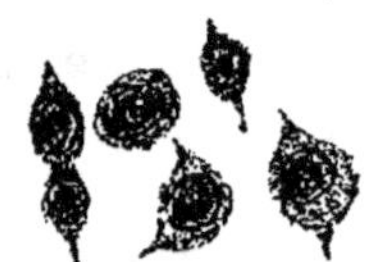
Fig. 65. — Tissu conjonctif embryonnaire.

tée (fig. 65). Au moment de l'apparition du mésenchyme dans le mésoderme, et pendant tout le temps que dure son extension, les cellules sont amiboïdes ; ensuite elles ne présentent guère d'autres mouvements que ceux de la division cinétique.

Il n'est pas rare de voir se développer accidentellement du tissu conjonctif embryonnaire chez l'adulte ; les *bourgeons charnus* des plaies ne sont pas autre chose.

b. Le *tissu conjonctif muqueux* est un deuxième stade, dans lequel les cellules se sont étendues, aplaties, ramifiées et anastomosées au sein d'une substance amorphe, très abondante, formée presque en totalité de mucine. Dans les mailles de ce réseau de cellules fixes, on voit circuler quelques leucocytes que l'on désigne ici sous le nom de *cellules migratrices* (fig. 66). — Le tissu conjonctif muqueux est facile à observer dans la queue du têtard, la gélatine de WHARTON du cordon ombilical, le corps vitré de l'œil. Il constitue la plus grande partie du corps gélatiniforme de certains invertébrés tels que les méduses.

Il n'est pas sans intérêt de dire ici que, chez l'homme et les animaux, le tissu conjonctif adulte peut faire retour à la forme muqueuse. à la suite de certains troubles généraux de la nutri-tion : par exemple dans le myxœdème de la cachexie strumiprive provoquée par l'ablation du corps thyroïde.

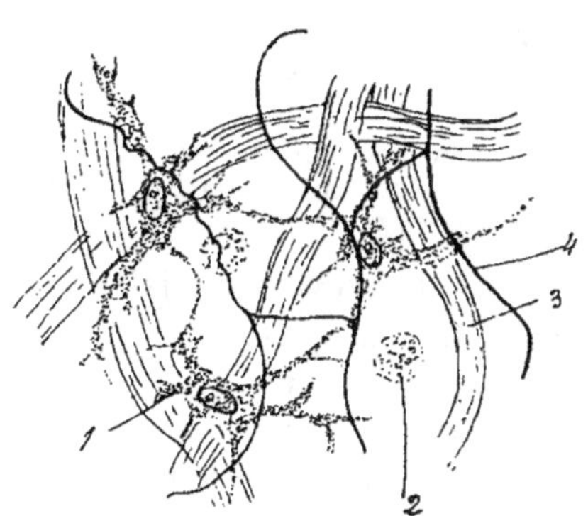

Fig. 67. — Tissu conjonctif adulte.

1, cellules fixes. — 2, cellules migratrices. — 3, faisceaux connectifs entre-croisés. — 4, fibres élastiques anastomosées.

c. Enfin au troisième stade (fig. 67), le tissu prend peu à peu la structure fibroïde de l'état adulte. On voit apparaître successivement les fibres connectives et les fibres élastiques, qui s'entre-croisent en un treillis si touffu qu'on a parfois de la peine à retrouver les éléments primordiaux. Il faut distinguer, parmi les fibres connectives, les fibrilles et les faisceaux ; les fibrilles isolées apparaissent en premier lieu ; il en existe déjà quelques-unes dans la gélatine de WHARTON (fig. 66) ; aux plus forts grossissements, elles se montrent comme de simples traits, pâles, traversant la substance fondamentale. Bientôt on ne voit plus que des faisceaux de fibrilles simulant de longues mèches de cheveux plus ou moins ondulées et enchevêtrées. Ces faisceaux sont revêtus chacun d'une très mince membrane d'enveloppe que l'on met en évidence en ajoutant à la préparation une goutte d'acide acétique ou d'acide formique (fig. 68) : alors ils se gonflent irrégulièrement, perdent leur striation fibrillaire, et leur enveloppe se déchire en laissant des vestiges sous forme de bandes annulaires ou spiroïdes qui les étranglent et les rendent moniliformes. L'action du réactif se pro

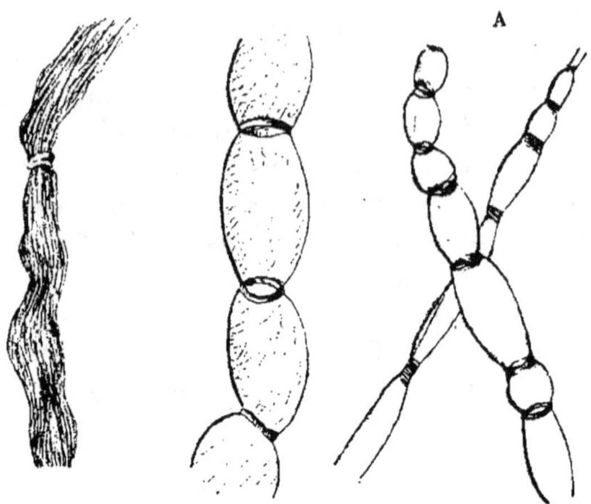

Fig. 68. — Faisceaux connectifs isolés ; celui de gauche montre son contenu fibrillaire ; ceux de droite, gonflés par l'acide acétique, présentent des débris annulaires de leur membrane d'enveloppe.

longeant, ils pâlissent et disparaissent. — Les fibrilles et faisceaux
connectifs ont des réactions caractéristiques sous
le microscope : les acides et les bases les gonflent
et les font pâlir et disparaître, tout en éclaircissant
considérablement la préparation (exemple : acide
acétique) ; le carmin et ses divers composés les
teignent en rose ; l'hématoxyline, en bleu pâle ;
l'éosine les laisse incolores.

   Quant aux fibres élastiques (fig. 69), elles se
forment en dernier lieu et restent généralement en
grande minorité. Ce sont des fibres très réfringentes, brillantes sous le microscope, très variables
de diamètre (1 à 10 μ) ; les unes figurent un
simple trait, les autres ont un double contour ;
toutes sont ramifiées et anastomosées. Sur le vivant,
elles sont fixées aux extrémités et rectilignes ;
mais, dans les préparations, elles sont au contraire
plus ou moins sinueuses ou contournées en tire-
bouchon, et leurs extrémités sont enroulées en
crosse. Ces fibres sont extrêmement résistantes
à l'action des acides et des bases, en sorte que rien n'est

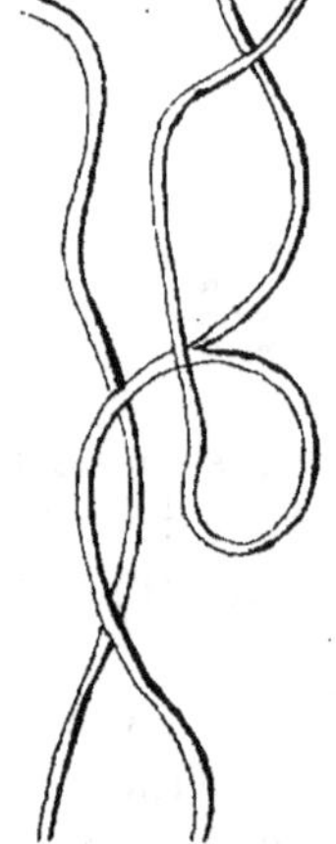

Fig. 69. — Fibres
élastiques iso-
lées, du tissu
conjonctif lâche.

facile comme de les mettre en évidence ; il suffit de traiter la préparation par une de ces substances, par exemple par l'acide acétique ou par l'ammoniaque : la trame connective s'efface et les fibres élastiques se détachent au premier plan. En outre, ces éléments se colorent en rose vif par l'éosine, en jaune par l'acide picrique. Si l'on fait usage du picro-carmin, il se fait une double élection : l'acide picrique teint les fibres élastiques, le carmin les fibres connectives.

La genèse des fibres du tissu conjonctif est des plus controversées ; résultent-elles d'une transformation de cellules ou bien d'une simple élaboration extérieure, ou encore se forment-elles indépendamment des cellules, par une sorte de précipitation au sein de la substance fondamentale? — Les trois opinions ont été soutenues. SCHWANN, BOLL, CH. ROBIN, etc., pensaient que la cellule fixe du tissu conjonctif peut, en s'allongeant, se différenciant et perdant son noyau, se transformer *in toto*, soit en faisceau connectif, soit en fibre élastique. Aussi Ch. Robin qualifiait-il ladite cellule de *corps fibro-plastique*.

HENLE croyait à une origine différente pour les deux sortes de fibres : le protoplasma de ladite aurait donné un faisceau connectif ; le noyau, une fibre élastique. Il qualifiait celle-ci de *fibre de noyau*.

Tous ces auteurs avaient été frappés de l'abondance des cellules dans le tissu conjonctif embryonnaire, et de leur raréfaction progressive au fur et à mesure que se développe la trame fibreuse ; c'est pourquoi ils avaient conclu à une transformation, qui, d'après eux, aboutissait à la disparition de toutes les cellules lorsque le tissu était arrivé à l'apogée de son développement.

Plus tard, VIRCHOW, constatant dans le tissu conjonctif adulte la persistance de cellules fixes qui lui parurent complètement indépendantes des fibres, admit que ces fibres sont de simples différenciations de la substance intercellulaire amorphe, et qu'elles se forment en dehors des cellules et sans leur participation : opinion qui fut partagée par GERLACH, KÖLLIKER, RANVIER et la plupart des histologistes modernes.

Cependant, à bien réfléchir, il est difficile d'admettre que des éléments figurés aussi nets, aussi bien individualisés que ceux-là, susceptibles de croissance et doués de vie, puissent se former ainsi, par génération spontanée, dans une substance intercellulaire. On a donc étudié de nouveau la question et l'on est arrivé à une troisième opinion, qui est à égale distance de celle de Schwann et de celle de Virchow, et que l'on peut ainsi résumer :

Les fibres du tissu conjonctif résultent d'une élaboration extérieure des cellules, dont elles représentent une sorte d'exoplasme. A un moment donné, les cellules forment un abondant exoplasme qui les réunit en une sorte de plasmode, et c'est dans cette gangue exoplasmique, bien distincte d'une substance intercellulaire, que les fibres sont élaborées. La portion centrale des cellules, c'est-à-dire le noyau avec une certaine quantité de protoplasma, persiste pour régler la nutrition et le développement ultérieur de la trame fibreuse périphérique. L'indépendance que l'on avait cru constater entre les fibres et les cellules du tissu n'existerait donc ni au point de vue anatomique ni au point de vue physiologique. Cependant, dans quelques cas, cette indépendance semble réelle; par exemple, dans les cartilages élastiques, on voit, entre des cellules bien individualisées, enfermées dans une capsule, une substance fondamentale semée de grains ou de fibres élastiques qui n'ont, du moins en apparence, aucun rapport avec les cellules. Mais si l'on examine le tissu en question chez un embryon, on peut constater, à l'aide d'une technique appropriée, que, à un moment donné les cellules sont réunies par un abondant exoplasme, lequel se charge ensuite de chondrine et élabore les éléments élastiques; plus tard, les corps cellulaires paraissent se séparer de cet exoplasme au moyen d'une capsule, mais en réalité ils lui restent encore rattachés par des orifices ménagés dans cette dernière. O. Hertwig et d'autres histologistes affirment l'existence de ces orifices et déclarent que c'est à leur niveau que la production des grains et des fibres élastiques a commencé; de fait, ces éléments sont particulièrement agglomérés à l'entour des corps cellulaires.

En définitive, beaucoup de substances jugées autrefois intercellulaires font en réalité partie intégrante des cellules, à titre d'exoplasmes plus ou moins hautement différenciés; c'est le cas de toutes celles qui sont douées d'accroissement et de vitalité. On arrive aujourd'hui à cette conception : qu'il n'y a plus de vie dans l'économie en dehors des cellules, et que la substance intercellulaire véritable est inerte.

Nous avons décrit dans le tissu conjonctif, à l'apogée du développement : 1° des cellules fixes ou cellules plates, plus ou moins étalées en membranes, ramifiées et anastomotiques ; 2° des cellules migratrices ou leucocytes, sorties des vaisseaux par diapédèse et cheminant par les interstices du tissu ; 3° des fibrilles et faisceaux connectifs, irrégulièrement entre-croisés et feutrés, dont les mailles se laissent facilement distendre par les gaz et les liquides ; 4° enfin un réseau de fibres élastiques, entremêlé aux fibres connectives et plus ou moins noyé dans leur masse.

On a beaucoup discuté sur l'arrangement relatif de ces divers éléments.

VIRCHOW, qui découvrit en 1851 les cellules fixes du tissu conjonctif, crut qu'elles étaient logées aux carrefours d'un réseau de canaux destinés à la circulation du plasma nutritif ; il les désigna sous le nom de *cellules plasmatiques* et les assimila aux cellules osseuses, qui, elles aussi, sont contenues dans des cavités communiquant par de fins canaux.

RECKLINGHAUSEN, en traitant le tissu par le nitrate d'argent et en voyant se détacher en clair le réseau des cellules et de leurs prolongements, confirma la manière de voir de VIRCHOW et donna à ces prétendus canaux le nom de *canaux du suc*.

RANVIER démontra qu'il n'y avait là qu'une apparence, due aux moyens de technique employés ; et aujourd'hui la théorie des canaux du suc est généralement abandonnée, même en Allemagne. Mais cet auteur, en étudiant du tissu œdématié par une injection (procédé dit de la boule d'œdème), commit une autre erreur : il conclut que les cellules fixes sont indépendantes les unes des autres et appliquées contre les faisceaux connectifs à la manière d'un endothélium discontinu ; de telle sorte que les mailles circonscrites par ces faisceaux seraient assimilables à de petites cavités séreuses communicantes, et le tissu tout entier, à un espace séreux infiniment cloisonné (fig. 70).

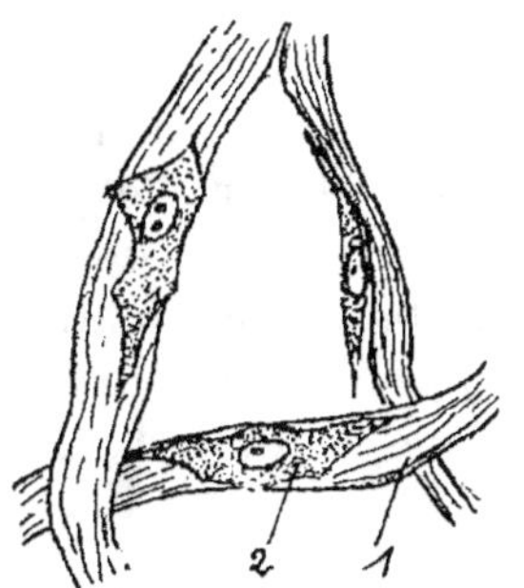

Fig. 70. — Schéma d'une maille conjonctive (d'après M. Ranvier).

1, faisceaux connectifs. — 2, cellules fixes.

On ne tarda pas à constater que, dans le procédé de technique employé par M. RANVIER, les éléments, refoulés par l'injection, ne gardent pas leur position relative, que les prolongements des cellules sont rompus et que celles-ci, devenues libres, sont appliquées contre les faisceaux connectifs par la pression du liquide injecté. M. RENAUT, en étudiant de minces lamelles transparentes, fixées en place par l'alcool et colorées par l'éosine, montra que les cellules plates sont bel et bien ramifiées et anastomosées, que leurs prolongements protoplasmiques sont souvent fort étendus, irréguliers, disposés sur plusieurs plans, et affectent le type membraneux ou filiforme, que, enfin, l'orientation de ces réseaux cellulaires n'est pas corrélative à celle des faisceaux connectifs.

Cependant l'indépendance de ces deux sortes d'éléments, proclamée par RENAUT, n'est pas absolue puisqu'ils forment des parties continues d'un même tout, ainsi que nous l'avons expliqué plus haut.

Des clasmatocytes. — Parmi les cellules fixes du tissu conjonctif lâche, il en est qui se distinguent par leur énorme volume, leur aspect granuleux et l'indépendance de leurs prolongements ; WALDEYER les avait déjà signalées en 1875 sous le nom de *cellules plasmatiques;* EHRLICH, en 1879, les avait nommées *cellules anilinophiles* ou *mastzellen* (cellules d'engraissement). Mais c'est à M. RANVIER (1890) que l'on doit la connaissance exacte de leur origine et de leur signification. Il leur a imposé le nom de *clasmatocytes,* qui veut dire : cellules qui se brisent, car elles ont la singulière propriété de s'effriter en menus morceaux qui se dispersent et disparaissent dans les mailles du tissu conjonctif.

Ces éléments se distinguent facilement dans une membrane de tissu conjonctif que l'on a fixée au moyen d'une solution d'acide osmique à 1 p. 100, et colorée avec le violet de méthyle. On en compte, dit M. RANVIER, plusieurs milliers par millimètre cube, et, autour de beaucoup d'entre eux, on voit des fragments et des granulations résultant de leur clasmatose (fig. 71). Cet auteur a montré que les

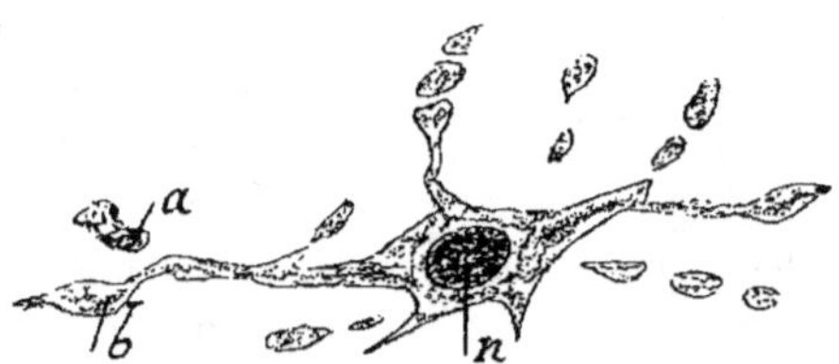

Fig. 71. — Un clasmatocyte.

a, fragment isolé de la cellule. — *b,* branche protoplasmique sur le point de se séparer. — *n,* noyau.

clasmatocytes proviennent de cellules migratrices du tissu conjonctif, qui, à un moment donné, s'arrêtent dans ce tissu, y

grossissent extraordinairement, par suite d'une sorte d'engraissement, prennent des prolongements plus ou moins rameux, et enfin
s'effritent peu à peu pour céder leur substance à la nutrition des
éléments ambiants. C'est, comme on le voit, pousser le rôle de
pourvoyeur jusqu'au sacrifice de soi-même. Il a aussi observé la
transformation inverse : par exemple, sous l'influence de l'inflammation, les clasmatocytes disparaissent presque entièrement et
sont remplacés par un grand nombre de globules blancs.

Les cellules migratrices du tissu conjonctif ne se transforment pas
toutes en clasmatocytes, tant s'en faut ; il en est qui, de maille en
maille, finissent par atteindre un capillaire lymphatique et rentrent
dans les voies circulatoires, non sans avoir proliféré au cours de
ce voyage ; d'autres se transforment en cellules fixes du tissu et
en prennent tous les caractères. M. METCHNIKOFF a démontré sans
réplique que, de même que les cellules fixes du tissu conjonctif
peuvent, sous l'influence de l'inflammation, passer à l'état de leucocytes et de globules purulents, de même les cellules migratrices
peuvent passer à l'état de cellules fixes. Et cela n'a rien qui puisse
surprendre quand on sait que le tissu conjonctif embryonnaire ou
mésenchyme n'est formé d'abord que de cellules amiboïdes.

Des chromoblastes. — Les cellules fixes du tissu conjonctif sont
susceptibles de se charger de granulations de pigment ou mélanine, qui leur donnent une couleur brune ou noire et les rendent
très apparentes sous le microscope ; leur noyau échappe toutefois

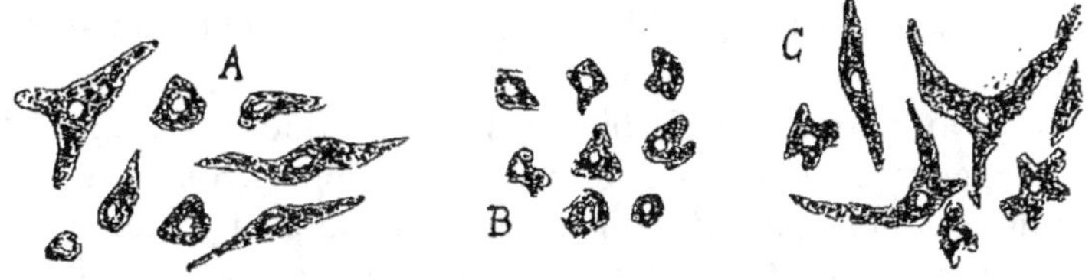

Fig. 71 *bis*. — Chromoblastes.

A, *lamina fusca* du cheval. — B. *lamina fusca* du veau. — C, pie-mère du bœuf. — Grossissement 105 D.

à cette pigmentation et forme une tache claire dans leur centre
(fig. 71 *bis*).
La mélanine dérive certainement de la matière colorante du sang ;
c'est une substance insoluble dans l'éther, l'alcool, l'eau, inatta-
quable par l'acide sulfurique, mais qui se dissout dans la potasse

et se décolore par le chlore. — Les cellules du tissu conjonctif ainsi chargées de pigment ont reçu le nom de *chromoblastes ;* on en trouve dans la trame de la choroïde, dans la *lamina fusca* ou tissu conjonctif épichoroïdien, dans l'iris, dans les parties superficielles du derme de certaines régions cutanées où l'épiderme est très pigmenté, comme le bout du nez de divers animaux, dans certains points de la pie-mère, surtout chez le bœuf et le mouton, etc. La pigmentation de la pie-mère est à remarquer car elle corrobore cette idée que la choroïde n'est qu'une pie-mère oculaire, tout comme la sclérotique n'est qu'une dure-mère oculaire.

Chez les vertébrés inférieurs (batraciens, reptiles), les chromoblastes sont extrêmement répandus et de couleurs très diverses de plus ils sont doués d'amiboïsme : tantôt ils sont extrêmement ramifiés et arborisés ; tantôt ils sont rétractés en boule ; et ces mouvements, dirigés par le système nerveux, sont provoqués par les changements de la lumière ambiante ; par exemple, à une vive lumière, les chromoblastes du derme s'étalent et se ramifient, la peau se fonce de couleur ; à l'obscurité, au contraire, ils se rétractent, passent à l'état sphérique, et la peau s'éclaircit. Tout le monde a entendu parler des changements de couleur du caméléon, qui lui permettent non seulement de se défendre contre une radiation lumineuse trop intense qui pourrait offenser les réseaux vasculo-nerveux superficiels, mais encore de faire acte de mimétisme, c'est-à-dire de prendre la couleur du milieu ou des objets ambiants afin de se mieux dissimuler ; eh bien ! ces variations sont dues aux chromoblastes du derme et sous l'influence du système nerveux.

Dans les animaux supérieurs, le tissu conjonctif semble avoir été en grande partie dépossédé de la fonction chromatogène, en faveur des épithéliums ; ainsi, le pigment de la peau et de certaines muqueuses voisines des orifices naturels est généralement localisé exactement dans l'épiderme de ces téguments ; ce n'est que dans le cas de trop-plein, pour ainsi dire, que le derme est envahi dans ses couches superficielles.

Les clasmatocytes et les chromoblastes ne sont pas les seuls variétés de cellules conjonctives ; nous aurons encore à signaler comme telles, dans la suite de cet ouvrage, la cellule adipeuse, la cellule vésiculeuse du tissu fibro-hyalin, la cellule des tendons, la cellule des aponévroses et autres organes fibreux, certaines cellules du stroma de l'ovaire et du testicule, la cellule endothéliale des séreuses, etc.

Vaisseaux et nerfs. — Presque partout où vont les vaisseaux, le tissu conjonctif les accompagne ; il forme avec eux une sorte de parenchyme de nutrition. Les vaisseaux sanguins s'en servent de substratum pour parvenir à leur destination, mais ils ne lui donnent que quelques rares capillaires pour sa nutrition propre ; certains histologistes affirment même que ce tissu ne contient aucun vaisseau sanguin qui lui soit spécialement destiné. Quant aux lymphatiques, le tissu conjonctif lâche est leur véritable terrain, vu qu'ils sont chargés de le drainer et de collecter la lymphe interstitielle épanchée des capillaires sanguins et répandue dans ce tissu comme dans une éponge. Nous exposerons plus loin la question autrefois si controversée de l'origine des lymphatiques dans le tissu conjonctif.

Quant aux nerfs, ils se comportent comme les vaisseaux sanguins, c'est-à-dire qu'ils cheminent dans le tissu mais ne s'y terminent pas. Les corpuscules de Pacini, que l'on trouve en différents points, sous la peau et autour des articulations, se rapportent plutôt à la peau et aux articulations qu'au tissu conjonctif qui les loge ; on sait en effet qu'ils sont mis en jeu par des pressions venues de l'extérieur ou des organes voisins.

CARACTÈRES PHYSICO-CHIMIQUES

Le tissu conjonctif lâche est un tissu blanc, opaque, extensible et plus ou moins élastique, se laissant facilement infiltrer par les gaz et les liquides. En se desséchant, il perd sa souplesse et devient jaunâtre et translucide ; mais il reprend ses qualités premières quand on le mouille. Traité par l'eau bouillante, il se transforme en une solution gélatineuse qui se prend en masse par le refroidissement, ainsi que par l'action de l'alcool et des acides ; sa trame connective s'est en effet dissoute et convertie en *géline*, variété de gélatine.

Le tissu conjonctif est susceptible de se combiner à l'acide tannique et de former avec lui un tannate de gélatine, imputrescible et imperméable, base du cuir ; les cuirs sont en effet obtenus par le tannage des peaux ou plus exactement de leur derme, qui n'est qu'un tissu conjonctif condensé.

Nous avons déjà indiqué l'action des acides et des bases sur le tissu conjonctif; nous nous bornerons à ajouter ici que, en raison même de cette action, il faut éviter d'employer en injections hypodermiques des solutions trop acides ou trop alcalines.

CARACTÈRES PHYSIOLOGIQUES

Bien que le tissu conjonctif lâche ne reçoive pour son usage propre que peu ou point de vaisseaux sanguins, il est susceptible d'une nutrition énergique, qui se manifeste à l'état pathologique par une grande faculté de prolifération et de régénération. Cette activité de nutrition s'explique fort bien par la lymphe qui l'imbibe, par les leucocytes qui circulent dans ses mailles et par les nombreux vaisseaux lymphatiques qui le drainent.

Lorsque ce tissu vient à subir une solution de continuité, il se régénère avec la plus grande facilité, en passant par les phases successives de son développement normal; par exemple, une plaie superficielle, dépassant l'épiderme en profondeur, ne tarde pas à se couvrir de petits bourgeons mous, rouges, très vasculaires, végétant souvent avec exubérance, que les cliniciens appellent improprement bourgeons charnus; ce n'est autre chose que du tissu conjonctif embryonnaire qui comble ladite plaie et qui, après développement complet, formera la cicatrice. (Nous dirons plus tard le mode de régénération de l'épiderme.)

De même, quand une solution de continuité se produit dans un tissu incapable de régénération, muscles, tendons, ligament cervical, cartilage scutiforme de la troisième phalange, etc., on voit le tissu conjonctif ambiant faire tous les frais de la restauration; ainsi un muscle coupé en deux devient digastrique par intercalation d'une cicatrice conjonctive. Le tissu conjonctif est donc le tissu cicatriciel par excellence. Remarquons ici que le tissu cicatriciel devient à la longue de plus en plus fibreux et consistant, et qu'en même temps il se rétracte d'une manière invincible, en sorte que les parties qu'il réunit sont exposées à des tiraillements et des déformations; une cicatrice à la face peut dévier les traits de la physionomie; dans la paume de la main, elle peut entraîner une semi-flexion permanente des doigts; au niveau d'une jointure, elle peut modifier l'angularité des rayons contigus, etc. : autant de conséquences contre lesquelles le chirurgien doit être toujours en garde.

La faculté de prolifération du tissu conjonctif est telle, que, dans maintes circonstances pathologiques, on le voit s'épaissir, se densifier au risque d'étouffer les éléments essentiels des organes ; il en résulte les *scléroses* du foie, du rein, des centres nerveux, de la peau, etc. On le voit aussi produire fréquemment des néoplasmes ou tumeurs qu'on appelle *sarcomes*, dont il existe autant de variétés qu'il y a de stades à l'évolution normale du tissu : sarcome globo-cellulaire, fuso-cellulaire, muqueux (myxome), fibreux (fibrome).

Le tissu conjonctif lâche est le tissu interstitiel par excellence ; il réunit et sépare tout à la fois les organes et les éléments des organes, lesquels y sont déposés comme dans les mailles d'une vaste éponge. On le trouve partout et partout il est continu à lui-même : une forte insufflation, pratiquée en un point sous la peau, produit un emphysème général, pénétrant entre les muscles, autour des viscères, entre les feuillets du médiastin et des mésentères, etc. ; une fracture de la trachée, une déchirure du poumon sur le vivant peuvent permettre à l'air de s'extravaser dans le tissu conjonctif et de se répandre à grande distance ; de même un épanchement inflammatoire localisé en un point peut produire un œdème très étendu, parce que la sérosité cédant à la pesanteur s'infiltre de proche en proche dans les mailles du tissu conjonctif et vient s'accumuler aux parties déclives ; c'est ainsi qu'un œdème situé sous le ventre ou à l'extrémité des membres a souvent pour cause quelque traumatisme d'une région supérieure.

Le tissu conjonctif ne remplit pas seulement un rôle de réunion, de conjonction, entre les organes et les éléments des organes ; il facilite en outre, par les forces d'imbibition et de capillarité, la circulation de la lymphe interstitielle ; c'est une sorte d'éponge lymphatique. De plus, il sert de réceptacle à la graisse. Enfin, lorsqu'il se charge de fibres élastiques, il peut favoriser certains mouvements.

B. — Tissu conjonctif modelé

Le tissu conjonctif peut ordonner sa texture relativement à certains organes ou éléments d'organes, ou bien constituer lui-même des organes définis, on le dit alors modelé. Nous étudierons sous ce titre : le tissu conjonctif réticulé, le tissu conjonctif lamelleux, le périoste, le périchondre et diverses autres enveloppes, les dermes cutanés ou muqueux, et enfin les membranes séreuses.

I. — TISSU CONJONCTIF RÉTICULÉ

Le tissu conjonctif réticulé ou adénoïde se rencontre dans les ganglions lymphatiques, la rate, les amygdales, le thymus, les follicules clos de l'intestin, de la bouche, du pharynx et, d'une manière générale, dans tous les organes ou tissus lymphoïdes, c'est-à-dire infiltrés de nombreux leucocytes. Il est constitué par un réseau délicat de fibrilles dont les nœuds présentent un corps cellulaire manifeste (fig. 72). HIS, FREY, KÖLLIKER et la plupart des auteurs allemands, ont toujours soutenu que ce réseau est constitué simplement par des cellules étoilées et anastomosées. Mais RANVIER

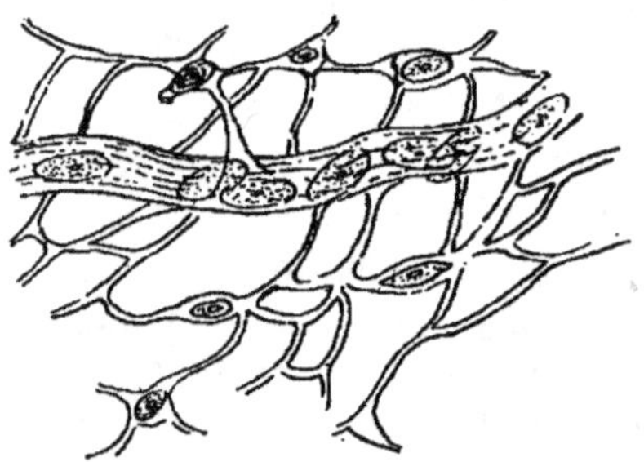

Fig. 72. — Tissu conjonctif réticulé d'un ganglion lymphatique (avec un capillaire sanguin).

admit une autre interprétation : les fibrilles du réseau seraient de nature connective et les cellules simplement appliquées sur leurs entrecroisements. Les recherches récentes de LAGUESSE démontrent, au moins en ce qui concerne la rate, que l'opinion allemande est la vraie, c'est-à-dire que le tissu réticulé est un simple réticulum cellulaire ; d'ailleurs il ne donne pas de gélatine par la coction, et, dans la rate, il se distingue nettement par ses réactions des travées conjonctives provenant de l'enveloppe superficielle.

Quoi qu'il en soit, il y a là un tissu conjonctif particulier, dont la texture réticulée est corrélative à la multitude des leucocytes qu'il enferme dans ses mailles.

II. — TISSU CONJONCTIF LAMELLEUX OU ENGAINANT

Ce tissu forme des gaines résistantes à certains organes ou parties d'organes, comme les poils et les faisceaux des nerfs, gaines constituées par des lamelles emboîtées et étroitement juxtaposées. — La gaine lamelleuse de la racine des poils se voit très bien à l'œil nu dans les poils tactiles des lèvres et du bout du nez de divers animaux ; au microscope, elle se décompose en lames stratifiées, formées de faisceaux connectifs condensés, disposés longitudinalement ou circulairement, lames réunies par d'autres faisceaux qui vont de l'une à l'autre ; les cellules se logent dans l'intervalle de ces faisceaux et en portent l'empreinte.

La gaine lamelleuse des nerfs enveloppe individuellement chaque faisceau de fibres (fig. 73) et se poursuit jusque sur les dernières ramifications, à l'état de *gaine de Henle* (Voy. structure des nerfs). Les fines lamelles concentriques qui la constituent sont formées de fibrilles connectives et de grains élastiques noyés dans une substance amorphe. Dans leurs intervalles se placent les cellules fixes du tissu, lesquelles s'aplatissent à l'extrême comme des cellules endothéliales, et même se soudent les unes aux autres en endothélium continu, à la face interne de la gaine et dans les espaces interlamellaires voisins de cette face. Ces lamelles ne sont pas seulement superposées, elles se réunissent de distance en distance, ou plutôt, comme le dit M. RENAUT, elles forment en échangeant des lamelles obliques, un système concaténé.

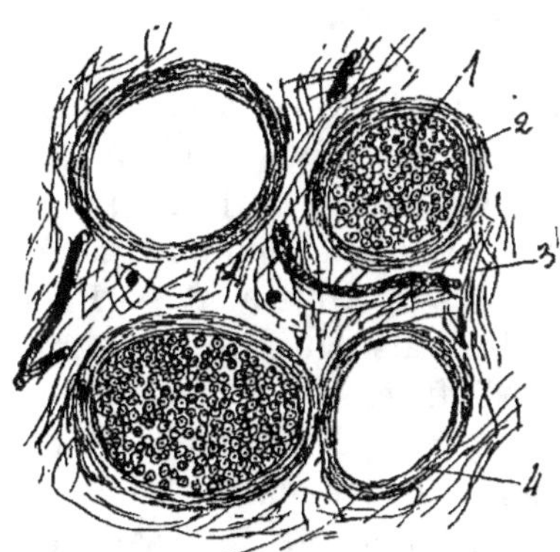

Fig. 73. — Tissu conjonctif engainant vu sur une coupe transversale d'un nerf.

1, faisceau de fibres nerveuses. — 2, tissu conjonctif lamelleux engainant le faisceau. — 3, tissu conjonctif lâche interfasciculaire. — 4, faisceau nerveux vidé de son contenu pour mieux montrer sa gaine lamelleuse.

Dans certains nerfs du cheval et de l'âne (facial, médian, sciatique), M. RENAUT a montré une curieuse différenciation de la partie externe de leurs gaines lamelleuses ; là, les cellules s'alignent en séries, se modèlent entre des faisceaux connectifs longitudinaux, et s'étirent en crêtes d'empreintes plus ou moins déchiquetées ; c'est ce que l'auteur appelle la région tendiniforme de la gaine lamelleuse.

En maints autres endroits, le tissu conjonctif lâche prend une texture lamelleuse plus ou moins évidente, par exemple sous le dartos, autour des muscles et des tendons, etc.; mais il n'y a rien de particulier au point de vue de sa structure.

Quant au périoste, au périchondre, au derme cutané, au chorion des muqueuses, à l'enveloppe de divers organes tels que le foie, les reins, les thyroïdes, etc., nous nous bornerons à dire ici que c'est du tissu conjonctif modelé en membranes, et adapté à divers usages. Il ne nous reste donc plus à envisager que les membranes séreuses.

III. — Membranes séreuses

Les séreuses sont des membranes conjonctives minces, transparentes, polies, luisantes et humectées à leur face libre, membranes tapissant les cavités splanchniques et les organes qui y sont contenus, les cavités articulaires, et, d'une manière générale, toutes les surfaces intérieures exposées à frottement. — Bien que la tunique interne du cœur et des vaisseaux soit assimilable à une séreuse et en remplisse l'office, nous l'étudierons à part à propos de la structure de ces organes. — La distinction des séreuses, en tant que membranes indépendantes, faisant partie du plan primordial de l'organisation et jouissant de caractères anatomiques, physiologiques et pathologiques particuliers, est due à Bichat, qui en avait fait un de ses systèmes les plus naturels. C'est en vain que Velpeau et divers auteurs ont cherché à établir qu'il n'y a que des surfaces séreuses, que les membranes de ce nom sont produites par un tassement du tissu conjonctif autour des organes mobiles, comme on le remarque dans le cas de bourse séreuse accidentelle ou de pseudarthrose. Les séreuses normales ne sauraient être comparées aux séreuses adventices; elles existent avant que les organes revêtus par elles aient effectué le moindre mouvement, et souvent même avant qu'ils se soient différenciés; leur autonomie n'est pas plus discutable que celle du derme cutané ou du chorion muqueux.

CARACTÈRES ANATOMIQUES GÉNÉRAUX

Nous venons de distinguer les *séreuses vraies* et les *séreuses fausses*. Les premières sont : les séreuses splanchniques (plèvres, péricarde, péritoine, arachnoïde) et les synoviales articulaires ou tendineuses. Les secondes se forment accidentellement dans les points qui deviennent le siège de mouvements anormaux, par une sorte de distension ou même de dilacération du tissu conjonctif, qui se creuse d'une cavité plus ou moins spacieuse où s'accumule un liquide. C'est ainsi que des bourses séreuses sous-cutanées se produisent sur le dos des portefaix, sur la pointe du jarret (capelet), sur la face antérieure du genou ou du boulet (hygromas), etc. Ces sortes de poches sont assimilables à des mailles conjonctives extrêmement agrandies ; le tissu conjonctif est tassé à leur périphérie, mais ne constitue pas une membrane propre ; en outre, le liquide qui les remplit est plus ou moins visqueux et devient facilement purulent sous l'influence d'une inflammation. Nous n'en parlerons pas davantage.

A l'exception des synoviales articulaires qui, comme on le sait,

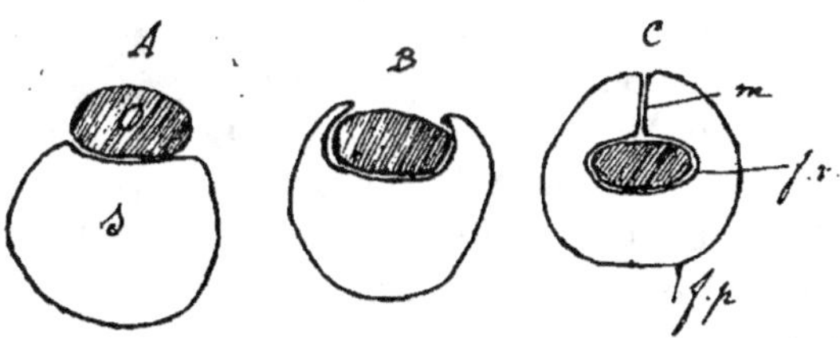

Fig. 74. — Schéma de la disposition générale des membranes séreuses.

A, l'organe O est en dehors de la séreuse. — B, il s'enfonce dans sa cavité par invagination. — C, il est flottant dans la dite cavité. — *fp*, feuillet pariétal. — *fv*, feuillet viscéral. — *m*, méso ou duplicature réunissant les deux feuillets.

s'arrêtent à la marge des surfaces articulaires et affectent ainsi la forme de manchons à deux ouvertures, les séreuses sont disposées en sacs clos de toutes parts (fig. 74). Celles qui tapissent les cavités splanchniques ou les gaines tendineuses se réfléchissent sur les organes qui y sont contenus en formant des duplicatures suspendant ces organes dans leur cavité et leur amenant les vaisseaux et les nerfs, duplicatures connues sous le terme générique de *méso* (mesopulmonum, mesorchium, mésogastre, mésentère, mésotendon, etc.) ; on distingue alors un *feuillet pariétal* et un *feuillet viscéral*. Mais, dans ce cas comme dans celui où la séreuse forme une simple vessie sous-tendineuse (synoviale vésiculaire), les organes sont en dehors de la membrane, comme la tête coiffée du vulgaire bonnet de coton est en dehors de la cavité dudit bonnet. S'il était possible de déplisser les séreuses, on les transformerait toutes en énormes sacs à la périphérie desquels seraient refoulés tous les organes qu'elles enveloppaient.

La structure d'une séreuse quelconque comprend deux couches : l'une profonde, chorion ; l'autre superficielle, endothélium ; plus des vaisseaux et des nerfs.

Le *chorion* est une trame de 50 à 150 µ d'épaisseur, où l'on voit au microscope tous les éléments du tissu conjonctif lâche, réunis par une substance hyaline amorphe. Les faisceaux connectifs sont entre-croisés dans les sens les plus divers, mais en général parallèles aux surfaces de la membrane. Les fibres élastiques sont particulièrement nombreuses dans les régions extensibles des séreuses ; elles sont fines et fréquemment anastomosées ; d'autre part, leurs intervalles sont souvent comblés par de fines expansions élastiques avec lesquelles elles forment de véritables membranes fenêtrées (fig. 75). Quant aux cellules fixes, elles occupent les intervalles des faisceaux connectifs

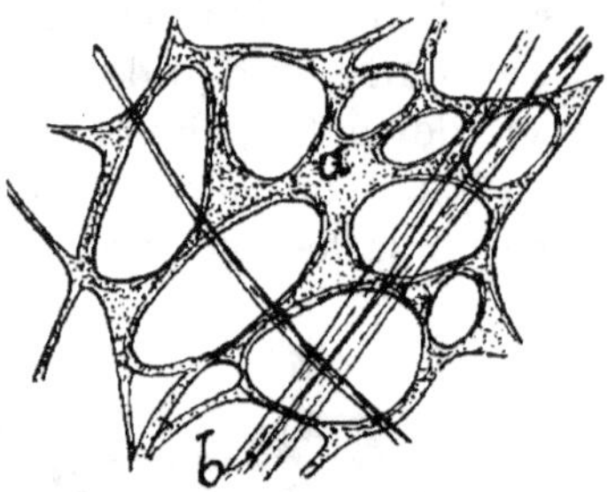

Fig. 75. — Trame conjonctivo-élastique du mésentère.

a, réseau élastique. — *b*, faisceau de fibrilles connectives.

et s'appliquent contre eux. — Tous ces éléments sont noyés dans une substance amorphe, molle et transparente, qui les réunit à la manière d'un ciment, substance qui fait défaut dans le tissu conjonctif lâche.

L'*endothélium* est formé d'une assise de cellules plates, extrêmement minces et intimement unies bord à bord par un ciment qui réduit le nitrate d'argent. Après l'action de ce réactif, on voit se dessiner à la superficie des séreuses un réseau de lignes noires dont chaque maille correspond à une cellule ; on peut, en effet, y révéler l'existence d'un noyau au moyen des matières colorantes (fig. 76). Ces cellules endothéliales ne sont pas très adhérentes ;

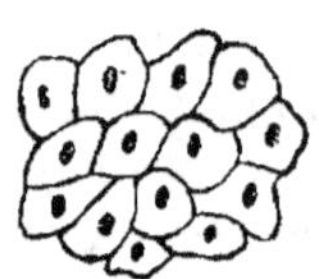

Fig. 76. — Lambeau d'endothélium mésentérique après imprégnation à l'azotate d'argent.

on les chasse facilement au pinceau et elles desquament rapidement après la mort. Leur forme ordinaire est celle de grandes plaques polygonales ou plus ou moins allongées. Elles sont constituées par une mince lamelle vitreuse superficielle, simulant une cuticule, et par une petite masse sous-jacente de protoplasma renfermant un noyau, protoplasma continu d'une cellule à l'autre, d'après M. RANVIER, continu même avec le protoplasma des cellules fixes du chorion, d'après M. MATHIAS DUVAL.

Il est aujourd'hui démontré, grâce à M. RANVIER, que les cellules endothéliales des séreuses et les cellules fixes du tissu conjonctif sont équivalentes et qu'elles peuvent se transformer les unes en les autres. En provoquant une inflammation expérimentale du péritoine, cet auteur a vu des cellules endothéliales tomber et se détruire, tandis que d'autres perdaient leur plaque superficielle, hypertrophiaient leur protoplasma, devenaient étoilées, et passaient ainsi à l'état de cellules conjonctives, qu'il était impossible de distinguer de celles de la trame de la membrane. Au bout de quelques jours, lorsque le processus inflammatoire s'est calmé, l'endothélium se reconstitue, soit aux dépens des cellules fixes, soit aux dépens des cellules migratrices. L'endothélium séreux n'est donc, comme le dit fort bien M. MATHIAS DUVAL « qu'une adaptation particulière des cellules du tissu conjonctif au rôle de revêtement épithélial continu » ; il ne fait qu'un avec la trame qui lui sert de support, et la séreuse toute entière n'est qu'une membrane conjonctive. Tout autre est le cas des membranes tégumentaires, peau ou muqueuses : leurs deux couches sont de nature différente et ne sauraient procéder l'une de l'autre.

Les *vaisseaux sanguins* appartenant en propre aux séreuses paraissent peu abondants ; on peut même se demander, en ce qui concerne l'arachnoïde, si elle n'en est pas totalement dépourvue. Ch. ROBIN admettait, au contraire, que ces membranes renferment dans leur trame un réseau serré de très fins capillaires émanant d'un premier réseau sous-séreux, seul visible à l'œil nu, et il faisait remarquer, à l'appui de son dire, qu'elles se congestionnent et s'enflamment souvent, à l'exclusion des organes qu'elles recouvrent. Mais, on peut objecter que, dans ces cas pathologiques, il y a néoformation de capillaires.

La même divergence d'opinion règne à l'égard des *lymphatiques* : DYBKOWSKY, BIZZOZÉRO, SALVIOLI, disent avoir injecté dans la plèvre, le péricarde, le péritoine, un réseau très superficiel rattaché au réseau sous-séreux ; TILLMANNS aurait pareillement réussi à injecter, chez le cheval et le bœuf, de très beaux réseaux lymphatiques dans les synoviales, réseaux placés immédiatement sous l'endothélium. Par contre, la plupart des anatomistes pensent qu'il n'y a pas de réseaux lymphatiques dans les séreuses, ces réseaux seraient situés dans le tissu conjonctif sous-séreux, où on les injecte facilement; ils donneraient seulement à la trame de la membrane quelques branches ascendantes qui, au dire de certains auteurs, viendraient s'ouvrir à la surface des stomates (Voy. p. 132).

Quant aux *nerfs*, ils sont nombreux dans les séreuses, en dépit du défaut de sensibilité de ces membranes à l'état physiologique; ils affectent ordinairement une disposition plexiforme et se terminent soit par des extrémités libres, soit par des corpuscules divers, par exemple on trouve des corpuscules de Pacini dans le mésentère du chat, sur les capsules articulaires, etc.

Caractères anatomiques spéciaux. — A. Péritoine. — Dans la femelle, le péritoine présente cette exception remarquable : qu'il est en continuité avec la muqueuse des voies génitales au pourtour du morceau frangé et que sa cavité est ainsi en communication avec l'extérieur. On constate, en outre, avec le microscope, qu'il est remplacé, à la surface des ovaires, par une couche de cellules cylindriques qu'on appelle épithélium germinatif, épithélium qui a joué un rôle de premier ordre dans le développement de ces organes. Indépendamment de ces particularités propres à la femelle, il en est un certain nombre d'autres à signaler, offertes notamment par l'épiploon et par le péritoine diaphragmatique.

Le *grand épiploon* est une membrane pleine à l'origine, qui se perfore dans la suite chez la plupart des animaux, ainsi que dans l'homme, et prend, chez certains, l'aspect d'une fine dentelle réticulée (homme, solipèdes, rat, cobaye) (fig. 77). Si l'on examine cette membrane au microscope après l'avoir traitée par le nitrate d'argent et certaines matières colorantes appropriées, on voit très bien les faisceaux connectifs qui se contournent pour circonscrire ses travées, les cellules fixes disséminées sur ces faisceaux, enfin les cellules endothéliales (fig. 78) embrassant chaque travée de manière à n'en laisser aucune partie à découvert. Il n'y a pas de fibres élastiques. Les vaisseaux sanguins n'existent que dans les grosses travées; les petites sont complètement invasculaires. Parmi celles-ci on en remarque qui ne sont formées que de deux ou même d'un seul faisceau connectif, et qu'une seule cellule endothéliale suffit à envelopper, en s'enroulant en tube; ces travées minuscules ne renferment pas de cellules fixes; elles ne présentent d'autres éléments cellulaires que les cellules endothéliales de revêtement, ce qui est une nouvelle preuve de l'équivalence des deux sortes de cellules.

L'épiploon, ainsi que les mésentères, est un lieu de prédilection pour l'accumulation de la graisse; celle-ci apparaît d'abord le long des vaisseaux (Voy. fig. 107); puis elle envahit la membrane de proche en proche et peut la transformer en un épais tablier de graisse, ainsi qu'on le voit chez le porc gras.

Le mode de formation des trous du grand épiploon a donné lieu à quelques discussions. Ch. ROBIN les attribuait à une résorption

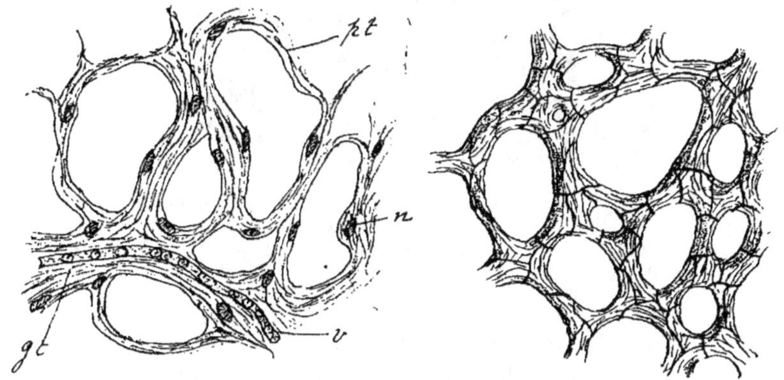

Fig. 77. — Portion de l'épiploon du cheval dépouillé de son endothélium.

Fig. 78. — Épiploon du chat adulte imprégné au nitrate d'argent. (On voit l'endothélium qui revêt les travées.)

pt, petites travées. — *gt*, grosse travée parcourue par un capillaire (*v*). — *n*, noyaux des cellules fixes des travées.

par places de la substance amorphe de la membrane. M. RANVIER et tous les auteurs modernes pensent qu'ils sont l'œuvre des leucocytes, que l'on trouve ici comme dans toutes les cavités splanchniques; ces éléments peuvent se cramponner à l'épiploon, lancer un pseudopode dans son épaisseur, et finalement le traverser de part en part en laissant un trou qui s'agrandit ensuite peu à peu. M. RANVIER a, pour ainsi dire, saisi sur le fait les leucocytes exerçant ladite action térébrante (fig. 79); il en a vu dans ses préparations un grand nombre qui adhéraient encore à la membrane, d'autres qui étaient à demi engagées dans son épaisseur, d'autres enfin qui venaient de la traverser en laissant la trace de leur passage. Cette térébration s'exécute aussi souvent à travers les cellules de l'endothélium (fig. 80) que dans leurs intervalles (fig. 81). Les leucocytes peuvent aussi s'intercaler entre

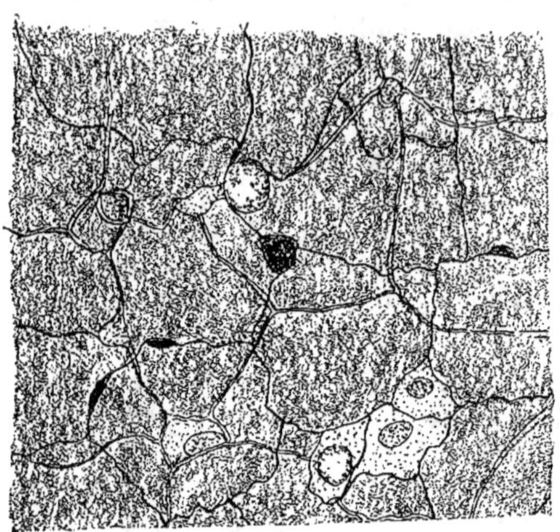

Fig. 79. — Épiploon de jeune lapin imprégné au nitrate d'argent, montrant plusieurs trous de passage de globules blancs. — Un de ces globules, dans la partie supérieure de la figure, a été saisi au moment où il poussait un prolongement amiboïde à travers la membrane. En bas on voit quelques cellules endothéliales, nucléées, jeunes, qui sont sans doute des centres de régénération.

les cellules endothéliales, se transformer en nouvelles cellules endothéliales, et former des centres d'accroissement et de rénovation (fig. 79).

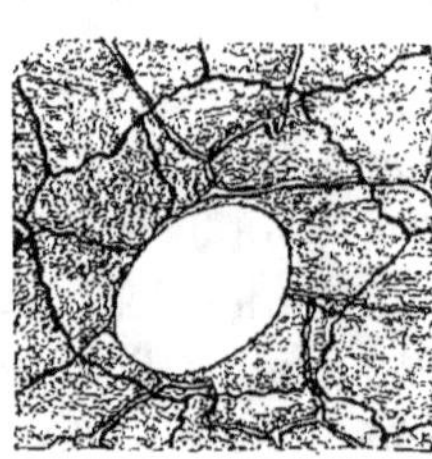

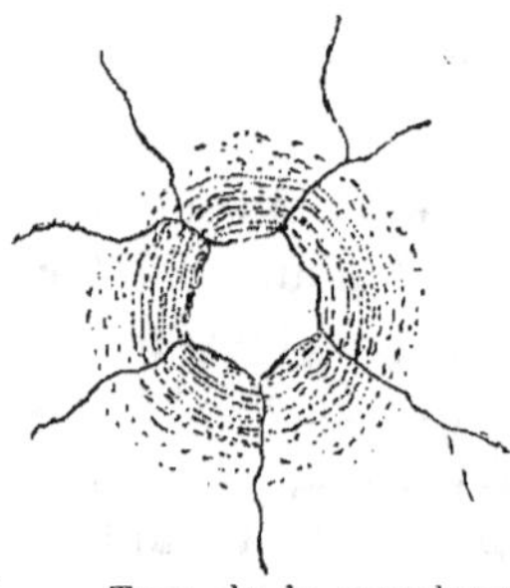

Fig. 80. — Trou du grand épiploon du lapin percé par un globule blanc à travers une cellule endothéliale.

Fig. 81. — Trou de la membrane rétropéritonéale de la grenouille pratiqué entre cinq cellules de l'endothélium.

Il n'est pas douteux que les globules blancs soient les agents de la fenètration de l'épiploon ou de toute autre séreuse perforée. Mais comment s'agrandissent les très fins orifices qu'ils ont percés tout d'abord? est-ce seulement par répétition de leurs passages en troupes de plus en plus nombreuses, comme le soutient M. RENAUT? n'y aurait-il pas aussi résorption de la substance amorphe de la trame, comme le pensait Ch. ROBIN? — Les deux modes nous paraissent entrer en ligne de compte.

Le *péritoine diaphragmatique* a été, lui aussi, l'objet d'études intéressantes. En 1863, RECKLINGHAUSEN observa ce fait curieux que, si on verse dans la coupole du diaphragme d'un lapin suspendu la tête en bas, du lait, du bleu de Prusse en suspension dans de l'eau, etc., on voit bientôt les lymphatiques du diaphragme s'injecter. LUDWIG, RANVIER répétèrent l'expérience et en confirmèrent le résultat. On s'appliqua donc à rechercher la présence de stomates lymphatiques. L'imprégnation au nitrate d'argent révéla, dans les espaces intertendineux du centre phrénique, une disposition toute particulière de l'endothélium : de distance en distance on voit de petites cellules rondes disposées en rosaces (fig. 82) autour de dépressions que M. RANVIER appelle des

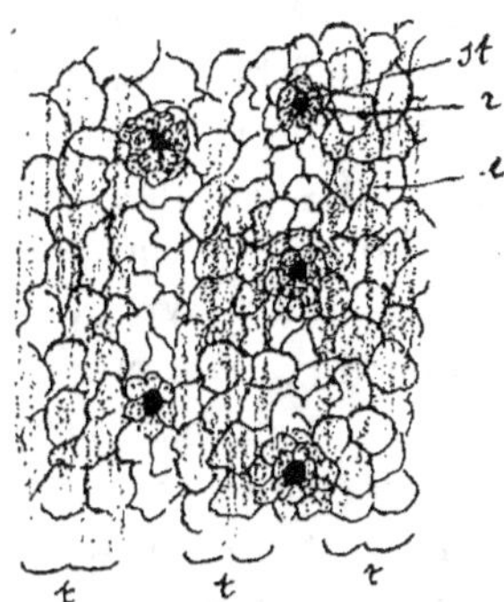

Fig. 82. — Face postérieure du centre phrénique imprégné au nitrate d'argent.

t, tendons vus par transparence. — *st*, stomates lymphatiques. — 2, cellules jeunes qui les entourent. — *e*, endothélium ordinaire.

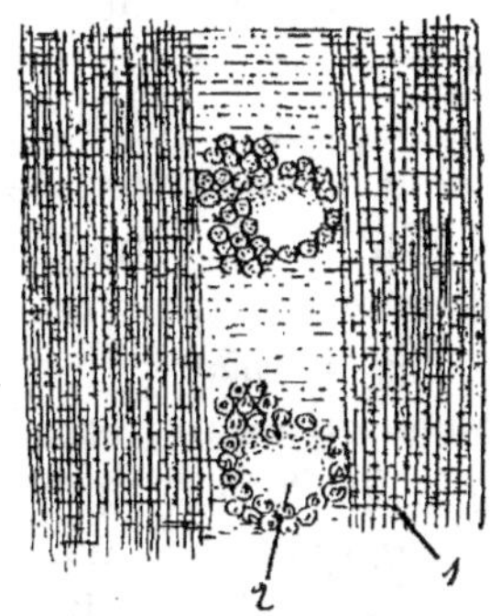

Fig. 83. — Face postérieure du centre phrénique du lapin montrant deux tendons (1) entre lesquels on voit deux puits lymphatiques (2).

puits lymphatiques (fig. 83) et qui s'ouvrent, pense-t-on, dans les lymphatiques du diaphragme; les cellules groupées à l'orifice de ces puits ne seraient rien autre que des cellules lymphatiques qui en sortent.

TOURNEUX et HERMANN nient l'existence de ces puits lymphatiques; ils pensent que ce sont de simples dépressions en cul-de-

sac, au niveau desquelles l'endothélium indiscontinu serait formé
de cellules jeunes, épaisses, granuleuses, chargées de sa rénovation : ce seraient, en un mot, des centres de régénération endothéliale. — Les deux hypothèses ne sont pas aussi contradictoires
qu'on pourrait le croire, puisque M. RANVIER lui-même a prouvé,
à propos de l'épiploon, que des cellules lymphatiques sont susceptibles de s'intercaler entre les cellules endothéliales, de s'y
fixer et de s'y transformer en nouvelles cellules endothéliales ;
mais il reste à savoir s'il existe vraiment des communications permanentes avec les lymphatiques sous-jacents, c'est-à-dire des
stomates ? — Quoi qu'il en soit, il n'est guère douteux que les
petites cellules, groupées comme nous l'avons dit dans les espaces
intertendineux du diaphragme, ne soient des globules blancs
venus de ces vaisseaux, et que les points où on les observe ne
soient les lieux habituels de leur passage ; des élémeuts amiboïdes
comme ceux-là ne sauraient être arrêtés par un endothélium,
même indiscontinu.

B. PLÈVRES. — On a remarqué que les cellules endothéliales de ces séreuses sont à bords rectilignes à la face interne
des côtes, onduleux au niveau des muscles intercostaux : différence corrélative au degré d'extensibilité desdites membranes,
et que l'on trouve sans doute dans d'autres régions. Quelques
auteurs ont en outre signalé des foyers de petites cellules agissant
comme centres de rénovation de l'endothélium ou marquant la
place de stomates lymphatiques, s'il faut en croire DYBLKOWSKY.

Chez les solipèdes, les deux sacs pleuraux communiquent
généralement entre eux, grâce aux trous dont est percé le
médiastin postérieur qui, à sa partie inférieure, est réticulé
comme l'épiploon. Il ne semble pas que cette fenêtration soit
constante puisqu'on voit parfois la pleurésie, qui est ordinairement double chez ces animaux, se localiser d'un seul côté ; M. le
professeur BARRIER soutient même qu'elle est le plus souvent
accidentelle et que, sur le cadavre, elle se produit quand, la poitrine étant ouverte, le poumon se rétracte et tire sur le médiastin.
Cependant nous ferons remarquer que le méso de la veine cave
postérieure présente la même réticulation, bien que la cause
invoquée par M. BARRIER ne puisse ici entrer en ligne de compte.

C. ARACHNOÏDE. — L'arachnoïde est ainsi nommée de ce
que, dans les nombreux points où elle manque d'adhérence, on

la détache en lambeaux minces et transparents comme des toiles d'araignée. Son feuillet pariétal se confond avec la face interne de la dure-mère, à laquelle elle communique un poli et un brillant caractéristiques. Son feuillet viscéral est uni à la pie-mère par un tissu conjonctif extrèmement lâche dont les larges mailles sont occupées par le liquide céphalo-rachidien. On a cru longtemps que le premier était réduit à l'endothélium ; mais LANCEREAUX a démontré que le chorion ne fait pas défaut, et qu'il devient très visible dans certaines méningites déterminant son épaississement ; en sorte que, là comme ailleurs, la séreuse serait indépendante des parties sous-jacentes. Disons toutefois que la cavité arachnoïdienne manque à nombre de vertébrés, chez lesquels la dure-mère et la pie-mère sont réunies par du tissu conjonctif lâche.

D. PÉRICARDE. — Nous ne dirons rien de particulier de la séreuse péricardique, si ce n'est que les lymphatiques sont très abondants, particulièrement sous le feuillet viscéral.

E. SYNOVIALES. — Les synoviales, articulaires ou tendineuses, se distinguent des autres séreuses en ce que le liquide qu'elles épanchent est bien différent des sérosités ; la synovie est en effet épaisse, filante, onctueuse, chargée de matière albuminoïde, et admirablement apte à remplir son rôle qui est de tous points comparable à celui de l'huile employée pour nos machines artificielles. Ces membranes se distinguent en outre par leur chorion très riche en fibres élastiques, là où elles sont libres et extensibles, et par leur endothélium qui, en maints endroits, passe à l'état épithélioïde. Ainsi que sur les autres séreuses, c'est au niveau des dépressions que les cellules du revêtement interne perdent le type endothélial pour affecter la forme cubique et parfois même se superposer en plusieurs couches ; et c'est là qu'est élaborée la synovie, comme par un véritable épithélium glandulaire. Les franges synoviales que l'on trouve sur les marges articulaires ne sont rien autre que des refoulements de la séreuse, des méso flottants, pour ainsi dire.

BICHAT croyait que les synoviales articulaires étaient, comme les autres séreuses, disposées en sacs clos de toutes parts ; de fait, l'intérieur des articulations est partout également lisse et brillant ; mais les recherches microscopiques ont démontré qu'elles s'arrêtent autour des surfaces articulaires et que les cartilages d'encroûtement n'en sont pas revêtus ; une membrane aussi délicate qu'une séreuse n'eût pu résister aux pressions subies par ceux-ci. Les synoviales tendineuses présentent la même interruption au niveau des coulisses de glissement. On les qualifie de *vaginales* ou de *vésiculaires* suivant qu'elles entourent le tendon à la manière d'un fourreau, ou qu'elles forment seulement de petites bourses remplies de liquide sur lesquelles glisse l'organe ; dans le premier cas, elles affectent la disposition générale des séreuses splanchniques, c'est-à-dire qu'elles comprennent un feuillet pariétal et un viscéral reliés l'un à l'autre par un méso-tendon ; celui-ci est souvent incomplet, fenêtré, divisé en tractus ; il permet aux vaisseaux et aux nerfs du voisinage d'arriver à la portion de tendon contenue dans la gaine synoviale.

CARACTÈRES PHYSICO-CHIMIQUES

Membranes très minces, transparentes, polies et humectées à leur face libre, présentant la structure et les réactions chimiques du tissu conjonctif : telles sont les séreuses au point de vue physico-chimique. Ajoutons seulement que certaines d'entre elles sont douées d'une très grande élasticité qui leur permet de se prêter aux changements de volume parfois considérables qu'éprouvent les organes qu'elles tapissent.

CARACTÈRES PHYSIOLOGIQUES

A l'état normal, les séreuses ne contiennent dans leur cavité que juste la quantité de sérosité nécessaire pour les humecter et les lubrifier, sérosité où nagent des globules blancs avec quelques cellules endothéliales desquamées. A l'état pathologique, cette sérosité s'accumule et donne lieu à des hydropisies ou épanchements (hydro-thorax, hydro-péricarde, hydro-rachis, ascite) ; alors la cavité séreuse, qui, physiologiquement, est presque virtuelle, peut prendre une capacité considérable ; le feuillet pariétal et le feuillet viscéral se disjoignent, et, de deux choses l'une : ou bien la paroi de la cavité revêtue par la séreuse hydropique se distend, ou bien les organes renfermés dans cette cavité sont comprimés.

La synovie est le seul liquide d'une cavité séreuse qui, à l'état normal, soit en quantité suffisante pour qu'on puisse en faire l'analyse. Le tableau ci-dessous, emprunté à Frerichs, donne la composition de ce liquide : *A* chez un bœuf à l'étable ; *B* chez un bœuf à l'état de liberté :

	A	B
Eau..	939,90	948,54
Éléments solides............................	30,10	51,46
Mucine et épithélium	2,40	5,60
Albumine (synovine) et substances extractives..	15,76	35,12
Graisses......................................	0,62	0,76
Sels..	11,32	9,98

C'est à la synovine, matière albuminoïde particulière, non coagulable par la chaleur, qu'il doit ses caractères d'onctuosité.

Voici, d'autre part, des analyses de la sérosité d'un œdème sous-cutané, du liquide d'un hydrothorax et d'un liquide ascitique :

	Sérosité d'œdème.	Liquide d'hydrothorax.	Liquide ascitique.
Densité	1 012	1 010	1 010
Albumines totales	3,33	13,0	12,6
Fibrino-{ spontanément coagulable.....	0,00	0,0	Traces.
gène. { non spontanément coagulable.	0,02	0,08	0,02
Cendres.............................	»	8.5	5,9

Les sérosités dites de transsudation ou d'exhalation n'ont donc pas exactement la composition du plasma sanguin dont elles proviennent ; les séreuses exercent une certaine action dialytique élective, en vertu de laquelle certains principes sont retenus dans le sang. Quant à la synovie, elle n'est pas transsudée comme les sérosités ordinaires, mais véritablement sécrétée, grâce à la différenciation épithélioïde qu'a subi l'endothélium des synoviales en divers points, et ainsi s'expliquent ses caractères tout spéciaux.

Les membranes séreuses absorbent rapidement les liquides étrangers que l'on verse dans leurs cavités, surtout quand on exerce une compression extérieure méthodique. Il paraît d'ailleurs certain que, à l'état physiologique, les sérosités subissent une rénovation incessante, sans s'accumuler, grâce à un équilibre entre l'absorption et l'exhalation ; si l'exhalation devient trop active comme dans le cas d'hydrohémie ou d'hypertension sanguine, ou bien si l'absorption se ralentit comme à la suite de certaines altérations inflammatoires chroniques, l'hydropisie en résulte.

Lorsqu'on injecte dans une séreuse un liquide tenant en suspension des particules figurées, tel que du sang, du lait, de l'eau contenant de la poussière de vermillon, etc., ces particules sont captées par les leucocytes ; les cellules endothéliales ne participent à ce déblayage qu'à la condition qu'une irritation les ait fait passer à l'état indifférent. L'absorption est considérablement ralentie lorsque la séreuse est malade ; on peut voir alors du sang épanché ou injecté dans sa cavité y séjourner longtemps et constituer une hématocèle.

Les séreuses se forment toutes dans l'épaisseur du mésoderme, par différenciation d'une paroi sur les plans d'une fissure. Nous avons déjà dit que, dans les vertébrés supérieurs, la fente pleuro-péritonéale, première trace des grandes cavités du tronc, résulte d'un clivage du mésoderme sur les parties latérales de l'embryon. Les cavités articulaires se forment de la même manière par fissuration du mésenchyme primitivement interposé entre les segments cartilagineux du squelette. Les cavités synoviales tendineuses se creusent pareillement, à un moment donné, dans le tissu conjonctif entourant les tendons embryonnaires. La fissuration qui donne naissance à la cavité arachnoïdienne se produit à une époque relativement tardive, et, dans nombre de vertébrés, elle ne se forme pas du tout ; un tissu conjonctif lâche établit une continuité permanente entre la pie-mère et la dure-mère. — Ce mode de développement des séreuses explique parfaitement leur nature essentiellement conjonctive, et l'équivalence parfaite de leurs cellules endothéliales avec les cellules fixes du tissu conjonctif.

Le revêtement endothélial suit l'accroissement en étendue de la séreuse, soit par intercalation de leucocytes qui forment, comme nous l'avons déjà dit, des nids de nouvelles cellules endothéliales, soit par prolifération des cellules endothéliales déjà différenciées. M. RANVIER a montré que l'endothélium de la cavité pleuro-péritonéale, chez les jeunes animaux, présente par-ci par-là des cellules à deux noyaux, et d'autres cellules accouplées deux à deux dont le noyau se trouve au voisinage de leurs bords contigus, ce qui témoigne d'une récente division.

Les séreuses remplissent un rôle exclusivement mécanique, celui de diminuer les frottements et de favoriser le mouvement. La sérosité qui les humecte contribue peut-être à leur nutrition, car elle renferme des globules blancs et équivaut de tous points à la sérosité du tissu conjonctif, c'est-à-dire à de la lymphe interstitielle. On dirait que les cavités séreuses ne sont que de vastes mailles conjonctives, ou encore de grands réservoirs de lymphe. Tissu conjonctif lâche, membranes séreuses et vaisseaux lymphatiques sont comme les trois parties d'un même tout, susceptibles de se succéder l'une à l'autre dans le développement ontogénique, et de se remplacer dans la série zoologique. Par exemple, chez la grenouille, le tissu conjonctif sous-cutané est en grande partie remplacé par des sacs lymphatiques, communiquant entre eux et avec les vaisseaux lymphatiques ; de même le tissu conjonctif lâche périmusculaire est souvent remplacé par des cavités séreuses à endothélium plus ou moins discontinu.

Les altérations les plus communes des séreuses résultent de l'inflammation. Quand une séreuse est enflammée, elle laisse exsuder, à peu près sans modification, le plasma sanguin, dont la fibrine coagule à sa surface sous forme de *fausses membranes*, tandis que le sérum s'accumule dans les parties déclives de la cavité. En même temps, la membrane, devenue très vasculaire, bourgeonne à sa face libre, devient villeuse et se soude à elle-même en divers points. Cette inflammation, essentiellement exsudative et adhésive, explique les épanchements de la pleurésie, de la péritonite, de la synovite, etc., ainsi que les adhérences que l'on rencontre si souvent à l'autopsie entre le poumon et la paroi costale, entre l'intestin et la paroi abdominale, le foie et le diaphragme, etc.

L'inflammation des séreuses se termine parfois par la suppuration (exemple : empyème).

Ces membranes montrent une remarquable solidarité à l'état pathologique, bien faite pour prouver combien est naturel le système qu'elles constituent ; c'est ainsi que l'on voit le rhumatisme se promener d'une synoviale à l'autre et atteindre même le péricarde, et que l'on constate d'autres fois des synovites survenues comme complication d'une pleurésie.

C. — **Tissu fibreux**.

Le tissu fibreux est une variété de tissu conjonctif ; on passe de l'un à l'autre par une suite de transitions, et tels auteurs classent dans le tissu fibreux des parties, comme le derme cutané, le périoste, etc., que d'autres rattachent au tissu conjonctif condensé.

C'est en effet un tissu conjonctif dont les faisceaux connectifs se sont extrêmement tassés pour remplir un rôle purement mécanique.

Le tissu fibreux, soit sous la forme funiculaire, soit sous la forme membraneuse, constitue les tendons, les ligaments blancs, les aponévroses diverses, la dure-mère, la sclérotique et la cornée, l'albuginée du testicule, etc.

CARACTÈRES ANATOMIQUES

A. Tendons. — Les tendons filiformes de la queue du rat sont suffisamment transparents pour un examen direct au microscope : ce sont d'excellents objets d'étude (fig. 84).
Si on en suit le développement, on constate que, chez l'embryon, ils sont d'abord formés d'une substance gélatineuse, transparente et homogène, dans laquelle sont noyées des cellules cylindroïdes alignées en séries plus ou moins parallèles (fig. 85). Plus tard, on voit apparaître, suivant un processus que nous avons exposé précédemment, des faisceaux connectifs qui se disposent parallèlement dans les intervalles des piles de cellules. Ces faisceaux, communément désignés sous le nom de fibres tendineuses, grossissent et bientôt compriment et déforment les cellules, qui passent ainsi à l'état de prismes à faces concaves dont les bords s'étirent en lamelles plus ou moins déchiquetées que M. Ranvier a désignées sous le nom de crêtes d'empreinte (fig. 86 et 87) :

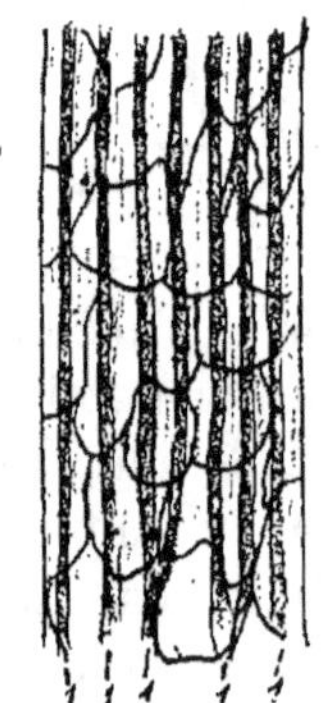

Fig. 84. — Tendon de la queue du rat, imprégné au nitrate d'argent.

1, rangées de cellules entre lesquelles existent des faisceaux fibreux. On voit l'endothélium superficiel.

déformation comparable à celle que subiraient de petites boules de cire à modeler que l'on presserait entre des cylindres rigides ; leur exacte superposition les empêchant de s'étirer en longueur, elles se lamineraient aux points de tangence des cylindres. Voilà pourquoi, sur une coupe transversale, le tendon adulte de la queue du rat montre : de petits espaces étoilés, à bords curvilignes, correspondant aux piles de cellules, et des aires arrondies, finement pointillées, correspondant aux faisceaux de fibrilles connectives.

Les crêtes d'empreintes des cellules forment des espèces d'expansions aliformes qui tendent à envelopper les fibres tendineuses en s'anastomosant avec celles émanant des cellules des séries voisines. Les figures claires, irrégulièrement étoilées, que l'on voit à

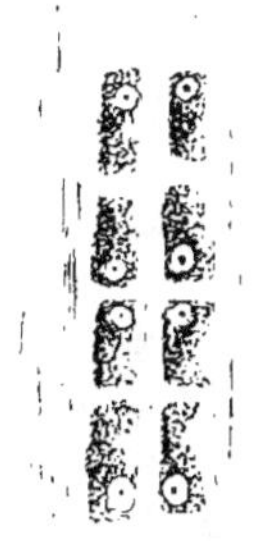

Fig. 85. — Cellules tendineuses d'un tendon élémentaire chez l'embryon.

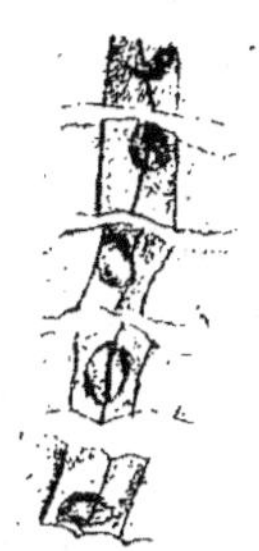

Fig. 86. — Quelques cellules tendineuses adultes isolées, montrant leurs crêtes d'empreinte (d'après Ranvier).

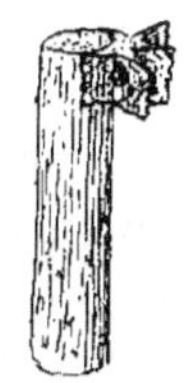

Fig. 87. — Schéma d'une cellule modelée à la surface d'un faisceau tendineux.

la surface du tendon après l'action du nitrate d'argent (fig. 88, à droite), ne décèlent pas, comme on l'avait cru d'abord, des cellules fixes de tissu conjonctif ; elles répondent aux expansions des cellules tendineuses les plus voisines.

Les tendons de la queue du rat présentent en outre un revêtement endothélial indiscontinu (fig. 88), et une petite gaine séreuse à la face interne de laquelle le nitrate d'argent révèle un autre endothélium dont les lignes de contour se

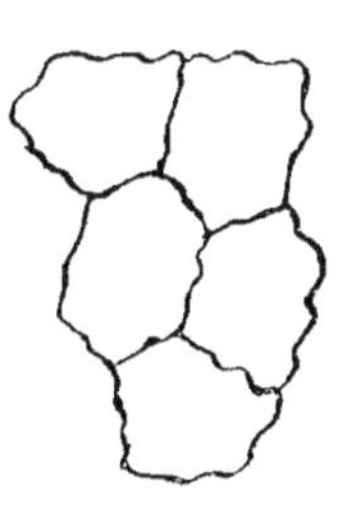
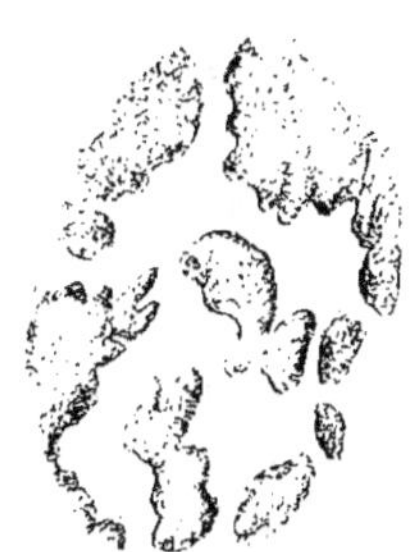

Fig. 88. — Endothélium et réseau de cellules conjonctives sous-jacentes, après imprégnation au nitrate d'argent.

contrarient avec celles du précédent.

Ces organes ne contiennent ni fibres élastiques, ni cellules migratrices, ni vaisseaux, ni nerfs.

Tels sont les tendons qu'on peut qualifier d'élémentaires. Mais, pour peu qu'un tendon dépasse le volume d'un fil, il est composé, c'est-à-dire formé de plusieurs tendons élémentaires. Supposons ceux-ci dépouillés de leur gaine séreuse et de leur endothélium, réunissons-les par du tissu conjonctif lâche qui les entourerait individuellement et en bloc, et nous aurons un tendon composé, avec ses faisceaux, son tissu interfasciculaire et son enveloppe (fig. 89). Le tissu conjonctif péritendineux et interfasciculaire renferme des fibres élastiques, des vaisseaux sanguins et des nerfs, tous éléments que l'on chercherait en vain dans les faisceaux tendineux eux-mêmes. Sur la surface de l'organe, on trouve un endothélium plus ou moins discontinu, ainsi que des fascias engainants dans lesquels il glisse comme dans une séreuse, fascias qu'il ne faut pas confondre avec les membranes synoviales.

B. Ligaments blancs. — Les ligaments ont à peu près la même structure que les tendons ; seulement les faisceaux connectifs n'y sont pas aussi rigoureusement parallèles, et, au lieu d'être rectilignes, ils sont souvent un peu sinueux ou spiroïdes ; il s'y mêle en

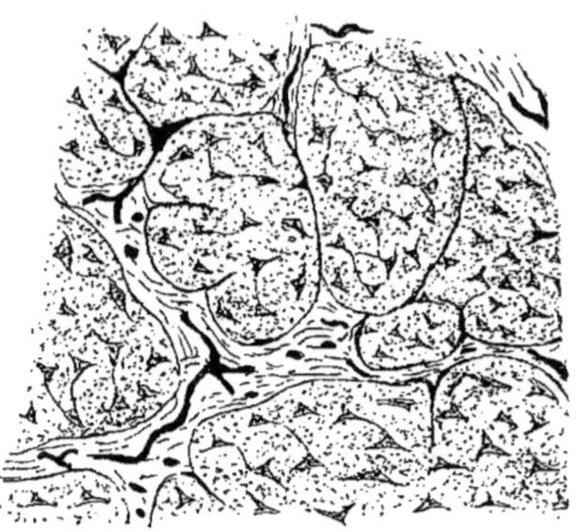

Fig. 89. — Coupe transversale d'un tendon composé, montrant ses faisceaux constituants avec la section étoilée de leurs cellules, ainsi que les travées conjonctives interfasciculaires parcourues par quelques vaisseaux.

outre quelques fibres élastiques. Il s'ensuit une certaine faculté d'extension dont le tendon est incapable.

C. Aponévroses. — On distingue : des aponévroses de revêtement faisant corps avec les muscles et résultant le plus souvent de l'épanouissement d'un tendon terminal ; des aponévroses d'insertion ; et des aponévroses de contention.

Les aponévroses de revêtement et surtout les aponévroses d'insertion sont assimilables à des tendons étalés et en ont toute la structure ; les fibres y sont parallèles mais placées côte à côte au lieu d'être agglomérées en funicules.

Quant aux aponévroses de contention, elles présentent quelques caractères spéciaux ; les fibres y sont disposées au moins sur deux plans et plus ou moins intriquées comme les fibres d'une toile ; les cellules obligées de se mouler dans d'étroits intervalles y subissent les déformations les plus bizarres. L'aponévrose fémorale de la grenouille, qu'on peut examiner directement sous le microscope, présente la texture la plus simple et la plus facile à saisir (fig. 90). On y voit deux plans de fibres qui se croisent à angle droit et se nattent, et des cellules disséminées, aplaties, moulées dans les espaces irréguliers laissés par ces fibres, et présentant conséquemment des crêtes d'empreintes suivant deux directions perpendiculaires. La plupart des aponévroses contentives ont une texture beaucoup plus complexe et même inextricable, tant les fibres y sont diversement dirigées et enchevêtrées; les cellules, comprimées de toutes parts, prennent des formes impossibles à décrire. Il n'est pas rare de rencontrer des fibres élastiques dans la couche profonde. Ajoutons enfin que la face superficielle est revêtue d'un endothélium plus ou moins discontinu, facile à voir sur l'aponévrose fémorale de la grenouille.

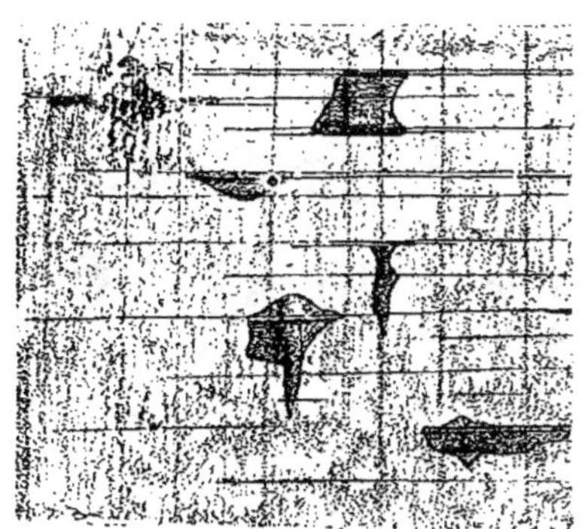
Fig. 90. — Aponévrose fémorale de la grenouille (d'après M. Ranvier).

D. Dure-mère. — La dure-mère est une véritable gaine aponévrotique contentive; elle renferme d'assez nombreuses fibres élastiques; ses faisceaux connectifs sont intriqués sur divers plans. Elle ne se laisse pas cliver en deux couches dans les animaux, comme cela a lieu dans l'homme. Là où elle adhère aux os comme au niveau du crâne, elle remplace le périoste.

E. Sclérotique. — La sclérotique est, avons-nous déjà dit, une sorte de dure-mère oculaire; elle en présente tout à fait la structure.

F. Il n'y a rien à dire de particulier sur l'albuginée du testicule ni sur les autres organes fibreux que l'on peut rencontrer dans l'économie, la cornée exceptée.

G. Cornée. — Quelques personnes pourront être surprises de voir la cornée transparente rangée parmi les membranes fibreuses, à côté de la sclérotique, dont les caractères physiques sont si différents. Ce n'est pourtant rien autre chose qu'une portion de la membrane fibreuse de l'œil, différenciée en vue du passage de la lumière (vitre de l'œil). Le tissu propre de la cornée se compose d'un grand nombre de lames superposées, anastomosées en *systèmes de tentes*, lames que l'on peut cliver et faire glisser légèrement les unes sur les autres. Chacune est constituée par des fibrilles parallèles, non réunies en faisceaux, noyées dans une sub-

.stance fondamentale qui possède le même indice de réfraction que le leur propre ; d'une lame à l'autre, ces fibrilles s'entre-croisent perpendiculairement. Les cellules sont disposées entre les lames, fortement comprimées, ramifiées et couvertes de crêtes d'empreinte (fig. 91) ; elles s'anastomosent entre elles, soit dans le même intervalle interlamellaire, soit d'un intervalle à l'autre, de manière à former un vaste réseau qui occupe toute l'épaisseur de la membrane ; les anastomoses à travers les lames s'établissent grâce à un système de fentes qu'elles présentent. M. RANVIER a montré que, suivant les espèces, les cellules cornéennes sont plus ou moins apla-

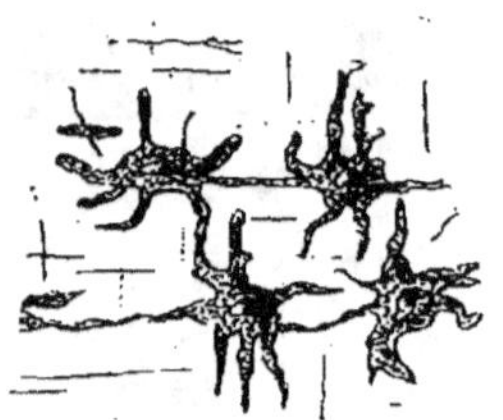

Fig. 91. — Cellules fixes de la cornée.

ties et étalées ; qu'elles affectent le type corpusculaire chez les batraciens, les reptiles et les oiseaux, le type membraniforme chez l'homme, le lapin, le chien, le rat ; que, chez le cheval et le bœuf, elles ont un type intermédiaire. Dans tous les cas, les préparations au nitrate d'argent les montrent parfaitement, se détachant en clair sur fond obscur.

La cornée ne renferme point de fibres élastiques ; par contre, RECKLINGHAUSEN y a découvert des cellules migratrices s'insinuant d'un espace interlamellaire à l'autre, par les fentes de communication dont il a été parlé ci-dessus. Ces cellules s'accumulent en grand nombre lorsque la cornée est enflammée (kératite) et contribuent sans doute à son opacité.

Pendant la vie intra-utérine, la cornée est vasculaire ; mais, comme les vaisseaux nuiraient à sa transparence et produiraient du chromatisme dans la vision, ils disparaissent avant la naissance en se retirant graduellement à sa périphérie. Toutefois ils restent là prêts à reconquérir leur ancien domaine sous l'influence de l'inflammation. Nous dirons plus loin que les nerfs sont très abondants dans la cornée, et nous ferons connaître leur trajet et leur terminaison.

Cette membrane est recouverte (fig. 92) : en avant, par la conjonctive, réduite à un épithélium stratifié pavimenteux ; en arrière, par la membrane de Descemet ou de Demours, composée : 1° d'une épaisse membrane basale, dite élastique postérieure, qui se teint vivement par le carmin ; 2° d'un endothélium baigné par l'humeur aqueuse. — La membrane basale antérieure, sur laquelle repose l'épithélium conjonctival, et que l'on qualifie parfois d'élastique antérieure, est très variable d'épaisseur suivant les vertébrés; à

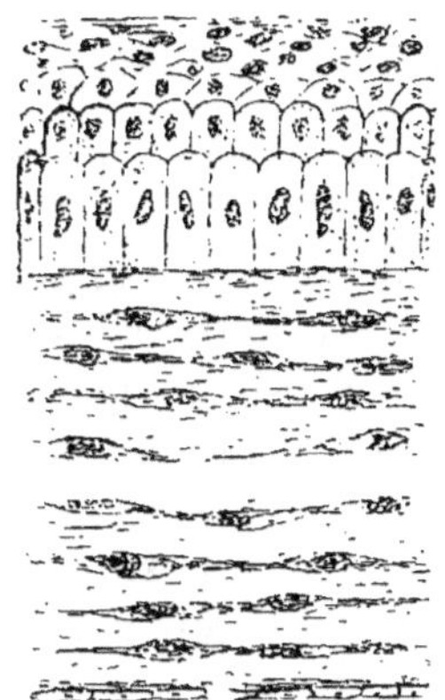

Fig. 92. — Coupe de la cornée montrant l'épithélium conjonctival, une partie de la couche fibreuse, et la membrane de Demours. (La basale de cette membrane n'est pas représentée avec une suffisante épaisseur.)

peine distincte chez le lapin, le cochon d'Inde, le cheval, etc., elle est manifeste chez l'homme; mais c'est chez les plagiostomes qu'elle atteint sa plus grande épaisseur.

Quant aux modifications qui valent à la cornée sa diaphanéité, elles résident surtout dans la réfringence de la substance fondamentale, juste égale à celle des éléments figurés, de telle sorte que ceux-ci y disparaissent comme la baguette de verre que l'on plonge dans du baume de Canada. Ladite substance donne, par la coction, non plus de la gélatine, mais un isomère de la chondrine.

Vaisseaux et nerfs des organes fibreux. — Les vaisseaux sanguins sont généralement rares dans les organes fibreux; ils sont même complètement absents dans la cornée et dans les tendons élémentaires, et, dans les tendons composés, nous avons vu qu'ils ne dépassent pas le tissu conjonctif interstitiel. D'après Sappey, les ligaments seraient notablement plus vascularisés que les tendons.

Les vaisseaux lymphatiques font défaut dans les tendons, et il n'est pas démontré que ceux que l'on a signalés dans certains ligaments ou aponévroses leur appartiennent en propre; peut-être ne font-ils que les traverser. Quoi qu'il en soit, la présence de ces vaisseaux est à retenir, car elle explique comment la blessure d'une aponévrose peut se compliquer d'une angéioleucite.

Quant aux nerfs, il n'y a pas très longtemps qu'on proclamait leur absence complète dans le tissu fibreux, qui est en effet remarquable par son insensibilité à l'état physiologique. Mais les recherches modernes de Rollett, Sachs, Golgi, etc., ont au contraire démontré qu'ils y sont très abondants, particulièrement dans les ligaments, les tendons, les aponévroses, la dure-mère, etc.; ils s'y terminent de différentes manières, que nous aurons à faire

connaître plus tard. Ainsi s'explique la douleur très vive dont
le tissu fibreux peut devenir le siège à l'état pathologique,
par exemple dans le cas d'entorse.

CARACTÈRES PHYSICO-CHIMIQUES

A l'état frais, le tissu fibreux est blanc, opaque, avec des reflets
nacrés sur les surfaces naturelles. Il est très flexible, souple et à
peu près inextensible : propriétés qui lui permettent de remplir
admirablement le rôle de cordes de transmission et de ligaments.
En se desséchant, il se rétracte, devient dur et translucide. Il
résiste longtemps à la macération ; par contre, il se dissout dans
l'eau bouillante en formant de la gélatine. Les acides, les bases,
les matières colorantes, agissent sur lui comme sur le tissu conjonctif, mais avec beaucoup plus de lenteur car il s'imbibe très
difficilement.

CARACTÈRES PHYSIOLOGIQUES

Le tissu fibreux se développe comme le tissu conjonctif, ainsi
que nous l'avons exposé à propos des tendons. Les solutions de
continuité qu'il peut éprouver accidentellement se comblent rapidement ; par exemple, après la ténotomie plantaire, opération
consistant à sectionner le tendon perforant pour remédier à la
bouleture, on voit d'abord les bouts du tendon coupé s'écarter et
le boulet s'affaisser ; puis ces bouts se réunir par un tissu fibreux
cicatriciel qui allonge l'organe de toute son épaisseur ; malheureusement ce tissu se rétracte à la longue et amène les extrémités tendineuses presque au contact l'une de l'autre, en sorte
que le boulet se redresse comme ci-devant. Il n'y a pas eu, à
proprement parler, régénération, mais seulement interposition de
tissu cicatriciel.

La nutrition du tissu fibreux est très peu active ; aussi résiste-
t-il longtemps aux causes de destruction, par exemple à l'action
du pus ; mais, quand une fois il est atteint par la nécrose, celle-ci
a plus de tendance à envahir les parties voisines qu'à se limiter,
car la force réactionnelle d'un tissu quelconque contre le mal est
proportionnelle à sa nutritilité.

Malgré leur très grande ténacité, les tendons et les ligaments sont exposés à subir des distensions, des déchirures interstitielles et même des ruptures complètes ; il en résulte un état inflammatoire qui fait retourner l'organe à l'état embryonnaire et diminue encore sa ténacité : les cellules se gonflent et prolifèrent, les fibres disparaissent plus ou moins, le tissu conjonctif interstitiel s'épaissit ; en fin de compte, l'organe se rétracte et devient noueux. Rien n'est plus fréquent que de constater ces altérations sur le suspenseur du boulet, le tendon perforant ou sa bride de renforcement, et même sur le tendon perforé ; elles caractérisent l'effort de tendon ou nerf-férure.

Le tissu fibreux est très répandu dans l'organisme, particulièrement dans l'appareil locomoteur. Il joue partout un rôle mécanique, soit qu'il transmette à distance l'action des muscles, soit qu'il forme des gaines contentives ou des enveloppes protectrices, soit enfin qu'il remplace quelque partie absente du squelette (ligament sus-orbitaire des carnivores et du porc). Les tendons, grâce à leur souplesse et à leur inextensibilité, agissent comme des cordes parfaites dont les fibres sont disposées dans le sens des tractions subies. Les ligaments, ainsi que l'indique leur nom (*ligare*, lier), font office de liens entre les os ; leurs fibres sont aussi dirigées suivant la ligne des tractions qu'ils ont à subir, et, en raison du déplacement des os, qui les expose à une certaine torsion, ces fibres affectent souvent une direction plus ou moins spiroïde. Les aponévroses de contention affermissent la contraction des muscles, comme de véritables maillots ; leurs fibres sont dirigées en sens divers pour résister à des pressions excentriques. La dure-mère, la sclérotique, l'albuginée du testicule, etc., protègent des organes délicats. — L'inextensibilité de certaines coques fibreuses peut avoir, dans quelques circonstances, des inconvénients sérieux : c'est lorsque leur contenu vient à s'enflammer, car alors la tuméfaction inflammatoire se trouve empêchée et l'organe est pour ainsi dire étranglé : d'où vives douleurs, et parfois même gangrène. Voilà pourquoi l'orchite, l'ophtalmie interne, le panaris, etc., sont des maux si violents. — Il faut ajouter toutefois que les enveloppes fibreuses ne sont pas un obstacle au développement des *tumeurs*, car elles subissent alors un accroissement lent qui va de pair avec celui de leur contenu.

Variétés de tissu fibreux.

Le tissu fibreux présente des variétés qui font transition au cartilage ou à l'os ; ce sont : le tissu fibreux chondroïde et le tissu fibreux ossiforme.

a) Le *tissu fibreux chondroïde* ou *tissu fibro-hyalin* est un tissu qui tend à la consistance du fibro-cartilage et dont les cellules, gonflées par une substance hyaline particulière, affectent une forme en général sphérique (fig. 93). Il constitue tout le squelette intérieur des mollusques gastéropodes, la masse rétro-médullaire des cyclostomes, le nodule sésamoïde du tendon d'Achille de la grenouille, ainsi qu'un système de soutènement pour les faisceaux de certains nerfs.

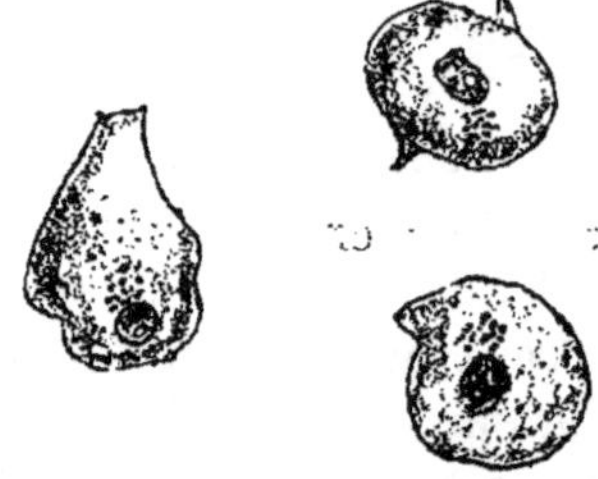

Fig. 93. — Cellules tendineuses isolées du nodule sésamoïde du tendon d'Achille de la grenouille.

Fort souvent, les tendons, là où ils sont exposés à de durs frottements, se renflent plus ou moins et prennent la consistance du cartilage. Ces renflements portent le nom de nodules sésamoïdes, car ils marquent le premier terme d'une évolution qui conduirait à la production d'os sésamoïdes. On en voit notamment sur le tendon d'Achille de la grenouille, sur les tendons fléchisseurs des pattes des oiseaux, et chez divers mammifères, sur le tendon supérieur du biceps à son passage dans la coulisse bicipitale, sur les tendons perforants à l'intérieur des gaines sésamoïdiennes et vers leur terminaison, etc. — En ces points, les tendons peuvent affecter une structure nettement fibro-cartilagineuse ou bien une structure fibro-hyaline ; on passe d'ailleurs de l'une à l'autre par degrés insensibles. Le nodule sésamoïde du tendon d'Achille de la grenouille est fibro-hyalin ; les renflements sésamoïdes des tendons des mammifères sont plutôt fibro-cartilagineux.

Le tissu fibro-hyalin se rencontre aussi dans quelques nerfs volumineux et superficiels des solipèdes, tels que le facial et le médian, auxquels il communique une certaine consistance, là où ils sont exposés à des pressions extérieures ; M. RENAUT l'y a décrit sous le nom de *système hyalin de soutènement intravaginal.*

A l'intérieur de chaque faisceau nerveux, contre la gaine lamelleuse, on voit en effet une tige fibro-hyaline, formée d'un réseau
de faisceaux fibreux, logeant dans ses mailles des cellules hyalines,

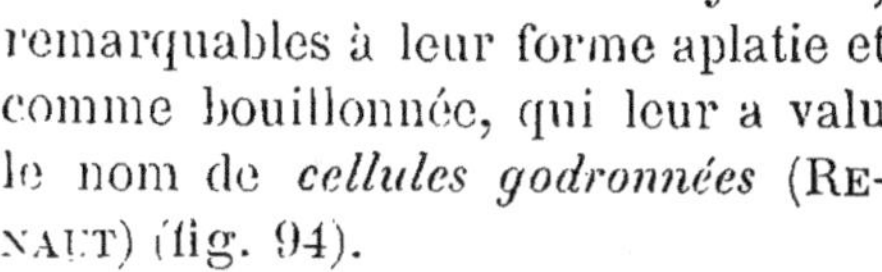

remarquables à leur forme aplatie et
comme bouillonnée, qui leur a valu
le nom de *cellules godronnées* (RE-
NAUT) (fig. 94).

En somme, partout où on le rencontre, le tissu fibro-hyalin remplit
un office de soutènement : c'est la
forme primordiale du tissu fibreux

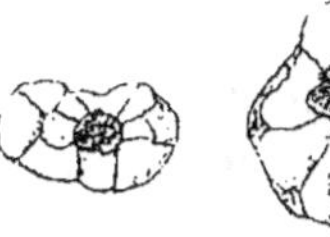

Fig. 94. — Cellules godronnées du
nerf médian de l'âne. (D'après
M. Renaut.)

squelettique ; le fibro-cartilage en est une autre forme, plus
avancée en évolution, que nous étudierons à propos du tissu
cartilagineux.

b) Le *tissu fibreux ossiforme* s'observe, notamment chez les oiseaux,
dans les tendons des ailes et des pattes. Au premier degré de leur
ossification, ces tendons ont encore leur structure propre, quoiqu'ils

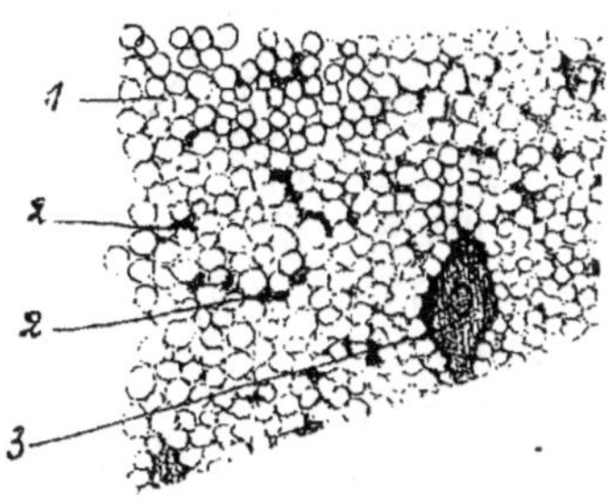

aient déjà la dureté de l'os par
suite de la calcification de leurs
fibres ; la seule modification histologique qu'ils ont subie est une sorte
d'hypertrophie de leurs cellules qui
sont passées à la forme globuleuse.

Plus tard, les vaisseaux pénètrent
en grand nombre dans ces organes,
la substance organique de leurs
fibres passe à l'état d'osséine (ce
que l'on reconnaît à la vive coloration qu'elle prend par le carmin,
après décalcification), les cellules
prennent la forme étoilée caractéris-

Fig. 95. — Coupe transversale d'un
tendon ossifié d'oiseau.

1, faisceaux tendineux transformés en fibres
de Sharpey. — 2, cellules tendineuses devenues cellules osseuses. — 3, canal de Havers.

tique des cellules osseuses (fig. 95) ; bref, il y a ossification
véritable ; mais cette ossification n'est pas une substitution d'éléments nouveaux aux éléments anciens, c'est une métamorphose
de ces derniers, accompagnée d'un développement vasculaire
ad hoc.

D. — **Tissu élastique**.

CARACTÈRES ANATOMIQUES

Le tissu élastique, tissu fibreux jaune, a pour élément essentiel la fibre élastique, que nous avons déjà signalée comme élément accessoire du tissu conjonctif. C'est une sorte de tissu conjonctif dont les fibres élastiques seraient devenues prépondérantes. Les fibres élastiques offrent plusieurs variétés : il en est de très fines, par exemple dans le tissu conjonctif ; d'autres sont plus ou moins larges et rubanées (fig. 96), comme dans le ligament cervical, le dartos, ou même percées de boutonnières transversales, comme dans la tunique moyenne des artères (fig. 97), etc. Toutes sont ramifiées et anastomosées. Parfois, elles sont si larges et les mailles de leur réseau si serrées qu'elles constituent de véritables membranes fenêtrées, comme dans la tunique interne des artères (fig. 98). — Vue à de très forts grossissements, la fibre élastique paraît denticulée sur les bords ; M. Ranvier a montré, à l'aide de l'acide osmique, que cet aspect est dû à une constitution granulaire ; la fibre élastique est en effet formée de grains

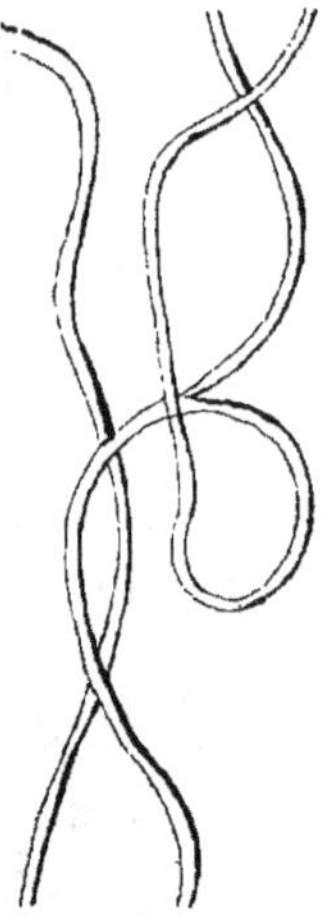

Fig. 96. — Fibres élastiques rubanées.

soudés bout à bout. On peut, d'ailleurs, rencontrer ces grains à l'état libre ou réunis en plaque, comme dans la gaine lamelleuse des

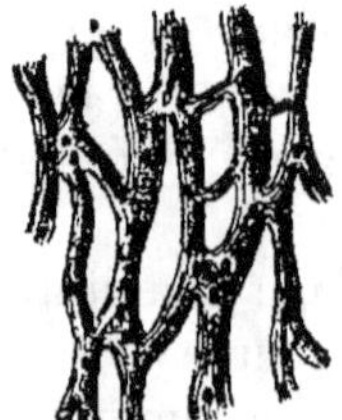

Fig. 97. —Réseau de grosses fibres fenêtrées de l'aorte du bœuf.

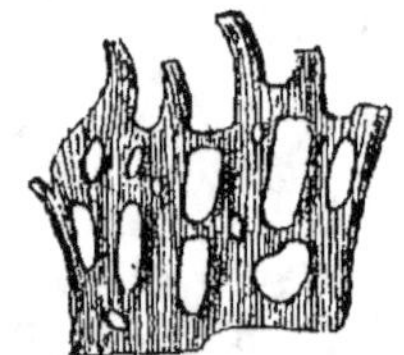

Fig. 98. —Membrane fenêtrée de la tunique interne d'une artère.

nerfs (fig. 99) ; ils représentent vraiment l'élément ultime du tissu. Pour étudier la texture du tissu élastique, nous prendrons un organe qui en soit exclusivement formé, par exemple le ligament cervical, la tunique abdominale, etc. On y voit des faisceaux de

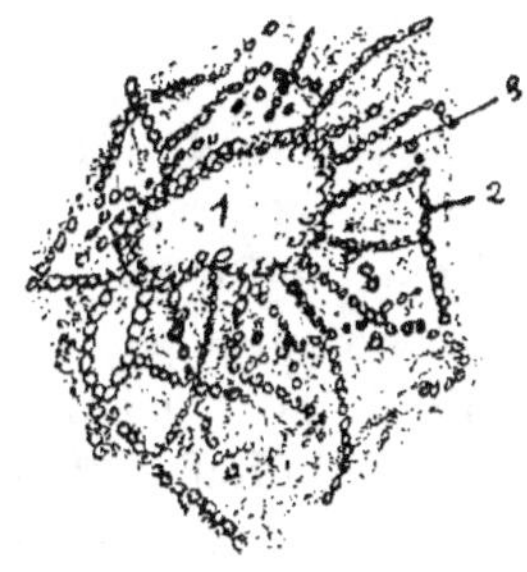

Fig. 99. — Plaque et grains élastiques de la gaine lamelleuse d'un nerf. (D'après M. Ranvier).

1, plaque élastique. — 2, réseau de grains élastiques. — 3, substance fondamentale.

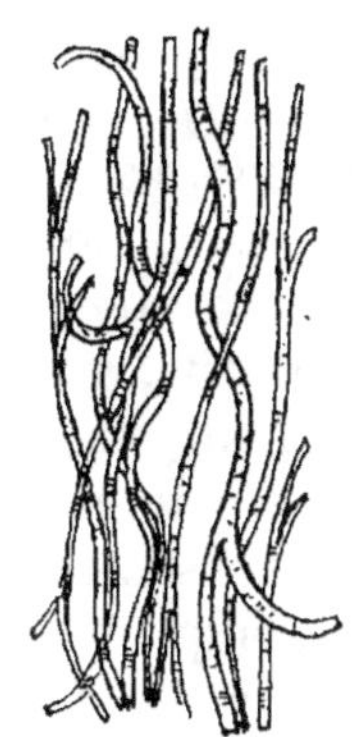

Fig. 100. — Un faisceau de fibres élastiques dissociées.

fibres élastiques (fig. 100), réunis par de fines cloisons de tissu conjonctif lâche émanant d'une enveloppe commune (fig. 101). Dans

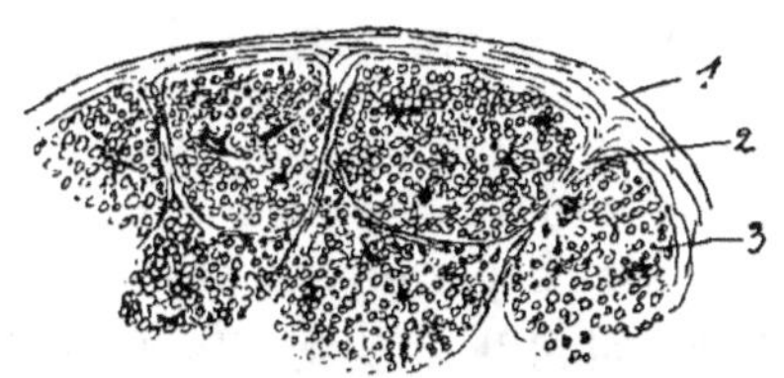

Fig. 101. — Coupe transversale du ligament cervical du cheval.

1, enveloppe conjonctive. — 2, cloisons conjonctives. — 3, faisceaux de fibres élastiques sectionnées, avec quelques cellules étoilées, disséminées.

chaque faisceau, les fibres sont cimentées par une substance amorphe, douée d'une grande affinité pour le carmin et parsemée de cellules étoilées. Cette substance et les cellules qu'elle renferme sont évidemment de nature conjonctive, puisque le tissu élastique est une variété de tissu conjonctif dont l'élément élastique est devenu prédominant.

Les vaisseaux sanguins sont tout aussi rares que dans le tissu fibreux et confinés dans le tissu conjonctif interstitiel; ils ne pénètrent pas dans les faisceaux élastiques. On n'a signalé jusqu'à ce jour ni lymphatiques ni nerfs.

CARACTÈRES PHYSICO-CHIMIQUES

Le tissu élastique est remarquable par sa couleur jaune et sa parfaite élasticité. Lorsque la limite de celle-ci est dépassée, il se déchire brusquement. Exposé à l'air, il se dessèche, devient brunâtre, translucide et prend la consistance de la corne; rien n'est plus facile alors que de faire des coupes minces pour l'observation au microscope. Il reprend ses caractères primitifs quand on lui restitue l'eau perdue.

Les éléments élastiques sont extrêmement résistants aux diverses causes de destruction : à la macération, aux acides, aux bases; souvent ils se conservent intacts au milieu de foyers purulents. L'eau bouillante, à la pression ordinaire, ne suffit pas à les dissoudre; il faut porter la température à 120 degrés, à l'aide d'une marmite de Papin; alors on obtient une solution d'*élastine* ou *élasticine*, substance isomère de la gélatine, mais qui s'en distingue parce qu'elle ne se prend pas en masse par le refroidissement et qu'elle donne, sous l'action des acides, de la leucine seulement, au lieu de donner à la fois de la leucine et du glycocolle.

Le tissu élastique résiste à l'action des sucs digestifs; il est rejeté tel qu'il est ingéré.

CARACTÈRES PHYSIOLOGIQUES

De même que le tissu conjonctif, dont il n'est qu'une variété, le tissu élastique est primitivement composé exclusivement de cellules; ces cellules, ordonnées en séries parallèles, élaborent dans leurs intervalles les fibres élastiques, qui deviennent de plus en plus nombreuses et de plus en plus volumineuses, de manière à les écarter et à les raréfier. Nous avons discuté plus haut (p. 114) l'origine de ces éléments, nous n'y reviendrons pas; nous ajouterons seulement qu'ils résultent d'une élaboration cellulaire plus difficile que celle engendrant les fibres connectives, car elles se forment beaucoup plus tardivement et ne paraissent pas susceptibles de régénération. Quand on coupe le ligament cervical ou tout autre organe formé de tissu élastique, la solution de continuité se comble avec du tissu conjonctif. Cependant Ch. ROBIN affirmait que, à la longue, un certain nombre de fibres élastiques peuvent apparaître dans les cicatrices.

Le tissu élastique est complètement insensible; on peut le piquer, le brûler, le déchirer, sans provoquer de douleur. Sa nutrition lente et sa faible vitalité lui donnent beaucoup de résistance contre les causes morbides, mais aussi très peu de réaction contre le mal quand une fois il est atteint; c'est pourquoi les nécroses du ligament cervical, constituant ce qu'on appelle en clinique le mal de nuque, le mal d'encolure, le mal de garrot, sont si tenaces, si envahissantes. Non seulement les vaisseaux sont très rares, mais encore les cellules sont peu nombreuses, dans ce tissu; or, ce sont là précisément les agents de la réaction contre le mal, ceux qui, dans la nécrose, creusent le sillon disjoncteur entre la partie détruite et la partie saine; on comprend donc que la lésion n'ait aucune tendance à se limiter.

Signalons en outre que les éléments élastiques des artères sont susceptibles de subir la dégénérescence granulo-graisseuse et granulo-crétacée, particulièrement chez l'homme âgé ou alcoolique. Là où cette dégénérescence se produit, la paroi vasculaire perd son élasticité et sa résistance; il peut en résulter des anévrismes et des ruptures, causes fréquentes de mort subite ; on dit qu'il y a *athérôme*. On a constaté quelquefois cette altération chez les animaux domestiques, notamment dans l'espèce bovine.

Le tissu élastique ne forme jamais de tumeur.

Si l'on jette un coup d'œil d'ensemble sur la distribution de ce tissu dans l'économie, on constate qu'il y est très répandu, surtout dans les grands quadrupèdes. Abstraction faite des fibres élastiques disséminées dans le tissu conjonctif, il forme le ligament cervical et de nombreux autres ligaments de la colonne vertébrale, la tunique abdominale, les ligaments rétractiles des griffes des félins, le ligament du pli de l'aile des oiseaux. Dans le tube digestif, on le rencontre sur le plan latéral du pharynx, sur la petite courbure de l'estomac, etc. Dans l'appareil respiratoire, il réunit les nombreuses pièces cartilagineuses de l'arbre trachéo-bronchique et du larynx, et entre dans la constitution des alvéoles du poumon, des plèvres; il constitue les cordes vocales. Dans l'appareil circulatoire, on le trouve abondamment dans les vaisseaux, surtout dans les grosses artères, auxquelles il communique leur coloration jaune et leur grande élasticité. Enfin, les appareils générateurs n'en sont pas dépourvus non plus; les couches dartoïques, les tissus érectiles, etc., renferment beaucoup de fibres élastiques.

Le rôle du tissu élastique est partout mécanique, et tiré de sa propriété physique essentielle.

E. — Tissu adipeux.

Le tissu adipeux ou graisseux est le résultat d'une évolution du tissu conjonctif lâche, qui s'est abondamment vascularisé et dont les cellules fixes sont passées à l'état de cellules adipeuses.

CARACTÈRES ANATOMIQUES

L'élément fondamental est la cellule adipeuse ou graisseuse, grosse cellule globuleuse, de 35 à 130 µ de diamètre, très réfringente, claire et brillante au centre, ombrée à la périphérie, enfermant souvent, lorsqu'elle a été prise sur un cadavre déjà froid, un amas rayonnant de cristaux de margarine (fig. 102). On dirait une goutte de graisse, purement et simplement ; mais l'action des réactifs va nous démontrer que cette goutte n'est pas libre, qu'elle est enfermée dans une cellule.

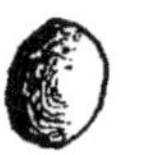

Fig. 102. — Cellule adipeuse fraîche et cellule adipeuse contenant des cristaux de margarine.

Sous l'influence de l'acide acétique, celle-ci se rétracte et présente nettement une membrane d'enveloppe, à travers laquelle on voit perler des gouttelettes de graisse. L'éther, la benzine, la décèlent encore bien mieux, car ils dissolvent la graisse et vident la cellule, qui ainsi se plisse et se ratatine. La solution de nitrate d'argent à 1 p. 100, employée en injections interstitielles dans le tissu, révèle, comme l'a montré M. RANVIER, la structure complète de la cellule adipeuse (fig. 103), comprenant : une membrane d'enveloppe parfaitement différenciée, une mince couche de protoplasma, légèrement accumulée à l'endroit où se trouve le noyau [1], enfin une grosse goutte de graisse dans le centre. C'est véritablement une cellule obèse, dont le protoplasma et le noyau ont été refoulés contre la membrane d'enveloppe par la graisse qui s'est formée dans le centre. D'ailleurs, on peut assister en quelque sorte à cet

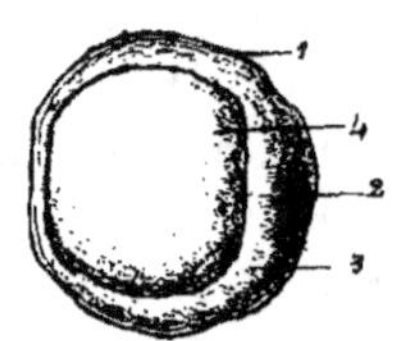

Fig. 103. — Cellule adipeuse traitée par le nitrate d'argent.

1. membrane d'enveloppe. — 2, noyau. — 3, protoplasma. — 4, goutte de graisse.

[1] Il n'est pas rare, d'après M. Mathias Duval, de trouver deux noyaux dans la même cellule.

envahissement graisseux, car on voit de ces cellules qui présentent à peine quelques granulations graisseuses, tandis que

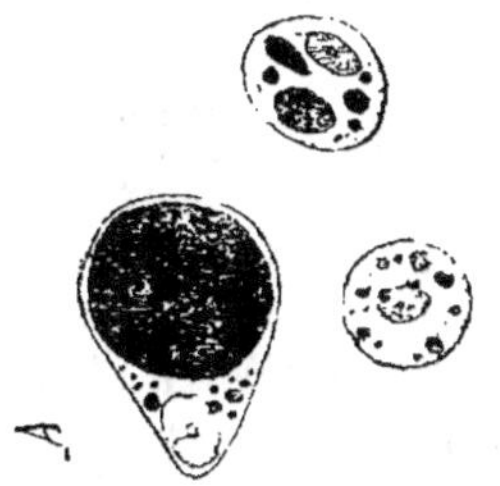

d'autres ont déjà des gouttelettes qui n'auraient qu'à augmenter de volume et à confluer pour constituer la cellule adipeuse type (fig. 101).

L'acide osmique, grâce à sa propriété de se réduire à l'état métallique dans les matières grasses et de les colorer ainsi en noir, est employé avec beaucoup d'avantages dans l'étude du tissu adipeux.

Fig. 104. — Cellules adipeuses en voie de développement, traitées par l'acide osmique.

Graisse libre. — En dehors des voies circulatoires, la graisse n'est jamais libre ; elle est toujours en dépôt dans des éléments anatomiques ; contrairement à l'opinion de BICHAT qui considérait le tissu adipeux comme le résultat d'une simple infiltration de mstière grasse dans le tissu conjonctif lâche. Dans la lymphe qui revient de l'intestin pendant la digestion (chyle), on rencontre des granulations de graisse libre ou plutôt enveloppées d'une simple pellicule albuminoïde; mais ces granulations disparaissent bientôt dans le sang, saponifiées qu'elles sont par la lipase. On les distingue parfaitement à leur aspect brillant, réfringent, et à leurs réactions sous l'influence de l'acide osmique, ou d'un dissolvant des graisses.

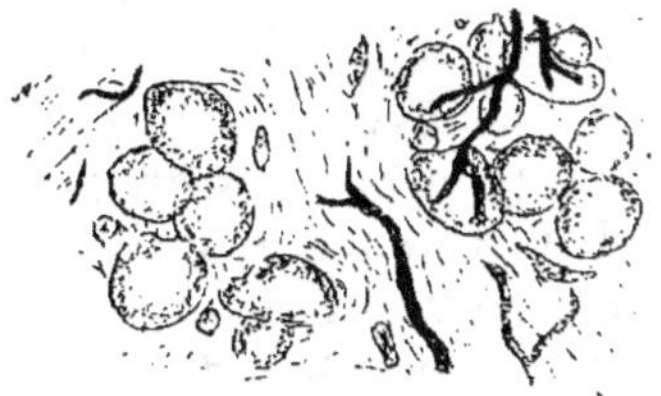

Fig. 105. — Texture du tissu adipeux (on voit, dans le stroma conjonctif, quelques ramuscules vasculaires en noir).

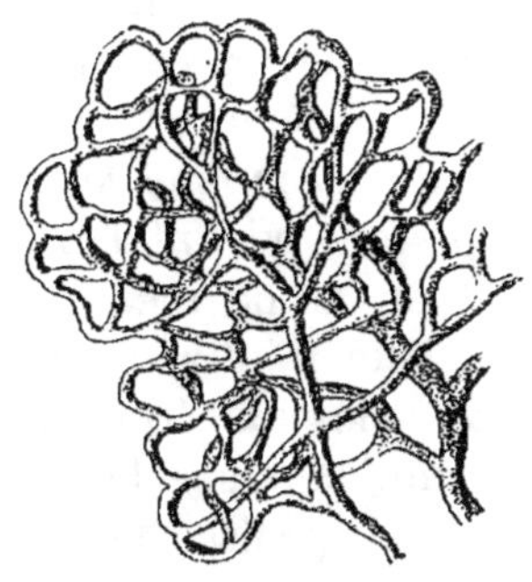

Fig. 106. — Réseau capillaire sanguin d'un lobule adipeux.

Texture. — Les cellules adipeuses se groupent généralement en lobules plus ou moins volumineux (fig. 105) séparés les uns des autres et même pénétrés par le stroma conjonctif.

Vaisseaux et nerfs. — Le tissu adipeux possède de nombreux

vaisseaux sanguins; chaque lobule est entouré et pénétré de capillaires, et chaque cellule s'en trouve enveloppée comme une balle
d'enfant dans son filet (fig. 106). Les lymphatiques ne paraissent
pas dépasser le tissu conjonctif interlobulaire. Quant aux nerfs, on
n'en connaît point qui soient spécialement destinés au tissu adipeux.

CARACTÈRES PHYSICO-CHIMIQUES

La couleur et la consistance du tissu adipeux sont variables.
Celui de l'homme est jaune et semi-fluide; celui du cheval et de
l'âne présente à peu près les mêmes caractères; au contraire,
celui du bœuf est plus blanc et plus consistant, on l'appelle suif.
Le mouton et la chèvre ont également du suif. La graisse du
porc tient le milieu, au point de vue de la consistance, entre
celle du bœuf et celle du cheval : elle est blanche et molle; on
l'appelle axonge.

Ces différences de consistance ne s'appliquent évidemment qu'à
la graisse figée du cadavre refroidi, car la graisse est toujours
fluide sur le vivant. Elles tiennent aux proportions variables des
principes immédiats qui la composent (stéarine, oléine, margarine, palmitine); les graisses les plus riches en stéarine sont celles
qui durcissent le plus; les plus riches en oléine restent fluides.

La composition chimique de la graisse n'est pas seulement
variable d'une espèce à l'autre; elle l'est aussi suivant les individus dans la même espèce, et même, dans l'individu, suivant les
régions de l'économie. On a constaté, chez l'homme, que la graisse
des individus vivant dans les climats froids s'enrichit en oléine
et qu'il en est de même, chez un sujet donné, pour la graisse
superficielle relativement à la graisse profonde; par exemple la
graisse sous-cutanée de l'homme fond à 20°-22°, tandis que la
graisse qui entoure le rein fond au delà de 25°. Remarquons en
outre que la graisse des coussinets plantaires possède, dans toutes
les espèces, une fluidité toute particulière, et qu'elle ne se fige pas
sur le cadavre.

La graisse renferme généralement une matière colorante jaune
fixée sur l'oléine; c'est le lipochrome. D'autres fois, cette matière
colorante est rouge orangé (insectes) ou même verte (tortues).

La graisse exhale dans chaque espèce une odeur *sui generis*
due à des acides gras volatils. L'odeur de la graisse du bouc est

extrêmement pénétrante et désagréable; elle est due à l'acide hircique.

Sous l'influence du froid, la graisse se fige et se solidifie plus ou moins. On met quelquefois cette propriété à profit pour établir le diagnostic d'une tumeur que l'on soupçonne être un lipôme (en faisant une pulvérisation réfrigérante de chlorure d'éthyle et en constatant si la tumeur a changé de consistance ou non).

L'eau chaude fait entrer en fusion la graisse, qui sort des cellules et se rassemble en grosses gouttes sur le liquide. Chauffé à feu doux, le tissu adipeux abandonne sa graisse et laisse comme résidu les cellules vides et le stroma conjonctivo-vasculaire.

Sous l'action des bases, les graisses donnent de la glycérine et un savon; on dit qu'elles se sont saponifiées. Les savons ne sont rien autre chose que des stéarates, margarates, oléates de la base employée, généralement la potasse ou la soude. Lorsque les cadavres restent longtemps immergés dans une eau calcaire ou enfouis dans un sol infiltré de ces mêmes eaux, la chaux saponifie leur graisse; il en résulte un savon insoluble qui se conserve fort longtemps, connu sous les noms de gras de cadavre ou adipocire.

L'alcool, l'éther, la benzine, le chloroforme, le sulfure de carbone, les essences, dissolvent les graisses et sont employées dans la technique histologique, ainsi que dans l'industrie du dégraissage.

CARACTÈRES PHYSIOLOGIQUES

Développement. — La première apparition du tissu adipeux a lieu vers la fin de la vie intra-utérine, alors que le tissu conjonctif lâche est encore au stade muqueux. Il s'étend rapidement sous la peau et forme un pannicule qui donne aux jeunes sujets leur forme potelée et grassouillette; il diminue dans la deuxième enfance et l'adolescence, caractérisées par des formes plus ou moins sveltes et élancées; enfin il reprend à l'âge adulte une notable extension pour rétrograder encore dans la vieillesse avancée. Indépendamment de ces fluctuations corrélatives à l'âge, il en est d'autres non moins grandes qui s'observent sous l'influence d'états alternatifs de santé et de maladie, d'abondance ou de pénurie alimentaires, de travail ou de repos, etc. Par les pratiques de l'engraissement, les éleveurs arrivent rapidement à augmenter le poids d'un animal de 25 p. 100. Les porcs fin-gras sont en quelque sorte des boules de graisse.

C'est le tissu conjonctif sous-cutané qui est le grand réceptacle de la graisse; il s'y forme un pannicule adipeux qui peut atteindre plusieurs centimètres d'épaisseur (lard chez le porc), qui s'amoncelle autour de la queue chez certains moutons d'Afrique, et sur le dos des chameaux pour former leurs bosses. Chez le bœuf et le mouton, la graisse sous-cutanée se dépose de préférence en certaines régions, telles que l'auge, le flanc, le pli du grasset, la base de la queue, etc., qui sont autant de *maniements* pour juger du degré d'engraissement. Les solipèdes, en raison de leur mode d'utilisation, ne s'engraissent jamais au degré des ruminants; toutefois, l'âne, malgré un régime le plus souvent chétif, présente presque toujours du tissu adipeux en abondance.

Dans toutes les espèces, le tissu adipeux ne s'accumule guère sous les muqueuses, ni au pourtour des ouvertures naturelles, ni sous les plèvres, car, en ces divers points, il eût pu apporter un obstacle mécanique à l'accomplissement de fonctions importantes.

Par contre, il est susceptible d'un grand développement sous le péritoine pariétal et entre les lames des diverses duplicatures qu'on appelle mésentères ou épiploons. Il se développe aussi avec quelque abondance dans les sillons vasculaires du cœur, dans les interstices des muscles, autour des reins, entre les lobules des mamelles, dans le tissu conjonctif rétropéritonéal, etc.

Il est des points où la graisse existe toujours, l'animal serait-il en inanition : c'est, à l'état de coussinets, à la base de l'oreille, dans la fosse temporale, dans l'orbite, dans les coussinets plantaires, etc. C'est ce que l'on pourrait appeler de la graisse de constitution.

Dans le développement du tissu adipeux, le réseau vasculaire se forme d'abord, les cellules se développent ensuite et en remplissent les mailles. Là où des lobules graisseux vont se former, on voit d'abord de petits territoires capillaires bourgeonnés des artérioles voisines, auxquelles ils restent appendus comme des feuilles sur leurs pétioles : ce sont les *réseaux limbiformes* de M. RENAUT, apportant aux cellules conjonctives ambiantes la matière première de leur transformation en cellules adipeuses. Ces cellules passent à la forme sphérique et se chargent peu à peu de gouttelettes de graisse, ainsi que nous l'avons dit plus haut (fig. 104). D'où vient cette graisse ? Est-elle apportée telle quelle par les leucocytes et simplement déposée dans les cellules adipeuses ? Ou bien se forme-t-elle sur place par une élaboration de ces cellules fonctionnant comme autant de petites glandes ?

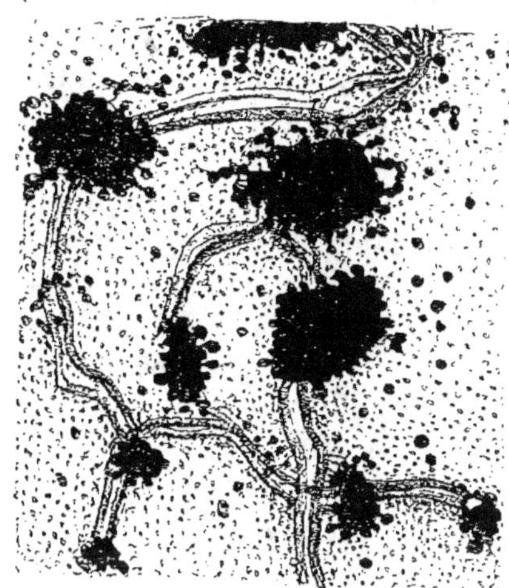

Fig. 107. — Épiploon de fœtus, traité par l'acide osmique, pour montrer le développement des lobules adipeux le long des vaisseaux.

Il n'est pas douteux qu'il y ait élaboration, car on peut engraisser un animal avec une nourriture exempte de corps gras ; les cellules adipeuses sont donc capables de convertir en graisse les matières hydrocarbonées et même d'en extraire des matières albuminoïdes.

D'autre part, alors même qu'un sujet reçoit beaucoup de graisse dans ses aliments, cette graisse n'est pas précisément la même qu'il accumulera dans ses cellules adipeuses, puisque la graisse de chaque animal, voire même de chaque région, possède une composition spéciale.

Rôle. — Le tissu adipeux joue trois rôles différents : mécanique, physique, nutritif. Son rôle est mécanique quand il forme des coussins protecteurs à l'entour de certains organes exposés à des compressions ou à des chocs : tel est l'usage des coussinets graisseux de la fosse temporale, de l'oreille, de la plante des pieds ; tel est aussi le rôle du coussinet adipeux de l'orbite qui, de la manière que l'on sait, met en mouvement le corps clignotant.

Sous la peau, le tissu adipeux joue un rôle physique en formant une couche mauvaise conductrice du calorique, protégeant à la fois contre le froid extérieur et contre la déperdition de la chaleur propre du corps. Aussi constate-t-on que le pannicule graisseux est d'autant plus abondant que l'animal envisagé habite un pays plus froid ou bien qu'il a un pelage moins fourni : par exemple, il est extrêmement développé chez les cétacés, mammifères à peau nue, vivant dans les mers froides. — Il peut arriver que le rôle physique de la graisse soit pour ainsi dire trop bien rempli et qu'elle apporte un obstacle excessif à la dispersion de la chaleur intérieure : c'est ce qu'on observe dans l'homme obèse, dans le porc fin-gras, lesquels sont anhélants au moindre exercice, car la ventilation pulmonaire est obligée de suppléer à l'insuffisance du rayonnement de la peau.

Enfin le tissu adipeux remplit avant tout un rôle nutritif; c'est une réserve d'énergie potentielle que l'organisme utilise pour produire de la chaleur et du travail; une sorte de magasin d'abondance où puise l'économie quand vient la disette ou la maladie. Un sujet gras supporte beaucoup plus longtemps l'abstinence qu'un sujet maigre, car il peut vivre aux dépens de sa graisse par une sorte d'autophagie. Mais il ne faut pas oublier qu'en faisant ainsi provision de graisse, l'organisme peut s'encombrer, se gêner en vue de besoins qui ne se feraient peut-être jamais sentir (exemple : obésité).

Lorsque les cellules adipeuses cèdent leur graisse, pendant l'amaigrissement, elles se rapetissent peu à peu, retournent à l'état protoplasmique et peuvent même se convertir en cellules plates de tissu conjonctif; il est probable que le réseau vasculaire sanguin rétrocède simultanément. La graisse résorbée passe à l'état de glycogène, et celui-ci, en brûlant, se transforme en acide carbonique et en eau, qui sont éliminés.

Altérations. — L'obésité est une surcharge de tissu graisseux entraînant une gêne des fonctions; poussée à l'excès, elle constitue la polysarcie; alors le tissu adipeux s'infiltre partout, étouffe en quelque sorte les organes et leurs éléments et boursoufle les formes. Il ne faut pas confondre l'adiposité avec la dégénérescence graisseuse; celle-ci se produit dans des conditions opposées à celles qui déterminent celle-là, c'est-à-dire lorsque la nutrition languit et s'altère; alors les éléments éprouvent une sorte de désintégration granulo-graisseuse de leur substance qui les conduit rapidement à la mort ou tout au moins à l'inactivité.

Le tissu adipeux forme assez souvent des tumeurs qu'on appelle *lipômes*. Lorsque le stroma conjonctif d'un lipôme est abondant et condensé, c'est un *fibro-lipôme*.

Le tissu adipeux est susceptible d'inflammation; alors la

graisse se résorbe, les cellules retournent à l'état embryonnaire et prolifèrent plus ou moins activement.

§ II. — TISSU CARTILAGINEUX

Le tissu cartilagineux succède à la notocorde[1] pour consti-

[1] Dans le chapitre consacré à l'embryologie, nous avons déjà signalé cette tige axiale ainsi que sa provenance blastodermique (Voy. p. 42 et suivantes). Nous ajouterons ici qu'elle se développe au-dessous des centres nerveux primitifs pour leur servir de soutien en attendant que la colonne vertébrale se soit édifiée. Elle forme à elle seule tout le squelette de l'amphioxus, et, chez les Poissons, elle persiste toute la vie au centre des corps vertébraux, qu'elle embroche comme les grains d'un chapelet. Mais elle n'est que transitoire dans les vertébrés supérieurs, et voici comment se fait sa disparition : une fois incluse dans les vertèbres, elle s'étrangle de distance en dis-

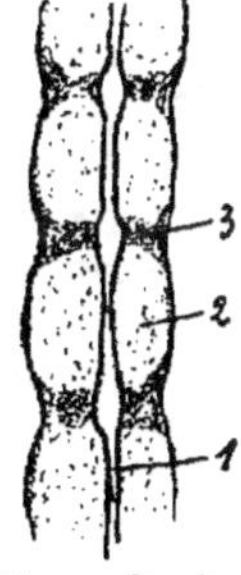

Fig. 108. — Corde dorsale incluse dans l'axe des corps vertébraux d'un embryon.

1. notocorde. — 2, corps vertébraux. — 3, futurs disques intervertébraux.

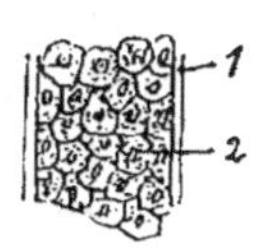

Fig. 109. — Segment de notocorde.

1. gaine amorphe. — 2, éléments cellulaires.

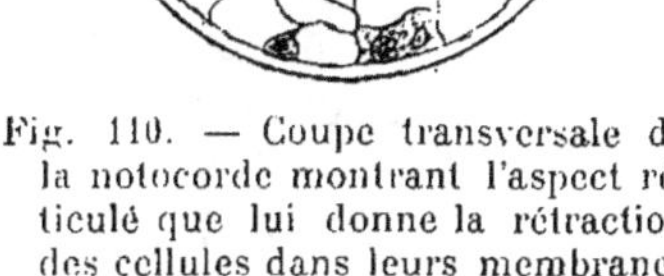

Fig. 110. — Coupe transversale de la notocorde montrant l'aspect réticulé que lui donne la rétraction des cellules dans leurs membranes d'enveloppe.

tance et devient moniliforme (fig. 108). Les étranglements correspondent, chez les mammifères, au centre des corps vertébraux et les renflements aux espaces intervertébraux. Quelque temps après la naissance, plus ou moins tôt suivant les espèces animales et les régions du rachis, la notocorde disparaît à l'intérieur des vertèbres ; il n'en reste plus que des noyaux gélatineux, discontinus, au centre des disques fibro-cartilagineux intervertébraux, et ces noyaux diminuent progressivement jusqu'à la fin de la vie ; de telle sorte que les disques précités finissent par envahir toute l'étendue de l'espace intervertébral.

La notocorde comprend dans sa structure : 1° une membrane d'enveloppe anhiste, de 4 à 5 μ d'épaisseur, que Cadiat comparait à juste titre à la capsule du cristallin ou cristalloïde; 2° un contenu formé de grosses cellules pressées les unes contre les autres, pourvues d'un noyau et d'une membrane d'enveloppe (fig. 109). Plus tard, ces cellules affectent une disposition rayonnée particulière (fig. 110), due à ce que leur noyau et leur protoplasma sont refoulés à la périphérie, tandis que leur centre se creuse d'une grande vacuole. La coupe de l'organe rappelle alors celle de la moelle du sureau.

Il est donc acquis que les éléments de la corde dorsale subissent une déchéance progressive qui conduit à leur résorption et que, par conséquent, ils n'ont aucun rôle dans le développement de la colonne vertébrale et de ses disques fibreux.

tuer le squelette. Dans un grand nombre de poissons, dits chondroptérygiens, il forme le squelette définitif. Mais, chez les autres vertébrés, il est remplacé bientôt en grande partie par le tissu osseux.

CARACTÈRES ANATOMIQUES

Le tissu cartilagineux est caractérisé par des cellules enfermées dans une capsule qui les individualise nettement, cellules plongées dans une substance fondamentale solide, à base de chondrine, matière collagène spéciale, distincte de la gélatine des tissus conjonctifs et de l'osséine du tissu osseux.

La cellule cartilagineuse (fig. 111) est une masse protoplasmique nucléée contenant souvent des gouttelettes graisseuses qui se colorent en noir par l'acide osmique, et de la matière glycogène que l'iode teint en brun-acajou. Son diamètre est extrêmement variable ; il est en moyenne de 15 à 20 μ. Sa forme est en général sphérique ou ovoïde, parfois anguleuse, voire même étoilée. Elle remplit complètement sa capsule mais ne lui adhère pas ; aussi s'en laisse-t-elle facilement arracher par le rasoir. Quand on traite une préparation de cartilage par l'eau, celle-ci pénètre dans les capsules, directement ou

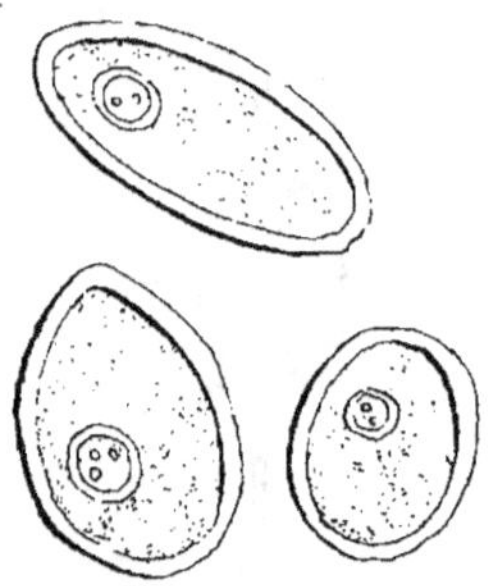

Fig. 111. — Cellules cartilagineuses dans leurs capsules (cartilage de la tête du fémur de la grenouille).

par endosmose, et refoule les cellules, qui prennent ainsi une forme ratatinée. Afin d'éviter ces rétractions, il faut traiter le cartilage par l'acide osmique, ou bien monter les préparations soit dans un sérum naturel, soit dans une solution à 7 p. 1 000 de sel marin, soit encore dans une solution saturée d'acide picrique. On le voit, les capsules sont rigides et confondues avec la substance fondamentale, dont elles ne sont qu'une zone péricellulaire différenciée ; elles ne sont pas comparables aux membranes cellulaires ordinaires.

L'ensemble formé par la cellule et sa capsule est quelquefois désigné sous le nom de *chondroplaste*, car c'est l'unité histique du cartilage.

On trouve dans le cartilage de la tête des mollusques céphalopodes une forme de chondroplastes singulièrement aberrante (fig. 112); ils sont en effet anastomosés par de longs prolongements, ramifiés dans la substance fondamentale, et les capsules répètent exactement la disposition des cellules, c'est-à-dire qu'elles communiquent par de fins canaux où se trouvent logés les prolongements protoplasmiques. — On a rencontré de semblables chondroplastes dans certains enchondrômes, ainsi que dans les cartilages corniculés du larynx. Et même, certains auteurs ont prétendu que, dans tous les cartilages, la substance fondamentale est creusée d'un réseau presque imperceptible de très fins canaux unissant les capsules entre elles et assurant la circulation du plasma nutritif: ce qui reste à prouver.

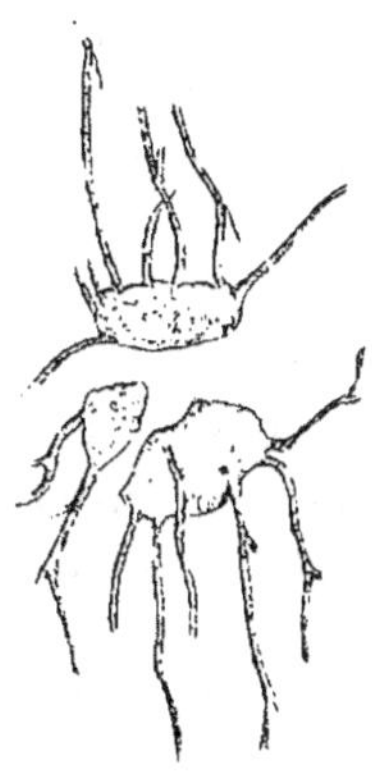

Fig. 112. — Trois cellules ramifiées du cartilage de la tête d'un mollusque céphalopode.

Les chondroplastes sont souvent assemblés par petits groupes que M. Renaut appelle *groupes isogéniques* pour indiquer que ce sont comme autant de familles issues chacune d'une cellule originelle. Si l'accroissement du cartilage se fait en divers sens, les groupes isogéniques sont coronaires, car le plan de division des cellules est variable (fig. 112 et 113, A). Si cet accroissement se fait exclusivement dans un sens, les groupes isogéniques sont axiaux, vu que les cellules en se divisant toujours dans le même sens se superposent en série (fig. 113, B); on dit aussi, dans ce dernier cas, que le cartilage est sérié; il se présente ainsi au-dessus de la ligne d'ossification des noyaux diaphysaires comme nous le dirons plus loin. — Les capsules ne prenant point part à la division des cellules qu'elles renferment, peuvent contenir, à un moment donné, plusieurs cellules; mais il est à remarquer que les cellules résultant de ces bipartitions successives ne tardent pas à s'entourer chacune d'une capsule qui s'emboîte dans celle de la génération précédente, et, au fur et à mesure que les nouvelles capsules se différencient, les anciennes s'effacent progressi-

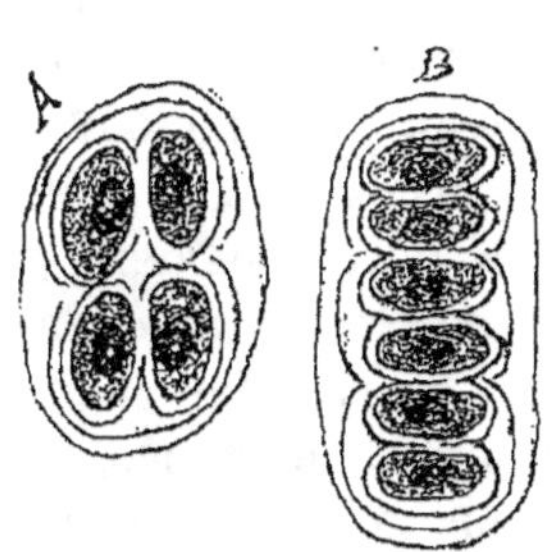

Fig. 113. — Deux groupes isogéniques.

A, coronaire. — B, axial.

vement et se fondent dans la substance intercellulaire. C'est pourquoi Max Schulze, Frey et divers autres histologistes ont soutenu que cette dernière n'est homogène et hyaline qu'en apparence, qu'elle est en réalité, formée de lamelles stratifiées concentriquement autour des cellules : hypothèse que le microscope n'a point vérifiée. A quelque procédé de technique qu'on ait recours, la substance intercellulaire paraît répandue comme une coulée entre les chondroplastes et ne montre point trace de lamellation, si ce n'est aux environs immédiats des groupes isogéniques ; d'ailleurs, à la lumière polarisée, on n'y voit pas les deux bandes obscures perpendiculaires (croix de Saint-André) qui caractérisent les textures feuilletées en cercles concentriques.

A la subtance fondamentale peuvent s'adjoindre des fibrilles connectives ou des éléments élastiques. De là, la classification suivante des cartilages :

Substance fondamentale amorphe...........	Cartilages hyalins.
Substance fondamentale striée de fibrilles connectives............................	Cartilages fibreux ou fibrocartilages.
Substance fondamentale contenant un réseau élastique........................	Cartilages réticulés ou élastiques.

Cartilage hyalin. — Le cartilage hyalin, c'est-à-dire à substance fondamentale transparente et homogène, est blanc bleuâtre, très consistant, élastique, fibroïde sur la cassure ; il est de beaucoup le plus répandu, puisqu'il forme, dans l'embryon, presque tout le squelette primitif, et, à titre permanent, les pièces de charpente de l'appareil respiratoire, etc. Si l'on suit son développement, à partir du mésenchyme, origine commune de tous les tissus collagènes, on voit d'abord les cellules de celui-ci s'écarter par interposition d'une substance hyaline qu'elles élaborent, substance qui se colore par le bleu de quinoléine, par l'hématoxyline et qui a déjà les réactions caractéristiques de la chondrine, bien qu'elle n'en ait pas encore la consistance. Elle se durcit bientôt et le cartilage passe à l'état fœtal. — Le cartilage fœtal se fait remarquer par la forme irrégulière et anguleuse de ses cellules, due sans doute à leur division fréquente et à la compression produite par la substance fondamentale déjà solidifiée. — Ensuite les cellules s'arrondissent, élaborent une capsule autour d'elles ; la substance fondamentale devient plus abondante et plus solide ; le cartilage passe à l'état adulte (fig. 114). D'après M. Renaut la substance fondamentale ne serait pas alors absolument homogène ; il se différencierait à son intérieur une sorte de trame trabéculaire pour favoriser l'imbibition nutritive.

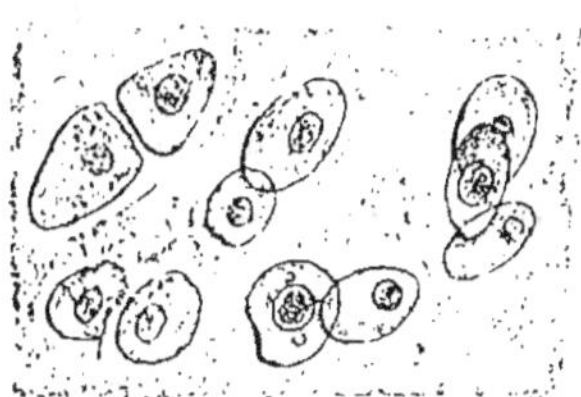

Fig. 114. — Coupe dans un cartilage hyalin (la substance fondamentale est amorphe).

Les cartilages hyalins se divisent en temporaires et permanents ; les premiers destinés à subir l'ossification, sont pénétrés par les vaisseaux sanguins plus ou moins longtemps avant que ce phénomène s'accomplisse ; les seconds sont en général invasculaires. Toutefois, il n'est pas rare de voir, chez des sujets âgés, l'ossification envahir des cartilages classés parmi les permanents (cloison du nez, cartilages costaux, cartilages sus-scapulaires, cerceaux de la trachée, cartilages du larynx, etc.) ; mais alors ces cartilages commencent toujours par se vasculariser.

La calcification qui frappe si souvent les vieux cartilages est un phénomène bien différent de l'ossification ; elle consiste simplement en un dépôt de granulations calcaires dans la substance fondamentale, rien n'étant changé dans la structure du tissu. Cette substance éprouve alors une sorte de dégénérescence qui lui fait perdre sa transparence et sa souplesse et lui communique la couleur et la dureté de l'os.

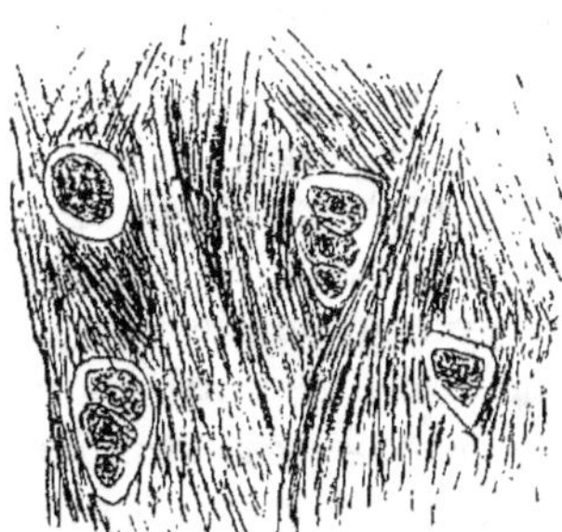

Fig. 115. — Coupe dans un fibrocartilage (la substance fondamentale est striée de fibrilles connectives).

Cartilage fibreux. — Le cartilage fibreux ou fibro-cartilage constitue la plaque scutiforme de la troisième phalange des solipèdes, les disques intervertébraux, les pièces complémentaires de certaines articulations — disques, ménisques, bourrelets — les renflements nodulaires de certains tendons, etc. Il est formé (fig. 115) : 1° de cellules généralement assemblées par deux ou par trois dans une même capsule, cellules en tout comparables aux chondroplastes du cartilage hyalin ; 2° d'une substance intercellulaire nettement fibreuse, c'est-à-dire constituée par des faisceaux de fibrilles connectives entre-croisés. Dans le principe, le fibro-

cartilage est purement fibreux ; ce n'est que secondairement
que les cellules plates se transforment en chondroplastes et que
les faisceaux connectifs se chondrinisent. Cette transformation
s'observe d'ailleurs dans tous les points où le tissu fibreux et le
tissu cartilagineux sont en continuité ; par exemple, sous le périchondre, à l'attache de certains tendons ou ligaments, etc.; et elle
présente des degrés divers qui démontrent bien l'étroite parenté
des tissus cartilagineux et conjonctifs.

Cartilage réticulé. — Le cartilage réticulé
ou élastique se fait remarquer par sa couleur
jaunâtre et sa grande souplesse. Il constitue
l'épiglotte, la partie supérieure des aryténoïdes, le corps clignotant, la conque, la
trompe d'Eustache. Au microscope, on constate que sa substance intercellulaire est
chargée de grains et de fibres élastiques,
dessinant un réseau très opaque dans les
mailles duquel les chondroplastes sont déposés (fig. 116). Une préparation de ce cartilage
traitée par le picrocarmin montre le réseau

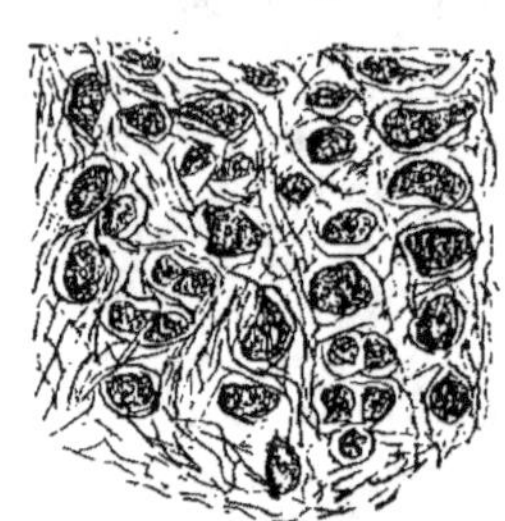

Fig. 116. — Coupe dans un
cartilage réticulé (la substance fondamentale est
semée d'un réseau de
fibres et de grains élas-
tiques).

élastique en jaune verdâtre, le noyau des cellules en rouge et leur
protoplasma en rose. Celles-ci sont généralement petites, à capsule mince, disséminées ou seulement rassemblées par deux.

Les cartilages réticulés commencent par être hyalins ; puis des
grains, des fibres et des réseaux élastiques apparaissent dans leur
substance fondamentale et peu à peu se substituent à la chondrine. Cette formation élastique procède des cellules, ainsi que
nous avons déjà eu l'occasion de le dire.

Vaisseaux et nerfs des cartilages — A l'exception des cartilages temporaires qui se préparent à l'ossification, les autres sont
invasculaires. Cependant cette règle n'est pas absolue ; par exemple :
« les cartilages costaux très jeunes ont des veinules et de gros
capillaires qui, bien loin de préparer l'ossification, empêchent
pendant longtemps la calcification et l'ossification. » (L. Blanc).

Les cartilages sont également dépourvus de nerfs et de canalicules quelconques pour la circulation du plasma nutritif.

Périchondre. — Le périchondre est une membrane de tissu
conjonctif condensé qui se différencie de fort bonne heure autour
des cartilages. Il se compose de deux couches : l'une superficielle,

renfermant, dans sa trame connective, des fibres élastiques et des vaisseaux sanguins; l'autre profonde, ne possédant ni vaisseaux ni fibres élastiques (du moins dans les cartilages non réticulés), et dont les faisceaux connectifs se dissocient et plongent obliquement dans le cartilage, où elles se fondent en quelque sorte : c'est la couche des fibres arciformes ou couche

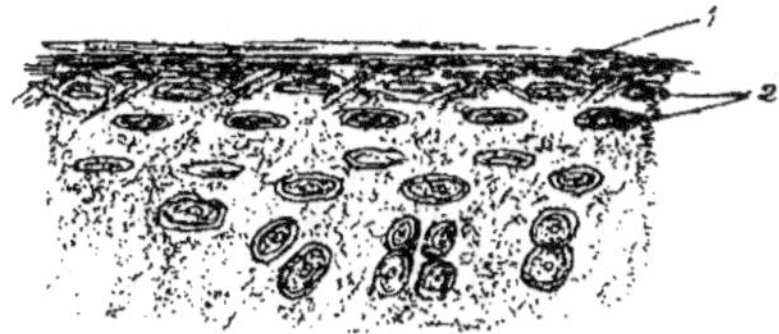

Fig. 117. — Schéma de l'union du périchondre et du cartilage sous-jacent.

1, périchondre avec ses fibres arciformes. — 2, cartilage superficiel avec ses chondroplastes s'aplatissant de plus en plus.

chondrogène, dans laquelle on voit les cellules plates du tissu conjonctif passer insensiblement à l'état de cellules cartilagineuses (fig. 117). Le périchondre fait donc corps avec le cartilage et contribue à son accroissement. Dans le cartilage hyalin, on trouve là trois tissus qui se continuent insensiblement l'un avec l'autre : le tissu fibreux du périchondre devenant fibro-cartilagineux, et le fibro-cartilage sous-périchondral devenant cartilage hyalin.

Cartilages d'encroûtement. — Les cartilages d'encroûtement des surfaces articulaires et des coulisses de glissement sont des cartilages hyalins qui méritent une mention spéciale. Ce ne sont pas, comme on est tenté de le croire, des parties surajoutées, mais au contraire des débris persistants du cartilage qui, primitivement, formait l'os tout entier. Ils se distinguent par l'absence de toute membrane de revêtement à leur surface, qui est nue et baignée

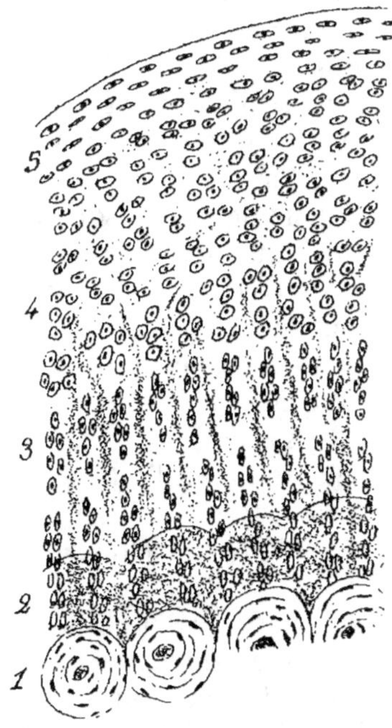

Fig. 118. — Cartilage d'encroûtement (tête du fémur du cheval).

1, os sous-jacent. — 2, couche calcifiée. — 3, couche des groupes isogéniques axiaux. — 4, couche à chondroplastes arrondis et disséminés. — 5, couche à chondroplastes aplatis et orientés parallèlement à la surface.

directement par la synovie ; il n'y a là ni périchondre ni membrane synoviale. Ces cartilages comprennent dans leur épaisseur quatre étages superposés (fig. 118) :

1° Une couche calcifiée, au contact de l'os, renfermant de 1 à 3 rangs de chondroplastes, parfois anguleux ;

2° Une couche relativement épaisse dans laquelle les chondroplastes sont empilés en séries perpendiculaires à l'os sous-jacent (groupes isogéniques axiaux) ;

3° Une couche à chondroplastes arrondis et plus ou moins disséminés ;

4° Enfin une couche superficielle dont les chondroplastes s'aplatissent de plus en plus, parallèlement à la surface articulaire, comme sous l'influence des pressions qu'ils ont à subir. Ces cellules superficielles aplaties ont pu donner le change à quelques auteurs et faire croire à un endothélium synovial.

On passe d'une couche à l'autre par transition insensible et il paraît bien certain qu'il y a là une évolution ascendante avec prolifération en couche profonde et destruction en couche superficielle. A l'état normal, grâce à la synovie, l'usure est extrêmement lente ; mais, dans certains états pathologiques, lorsque la synovie altérée a perdu de son onctuosité, ou bien lorsque la coaptation des surfaces articulaires est trop serrée, les cartilages d'encroûtement s'usent, se rayent ; l'os sous-jacent peut-être mis à nu ; il en résulte que les mouvements perdent beaucoup de leur souplesse et de leur étendue. — Dans certaines arthrites, les cartilages articulaires se ramollissent et se dissocient en filaments perpendiculaires, comme les fibres du velours : c'est l'*altération velvétique*. L'os dénudé s'enflamme à son tour et finit par se souder à son opposé, de manière à oblitérer la cavité articulaire (ankylose).

D'autres fois, au contraire, les cartilages articulaires prolifèrent sur les marges de la jointure, se mamelonnent et peuvent émettre des bourgeons qui se détachent un jour et deviennent libres dans l'articulation, où ils ne laissent pas que d'occasionner quelque gêne dans l'exécution des mouvements.

CARACTÈRES PHYSICO-CHIMIQUES

Nous avons déjà dit que le cartilage hyalin est blanc bleuâtre ; le cartilage fibreux, blanc brillant, et le cartilage réticulé, jaunâtre. Tous les cartilages sont souples et élastiques, mais ce sont les réticulés qui sont le plus déformables. Ils se racornissent par la dessiccation et reprennent leurs caractères primitifs quand on leur restitue l'eau perdue. Ils résistent longtemps à la macération dans l'eau froide ; tandis qu'ils se dissolvent dans l'eau bouillante en donnant une variété de gélatine qu'on appelle *chondrine* ou cartilagéine, laquelle est précipitable par l'action de l'acide acétique ; les cartilages réticulés donnent en outre, quand on les fait bouillir sous pression, de l'élastine. Quant aux fibro-cartilages, ils présentent les réactions du tissu fibreux ; c'est-à-dire que les acides et les bases gonflent leur trame connective et la font disparaître sous le microscope. — La substance hyaline des cartilages se colore par le bleu de quinoléine ainsi que par l'hématoxyline.

La composition chimique des cartilages vrais ou hyalins comprend :

Matières grasses..	2 à 5 p. 100
Eau	50 à 70 —
Sels divers (chlorure, sulfate et phosphate de potassium, phosphates de chaux et de magnésie, un peu de potasse)...........................	6 —
Chondrine	30 p. 100 environ.

CARACTÈRES PHYSIOLOGIQUES

Les cartilages, ainsi que tous les tissus collagènes, procèdent du mésenchyme embryonnaire ; nous avons dit déjà les modifications que celui-ci éprouve pour passer à l'état de cartilage embryonnaire puis de cartilage fœtal et enfin de cartilage adulte. C'est autour de la notocorde que le tissu cartilagineux apparaît tout d'abord, formant les corps vertébraux successifs, dans les intervalles desquels on voit des bandes de mésenchyme qui donnent les disques intervertébraux.

Les lames vertébrales, le chondrocrâne se forment de même ; enfin le squelette cartilagineux se complète par les pièces des membres, lesquelles apparaissent successivement au fur et à mesure que ceux-ci s'allongent par bourgeonnement. Les cartilages des appareils autres que le locomoteur se développent simultanément avec ces appareils. Partout ces organes prennent rapidement leur forme caractéristique. Ils sont tout d'abord noyés dans le mésenchyme, qui les réunit l'un à l'autre et forme leur périchondre ; ce n'est que plus tard que ce mésenchyme se fissure dans leurs intervalles, de manière à former les cavités articulaires avec leurs membranes synoviales.

Ainsi que nous l'avons vu, les cartilages s'accroissent de deux manières : 1° par prolifération caryocinétique de leurs cellules et augmentation de leur substance intercellulaire ; 2° par chondrification de la couche profonde du périchondre.

Une fois leur accroissement achevé, ils se nourrissent avec lenteur, par simple imbibition du plasma extravasé des vaisseaux du périchondre, imbibition qui paraît toutefois plus facile dans les cartilages fibreux que dans les autres. En raison de cette faible activité nutritive, le cartilage résiste beaucoup aux causes de destruction ; mais, quand il est atteint, il ne peut réagir contre le mal qui l'envahit sans cesse. C'est ainsi que la nécrose du fibro-cartilage complémentaire de la troisième phalange des solipèdes (javart cartilagineux) n'a pas de tendance à se délimiter et à s'éliminer naturellement ; elle détruirait peu à peu tout l'organe, attaquerait même l'articulation du pied, si on ne s'opposait à sa marche au moyen des caustiques ou par l'extirpation totale de l'organe atteint. Remarquons à ce propos que la différence de vitalité du cartilage fibreux et du cartilage hyalin se traduit parfaitement par la gravité variable du javart cartilagineux suivant qu'il siège en avant ou en arrière : le javart en talon est moins tenace que celui des parties antérieures, car le cartilage en question est d'autant plus fibreux qu'on envisage des parties plus postérieures ; il est hyalin en avant.

Dans les animaux supérieurs, la régénération du cartilage adulte est impossible ou du moins négligeable ; il n'y a, pour s'en convaincre, qu'à observer ce qui se passe après l'opération du javart cartilagineux : la solution de continuité résultant de l'ablation du cartilage scutiforme se comble exclusivement avec du tissu fibreux. Il n'en est pas de même chez les vertébrés inférieurs (poissons, reptiles, amphibiens), où l'on peut voir se reconstituer de toutes pièces un membre, une queue, une nageoire, amputés.

Le tissu cartilagineux est très répandu, même dans l'organisme adulte. Dans l'appareil locomoteur, il forme des prolongements au scapulum d'un grand nombre d'espèces, à la troisième phalange des solipèdes, aux côtes des mammifères ; — de minces couches d'encroûtement sur les surfaces articulaires diarthrodiales et amphiarthrodiales, sur les coulisses tendineuses ; — des pièces complémentaires ou intercalaires dans certaines jointures (bourrelet, disques, ménisques). Dans l'appareil respiratoire, il constitue les cartilages des naseaux, la partie inférieure de la cloison médiane du nez, les cartilages du larynx, les cerceaux de la trachée, les petites pièces losangiques des bronches. Enfin, dans les appareils des sens, il donne le corps clignotant, les cartilages conchinien, annulaire et scutiforme de l'oreille, la trompe d'Eustache, etc.

Partout les cartilages jouent un rôle mécanique subordonné à leur consistance et à leur élasticité. Ils maintiennent la béance des voies respiratoires ; aident passivement à l'expiration ; donnent du ressort au sabot (cartilage complémentaire de la troisième phalange) ; font coussin sur les surfaces articulaires et les coulisses de glissement, en même temps qu'ils facilitent le mouvement des jointures ; adaptent plus exactement l'épaule au tronc tout en atténuant les réactions des membres antérieurs, etc., etc. Quand on considère la facilité avec laquelle les cartilages se laissent envahir par l'ossification lorsque leur élasticité cesse d'être mise en jeu, on se demande si ce n'est pas précisément leur jeu de ressort qui les garantit contre cet envahissement, en tenant à distance les vaisseaux ossificateurs ?

Parmi les altérations dont les cartilages sont susceptibles, nous avons déjà cité : les dégénérescences granulo-graisseuse et granulo-calcaire de la substance fondamentale, dégénérescences s'accompagnant toujours d'altérations des cellules ; le ramollissement et l'usure des cartilages articulaires ou par contre leur prolifération. Il ne nous reste plus à mentionner que les déformations consécutives à des fractures, et les néoplasmes connus sous le nom de *chondrômes*, qui se développent non pas seulement sur du cartilage préexistant, mais encore dans des points où le tissu cartilagineux fait normalement défaut.

§ III. — TISSU OSSEUX

Le tissu osseux forme le squelette définitif de la plupart des animaux vertébrés ; c'est pourquoi de Blainville appelait ceux-ci *Ostéozoaires*.

CARACTÈRES ANATOMIQUES

Le tissu osseux a pour élément fondamental la cellule osseuse ou cellule de Virchow. C'est une cellule allongée, lenticulaire, mesurant 18 à 25 μ de longueur et 6 à 11 μ de largeur, constituée par une masse de protoplasma dépourvue de membrane d'enveloppe, avec un noyau dans son centre, et par des prolongements plus ou moins nombreux et ramifiés qui la mettent en communication avec ses voisines (fig. 119)

Telle que nous venons de la décrire, la cellule osseuse diffère assez peu de la cellule fixe du tissu conjonctif lâche ; elle est caractérisée par son inclusion dans une cavité qui en répète exactement la forme, et qui est creusée dans une substance

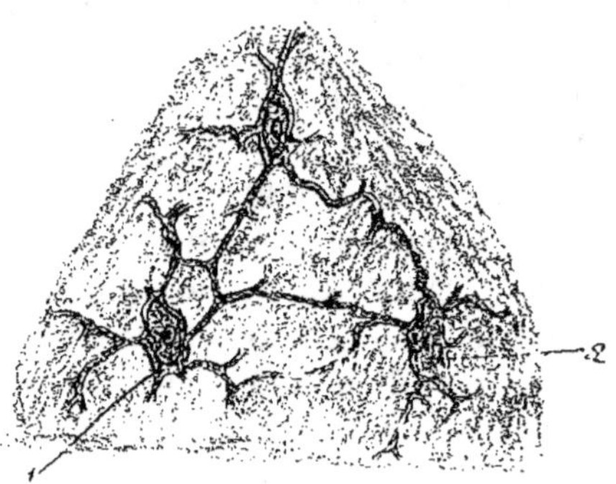

Fig. 119. — Ostéoplastes avec leurs anastomoses.

1, cellules osseuses. — 2, cavités osseuses creusées dans une substance fondamentale solide.

fondamentale dure, formée d'osséine imprégnée de sels calcaires. Ces cavités, avec les canalicules ramifiés qui les mettent en relation, sont vides dans les os secs et macérés ; elles figurent, dans les préparations microscopiques, des taches noires étoilées que PURKINJE, qui les découvrit, prit pour des corpuscuies solides. DOYÈRE démontra que ce sont des cavités pleines d'air, quand l'os macéré est examiné à sec. Vint ensuite VIRCHOW qui, en 1850, découvrit la cellule osseuse en étudiant des os frais. On discuta longtemps à savoir si cette cellule est munie de prolongements protoplasmiques correspondant aux canalicules de sa cavité. M. RANVIER en nia d'abord l'existence ; mais aujourd'hui ils sont admis sans conteste. La cellule remplit donc exactement sa cavité ; l'ensemble de l'une et de l'autre forme ce qu'on appelle un *ostéoplaste*.

Quant à la texture du tissu, c'est-à-dire l'arrangement des ostéoplastes et de la substance fondamentale, il faut l'étudier dans le tissu compact et dans le tissu spongieux.

Tissu compact. — Deux coupes, l'une transversale, l'autre longitudinale, de la diaphyse d'un os long rendent parfaitement compte de la texture du tissu compact. Sur la coupe transversale (fig. 120), on voit des trous de 1 à 2 dixièmes de millimètre, semés de distance en distance, autour desquels le tissu osseux est disposé en lamelles concentriques de 5 à 10 μ d'épaisseur ; les ostéoplastes s'enlèvent en noir sur les lignes de juxtaposition de ces lamelles. Les trous représentent la section des *canaux de Havers* ; les lamelles concentriques qui les entourent constituent les *systèmes de Havers*. Les systèmes de Havers peuvent comprendre deux, trois, quatre... dix

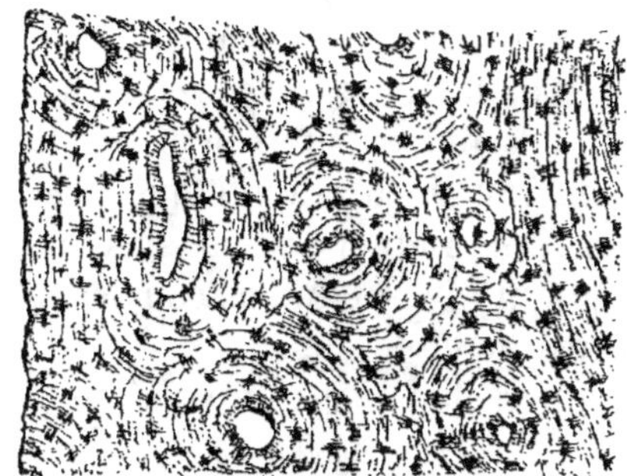

Fig. 120. — Coupe transversale de tissu osseux compact.

On voit les canaux de Havers, les systèmes de Havers, les systèmes intermédiaires et les ostéoplastes.

lamelles ; ils laissent entre eux des intervalles occupés par des lamelles osseuses stratifiées en des directions diverses, mais jamais en cercles complets : c'est ce qu'on appelle les *systèmes intermédiaires*. On voit, en outre, un certain nombre de lamelles s'ordonner concentriquement, soit sur la paroi du canal médullaire comme autour d'un canal de Havers géant, soit sous le périoste à la périphérie de l'os ; ce sont : le *système périmédullaire* et le *système périphérique* (Voy. fig. 134). — Tous ces systèmes de lamelles stratifiées sont semés d'ostéoplastes ainsi que nous l'avons déjà dit, et ceux-ci s'anasto-

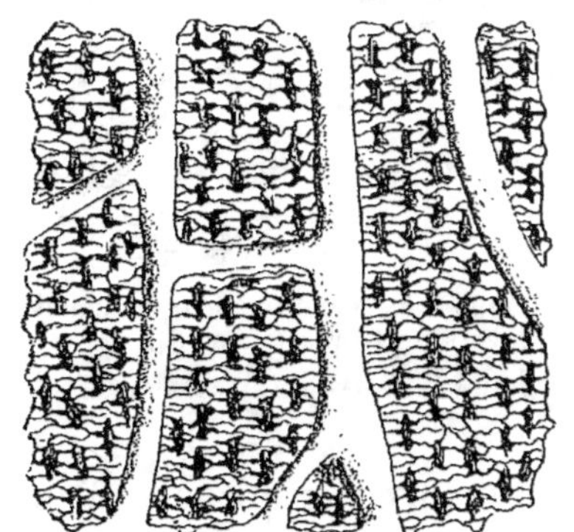

Fig. 121. — Coupe longitudinale de tissu osseux compact.

On voit très bien les canaux de Havers et leurs anastomoses, ainsi que les ostéoplastes.

mosent, soit dans le même plan interlamellaire, soit d'une lamelle à l'autre.

Sur la coupe longitudinale (fig. 121), on voit les canaux de Havers dans leur longueur ; ils s'anastomosent de distance en distance au moyen de branches transversales ou obliques, et s'ouvrent, à leurs extrémités, dans les aréoles du tissu spongieux épiphysaire ; les plus superficiels lancent des branches qui débouchent sur la surface de l'os ; les plus voisins du canal médullaire s'y ouvrent aussi par de nombreux rameaux ; en sorte que les deux surfaces limites sont criblées de fines porosités. — Les différentes stratifications de lamelles osseuses, si distinctes sur la coupe transversale, ne le sont presque plus sur la coupe longitudinale, à moins qu'une branche anastomotique d'un canal de Havers ait été coupée en travers, auquel cas un système de Havers se dessine nettement à l'entour. Quant aux ostéoplastes, ils se présentent sous le même aspect que ci-dessus.

Les canaux de Havers sont occupés chacun par un vaisseau sanguin, dans l'os non macéré ; les systèmes de lamelles qui s'ordonnent autour d'eux forment un tout relativement indépendant, une sorte d'unité de constitution et de circulation. Les ostéoplastes d'un même système haversien communiquent les uns avec les autres et avec le canal de Havers par leurs canalicules, tandis qu'ils ne communiquent qu'exceptionnellement avec les ostéoplastes des systèmes voisins. M. RANVIER a montré, en effet,

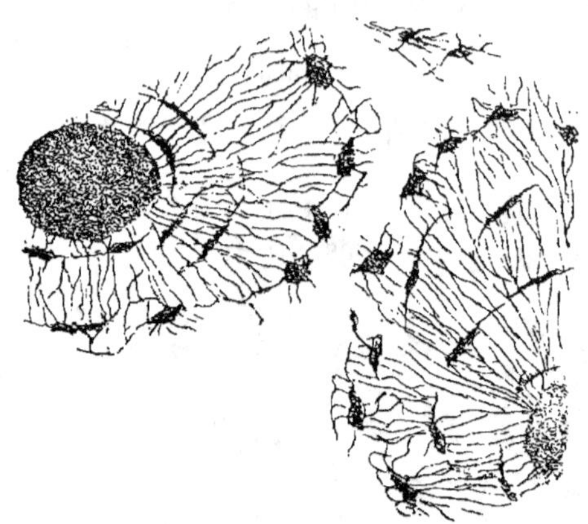

Fig. 122. — Coupe transversale de deux systèmes de Havers (fort grossissement).

On voit les canalicules récurrents des ostéoplastes excentriques.

que les canalicules des ostéoplastes les plus excentriques d'un système de Havers se réfléchissent ordinairement vers le centre, de manière à ne s'anastomoser qu'avec des canalicules de leur propre système (canalicules récurrents) (fig. 122).

D'autre part, il est très digne de remarque que la diaphyse du fémur de la grenouille est constituée par un seul système de Havers, dont le canal fait office de canal médullaire.

Tissu spongieux. — Le tissu spongieux est formé de travées et trabécules entre-croisées, constituant une sorte d'éponge solide dont les aréoles communicantes sont remplies de moelle. Lesdites travées sont généralement dépourvues de vaisseaux et constituées par des lamelles osseuses disposées concentriquement aux alvéoles médullaires. Chacun de ceux-ci, avec les lamelles osseuses qui le circonscrivent, donne assez bien l'image d'un vaste système de Havers ébauché, et il est manifeste que la stratification osseuse n'aurait qu'à se continuer concentriquement pour faire passer le tissu spongieux à l'état compact. Au surplus, le tissu compact commence par être spongieux et peut le redevenir par résorption.

Les travées les plus épaisses du tissu spongieux renferment des vaisseaux et conséquemment des systèmes haversiens; mais, dans ce cas encore, la surface de la travée présente des lamelles ordonnées relativement aux alvéoles médullaires.

En somme, partout où on le trouve, qu'il soit compact ou spongieux, le tissu osseux montre au microscope une texture lamelleuse; il se développe en effet par couches successives. Pourquoi ces couches restent-elles ainsi distinctes? — C'est, pense-t-on, parce qu'elles ne sont pas exactement pareilles : À un fort grossissement, sur les préparations d'os montées dans le baume de Canada, on constate qu'elles sont alternativement homogènes ou striées ; par exemple, dans un système haversien vu en coupe transversale, la lamelle plus interne est toujours homogène, la deuxième est striée, la troisième homogène, etc. En coupe longitudinale, l'alternance est inverse; c'est-à-dire que les lames homogènes sur la section transverse sont ici striées et *vice versa*. SHARPEY a conclu de ces faits que la substance fondamentale est divisée en fibrilles et que ces fibrilles sont réciproquement perpendiculaires d'une lamelle à l'autre, et, en outre, enchevêtrées comme les fils et la chaîne d'une trame. Mais cette interprétation, qui fait du tissu osseux une simple adaptation du tissu conjonctif, a été contestée par M. RANVIER.

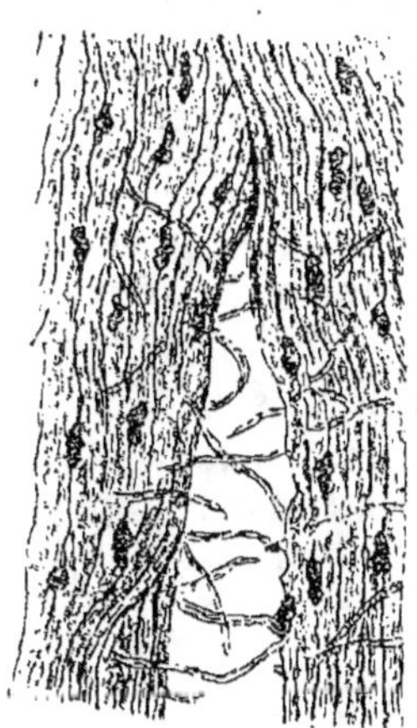

Fig. 123. — Fibres de Sharpey isolées, entre deux lames osseuses disjointes.

Fibres de Sharpey. — Le tissu osseux qui provient du tissu

fibreux (os périostique, os membraneux) conserve à son intérieur, à l'état calcifié, les faisceaux connectifs et les fibres élastiques de ce dernier, sous forme d'aiguilles rigides partant du
périoste, parcourant en divers sens certains systèmes intermédiaires ainsi que le système périphérique, mais n'entrant jamais
dans les systèmes haversiens : ce sont les fibres perforantes ou
fibres de Sharpey (fig. 123), du nom de l'anatomiste anglais qui
les découvrit en 1867. Nous en reparlerons à propos du développement.

CARACTÈRES PHYSICO-CHIMIQUES DE LA SUBSTANCE FONDAMENTALE DES OS

En laissant de côté les ostéoplastes, la moelle, les vaisseaux et
les nerfs, qui disparaissent par macération, on constate que la
substance osseuse est formée de matière organique et de matière
minérale intimement incorporées, quoique susceptibles d'être
isolées par l'action des acides ou par l'action du feu. Si on laisse
un os macérer dans une solution acide, acide chlorhydrique, sulfurique, azotique, chromique, picrique, il se déminéralise et, au
bout de quelque temps, réduit à la partie organique, il devient
mou et gélatineux : on dit qu'il s'est décalcifié. Cette partie
organique n'est autre chose que de l'*osséine*, avec un peu d'élastine
provenant des fibres de Sharpey. L'osséine se transforme en gélatine par coction dans l'eau surchauffée, et ainsi les os peuvent
servir à la préparation industrielle de la colle forte. Si, au contraire, on traite les os par le feu (calcination), la matière organique
est brûlée, et ils se réduisent à la partie minérale ; ils sont alors
blancs comme de la chaux, poreux et très friables. En moyenne,
l'osséine entre pour 30 p. 100 et les matières minérales pour 70 p. 100.

Voici d'ailleurs deux analyses, l'une ancienne de BERZÉLIUS,
l'autre récente de GABRIEL :

COMPOSITION CENTÉSIMALE DE L'OS SEC ET MACÉRÉ, D'APRÈS BERZÉLIUS

Matières organiques......	Solubles...........................	32,17
	Insolubles (*élastine*)................	1,13
Matières inorganiques....	Phosphate tribasique de chaux........	51,40
	Carbonate de chaux.................	11,30
	Fluorure de calcium................	2,00
	Phosphates de soude et de magnésie...	1,00
	Chlorure de sodium.................	1,00

COMPOSITION CENTÉSIMALE DE LA CENDRE D'OS, D'APRÈS GABRIEL

Phosphate de chaux $(PO^4)^2Ca^3$..........	83,89	85,90 p. 100
— de magnésie $(PO^4)^2Mg^3$......	1,04	1,84 —
Carbonate de chaux CO^3Ca	9,06	11,00 —
Fluorure de calcium $CaFl^2$............	3,20	0,60 —

On discute encore à savoir si l'osséine et les sels minéraux sont simplement associés physiquement ou bien combinés chimiquement. S'il y a mélange, il est très intime ; s'il y a combinaison, elle n'est pas invariable.

Les os du crâne sont plus calcaires que les vertèbres ; ceux des individus âgés le sont plus que ceux des jeunes ; enfin, à la suite d'un régime chétif, où manquent les sels de chaux, les os peuvent se déminéraliser plus ou moins ; il y a plus, on peut, en donnant à des animaux une alimentation pauvre en sels de chaux mais riche en sels de magnésie, obtenir des os, normaux d'ailleurs, dont une partie de la chaux a été remplacée par de la magnésie.

A l'état frais, les os sont blanc rosé ; après macération, quand toutes les parties molles ont été détruites, ils sont d'une grande blancheur. Leur dureté varie suivant la quantité de fluorure de calcium qu'ils renferment ; elle est au maximum dans le rocher, qui fait feu au briquet. Leur élasticité est d'autant plus grande que leur matière organique est plus abondante, et, comme celle-ci se résorbe avec l'âge, les os des vieux sujets sont moins élastiques que ceux des jeunes et partant plus fragiles.

Le tissu osseux, tel que nous venons de l'étudier, au point de vue anatomique et physico-chimique, est complété : par le périoste qui l'enveloppe, par la moelle qui le pénètre et s'infiltre dans toutes ses cavités, enfin par des vaisseaux et des nerfs.

Périoste.

Le périoste est une membrane fibreuse d'un à deux millimètres d'épaisseur qui revêt la surface des os, à l'exception des parties couvertes de cartilage et de celles où s'insèrent les ligaments et les tendons, dont les faisceaux plongent en effet dans l'os à l'état de fibres de Sharpey. Le périoste atteint son maximum d'épaisseur et d'adhérence sur les os courts et sur les épiphyses des os longs ; toutes choses égales d'ailleurs, il est plus épais sur des os jeunes que sur des os vieux.

Il se compose de deux couches (fig. 124) : une *superficielle*, essentiellement fibreuse, renfermant des fibres élastiques et des nerfs, traversée par des vaisseaux sanguins; une *profonde* ou *ostéogène* (blastème sous-périostal d'Ollier), dont les faisceaux connectifs, beaucoup plus fins que ceux de la couche précédente et accompagnés de fibres élastiques très minces, se dissocient progressivement et plongent obliquement dans l'os, où ils forment autant de fibres de Sharpey. Entre ces jets arciformes plongeant dans l'os et rappelant de tous points les jets arciformes périchondraux, on voit s'accumuler des cellules sphériques ou ovoïdes qui président à l'accroissement de l'os et qu'on appelle pour cette raison *ostéoblastes*. On passe par degrés insensibles des cellules conjonctives plates, pourvues de crêtes d'empreintes, aux ostéoblastes. Ceux-ci forment une sorte de moelle embryonnaire à l'entour des nombreux vaisseaux sanguins qui s'engagent dans l'os ; ils diminuent en nombre peu à peu avec l'âge et finissent par disparaître.

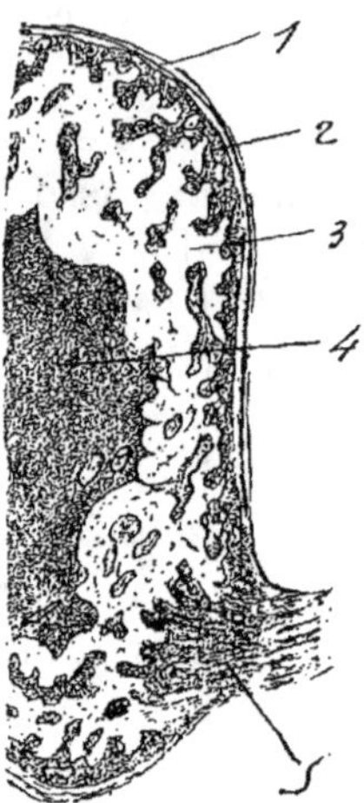

Fig. 124. — Coupe dans un os long d'embryon.

1, périoste. — 2, moelle sous-périostée (couche ostéogène). — 3, travées osseuses. — 4, moelle du canal médullaire. — 5, insertion d'un ligament.

Moelle.

La moelle des os est un tissu pulpeux qui remplit toutes leurs cavités intérieures, soit les aréoles du tissu spongieux, soit les canaux médullaires des os longs ; les canaux de Havers eux-mêmes ne sont que des espaces médullaires incomplètement oblitérés par l'ossification ; ils communiquent d'ailleurs, ainsi que nous l'avons déjà dit, avec les aréoles du tissu spongieux et avec le canal médullaire. On distingue trois variétés de moelle : 1° la *moelle rouge ou fœtale* qu'on observe chez le fœtus dans tous les os, ainsi que, chez l'adulte, dans certains os du tronc et de la tête (côtes, sternum, corps vertébraux); 2° la *moelle jaune ou adipeuse*, qui peut envahir la plupart des os de l'adulte et principalement le canal médullaire des os longs ; 3° la *moelle grise ou gélatiniforme*, que l'on trouve normalement dans certains os de la tête des mammifères, ainsi que dans les os longs des rongeurs, et qui est très répandue chez les sujets âgés ou émaciés.

Nous allons prendre pour type de notre étude la moelle rouge, car les autres sortes en dérivent.

On y rencontre (fig. 125) :

1° Un réseau de capillaires extrêmement dilatés et variqueux ;

2° Une trame délicate de faisceaux connectifs noyés dans une abondante substance fondamentale muqueuse ;

3° Des cellules nombreuses et diverses : cellules plates étoilées analogues à celles du tissu conjonctif muqueux, ostéoblastes, cellules adipeuses, cellules lymphatiques, cellules rouges de Neumann, et enfin myéloplaxes de Robin.

Les cellules plates sont rares dans la moelle et situées le long des vaisseaux ; la cellule fixe du tissu conjonctif que représente la moelle est restée en grande partie à l'état embryonnaire : c'est l'*ostéoblaste*, dont nous avons déjà parlé à propos du périoste ; ou bien elle a subi l'évolution graisseuse et est devenue cellule adipeuse.

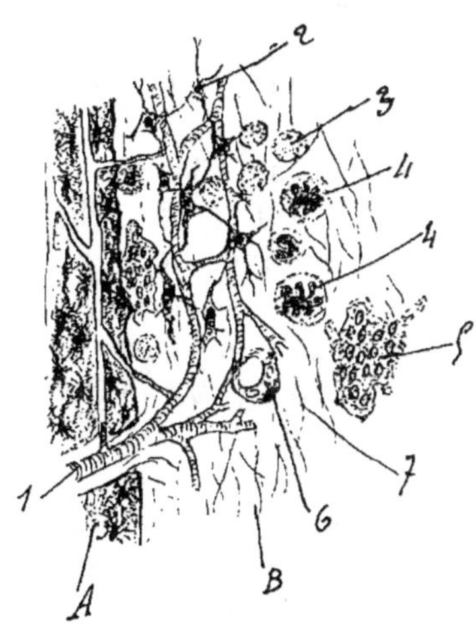

Fig. 125. — Moelle osseuse au contact de la paroi du canal médullaire d'un os long (figure schématique).

A, tissu osseux. — B, moelle.
1, artère nourricière. — 2, cellules étoilées périvasculaires — 3, leucocytes. — 4, cellules de Bizzozéro. — 5, myéloplaxes. — 6, cellule adipeuse. — 7, fibrilles connectives.

Les cellules lymphatiques ne sont pas moins nombreuses que les ostéoblastes ; Ch. Robin leur a donné le nom spécial de *médullocelles* ; il y en a de toutes les variétés : lymphocyte, leucocyte mononucléaire, leucocyte polynucléaire, leucocyte éosinophile, et, parmi les leucocytes qualifiés de polynucléaires, il en est qui se font remarquer par leur volume considérable et par leur noyau extrêmement bourgeonnant : ce sont les *cellules de Bizzozéro*.

Les *cellules de Neumann*, cellules hémoglobiques de Malassez, érythroblastes de quelques auteurs, se rattachent aussi à la série des cellules lymphatiques, car ce n'est autre chose que de gros leucocytes mononucléaires dont le protoplasma s'est chargé d'hémoglobine et bourgeonne, comme nous l'avons dit (p. 107), des hématoblastes.

Restent enfin les *myéloplaxes* de Ch. Robin, cellules géantes à noyaux multiples (5 à 30), à formes aplaties, irrégulières, non douées de contractilité, qui proviennent probablement des leucocytes à noyau bourgeonnant dont il a été parlé ci-dessus ; on les rencontre de préférence à la périphérie de la moelle, au contact de l'os, rongeant celui-ci et le résorbant peu à peu, ce qui leur a valu de KÖLLIKER le nom d'*ostéoclastes* ou *ostoclastes*.

Tels sont les divers éléments anatomiques de la moelle des os. C'est, en définitive, un tissu conjonctif très délicat dont les deux sortes de cellules, fixes et migratrices, ont subi des différenciations multiples.

La moelle rouge est riche en vaisseaux, en ostéoblastes, en médullocelles, en myéloplaxes et en cellules hémoglobiques, ce qui témoigne de ses propriétés à la fois ossifiantes et hématopoïétiques.

Dans la moelle jaune, ce sont les cellules adipeuses qui sont prépondérantes, à ce point que, dans les bœufs et les moutons très gras, la moelle des os longs forme, après refroidissement, un cylindre de suif et peut contenir jusqu'à 96 p. 100 de graisse. En outre, la trame connective s'est développée et condensée plus ou moins à la périphérie, ce qui a pu faire croire à l'existence d'un périoste interne ou endoste sur la paroi des canaux médullaires. La moelle graisseuse a perdu plus ou moins complètement ses propriétés ossifiantes et hématopoiétiques.

VAN DER STRICHT a constaté que les cellules lymphatiques de la moelle sont susceptibles de se convertir en celluies adipeuses aussi bien que les cellules fixes.

Quant à la moelle grise ou gélatiniforme, elle est remarquable par l'abondance de la substance mucoïde qui noie sa trame connective et ses divers éléments cellulaires. Si elle s'est produite par amaigrissement, la graisse s'est résorbée progressivement, et les cellules qui la contenaient ont fait retour à leur état primitif.

Vaisseaux et nerfs des os.

Les os, malgré leur apparence pierreuse, sont fortement irrigués par le sang. Trois riches réseaux vasculaires s'épuisent dans leur épaisseur, savoir : les vaisseaux du périoste, les vaisseaux des canaux de Havers, les vaisseaux de la moelle. Les vaisseaux périostiques communiquent avec le réseau haversien par les porosités de la surface de l'os ; celui-là communique avec les vaisseaux de la moelle par les orifices au moyen desquels les canaux de Havers s'ouvrent dans les cavités médullaires ; enfin la moelle reçoit directement des vaisseaux par les trous nourriciers.

Les veines accompagnent généralement les artères ; mais elles sortent souvent par des trous spéciaux, fort larges, percés dans les points où la substance spongieuse est abondante. Elles ne présentent de valvules qu'une fois arrivées dans le périoste. Celles de la moelle se dilatent par points en véritables sinus où le sang subit une sorte de stase qui lui permet de se charger des éléments régénérateurs des globules rouges.

On nie généralement l'existence des lymphatiques dans les os.

Quant aux nerfs, ils viennent du système cérébro-spinal et du système ganglionnaire. Presque toujours un nerf assez volumineux pénètre dans le canal médullaire en passant par le trou nourricier principal et se distribue à la moelle. Le tissu compact reçoit peu de filets nerveux ; le tissu spongieux en reçoit au contraire beaucoup, surtout au niveau des extrémités des os longs et des corps vertébraux ; il en est de même du périoste. — Le mode de terminaison des nerfs des os est encore inconnu ; toutefois, on a signalé des corpuscules de Pacini dans certaines régions du périoste. — Ce qu'il y a de certain, c'est que le tissu osseux proprement dit est très peu sensible, tandis que le périoste et la moelle le sont beaucoup. Avant la découverte des anesthésiques, les chirurgiens avaient remarqué que, dans les opérations d'amputation d'un membre, le patient témoignait une vive douleur au moment où l'instrument réséquant traversait le périoste ou la moelle, tandis qu'il souffrait peu quand l'instrument était en plein dans l'os.

CARACTÈRES PHYSIOLOGIQUES DES OS

Développement. — Avant d'être osseuses, les pièces du squelette sont la plupart cartilagineuses, un certain nombre fibreuses. Les premières constituent l'endosquelette ou squelette primaire, les secondes l'exosquelette ou squelette secondaire. Ces dernières qualifiées d'os dermiques, os de revêtement ou de recouvrement, forment la voûte du crâne et tous les os extérieurs de la face. Les unes et les autres s'ossifient par un ou plusieurs points osseux qui s'étendent de proche en proche et qu'on appelle *noyaux d'ossification.*

L'ossification débute en général par un point au centre de l'os, quelquefois par plusieurs points disséminés : ce sont les *points osseux primitifs.* Un seul point primitif peut suffire, grâce à son extension en tous sens, au complet développement de l'os (exemples : la plupart des os du corps et du tarse, un grand nombre d'os de la tête).

Le plus souvent il arrive que le ou les points primitifs sont complétés plus tard par un ou plusieurs points d'ossification qu'on appelle *points secondaires* ou complémentaires, ou encore *épiphyses,* car ils semblent surajoutés à la périphérie de l'os. — Il n'y a pas que les os longs, comme le prétendait Bichat, qui présentent des épiphyses ; les os courts, les os plats, les os allongés sont aussi susceptibles d'en offrir (exemples : vertèbres, scapulum, coxal, côtes). Pour ce qui est des os longs, ils présentent tous au moins une épiphyse ; la plupart en ont deux ou plusieurs. Ainsi, les métacarpiens et les phalanges sont ordinairement *mono-épiphysés,* ainsi que le calcanéum ; le radius, le cubitus, le péroné sont *di-épiphysés ;* l'humérus, le fémur, le tibia sont *pluri-épiphysés.*

Il y a lieu d'étudier, au point de vue histologique, l'ossification fibreuse et l'ossification endochondrale.

a) *Ossification fibreuse.* — Là où une membrane fibreuse va s'ossifier, on voit d'abord les vaisseaux sanguins bourgeonner dans tous les espaces interfasciculaires, les faisceaux connectifs et les fibres élastiques (s'il y en a) se calcifier, et les cellules se transformer en ostéoblastes et proliférer de manière à remplir d'une sorte de moelle embryonnaire tous les espaces interfasciculaires. Après cette première phase de calcification des fibres et de médullisation de leurs intervalles, l'ossification proprement dite commence : dans chacun des espaces médullaires, dont le centre est occupé par un vaisseau sanguin, on voit les

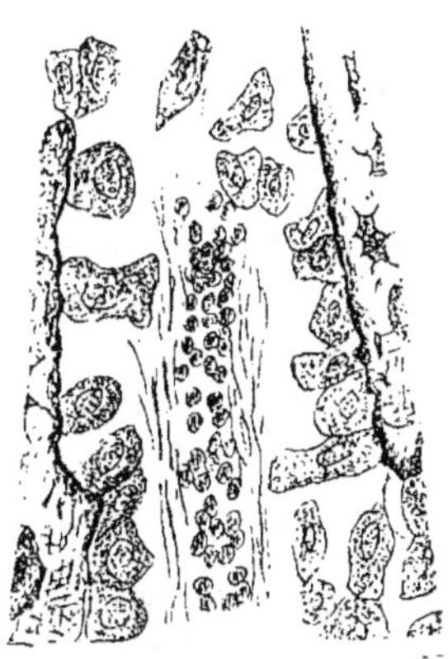

Fig. 126. — Tissu fibreux en voie d'ossification. On voit une lacune médullaire avec un vaisseau central et des ostéoblastes, ainsi qu'une lamelle osseuse déjà formée.

ostéoblastes se déposer couche par couche, concentriquement, et se transformer en ostéoplastes, tout en sécrétant des strates de matière fondamentale osseuse qui les englobent (fig. 126). De la sorte, l'espace médullaire primitif se comble peu à peu, et, à un moment donné, il ne reste plus au centre que la place du vaisseau. Ainsi s'est formé un système de Havers. On voit que la première lamelle osseuse formée, ou pour mieux dire sécrétée, est la plus excentrique et qu'elle a été déposée sur les fibres calcifiées circonscrivant l'espace médullaire ; aussi ces fibres sont-elles qualifiées de travées *directrices de l'ossification* : ce sont les fibres de Sharpey de l'os développé.

Les phénomènes que nous venons de décrire s'étendent de proche en proche dans les espaces interfasciculaires voisins et le noyau d'ossification s'agrandit par irradiation d'aiguilles osseuses vers la circonférence de la membrane. Il arrive un moment où les aiguilles périphériques d'un os se rencontrent et s'engrènent avec celles des os voisins : c'est ce qui produit les sutures dentées des os de la tête. Mais avant que cette rencontre s'effectue, il reste entre ces os des intervalles membraneux connus sous le nom de fontanelles.

L'os de membrane est d'abord également spongieux dans toute son épaisseur; puis, l'ossification s'arrêtant ou même rétrocédant dans son centre, tandis qu'elle se complète sur les deux faces, il se forme deux tables compactes et une couche spongieuse intermédiaire. Celle-ci se résorbe à la longue et celles-là finissent par se joindre et se confondre en divers points.

Les deux périostes, externe et interne, sont des parties persistantes de la membrane fibreuse primordiale, qui servent à l'accroissement ultérieur de l'os formé dans leur intervalle. Il est à remarquer que le périoste interne des os du crâne est remplacé par la dure-mère encéphalique, qui, ainsi que FLOURENS et OLLIER l'ont démontré expérimentalement, jouit de propriétés ostéogènes. Au niveau des fosses nasales et des sinus, le périoste est également plus ou moins confondu avec la muqueuse de revêtement de ces cavités.

b) *Ossification endochondrale.* — Nous allons prendre pour type de notre étude l'ossification du modèle cartilagineux d'un os long.

La première trace d'os apparaît dans la couche profonde du périchondre, sous forme d'un anneau entourant le milieu de l'organe, anneau qui s'épaissit peu à peu en même temps qu'il s'avance vers l'une et l'autre extrémité. Mais c'est là une ossification fibreuse dont nous ferons abstraction pour le moment. Le cartilage enveloppé par cette croûte osseuse périchondrale ne tarde pas à s'ossifier lui-même et les deux formations marchent ensuite de pair, formant un seul et même noyau d'ossification qu'on appelle *diaphyse* (fig. 131, A et B).

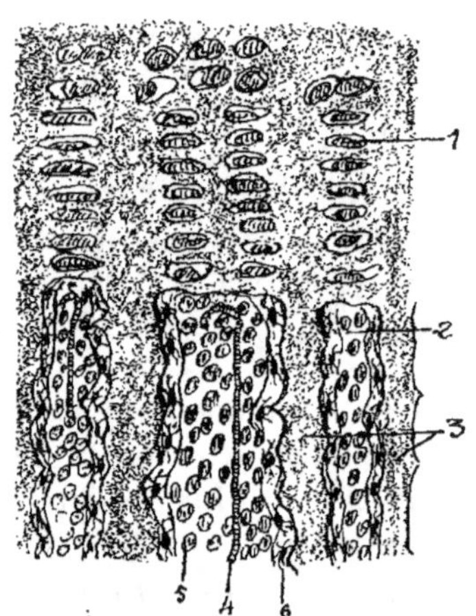

Fig. 127. — Coupe longitudinale de la diaphyse d'un os long en voie d'ossification (demi-schématique).

1, cartilage dont les éléments sont disposés en groupes isogéniques axiaux. — 2, espaces médullaires résultant de la confluence des cavités des chondroplastes. — 3, bandes de substance fondamentale calcifiée formant les travées directrices de l'ossification. — 4, vaisseau central d'un espace médullaire. — 5, ostéoblastes. — 6, lamelle osseuse déjà formée.

A l'endroit où le premier point d'ossification enchondrale va apparaître, on voit d'abord les cellules cartilagineuses s'hypertrophier et proliférer en groupes isogéniques axiaux, séparés par des bandes de substance fondamentale qui se calcifient. Puis des capillaires sanguins, bourgeonnant de la virole osseuse extérieure, pénètrent dans ledit cartilage sérié et calcifié, grâce à une action en quelque sorte corrosive et dissolvante, et émettent des branches qui se dirigent vers chaque extrémité en éventrant les chondroplastes superposés [1]. Il se forme ainsi de grandes lacunes

---

[1] Il n'est pas rare de voir pénétrer des vaisseaux sanguins dans le cartilage, plus ou moins longtemps avant le début du processus ossificateur.

irrégulières, longitudinales, séparées par des bandes de substance
fondamentale calcifiée : ce sont les premiers espaces médullaires
(fig. 127 et 128). Ces cavités se remplissent en effet de jeunes cellules qui ont tous les caractères des ostéoblastes, et bientôt l'ossification commence, — ces éléments élaborant, comme il a été dit plus
haut, des lamelles os-seuses concentriques qui comblent peu à peu
chaque lacune médul-laire. Quand il ne reste plus, au centre, que la
place du vaisseau, on a un système de Havers. En même temps que
les ostéoblastes sécrètent l'osséine qui les englobe et qui bientôt se miné-
ralise, ils prennent la forme étoilée, s'anas-tomosent et passent à

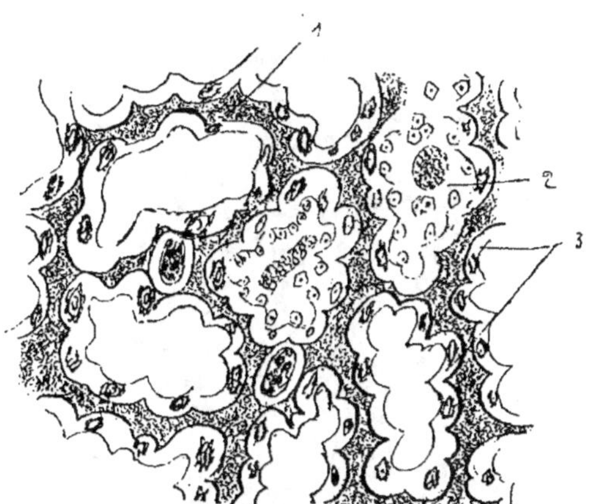

Fig. 128. — Coupe transversale d'une diaphyse en
voie d'ossification.

1, travées directrices de substance fondamentale calcifiée. —
2, espace médullaire avec un vaisseau dans son centre et des
ostéoblastes. — 3, premières lamelles osseuses formées.

l'état de cellules osseuses caractéristiques. Les bandes interlacu-
naires de substance fondamentale calcifiée, servant de support
aux premières lamelles osseuses déposées, méritent bien le nom
qu'on leur a donné de *travées directrices de l'ossification*, car
elles circonscrivent des sortes de moules où le tissu osseux se
forme et se stratifie concentriquement. Mais, à l'encontre des
travées directrices de l'os fibreux, qui persistent à l'état de fibres
de Sharpey, elles disparaissent de bonne heure par résorption.

Les phénomènes que nous venons d'étudier se poursuivent sans
cesse vers l'une et l'autre extrémité de l'os long envisagé; c'est-
à-dire que le cartilage prolifère en groupes isogéniques axiaux
au-dessus de la ligne d'ossification — que les vaisseaux sanguins
érodent sans cesse de nouvelles cavités cartilagineuses — et
que la médullisation, bientôt suivie d'ossification, avance constamment. Il arrive un moment où il ne reste plus à l'état cartilagineux que les extrémités, lesquelles s'ossifient en général beaucoup plus tardivement et par des noyaux particuliers (épiphyses).

L'ossification épiphysaire comporte essentiellement les mêmes stades que l'ossification diaphysaire ; c'est-à-dire que le point d'ossification est annoncé par une hypertrophie et une prolifération des cellules cartilagineuses ; par la pénétration de vaisseaux sanguins émanant du noyau diaphysaire, qui transforment les capsules cartilagineuses contiguës en vastes lacunes médullaires. Mais ici, on ne voit pas de cartilage sérié ; les cellules prolifèrent irrégulièrement et se groupent suivant des directions diverses, plus ou moins rayonnantes ; en sorte que les cavités médullaires qui leur succèdent n'offrent aucun alignement et sont fréquemment communicantes, à la manière des mailles d'une éponge (fig. 129). Les travées directrices de substance fondamentale calcifiée s'entrecroisent en tous sens et forment la charpente de cette sorte d'éponge. D'autre part, la stratification de lamelles osseuses qui se fait à la surface de ces travées s'arrête de bonne heure, et ainsi de grandes cavités médullaires persistent qui donnent au tissu l'état spongieux.

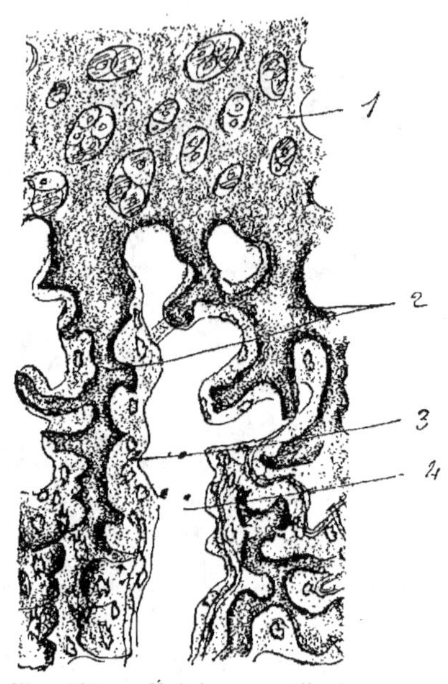

Fig. 129. — Épiphyse cartilagineuse en voie d'ossification.

1, cartilage dont les éléments prolifèrent en groupes irréguliers. — 2, travées directrices de substance fondamentale calcifiée. — 3, lamelle osseuse déjà formée. — 4, espace médullaire vidé de son contenu.

Ce n'est qu'à la périphérie de l'épiphyse que l'on voit s'édifier une lame plus ou moins épaisse de tissu compact.

Les divers noyaux d'ossification grandissant sans cesse, il ne reste bientôt plus entre eux que de minces bandes cartilagineuses qui ne résistent à l'invasion osseuse que grâce à une active prolifération : ce sont les *cartilages de conjugaison*. Ces cartilages établissent une barrière entre les vaisseaux de la diaphyse et ceux des épiphyses, lesquels ne se réunissent qu'au moment de la soudure de celles-ci (fig. 130). Toutefois, il n'est pas sans intérêt de dire que, dans le principe, les épiphyses cartilagineuses sont vascularisées par des vaisseaux du noyau osseux diaphysaire qui s'étendent et s'arborisent à leur intérieur quelque temps avant l'apparition du point osseux ; à ce moment donc, le système vasculaire de l'organe est d'un seul tènement. Ce n'est que plus tard, que les réseaux sanguins épiphysaires sont desservis par des vaisseaux particuliers (fig. 130) accédant par des trous nourriciers secondaires, et qu'ils se séparent du réseau diaphysaire qui avait été leur point de départ, pour ne s'y réunir à nouveau qu'au moment de la soudure des noyaux d'ossification. Par conséquent, les cartilages de conjugaison sont tout d'abord traversés de vaisseaux ; comment ceux-ci disparaissent-ils ? C'est un point que les histologistes n'ont pas encore élucidé.

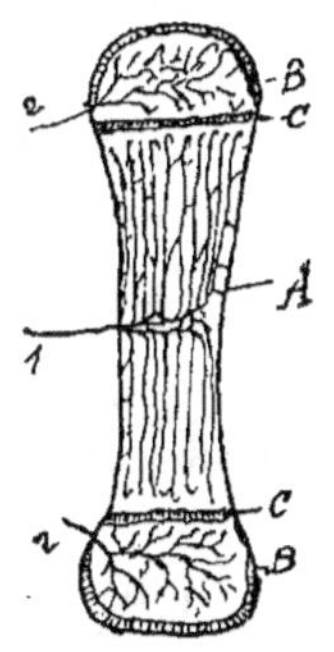

Fig. 130. — Schéma de la vascularisation d'un os long en ossification.

A. diaphyse. — B, épiphyses. — C, cartilages de conjugaison.
1. vaisseau diaphysaire s'épuisant en branches axiales parallèles. — 2. vaisseaux épiphysaires avec leur arborisation irrégulière.

Origine des ostéoblastes. — Qu'il s'agisse de l'ossification fibreuse ou de l'ossification endochondrale, l'élément ossifiant est toujours le même : c'est l'ostéoblaste. Quelle est donc sa provenance ?

Dans le tissu fibreux, on s'accorde assez généralement à lui reconnaître deux origines : la cellule conjonctive et la cellule migratrice, qui d'ailleurs sont susceptibles de se convertir l'une en l'autre, ainsi que nous l'avons déjà dit (p. 70).

Dans le tissu cartilagineux, cette question est encore discutée : les uns, avec Henri Muller, font provenir les ostéoblastes des cellules cartilagineuses et considèrent le tissu osseux comme une transformation du tissu cartilagineux. Les autres, avec Lovën, Stiéda, Tourneux, Mathias Duval, soutiennent que les ostéoblastes sont d'origine étrangère, et amenés par les vaisseaux, et que ce sont, comme dans le cas précédent, soit des cellules conjonctives, soit des cellules lymphatiques diapédésées. Dès lors, le tissu osseux serait un tissu nouveau, substitué au cartilage sans en dériver en quoi que ce soit. — Les partisans de l'origine cartilagineuse ont été surtout frappés de la prolifération active des cellules cartilagineuses partout où le cartilage se prépare à l'ossification, et ils ont conclu, non sans apparence de raison, que cette prolifération avait pour but la production des ostéoblastes. Mais une étude plus attentive a permis de constater que les cellules

cartilagineuses ne prolifèrent qu'à une certaine distance de la
ligne d'ossification, tandis qu'à son voisinage immédiat, elles sont
au contraire flétries, ratatinées, sinon mortes du moins incapables de se transformer en ostéoblastes.

Au surplus, il faut remarquer qu'une lacune cartilagineuse ne
se médullise, c'est-à-dire ne se remplit d'ostéoblastes, qu'autant
que les vaisseaux y sont entrés ; ce qui tend bien à prouver que
les uns sont venus en même temps que les autres.

Mais alors, dira-t-on, quelle est la signification, la raison d'être
de la prolifération du cartilage au-devant de la ligne d'ossification ?
— Cette prolifération a simplement pour but l'accroissement de la
pièce squelettique en état d'ossification, attendu que le tissu osseux
une fois formé ne peut grandir qu'en s'étendant dans un tissu
voisin ; il est très peu apte ou même complètement impropre à
l'accroissement interstitiel. C'est pourquoi, dans les os longs,
l'on voit persister les cartilages de conjugaison dans un état
constant de prolifération, jusqu'à ce que ces organes aient atteint
toute leur longueur. Cette question nous conduit naturellement
à celle de l'accroissement des os.

Accroissement. — Il y a des os qui, une fois formés, ne s'accroissent plus ; tels sont les osselets de la caisse du tympan. Les
autres suivent le mouvement de croissance générale de l'organisme ; mais, ainsi que nous le disions tout à l'heure, l'accroissement du tissu osseux est essentiellement un accroissement de
juxtaposition, s'effectuant par envahissement du cartilage ou du
tissu fibreux ; ce tissu est tellement minéralisé, tellement dur,
qu'il est tout à fait impropre à un accroissement d'intussusception
véritable ; on peut affirmer que, quand un os s'est accru intérieurement, c'est-à-dire de toute sa masse, il y a eu remaniement
et réédification de cet os du fait de la moelle ; aussi ce genre
d'accroissement, possible pour les parties spongieuses, infiltrées
de moelle, ne l'est-il pas pour les parties compactes épaisses,
comme la diaphyse des os longs. Il n'est pas douteux qu'un
grand nombre d'os, particulièrement parmi les courts et les plats,
jouissent, de par la moelle, d'une véritable plasticité, et d'une
faculté plus ou moins grande d'accroissement intérieur ; par
exemple, les maxillaires, pour se prêter à l'évolution des dents,
subissent un remaniement profond de leur substance : à un
moment donné, les dents de lait occupent toute l'étendue de leurs

bords; plus tard, elles sont poussées en avant par les arrièr molaires qui se développent successivement, et, malgré ce transfert, les molaires de lait ne confondent pas leurs alvéoles, car l'os s'y est prêté[1]. La théorie de FLOURENS, d'après laquelle l'accroissement des os se ferait exclusivement par juxtaposition sur les bords, à la surface, ou au contact des noyaux d'ossification, est donc trop absolue ; elle n'est guère applicable rigoureusement qu'aux os longs, et encore avec quelques réserves.

Dans les os longs, l'ossification diaphysaire s'oriente dès le début suivant leur grand axe, et se poursuit vers les deux extrémités avec une vitesse égale ou inégale ; le cartilage prolifère au-dessus des deux lignes d'ossification, de telle sorte que l'os enchondral s'élargit en même temps qu'il s'allonge, et prend la forme d'un sablier (fig. 131), c'est-à-dire de deux cônes réunis par le sommet[2]. Quant à l'ossification périostique, elle se fait comme dans tout tissu fibreux (fig. 132): les fibres arciformes se calcifient et se convertissent en travées directrices ou fibres de Sharpey ; les espaces qu'elles circonscrivent, remplis d'ostéoblastes (moelle sous-périostée) et parcourus de vaisseaux sanguins, se remplissent peu à peu de lamelles osseuses qui se disposent en systèmes de Havers et en systèmes intermédiaires. Et cette formation s'épaissit progressivement en même temps qu'elle s'élève vers les extrémités de l'os, de telle sorte qu'elle est à son

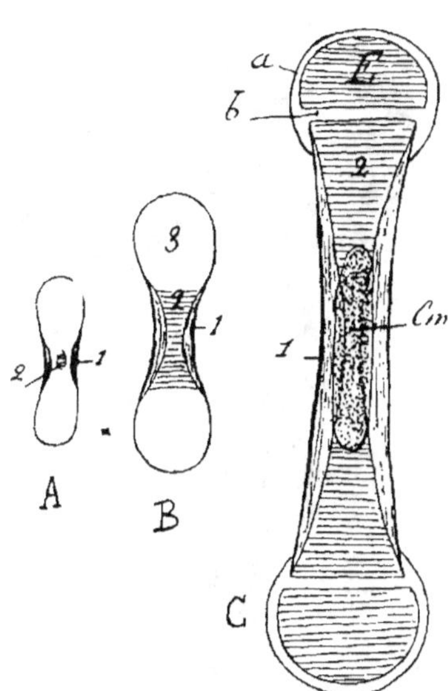

Fig. 131. — Schéma du développement d'un os long.

A. apparition de l'os périostique et de l'os enchondral. — B. extension de ces deux formations. — C, développement du canal médullaire, noyaux d'ossification et cartilages de conjugaison.
1. os périostique. — 2. os enchondral. — 3. cartilages épiphysaires. — Cm. canal médullaire. — E. épiphyses. — a. cartilage d'encroûtement. — b. cartilage de conjugaison.

---

1 F.-X. Lesbre, *Observations sur les mâchoires et les dents des solipèdes* (*Société d'anthropologie* et *Journal de l'École vétérinaire de Lyon*).
2 L'hypertrophie éprouvée par les épiphyses cartilagineuses les fait, à un moment donné, déborder sur le périoste qui dès lors se termine au fond d'une rainure appelée encoche d'ossification (fig. 131, C, et 132).

maximum d'épaisseur au centre de la diaphyse et qu'elle renferme l'os endochondral à la manière d'un *cylindre qui contiendrait
un sablier* (fig. 131 et 133). — Quand l'ossification sous-périostique
va cesser, les lamelles osseuses se stratifient en système péri-

phérique ; le périoste perd peu à
peu les ostéoblastes qui médulli-
saient sa couche profonde ; il devient
ainsi purement fibreux ; mais cela
n'arrive qu'à un âge assez avancé.
Jusqu'à ce moment, l'os s'accroît
sans cesse de nouvelles couches
développées à sa surface ; et rien
ne traduit mieux ce mode d'accroissement que les expériences célèbres
de DUHAMEL, HUNTER, FLOURENS,
HUMPHRY, OLLIER, etc. — DUHAMEL,
ayant mélangé de la garance aux
aliments de jeunes animaux, constata que les couches d'os formées
pendant l'administration de cette
plante sont teintées de rouge, tandis
que les couches anciennes sont ré-
fractaires à cette coloration ; or
donc, ayant soumis ses animaux
d'expériences à une alimentation
alternativement garancée et non
garancée, il constata, à leur autopsie, que les os longs montraient,
sur la coupe, des couches concentriques alternativement rouges et
blanches. Quand il conservait ces

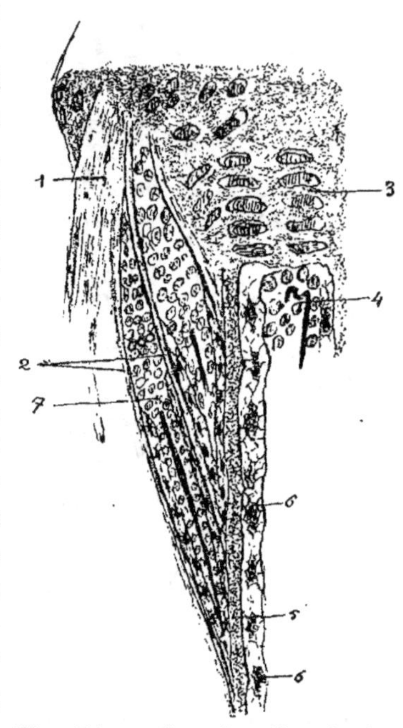

Fig. 132. — Encoche d'ossification
(schématique).

1, terminaison du périoste dans l'encoche
d'ossification. — 2, fibres arciformes périostiques. — 3, cartilage sérié de la ligne d'ossification. — 4, espace médullaire d'un futur
canal de Havers. — 5, travée cartilagineuse
séparant l'os périostique de l'os enchondral.
— 6, lamelle osseuse déjà formée. — 7, espaces
médullaires sous-périostés en voie d'ossification.

animaux en vie, plus ou moins longtemps après la suppression
de la garance, il constatait que les zones rouges s'éloignaient
peu à peu de la périphérie, atteignaient le canal médullaire et
finissaient par disparaître au contact de la moelle.

Dans une autre expérience, non moins frappante, FLOURENS
entourait la diaphyse d'un os long d'un jeune animal d'un
anneau d'argent placé sous le périoste, et constatait, au bout
d'un certain temps, que cet anneau s'éloignait de la superfi-

cie de l'os et finissait par tomber dans le canal médullaire.

Il n'en faut pas davantage pour démontrer irréfutablement, non seulement que les os s'accroissent sous le périoste, mais encore qu'ils se détruisent dans leur centre.

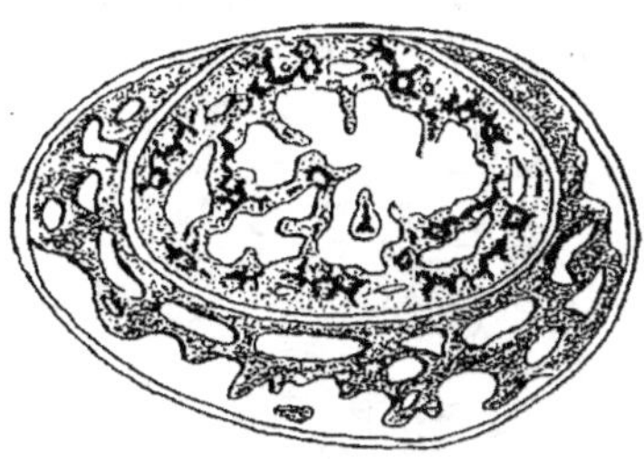

Fig. 133. — Coupe transversale de la diaphyse d'un os long d'embryon montrant l'os enchondral inclus dans l'os périostique.

Résorption. — Cette résorption commence de fort bonne heure et s'exerce concurremment avec l'ossification, de telle manière que la substance de l'os se renouvelle et se remanie sans cesse. Ainsi se creuse dans les os longs, un canal médullaire qui s'agrandit peu à peu, en même temps que de nouvelles couches osseuses se déposent sous le périoste, et qui fait disparaître le tissu osseux endochondral de la diaphyse de l'os, laquelle est constituée bientôt, exclusivement, par le tissu osseux périostique, qui lui-même est rongé à son tour, jusqu'à ce que, enfin, la moelle édifie le système des lamelles périmédullaires et subisse la transformation graisseuse.

Dans les os plats, la résorption amène la raréfaction, voire la disparition du tissu spongieux central, le rapprochement des tables compactes et même, en certains points, leur fusion et leur amincissement progressif qui peut aller jusqu'à perforation.

Le tissu des os courts, des os allongés, des épiphyses, n'est pas plus stable; lui aussi est résorbé, réédifié incessamment. Plus le tissu osseux est spongieux, c'est-à-dire infiltré de moelle, plus il est plastique et conséquemment susceptible d'accroissement intérieur. La moelle, en tant qu'elle n'a pas subi l'adiposité, est une véritable gangue modelante qui remanie sans cesse la substance de l'os : la formant ici, la détruisant là, la reformant où elle l'avait détruite etc. Elle est surtout formatrice à la surface de l'os, où elle constitue la couche dite ostéogène qu'on a l'habitude de rattacher au périoste; tandis qu'elle est plutôt destructrice dans le centre de l'os, où abondent les myéloplaxes (ostéoclastes de Kölliker).

Quand on étudie attentivement une coupe transversale de la diaphyse d'un os long, on est frappé de certaines dispositions qui

trahissent les remaniements éprouvés par le tissu osseux (fig. 134) :
on distingue, entre les systèmes de Havers, deux sortes de
systèmes intermédiaires, les uns contenant des fibres de Sharpey,
les autres n'en contenant pas. Ces derniers, remarquables à la
disposition régulièrement arquée de
leurs lamelles, ne sont autre chose que
d'anciens systèmes de Havers qui ont
été partiellement résorbés pour faire
place à des systèmes de Havers nouveaux : ce sont donc des systèmes intermédiaires secondaires ou haversiens.

Ajoutons que la disposition ultime de
la substance osseuse n'est pas livrée au
hasard, mais subordonnée aux forces de
pression ou de traction que l'os doit
subir. Les lamelles et trabécules du tissu
spongieux ne sont pas enchevêtrées
d'une manière quelconque et uniforme ;
elles présentent des directions parfaitement définies, en rapport avec les lignes
de résistances, et forment des poutres,
piliers, travées, contreforts, etc., qui se
sont développées précisément là où ils
sont utiles et dans la juste mesure de
leur utilité. L'os paraît n'être qu'une

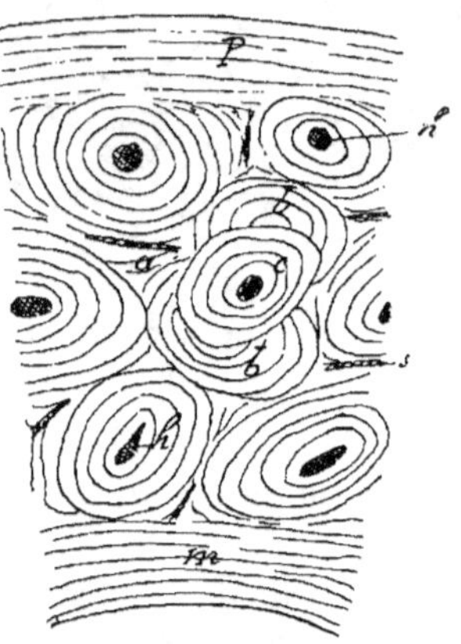

Fig. 134. — Schéma du remaniement des systèmes haversiens.

h, système de Havers complet, de première génération. — *a*, système intermédiaire vrai, contenant une fibre de
Sharpey (*s*). — *b*, système intermédiaire
haversien, ne contenant pas de fibres de
Sharpey. — *c*, système de Havers de
deuxième génération. — *m*, système
médullaire — *p*, système périostique.

partie du *grand tissu conjonctif*, différenciée par sollicitation
mécanique. Sa substance est, jusqu'au centre, sous la dépendance
des forces qui agissent à sa surface. Là où elle devient inutile,
elle se résorbe ; là où elle a besoin d'une grande solidité, elle
s'épaissit et se condense. La formation et l'agrandissement du
canal médullaire, au sein de la diaphyse des os longs, semblent
avoir pour cause l'inaction où tombe forcément le tissu osseux
central de ces os, après formation de nouvelles couches à la
superficie. Au contraire, la compacité et l'épaisseur de la paroi
de ce canal s'expliquent par la convergence en ce point des pressions exercées sur les surfaces articulaires et transmises en même
temps que décomposées par les travées du tissu spongieux des
épiphyses.

Il n'est pas jusqu'à la forme générale des os qui ne soit en parfaite harmonie avec leur fonction de résistance. Le physiologiste qui aurait la science de l'ingénieur pourrait expliquer mathématiquement le but de telle courbure, de telle excavation ou saillie, etc., etc. ; et l'ingénieur qui connaîtrait la physiologie découvrirait peut-être le secret de combinaisons mécaniques encore inconnues.

Accroissement au niveau des cartilages de conjugaison. — Soudures épiphysaires. — Les cartilages de conjugaison réunissant les divers noyaux d'ossification d'un os ne résistent à l'ossification qui les envahit sur chaque face, que grâce à une active prolifération ; aussi est-ce à leur niveau que se concentre ou même se cantonne exclusivement l'accroissement de l'os en longueur. En ce qui concerne les os longs, on peut affirmer que cet accroissement se fait uniquement au niveau des cartilages de conjugaison et qu'il cesse d'une manière complète lorsque les épiphyses sont soudées. La preuve en a été donnée par DUHAMEL, FLOURENS, OLLIER, etc., par des expériences variées dont nous signalerons les suivantes : *a)* Si on implante sur un os long d'un jeune animal trois clous, dont un sur une épiphyse et les deux autres sur la diaphyse, on constate, au bout de quelques mois, que la distance des deux clous de la diaphyse n'a pas changé, tandis que celle comprise entre ces derniers et le clou de l'épiphyse a augmenté.

b) Si on pratique l'ablation des cartilages de conjugaison, on arrête l'allongement de l'os. — La conclusion s'impose donc que cet accroissement se fait dans l'intervalle des noyaux d'ossification, aux dépens des cartilages de conjugaison.

Le tableau ci-contre[1] indique les époques de soudure des épiphyses chez les principaux mammifères domestiques (Voy. p. 193).

Que si maintenant nous jetons un coup d'œil d'ensemble sur les phénomènes de l'ostéogenèse, nous voyons qu'ils consistent essentiellement en une différenciation du tissu connectif. Le modèle cartilagineux qui précède la plupart des os n'est qu'un support pour la formation périostique, une sorte de moule que les vaisseaux et la moelle détruisent ensuite. Il peut même arriver que ce moule ne soit le siège d'aucune ossification à son intérieur et soit résorbé tel quel, l'os endochondral ne se formant pas ; c'est ce

---

[1] Extraits d'un mémoire intitulé : *Contribution à l'étude de l'ossification du squelette des mammifères domestiques*, par **F.-X.** LESBRE (*Bulletin de la Société d'agriculture, sciences et industrie de Lyon*, 1897).

Tableau chronologique des soudures épiphysaires.

	CHEVAL, ANE, MULET.	BŒUF.	MOUTON ET CHÈVRE.	PORC ET SANGLIER.	CHIEN.
Épiphyses des corps vertébraux....	4 à 5 ans.	4 à 5 ans.	3 1/2 à 5 ans.	4 à 6 ans et même 7.	1 1/2 à 2 ans.
Scapulum, noyau coracoïdien....	10 à 12 mois.	7 à 10 mois.	5 mois.	1 an.	6 à 8 mois.
Humérus. { Extrémité supérieure..	3 ans 1/2 environ.	3 1/2 à 4 ans.	3 ans 1/2.	3 ans 1/2.	13 mois.
— inférieure....	15 à 18 mois.	15 à 20 mois.	3 à 4 mois.	1 an.	6 à 8 mois.
Radius... { Épiphyse supérieure...	15 à 18 mois.	12 à 15 mois.	3 à 4 mois.	1 an.	6 à 8 mois.
— inférieure....	3 ans 1/2 environ.	3 1/2 à 4 ans.	3 ans 1/2.	3 ans 1/2.	16 à 18 mois.
Cubitus.. { — supérieure...	3 ans 1/2 environ.	3 1/2 à 4 ans.	3 à 3 ans 1/2.	3 ans.	15 mois.
— inférieure....	Se soude au radius.	3 1/2 à 4 ans.	3 ans 1/2.	3 ans 1/2.	15 mois.
Métacarpien, épiphyse inférieure...	15 mois environ.	2 à 2 ans 1/2.	20 à 24 mois.	Vers 2 ans.	5 à 6 mois.
Premières phalanges, épiphyse supérieure....	12 à 15 mois.	20 à 24 mois.	7 à 10 mois.	2 ans environ.	5 à 6 mois.
Deuxièmes phalanges, épiphyse supérieure....	10 à 12 mois.	15 à 18 mois.	5 à 7 mois.	1 an.	5 à 6 mois.
Coxal.. { Ilium, pubis, ischium...	10 à 12 mois.	7 à 10 mois.	5 mois.	1 an.	6 mois.
Épiphyses iliale et ischiale...	4 1/2 à 5 ans.	5 ans.	4 1/2 à 5 ans.	5 à 6 ans.	20 à 24 mois.
Fémur. { Extrémité supérieure....	3 à 3 ans 1/2.	3 ans 1/2.	3 à 3 ans 1/2.	3 à 3 ans 1/2.	18 mois.
— inférieure....	3 ans 1/2 environ.	3 1/2 à 4 ans.	3 ans 1/2.	3 ans 1/2.	18 mois.
Tibia... { — supérieure...	3 ans 1/2 environ.	3 1/2 à 4 ans.	3 ans 1/2.	3 ans 1/2.	18 mois.
— inférieure..	2 ans environ.	2 à 2 ans 1/2.	15 à 20 mois.	2 ans.	14 ou 15 mois.
Péroné. { Épiphyse supérieure...	Soudure très précoce.	Le péroné est réduit à son épiphyse inférieure qui reste libre.	Le péroné est disposé comme dans le bœuf.	3 ans 1/2.	«
— inférieure.	Se soude au tibia.	«	«		«
Calcanéum, sommet....	3 ans.	3 ans.	3 ans.	2 à 2 ans 1/2.	14 ou 15 mois.
Métatarsiens, épiphyse distale....	15 mois.	2 à 2 ans 1/2.	20 à 24 mois.	2 à 2 ans 1/2.	5 à 6 mois.
Premières phalanges, épiphyse proximale...	12 à 15 mois.	20 à 24 mois.	7 à 10 mois.	2 ans.	5 à 6 mois.
Deuxièmes phalanges, épiphyse proximale...	10 à 12 mois.	15 à 18 mois.	5 à 7 mois.	1 an.	5 à 6 mois.

que l'on voit dans les os longs des oiseaux et d'un grand nombre de vertébrés non mammifères. Alors le processus d'ossification est tout à fait semblable à celui présenté par le maxillaire inférieur, os fibreux qui se développe à l'entour du cartilage de Meckel.

Nutrition. — Tout ce que nous venons de dire témoigne assez de l'intensité de nutrition du tissu osseux. S'il est impénétrable aux cellules lymphatiques, il est par contre creusé d'une infinité de petites cavités communicantes où se trouvent logées les cellules qui forment « une sorte d'arborisation protoplasmique continue fonctionnant comme un dialyseur colloïde, pour la rapide diffusion des cristalloïdes émanés du sang » (RENAUT). Ce réseau cellulaire ne sert pas seulement à la circulation du plasma sanguin, les éléments qui le constituent président à la nutrition de la substance fondamentale : l'intégrité de celle-ci implique celle de ceux-là. Par exemple, M. RANVIER a montré que, dans la carie, la mortification et la désagrégation de l'os sont précédées de la dégénérescence graisseuse des cellules osseuses.

Une abondante irrigation sanguine est indispensable à la nutrition du tissu osseux ; quand, pour une cause ou pour une autre, cette irrigation cesse ou devient insuffisante, l'os ou la portion d'os intéressée se nécrose, ainsi qu'on l'observe lorsque le périoste a été arraché ou meurtri, ou que la moelle a été détruite. Il arrive parfois, à la suite d'un décollement partiel du périoste, que l'os se nécrose dans les points correspondants et que cette nécrose, au lieu d'être éliminée, est enfermée sous de nouvelles couches osseuses élaborées par le périoste décollé : il en résulte un *séquestre*. On peut voir des os entiers enfermés, à l'état de séquestres, dans une formation périostique nouvelle.

Il est peu d'organes aussi sujets à l'inflammation que les os. La moelle retourne alors à l'état fœtal ; ses éléments prolifèrent activement ; les vaisseaux sanguins bourgeonnent d'une manière désordonnée. Et ainsi se forment des bourgeons vasculo-médullaires qui détruisent d'abord le tissu osseux, et ensuite le reconstituent d'une manière irrégulière. L'*ostéite* est donc successivement raréfiante et condensante ; il arrive parfois que, dans la deuxième phase, il y a hypergenèse du tissu osseux, qui prend l'aspect compact de l'ivoire ; les vaisseaux sanguins peuvent même être étouffés dans cette formation osseuse exagérée ; alors l'ostéite condensante aboutit à la nécrose.

On le voit, le processus de l'inflammation des os est essentiellement médullaire ; les cellules osseuses, par suite de leur haute différenciation, paraissent avoir perdu leur faculté de prolifération ; la plupart meurent et sont détruites par les phagocytes médullaires.

Applications des propriétés ostéogènes du périoste. — De nombreuses expériences, faites notamment par OLLIER, qui avait acquis dans ce genre de recherches une véritable célébrité, ont démontré qu'un lambeau de périoste pris sur un animal jeune, ou un fragment de moelle rouge, sont susceptibles de se greffer dans un point quelconque du tissu conjonctif, et que là ils continuent à élaborer du tissu osseux. On a pu ainsi faire pousser des cornes sur l'oreille d'un lapin ou sur la crête d'un coq. — Cette propriété remarquable est assez souvent utilisée en chirurgie humaine pour reconstituer certains os détruits ; par exemple, OLLIER est arrivé à refaire, par la greffe périostique, un nez détruit par accident ou par ulcération (rhinoplastie) ; de la même manière, il a obtenu la restauration rapide d'une solution de continuité d'un os, etc. En outre, ce chirurgien a posé les règles des résections osseuses sous-périostées, consistant à enlever des portions d'os malade en respectant le périoste, qui forme une sorte de moule pour la régénération des parties réséquées. Il a pu de cette façon restaurer des articulations entières avec leurs mouvements.

Distribution. — Le tissu osseux représente la forme la plus hautement différenciée des tissus conjonctifs, celle qui apparaît le plus tardivement dans l'évolution ontogénique et phylogénique. Il fait défaut dans les invertébrés ainsi que dans les vertébrés les plus inférieurs. — Il ne constitue pas seulement les pièces du squelette proprement dit, il forme encore l'axe des cornes des bovidés et des ovidés, l'os pénien du chien et d'un grand nombre d'autres mammifères, la carapace des tortues et des tatous, les anneaux de la trachée des oiseaux, la sclérotique de nombre de vertébrés inférieurs, etc., sans compter l'ivoire des dents, qui est une variété particulière de tissu osseux.

Rôle. — Partout le tissu osseux remplit un rôle essentiellement mécanique. Rappelons ici, toutefois, la fonction hématopoiétique de la moelle.

TROISIÈME SECTION

TISSUS MUSCULAIRES

Les muscles, agents essentiels du mouvement, se contractent tantôt d'une manière brusque et énergique, tantôt d'une manière lente et progressive. Dans le premier cas, ils ont pour élément fondamental une fibre volumineuse, striée en travers d'une matière frappante et caractéristique ; dans le second cas, ils ont pour élément une fibre grêle, lisse ou du moins dépourvue de stries transversales. De là, deux sortes de tissus musculaires. — Le tissu musculaire strié est en général de couleur rouge plus ou moins foncée ; il forme tous les muscles du squelette, ainsi que la couche contractile d'un certain nombre de viscères, tels que le cœur, l'œsophage, etc. Le tissu musculaire lisse est au contraire pâle, grisâtre, ou à peine rosé ; il constitue plus spécialement les tuniques charnues des viscères, vaisseaux, canaux glandu-laires, etc., dont l'action échappe à la volonté.

Toutefois un muscle involontaire n'est pas nécessairement formé de fibres lisses, non plus qu'un muscle volontaire, de fibres striées ; par exemple, le myocarde, dont les contractions sont, comme on le sait, absolument indépendantes de la volonté, est constitué par des fibres striées ; il en est de même pour la tunique charnue du pharynx et de l'œsophage, pour les muscles de l'urètre, pour le diaphragme. etc. Les fibres musculaires de l'iris des oiseaux sont striées, malgré que leurs contractions soient pure-ment réflexes. Et l'on retrouve de ces mêmes fibres jusque dans l'intestin, chez certains poissons et chez les insectes. Par contre, il existe un grand nombre d'invertébrés à mouvements lents, notam-ment parmi les mollusques et les vers, dont le tissu musculaire tout entier est formé de fibres lisses, aussi bien celui de la loco-motion que celui des viscères.

La couleur d'un muscle ne permet pas non plus de préjuger sa structure, attendu que, dans nombre d'animaux, tels que les pois-sons, les muscles striés sont aussi pâles que les muscles lisses. Les expressions : muscles striés, muscles foncés, muscles volon-taires ou de la vie animale, d'une part — muscles lisses, muscles

pâles, muscles involontaires ou de la vie végétative, d'autre part —
ne sont donc pas toujours adéquates.

C'est par son mode d'innervation qu'un muscle est volontaire
ou involontaire ; la nature de ses fibres ne peut influencer que la
modalité de sa contraction ; partout où celle-ci doit être brusque et
énergique, on voit des fibres striées ; partout où elle doit être
lente et progressive, existent des fibres lisses.

§ 1. — TISSU MUSCULAIRE A FIBRES LISSES

CARACTÈRES ANATOMIQUES

Longtemps on a cru, sur l'affirmation de HENLE, que le tissu
musculaire lisse était formé d'une substance homogène parsemée
de noyaux ; c'est seulement en 1847 que KÖLLIKER démontra que
cette substance prétendue homogène est en réalité composée de
fibres intimement unies qu'il désigna sous le nom de *fibres-cel-
lules musculaires*. Ces éléments sont en effet extrèmement difficiles à dissocier ; il ne faut rien moins pour cela qu'une macération dans une solution de potasse à 40 p. 100, ou bien dans l'acide
nitrique à 20 p. 100, ou encore dans de l'eau régale diluée.

Ce sont, en général, de longs fuseaux aplatis, larges de 4 à 8 μ.,
pourvus, au centre, d'un noyau plus ou moins allongé que l'acide
acétique met en pleine évidence (fig. 135). On en trouve qui sont
relativement courts et auxquels conviendrait mieux le nom de cellules que celui de fibres, par exemple dans les travées de la rate,
dans la paroi des vaisseaux. D'autres sont au contraire extrèmement allongés (0^{mm},5) et comme hypertrophiés, par exemple dans
l'utérus gravide. Parfois, enfin, la fibre lisse est bifurquée à une
ou aux deux extrémités.

Quelles qu'en soient la forme et les dimensions, c'est un élément
de structure complexe, comprenant non seulement un noyau et du
protoplasma, mais encore un faisceau de cylindres ou fibrilles
contractiles, plongées dans le protoplasma et entourant le noyau
(fig. 136). Cette constitution fibrillaire devient évidente après l'action de certains réactifs, notamment de l'alcool ; on voit alors, à
un fort grossissement, une légère striation longitudinale, et, sur
une coupe transversale passant par le milieu, des détails caractéristiques : 1° la section du noyau au centre de la coupe ; 2° une

couronne de *champs de Cohnheim* marquant les sections des cylindres contractiles ; 3° enfin le protoplasma (sarcoplasma), irradiant de la périphérie du noyau dans les intervalles des champs de Cohnheim et se rassemblant en une mince couche superficielle. Le sarcoplasma s'accumule en certaine quantité aux deux extrémités du noyau ; et même, chez les invertébrés, il forme une véritable colonne axiale qui s'étend jusque vers les pointes de la fibre. Remarquons, en terminant, que les cylindres contractiles de la fibre lisse sont absolument homogènes dans

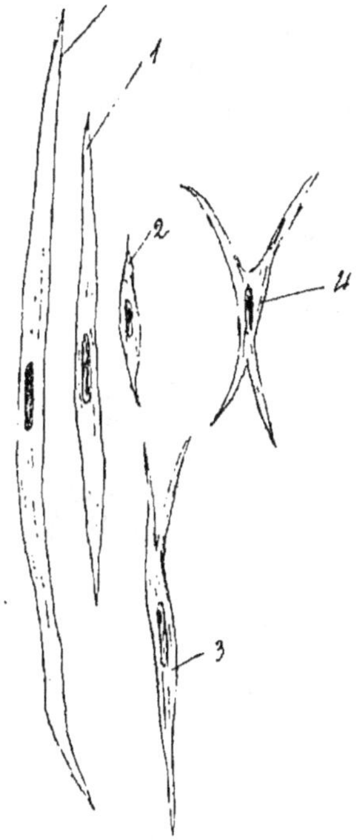

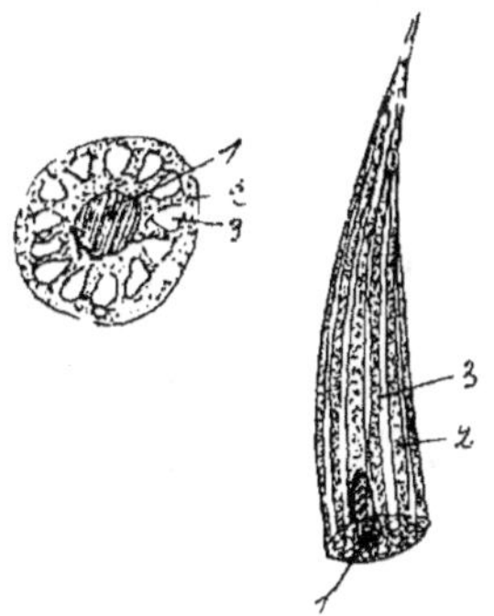

Fig. 135. — Variétés de fibres musculaires lisses.

1. longues fibres rubanées. — 2. fibre-cellule. — 3. fibre bifide. — 4. fibre dite en chiasma.

Fig. 136. — Schémas de la structure de la fibre musculaire lisse.

1. noyau. — 2. protoplasma. — 3. cylindres contractiles formant sur la coupe les champs de Cohnheim.

toute leur longueur, et ne présentent jamais de striation transversale.

Texture. — Les fibres lisses sont assemblées de manières différentes suivant les points : dans la paroi des artérioles, elles s'enroulent autour de ces conduits et se superposent en se chevauchant de telle manière que leur partie centrale occupe successivement tous les points du pourtour du vaisseau (fig. 137). Dans la peau, dans la rate, dans les tissus érectiles, les fibres lisses s'assemblent en petits faisceaux disséminés. Le plus souvent, elles forment de véritables couches charnues plus ou moins épaisses,

comme dans la paroi de l'estomac, de l'intestin, de la trachée, des
bronches, de l'utérus, du vagin, des canaux déférents, des uretères,
des artères, des veines, etc. Si l'on examine au microscope une
coupe d'une de ces tuniques musculeuses, on voit des faisceaux
de fibres lisses avec du tissu conjonctif interfasciculaire parcouru
par des vaisseaux et des nerfs. Dans chaque faisceau primaire, les
fibres sont unies de la manière la plus solide par un ciment qui
réduit le nitrate d'argent tout comme
celui d'un endothélium ; elles se
juxtaposent en chevauchant de telle

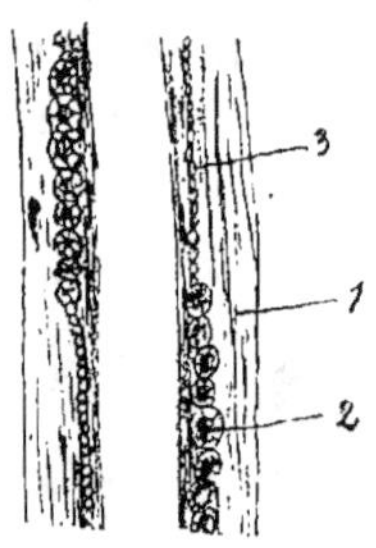

Fig. 137. —Coupe optique d'une artériole.

1, tunique adventice. — 2. fibres musculaires lisses. —
3. extrémités de ces fibres.

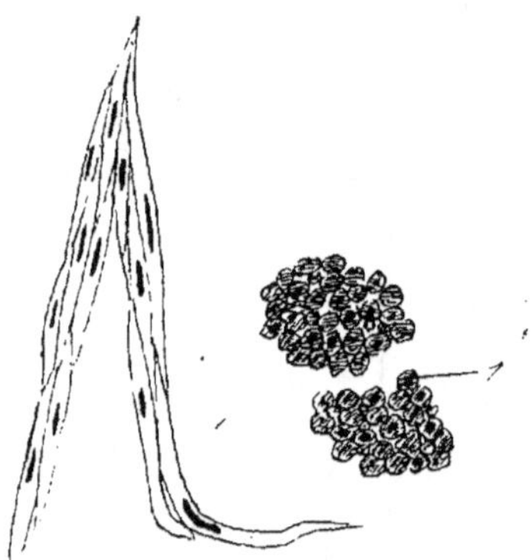

Fig. 138. — Faisceaux de fibres
musculaires lisses, vus en long et
en coupe.

1. noyau.

manière que le ventre de l'une corresponde à l'extrémité de
l'autre ; aussi une section à travers un faisceau quelque peu volumineux montre-t-elle des fibres coupées à tous les niveaux, soit
par le noyau, soit plus haut, soit plus bas (fig. 138). Le tissu conjonctif interfasciculaire est très riche en fibres élastiques ; il
contient les réseaux sanguins et lympathiques, lesquels ne
pénètrent point dans l'intérieur des faisceaux primaires. Quant
aux nerfs, ils se distribuent aussi en suivant le tissu conjonctif ; nous ferons connaître à propos du tissu nerveux les particularités de leur trajet et de leur terminaison.

CARACTÈRES PHYSICO-CHIMIQUES

Le tissu musculaire à fibres lisses est blanc rosé ou grisâtre ;
il devient complètement blanc par le lavage. Il est très élastique,

soit par lui-même, soit par les nombreuses fibres élastiques que renferme son périmysium. L'eau bouillante le coagule, tout en dissolvant le connectif, de telle sorte que ses faisceaux se séparent ensuite facilement. L'alcool ordinaire ou absolu coagule tout, faisceaux musculaires et tissu connectif, et communique une consistance permettant de faire des coupes au rasoir, etc.

On connaît mal la composition chimique de ce tissu ; on y a trouvé une *myosine* tout à fait comparable à celle des muscles striés ; une autre albumine, voisine des caséines ; des matières extractives (créatine, hypoxanthine, taurine, glycogène, graisses, acide lactique) ; enfin un résidu minéral où prédomine la soude.

Grâce à la myosine qui se coagule spontanément après la mort, le tissu musculaire lisse est sujet à une certaine rigidité cadavérique.

CARACTÈRES PHYSIOLOGIQUES

Développement. — Les fibres lisses peuvent se produire n'importe où, par une évolution particulière de simples cellules mésenchymateuses. A cet effet, lesdites cellules s'allongent en fuseau et élaborent ensuite des cylindres contractiles qui se déposent en quelque sorte autour de leur noyau. Il ne se forme pas de membrane d'enveloppe comme on en voit autour des fibres striées ordinaires. Toutes les fibres lisses, même les plus longues, procèdent d'une seule cellule.

Ces éléments sont capables de prolifération : on les a vus se diviser dans le sens transversal, suivant le mode caryocinétique ; mais il est probable qu'elles font retour tout d'abord à l'état embryonnaire, c'est-à-dire que leurs cylindres contractiles disparaissent pour se reformer dans les fibres filles. Quoi qu'il en soit, les muscles lisses réparent rapidement leur solution de continuité. Dans la tunique musculeuse de l'utérus gravide, laquelle s'épaissit malgré l'ampliation subie par l'organe, il n'y a pas seulement hypertrophie des fibres musculaires, il y a aussi multiplication de ces éléments.

Contractilité. — La contraction des fibres lisses est lente à s'établir après l'excitation qui la provoque ; elle atteint lentement son maximum et disparaît avec la même lenteur (fig. 139). Elle présente, en outre, une grande tendance à se propager ; ainsi, quand on frappe sur un point de l'intestin d'un animal qui vient d'être sacrifié, on voit une contraction s'étendre lentement, en ondulant, sur une longueur considérable du viscère. Cette contraction voyageuse est dite péristaltique ou encore vermiculaire, parce qu'elle rappelle le mouvement d'un ver ou d'une chenille

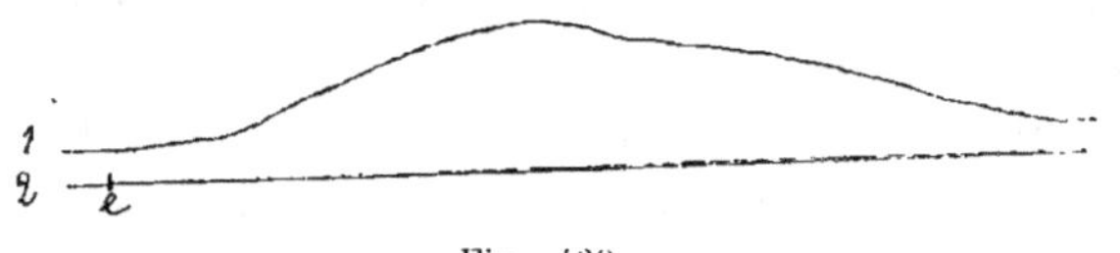

Fig. 139.

1. courbe myographique d'un organe à fibres lisses. — 2. ligne du signal indiquant le moment précis de l'excitation (e).

en reptation. Lorsqu'elle s'accomplit dans les limites physiologiques, l'individu n'en a point conscience ; mais si elle est excessive et longtemps persistante, elle peut occasionner de vives douleurs, comme cela a lieu dans le cas de coliques, ou bien au moment de l'accouchement.

Distribution. — BICHAT considérait le système des muscles de la vie organique comme localisé : « 1° dans la poitrine, où le cœur et l'œsophage lui appartiennent ; 2° dans le bas-ventre, où l'estomac et les intestins sont en partie formés par lui ; 3° dans le bassin, où il concourt à former la vessie et même la matrice. » — L'emploi du microscope a étendu singulièrement ce domaine, tout en montrant que BICHAT s'était trompé en ce qui concerne le cœur et l'œsophage.

Dans l'appareil digestif, on trouve le tissu musculaire lisse depuis la partie terminale de l'œsophage jusqu'au sphincter interne de l'anus, constituant non seulement une couche charnue extramuqueuse, mais encore une *muscularis mucosæ.* On le trouve aussi dans la paroi du cholédoque et dans la rate ; la contractilité de celle-ci se manifeste quand on applique à sa surface les électrodes d'un courant.

La transition de la couche musculaire striée des premières voies digestives à la couche musculaire lisse des voies suivantes ne se fait pas brusquement, mais par substitution progressive d'un élément à l'autre, vers la terminaison de l'œsophage. Chez les solipèdes, les fibres lisses s'élèvent plus haut sur ce dernier conduit que dans les autres animaux ; sa partie terminale n'en comprend pas d'autres.

Dans l'appareil respiratoire, le tissu musculaire lisse forme, à la trachée, un plan postérieur de fibres transversales ; aux bronches, une couche de fibres circulaires qui se poursuit jusqu'au voisinage des alvéoles pulmonaires.

Dans l'appareil circulatoire, il entre dans la constitution de la paroi des artères, des veines et des lymphatiques et même dans la structure de certains ganglions lymphatiques.

Dans l'appareil uro-génital, il existe dans les uretères, la vessie, l'urètre, les canaux déférents, les vésicules séminales, les oviductes, la matrice, le vagin, les ligaments larges, et jusque dans la couche médullaire des ovaires. Il y en a aussi dans le méso de la gaine vaginale, dans la couche dartoïque qui double la peau de la région génito-anale, dans les tétines, etc.

Dans les appareils des sens, on trouve du tissu musculaire lisse : dans la peau, à l'état de faisceaux annexés aux follicules pileux pour produire l'érection des poils et exprimer le contenu des glandes sébacées ; dans l'iris et la zone ciliaire de la choroïde ; dans les aponévroses de l'orbite, etc.

§ 2. — TISSU MUSCULAIRE A FIBRES STRIÉES

Ce tissu a pour élément fondamental la fibre striée, élément volumineux, facile à voir, dont la découverte remonte aux premiers temps de l'observation microscopique.

CARACTÈRES ANATOMIQUES

Fibre striée. — Isolée par le procédé de la dissociation avec des aiguilles, elle figure un cylindre ou un prisme finement strié en travers, de stries alternativement claires et sombres (fig. 140 à 142), souvent aussi strié en long, mais d'une manière moins évidente. La striation transversale est la seule caractéristique ; elle s'accentue sous l'action de l'eau, de l'acide chlorhydrique dilué, du suc gastrique, des alcalis, etc. : les stries, alternativement claires et obscures qui la composent, s'écartent quand on étire la fibre, se rapprochent quand celle-ci se contracte ; elles apparaissent à un faible grossissement comme des traits continus ; mais, à un grossissement plus fort, elles se décomposent chacune en petits traits espacés, comme des lignes ponctuées. La striation longitudinale est particulièrement apparente sur certaines fibres, surtout après l'action de réactifs coagulants comme l'alcool, l'acide osmique, l'acide chromique ; elle trahit la structure fasciculée de l'élément, que les anciens anatomistes appelaient volontiers *faisceau musculaire primitif*.

Le diamètre moyen des fibres striées adultes est de 50 à 60 μ. ; il peut descendre à 10 μ ou au contraire dépasser 100 μ. Quant à leur longueur, elle est si grande qu'on n'en voit presque jamais les deux bouts sous le microscope ; d'après M. MATHIAS DUVAL elle est en moyenne de 3 centimètres, mais elle peut atteindre, notamment dans le couturier de l'homme, jusqu'à 12 centimètres. Il n'y a guère que les muscles courts qui aient des fibres allant d'une extrémité à l'autre de l'organe ; le plus souvent plusieurs fibres s'ajoutent bout à bout et se réunissent par de petits tendons microscopiques. Les extrémités de chaque fibre sont ordinairement arrondies en moignon et s'unissent, comme nous le

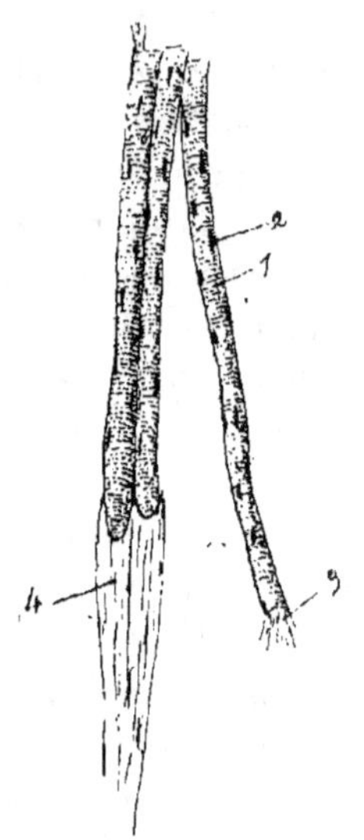

Fig. 140. — Fibres musculaires striées dont deux montrent leur continuité avec le tendon.

1. striation transversale. — 2. noyau. — 3, extrémité rompue d'une fibre se dissociant en fibrilles. — 4, tendon.

dirons plus loin, soit à un tendon, soit au périoste, soit au périchondre ; dans tous les cas, à des faisceaux connectifs ou à des fibres élastiques. Il est exceptionnel qu'une fibre striée se divise ; cependant cela s'observe dans quelques points, par exemple ; en dessous de la muqueuse du dos de la langue, où l'on voit des fibres se terminer par de véritables arborisations (fig. 143), dans la membrane rétro-linguale de la grenouille, etc. « Les fibres musculaires de cette membrane, dit M. RANVIER, sont aplaties et unies les unes aux autres par des branches anastomotiques ; elles forment ainsi un plexus comparable à celui qu'on observe dans la paroi des cœurs lymphatiques. Elles se terminent, de chaque côté de la ligne médiane par des extrémités ramifiées et arborisées. »

La fibre musculaire striée présente, dans sa structure (fig. 141 et 142) : une membrane d'enveloppe (myolemme ou sarcolemme), des noyaux, du protoplasma, et enfin un faisceau plus ou moins serré de fibrilles contractiles.

L'*enveloppe* est extrêmement mince, à peine indiquée par un trait clair ; elle est douée d'une grande élasticité et d'une certaine ténacité ; elle résiste à l'acide acétique, à l'eau bouillante, ainsi qu'à l'action de la plupart des matières colorantes ordinaires ; toutefois, la teinture d'iode la teint en jaune. Par contre, elle se dissout dans la potasse et dans le suc gastrique. Ces diverses réactions attestent que ce n'est ni une membrane conjonctive homogène, ni une membrane élastique (dans le sens histologique du mot). Le sarcolemme ne saurait être assimilé à autre

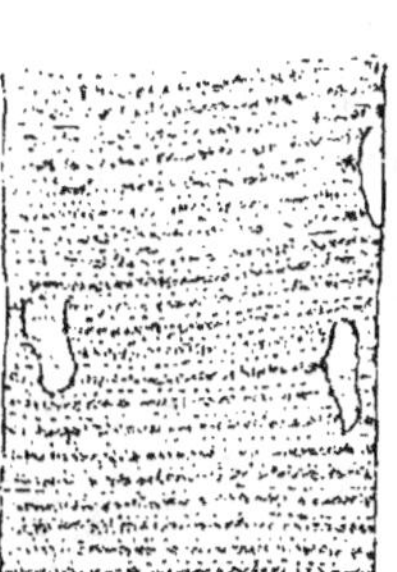

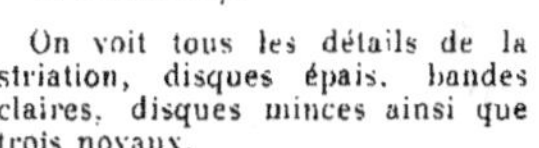

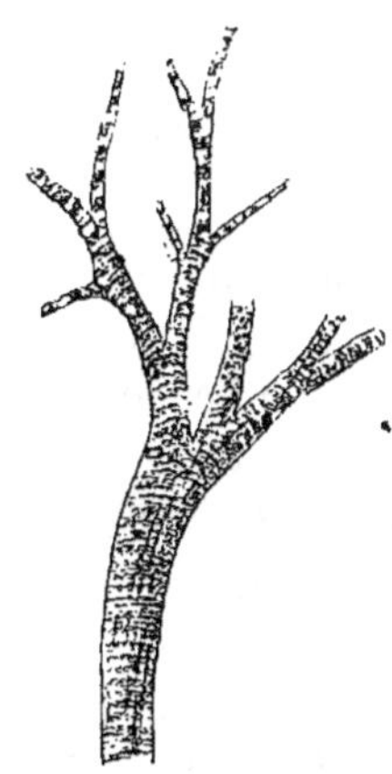

Fig. 141. — Une fibre dissociée (fort grossissement).

1. bande claire traversée en son milieu par le disque mince. — 2, disque épais. — 3, noyau. — 4, Sarcolemme unissant les abouts de la fibre rompue pendant la dissociation.

Fig. 142. — Segment d'une fibre striée (très fort grossissement).

On voit tous les détails de la striation, disques épais, bandes claires, disques minces ainsi que trois noyaux.

Fig. 143. — Fibre musculaire ramifiée de la langue de la grenouille.

chose qu'à une enveloppe cellulaire, par exemple à la capsule d'une cellule adipeuse ; la fibre striée elle-même n'est rien autre qu'une cellule différenciée. — Pour bien voir le sarcolemme, il faut dissocier dans l'eau, avec des aiguilles, un morceau de muscle ; l'eau pénètre sous cette membrane et la soulève ; d'autre part il y a toujours quelques fibres qui se rompent et qui montrent entre les deux abouts rétractés leur sarcolemme indemne, mais plissé et pour ainsi dire chiffonné (fig. 141, 4).

Les *noyaux* se comptent par centaines dans la longueur d'une même fibre ; ils sont généralement situés sous le sarcolemme,

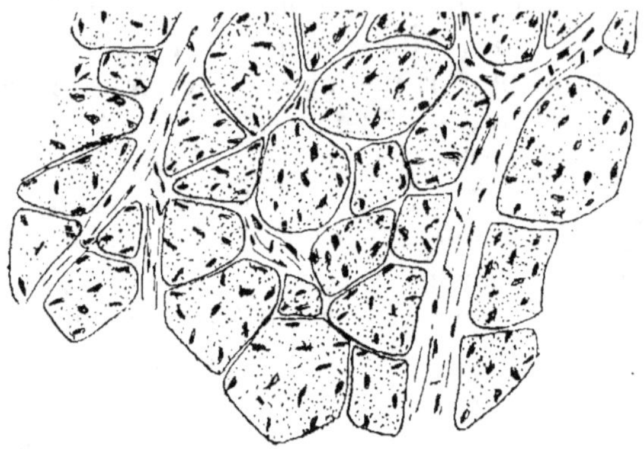

Fig. 144. — Coupe transversale dans le gastro-cnémien de la grenouille (grossissement 105 D.). — Les noyaux sont épars dans l'épaisseur des fibres musculaires.

qu'ils soulèvent plus ou moins. Toutefois, chez la grenouille, beaucoup s'engagent dans l'épaisseur de la fibre (fig. 144), et même, chez les invertébrés, ils se placent tous dans l'axe de cette dernière, de manière à être invisibles à l'extérieur. Il y a donc des fibres à noyaux super-ficiels (fig. 145), des fibres, à noyaux épars, et des fibres à noyaux axiaux.

Quelle que soit leur position, ces noyaux sont pourvus d'un filament chromatique et suscep-tibles de se multiplier dans diverses circons-tances pathologiques.

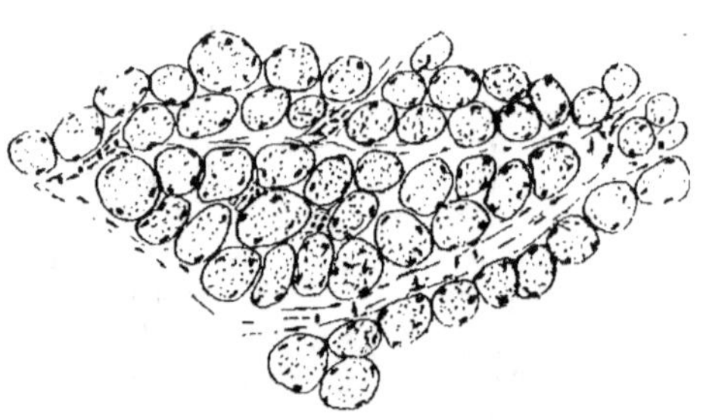

Fig. 145. — Coupe transversale dans un muscle pâle de poulet (grossissement 105 D.). — Les noyaux des fibres musculaires sont périphériques.

Le *protoplasma* ou *sar-coplasma* est surtout manifeste à l'entour des noyaux ; mais il pénètre toute la fibre, à l'état de fines travées qui s'insinuent entre les cylindres et fibrilles contractiles qui ne sont d'ailleurs qu'un produit de son élaboration. Dans les points où il est en quantité notable, il se fait remarquer par son aspect granuleux, et il est susceptible de se charger de fines gouttelettes graisseuses sous l'influence du repos prolongé de la fibre, par exemple pendant l'hibernation.

La *substance contractile* de la fibre striée se décompose, suivant les réactifs employés, tantôt en disques superposés, tantôt en fibrilles longitudinales (fig. 147). Elle se divise en tranches sous l'action de l'acide chlorhydrique étendu, du suc gastrique, de la congélation; tandis qu'elle se résout en fibrilles sous l'action de l'alcool au tiers, de l'acide chromique étendu, des aiguilles de dissociation, etc. C'est pourquoi Bowmann, en 1840, émit sa fameuse théorie d'après laquelle la substance contractile ne serait formée ni de disques, ni de fibrilles, mais de tout petits cubes alignés à la fois dans le sens transversal et dans le sens longitudinal, de manière à produire les deux striations de l'élément, cubes ou prismes qu'il appelait *sarcous elements*, et qui auraient été unis dans le sens transversal et dans le sens longitudinal par deux ciments différents, de telle sorte qu'en détruisant l'un on divise la fibre en tranches, tandis qu'en détruisant l'autre on la divise en fibrilles.

Cette théorie, succédant aux hypothèses fantaisistes qui régnaient alors pour expliquer la striation transversale[1], constituait un grand progrès; elle n'était cependant pas tout à fait conforme à la vérité, car la décomposition en disques de Bowmann est toujours artificielle, tandis que celle en fibrilles s'observe souvent sans artifice, voire même sur la fibre vivante. Au surplus, le développement montre que la substance contractile se forme fibrille par fibrille, tout comme dans la fibre lisse.

Les fibrilles striées sont extrêmement fines et à peu près innombrables dans la constitution d'une même fibre, chez les vertébrés; leur diamètre est inférieur à 1 μ.; elles sont moins nombreuses chez les insectes et les crustacés, où elles peuvent atteindre 2 à 3 μ. Elles se rassemblent en groupes, séparés par des cloisons

---

[1] Nous rappellerons ici, pour mémoire, que Mandl croyait à l'existence d'une fibrille enroulée en spire autour de la fibre striée, dont les tours très rapprochés lui auraient communiqué l'apparence d'une striation transversale. — Raspail, renchérissant sur cette hypothèse, supposait que ladite fibrille était de nature nerveuse et agissait à la manière du fil inducteur d'un électro-aimant! — Rouget a fort longtemps soutenu que la fibre musculaire doit sa striation transversale à un plissement hélicoïdal comparable à celui du pédicelle de ces infusoires si répandus dans les eaux stagnantes qu'on appelle vorticelles; l'état de contraction ou de relâchement aurait été subordonné au degré de rapprochement des tours de l'hélice.

de protoplasma, que l'on appelle *cylindres de Leydig* ou colon-
nettes musculaires. Dans chaque groupe, elles sont cimentées par
une quantité infime d'un protoplasma condensé, transparent et
dépourvu de granulations. Les cylindres de Leydig (fig. 148)
forment sur la coupe de la fibre un réseau caractéristique de petites
aires polygonales ou circulaires, connues sous le nom de *champs de
Cohnheim* (fig. 146). A l'aide d'un bon objectif à immersion homogène, on peut résoudre chacune de ces aires en aires plus petites
correspondant aux fibrilles elles-
mêmes. La fibre musculaire
striée est donc un élément dou-

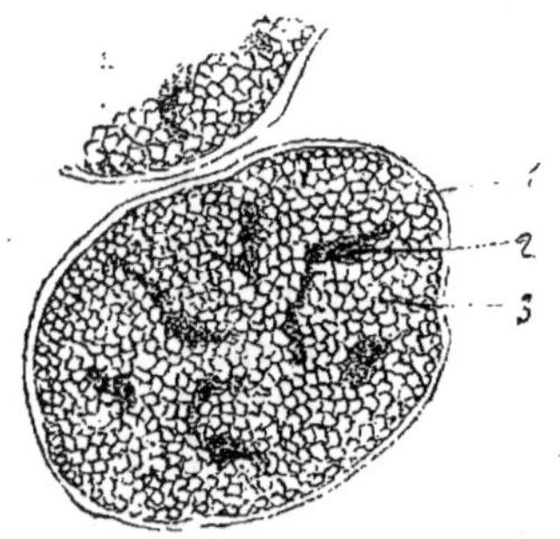

Fig. 146. — Coupe transversale d'une fibre
musculaire de grenouille à un très fort
grossissement.

1, sarcolemme. — 2, noyaux. — 3. champs de
Cohnheim.

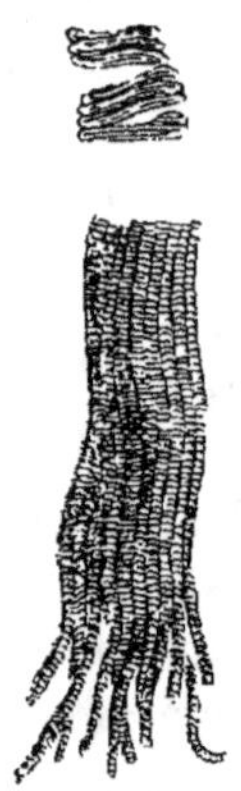

Fig. 147. — Figure montrant dans sa partie
supérieure la décomposition en disques
de Bowmann et dans sa partie inférieure
la structure fibrillaire de la fibre striée.

blement fasciculé ; ce n'est pas un faisceau primitif, ainsi que
l'appellent beaucoup d'auteurs, mais bien un faisceau secondaire.
Au surplus, ce nom de faisceau donné à un élément anatomique
ne peut que prêter à l'équivoque ; il y aurait lieu de l'abandonner.
Étudions maintenant en particulier une fibrille striée. L'eau
froide la gonfle et l'éclaircit, l'eau bouillante la durcit et accentue
fortement sa striation ; l'acide acétique la gonfle et finit par la
dissoudre. Elle est constituée par des bandes superposées, alternativement claires et obscures (fig. 148), dont le niveau coïncide pour
toutes les fibrilles d'une même fibre, de manière à déterminer la
striation transversale de celle-ci. Les *bandes claires* sont traversées
chacune, en leur milieu, par un trait foncé qu'on appelle *disque
mince*. Les bandes obscures, à peu près aussi hautes que larges

et légèrement renflées par rapport aux bandes claires, sont connues sous le nom de *disques épais*. L'intervalle compris entre deux disques minces successifs est appelé *segment contractile* ou *case musculaire*; il comprend donc : un disque mince, une demi-bande claire, un disque épais, une demi-bande claire et un disque mince. Il est à remarquer que les bandes claires sont monoréfringentes (isotropes) et ne prennent pas les matières colorantes, tandis que les disques sombres, minces ou épais, sont biréfringents (anisotropes) et se teignent très bien : ce qui témoigne qu'il s'agit là de deux substances différentes. D'autre part, M. RENAUT a montré que les disques minces n'ont pas exactement les mêmes réactions que les disques épais : ceux-ci se dissolvent sous l'action des acides faibles et se colorent en rouge par le picro-carmin ; ceux-là sont insolubles et se colorent en jaune d'or par le picrocarmin. D'après M. RANVIER, les disques épais seraient les seules parties contractiles de la fibrille ; les bandes claires et les disques minces seraient de simples pièces de charpente.

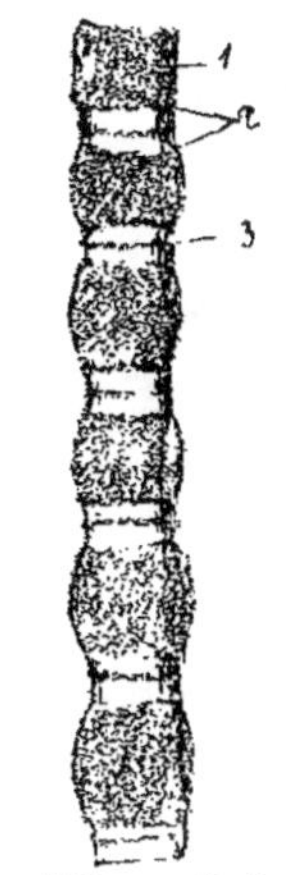

Fig. 148. — Cylindre contractile isolé.

1. disque épais. — 2, bande claire. — 3, disque mince.

La striation que nous venons de décrire est la plus simple ; elle est susceptible de diverses complications, particulièrement chez les insectes (fig. 149). Ainsi, HENSEN, étudiant les fibrilles des muscles des ailes de l'hydrophile, à l'état de forte tension, découvrit que les disques épais sont divisés en deux moitiés par une strie claire transversale, à laquelle on a donné le nom de *strie de Hensen* (fig. 149, B). Les fibrilles des muscles des pattes du même animal montrent deux stries claires au lieu d'une à travers chaque disque épais, qui se trouve ainsi divisé en trois portions : une médiane appelée *disque épais principal* et deux extrêmes qualifiées de *disques épais accessoires* (fig. 149, C). Enfin le maximum de complication est atteint par les muscles des pattes du lucane ou cerf-volant, où l'on voit, indépendamment des parties précitées, un disque mince accessoire dans chaque demi-bande claire ; en sorte que le segment contractile est formé (fig. 149, D) :

1° D'un disque mince principal ;

2° D'une bandelette claire ;

3° D'un disque mince accessoire ;

4° D'une bandelette claire ;

5° D'un disque épais accessoire ;

6° D'une strie claire ;

7° D'un disque épais principal ;

8° D'une strie claire ;

9° D'un disque épais accessoire ;

10° D'une bandelette claire ;

11° D'un disque mince accessoire ;

12° D'une bandelette claire ;

13° D'un disque mince principal.

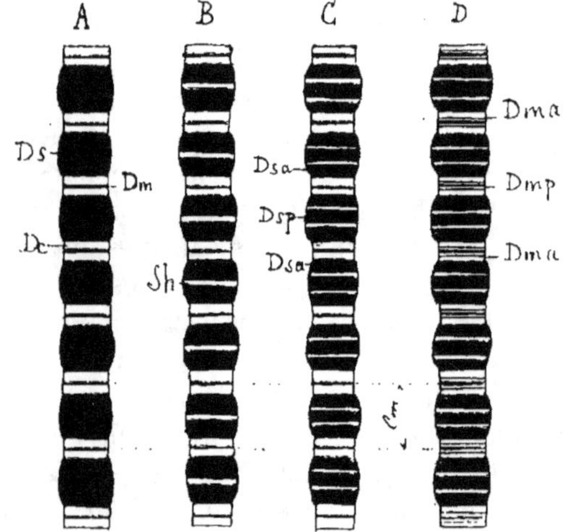

Fig. 149. — Schémas montrant la complication progressive de la striation de la fibrille musculaire.

A, striation la plus simple. — B, fibrille avec la strie de Hensen. — C, fibrille avec deux stries de Hensen. — D, dernière complication résultant de l'apparition des disques minces accessoires.

Ds, disque épais. — Dc, demi-bande claire. — Dm, disque mince. — Sh, strie de Hensen. — Dsp, disque épais principal. — Dsa, disque épais accessoire. — Dmp, disque mince principal. — Dma, disque mince accessoire.

L'intervalle compris entre les deux lignes pointillées correspond, dans chaque fibrille, à une case musculaire (Cm).

Cette complication de la striation aurait pour but, d'après M. Ranvier, l'extrème morcellement de la substance contractile, en vue d'augmenter sa surface d'échange et partant l'intensité de ses contractions. Ainsi s'expliquerait que les fibres lisses, dont les fibrilles sont tout entières contractiles et équivalentes chacune à un seul disque épais, se contractent avec le maximum de lenteur ; tandis que les fibres striées, grâce à la division et subdivision de leur substance contractile, se contractent, au contraire, brusquement et énergiquement. Les muscles des insectes, en particulier, ont souvent à développer une force relativement énorme ; par exemple, une puce peut s'élever d'un bond à plusieurs milliers de fois sa hauteur ; on conçoit donc que la striation de leurs fibres se complique au plus haut degré.

Modifications de la striation sous l'influence de la contraction de la fibre. — On est redevable à M. RANVIER d'une étude fort importante sur ce sujet, étude qui jette un grand jour sur le mécanisme tant discuté de la contraction musculaire. Cet anatomiste éminent a étudié avec le plus grand soin la fibre musculaire dans quatre états différents : 1° au repos, relâchée ; 2° au repos, tendue ; 3° contractée, non tendue ; 4° contractée, tendue ; et il a constaté les faits suivants, schématisés dans la figure 150 :

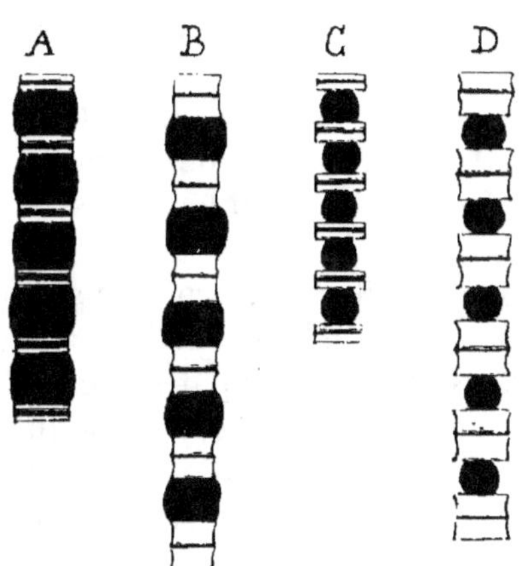

Fig. 150. — Schémas de la contraction musculaire d'après M. Ranvier.

A, fibrille musculaire au repos non tendue. — B, fibrille au repos tendue. — C, fibrille en contraction, non tendue (le muscle est libre de se raccourcir). — D, fibrille en contraction, tendue.

La fibre au repos et relâchée, telle qu'elle se trouve dans un muscle dont on a coupé l'une des insertions, se fait remarquer par ses bandes claires extrêmement minces, à peine perceptibles (fig. 150, A). Si on la tend en exerçant une traction sur ses extrémités, on constate au contraire que les bandes claires deviennent très visibles, tandis que les disques épais n'éprouvent aucun changement relativement à l'état précédent ; celles-là seules se sont allongées tout en se rétrécissant manifestement (fig. 150, B).

La fibre en état de contraction est non tendue lorsque le levier osseux qu'elle déplace a obéi à sa contraction : elle est tendue quand, au contraire, il a été maintenu en extension forcée. La fibre contractée, non tendue (fig. 150, C), comparée à la fibre contractée et tendue (fig. 150, D), présente, en ce qui concerne les bandes claires, les mêmes différences que nous venons de signaler tout à l'heure, c'est-à-dire que ces bandes sont peu marquées dans la première, accentuées dans la seconde. Par contre, les disques épais ont subi les mêmes modifications dans l'une et dans l'autre : ils ont diminué dans toutes leurs dimensions, mais principalement en hauteur, et ils tendent à la forme sphérique ; en outre, ils ont exprimé de leur intérieur une certaine quantité de plasma qui est venu se loger dans les intervalles des fibrilles et les a rendues plus visibles qu'à l'état de repos.

M. RANVIER conclut de toutes ces observations : 1° que les disques minces sont des pièces solides de charpente, limitant des cases musculaires superposées ; 2° que les bandes claires sont formées d'une substance élastique agissant d'une manière toute passive ; 3° que les disques épais sont les seules parties contractiles, et que le plasma qu'ils exsudent en se contractant est la cause de l'accroissement du diamètre de la fibre.

Le morcellement de la substance contractile serait, comme nous l'avons dit plus haut, éminemment favorable à l'activité des échanges nutritifs et expliquerait les contractions rapides et énergiques des fibres striées. L'interposition d'une substance élastique entre les particules contractiles permettrait une utilisation plus complète de la force produite, en évitant les à-coups et en transformant la contraction brusque des disques épais en contraction continue.

Variétés de fibres striées. — Indépendamment des variétés de longueur, de volume, de transparence, d'état granuleux, il existe des variétés de couleur sur lesquelles il y a lieu d'insister. En 1873, M. RANVIER signalait, chez le lapin, deux sortes de muscles dans la musculature du squelette : les uns foncés, les autres pâles, et montrait qu'ils se distinguent par des particularités histologiques et physiologiques. Dans tous les mammifères, on trouve ainsi un certain nombre de muscles ou même de faisceaux d'un même muscle qui se distinguent des autres par une couleur plus pâle ou plus foncée. Chez les oiseaux, la poule notamment, on sait que les muscles des ailes contrastent par leur nuance pâle avec ceux des pattes. Chez les poissons, la plupart des muscles sont presque blancs, tandis que ceux que l'on observe le long de la ligne latérale et à la base des nageoires sont franchement rouges. MM. ARLOING et LAVOCAT ont constaté que les différences signalées par M. Ranvier dans le lapin se retrouvent dans tous les vertébrés.

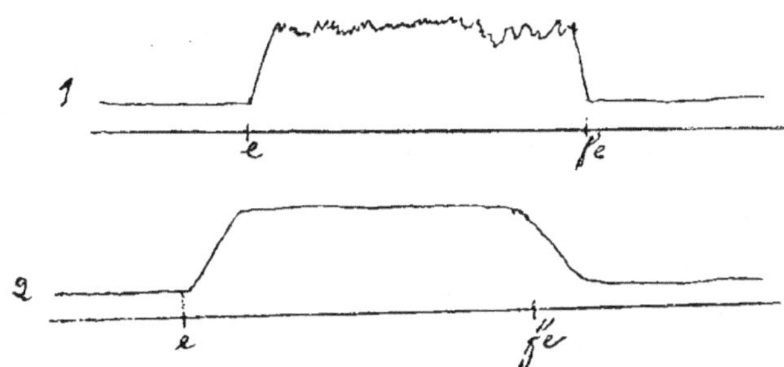

Fig. 151. — Graphiques de la contraction musculaire d'un muscle pâle et d'un muscle foncé.

1. muscle pâle. — 2. muscle foncé. — e. moment de l'excitation. — fe. fin de l'excitation.

Voici ces différences : les muscles pâles sont à contractions plus brusques, mais moins soutenues que les foncés ; ceux-ci ont plus de tonus et se maintiennent mieux en tétanos parfait, comme le montrent les diagrammes de la figure 151.

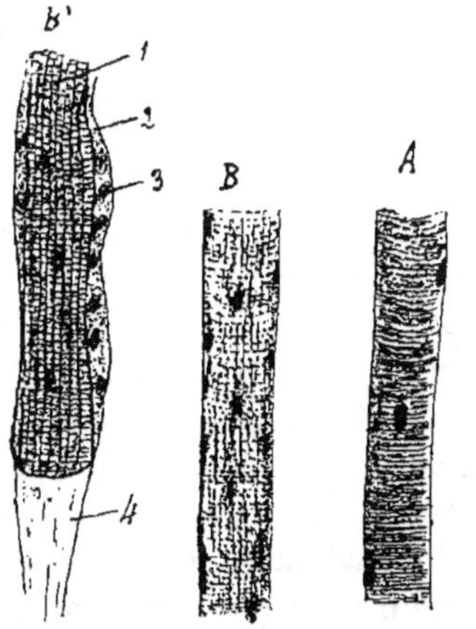

Histologiquement, les fibres striées pâles se font remarquer par leurs fibrilles plus fines et plus serrées, par leur striation transversale extrêmement nette, tandis que la longitudinale est peu visible, enfin par leurs noyaux tous marginaux mais relativement peu nombreux (fig. 152, A). Les fibres foncées montrent, au contraire, des fibrilles plus épaisses, moins serrées, un sarcoplasme plus abondant, une striation longitudinale plus apparente, et, par contre, une striation transversale moins nette, enfin, des noyaux nombreux mais épars, beaucoup étant engagés dans l'épaisseur de l'élément (fig. 152, B et B'). En outre, M. Renaut

Fig. 152. — Fibres musculaires pâles et foncées.

A, fibre pâle, striation transversale très nette, noyaux clairsemés. — B, fibre foncée, striation transversale et longitudinale, noyaux nombreux. — B', fibre foncée avec abondance de noyaux et de protoplasma, la rapprochant de l'état embryonnaire ; 1, faisceau de cylindres contractiles ; 2, protoplasma ; 3, noyaux ; 4, faisceau tendineux.

affirme que les disques épais des fibres foncées sont moins volumineux que ceux des fibres pâles, tandis que les bandes claires seraient au contraire plus développées, ce qui s'accorde bien avec leur mode de contraction moins brusque et plus soutenue.

Les *fibres musculaires du cœur* forment une autre variété extrèmement intéressante (fig. 153). Elles s'anastomosent entre elles en un réseau serré, dont les reliefs intérieurs de l'organe donnent

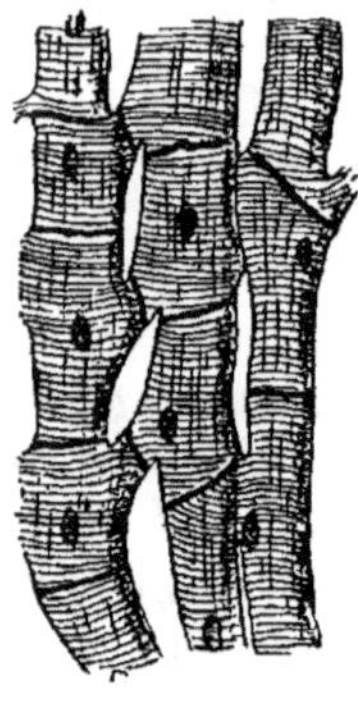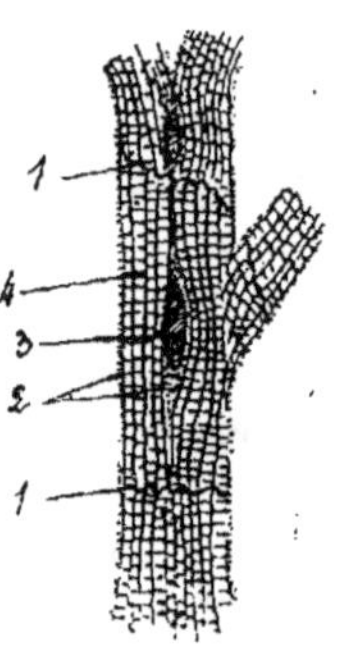

Fig. 153. — Fibres musculaires du cœur montrant leurs anastomoses et leur décomposition en segments de Weissmann.

Fig. 154. — Segment de Weissmann.

1, trait scalariforme d'Eberth. — 2, protoplasma superficiel et périnucléaire. — 3, noyau. — 4, cylindres contractiles striés.

une image frappante, et elles sont constituées par des segments superposés, séparables par l'action de la potasse à 40 p. 100, segments dits de Weissmann, qui se soudent les uns aux autres par des surfaces taillées irrégulièrement, se profilant après l'action du nitrate d'argent par des traits noirs en escalier appelés *traits scalariformes d'Eberth*. Chaque segment de Weissmann présente (fig. 154) : 1° au centre, un ou deux noyaux ; 2° des cylindres de Leydig, striés à la manière ordinaire et disposés parallèlement dans le sens de la hauteur ; 3° un sarcoplasme abondant, rayonnant à partir du noyau dans les intervalles des cylindres contractiles, et s'étalant en une mince couche à la surface de la fibre, à la place du sarcolemme absent.

En somme, il est évident que l'unité cellulaire du myocarde est le *segment de Weissmann*, lequel équivaut assez bien à une fibre musculaire lisse et procède comme elle d'une cellule du mésenchyme. La ressemblance entre les deux éléments est frappante chez la grenouille, dont les cellules myocardiques sont allongées en fuseau à la manière des fibres lisses. — Purkinje a découvert, en 1845, sous l'endocarde de divers animaux, et en particulier du mouton, un réseau de filaments grisâtres, gélatiniformes, qui se décomposent au microscope en grosses cellules cubiques montrant tous les stades de leur transformation en segments de Weissmann. Certaines de ces cellules de Purkinje sont purement protoplasmiques ; d'autres ont une écorce de cylindres contractiles striés (fig. 155), d'autres encore sont envahies par ces cylindres jusqu'au voisinage du centre, etc. Bref, il est manifeste que ces cellules représentent l'état embryonnaire des segments de Weissmann. Le réseau de Purkinje est un vestige du myocarde primitif ; peut-être est-ce aussi un foyer de régénération ?

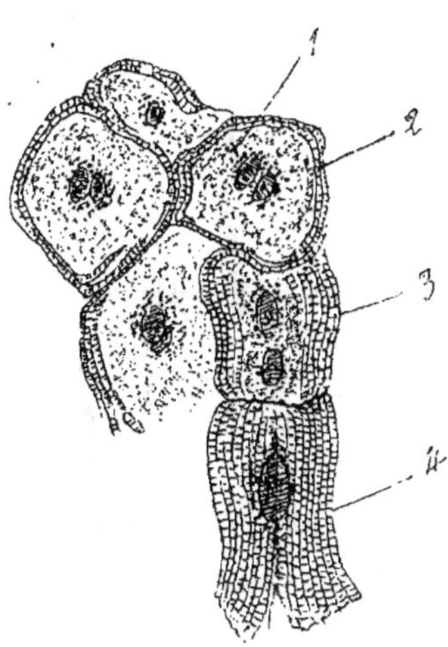

Fig. 155.— Cellules de Purkinje faisant transition aux segments de Weissmann.

1, protoplasma avec noyaux. — 2, cylindres contractiles striés. — 3, 4, segments de Weissmann.

Texture des muscles. — Les muscles striés sont, dans toute la force du terme, des organes fasciculés. Leurs éléments, qui ont déjà une structure fasciculée et que beaucoup d'auteurs appellent faisceaux primitifs, sont réunis par un tissu conjonctif délicat en faisceaux secondaires, visibles à l'œil nu. Ceux-ci se groupent eux-mêmes en faisceaux tertiaires, et, si le muscle est volumineux, les faisceaux tertiaires s'agrègent en faisceaux quaternaires. Le tissu conjonctif lâche qui réunit et sépare tout à la fois les faisceaux des divers ordres, est souvent désigné sous le nom de *périmysium interne* ; il contient des

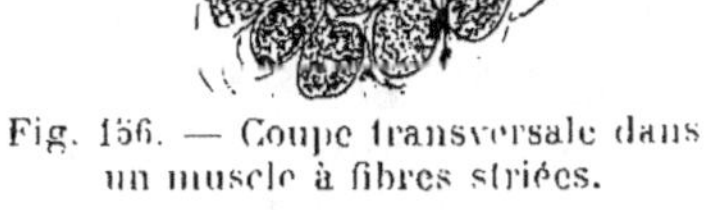

Fig. 156. — Coupe transversale dans un muscle à fibres striées.

1, fibres. — 2, tissu conjonctif (périmysium). — 3, vaisseaux sanguins vus en long et sur la coupe.

fibres élastiques, extrêmement grêles, et des cellules adipeuses plus ou moins nombreuses. On appelle *périmysium externe* le tissu conjonctif superficiel formant une enveloppe générale, plus ou moins distincte des fascias lamelleux qui souvent engainent le muscle. Rien n'est plus propre à démontrer cette texture qu'une coupe transversale (fig. 156).

Vaisseaux et nerfs. — Les vaisseaux sanguins sont très abondants dans les muscles striés ; ils forment un réseau capillaire à mailles longitudinales enveloppant chaque fibre. Ces vaisseaux, accompagnés et soutenus par le tissu conjonctif, arrivent jusqu'au contact du sarcolemme (fig. 157).

M. Ranvier a montré que la vascularisation des muscles foncés du lapin se distingue par des dilatations ampullaires placées sur un grand nombre de branches transversales de leur réseau capillaire (fig. 158) ; « disposition nécessitée, dit-il, par le mode de contraction de ces muscles, vu qu'elle se produit lentement et que le muscle revient à sa longueur primitive avec une égale lenteur quand l'excitation cesse. La circulation s'arrêtant dans l'organe tout le temps que dure la contraction, et, d'autre part, l'oxygène étant nécessaire au travail musculaire, ce gaz est fourni par le sang qui se trouve en réserve dans les parties dilatées des capillaires. »

Il n'existe pas de vaisseaux lymphatiques dans les muscles ; tout au plus en rencontre-t-on quelques-uns dans les grosses travées conjonctives des muscles volumineux. Par contre, certains muscles présentent de riches réseaux lymphatiques à leur surface, par exemple, le diaphragme.

Les nerfs sont moteurs ou sensitifs ; nous les étudierons à propos des terminaisons nerveuses.

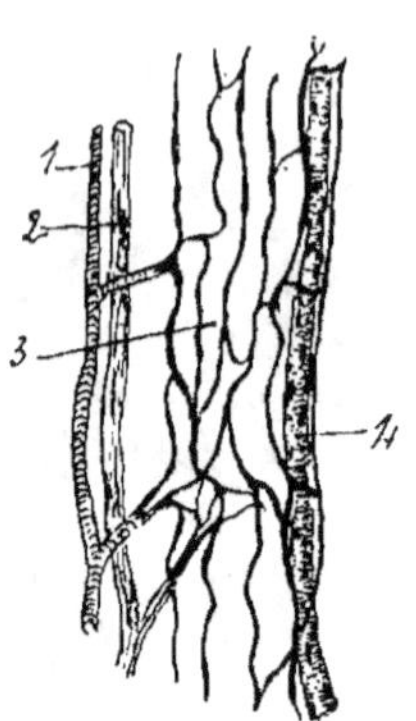

Fig. 157. — Schéma du réseau vasculaire d'un muscle.

1, artériole afférente. — 2, veinule efférente. — 3, réseau capillaire à grandes mailles rectangulaires. — 4, fibre striée logée dans une maille.

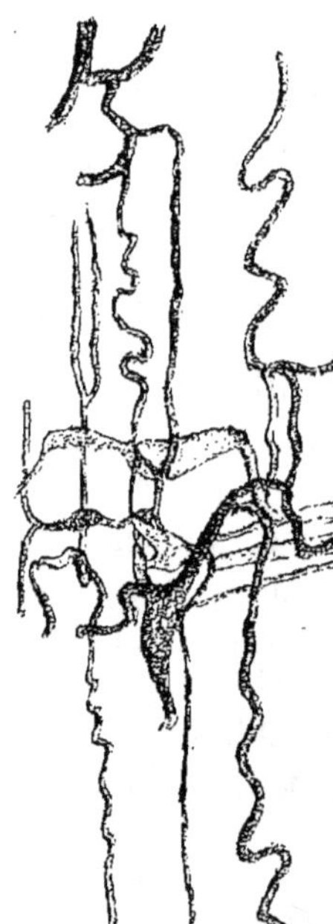

Fig. 158. — Réseau vasculaire d'un muscle à fibres foncées montrant les dilatations ampullaires signalées par M. Ranvier.

Union des muscles et des tendons. — L'anatomie descriptive nous a fait connaître les différents modes de jonction des muscles avec leurs tendons : on sait que le plus souvent ceux-ci s'étalent à la surface de ceux-là ou y pénètrent à l'état d'intersections, de telle manière que les surfaces de contact soient augmentées, ainsi que la ténacité de l'organe. Si on étudie au microscope le mode d'union de la fibre musculaire avec le faisceau tendineux (fig. 159), on voit que la première, terminée par un moignon coiffé du sarcolemme, est reçue dans une excavation en cupule du second, et que la soudure est établie par un ciment intermédiaire extrêmement solide ; on parvient plutôt à rompre la fibre musculaire qu'à opérer sa disjonction avec le faisceau tendineux. Les attaches des fibres musculaires sur les aponévroses, le périoste, le périchondre, se font de la même manière.

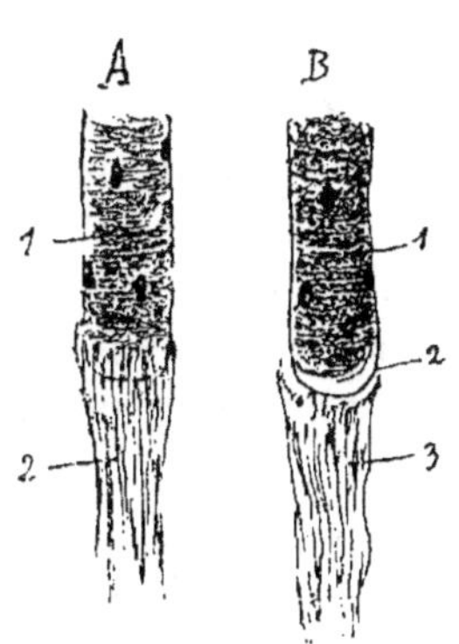

Fig. 159. — Union des fibres striées avec les fibres tendineuses.

A. fibre musculaire (1) unie à son faisceau tendineux (2). — B. fibre musculaire (1) séparée de son faisceau tendineux (3, par l'action de la potasse, et montrant à l'endroit de la disjonction le sarcolemme (2).

Il est à remarquer que l'adhérence du sarcolemme terminal au contenu de la fibre est beaucoup moins solide que celle du sarcolemme avec le faisceau fibreux.

M. RANVIER s'est appliqué à voir comment les fibrilles musculaires se terminent au contact du sarcolemme ; il lui a semblé que c'est toujours par un disque épais.

CARACTÈRES PHYSICO-CHIMIQUES

La couleur rouge plus ou moins foncée du tissu musculaire à fibres striées ne tient pas seulement au sang qui l'irrigue ; elle est due surtout à une matière colorante propre, fixée sur la substance contractile et possédant toutes les propriétés de l'hémoglobine. D'ailleurs, ainsi que nous l'avons dit, la nuance des muscles du squelette est très variable d'une espèce à l'autre, d'un âge à l'autre dans la même espèce, d'un muscle à l'autre dans le même individu et même d'un faisceau à l'autre dans le même muscle. BICHAT avait donc raison de dire « que la portion circulante ou libre du sang dans le muscle ne concourt que peu à sa coloration et que c'est la portion combinée avec le tissu musculaire qui lui donne sa couleur ». L'hémoglobine musculaire remplit le même rôle que l'hémoglobine du sang, c'est-à-dire qu'elle se charge d'oxygène au fur et à mesure que celui-ci est consommé ; et cette consommation est considérable pendant la contraction.

Les muscles sont très extensibles et très rétractiles, autrement dit très élastiques. Toutefois cette propriété paraît être sensiblement diminuée pendant l'état de contraction ; en effet, quand un muscle se rompt, c'est presque toujours lorsqu'il est contracté. La ténacité des muscles est considérablement renforcée par les lames fibreuses qui l'entrecoupent, ou bien par les aponévroses qui les tapissent ou les engainent.

En se desséchant, le tissu musculaire brunit, se ratatine et devient dur et cassant ; mais il est susceptible de reprendre avec l'eau perdue ses caractères primitifs.

La macération dans l'eau froide le blanchit et le ramollit. L'eau chaude coagule la substance musculaire et dissout le périmysium ; en sorte que les fibres musculaires se séparent ensuite facilement. M. RANVIER a montré que les musclés d'une grenouille plongée pendant quelques minutes dans de l'eau à 55° mettent leurs fibres en liberté avec une extraordinaire facilité. Sous l'influence d'une ébullition prolongée, dans l'eau, la substance musculaire, qui s'était d'abord coagulée et durcie, finit par se ramollir.

L'acide chlorhydrique en solution dans l'eau dissout à la fois le périmysium et la myosine ; on l'emploie chez les dyspeptiques pour faciliter la digestion de la viande.

L'alcool ordinaire ou absolu coagule et durcit le muscle en entier, c'est-à-dire les fibres charnues et le connectif.

L'alcool au tiers agit comme l'eau chaude : il coagule les fibres musculaires et ramollit le connectif.

Le muscle vivant, au repos, est alcalin ou neutre ; après fatigue, il devient acide, car il est alors imprégné d'acide lactique.

Les fibres striées sont translucides sous une faible épaisseur et agissent, grâce à leurs stries transversales, comme des réseaux, c'est-à-dire qu'elles décomposent la lumière blanche et donnent un spectre sur lequel l'hémoglobine produit ses bandes d'absorption caractéristiques. Le muscle couturier de la grenouille, séché, tendu et monté à plat dans le baume du Canada, convient parfaitement pour cette expérience. M. RANVIER a mis cette propriété à profit pour faire construire ce qu'il a appelé un *myospectroscope*.

Lorsque, après avoir balayé tout le sang d'un muscle par une injection d'eau salée et l'avoir refroidi au-dessous de zéro, on le broye sous la presse, on en extrait un liquide sirupeux, jaunâtre, un peu louche, faiblement alcalin, qu'on appelle *plasma musculaire de Kuhne*. Ce plasma, abandonné à la température ordinaire, ne tarde pas à se coaguler à la façon du plasma sanguin. Le caillot n'est autre chose que de la *myosine* ou fibrine musculaire ; il en exsude par rétraction un liquide qu'on appelle *sérum musculaire*. C'est par coagulation de la myosine que se produit la rigidité cadavérique.

Nous renvoyons aux traités de physiologie pour une étude plus complète de la chimie du muscle.

CARACTÈRES PHYSIOLOGIQUES

A. Développement. — Nous avons dit, au chapitre consacré à l'embryologie, que les prévertèbres consistent essentiellement en une segmentation musculaire primordiale. Chacune d'elles est divisée par une cavité intérieure en deux portions : l'une ventrale, mésenchymateuse, d'où procédera la colonne vertébrale ; l'autre dorsale, constituant les *plaques* ou *chevrons musculaires*, germes métamérisés de tous les muscles du squelette. Les vertèbres qui s'édifieront ultérieurement sous les plaques musculaires ne se disposent pas exactement en dessous, mais chevauchent d'une plaque à l'autre, de telle sorte que le centre de chaque vertèbre correspond à un intervalle de deux chevrons.

Ceux-ci sont formés de cellules fusiformes qu'on appelle *myoblastes* parce que ce sont les éléments générateurs des fibres striées. A un moment donné, les myoblastes s'allongent, multiplient leur noyau par caryocinèse et se transforment ainsi en une sorte de fibres protoplasmiques contenant dans leur axe une série de noyaux elliptiques. A partir du troisième mois environ de la vie fœtale, chez l'homme, on voit apparaître les cylindres de Leydig, d'abord à la périphérie du myoblaste, et, peu à peu, par dépôts concentriques, jusque dans son centre (fig. 160). Pendant cette élaboration endoplasmique, les noyaux continuent à se multiplier, et le myoblaste à s'accroître en tous sens. A un moment donné, les noyaux sont enfermés dans une épaisse écorce contractile ; ils conservent cette situation axiale dans les fibres musculaires d'un grand nombre d'invertébrés ; mais, chez les vertébrés, ils se portent vers la périphérie, les uns atteignant la surface, les autres s'arrètant à une distance plus ou moins grande. Ainsi se trouve expliquée la variété de situation des noyaux des fibres musculaires striées (Voy. p. 205). Le mécanisme de leur migration est mal connu ; tout ce que l'on en peut dire, c'est qu'elle se fait dans les intervalles des fibrilles en suivant les cloisons protoplasmiques.

Chez la grenouille, les fibrilles striées, au lieu de se déposer concentriquement sur tout le pourtour du myoblaste, se forment d'abord d'un côté seulement de l'élément, qui se remplit peu à peu d'un bord à l'autre. A un moment donné, les noyaux se trouvent tous du côté où s'achève le remplissage (fig. 160, C) ; ce n'est que plus tard qu'ils se disséminent irrégulièrement dans l'épaisseur de la fibre ; et ce déplacement est tout aussi inexpliqué que le précédent.

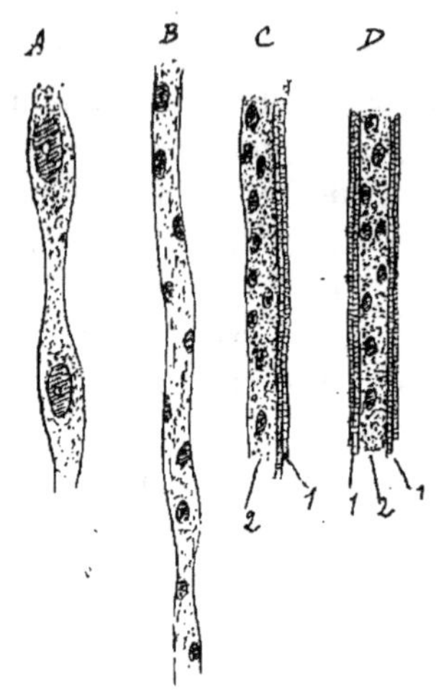

Fig. 160. — Développement de la fibre musculaire striée.

A. myoblaste s'allongeant en fibre. — B, fibre embryonnaire formée de protoplasma et de nombreux noyaux. — C. fibre plus avancée en développement montrant un dépôt unilatéral de cylindres contractiles (grenouille). — D, fibre musculaire avec dépôt périphérique de fibrilles (mammifères).
1. cylindres contractiles. — 2. protoplasme et noyaux.

Quant au sarcolemme, il est le résultat d'une élaboration exoplasmique qui se produit en dernier lieu ; il ne se développe pas, ainsi que nous l'avons dit, sur les fibres du cœur, ni dans les muscles des insectes, etc. Ajoutons enfin que le mésenchyme infiltre le muscle en voie de développement, pour constituer son périmysium, et qu'il est accompagné par des vaisseaux et des nerfs.

B. Accroissement. — La fibre striée, une fois formée, continue à s'accroître, en longueur et en diamètre, par suite de l'augmentation de volume des disques superposés des fibrilles contractiles ; aussi les fibres d'un même muscle, dans la même espèce, mesurées chez un individu jeune et chez un adulte, donnent-elles des résultats très différents : c'est ce que montrent les observations suivantes faites par M. Arloing sur le droit antérieur de la cuisse, chez le veau et chez le bœuf.

Chez le bœuf.	Diamètre des fibres.	Écartement des stries transversales.
Veau..........................	12 à 40 μ.	1/2 μ.
Bœuf.........................	29 à 100 μ.	1μ,8

Il y a tout lieu de croire que les fibres striées, étant donnée leur haute différenciation, sont incapables de proliférer, du moins à l'état normal, et que leur nombre n'augmente pas.

C. Régénération. — Les solutions de continuité éprouvées par un muscle strié se comblent avec du tissu cicatriciel ordinaire ; en sorte que, si l'organe a été rompu ou coupé en deux, il devient digastrique par interposition de tissu fibreux entre les deux abouts.

Est-ce à dire que la régénération des fibres soit impossible ? Nullement. Elles peuvent dégénérer et ensuite se reconstituer *ad integrum*. Par exemple, dans maintes maladies, il se produit une sorte de fonte musculaire ; mais, quand arrive la convalescence, les muscles récupèrent rapidement leur volume primitif. Que se passe-t-il ? La substance contractile des fibres subit diverses dégénérescences (fig. 161) qui amènent sa résorption progressive ;

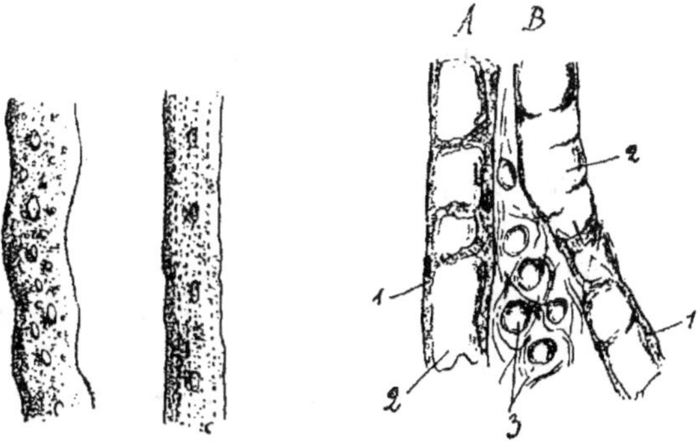

Fig. 161. — Exemples de fibres musculaires dégénérées.

A gauche, deux fibres atteintes de dégénérescence graisseuse. A droite, deux autres fibres, atteintes de dégénérescence cireuse ou vitreuse.
1, sarcoplasma ; 2, blocs vitreux remplaçant la substance contractile ; 3, cellules adipeuses du périmysium.

ces éléments retournent ainsi à l'état embryonnaire, et, dans cet état, sont susceptibles de se régénérer et même de proliférer.

D. Nutrition. — La nutrition du muscle est intense ; mais elle ne se maintient à l'état normal qu'à la condition qu'il travaille ; le muscle qui ne travaille pas s'atrophie et dégénère, de même que le muscle qui travaille beaucoup s'hypertrophie. Pendant l'hibernation, les muscles de la marmotte subissent une dégénérescence graisseuse plus ou moins complète de leurs fibres. Le même phénomène se produit dans les muscles condamnés à un long repos, et on peut le provoquer expérimentalement, dans un muscle quelconque, en coupant son nerf moteur, c'est-à-dire en le frappant d'impuissance. Muscles et mouvements sont donc indissolublement liés.

MM. CHAUVEAU et KAUFMANN ont démontré que la source du travail musculaire est l'oxydation du glycogène. Le muscle accumule le glycogène pendant le repos et le consomme pendant la contraction. Cette substance provient du foie, qui est un véritable stock de combustible pour l'économie tout entière ; elle est transportée aux muscles par le sang, à l'état de glucose, et repasse à son état primitif avant d'être utilisée. Il peut arriver que le travail musculaire soit tellement intense et prolongé que le glycogène disparaisse complètement du foie. — On comprend maintenant pourquoi le muscle qui se contracte consomme vingt fois plus d'oxygène qu'à l'état de repos et dégage cent fois plus d'acide carbonique, et pourquoi la respiration et la circulation s'accélèrent lorsque le travail musculaire est intense.

E. Contractilité. — Nous avons expliqué plus haut le mécanisme probable de la contraction musculaire, d'après les recherches de M. RANVIER ; nous n'y reviendrons pas. Nous ajouterons seulement que les muscles du squelette réagissent presque immédiatement à l'excitation, et que leur relâchement est aussi brusque que leur raccourcissement. Une excitation brève produit une simple secousse (fig. 162,1) ; tandis que des excitations répétées, au nombre

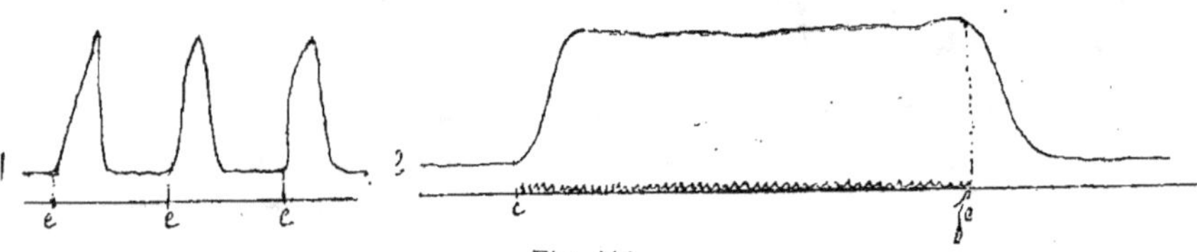

Fig. 162.

1, trois secousses musculaires produites par des excitations brèves et instantanées *e, e, e* ; 2, graphique d'un tétanos obtenu par une série d'excitations rapprochés, de *e* à *fe*.

de plus de trente par seconde, produisent une contraction soutenue qu'on appelle tétanos (fig. 162, 2). A l'état physiologique, la contraction d'un muscle est toujours plus ou moins durable, ce qui implique une série d'excitations rapides amenées par le nerf moteur.

F. Sensibilité. — La sensibilité des muscles du squelette est très obtuse à l'état normal ; mais elle devient manifeste lorsqu'ils sont fatigués et plus ou moins chargés des produits de leur dénutrition, notamment d'acide lactique. Dans cet état, ils sont en effet durs et douloureux. Les muscles possèdent une autre sensibilité grâce à laquelle ils proportionnent leurs efforts à la résistance à vaincre et coordonnent leurs contractions : c'est ce qu'on appelle le sens musculaire.

G. Rigidité cadavérique. — Après la mort de l'individu, les muscles conservent leur irritabilité plus ou moins longtemps ; tout le monde a vu palpiter la chair d'animaux qu'on vient de tuer. La mort du muscle est annoncée par la rigidité cadavérique, laquelle résulte d'une coagulation de la fibrine musculaire et dure jusqu'à ce qu'arrive la putréfaction. On discute encore sur les causes de la rigidité cadavérique ; pour les uns, elle se produit comme celle du sang sous l'influence d'un *fibrin-ferment* ; pour les autres, elle est déterminée par l'accumulation des déchets de la vie propre du muscle, non entraînés par le sang ; on a en effet constaté que l'injection de sang défibriné dans un muscle qui vient d'être pris de rigidité peut lui restituer sa souplesse et sa contractilité. — Quoi qu'il en soit, le muscle rigide est dur, opaque, inexcitable et de réaction presque toujours acide.

Dans certains cas de mort violente, où le système nerveux central éprouve une vive commotion, par exemple à la suite d'une plaie par arme à feu, en temps de guerre, on a vu la rigidité cadavérique s'établir instantanément et figer l'individu dans l'attitude où il se trouvait au moment où il avait été frappé mortellement. Brown-Séquard pensait qu'il s'agit là d'une dernière et suprême contraction suivie sans interruption d'une coagulation de la myosine.

H. Distribution du tissu musculaire strié. — Ce tissu forme tous les muscles du squelette ; on le trouve en outre dans la constitution de la langue, du pharynx, de l'œsophage, de l'anus, du larynx, du vagin, de la vulve, du canal de l'urètre, du pénis, des enveloppes du testicule (crémaster), des organes des sens (œil, oreille), du cœur. — Les fibres striées du myocarde forment un groupe à part qui fait transition aux fibres musculaires lisses.

QUATRIÈME SECTION

TISSUS ÉPITHÉLIAUX

Définition. — Les tissus épithéliaux sont composés uniquement de cellules soudées les unes aux autres par un ciment et disposées en revêtement continu à la limite superficielle d'un tégument ou d'une cavité naturelle. Ces revêtements s'appellent *épithéliums*, terme créé par RUYSCH pour désigner la pellicule que l'ébullition fait lever sur la peau du sein (επι sur ; θηλή mamelle).

Nous ne nous occuperons ici que des épithéliums tégumentaires, dont les glandes procèdent par bourgeonnement. Quant aux épithéliums des cavités closes (séreuses, vaisseaux), dont les éléments équivalent à de simples cellules plates du tissu conjonctif, il faudrait leur réserver le nom d'*endothéliums* proposé par HIS.

On proclamait naguère comme un des caractères essentiels des épithéliums qu'ils ne contiennent jamais de vaisseaux ; cette assertion est trop absolue : il existe des épithéliums que les vaisseaux sanguins ont pénétrés, par exemple l'épithélium olfactif du mouton et du cobaye, l'épithélium placentaire des rongeurs et des carnivores, l'épithélium de la strie vasculaire de la paroi externe du limaçon, l'épithélium du foie, etc.; on a même proposé le nom d'*angiothéliums* pour les désigner.

Ces principes étant posés, nous allons étudier successivement, d'une manière générale, les épithéliums de revêtement et les épithéliums glandulaires. Nous terminerons par quelques considérations sur les cryptes glanduleux et sur le cristallin.

A. Épithéliums de revêtement.

CARACTÈRES ANATOMIQUES

Les cellules qui constituent les épithéliums de revêtement sont très diverses (fig. 163). Il en est de pavimenteuses, c'est-à-dire minces et aplaties comme des cellules endothéliales; d'autres sont

cubiques, sphéroïdes, ovoïdes, polyédriques, cylindriques ; certaines
sont hérissées de crêtes et d'épines au moyen desquels elles s'unis-
ent est paraissent s'engrener avec leurs voisines (fig. 164). D'autres,

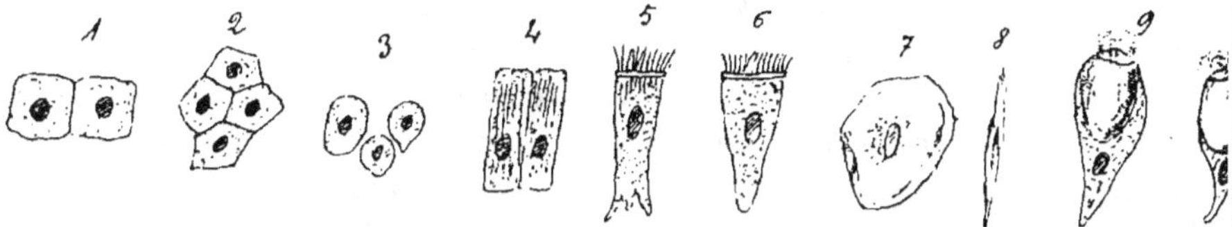

Fig. 163. — Différentes formes de cellules épithéliales.

1. cellules cubiques. — 2. cellules polyédriques. — 3. cellules sphéroïdales. — 4. cellules cylindriques.
— 5. cellule cylindrique à plateau et à cils vibratiles, dont l'extrémité profonde est ramifiée. — 6, cellule
conique à plateau et à cils vibratiles. — 7-8, cellule pavimenteuse vue de face et de profil. — 9-10, cellules
caliciformes.

situées superficiellement, sont recouvertes d'un plateau cuticulaire nu ou hérissé de cils vibratiles. D'autres enfin affectent le
type caliciforme, c'est-à-dire qu'elles se creusent à l'extrémité

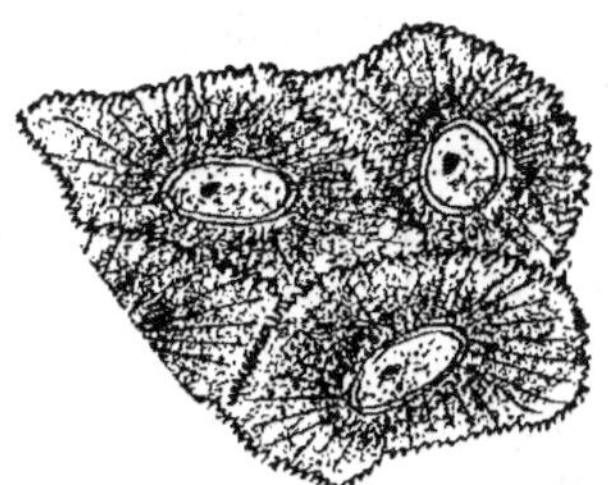

Fig. 164. — Cellules du corps muqueux de Malpighi liées par une
engrenure apparente.

libre d'une sorte de coupe où s'accumule une substance claire qui n'est
autre chose que du mucigène
(fig. 162).

Leur consistance et leur contenu
sont variables : les unes renferment
du mucigène ou mucosine infiltré
dans toute leur masse ou rassemblé
dans un uréole de leur extrémité
libre : elles sont molles et humides ;
les autres sont chargées de kératine

et ainsi dures et sèches. Et celles-ci proviennent de celles-là par
transformation de la *mucosine* en *éléidine* et de l'éléidine en *kératine*. L'éléidine est en grosses granulations qui prennent fortement
le carmin et l'hématoxyline ; on la remarque dans la couche qui
fait transition des cellules muqueuses aux cellules cornées (Voy.
plus loin la description de l'épiderme).

Les cellules épithéliales sont unies entre elles par un ciment
transparent, mou ou plus ou moins solide, dont la nature est peu
connue, ciment qui se ramollit et se gonfle dans l'eau, se dissout
dans la potasse à 40 p. 100 et réduit plus ou moins énergiquement
le nitrate d'argent. Il faut en rapprocher le plateau qui surmonte
certaines cellules superficielles, ainsi que les membranes basales

ou vitrées. Sous ce nom, on désigne une mince couche hyaline qui s'interpose entre les épithéliums et le tissu conjonctif, comme une barrière que ne franchissent jamais les vaisseaux, couche décrite pour la première fois, par Bowman, sous le nom de *basement membrane*. Les membranes basales sont plus ou moins épaisses ; il en est d'à peine perceptibles, même aux forts grossissements ; d'autres, au contraire, sont très manifestes comme celles des follicules pileux ou des glandes sudoripares. Il en est qui prennent vivement le carmin, telles que les basales de la cornée, et d'autres qui résistent entièrement à cette coloration, comme celle de la peau. On a beaucoup discuté à savoir s'il fallait rattacher les membranes vitrées aux épithéliums ou aux chorions ; on sait aujourd'hui que ce sont des productions exclusives des épithéliums, au même titre que les cuticules qui couvrent parfois leur face libre. Elles subissent en effet le contre-coup des variations de nutrition que peuvent éprouver, à l'état pathologique, les épithéliums qu'elles supportent, et ainsi s'épaississent, se disloquent, se détruisent, se régénèrent, corrélativement à eux. Il en existe même qui n'ont aucune connexion avec les éléments du mésoderme, comme la cristalloïde du cristallin, et qui dès lors ne peuvent provenir que de l'épithélium qu'ils supportent [1].

Si les membranes vitrées ne sont jamais traversées par les vaisseaux, elles laissent, par contre, passer en grand nombre les fibres nerveuses et les cellules lymphatiques. Ces dernières s'engagent ensuite dans l'épithélium, soit en suivant les lignes de ciment intercellulaire, soit en passant à travers le protoplasma des cellules ; leur trajet se ferme ensuite derrière elles.

On distingue deux grandes classes d'épithéliums : les *épithéliums simples*, formés d'une seule couche de cellules, et les *épithéliums stratifiés*, formés de plusieurs assises superposées. Les épithéliums simples peuvent être pavimenteux, prismatiques, cylindriques, vibratiles, caliciformes. Les épithéliums stratifiés se distinguent, suivant la forme de leurs cellules superficielles, en pavimenteux, cylindriques, vibratiles (fig. 165).

---

[1] Il n'est pas douteux, pour qui connaît le mode de développement du cristallin (bourgeon détaché de l'ectoderme), que sa capsule, dite cristalloïde, est une véritable basale.

1° **Épithélium simple pavimenteux.** — Si nous mettons à part, sous le titre d'endothélium, le revêtement cellulaire des cavités closes, nous constatons que le véritable épithélium simple pavi-

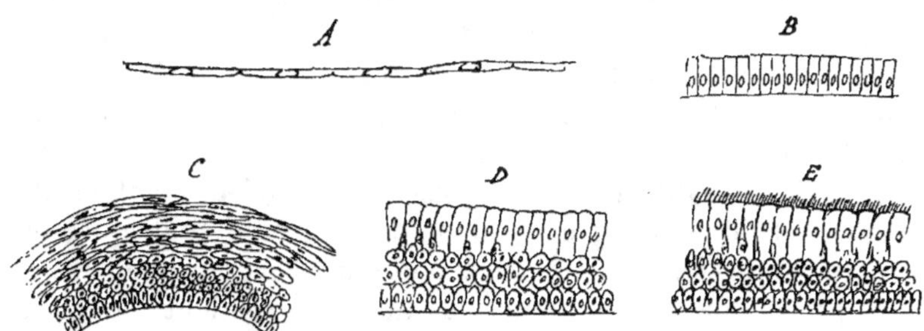

Fig. 165. — Schémas de quelques variétés d'épithélium.

A, épithélium simple pavimenteux. — B, épithélium simple cylindrique. — C, épithélium stratifié pavimenteux. — D, épithélium stratifié cylindrique. — E, épithélium stratifié cylindrique et vibratile.

menteux n'est pas des plus répandus. On le trouve notamment à la surface de la membrane respiratoire, étalé sur le réseau capillaire de l'hématose, ainsi que dans les corpuscules de Malpighi du rein.

2° **Épithélium simple prismatique.** — Cet épithélium est formé de cellules prismatiques dont la hauteur égale à peine ou dépasse peu la largeur. On le trouve fréquemment dans les culs-de-sac glandulaires, moins souvent en revêtement superficiel.

3° **Épithélium simple cylindrique.** — Lorsque les cellules sont beaucoup plus hautes que larges et figurent des cylindres ou de longues pyramides, l'épithélium est dit cylindrique. On le rencontre dans de nombreux conduits glandulaires, ainsi qu'à l'intérieur de l'intestin. Les cellules de l'épithélium intestinal sont surmontées d'un plateau cuticulaire, strié dans son épaisseur; elles sont entremêlées, par-ci par-là, de cellules caliciformes, et souvent percées de trous et comme grillagées par le passage des cellules lymphatiques.

4° **Épithélium simple caliciforme.** — Dans l'estomac, les cellules caliciformes, au lieu d'être disséminées ainsi que dans l'intestin, constituent souvent l'épithélium tout entier, que l'on dit alors caliciforme.

5° **Épithélium simple vibratile.** — L'épithélium simple vibratile est toujours cylindrique; on le trouve dans les petites bronches, dans les canaux épididymaires, dans les trompes, dans la matrice, etc. On le trouve aussi dans l'intestin de la lamproie marine, et il y a lieu de se demander si les stries de l'épaisseur du plateau nu des cellules intestinales des autres vertébrés n'indiquent pas l'existence ancienne de cils vibratiles qui auraient disparu; en effet, chaque fois qu'une cellule est ciliée sur un plateau superficiel, les cils traversent le plateau pour se mettre en continuité directe avec le protoplasma.

6° **Épithélium stratifié pavimenteux**. — Cette variété d'épithélium est formée : 1° d'une rangée profonde de cellules cylindriques ou ovoïdes implantées perpendiculairement sur la membrane basale, cellules proliférantes dont toutes les autres procèdent : c'est la *couche génératrice;* 2° d'une stratification de cellules polyédriques, en couches plus ou moins nombreuses; 3° enfin, de cellules pavimenteuses superficielles, souvent amoncelées . — Tel est l'épithélium de la bouche, de l'arrière-bouche, de l'œsophage, du vagin, de la vulve. Tel est aussi l'épiderme, avec cette particularité, toutefois, que les cellules pavimenteuses sont cornées et forment une couche superficielle plus ou moins dure et sèche : d'où la distinction d'une *couche cornée* et d'un *corps muqueux de Malpighi* entre lesquels on remarque une couche de transition appelée couche granuleuse ou *stratum granulosum,* à cause des gouttelettes d'éléidine enfermées dans ses cellules. Les ongles, les poils et les diverses productions cornées représentent aussi des stratifications d'éléments épidermiques kératinisés, développées sur un corps muqueux de Malpighi; mais le processus de kératinisation paraît différent de celui qui engendre la couche cornée de l'épiderme cutané, car la couche granuleuse au lieu d'être chargée de gouttelettes d'éléidine, colorables en rouge vif par le carmin, est infiltrée de fines granulations que le picro-carmin teint en brun et que M. RANVIER rapporte à une substance spéciale qu'il qualifie d'*onychogène.*

Les épithéliums stratifiés pavimenteux se font en outre souvent remarquer par les filaments qui unissent leurs cellules profondes et leur donnent une apparence crénelée caractéristique. Ces cellules, isolées, paraissent hérissées de petites épines, qui, au lieu de s'engrener d'une cellule à l'autre comme les dents d'un engrenage, se soudent au contraire pointe contre pointe de manière à former des fibres unitives traversant le ciment intercellulaire et augmentant singulièrement la cohésion des éléments. Ces fibres plongent dans l'intérieur des cellules, en se dissociant, et représentent une élaboration exoplasmique (fig. 166) ; on en voit parfois qui s'étendent jusqu'à des cellules plus ou moins éloignées ; M. RANVIER les compare aux prolongements des cellules ner veuses ou des cellules de névroglie, lesquelles ont en effet la même origine blastodermique que les cellules de l'épiderme.

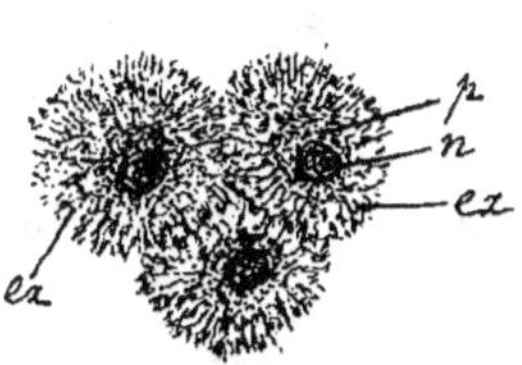

Fig. 166. — Cellules épidermiques montrant leur noyau (*n*), leur protoplasma (*p*) et leur exoplasme filamenteux (*ex*).

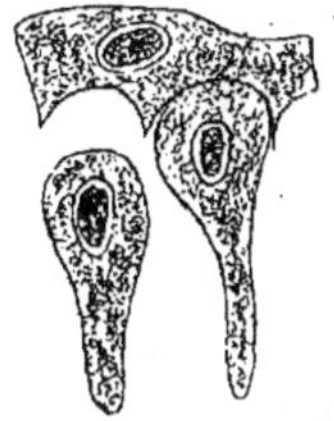

Fig. 167. — Deux cellules en raquette couvertes d'une cellule pavimenteuse de l'épithélium vésical du lapin.

Les épithéliums stratifiés pavimenteux sont souvent colorés par des granulations pigmentaires, qui infiltrent leurs cellules, principalement celles des couches profondes ; la couche génératrice en est parfois toute noire. Cette pigmentation est commune sur la peau et dans la bouche.

L'épithélium vésical est un épithélium stratifié pavimenteux dont il faut signaler ici les caractères particuliers (fig. 167) ; il est formé de 5 ou 6 assises de cellules, bizarres de formes ; les profondes sont polyédriques ; les moyennes ont la forme de raquette dont la queue s'insinue entre les précédentes jusqu'à la membrane basale ; les superficielles sont d'immenses cellules plates creusées de dépressions sur leur face profonde pour loger la tête des cellules en raquette.

7° **Épithélium stratifié cylindrique.**—Cet épithélium est constitué : en couche profonde, par de petites cellules ovoïdes, fusiformes ou polyédriques ; en couche superficielle, par de longues cellules cylindriques ou pyramidales surmontées ou non d'un plateau cuticulaire. On le trouve sur la muqueuse olfactive et dans certains gros conduits glandulaires, tels que le canal de Sténon des solipèdes.

8° **Épithélium stratifié vibratile.** — C'est une simple variété de l'épithélium stratifié cylindrique, dont les cellules superficielles ont pris des cils à leur pôle libre. On l'observe notamment sur la muqueuse des voies respiratoires, depuis les fosses nasales jusqu'aux petites bronches.

Vaisseaux et nerfs.

Les épithéliums de revêtement ne contiennent point de vaisseaux lymphatiques, ni, sauf de rares exceptions, de vaisseaux sanguins; leur basale est une barrière presque infranchissable pour ces deux ordres de conduits. On a cru longtemps qu'il en était de même pour les nerfs; mais on a reconnu depuis que ceux-ci y existent au contraire en grand nombre, à l'état de fibrilles cylindraxiles nues, allant se terminer entre les cellules épithéliales par des extrémités libres, ainsi que nous l'exposerons plus tard, à propos des terminaisons nerveuses. Dans tous les cas, la charpente conjonctive des nerfs, ainsi que les annexes cellulaires des fibres nerveuses, ne dépassent jamais la membrane vitrée.

CARACTÈRES PHYSICO-CHIMIQUES

Les épithéliums de revêtement sont mous, humides, enduits d'un mucus plus ou moins abondant, sur les téguments internes (muqueuses); ils sont au contraire plus ou moins desséchés et kératinisés à la surface, sur les téguments exposés à l'air (peau). L'influence desséchante de l'air sur la kératinisation est si grande que, si accidentellement la peau y est soustraite, l'épiderme se ramollit et passe à l'état d'épithélium muqueux, et, au contraire, si une muqueuse y est exposée, comme dans le cas de prolapsus, l'épithélium prend l'aspect de l'épiderme. Il ne faudrait pas croire toutefois que la kératinisation soit radicalement impossible sur les épithéliums internes; nombre d'épithéliums stratifiés pavimenteux, dans les premières voies digestives notamment, montrent au microscope une couche cornée manifeste, tranchant nettement sur la couche malpighienne sous-jacente; mais c'est le plus souvent une couche cornée molle, peu cohérente, témoignant d'une kératinisation incomplète ou imparfaite. On dirait que l'exposition à l'air favorise la solidification ou concrétion de la corne, sans être nécessaire à son élaboration première.

Le mucus est une sorte de glaire, soluble dans l'eau, qu'elle rend visqueuse, insoluble dans l'alcool et l'éther. Il a pour principes des matières albuminoïdes, appelées *mucines*, qui, soumises à une ébullition prolongée avec de l'acide sulfurique étendu, fournissent un sucre en $C^6H^{12}O^6$, non fermentescible. Le mucus est sécrété soit par des cellules caliciformes de superficie, soit par les cellules de glandes *ad hoc*; dans les deux cas, l'élément se charge d'abord de mucigène dans les mailles de son réseau protoplasmique, et transforme ensuite par hydratation ce mucigène en mucus, au moment de l'excrétion.

Quant aux matières kératiniques, elles sont aussi de nature protéique, mais absolument insolubles dans l'eau et remarquablement résistantes à l'action des réactifs et des sucs digestifs. Cependant les alcalis, à haute température, les décomposent en donnant naissance à des sulfures alcalins; elles sont en effet très riches en soufre (1,5 à 5 p. 100).

Entre le mucus et la matière cornée, se placent des substances de transition que M. RANVIER a désignées sous les noms d'éléidine ou de substance onychogène; on les trouve, à l'état de granulations, dans les cellules du stratum granulosum qui fait passage du corps muqueux de Malpighi à la couche cornée. L'éléidine ou kérato-hyaline est en gouttelettes brillantes, d'aspect huileux, qui se colorent vivement par le carmin et l'hématoxyline et donnent lieu à un stratum granulosum des plus évidents. La substance onychogène, que l'on trouve notamment sur la matrice des ongles et des poils, est au contraire à l'état de très fines granulations solides qui se colorent en brun par le picro-carmin; elle donne lieu à un stratum granulosum peu manifeste. Il n'est pas douteux que l'éléidine, la substance onychogène, et peut-être d'autres substances encore inconnues, représentent un stade de la formation de la kératine. Ces matières de transition sont vraisemblablement aussi diverses que la kératine elle-même, et ainsi s'expliquent les variétés de consistance et de dureté des productions cornées.

Quand les anciens anatomistes, non familiarisés avec le microscope, assimilaient les productions cornées à une sorte de mucus concrété à la surface des téguments, ils commettaient assurément une grave erreur au point de vue histologique, car elles sont constituées par un tissu de cellules kératinisées et non pas par un produit amorphe; mais ils n'étaient pas très loin de la vérité au point de vue chimique.

Hormis le cas où il sont chargés de pigment, les épithéliums de revêtement sont plus ou moins translucides, de manière à refléter la couleur des parties sous-jacentes; c'est ainsi que la peau et les muqueuses traduisent assez bien par leurs couleurs l'état de leur circulation, et que la cornée est parfaitement diaphane malgré les deux épithéliums qui la revêtent. Par contre, si les épithéliums sont pigmentés, ils peuvent devenir complètement noirs et opaques, ainsi qu'on l'observe sur la peau de l'homme nègre, sur la peau du cheval et de divers autres animaux, et même sur certaines muqueuses voisines des orifices naturels, comme celle de la bouche. Tous les solipèdes, une fois rasés, sont nègres, quelle que soit d'ailleurs la couleur de leur pelage; mais ils présentent souvent des *taches de ladre*, c'est-à-dire des parties de la peau dont l'épiderme est dépigmenté et qui ont gardé la couleur rosée.

Le pigment, qui colore diversement la peau et certaines muqueuses, est une matière qu'on appelle *mélanine*, ne se dissolvant bien que dans la potasse et les acides sulfurique ou azotique concentrés, et renfermant 12 p. 100 d'azote, avec des traces de fer; matière dérivée sans doute de l'hémoglobine du sang.

CARACTÈRES PHYSIOLOGIQUES

a) **Origine blastodermique.** — On croyait naguère que les épithéliums tégumentaires provenaient exclusivement des feuillets limitants du blastoderme, jamais du feuillet moyen, et l'on admettait que leur origine leur imprimait des caractères spéciaux. C'était une double erreur que nous avons déjà relevée dans le chapitre d'embryologie. Les recherches des embryologistes modernes ont en effet démontré que les trois feuillets blastodermiques donnent des épithéliums tégumentaires; que le mésoderme notamment fournit la plupart des épithéliums des appareils génito-urinaires, et que, enfin, la provenance d'un épithélium n'a aucune influence sur ses propriétés. Il est des épithéliums très dissemblables qui ont la même origine; il en est d'autres très analogues qui ont une origine différente. Cette question n'a donc pas l'importance qu'on lui avait d'abord attribuée.

Tout ce que l'on peut affirmer, c'est que la structure d'un épithélium est adéquate à sa fonction ; elle se modifie et se transforme si celle-ci vient à changer ; c'est ainsi que, chez divers rongeurs, la souris en particulier, l'épithélium vaginal est stratifié pavimenteux, avec une couche cornée très nette, aux époques du rut, tandis que, dans les intervalles de ces époques, il perd sa couche cornée et passe à l'état stratifié cylindrique et caliciforme : transformation qui est complète au moment du part.

b) **Développement et évolution.** — A l'origine tous les épithéliums sont simples ; leurs cellules se divisent perpendiculairement aux surfaces sous-jacentes pour en suivre l'ampliation. Plus tard, un certain nombre d'épithéliums deviennent stratifiés, grâce à des bipartitions cellulaires qui se font parallèlement à la surface couverte. Lorsqu'un épithélium quelconque a atteint l'apogée de son développement, il n'en continue pas moins à évoluer, car ses éléments meurent et se renouvellent sans cesse ; par exemple, l'épiderme desquame constamment à sa superficie et abandonne des cellules pavimenteuses cornées, tandis qu'il prolifère dans sa couche profonde, dite génératrice ; tous ses éléments proviennent de celle-ci ; ils s'en éloignent peu à peu par suite de la formation ultérieure d'autres cellules, se kératinisent à la traversée du *stratum granulosum*, passent dans la couche cornée, et enfin viennent desquamer à leur tour à la superficie. C'est une véritable mue, permanente et insensible. Parfois la rénovation épidermique se fait ou s'exacerbe périodiquement, alors la mue devient manifeste, comme dans les changements de peau de certains reptiles, les changements de pelage ou de plumage de divers mammifères ou oiseaux, etc. — Les épithéliums des muqueuses sont soumis au même phénomène ; leurs cellules superficielles tombent en déliquium, ou bien desquament dans le mucus.

c) **Régénération.** — Le mode évolutif des épithéliums étant connu, on conçoit sans peine qu'ils puissent se régénérer s'ils ont été détruits accidentellement, grâce à une prolifération des cellules restées au pourtour de la solution de continuité. Par exemple, s'il s'agit d'un épithélium stratifié, les cellules profondes se segmentent perpendiculairement à la surface du derme et s'avancent ainsi à la rencontre les unes des autres dans le centre de la plaie ; aussitôt que cette première couche est formée, elles se segmentent parallèlement à celui-ci et engendrent, de la sorte, de nouvelles couches qui se superposent et comblent peu à peu la solution de continuité. La régénération se fait donc : 1° de la périphérie au centre ; 2° de la profondeur à la surface ; mais elle n'est possible qu'autant que le derme, substratum nourricier, n'est pas trop altéré, que, notamment, il n'est pas en état de suppuration.

JACQUES REVERDIN a montré, en 1869, qu'un lambeau d'épiderme transplanté à la surface d'une plaie peut continuer à vivre et devenir un foyer de régénération ; il a doté ainsi la chirurgie des *greffes épidermiques.*

d) **Nutrition.** — Tout ce que nous venons de dire atteste assez la puissance de nutrition et de végétation du tissu épithélial. Il arrive même que cette faculté s'exerce dans un sens nuisible et aboutit à la production de tumeurs, souvent malignes, qu'on appelle *épithéliomes.* Cependant les épithéliums sont, en règle générale, privés de vaisseaux et séparés plus ou moins nettement du tissu conjonctivo-vasculaire par une membrane vitrée ; il faut donc que le plasma nutritif traverse celle-ci pour venir les abreuver ; et c'est pourquoi les cellules sont d'autant plus actives qu'elles sont plus profondes.

Les cellules lymphatiques ont aussi leur rôle dans la nutrition des épithéliums : grâce à leurs mouvements amiboïdes, elles peuvent traverser la membrane basale et cheminer ensuite dans les lignes de ciment intercellulaire, apportant aux éléments divers matériaux nutritifs, oxygène, glycogène, graisses, et se désagrégeant ensuite ou bien venant tomber à l'extérieur. Parfois même, elles pénètrent dans les cellules épithéliales et les perforent de diverses manières. M. RENAUT a signalé ces curieuses cellules fenêtrées dans l'épithélium de l'intestin, au niveau des follicules clos de l'appendice iléo-cæcal du lapin, où l'exode des leucocytes est particulièrement actif.

Dans le cas d'inflammation, cette sorte de diapédèse s'exagère considérablement et l'on peut voir, dans une seule cellule épithéliale, dix, quinze, vingt leucocytes, rassemblés comme des spores dans une thèque.

La nutrition du tissu épithélial est étroitement solidaire de la nutrition générale ; on peut juger, jusqu'à un certain point, de celle-ci par celle-là. Les cliniciens vétérinaires tirent de l'examen de la peau et des poils des renseignements pronostiques importants : une peau sèche, des poils ternes, cassants, piqués, indiquent un mauvais état général ; tandis qu'une peau onctueuse, des poils brillants, souples, résistants, lustrés, sont des signes de bonne santé. On sait aussi que la fièvre s'accompagne d'un état saburral des muqueuses, et que les médecins de l'homme examinent volontiers la langue de leurs malades pour en juger.

e) **Fonctions**. — Les fonctions des épithéliums tégumentaires sont multiples : on peut les grouper sous quatre chefs : protection, sécrétion, absorption, locomotion.

1° *Rôle de protection*. — La disposition même des épithéliums sur toutes les surfaces libres témoigne assez de leur rôle protecteur, rôle d'autant plus important qu'ils sont plus exposés aux injures extérieures. Les épithéliums stratifiés pavimenteux, surtout ceux dont la couche superficielle est cornée, sont évidemment les plus défensifs. Aussi bien, ce rôle des épithéliums n'est pas seulement mécanique, il tient aussi, pour une certaine part, à leur sensibilité plus ou moins vive, susceptible de provoquer des réactions réflexes ; c'est ainsi que l'attouchement le plus léger de l'épithélium de la cornée amène l'occlusion des paupières.

2° *Rôle de sécrétion*. — La mue des épithéliums tégumentaires peut être assimilée, jusqu'à un certain point, à une sécrétion diffuse, laquelle n'est pas sans importance pour la dépuration de l'économie. En outre, les cellules caliciformes que l'on trouve dans beaucoup d'épithéliums viennent en aide aux glandes mucipares différenciées, pour sécréter le *mucus*, substance qui lubrifie les muqueuses, entretient leur souplesse, prévient leur dessiccation sur le passage de l'air respiré, et parfois les protège contre l'action de certains sucs digestifs. L'estomac se digérerait lui-même n'était la couche épaisse de mucus qui l'enduit intérieurement.

Les épithéliums de revêtement peuvent aussi participer à certaines sécrétions spéciales, par exemple à l'élaboration du glycogène, chez le fœtus ; mais, en règle générale, ces sécrétions spéciales, non banales, sont l'œuvre de glandes différenciées.

Il n'est pas inutile de dire ici, à propos des cellules caliciformes, que ce n'est pas une espèce particulière d'éléments, mais une simple variété de cellules cylindriques. Qu'une cellule cylindrique se gonfle de mucigène et s'ouvre à l'extrémité libre, et l'on aura une cellule caliciforme ; réciproquement, qu'une cellule caliciforme excrète son produit, et elle retournera à l'état de cellule cylindrique. Voilà pourquoi tel épithélium, comme celui de l'estomac, est tantôt exclusivement caliciforme, tantôt mixte, c'est-à-dire caliciforme et cylindrique.

3° *Rôle d'absorption.* — Il y a des épithéliums qui sont organisés pour absorber et d'autres qui le sont pour résister à l'absorption. Par exemple : l'épiderme cutané, l'épithélium vésical, sont des barrières à l'absorption ; tandis que l'épithélium intestinal, l'épithélium pulmonaire s'y prêtent à merveille. Dans un cas comme dans l'autre, les épithéliums peuvent ne pas agir seulement par leurs propriétés physiques, mais encore par leurs propriétés vitales. Ainsi, l'épithélium de la vessie, tant qu'il est vivant, forme une barrière infranchissable à l'urine, tandis qu'il la laisse diffuser sur le cadavre ; de même, on pense aujourd'hui que les cellules épithéliales de l'intestin jouent un rôle actif dans l'absorption des produits digérés et particulièrement dans celle des matières grasses, grâce à une sorte de phagocytose.

4° *Rôle de locomotion.* — Ce rôle appartient seulement aux épithéliums ciliés ; on le met facilement en évidence avec un œsophage de grenouille : si on y introduit une paille, on la voit peu à peu s'engager plus profondément et sortir par l'estomac, et cela par la seule intervention des cils de la muqueuse, car si on étale ce conduit à plat, après l'avoir incisé, et qu'on en saupoudre l'intérieur de poudre de charbon, celle-ci est lentement balayée vers l'estomac. C'est que, en effet, les cils d'un épithélium vibratile se meuvent tous dans le même sens par régions successives et produisent ainsi des ondes qui rappellent celles d'un champ de blé sous une légère brise. Ce phénomène s'accuse au microscope par un aspect moiré mouvant ; on ne distingue les cils que lorsque leur mouvement se ralentit ; alors, dit M. RANVIER, on les voit s'incurver les uns après les autres, et donner l'apparence des pages d'un livre que l'on parcourrait en le feuilletant.

Si on examine des cellules vibratiles isolées, comme on peut en recueillir en raclant l'œsophage de la grenouille, et si on les conserve vivantes en les montant en préparation dans une goutte d'humeur aqueuse, on les voit osciller, tournoyer comme de véritables infusoires, produire des tourbillons liquides autour d'elles et projeter avec force toute particule qui se présente à leur contact. Il est facile de constater que ces mouvements sont diminués ou arrêtés par le froid, les acides, les anesthésiques, tandis que l'électricité ne paraît pas les influencer beaucoup. Ils persistent sur le cadavre jusqu'à vingt-quatre et même quarante-huit heures après la mort de l'individu. Leur coordination dans un sens défini leur permet de combiner leur force et de produire, comme nous l'avons vu, des déplacements importants.

Quand on détache un lambeau de muqueuse œsophagienne de grenouille et qu'on le pose sur une plaque de liège par sa face interne, on voit ce lambeau marcher lentement dans une direction déterminée, toujours la même, car les cils vibratiles, en prenant point d'appui sur la plaque de liège fonctionnent comme autant de rames pour le pousser dans une direction inverse à celle où ils agissent, c'est-à-dire du côté du bout buccal. Telle est la curieuse expérience dite de la *limace artificielle*.

On peut comprendre maintenant l'importance fonctionnelle des cils vibratiles. Sur les voies respiratoires, ils balayent vers le dehors les poussières de toutes sortes et les mucosités qui tendent à les encombrer. Dans l'épididyme et le canal déférent, ils facilitent la progression du sperme. Dans la trompe de Fallope, ils dirigent et poussent les ovules vers l'utérus ; l'obstacle qu'ils apportent à l'ascension des spermatozoïdes est facilement surmonté par ces derniers.

Les épithéliums vibratiles sont encore plus répandus chez les vertébrés à sang froid que chez les autres ; par exemple, on en trouve chez la grenouille, dans l'œsophage, dans les tubes du rein, et même dans la cavité péritonéale pour favoriser l'évacuation des œufs qui y tombent ; il n'est pas jusqu'à la peau du têtard qui, au début, ne soit revêtue d'un épithélium cylindrique et vibratile.

B. Épithéliums glandulaires. — Glandes en général.

Les glandes sont des formations épithéliales qui ont pour fonction d'élaborer, au profit de l'organisme, divers produits qu'elles n'utilisent pas elles-mêmes.

Le critère anatomique d'une glande, c'est l'origine épithéliale ; son critère physiologique, c'est la sécrétion. Il existe des sécrétions sans glande ; par exemple, celles dont les épithéliums de revêtement sont le siège ; mais ce sont des sécrétions diffuses et en quelque sorte banales. Quand une sécrétion doit être active ou de nature spéciale, on voit une portion d'épithélium s'isoler dans un diverticule de la surface du tégument et constituer une glande. Le progrès implique, en effet, la division du travail et la spécialisation d'aptitude.

CARACTÈRES ANATOMIQUES

On distingue deux grands groupes de glandes : les *glandes ouvertes*, c'est-à-dire reliées à un tégument par un canal qui leur sert de déversoir, et les *glandes closes*, c'est-à-dire dépourvues de canal excréteur. Celles-ci sont peu nombreuses ; on les a longtemps qualifiées de fausses glandes ou glandes vasculaires (exemples : thyroïde, capsule surrénale, lobe antérieur de l'hypophyse); leurs produits, encore peu connus, sont déversés dans les liquides nutritifs, sur lesquels ils exercent une sorte de dépuration d'une importance parfois capitale (voir en physiologie quelles sont les conséquences de la suppression des glandes thyroïdes ou des glandes surrénales). Voici, à titre d'exemple, une coupe de la glande thyroïde et une coupe de la capsule surrénale du cheval : La première (fig. 168) montre des vésicules de diverses dimensions dans

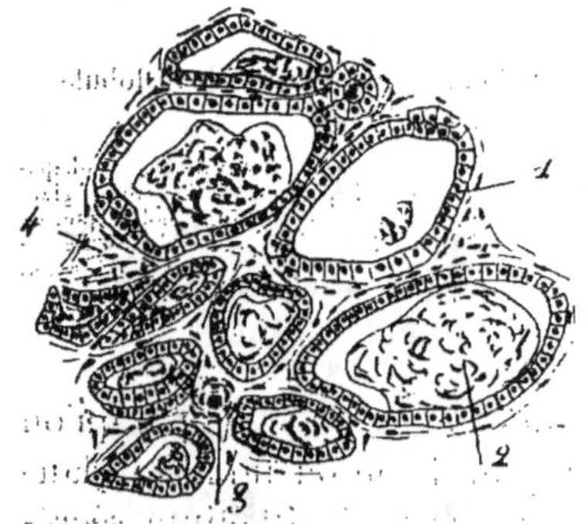

Fig. 168. — Coupe dans la glande thyroïde du cheval (grossissement 80 D.).

1, paroi folliculaire à cellules cubiques. — 2, bloc de matière colloïde. — 3, artériole. — 4, tissu conjonctif interfolliculaire.

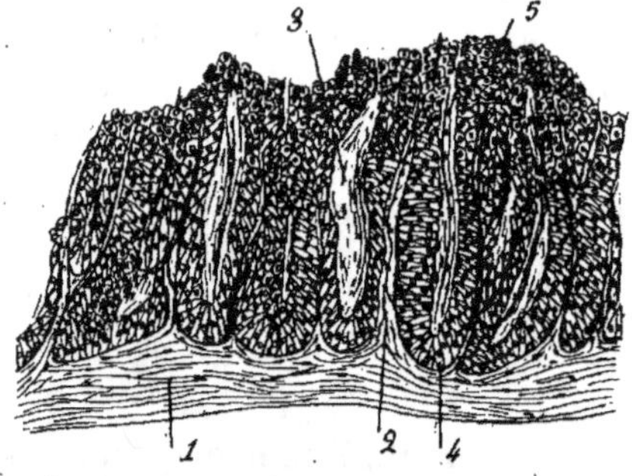

Fig. 169. — Coupe dans une capsule surrénale de cheval (grossissement 85 D.).

1, enveloppe conjonctive. — 2, cloisons qui en partent. — 3, axe conjonctivo-vasculaire des cylindres corticaux. — 4, cellules cylindriques. — 5, portion profonde des cylindres corticaux ; les cellules sont raccourcies et arrondies.

un stroma conjonctif parcouru par de nombreux vaisseaux sanguins et lymphatiques et par des fibres nerveuses, vésicules remplies de matière colloïde et revêtues intérieurement d'un épithélium cubique ou cylindrique. La seconde (fig. 169) présente des cordons épithéliaux pleins, logés dans un stroma conjonctivo-vasculaire. Dans les deux cas, les vaisseaux sont les seuls déversoirs possibles pour le produit sécrété.

Les glandes ouvertes se divisent elles-mêmes en *glandes en culs-de-sac* et *glandes remaniées*. Les premières pourraient être qualifiées de glandes ordinaires, car toutes les autres variétés sont relativement exceptionnelles. Elles sont formées de cavités en cul-de-sac, ouvertes sur un tégument, revêtues intérieurement d'un épithélium, limitées extérieurement par une membrane basale que les vaisseaux ne franchissent pas. La figure 170 représente

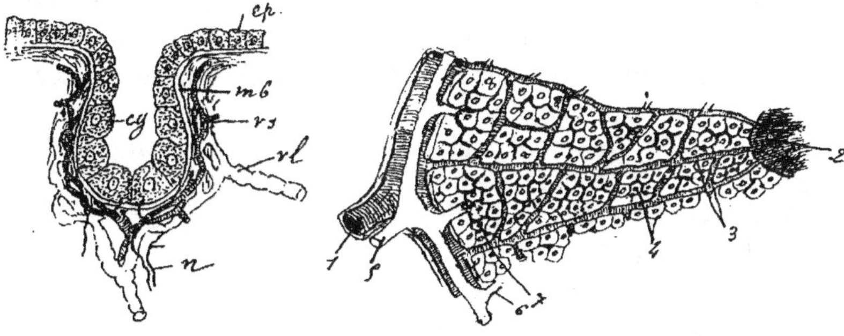

Fig. 170. — Schéma de la structure d'une glande en cul-de-sac.

ep, épithélium superficiel. — *cg*, cellules glandulaires. — *mb*, membrane basale. — *vs*, vaisseaux sanguins. — *vl*, vaisseaux lymphatiques. — *n*, nerfs moteurs glandulaires se terminant au contact des cellules glandulaires.

Fig. 171. — Schéma de la structure du lobule hépatique.

1, veine périlobulaire. — 2, veine centrale ou sus-hépatique. — 3, réseau capillaire sous-hépatique. — 4, cellules glandulaires. — 5, dernières ramifications du canal cholédoque. — 6, rameaux d'origine s'ouvrant à la phériphérie du lobule. — 7, trajets intercellulaires sans paroi propre que suit la bile avant de parvenir aux derniers rameaux de l'arbre cholédoque.

la constitution d'une glande en cul-de-sac, la plus simple qu'on puisse supposer ; on voit : 1° la cavité, follicule ou lumière glandulaire, faisant diverticule à un tégument ; 2° l'épithélium sécréteur, formant revêtement à l'intérieur de cette cavité ; 3° la membrane basale ou vitrée qui la limite en dehors ; 4° les vaisseaux, formant leurs réseaux contre la basale mais ne la traversant pas ; 5° des nerfs, dont les uns sont vaso-moteurs et règlent le débit des vaisseaux, tandis que les autres sont excito-sécréteurs ou moteurs glandulaires, c'est-à-dire agissent directement sur les cellules glandulaires, au contact desquelles ils viennent se terminer, après avoir traversé la basale.

Les glandes remaniées, glandes conglobées de M. RENAUT, se

distinguent à ce que leur épithélium sécréteur a été pénétré et plus ou moins émietté par les vaisseaux et le tissu conjonctif, par suite de l'absence de membrane vitrée. Tel est le foie des mammifères (fig. 171). Les cellules hépatiques, au lieu d'être déposées en revêtement dans des cavités en cul-de-sac, limitées extérieurement par une membrane vitrée, sont répandues comme une coulée dans les mailles d'un réseau capillaire, et groupées plus ou moins distinctement en lobules autour des veines sus-hépatiques. Les ramifications de l'arbre cholédoque se perdent à la périphérie des lobules, de telle sorte que la bile ne leur parvient qu'à la faveur de trajets capilliculaires, sans paroi propre, que ménagent entre elles les cellules hépatiques. Une pareille structure est sans doute imposée par l'importance majeure de la sécrétion interne, nécessitant un contact immédiat des vaisseaux avec les éléments sécréteurs. Bien que cet organe soit une glande ouverte, on peut affirmer, en effet, que son débit vasculaire (sucre) l'emporte en importance sur son débit intestinal (bile).

Le pancréas, le thymus et quelques autres organes sont aussi des glandes remaniées. L'épithélium primitif du thymus finit même par disparaître devant l'invasion du tissu conjonctif réticulé et des leucocytes, et alors ce n'est plus qu'un organe lymphatique qui se résorbe progressivement.

Revenons maintenant aux glandes en culs-de-sac; on les divise en *glandes tubuleuses* et *glandes acineuses*, suivant que leurs culs-de-sac sécréteurs sont en forme de tubes ou d'ampoules (fig. 172).

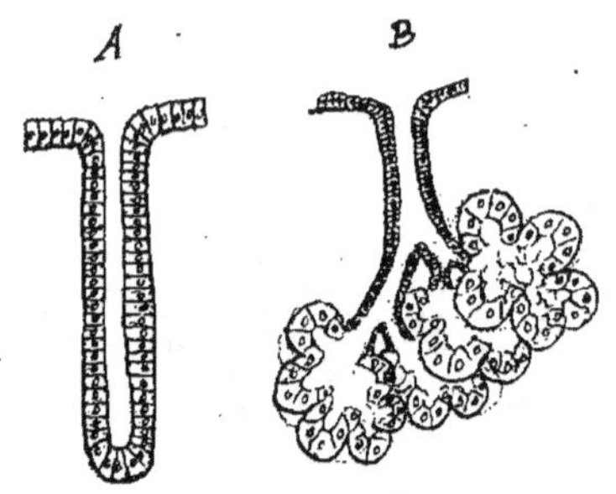

Fig. 172. — Schémas d'une glande tubuleuse (A) et d'une glande acineuse (B).

Les glandes tubuleuses peuvent être *simples, ramifiées, glomérulées, agminées, conglomérées.* Les glandes de Lieberkühn de l'intestin sont des tubes simples et droits, comme des tubes à essai ou des doigts de gants. Nombre de glandes de l'estomac, de l'utérus, se divisent en plusieurs branches à l'extrémité profonde. Les glandes sudoripares sont des tubes simples glomérulés, c'est-à-dire contournés en peloton à leur fond. Les glandes de Brünner sont des tubes ramifiés et glomérulés. Lorsque plusieurs glandes en tube confluent à leur embouchure dans un même crypte, on dit qu'elles sont agminées : c'est le cas de beaucoup de glandes de l'estomac, particulièrement dans les solipèdes. Enfin, lorsqu'un grand nombre de tubes se réunissent pour former un même organe, il en résulte une glande conglomérée, comme le testicule et le rein : l'unité de celui-ci est un tube ramifié (tube de Bellini); l'unité de celui-là, un tube glomérulé (tube séminifère).

b. Les glandes acineuses, c'est-à-dire à culs-de-sac renflés en ampoule ou en poire, peuvent être *simples, agminées, racémeuses, conglomérées* (fig. 173). Elles sont simples quand elles sont for-

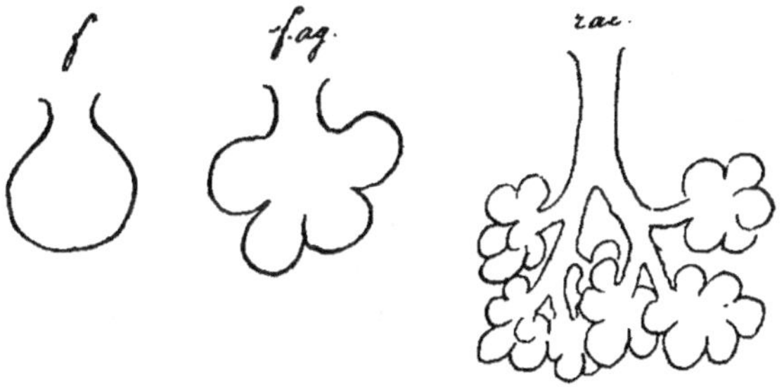

Fig. 173. — Schémas d'une glande acineuse simple (*f*), acineuse agminée (*fag*) et racémeuse (*rac*).

mées d'un seul cul-de-sac, autrement dit d'un seul *acinus* ou grain glandulaire ; le type nous en est fourni par les glandes œsophagiennes de la cresserelle et par les glandes cutanées des batraciens. Elles sont agminées quand elles comprennent plusieurs culs-de-sac débouchant par un même orifice; telles sont beaucoup de glandes sébacées, les glandes œsophagiennes du pigeon, etc. Quand plusieurs glandes acineuses agminées collectent leur produit dans un canal excréteur commun et simulent ainsi les grains d'un raisin appendus aux ramifications de la rafle, la glande est racémeuse ou en grappe; chacune des petites glandes composantes constitue un lobule. La plupart des glandules répandues sous la muqueuse des voies respiratoires, ainsi que sous celle de la bouche, du pharynx, de l'œsophage, etc., sont racémeuses. Si plusieurs glandes racémeuses sont agglomérées en un organe d'apparence simple, ou si une glande racémeuse prend un certain volume par suite de la complication de sa grappe, due à une ramification plus grande de l'arbre excréteur, on a affaire à une glande racémeuse conglomérée, comme la sublinguale, la prostate, les glandes de Cowper, la parotide, la sous-maxillaire, les mamelles, etc.

Qu'elles soient tubuleuses ou acineuses, les glandes pourvues d'un seul ou d'un petit nombre de culs-de-sac sont contenues tout entières dans l'épaisseur des téguments ou situées immédiatement au-dessous, et elles font en quelque sorte partie intégrante de la membrane sur laquelle elles versent leur produit. Tandis que les glandes d'un certain volume sont obligées de trouver place à distance des téguments sur lesquels elles excrètent, ce qui nécessite un canal excréteur plus ou moins long.

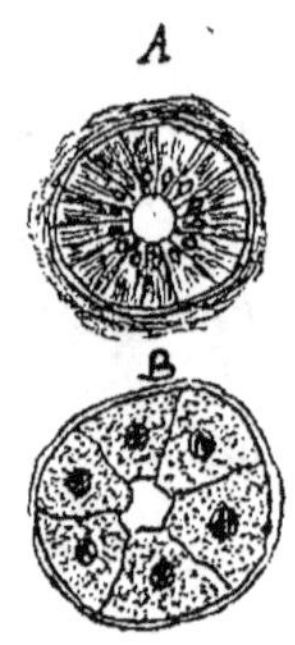

Fig. 174. — Parotide. — A, coupe d'un canal excréteur. — B, coupe d'un cul-de-sac sécréteur.

Les canaux et canalicules excréteurs d'une glande quelconque sont revêtus d'un épithélium qui est ordinairement nettement différent de celui des culs-de-sac sécréteurs. Par exemple, sur la coupe d'une glande salivaire, on distingue les acini à leur lumière étroite, entourée de cellules polyédriques qui témoignent de leur activité d'élaboration par les granulations ou gouttelettes diverses dont est chargé leur protoplasma ; tandis que les canaux excréteurs sont revêtus d'un épithélium à longues cellules cylindriques, plus ou moins striées dans leur hauteur (fig. 174).

Lorsqu'un canal excréteur est volumineux, comme le cholédoque, l'uretère, le canal déférent, etc., il est revêtu intérieurement d'une véritable muqueuse,

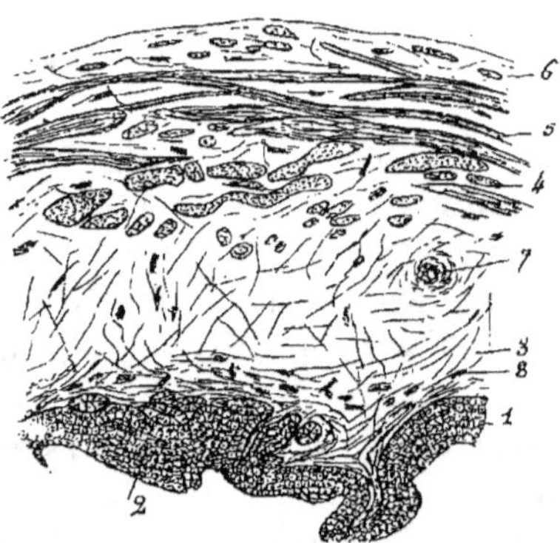

Fig. 175. — Coupe transversale de l'uretère du cheval (grossissement 24 D.).

1, épithélium. — 2, glandules annexes. — 3, chorion. — 4, couche musculaire interne longitudinale. — 5, couche musculaire moyenne circulaire. — 6, couche musculaire externe longitudinale. — 7, coupe d'une artériole. — 8, capillaires sanguins.

qui peut elle-même présenter de petites glandes annéxes (fig. 175).

Vaisseaux et nerfs. — Le sang étant la matière première de toute sécrétion, les glandes sont très vascularisées ; quand elles sont injectées, les vaisseaux effacent si bien les autres éléments, qu'elles paraissent en être exclusivement formées. Le célèbre Ruysch s'y était mépris et enseignait que ces organes ne sont que des lacis de vaisseaux enlacés et pelotonnés. — On sait aujourd'hui que, hormis le cas des glandes remaniées, ces vaisseaux restent séparés de l'épithélium par une membrane basale, à l'extérieur de laquelle ils forment des réseaux qui se modèlent sur les cavités glandulaires et sont particulièrement riches au niveau des culs-de-sac sécréteurs ; leurs mailles sont arrondies sur les acini, allongées sur les tubes. — Les lymphatiques sont également très nombreux dans les glandes ; mais leur pénétration est moins intime que celle des vaisseaux sanguins ; par exemple, M. Regaud a montré que, dans la mamelle, ils ne vont pas au delà du tissu conjonctif interlobulaire. — Quant aux nerfs, nous avons déjà dit qu'ils sont de deux sortes : les vaso-moteurs et les excito-sécréteurs.

Cellules épithéliales contractiles. — Il existe, dans un grand nombre de glandes, en dedans de la membrane vitrée, entre cette membrane et l'épithélium, une couche de cellules contractiles qui ne sont rien autre que des cellules épithéliales spécialisées en fibres musculaires et que l'on appelle pour cette raison *cellules myo-épithéliales*. Dès 1849, Kölliker signalait l'existence de fibres musculaires lisses dans la paroi des glandes sudoripares, au niveau

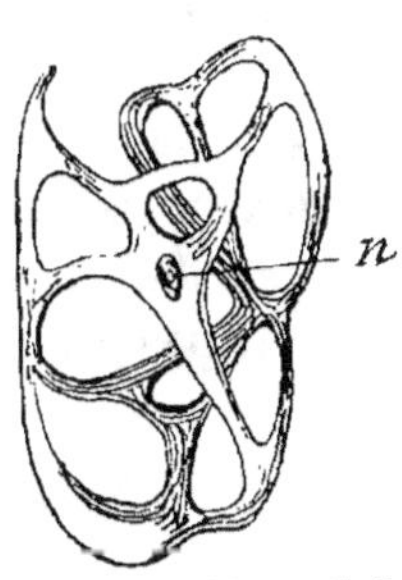

de leur glomérule ; mais on croyait que ces fibres étaient extérieures à la membrane vitrée, et, par conséquent, qu'elles avaient pour origine les éléments du mésenchyme, comme toutes les autres. C'est seulement en 1879 que Ranvier démontra qu'elles sont situées sous la vitrée, au contact immédiat de l'épithélium, et que, dès lors, elles ont la même provenance que ce dernier. Des cellules myo-épithéliales s'observent dans bien d'autres glandes, telles que la glande lacrymale, la mamelle, etc., où elles affectent souvent des

Fig. 176. — Une cellule en panier.

n, noyau.

formes ramifiées et anastomosées qui leur ont valu le nom de *cellules en panier ;* on les appelle encore *cellules de Boll* (fig. 176). On les considère aujourd'hui comme un réseau musculaire lisse dont l'action doit être singulièrement favorable pour exprimer le produit sécrété. On tend même à admettre que les cellules striées de l'épithélium des canaux excréteurs des glandes salivaires sont également contractiles et agissent dans l'évacuation du produit de ces glandes.

Les cellules myo-épithéliales des glandes peuvent être assimilées aux *cellules de Kleinenberg* de l'hydre d'eau douce. Ce polype, en forme de *gastrula*, est constitué seulement par deux couches de cellules, l'une ectodermique, l'autre endodermique ; le méso-derme fait défaut ; mais certaines cellules de l'ectoderme et de l'en-doderme se différencient en vue de la motilité, en poussant de leur extrémité profonde des prolonge-ments qui affectent tous les carac-tères de véritables fibres muscu-laires (fig. 177) ; KLEINENBERG les appelait des cellules neuro-muscu-laires, parce qu'il supposait que le corps de l'élément joue le rôle de cellule nerveuse pour actionner les

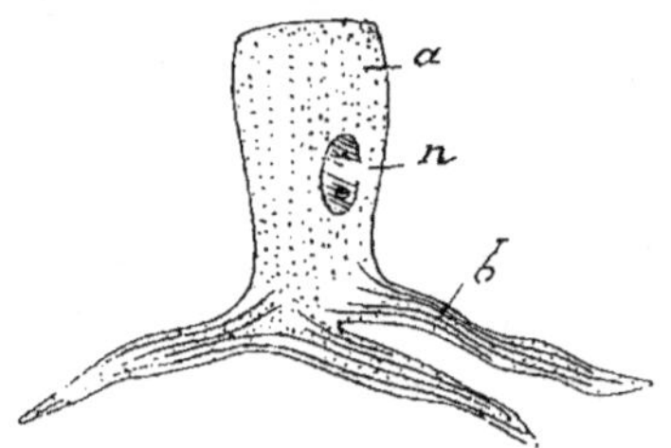

Fig. 177. — Cellule myo-épithéliale de l'hydre d'eau douce.

a, corps cellulaire épithélial. — *b*, partie profonde formant des fibres contractiles. — *n*, noyau.

prolongements contractiles de la base ; mais ROUGET a démontré que ce rôle appartient à d'autres cellules, émettant des fibrilles nerveuses qui vont se terminer au contact des prolongements précités ; aussi a-t-on substitué l'épithète de myo-épithéliale à celle de neuro-musculaire.

Dans le développement phylétique, les fibres musculaires, ecto-dermiques ou endodermiques, ont donc précédé les mésoder-miques, et il n'y a rien d'étonnant à ce que, même dans les animaux supérieurs, les éléments de l'ectoderme n'aient pas perdu complètement cette faculté évolutive.

CARACTÈRES PHYSICO-CHIMIQUES

Les épithéliums glandulaires participent des caractères des épi-théliums de revêtement, avec cette différence : que les produits qu'ils élaborent sont extrêmement nombreux et divers. Il en est un cependant, la mucine, que l'on trouve dans tous. C'est tout ce que nous pouvons dire d'une manière générale.

CARACTÈRES PHYSIOLOGIQUES

A. Développement. — Les glandes, à quelque variété qu'elles appartiennent, se forment par un bourgeon épithélial qui s'enfonce et se développe plus ou moins dans les tissus sous-jacents (fig. 178). Si c'est une glande ouverte, le bourgeon qui lui donne naissance part du point d'embouchure de son futur canal excréteur, et, si la glande doit être composée (fig. 179), il s'allonge, se ramifie et porte ses dernières branches à une plus ou moins grande distance du tégument qui a été son point de départ.

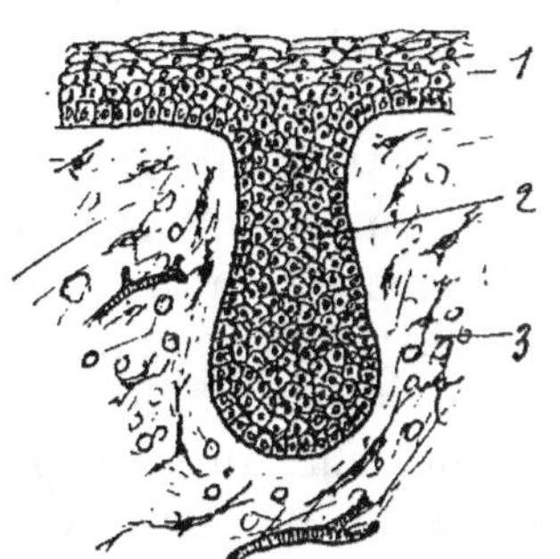

Fig. 178. — Première phase du développement d'une glande.

1, épithélium superficiel. — 2, bourgeon glandulaire. — 3, tissu conjonctif embryonnaire où l'on voit des vaisseaux se développer autour de la future glande.

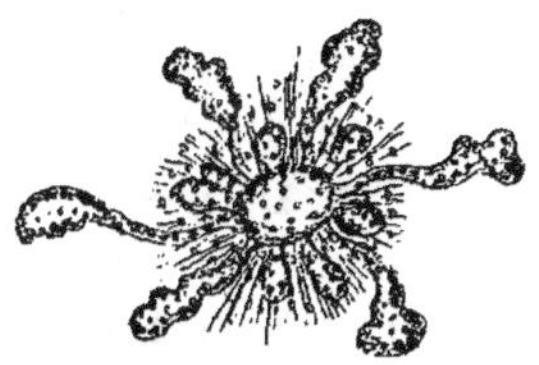

Fig. 179. — Mamelle d'un fœtus, à l'état de bourgeons épithéliaux.

Les bourgeons glandulaires sont généralement pleins; ils ne se creusent que secondairement; parfois, cependant, ils sont creux d'emblée et figurent une invagination épithéliale. Tant qu'ils sont en état de végétation, ils ne sont point limités par une basale; celle-ci n'apparaît que lorsque la glande est achevée. Il est à peine besoin de dire que la glande sera tubuleuse ou acineuse suivant la forme du bourgeon qui l'engendre, et que l'épithélium des culs-de-sac sécréteurs et celui des voies d'excrétion se différencient secondairement.

Le tissu conjonctif et les vaisseaux ne restent pas inactifs au contact d'un bourgeon glandulaire végétant; ils prolifèrent et se modèlent sur lui; parfois même ils le pénètrent et le remanient.

B. Accroissement. — Lorsqu'une glande est édifiée, prête à fonctionner, elle possède, croit-on, tous ses lobules et tous ses culs-de-sac, lesquels ne font que s'amplifier ultérieurement ; toutefois, il convient de dire que le mécanisme de l'accroissement des glandes a été encore peu étudié. Ce qui est certain, c'est que les cellules glandulaires sont plus ou moins proliférantes et sujettes à renouvellement ; il peut même arriver que leur faculté de prolifération dépasse les bornes physiologiques et aboutisse à la production de tumeurs appelées *adénomes*.

C. **Régénération**. — Il est rare qu'une glande complètement détruite puisse se régénérer ; mais on connaît certaines glandes qui, partiellement détruites, sont susceptibles de rédintégration. Ainsi, après la chute de la caduque utérine, chez les Décidués, les nombreuses glandes de la muqueuse, dont il ne restait que le fond, se reconstituent. D'autre part, PHILIPPEAUX et de SINÉTY ont obtenu, chez le cobaye, la régénération de mamelles qu'ils avaient en partie réséquées ; et les femelles expérimentées ont pu ensuite allaiter leurs petits ; mais cela n'est possible qu'à la condition que l'extirpation n'ait pas été complète. On s'explique d'ailleurs très bien la propriété de rédintégration de la mamelle, au moins chez le cobaye, car c'est une glande qui, normalement, subit des flux et reflux de développement et régresse, après chaque lactation vers l'état embryonnaire.

D'après des expériences récentes, le foie, en dépit de sa haute différenciation, serait également capable de restaurer une solution de continuité faite expérimentalement ?

Cette question de la régénération des glandes mériterait d'être étudiée davantage pour chacune d'elles.

D. **Sécrétion**. — Le mot sécrétion dérive de *secernere*, séparer. Jusqu'à l'avènement de la théorie cellulaire, on croyait en effet que les glandes ne faisaient qu'extraire du sang, par un acte de filtration spéciale, leurs divers produits de sécrétion, qui y auraient été tout formés. Mais la sécrétion ainsi comprise n'existe guère que dans le rein ; la grande généralité des glandes élaborent, par l'activité propre de leurs cellules, les produits qu'elles sécrètent ; le sang ne leur fournit que les matières premières. Il y a donc lieu d'étudier : 1° la formation du produit ou sécrétion proprement dite ; 2° son évacuation ou excrétion.

Pendant la sécrétion, les cellules glandulaires accumulent, dans des mailles ou des vacuoles de leur protoplasma, les produits qu'elles élaborent, tels que mucigène, zymogène, glycogène, bile, graisse, eau chargée de sels inorganiques, etc. Puis, à un moment donné, elles excrètent ces produits, soit en se contractant,

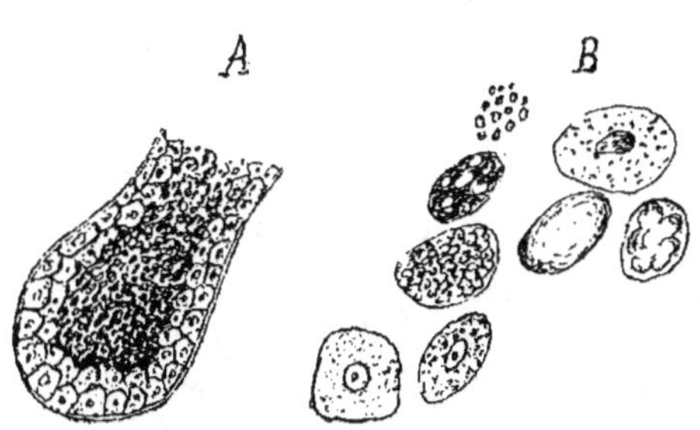

Fig. 180. — Acinus et éléments sécréteurs d'une glande sébacée (sécrétion holocrine).

A. acinus. — B. éléments glandulaires isolés montrant divers degrés de leur infiltration et de leur désintégration graisseuses.

soit en éclatant comme un fruit déhiscent ; de là, deux sortes de sécrétions et de glandes, les *holocrines* et les *mérocrines*.

Dans les glandes holocrines, les cellules se détruisent, tombent en quelque sorte en déliquium pour mettre leurs produits en liberté, et ainsi l'épithélium glandulaire se renouvelle sans cesse, grâce à une couche génératrice appliquée sur la basale ; exemples : les glandes sébacées (fig. 180), la glande de l'encre de la seiche, etc.

Longtemps on crut que tel était le mécanisme de sécrétion de

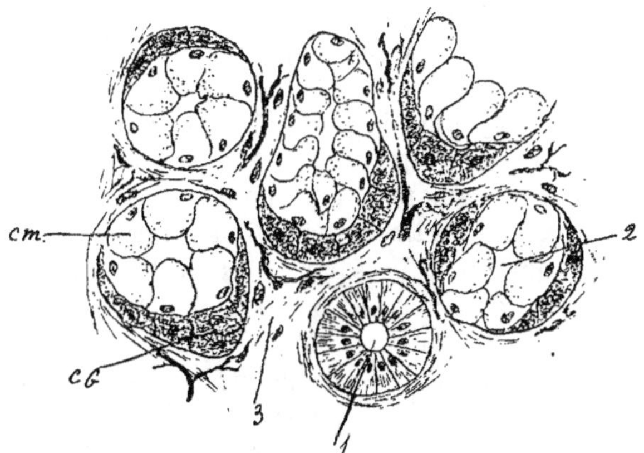

Fig. 181. — Coupe dans la glande sous-maxillaire avant l'excrétion.

1, canal excréteur. — 2, lumière des culs-de-sac. — 3, stroma conjonctivo-vasculaire. — cG, croissants de Gianuzzi. — cm, cellules mucipares.

toutes les glandes, surtout après les travaux de HEIDENHAIN sur la glande sous-maxillaire. Cette dernière, dont on peut provoquer la sécrétion à volonté par excitation de la corde du tympan, présente, à l'état de repos, deux sortes de cellules très tranchées dans ses culs-de-sac : 1° des cellules mucipares, claires, gonflées de mucigène ; 2° des cellules plus petites, foncées et granuleuses, formant les *croissants de Gianuzzi* du fond des culs-de-sac (fig. 181). Or, HEIDENHAIN crut constater que, après excitation de la corde du tympan, les grosses cellules claires avaient disparu et qu'elles étaient remplacées par d'autres plus petites, granuleuses, se distinguant à peine de celles des croissants (fig. 182). Il en conclut qu'elles s'étaient détruites en mettant leur mucus en liberté, et que ces dernières avaient proliféré pour les remplacer. Les croissants de GIANUZZI n'auraient donc été qu'une couche génératrice destinée à renouveler, après chaque période d'activité, les cellules internes de la glande, seules sécrétantes.

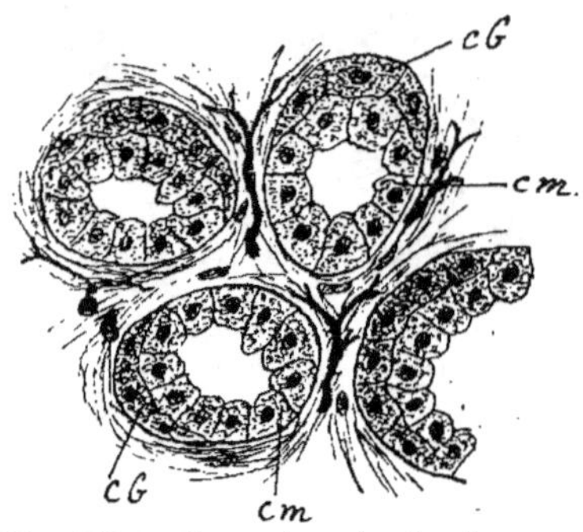

Fig. 182. — Coupe dans la glande sous-maxillaire immédiatement après l'activité..

cG, croissants de Gianuzzi n'ayant pas changé d'aspect. — cm. cellules mucipares vidées de leur contenu, et dont le noyau est devenu central.

Ces conclusions ne sont pas justes. M. RANVIER a en effet démontré que, même après une excitation prolongée de la corde du tympan, les cellules mucipares n'ont pas disparu ; elles ont seulement évacué, ou mieux exprimé, le produit accumulé dans leur protoplasma, et ainsi se sont rapetissées, ont pris un aspect finement granuleux, et leur noyau, précédemment refoulé vers la base, est revenu au centre. En continuant leur élaboration, elles peuvent passer un grand nombre de fois par ces états alternatifs ; et c'est là, précisément, ce qui caractérise les cellules mérocrines : elles ne se détruisent pas en fonctionnant. Mais alors, quelle est donc la signification des demi-lunes de Heidenhain ? — Il y a tout lieu de croire que ce sont des cellules chargées d'élaborer le ferment saccharifiant de la salive maxillaire (ptyaline) ; cette glande étant à la fois mucipare et zymogène, on s'explique la dualité de ses éléments sécréteurs.

Au surplus, l'éosine hématoxylique caractérise très nettement les deux sortes de cellules en colorant les mucipares en bleu, les zymogènes en rose. Et cette double affinité élective se maintient après la sécrétion de la glande comme avant, de telle sorte qu'il n'est pas possible de les confondre et de les rattacher les unes aux autres (ARLOING et RENAUT).

La sécrétion mérocrine, si bien étudiée dans la glande sous-maxillaire, se retrouve dans la plupart des autres glandes, sans en excepter les mamelles, que beaucoup d'auteurs assimilent à tort à des glandes sébacées conglomérées.

Est-ce à dire que les cellules des glandes mérocrines durent autant que l'individu ? — C'est peu probable ; elles doivent s'user en fonctionnant et se renouveler peu à peu, mais d'une manière insensible.

Suivant que le produit d'une glande mérocrine est séreux ou muqueux, les cellules sécrétantes affectent deux états qui leur ont valu les mêmes épithètes. Les cellules séreuses se distinguent en général à leur petit volume et à leur état granuleux et plus ou moins foncé sous le microscope ; les modifications qu'elles éprouvent du fait de l'activité ne sont pas toujours perceptibles, car les substances actives qu'elles sécrètent sont des ferments dont les minimes variations de quantité ne peuvent influer beaucoup sur les caractères extérieurs des éléments. Les cellules muqueuses ou mucipares sont, comme nous l'avons vu, des éléments qui, alternativement, sont gonflées de mucigène ou en sont vidées, ce qui change du tout au tout leurs dimensions et leur aspect.

Il est des glandes purement séreuses, comme la parotide (fig. 183) et un grand nombre de glandules de la base de la langue. Plus le liquide d'une glande séreuse est chargé de principes actifs et plus les cellules en sont foncées et granuleuses ; il peut même arriver que les granulations zymogènes masquent le noyau.

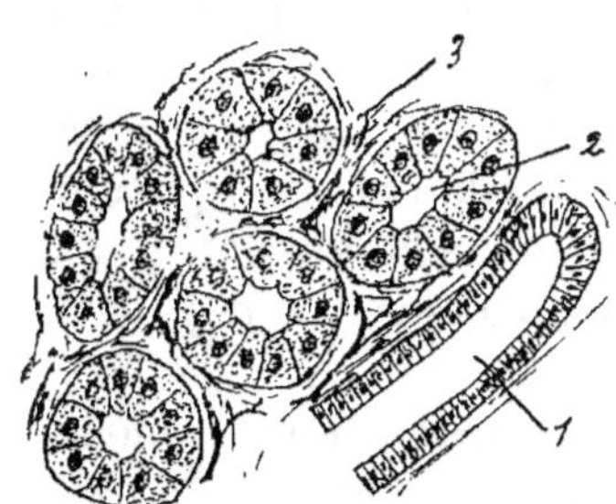

Fig. 183. — Coupe dans la parotide (glande séreuse).

1, canal excréteur. — 2, culs-de-sac sécréteurs. — 3, stroma conjonctivo-vasculaire.

Il est aussi des glandes purement muqueuses, c'est-à-dire dont les culs-de-sac ne renferment que des cellules mucipares ; telle est la glande rétrolinguale du cobaye, si bien étudiée par M. RANVIER ; telles sont encore de nombreuses glandules de la peau des batraciens, de l'œsophage des oiseaux, et de diverses muqueuses des mammifères.

Enfin il est des glandes mixtes, c'est-à-dire possédant à la fois des cellules muqueuses et des cellules séreuses. La sous-maxillaire et la sublinguale de l'homme et de beaucoup d'autres mammifères en sont des exemples. Les cellules muqueuses occupent le centre des acini, tandis que les cellules séreuses en tapissent le fond et forment les demi-lunes connues sous le nom de croissants de Gianuzzi.

Le type épithélial d'une même glande est susceptible de varier suivant les espèces : c'est ainsi que la sous-maxillaire, chez le lapin et le rat, est une glande séreuse pure, tandis que d'ordinaire elle est mixte; que la sublinguale est presque entièrement muqueuse dans le lapin, à peu près exclusivement séreuse dans le cobaye, séro-muqueuse dans le chien et le cheval, etc.

Dans le langage courant, on confond volontiers *sécrétion* et *excrétion*, et l'on dit qu'une glande sécrète quand elle manifeste son activité extérieurement par l'évacuation de son produit, alors qu'il ne s'agit là que d'un phénomène d'expulsion. En réalité, c'est quand la glande est en repos apparent qu'elle sécrète, c'est-à-dire qu'elle élabore, par un acte de nutrition, son produit spécial, qui s'accumule dans le protoplasma des cellules jusqu'à l'excrétion suivante. Les nerfs provoquant l'excrétion sont de véritables nerfs moteurs, agissant sur les cellules glandulaires ainsi que sur l'appareil contractile endoglandulaire ou exoglandulaire. Ceux qui règlent la sécrétion sont des nerfs vaso-moteurs, ou des nerfs trophiques.

Les produits des glandes peuvent être déversés sur un tégument, ou bien dans les vaisseaux, ou encore en ces deux endroits à la fois. Les glandes sans canaux excréteurs, telles que la thyroïde, la capsule surrénale, ne peuvent évidemment évacuer leurs produits que dans les vaisseaux : on les appelait autrefois des glandes vasculaires; aujourd'hui on dit qu'elles sont à sécrétion interne (c'est excrétion interne qu'il faudrait dire). — CL. BERNARD a démontré que, indépendamment de son excrétion biliaire, le foie présente une excrétion glycosique qui se fait jour dans les vaisseaux : c'est donc une glande à double débit, externe et interne. Toutes les glandes ouvertes remaniées sont dans le même cas.

Quant aux glandes en cul-de-sac, les travaux de BROWN-SÉQUARD ont établi que la plupart ont, elles aussi, une excrétion interne, à côté de leur excrétion tégumentaire; c'est ainsi, par exemple, que la fonction du testicule retentit sur l'organisme tout entier, et que l'inoculation du suc de cet organe exerce, dit-on, une influence salutaire sur la santé et la vigueur.

E. **Altérations.** — Les glandules deviennent souvent le siège de kystes, par rétention de leurs produits à la suite de l'oblitération de leurs orifices ou canaux excréteurs, kystes dont le contenu est, suivant le cas, séreux, muqueux, sébacé. Les kystes sébacés sont extrêmement communs sur la peau du nez et du prépuce chez l'homme ; ils ne sont pas rares non plus chez le cheval, à la tête.

Les kystes salivaires, auxquels le contenu visqueux comme du miel a valu le nom de mellicéris, s'observent particulièrement sur la base de la langue.

Les glandes, et plus particulièrement les mamelles, peuvent être le siège de tumeurs, appelées *adénomes*, résultant d'une sorte de bourgeonnement supplémentaire de leur épithélium.

L'inflammation de ces organes aboutit facilement à l'oblitération de leurs cavités et à leur annihilation fonctionnelle, suivie d'atrophie, ainsi qu'on peut s'en rendre compte expérimentalement en injectant un corps étranger dans leurs canaux excréteurs.

Dans la morve, les glandules des voies respiratoires sont souvent le siège des ulcères de cette maladie.

C. Des cryptes glanduleux.

En terminant cette étude générale des glandes, nous devons établir la distinction entre les cryptes glanduleux et les glandes véritables. Les cryptes ne sont que des dépressions, fossettes ou alvéoles, formées à la surface d'un tégument par soulèvement ou plissement des parties circonvoisines, dépressions au niveau desquelles l'épithélium n'a subi aucune différenciation notable, tout en concentrant cependant ses facultés de sécrétion. Par exemple, le canal biflexe du mouton, la fosse larmière de divers ruminants ne sont pas des glandes, mais de simples cryptes cutanés. De même, la muqueuse stomacale des cyprins présente, au lieu de glandes, une multitude d'alvéoles ou cryptes glanduleux, circonscrits par des espèces de valvules conniventes anastomosées en réseau. Cette même muqueuse, chez les mammifères, offre aussi de petits cryptes superficiels, au fond desquels les glandes viennent déboucher isolément ou par groupes. Les glandes de Lieberkühn elles-mêmes ne seraient, d'après certains auteurs, que des cryptes tubuleux de la muqueuse intestinale ; elles reçoivent, en effet, à leur fond les canaux excréteurs des glandes de Brünner. On le voit, la transition est insensible des simples cryptes glanduleux aux glandes véritables.

D. Classification anatomique des glandes.

Après les détails dans lesquels nous venons d'entrer, nous nous bornerons à résumer ici la classification des glandes dans le tableau suivant, dont on comprendra mieux l'ordre et la méthode, lorsque l'étude particulière de chacune d'elles aura été faite en histologie spéciale.

Tableau de la classification anatomique des glandes.

				Exemples :
Glandes ouvertes.	en culs-de-sac.	Tubuleuses	simples droites.	Glandes de Lieberkühn.
			simples glomérulées.	Glandes sudoripares.
			ramifiées.......	Glandes de Brünner.
			conglomérées...	Rein.
		Acineuses	simples	Gl. cutanées des batraciens ; gl. œsophagiennes de la cresserelle.
			agminées.......	Beaucoup de glandes sébacées.
			racémeuses.....	Glandules salivaires, trachéales , pituitaires , bronchiques, etc.
			conglomérées...	Parotide, maxillaire, mamelles, prostate, etc.
	remaniées.	Parenchymateuses............		Foie.
		Racémoïdes..................		Pancréas.
Glandes closes.	vésiculaires.............................			Thyroïde.
	remaniées.................			Capsules surrénales.
Organes pseudo-glandulaires (1)............	Racémeux....................			Poumon
	Tubuleux....................			Testicule.
	Folliculeux..................			Ovaire.

(1) On pourrait peut-être faire entrer dans ce groupe, sous la rubrique : *Organes pseudo-glandulaires lymphoïdes,* les follicules clos et les amygdales.

E. Du cristallin.

Le cristallin se rattache, au même titre que les glandes, au système épithélial : ce n'est en effet qu'un bourgeon détaché de l'ectoderme et inclus dans l'œil. Sa première ébauche apparaît

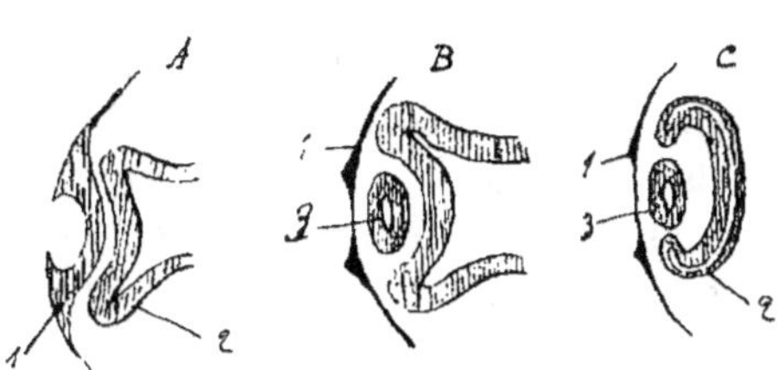

Fig. 184. — Développement du cristallin.

A, ectoderme (1) produisant le bourgeon cristallinien. — 2. vésicule optique. — B, ectoderme dont s'est détaché le bourgeon cristallinien (3). — C. invagination complète de la vésicule optique.

pendant le deuxième jour de l'incubation chez le poulet, vers le dixième jour de la gestation chez le lapin : on voit alors, à la surface de la vésicule optique, l'ectoderme s'épaissir, s'invaginer et former ensuite une petite vésicule qui finit par s'isoler de son point de départ ; cette vésicule cristallinienne repousse la vésicule optique, l'invagine et la transforme en une cupule dont le feuillet interne donnera la rétine, l'externe l'épithélium pigmentaire du fond de l'œil (fig. 184). Quant à la vésicule cristallinienne, elle est formée de cellules qui s'aplatissent et deviennent cubiques sur sa paroi antérieure, tandis qu'elles s'allongent considérablement et se transforment en fibres sur sa paroi postérieure, fibres qui remplissent complètement sa cavité.

Le cristallin développé se montre composé (fig. 185) : 1° d'une capsule élastique mince et transparente, dite cristalloïde, assimilable à une membrane basale, capsule beaucoup plus mince sur la face postérieure (2 à 4 μ) que sur l'antérieure (11 à 15 μ) ; 2° d'un épithélium cubique situé sous la cristalloïde antérieure et très déliquescent sur

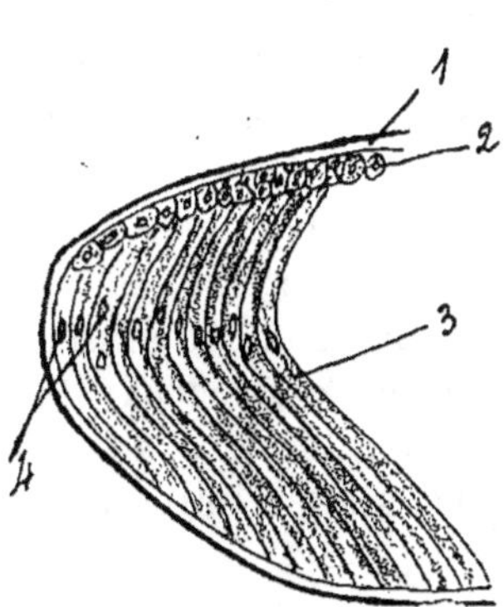

Fig. 185. — Schéma de la structure du cristallin.

1. cristalloïde. — 2, épithélium. — 3, fibres cristalliniennes. — 4, noyaux de ces fibres disposés sur le plan équatorial de l'organe.

le cadavre, où il forme l'humeur de Morgagni ; 3° de longues fibres rubanées (fig. 186), intimement unies, dont la coupe est en forme d'hexagones aplatis (fig. 187) ; les superficielles sont molles, riches en eau, et présentent un noyau vers le milieu de leur longueur ; les profondes sont moins larges, plus consistantes,

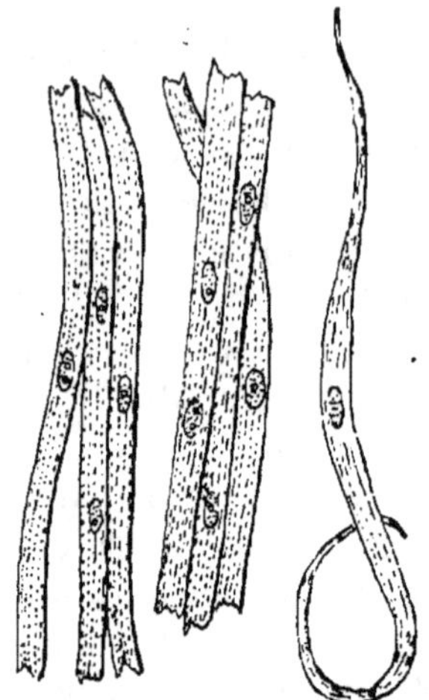

engrenées par de fines dentelures, et n'ont pas de noyau. Les fibres centrales se portent directement d'une face à l'autre du cristallin en suivant son axe ; les moyennes vont également d'un pôle à l'autre, mais en décrivant une courbure du côté du centre ; les superficielles, extrêmement infléchies, se contournent sur l'équateur de la lentille.

Lorsque le cristallin a été durci

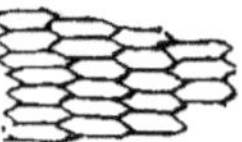

Fig. 186. — Fibres cristalliniennes dissociées.

Fig. 187. — Coupe transversale de fibres du cristallin.

et coagulé par l'action de divers réactifs, on voit se dessiner sur chacune de ses faces une étoile à trois ou quatre branches suivant lesquelles il est possible de le cliver en secteurs. Ces plans de clivage correspondent au mode de groupement des fibres ; ils sont occupés par une substance amorphe relativement abondante.

Le cristallin est complètement invasculaire. Toutefois, dans l'embryon, sa capsule reçoit de l'artère centrale de la rétine une branche qui traverse le corps vitré et aborde l'organe par la face postérieure ; mais cette artère disparaît longtemps avant la naissance, et la nutrition se fait désormais par simple imbibition des humeurs ambiantes.

CINQUIÈME SECTION

TISSU NERVEUX

CARACTÈRES ANATOMIQUES

Deux éléments fondamentaux entrent dans la constitution du tissu nerveux : la *cellule nerveuse* et la *fibre nerveuse ;* encore les deux n'en font qu'un, puisque celle-ci n'est qu'un prolongement de celle-là. La cellule, en tant que foyer d'élaboration nerveuse, caractérise ce qu'on appelle en physiologie les centres nerveux (substance grise et ganglions). La fibre est un élément conducteur qui constitue essentiellement la substance blanche et les nerfs.

Fibres nerveuses. — Il existe deux sortes de fibres nerveuses : les *fibres à myéline* et les *fibres de Remak* ou fibres sans myéline ; les premières communiquent à la substance blanche ainsi qu'aux nerfs cérébro-spinaux leur blancheur et leur opacité ; les secondes donnent aux nerfs du grand sympathique leur aspect grisâtre et plus ou moins transparent.

A. Fibres a myéline (fig. 188 et 189). — *La fibre à myéline,* encore appelée fibre à moelle, tube nerveux, fibre à double contour, se met facilement en évidence par dissociation d'un nerf et en particulier du sciatique de la grenouille ; on isole alors de fins cylindres transparents et réfringents, à l'intérieur desquels on distingue une partie centrale moins brillante ; on dirait des tubes dont la paroi, de quelque épaisseur, fait double contour sur la coupe optique ; mais en réalité ce ne sont pas des tubes, car la partie axiale est occupée par un cylindre protoplasmique solide, que l'on voit très distinctement au niveau des cassures produites par la dissociation ; la partie réfringente, formant double contour, est une espèce de moelle qui se gonfle dans l'eau et sort par les points rompus des fibres en formant une fusée vermiculaire ou grumeleuse. A la longue, l'eau pénètre dans l'élément ; la moelle subit sur place une sorte d'émulsion qui lui donne cette apparence vermiculée ou grumeleuse, et la fibre perd sa transparence tout en montrant à sa surface une très fine membrane d'enveloppe avec des noyaux disséminés de loin en loin, que les matières colorantes mettent en valeur. Voilà donc déjà trois parties de la fibre mises en évidence : le *cylindraxe*, la *myéline* et la *membrane de Schwann* avec ses noyaux. Ce n'est pas tout. M. RANVIER a montré que les fibres à myéline ne sont pas uniformément cylindriques, mais qu'elles présentent, de distance en distance, des *étranglements annulaires* (fig. 190) qui les décomposent en segments successifs dits *segments interannulaires*. L'acide osmique, en

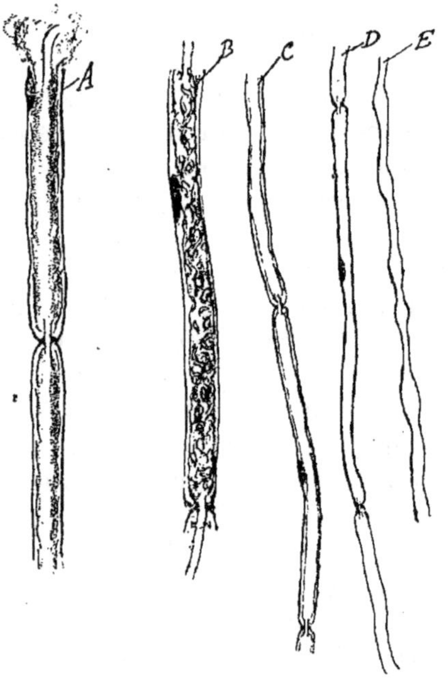

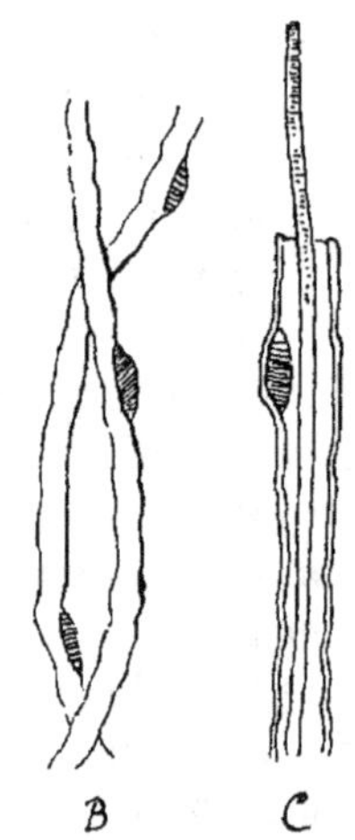

Fig. 188. — Fibres nerveuses à myéline.

A, une fibre fraîche montrant un étranglement annulaire, la gaine de Schwann et la myéline ; celle-ci s'échappe par l'extrémité rompue de la fibre. — B, une fibre nerveuse après *vermiculation* de la myéline. — C, une fibre à myéline, moyenne. — D, une fibre à myéline, petite. — E, une fibre à myéline, variqueuse.

Fig. 189. — Trois fibres à myéline ; une grosse et deux petites, dissociées dans le picro-carmin et montrant très bien leurs noyaux. — On voit le cylindraxe sortir par une des extrémités de la fibre C.

colorant ces éléments en noir, décèle très bien leurs étranglements, dont l'espacement varie de 1/10e de millimètre à 1^{mm},5, chez les mammifères (fig. 191 et 192). En général les segments de Ranvier sont d'autant plus longs que la fibre est de plus fort calibre ; ils atteignent 6 à 7 millimètres chez les raies. Ils diminuent beaucoup au voisinage de l'extrémité terminale de la fibre. Examinons donc un de ces segments à un fort grossissement, afin d'en découvrir tous les détails de structure :

L'axe en est occupé par le *cylindraxe* (Purkinje) ou ruban
primitif (Remak), petite tige solide qui franchit les étranglements
annulaires et embroche les segments successifs sans subir aucune
interruption depuis l'origine de la fibre sur une cellule nerveuse
jusqu'à sa terminaison. Ce filament n'est rien
autre chose qu'un prolongement cellulaire ; il
se colore en rose par le picro-carmin, en violet
foncé par le chlorure d'or, en noir par le procédé d'imprégnation de Golgi (au chromate
d'argent) ; l'acide osmique le laisse incolore. Il
est formé d'un faisceau de délicates fibrilles
plongées dans une sorte d'hyaloplasma qui lui
forme une mince
enveloppe périphéri-
que ; cette constitu-
tion fibrillaire expli-
que qu'il puisse à sa
terminaison se di-

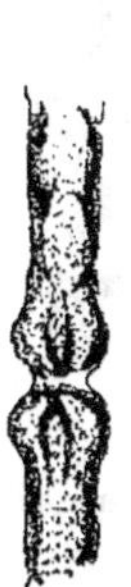

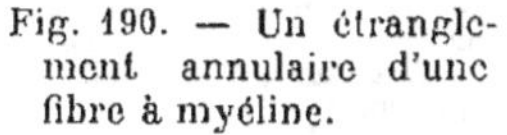

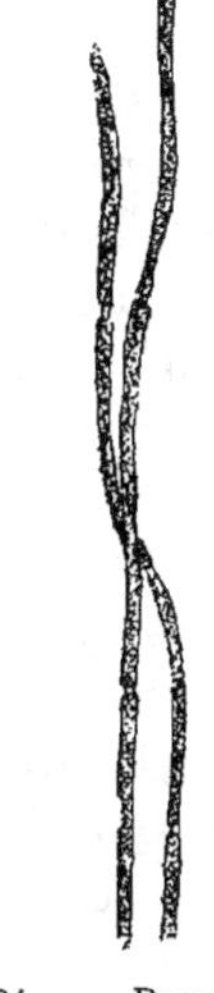

Fig. 190. — Un étrangle-
ment annulaire d'une
fibre à myéline.

Fig. 191. — Deux fibres à
myéline dissociées, colo-
rées en noir par l'acide
osmique Elles montrent
des étranglements annu-
laires.

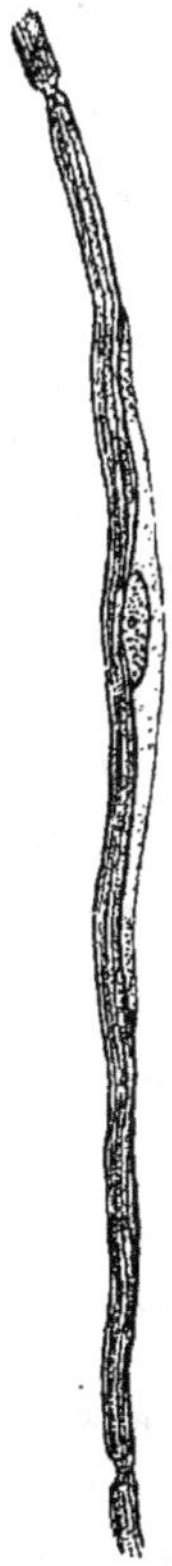

Fig. 192. — Un long seg-
ment interannulaire d'une
fibre nerveuse traitée par
l'acide osmique, montrant
son noyau dans un amas
de protoplasma.

viser et se subdiviser jusqu'à dissociation complète de ses fibrilles.

A la surface du segment de Ranvier existe la *gaine de Schwann*,
membrane anhiste, excessivement mince, résistante aux acides
et aux bases, et de tous points comparable au sarcolemme des
fibres musculaires ou encore à la capsule des cellules adipeuses.
En dessous de cette membrane, vers le milieu du segment, on voit

un noyau allongé, muni d'un nucléole brillant, noyau logé dans une petite quantité de protoplasma qui s'étend sur toute la face interne de la gaine de Schwann, en une couche excessivement mince et presque imperceptible à quelque distance du noyau, couche qui, aux deux extrémités du segment, se réfléchit sur le cylindraxe et se confond avec son hyaloplasma en formant ce qu'on appelle la *gaine de Mauthner*.

La *myéline* occupe l'espace compris entre le protoplasma sous-schwannien et le protoplasma péricylindraxile ; on la voit sourdre en fines gouttelettes sur la section d'un nerf de quelque volume que l'on comprime ; c'est une substance grasse, phosphorée, molle comme une gelée, d'un blanc éclatant à la lumière incidente, transparente à la lumière transmise ; elle donne à la substance blanche des centres et aux nerfs cérébro-spinaux leur couleur caractéristique. L'eau la gonfle et la liquéfie ; le phénomène de vermiculation dont nous avons parlé ci-dessus n'est pas dû à une coagulation, comme on l'avait supposé d'abord, mais plutôt à un processus émulsif. L'acide osmique la colore en noir ainsi que toutes les matières grasses. La myéline n'est pas d'une seule coulée dans un segment de Ranvier ; elle est divisée en segments cylindro-coniques, dits de Lantermann, séparés par de fines travées obliques de protoplasma qu'on appelle *incisures de Schmidt* (fig. 193).

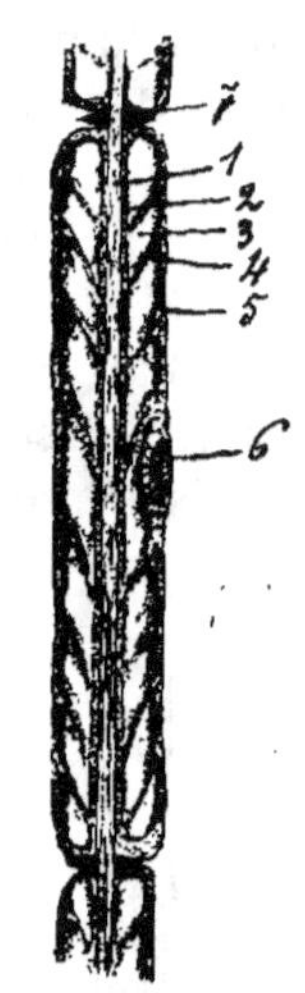

Fig. 193. — Schéma de la structure d'une fibre nerveuse à myéline.

1, cylindraxe. — 2, gaine de Mauthner. — 3, segments myéliniques de Lantermann. — 4, incisures de Schmidt. — 5, protoplasma sous-jacent à la gaine de Schwann. — 6, noyau d'un segment interannulaire. — 7, disque biconique traversé par le cylindraxe, au niveau d'un étranglement annulaire.

Sous l'influence de l'alcool bouillant et de l'éther, on dissout la myéline et l'on met à nu un réseau d'une matière analogue à la kératine, qu'on appelle *neuro-kératine*. EWALD et KUHNE, qui ont signalé cette curieuse réaction, pensent qu'il y a là une sorte de squelette de la myéline.

Telle est la constitution d'un segment interannulaire. Si l'on fait abstraction du cylindraxe, on peut le comparer à une longue cellule adipeuse dont la myéline représenterait la matière grasse, divisée en fragments dans le protoplasma, et dont la gaine de Schwann figurerait la capsule. On a parfois signalé chez les poissons la présence de deux noyaux dans un même segmen interannulaire; cela n'est pas pour surprendre, puisque les cellules adipeuses peuvent, elles aussi, présenter deux noyaux. Cette assimilation des segments de Ranvier à autant de cellules adipeuses allongées et embrochées par le cylindraxe donne la clé de la structure de la fibre myélinique.

Reste à faire connaître le mode de jonction des segments successifs au niveau des étranglements annulaires. Là, les extrémités contiguës des segments sont tangentes comme deux moignons arrondis (fig. 190); les gaines de Schwann s'adossent, se confondent et laissent passer le cylindraxe dans un anneau. Celui-ci est plus ou moins rétréci en ce point et soutenu par une sorte de diaphragme appelé *disque biconique* (fig. 193, 7), que l'on rattache soit aux gaines de Schwann, soit aux deux couches protoplasmiques adjacentes, soit enfin à un ciment intersegmentaire. Quoi qu'il en soit, il est certain qu'ici la myéline est interrompue et que le cylindraxe est particulièrement accessible aux réactifs et vraisemblablement aussi au plasma nutritif; aussi l'imprégnation au nitrate d'argent accuse-t-elle chaque étranglement par une petite croix latine dont la branche horizontale marque la ligne de soudure des deux segments, tandis que la branche longitudinale correspond à la portion de cylindraxe passant de l'un à l'autre.

Variétés de fibres à myéline. — Et d'abord le diamètre de ces fibres est extrêmement variable : les fibres fines ont de 1^a,5 à 4 μ.; les moyennes de 4 à 9 μ.; enfin les larges vont jusqu'à 15 et même 20 μ.. En général, les fibres les plus longues sont aussi les plus grosses; d'autre part, les mêmes fibres, dans un individu donné, sont sujettes à un accroissement considérable; par exemple, on a constaté que celles de l'oculo-moteur commun sont six à huit fois plus larges chez l'adulte que chez le nouveau-né.

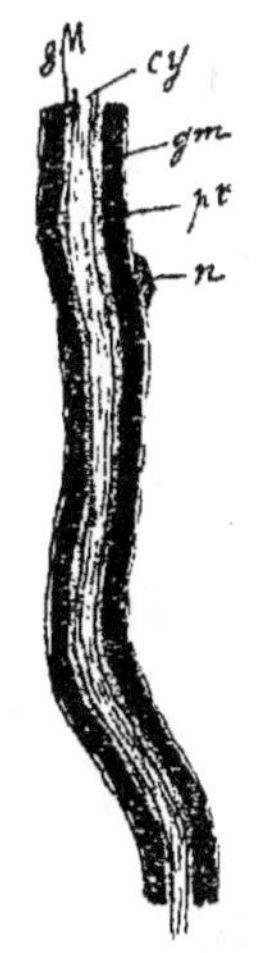

Fig. 194. — Une fibre à myéline des centres nerveux, après l'action de l'acide osmique.

cy, cylindraxe. — *g*M, gaine de Mauthner. — *gm*, gaine de myéline. — *pt*, protoplasma superficiel. — *n*, noyau.

Les fibres de la substance blanche de l'axe cérébro-spinal se distinguent de celles des nerfs à ce qu'elles ne possèdent pas de membrane de Schwann ni d'étranglements annulaires ; aussi dans les préparations prennent-elles souvent un aspect variqueux ; à part cela leur structure est la même (fig. 194).

Les fibres myéliniques, quelle qu'en soit la variété, n'existent que chez les vertébrés. Les invertébrés et même les lamproies en sont dépourvus et ne possèdent que des fibres sans moelle ; tandis que les vertébrés offrent ces deux sortes d'éléments. Les fibres amyéliniques sont particulièrement nombreuses dans les nerfs sympathiques, mais on en trouve aussi dans les nerfs cérébrospinaux ; on les appelle ordinairement fibres de Remak, du nom de l'histologiste qui les découvrit pour la première fois, en 1838.

B. FIBRES DE REMAK (fig. 195 et 196). — Ce sont des fibres pâles, finement striées en long, semées, de distance en distance,

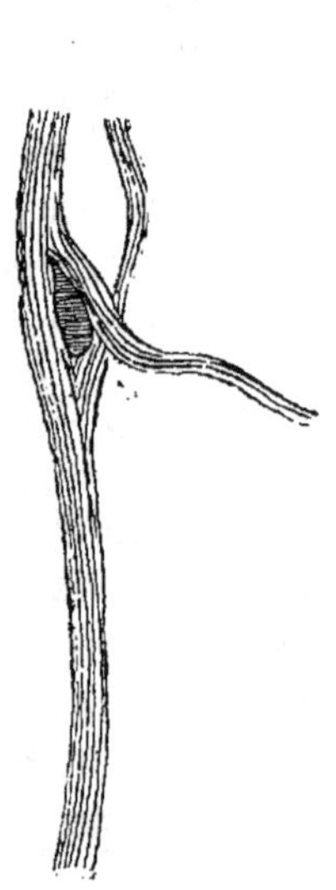

Fig. 195. — Une fibre de Remak, montrant un noyau et deux divisions.

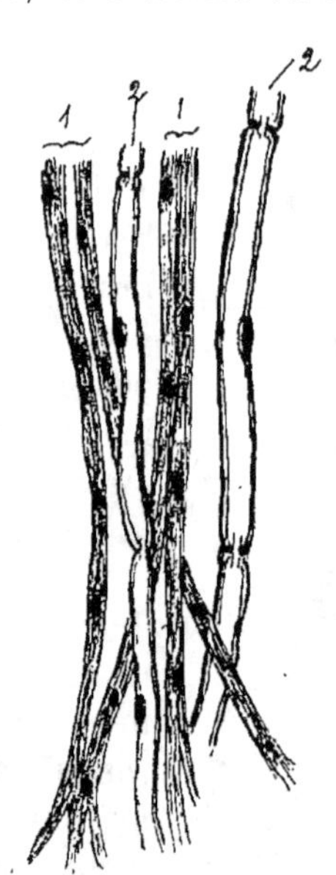

Fig. 196. — Fibres dissociées d'un nerf sympathique de mammifère.

1. 1, fibres de Remak. — 2, 2, fibres à myéline.

de noyaux entourés d'une mince couche de protoplasma, fibres ramifiées et anastomosées en plexus, qui ressemblent beaucoup, au premier aspect, à des faisceaux connectifs, mais s'en distinguent toutefois en ce qu'elles ne sont pas collagènes et se durcissent

par les acides au lieu d'être dissoutes. En un mot, abstraction
faite des petits amas protoplasmiques nucléés qui les revêtent de
distance en distance, ce sont des fibres nerveuses réduites au
cylindraxe ; celui-ci est d'ailleurs la seule partie essentielle et
vraiment nerveuse dans une fibre quelconque ; les couches diverses
qui peuvent l'envelopper sont d'origine étrangère et jouent, pense-
t-on, un rôle isolateur comparable à celui de l'enveloppe de
caoutchouc ou de gutta-percha des fils électriques. Au surplus,
on peut passer par transition insensible d'une fibre à myéline à
une fibre de Remak ; ainsi, en dissociant le cordon sympathique
abdominal du lapin, M. RANVIER a vu plus d'une fibre à moelle
perdre sa myéline, puis sa gaine de Schwann, et se poursuivre
à l'état de simple cylindraxe revêtu d'une mince couche protoplasmique, nucléée de distance en distance, en d'autres termes,
se transformer en fibre de Remak. Et ce que M. RANVIER a vu
au cours du trajet de certaines fibres à myéline est la règle pour
toutes vers leur terminaison, comme à leur origine. Nous reviendrons sur ce point.

Cellules nerveuses. — Les cellules nerveuses sont susceptibles
d'atteindre un grand volume qui les rende presque visibles à l'œil
nu ; on en voit dans la corne grise inférieure de la moelle du ·
bœuf qui ont 140 à 150 μ de diamètre, et, chez les poissons et les
invertébrés, elles arrivent jusqu'à 200 et 300 μ. Par contre, il en
est de très petites, 6 à 10 μ. Entre ces deux extrêmes, on trouve
toutes les dimensions intermédiaires ; les plus nombreuses ont de
40 à 60 μ. JACUBOWITSCH avait cru pouvoir les classer, par ordre
décroissant de volume en : cellules motrices, cellules sensitives et
cellules sympathiques ; mais on a constaté depuis que ce classe-
ment comporte de très nombreuses exceptions et que, en somme,
les différences de volume tiennent, non pas à l'attribut physiologique, mais au développement plus ou moins considérable des
prolongements émis par les cellules. Ainsi, en ce qui concerne les
cellules de la moelle qui émettent les racines motrices des nerfs,
M. PIERRET a fait remarquer que, chez l'homme, elles atteignent
le maximum de volume à la région lombaire, où elles fournissent
les nerfs extrêmement longs des membres abdominaux. Il est
naturel en effet qu'il y ait corrélation de développement entre
le corps cellulaire et ses appendices.

La forme de la cellule nerveuse n'est pas moins variable que ses dimensions ; tout ce que l'on peut dire de général, c'est qu'elle présente au moins un prolongement et ordinairement plusieurs ; suivant le nombre, elle est qualifiée d'*unipolaire, bipolaire, multipolaire*. Il n'y a pas, il ne saurait y avoir de cellules nerveuses apolaires, du moins à l'état de développement complet ; l'activité fonctionnelle de ces éléments consistant essentiellement à recevoir des excitations et à réagir en conséquence implique l'existence de deux prolongements au moins : un pour l'arrivée, l'autre pour la décharge. Nous allons voir en effet que les cellules dites unipolaires se rattachent en réalité à la catégorie des cellules bipolaires. Ces cellules (fig. 197, 1 et 5), que l'on rencontre dans les ganglions spinaux et craniens de l'homme et des vertébrés supérieurs offrent un prolongement qui paraît se brancher en **T** ou en **V** sur une fibre sensitive radiculaire ; en réalité, il se divise en deux branches opposées qui forment l'une le bout central, l'autre le bout périphérique de ladite fibre ; en sorte qu'il représente simplement deux pôles fonctionnels momentanément réunis. D'ailleurs, dans les ganglions spinaux des poissons, les cellules, au lieu d'être placées par côté des fibres, nerveuses radiculaires et en quelque sorte branchées sur elles par un prolongement, interceptent le trajet de chaque fibre et sont ainsi nettement bipolaires, c'est-à-dire opposito-polaires (fig. 197, 3 et 4). D'autre part, l'étude du développement des ganglions spinaux des vertébrés supérieurs montre toutes les transitions entre la forme opposito-polaire et la forme d'apparence unipolaire et fait assister pour ainsi dire

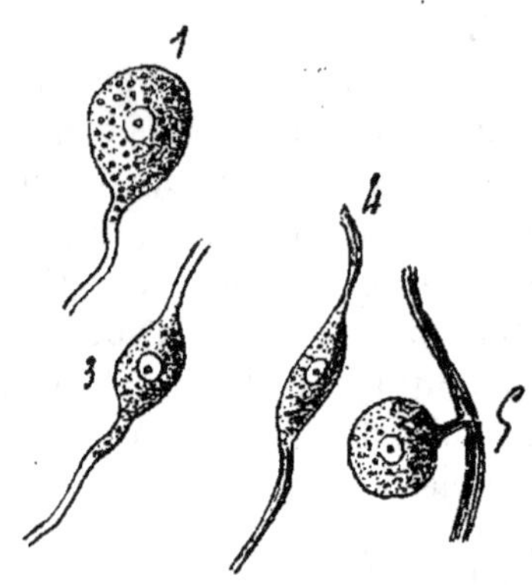

Fig. 197. — Cellules nerveuses diverses.

1, cellule unipolaire. — 3 et 4, cellules bipolaires. — 5, cellule unipolaire branchée sur une fibre nerveuse.

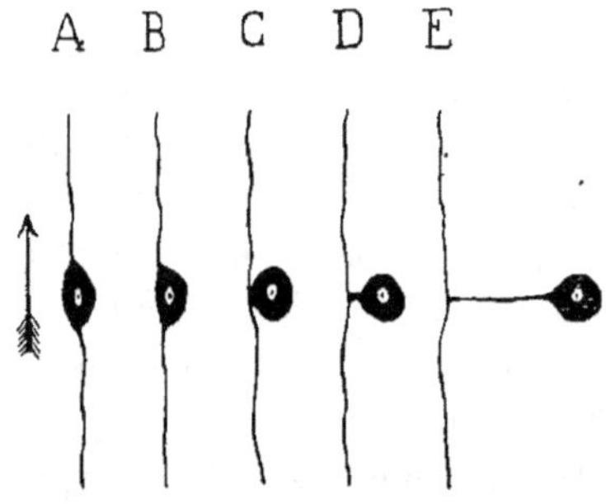

Fig. 198. — Schéma pour montrer les transitions de la cellule bipolaire (A) à la cellule unipolaire (E).

au rapprochement progressif des deux pôles et à leur réunion (fig. 198). Il n'y a donc pas, physiologiquement parlant, de cellules nerveuses unipolaires, non plus que de cellules nerveuses apolaires.

On trouve dans les ganglions du grand sympathique de la grenouille, une variété très remarquable de cellule nerveuse, signalée depuis longtemps déjà par Beale et Arnold (fig. 199) : c'est une cellule arrondie ou ovoïde émettant en un point : 1° une fibre nerveuse droite et volumineuse; 2° un autre prolongement plus fin qui s'enroule en spire autour du précédent avant de s'en séparer. Si vraiment cette fibre spirale, dont on ne conteste plus aujourd'hui la nature nerveuse, part de la cellule, celle-ci peut être qualifiée de bipolaire; mais on peut se demander si, au contraire, elle ne s'y termine pas et si les circuits répétés qu'elle décrit ne sont pas destinés à exercer une sorte d'*induction* sur la cellule et son prolongement rectiligne?

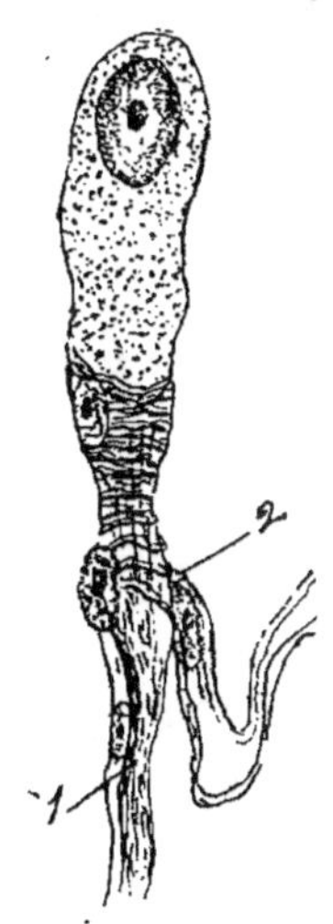

Fig. 199. — Une cellule à prolongement spiral d'un ganglion sympathique de la grenouille.

1. fibre droite. — 2, fibre spirale. (On voit, indépendamment du noyau du corps cellulaire, quatre autres noyaux appartenant à la gaine de Henle.)

Les cellules multipolaires (fig. 200) sont de beaucoup les plus nombreuses, soit dans la substance grise de l'axe cérébro-spinal, soit dans les ganglions sympathiques. On peut en isoler assez facilement en faisant macérer un morceau de moelle de bœuf dans de l'alcool au tiers et en l'agitant ensuite dans un tube d'essai renfermant une solution étendue de picro-carmin, jusqu'à ce qu'il soit désagrégé ; les parcelles les plus colorées examinées au microscope montreront des cellules isolées avec leurs prolongements. Depuis Deiters, on distingue ceux-ci en prolongements protoplasmiques et prolongement cylindraxile.

Les prolongements protoplasmiques sont en nombre variable, cinq ou six en moyenne ; ils naissent de la cellule par une large base, et, presque aussitôt, se divisent et se subdivisent en un véritable chevelu de ramifications de plus en plus ténues qu'on appelle dendrites. On admettait naguère que ces ramifications s'anastomosaient d'une cellule à l'autre et constituaient dans la

substance grise un réseau continu d'une extrême délicatesse,
qu'on appelait *réseau de Gerlach*. Les découvertes récentes dues
à la méthode de Golgi ont au contraire démontré qu'elles se
terminent par des extrémités libres et que les cellules nerveuses
ne s'anastomosent jamais.

Quant au prolongement cylindraxile, prolongement nerveux,
ou prolongement de Deiters, il est, sauf rares exceptions, unique

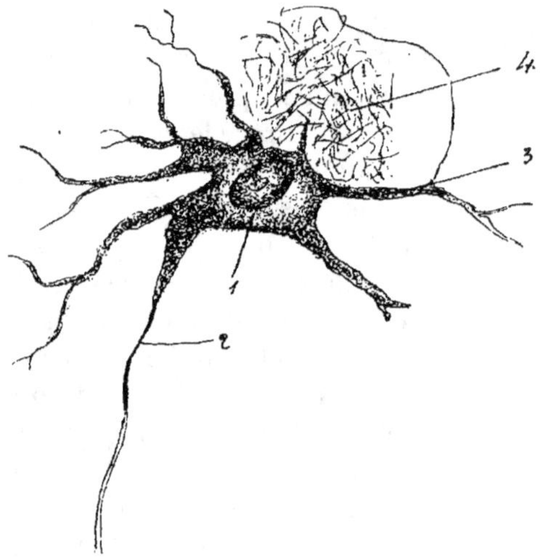

Fig. 200. — Une cellule multipolaire de la corne grise inférieure de la moelle.

1, noyau et nucléole. — 2, prolongement de Deiters se continuant par une fibre nerveuse à myéline. —
3, prolongements protoplasmiques. — 4, réseau de Gerlach où se perdent les prolongements précédents.

pour chaque cellule nerveuse et se distingue à sa forme cylindrique et à ses bords nets et réguliers; il naît ordinairement du
corps de la cellule, quelquefois de la base d'un prolongement
protoplasmique. On a longtemps cru qu'il était indivis, mais on
sait aujourd'hui qu'il peut donner sur son trajet de fines fibrilles
qu'on appelle collatérales. Ce prolongement se termine par une
arborisation fibrillaire libre, tantôt à petite distance de la cellule
originelle, sans sortir de la substance grise, tantôt au contraire
à une très grande distance, dans l'axe nerveux ou bien au dehors;
dans ce dernier cas, il se couvre de myéline et constitue une
fibre de substance blanche ou bien une fibre d'un nerf.

La constitution des cellules nerveuses ne présente rien de bien particulier. Et d'abord elles sont toujours dépourvues d'enveloppe propre, la capsule qui entoure les cellules des ganglions est d'origine étrangère. On a vu parfois deux noyaux dans une cellule nerveuse ; mais, en dehors du grand sympathique du lapin, cela est tout à fait exceptionnel. Le noyau est volumineux, sphérique ou ovoïde, nettement délimité par une membrane nucléaire, et d'aspect vésiculeux ; il renferme un réseau chromatique peu abondant, rayonnant autour d'un ou de plusieurs nucléoles. C'est le protoplasma qui semble avoir subi le plus haut degré de différenciation ; simplement granuleux autour du noyau, il devient nettement filamenteux à la périphérie, et ses fibrilles se poursuivent, en se condensant, dans les prolongements de la cellule. La partie centrale présente souvent un petit amas de granulations pigmentaires, très visibles dans certaines cellules de la substance grise, comme celles du *locus niger*, du *locus cœruleus*, surtout chez les sujets âgés. Enfin la méthode de coloration de Nissl, au bleu de méthylène, a révélé l'existence de corpuscules chromatiques spéciaux, à l'état de blocs ou de bâtonnets irréguliers, semés en plus ou moins grand nombre dans le protoplasma et formés d'une substance de réserve qui s'accumule pendant le repos de la cellule, diminue pendant son activité fonctionnelle et disparaît lorsqu'elle est lésée dans une de ses parties, ainsi que nous l'exposerons plus loin.

Théorie du neurone. — Nous avons étudié successivement les fibres et les cellules nerveuses comme si elles étaient indépendantes les unes des autres. En réalité la fibre nerveuse n'est que le prolongement cylindraxile d'une cellule nerveuse. La cellule, avec l'ensemble de ses prolongements, constitue une unité anatomique et physiologique à laquelle Waldeyer a donné le nom de *neurone*. Et le système nerveux tout entier n'est qu'une chaîne de neurones prenant contact les uns avec les autres, tout en gardant chacun leur indépendance.

Cette conception nouvelle résulte des importantes découvertes réalisées par la méthode de Golgi (imprégnation au chromate d'argent), que l'on doit soit à Golgi lui-même, soit à Ramon y Cajal, Kölliker, van Gehuchten, Azoulay, etc. Si l'on fait macérer de petits fragments de masses nerveuses dans une solution de bichromate de potasse additionnée d'un peu d'acide osmique et qu'on place ensuite ces fragments dans une solution de nitrate d'argent, il se produit un précipité de chromate d'argent qui colore en noir intense les cellules nerveuses et tous leurs prolongements ; et, chose inexpliquée mais très heureuse, il n'y a dans une préparation qu'un très petit nombre de ces éléments qui soient ainsi imprégnés, de telle sorte que l'on peut suivre d'autant mieux toutes leurs ramifications. C'est ainsi qu'on a pu constater que celles-ci sont souvent d'une richesse incomparable mais qu'elles ne s'anastomosent jamais avec celles des cellules voisines. Il y a entre les neurones des rapports de contiguïté et non de continuité. Ainsi que le dit fort bien M. MATHIAS DUVAL, « le prétendu réseau de Gerlach est une sorte de forêt vierge dont les fourrés, en apparence impénétrables, sont formés de branches et de rameaux qui, pour être étroitement enlacés, n'en sont pas moins distincts et rattachés chacun uniquement à un corps cellulaire indépendant, comme l'est le tronc de chaque arbre ou arbuste du fourré ». En conséquence les neurones s'influencent réciproquement par simple contact et il est probable même que ce contact peut s'interrompre ou se rétablir suivant les besoins.

L'hypothèse la plus séduisante, la plus en harmonie avec les faits, qui ait été émise sur le mode d'articulation des neurones est celle de LÉPINE et MATHIAS DUVAL ; ces auteurs pensent que les ramifications des cellules nerveuses, les dendrites principalement, sont douées de mouvements amiboïdes, grâce auxquels elles peuvent s'étendre ou se rétracter comme les bras d'un polype, et ainsi augmenter les contacts, les diminuer et même les interrompre. Par exemple, pendant le sommeil, les neurones psychiques de l'écorce cérébrale seraient plus ou moins rétractés, tandis qu'à l'état de veille, ils referaient leurs articulations. Certains agents qui exaltent momentanément les facultés intellectuelles, tels que le thé et le café, seraient de simples excitants de l'amiboïsme nerveux, etc., etc. On tend à croire même que, par suite d'une activité fonctionnelle intense et répétée, les cellules nerveuses sont susceptibles de s'hypertrophier, de développer davantage leurs dendrites et de multiplier ainsi leurs connexions.

Quoi qu'il en soit, les prolongements cellulaires qui transmettent l'ébranlement nerveux sont à *conduction cellulifuge* ; ceux qui le reçoivent sont à *conduction cellulipète* ; le corps du neurone est un centre d'élaboration. Dans les cellules multipolaires, les prolongements protoplasmiques sont toujours cellulipètes et le prolongement cylindraxile, cellulifuge (fig. 201); de telle sorte que les contacts entre ces cellules ne se font point par leurs prolongements similaires, mais bien entre prolongements de Deiters et prolongements protoplasmiques. Dans les cellules opposito-polaires ou unipolaires à pôle bifurqué des ganglions des nerfs sensitifs (fig. 202, D et E), il est évident que le prolongement périphérique est cellulipète et le prolongement central cellulifuge. Bien qu'ils ne se différencient pas l'un de l'autre anatomiquement, il y a lieu d'assimiler le premier à un prolongement protoplasmique et le second à un prolongement nerveux. Au surplus, chez les Vers (fig. 202, A et B), les neurones sensitifs ont leur corps cellulaire dans l'épiderme ou immédiatement au-dessous de l'épiderme, en sorte que leur prolongement réceptif ou cellulipète est court et le prolongement nerveux très long, conformément à la règle. Pareil fait s'observe d'ailleurs pour les fibres des nerfs olfactifs et des nerfs acoustiques des Vertébrés, puisque ceux-ci ont leurs cellules dans des ganglions pré-terminaux (ganglions de Corti et de Scarpa), et que ceux-là ont les leurs disséminées dans l'épaisseur même de l'épithélium de la muqueuse du fond du nez (Voy. plus loin les terminaisons nerveuses).

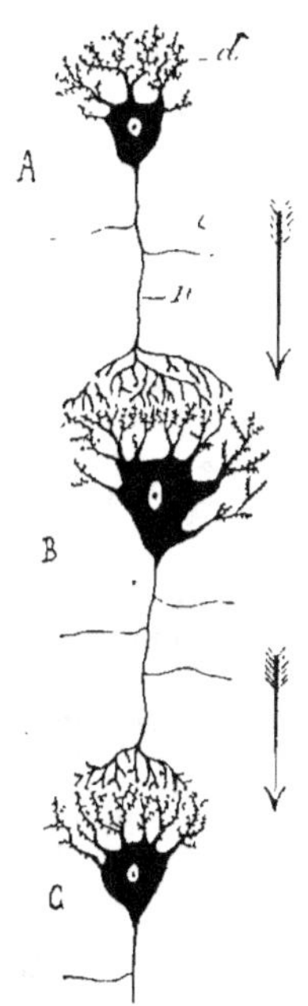

Fig. 201. — Schéma représentant le mode de jonction de trois neurones successifs, A, B et C.

d. prolongements protoplasmiques ou dendrites; *n*, prolongement nerveux ou de Deiters, émettant des collatérales, *c*. Les flèches indiquent le sens de la transmission nerveuse, et montrent que les prolongements protoplasmiques sont cellulipètes, tandis que le prolongement de Deiters est cellulifuge.

Le corps cellulaire des neurones des nerfs sensitifs est donc toujours situé en dehors de l'axe cérébro-spinal, mais plus ou moins loin de ce centre, de sorte que la longueur relative de ses deux prolongements, cellulipète et cellulifuge, est très variable; mais ils n'en sont pas moins homologues, l'un à un prolongement protoplasmique, l'autre au prolongement de Deiters des neurones centraux.

Tout neurone a pour fonction de recevoir des excitations et de réagir en conséquence. Un seul neurone pourrait suffire en principe à un acte réflexe, si son prolongement centrifuge action-

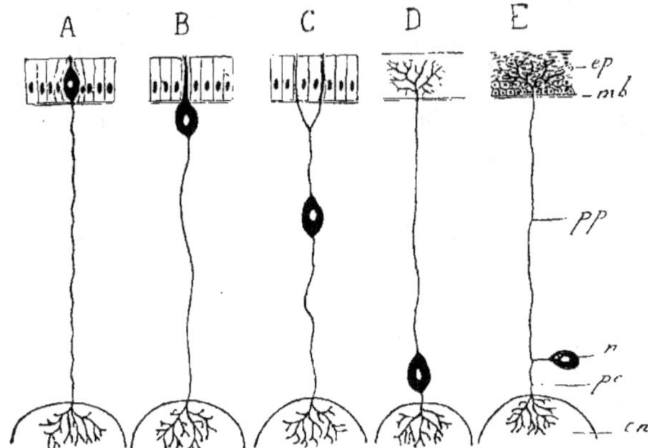

Fig. 202. — Schéma des variétés du neurone sensitif périphérique, au point de vue de la situation de son corps cellulaire (inspiré de M. Mathias Duval).

A, chez les Méduses et les Vers oligochètes (le corps cellulaire est situé dans l'épaisseur même de l'épithélium de la surface sensible). — B, chez les Vers polychètes (le corps du neurone est sous l'épithélium). — C, chez les Mollusques (le corps du neurone est éloigné de l'épithélium). — D, chez les Poissons (le corps du neurone est près du centre nerveux et bipolaire). — E, chez les Mammifères (le corps du neurone est près du centre nerveux et unipolaire). — *ep*, épithélium de la surface sensible. — *mb*, membrane basale. — *n*, corps du neurone. — *pp*, prolongement cellulipète ou protoplasmique. — *pc*, prolongement cellulifuge ou nerveux. — *cn*, centre nerveux.

naît directement un organe réactionnel ; il serait alors sensitivo-moteur ; mais, en fait, chez les Vertébrés, le réflexe le plus simple met en jeu au moins deux neurones, l'un sensitif, l'autre moteur, ainsi que l'indique la figure 203 d'un *arc diastaltique médullaire*, où nous voyons : une cellule d'un ganglion spinal et une cellule de la corne grise inférieure de la moelle. — Si l'impression sensitive, au lieu d'être inconsciente et immédiatement réfléchie

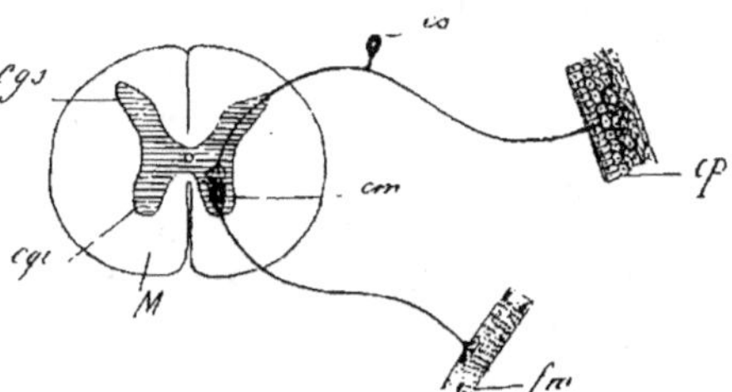

Fig. 203. — Schéma d'un arc réflexe médullaire.

ep, épithélium d'une surface sensible — *cs*, corps du neurone sensitif. — *cm*, corps du neurone moteur. — *fm*, fibre musculaire. — M, coupe de la moelle épinière. — *cgs*, corne grise supérieure. — *cgi*, corne grise inférieure.

et convertie en mouvement, doit être préalablement sentie, il faut qu'elle arrive au cerveau, et alors il y a mise en jeu de quatre neurones (fig. 204) : 1° un neurone sensitif périphérique ; 2° un neu-

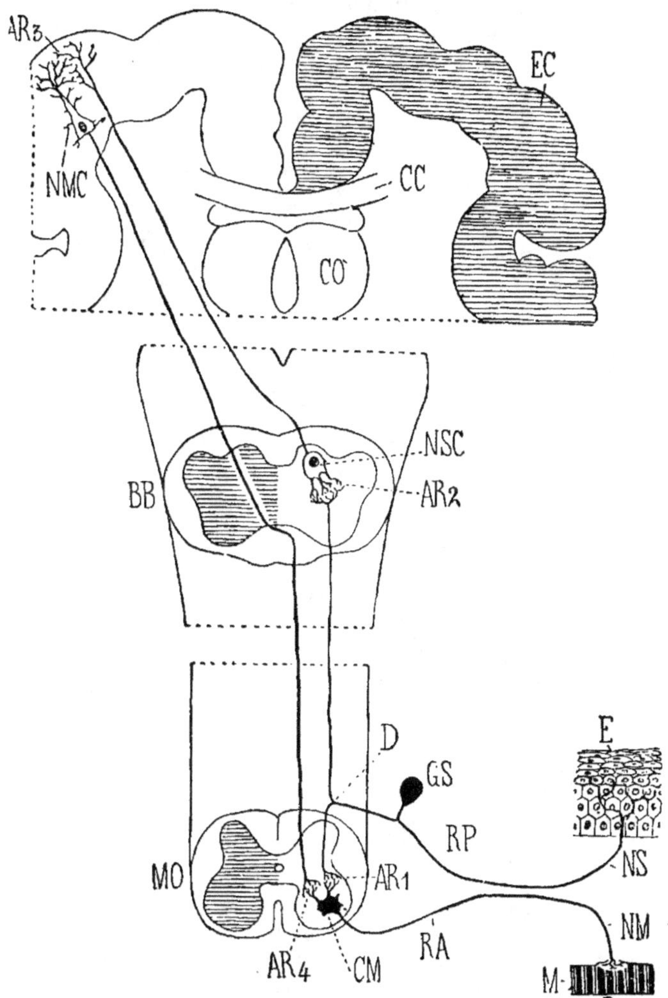

Fig. 204. — Schéma d'un arc réflexe médullaire et d'un arc cérébral (d'après M. Mathias Duval).

(Les neurones périphériques sont en noir, les neurones centraux en blanc.)

E, surface épithéliale sensible. — NS, nerf sensitif. — RP, racine supérieure de ce nerf. — GS, corps du neurone sensitif périphérique situé dans un ganglion spinal. — D, lieu où le prolongement cylindraxile de ce neurone émet la collatérale qui va s'articuler (en AR1) avec le neurone moteur CM contenu dans la corne grise inférieure de la moelle. — RA, racine inférieure d'un nerf moteur NM se terminant dans le muscle M. — NSC, neurone sensitif central. — AR2, articulations de ce neurone avec les ramifications terminales du cylindraxe du neurone sensitif périphérique. — NMC, neurone moteur central. — AR3, articulations de ce neurone avec les terminaisons cylindraxiles du neurone sensitif central. — AR4, articulations du neurone moteur central avec le neurone moteur périphérique. — MO, moelle épinière. — BB, bulbe rachidien. — EC, écorce grise des hémisphères cérébraux. — CO, couches optiques. — CC, corps calleux.

rone sensitif central, logé quelque part dans la substance grise de la moelle allongée; 3° un neurone moteur central, situé dans l'écorce grise du cerveau ; 4° un neurone moteur périphérique, dans la corne grise inférieure de la moelle. C'est-à-dire qu'un *arc*

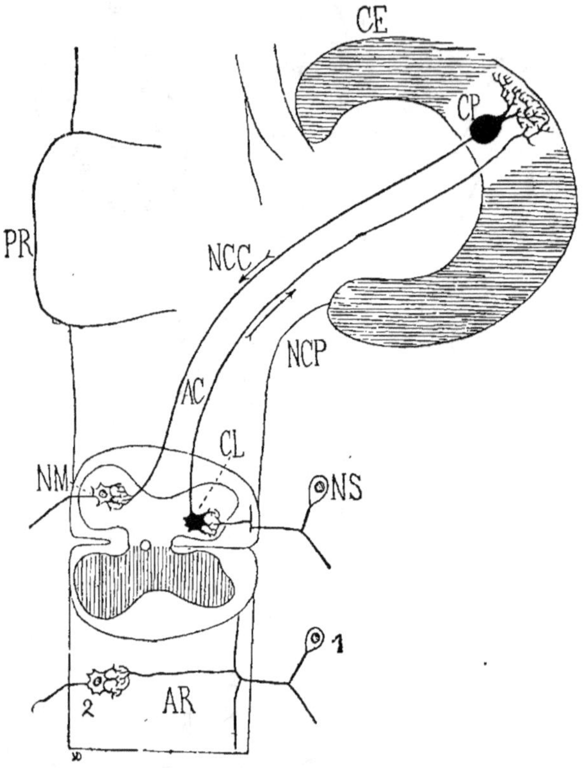

Fig. 205. — Schéma d'un arc cérébelleux greffé sur un arc réflexe médullaire (d'après M. Mathias Duval).

(Le corps des neurones cérébelleux est en noir ; celui des neurones de l'arc réflexe est en blanc.)

PR, protubérance. — CE, écorce grise du cervelet. — AR, l'arc réflexe et ses deux neurones : le sensitif périphérique (1), le moteur périphérique (2). — AC, l'arc cérébelleux, formé du neurone cérébelleux périphérique CL (cellule de la colonne de Clarke de la moelle), et du neurone cérébelleux central CP (cellule de Purkinje).

cérébral s'est greffé comme une dérivation sur l'arc médullaire. — Il se greffe, en outre, sur ce même arc réflexe, pour en régler le mouvement, un *arc cérébelleux* (fig. 205) qui comprend : un neurone cérébelleux périphérique, dont le corps cellulaire est logé dans la moelle, où il s'articule avec un neurone sensitif périphérique, — et un neurone cérébelleux central, dont le corps est situé dans l'écorce grise du cervelet, où il s'articule avec la terminaison du cylindraxe du neurone précédent, tandis que son cylindraxe à lui descend dans la moelle pour prendre contact avec un neurone moteur périphérique. — Indépendamment des six sortes de neurones que nous venons d'indiquer, il existe des *neurones d'association* (fig. 206) établissant des relations entre les divers étages de la moelle ou de l'isthme, entre les diverses régions de la substance grise des hémisphères cérébraux ou du cervelet, et enfin entre la moelle et le cerveau d'une part, et le cervelet d'autre part. Les uns sont disposés de manière à relier entre eux les divers arcs réflexes médullaires ou bulbaires; d'autres de manière à relier différents arcs nerveux cérébraux, soit dans le même hémisphère, soit d'un hémisphère à l'autre; d'autres enfin se comportent de même à l'égard des arcs cérébelleux, etc.

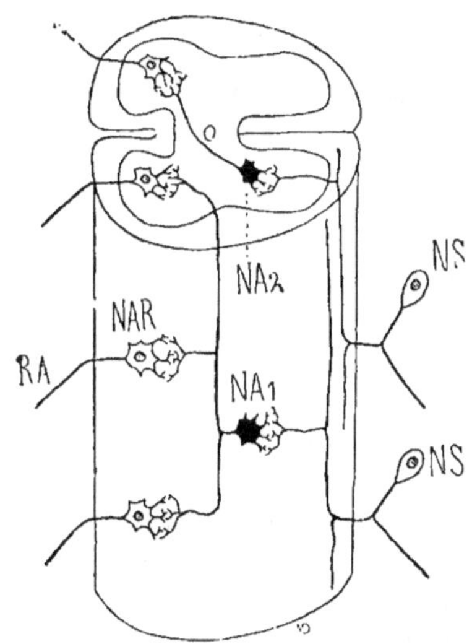

Fig. 206. — Deux neurones d'association médullaires (d'après M. Mathias Duval).

(Leur corps cellulaire est figuré en noir pour bien le distinguer du corps cellulaire des autres neurones.)

NA1, neurone d'association homolatéral ou tautomère. — NA2, neurone d'association hétérolatéral ou hétéromère. — NAR, neurones radiculaires ou neurones moteurs périphériques, dont naissent les racines antérieures des nerfs (RA). — NS, cellules des ganglions spinaux ou neurones sensitifs périphériques.

Si l'on ajoute les *neurones sympathiques* qui s'échelonnent depuis les ganglions de la chaîne sympathique jusqu'aux ganglions préterminaux, on voit que le système nerveux tout entier n'est qu'un complexus de neurones que la science actuelle est bien loin de pouvoir démêler.

Qu'il nous suffise ici de récapituler tous ces systèmes de neurones; nous en reparlerons en Histologie spéciale, à propos des centres nerveux.

Arcs réflexes.	Neurones sensitifs périphériques (ganglions craniens et rachidiens). Neurones moteurs périphériques (cornes motrices de la moelle ou parties similaires de l'isthme encéphalique).
Arcs cérébraux.	Neurones sensitifs centraux (noyaux de Goll et de Burdach du bulbe). Neurones moteurs centraux (régions psycho-motrices de l'écorce cérébrale).
Arcs cérébelleux.	Neurones cérébelleux périphériques (colonne de Clarke de la moelle épinière). Neurones cérébelleux centraux (écorce du cervelet).
Neurones. d'association.	Médullaires. Bulbaires. Bulbo-médullaires. Ponti-cérébelleux. Cérébraux. { Interhémisphériques. / Intrahémisphériques. Cérébelleux. { Interhémisphériques. / Intrahémisphériques.

Neurones sympathiques, etc.

Parties accessoires du tissu nerveux. — Ce sont le tissu conjonctif, la névroglie et les vaisseaux.

a) Le *tissu conjonctif* est le seul tissu de soutien des nerfs. Une coupe transversale de ceux-ci montre très bien sa disposition (fig. 207 et 208) : on voit : 1° du tissu conjonctif intrafasciculaire, lâche et délicat, dépourvu de fibres élastiques ; 2° du tissu conjonctif lamelleux, formant une gaine autour de chaque faisceau nerveux ; 3° enfin du tissu conjonctif lâche interfasciculaire, comblant les intervalles des faisceaux et formant l'enveloppe générale du nerf ; on y rencontre des fibres élastiques et souvent aussi des cellules adipeuses.

Sur les dernières ramifications des nerfs, ne comprenant plus que quelques fibres, voire une seule fibre, toute cette charpente conjonctive se trouve réduite à une fine enveloppe transparente, présentant, de distance en distance, des noyaux aplatis, et à la face interne de laquelle le nitrate d'argent révèle une couche endothéliale : c'est la *gaine de Henle*, simplification extrême de la gaine lamelleuse (fig. 209 et 210).

Dans l'axe cérébro-spinal il n'y a d'autre tissu conjonctif que celui qui vient de la pie-mère, sous forme de tractus accompagnant les vaisseaux ou de septa fasciculant la substance blanche. La névroglie forme ici le squelette.

b) La *névroglie*, ou *neuroglie*, ainsi nommée par Virchow, n'est pas, comme on est tenté de le croire, une simple glu nerveuse, une sorte de ciment amorphe répandu dans les intervalles des éléments nerveux; c'est un tissu spécial, composé de cellules et de fibres (fig. 211 et 212). — Les fibres se divisent et s'entre-croisent de manière à former un réticulum plus ou moins serré à travers lequel les prolongements des cellules nerveuses ne sont pas toujours faciles à distinguer; elles sont claires, réfringentes, résistantes aux acides et aux bases, comme de fines fibres élastiques; mais elles ne s'anastomosent pas; d'autre part, une étude attentive

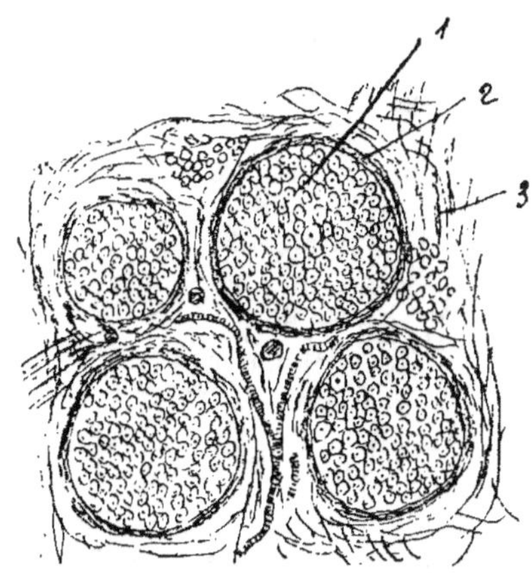

Fig. 207. — Coupe transversale dans un nerf du système cérébro-spinal.

1, faisceau nerveux montrant la section des fibres nerveuses. — 2, gaine lamelleuse. — 3, tissu conjonctif interfasciculaire avec des vaisseaux sanguins et des cellules graisseuses.

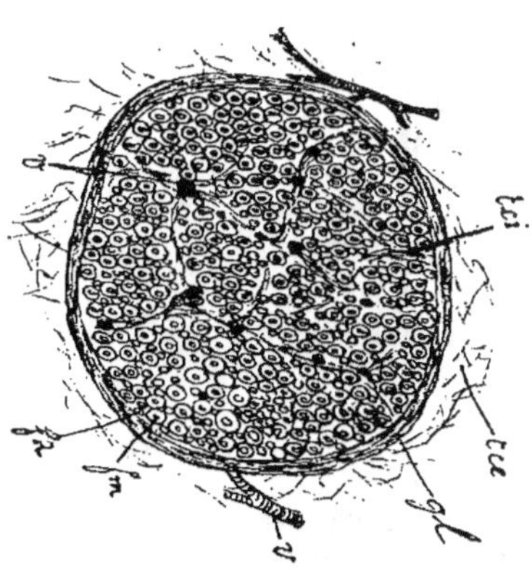

Fig. 208. — Coupe transversale d'un faisceau du nerf grand sciatique.

fm, fibres à myéline. — fR, fibres de Remak. — tci, tissu conjonctif intrafasciculaire. — v, vaisseaux sanguins. — gl, gaine lamelleuse. — tce, tissu conjonctif interfasciculaire.

montre qu'elles rayonnent des cellules névrogliques et n'en sont que des prolongements. — Quant à ces dernières, on les trouve dans la substance blanche et dans la substance grise; elles s'imprègnent au chromate d'argent comme les cellules nerveuses; on ne les en distingue que par leur volume très petit, qui leur a valu le nom de grains de névroglie, et par l'uniformité de leurs multiples prolongements dont aucun ne se différencie en cylindraxe; elles se teignent faiblement sous l'influence des matières colorantes et présentent une translucidité comparable à celle des cellules kératinisées de l'épiderme; en outre, elles sont souvent hérissées de crêtes d'empreintes, ce qui leur donne, avec les

longues fibres qui s'en échappent, un aspect assez caractéristique
qui leur a valu le nom de *cellules en araignée.*

La nature de la névroglie a donné lieu à de longues discussions : Ch. Robin n'y voyait qu'une substance amorphe ; Gerlach
en faisait un réseau de fibres élastiques ; Ranvier et beaucoup
d'autres auteurs la décrivirent comme une variété de tissu con-

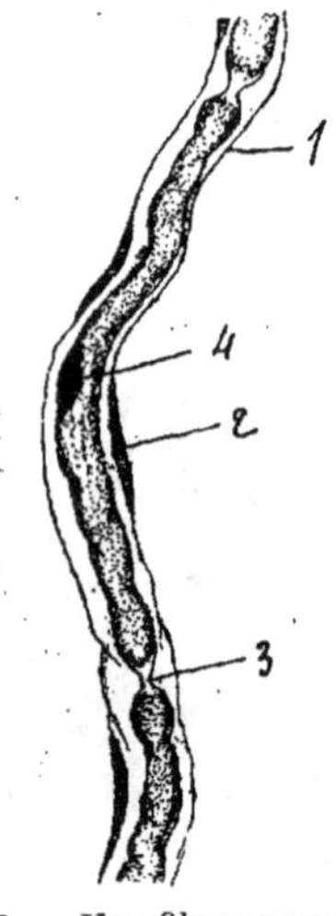

Fig. 209. — Une fibre nerveuse isolée,
recouverte de la gaine de Henle.

1, gaine de Henle. — 2, noyaux de cette
gaine. — 3, étranglement de Ranvier. — 4,
noyau sous-schwannien d'un segment interannulaire.

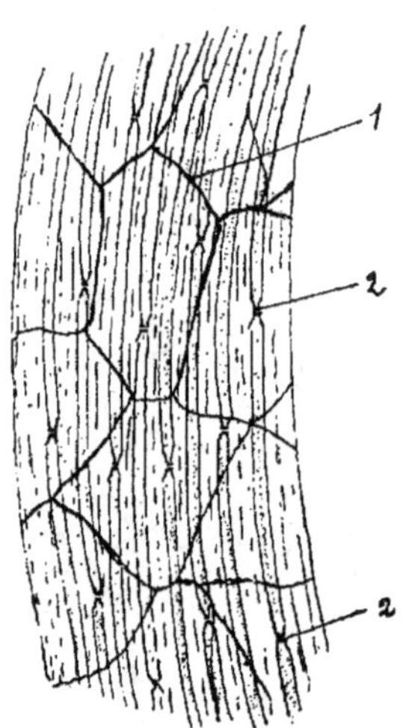

Fig. 210. — Un nerf perforant thoracique de
la souris, traité par le nitrate d'argent. (Il
est formé d'un seul faisceau de fibres.)

1, endothélium de la gaine de Henle. — 2, étranglement annulaire des fibres nerveuses vues par transparence à travers la gaine précitée.

jonctif réticulé. Ce sont les embryologistes modernes qui ont
découvert sa véritable nature. En effet, il est acquis aujourd'hui
que les éléments névrogliques ne sont pas d'origine étrangère,
mais proviennent, comme les éléments nerveux eux-mêmes, du
neuro-épithélium primitif et conséquemment de l'ectoderme.

Les cellules dudit neuro-épithélium évoluent selon trois types
différents : celles qui confinent au canal central restent à l'état épithélial et forment l'épithélium de l'épendyme ; les autres deviennent
ou bien des cellules nerveuses ou bien des cellules de névroglie.
Entre la cellule de névroglie et la cellule de l'épendyme, la
distinction est assez arbitraire, vu que celle-ci se prolonge par un
filament ramifié qui participe à la formation du réseau névroglique

sous-jacent. Pendant une certaine période embryonnaire, chez les mammifères et les oiseaux, ainsi que, à l'état permanent, chez les vertébrés inférieurs, ces filaments rayonnant des cellules épendymaires s'étendent dans toute l'épaisseur du névraxe, jusqu'à la pie-mère, et il n'y a pas d'autres éléments de soutien. Ce n'est que secondairement que l'on voit se former des cellules en araignée ou cellules névrogliques proprement dites, lesquelles s'enfoncent dans l'épaisseur du névraxe et perfectionnent son squelette tout en le remaniant (fig. 213).

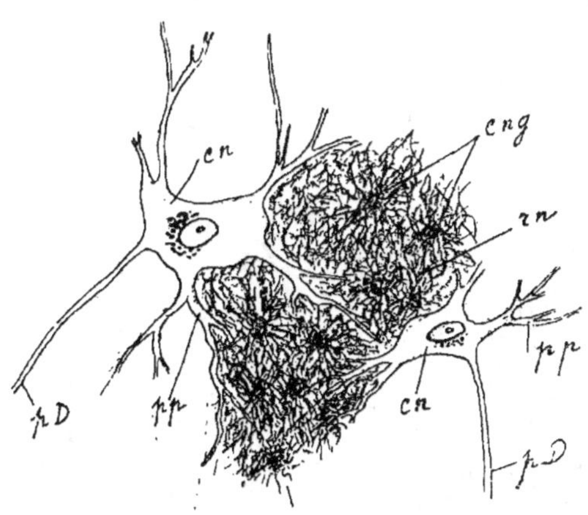

Fig. 211. — Deux cellules de la corne grise inférieure de la moelle avec de la névroglie intermédiaire.

cn, cellules nerveuses multipolaires. — *pD*, prolongements de Deiters. — *pp*, prolongements protoplasmiques. — *Cng*, cellules de la névroglie. — *rn*, réseau de la névroglie formé par les nombreux prolongements des cellules.

La transition des cellules névrogliques aux cellules nerveuses n'est guère moins insensible dans certaines tumeurs qu'on appelle *gliomes*, où l'on voit des cellules d'origine neuroglique se transformer en cellules nerveuses manifestes.

En résumé, les cellules de l'épendyme ne sont qu'une variété de cellules névrogliques et les unes et les autres sont proches parentes des cellules nerveuses. Il y a un abîme entre le tissu conjonctif et la névroglie. Il faut

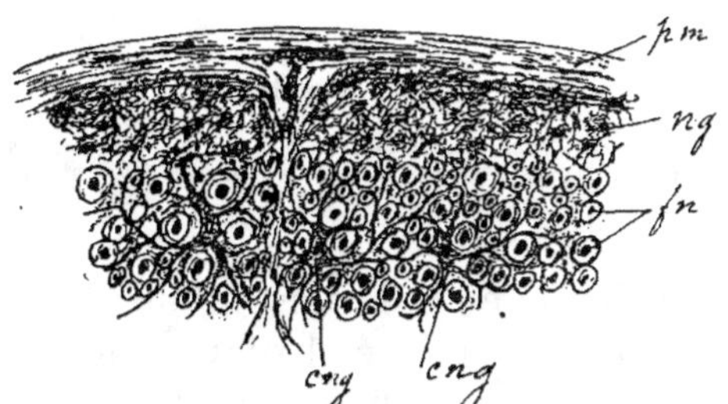

Fig. 212. — Coupe transversale de la substance blanche de la moelle.
(Couche superficielle.)

pm, pie-mère. — *ng*, névroglie superficielle. — *fn*, coupe des fibres de la substance blanche. — *cng*, cellules en araignée émettant de longues fibres névrogliques.

ajouter que celle-ci ne se distingue pas moins de celui-là par ses propriétés histo-chimiques, vu qu'elle n'est pas collagène et

qu'elle ne se gonfle ni ne se dissout sous l'influence des acides
ou des bases.

   c) Des *vaisseaux sanguins et lymphatiques* complètent la structure
du tissu nerveux. La pénétration des lymphatiques est beaucoup
moins intime que celle des vaisseaux sanguins. Dans les nerfs, ils
ne dépassent pas le tissu conjonctif interfasciculaire; l'intérieur

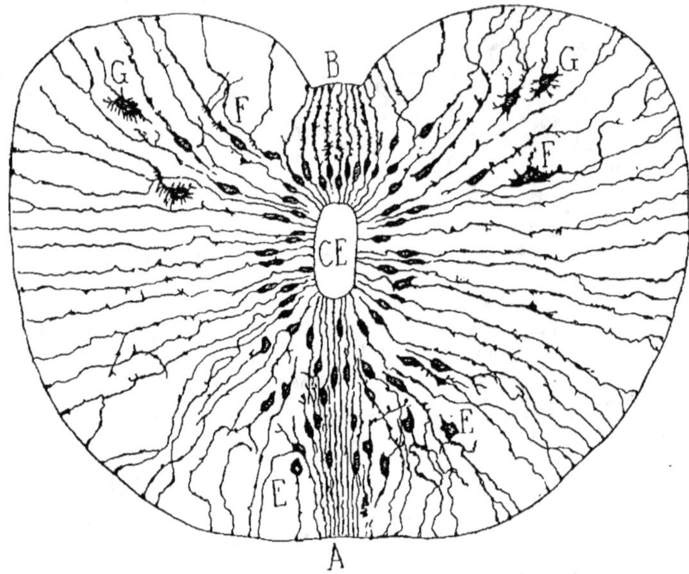

Fig. 213. — Cellules épendymaires et cellules névrogliques de la moelle d'un embryon
de poulet de neuf jours (d'après M. Mathias Duval).

CE, canal épendymaire. — A, cellules épithélio-névrogliques du sillon médian postérieur. — B, mêmes
cellules du sillon antérieur. — E, F, G, cellules épendymaires émigrées en différents points de la moelle
où elles formeront des cellules névrogliques types.

des faisceaux et leur gaine lamelleuse en sont dépourvus. Dans
le névraxe, on ne connaît pas d'autres voies lymphatiques que les
gaines périvasculaires décrites par CH. ROBIN et HIS, entourant
les artérioles et les veinules; encore n'a-t-on jamais pu suivre ces
gaines jusqu'à de véritables vaisseaux ou ganglions lymphatiques,
et tend-on à admettre aujourd'hui qu'elles s'ouvrent dans les
espaces sous-arachnoïdiens. Dans cette dernière hypothèse, le
liquide céphalo-rachidien qui les remplirait serait destiné à prévenir la compression de la substance nerveuse, à laquelle exposent l'afflux du sang et la dilatation des vaisseaux; ·M. JOLYET

affirme en effet que ces gaines se vident par reflux de leur contenu au moment où les vaisseaux se remplissent.

Les réseaux sanguins sont extrêmement riches dans tous les organes nerveux, particulièrement dans les parties renfermant des cellules, comme la substance grise et les ganglions ; ils pénètrent jusqu'au contact des éléments nerveux. En général, ces vaisseaux n'entrent dans le névraxe ou n'en sortent que sous un petit calibre, afin d'éviter les compressions du tissu nerveux : les lacis de la pie-mère divisent le sang à l'extrème, le pulvérisent pour ainsi dire ; les sinus veineux de la dure-mère assurent la circulation de retour et évitent les conséquences qu'aurait eues la stase dans des veines du type ordinaire.

Le neuro-épithélium de l'embryon est d'abord exsangue, comme l'ectoderme dont il provient ; il se laisse ensuite pénétrer de dehors en dedans par les vaisseaux sanguins. Toutefois il n'est pas sans intérêt de savoir qu'il reste exsangue toute la vie chez les Cyclostomes, du moins dans la partie qui correspond à la moelle épinière. Pareillement, les nerfs les plus fins, réduits à un ou quelques tubes entourés d'une gaine de Henle, ne possèdent pas de vaisseaux.

Terminaisons périphériques des nerfs.

Les nerfs étant chargés, en définitive, de recueillir les impressions périphériques et de les porter vers les centres, ou bien, au contraire, de transmettre à la périphérie les excitations parties des centres, il est très important de connaître exactement leurs connexions terminales, soit avec les organes sensibles, soit avec les organes réactionnels. Nous allons donc étudier successivement les terminaisons des nerfs centrifuges et celles des nerfs centripètes.

A. Terminaison des nerfs centrifuges.

Nous envisagerons : les nerfs moteurs des muscles striés, ceux des muscles lisses, ceux des chromoblastes, et, enfin, les nerfs excito-sécrétoires ou moteurs glandulaires. Sans doute existe-t-il aussi des nerfs centrifuges trophiques, mais jusqu'à ce jour ils ont échappé à l'investigation anatomique ou du moins il a été impossible de les distinguer des nerfs sensitifs.

1° **Terminaison des nerfs moteurs dans les muscles striés.** — Après s'être ramifiés par simple dissociation jusqu'à isolement de leurs fibres constituantes, les nerfs continuent à se ramifier par division de celles-ci, qui peuvent se bifurquer ou même se trifurquer plusieurs fois au niveau de leurs étranglements annulaires ; ainsi on arrive à la terminaison. On a décrit, pour les nerfs moteurs des muscles striés, trois variétés principales de terminaison : l'éminence de Doyère, le buisson de Kühne et la plaque motrice de Rouget.

a) L'*éminence de Doyère* a été découverte, en 1840, chez les tardigrades ; on la trouve spécialement chez les animaux articulés. C'est une sorte de cône appliqué par sa base sur la fibre musculaire et recevant à son sommet la terminaison d'une fibre nerveuse. Elle est située sous le sarcolemme et formée d'une matière granuleuse, parsemée de noyaux, où la fibre nerveuse afférente vient se terminer par une arborisation cylindraxile après s'être dépouillée de son enveloppe, qui s'unit au sarcolemme.

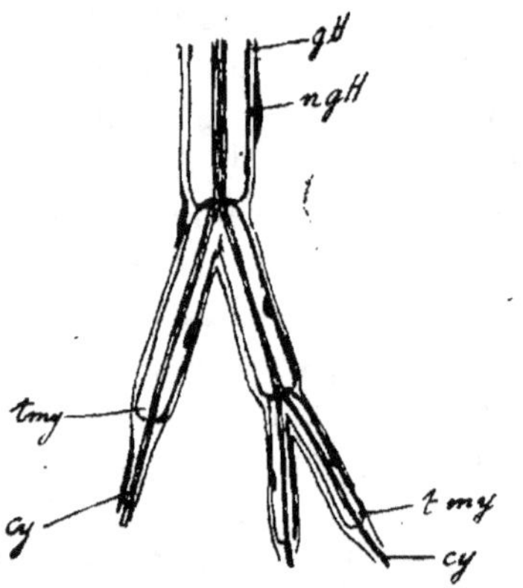

Fig. 214.— Division dichotomique d'une fibre nerveuse vers son extrémité.

gH, gaine de Henle. — *ngH*, noyau de la gaine de Henle. — *tmy*, fin de l'enveloppe myélinique. — *cy* cylindraxe terminal, seulement recouvert de la gaine de Henle.

b) La *plaque de Rouget,* telle qu'on l'observe dans les vertébrés supérieurs (fig. 215 et 216), ne diffère pas beaucoup de l'éminence de Doyère : elle est sous-sarcolemmique, constituée par une substance finement granuleuse, parsemée de noyaux ; la fibre nerveuse afférente se dépouille de myéline en l'abordant, confond sa gaine de Henle avec le sarcolemme et se termine dans la plaque par une riche arborisation (fig. 217). Les noyaux sont de trois sortes ; il y a : les noyaux de la membrane extérieure prolongeant la gaine de Henle, les noyaux propres de l'arborisation nerveuse, enfin les noyaux de la plaque ou semelle granuleuse, laquelle n'est sans doute qu'un amoncellement de sarcoplasma. En somme, la plaque motrice de Rouget. diffère de l'éminence de Doyère par la moindre abondance de sa substance granuleuse et par les ramifications plus complexes de son arborisation nerveuse terminale.

c) Quant au *buisson de Kühne*, on l'a surtout étudié chez la grenouille : c'est un lacis de ramifications nerveuses situées soit en dehors des fibres mus-

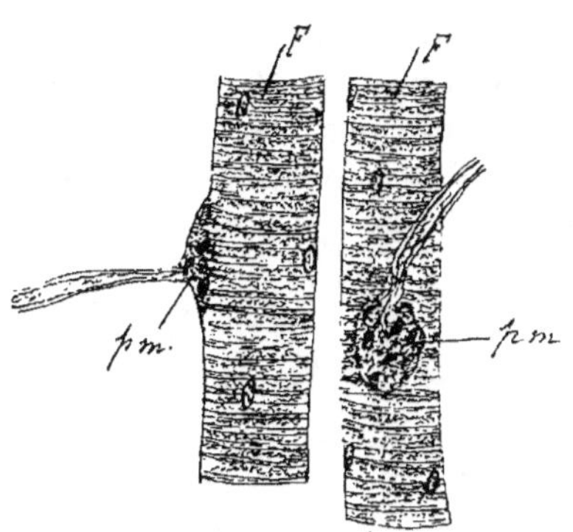

Fig. 215. — Deux fibres musculaires striées, F, F, avec leur plaque motrice terminale, *pm*.

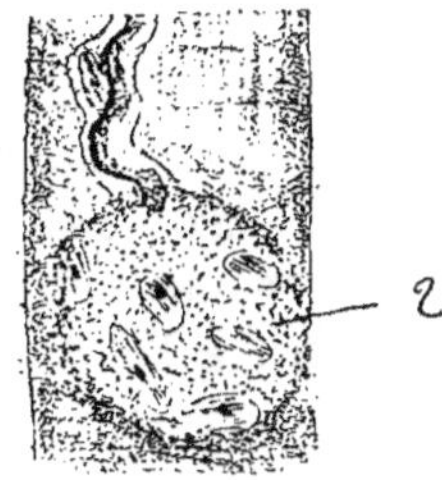

Fig. 216. — Un segment de fibre striée avec une plaque motrice terminale (2) (fort grossissement).

On voit très bien la substance granuleuse de la plaque et les noyaux périphériques dépendant de la gaine de Henle.

culaires, soit en dessous de leur sarcolemme. Les ramifications épilemmales sont formées de fibres à myéline entourées d'une gaine de Schwann et d'une gaine de Henle; en abordant les fibres musculaires, elles perdent leur myéline, et leur gaine de Henle se continue avec le sarcolemme; en sorte que les ramifications endolemmales sont réduites à de fines tiges terminales simplement accompagnées par le protoplasma et les noyaux de la gaine de Schwann; ces tiges terminales sont rectilignes ou à peine sinueuses et parallèles à l'axe de la fibre; elles équivalent à l'arborisation nerveuse d'une plaque motrice; mais c'est une arborisation sans semelle granuleuse et qui n'est décelée à l'extérieur par aucune éminence de la fibre.

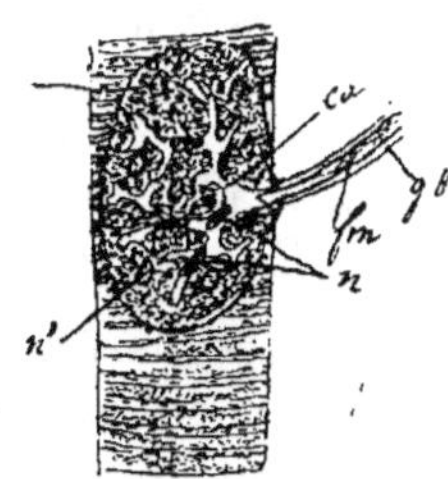

Fig. 217. — Schéma de la structure d'une plaque motrice.

fm, fibre à myéline. — *gh*, gaine de Henle. — *Ca*. arborisation cylindraxile terminale. — *n*. noyaux propres à cette arborisation. — *n'*, noyaux de la semelle granuleuse. — *sg*, semelle granuleuse. (Les noyaux de l'enveloppe ne sont pas figurés.)

On suppose que toutes les fibres musculaires présentent au moins une terminaison nerveuse motrice, quelle qu'en soit la variété. Dans l'œsophage, on en a même rencontré plusieurs sur une même fibre, dont une était principale.

On ne possède que des notions assez incertaines sur la terminaison des nerfs moteurs du cœur. Ces nerfs, formés en grande majorité de fibres amyéliniques, présentent sur leur trajet les ganglions de Bidder, de Remak, de Ludwig, et constituent plus loin des plexus dont les ramifications ultimes s'appliquent par petits bouquets sur les fibres du myocarde et peut-être même les pénètrent. Quoi qu'il en soit, il n'y a pas ici de plaques motrices véritables.

2° TERMINAISON DES NERFS MOTEURS DANS LES MUSCLES LISSES. — Ces nerfs se terminent, à l'état de filaments cylindraxiles extrêmement ténus, par de

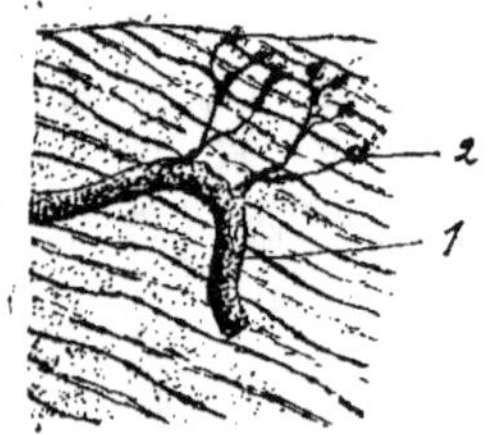

Fig. 218. — Terminaisons nerveuses dans le muscle du pied de l'escargot.

1, fibre nerveuse. — 2, terminaisons en bouton des fibrilles cylindraxiles au contact des fibres lisses.

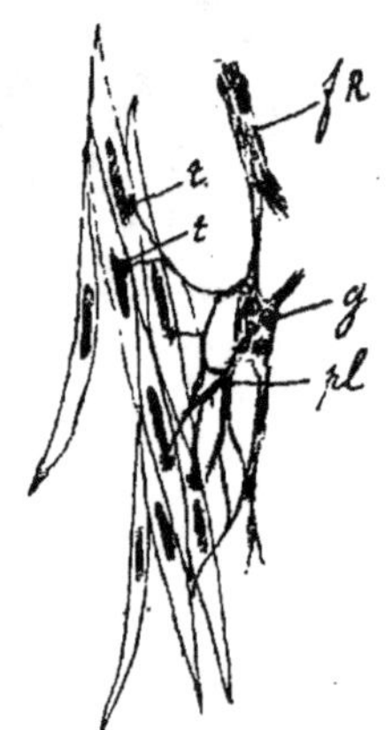

Fig. 219. — Schéma de la terminaison des nerfs dans les fibres lisses.

fR, fibre de Remak. — *pl*, plexus préterminal. — *g*, un ganglion de ce plexus. — *t,t*, petite arborisation terminale simulant un bouton.

petits boutons qui se juxtaposent chacun à une fibre lisse au niveau de son noyau. Ces petits boutons, appelés encore taches motrices, peuvent être formés d'un seul renflement terminal ou d'un petit groupe de renflements agglomérés ; on les voit très bien dans le muscle du pied de l'escargot (fig. 218), ainsi que dans la paroi de l'estomac de la sangsue. Avant de se terminer ainsi, les fibres nerveuses s'étaient ramifiées et anastomosées en plusieurs plexus successifs, semés de ganglions microscopiques (fig. 219), comme le plexus myentérique ou d'Aüerbach que l'on trouve dans la tunique charnue de l'intestin.

3° TERMINAISON DES NERFS EXCITO-SÉCRÉTOIRES. — Il y a déjà longtemps que les physiologistes ont démontré l'existence de nerfs excito-sécrétoires ; la corde du tympan est un type de cette sorte de nerfs, relativement à la glande sous-maxillaire. Dès 1866, PFLUGER avait décrit dans les glandes salivaires des fibres nerveuses venant se terminer au contact même des cellules sécrétantes après avoir traversé la vitrée des culs-de-sac ; mais ce fait n'ayant pu être contrôlé avait été contesté par d'autres histologistes ; il a fallu la méthode de GOLGI au chromate d'argent ou celle d'EHRLICH au bleu de méthylène pour l'établir d'une façon définitive. On voit en effet des ramifications cylindraxiles excessivement ténues s'insinuer entre les cellules glandulaires, les enlacer et se terminer à leur contact par de petits renflements en grappe ou en chapelet (fig. 220).

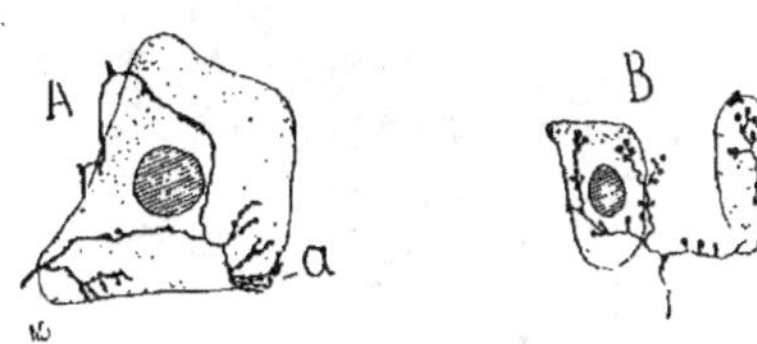

Fig. 220. — Terminaisons nerveuses au contact des cellules glandulaires (d'après C. Arnstein). Empruntée à M. Mathias Duval.

A. cellule de la parotide du lapin, avec ramifications cylindraxiles à son contact.
B, cellules de la glande mammaire d'une chatte en gestation, avec filaments nerveux formant une série de boutons à leur contact.

4° TERMINAISON DES NERFS MOTEURS DES CHROMOBLASTES. — On sait que les chromoblastes des vertébrés inférieurs (sauriens, batraciens, etc.) sont doués de mouvements amiboïdes très actifs, régis par le système nerveux, et que les variations de couleur de ces animaux (ex. : caméléon) résultent de la mise en jeu de cette propriété (Voy. p. 119). On a donc cherché des terminaisons nerveuses au contact de ces éléments, et, grâce aux méthodes nouvelles de technique, EBERTH et BUNGE viennent enfin de les démontrer. Elles consistent en de fines ramifications cylindraxiles dont les extrémités plus ou moins renflées sont appliquées sur les chromoblastes.

En somme, quels que soient les nerfs centrifuges envisagés, on peut dire qu'ils se terminent par des extrémités libres au contact des éléments qu'ils doivent influencer, mais sans continuité de substance avec eux.

B. Terminaisons des nerfs centripètes ou sensitifs.

Nous envisagerons tour à tour les terminaisons intra-épithéliales et les terminaisons corpusculaires des nerfs sensitifs ordinaires, puis les terminaisons des nerfs du goût, de l'odorat, de l'ouïe et de la vision.

1° TERMINAISONS INTRA-ÉPITHÉLIALES DE SENSIBILITÉ GÉNÉRALE. — On a cru longtemps que les épithéliums tégumentaires ne recevaient ni nerfs, ni vaisseaux; la membrane basale aurait imposé une limite aux uns et aux autres. C'était une erreur. Les travaux de COHNHEIM, HOYER, LANGHERANS, MERKEL, RANVIER, etc. ont établi qu'il est peu de tissus aussi riches que les épithéliums en ramifications nerveuses; mais ces ramifications sont à l'état cylindraxile, c'est-à-dire dépouillées de toute annexe conjonctive ou segmentaire.

C'est, bien entendu, sur les régions les plus sensibles que l'on trouve le plus de ces terminaisons nerveuses; par exemple dans l'épithélium antérieur de la cornée, dans l'épiderme de la pulpe des doigts de l'homme, du groin du porc et de la taupe, etc.

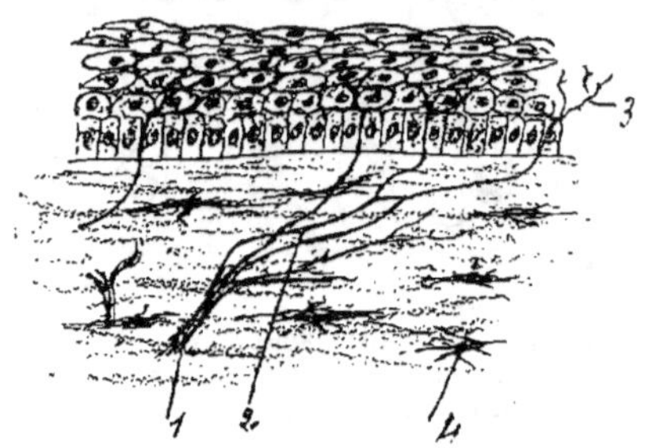

Fig. 221. — Schéma des terminaisons nerveuses de la cornée.

1, fibre nerveuse amyélinique se divisant en fibrilles (2), qui vont elles-mêmes se ramifier (3) entre les cellules de l'épithélium antérieur. — 4, cellules fixes de la cornée.

En abordant la cornée, les nerfs perdent leur myéline et forment un riche plexus dans sa couche moyenne, plexus d'où partent une multitude de fibrilles qui plongent dans l'épithélium et s'insinuent entre les cellules jusqu'à une très petite distance de la superficie

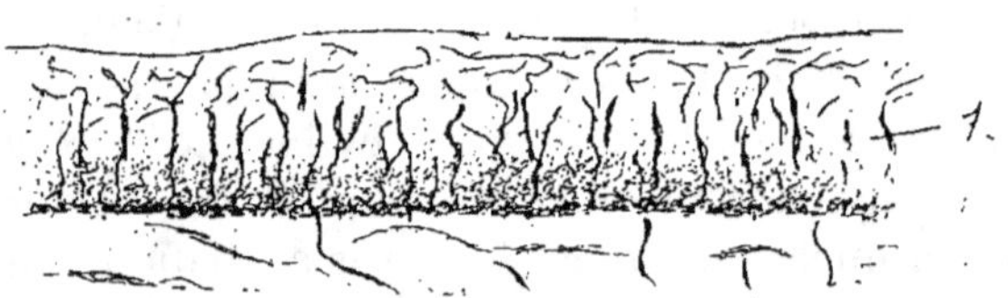

Fig. 222. — Terminaisons nerveuses dans l'épithélium antérieur de la cornée, décelées par le chlorure d'or.

(fig. 221 et 222). M. RANVIER a vu, chez le lapin, ces fibrilles se régénérer avec l'épithélium après destruction de celui-ci par raclage; elles bourgeonnent alors du plexus sous-jacent.

Dans l'épiderme cutané, on trouve de semblables terminaisons nerveuses, qui sont particulièrement abondantes dans les régions tactiles; mais elles ne dépassent jamais le *stratum granulosum*; la couche cornée n'en renferme pas (fig. 223). Leurs extrémités libres sont ordinairement renflées en petits boutons, quelquefois épanouies en ménisques ou en feuilles de lierre; par exemple,

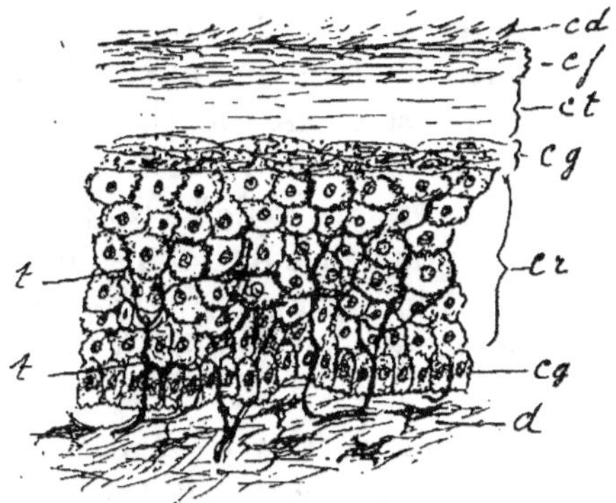

Fig. 223. — Coupe schématique de l'épiderme cutané de la pulpe des doigts de l'homme montrant les terminaisons nerveuses intra-épidermiques.

d, derme. — *Cg*, couche génératrice de l'épiderme. — *Cr*, couche réticulaire. — *Cg*, couche granuleuse. — *Ct*, couche transparente. — *Cf*, couche feuilletée. — *Cd*, couche desquamante.

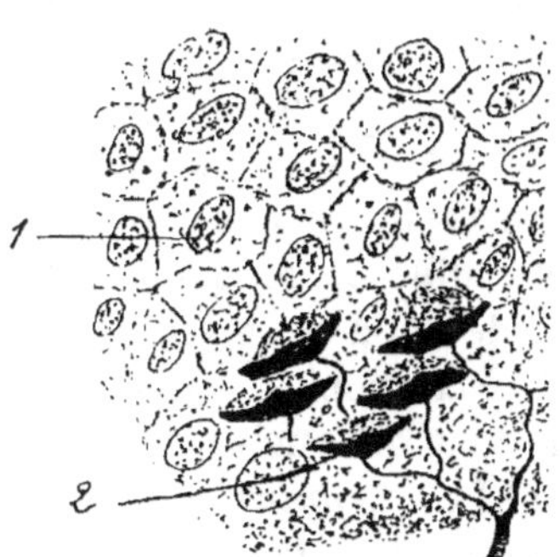

Fig. 224. — Terminaisons nerveuses dans le corps muqueux de l'épiderme du groin du porc.

1, cellules du corps muqueux. — 2, ménisques tactiles, à chacun desquels se superpose une cellule épidermique différenciée.

dans l'épiderme du groin du porc (fig. 224) ou de la taupe, ainsi que dans celui de la pulpe des doigts de l'homme, on voit des *ménisques tactiles* accouplés chacun à une cellule épidermique différenciée et constituant ainsi des espèces de corpuscules terminaux. MERKEL avait pris cette dernière pour une cellule nerveuse qui aurait été en continuité avec la fibrille terminale; il n'en est rien : c'est une simple cellule épidermique adaptée au disque tactile pour favoriser ses impressions.

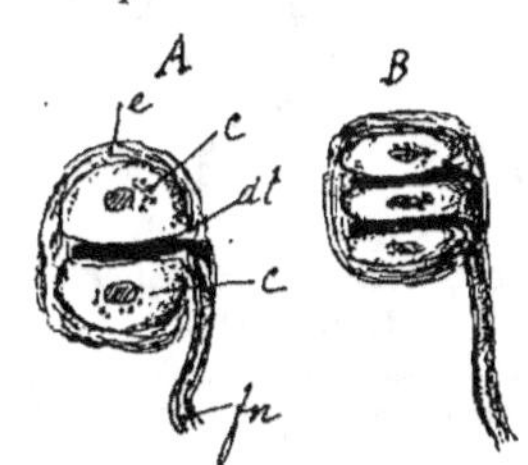

Fig. 225. — Corpuscules de Grandry.

A, simple : *fn*, fibre à myéline, *dt*, disque tactile terminal; *c, c*, cellules chondrigènes; *e*, enveloppe conjonctive.
B, composé. (Il y a trois cellules chondrigènes et deux disques tactiles.)

2° TERMINAISONS CORPUSCULAIRES DE SENSIBILITÉ GÉNÉRALE. — Nous mentionnerons : les corpuscules de Grandry, les corpuscules de Meissner, les corpuscules de Krause, les corpuscules de Pacini, les massues terminales, enfin les corpuscules de Golgi.

a) Les *corpuscules de Grandry* ont été découverts par GRANDRY (fig. 225) dans la matrice du bec du canard. Ils se composent d'une

coque conjonctive sphéroïdale, où pénètre une fibre nerveuse en se
réduisant au cylindraxe, et de deux grosses cellules claires, chondrigènes, entre lesquelles ce cylindraxe vient se terminer par un renflement discoïde qu'on appelle *disque tactile.* Il est des corpuscules
qui renferment trois, quatre ou un plus grand nombre de cellules ;
alors le cylindraxe de la fibre afférente se divise de manière à
donner autant de disques tactiles qu'il y a d'espaces intercellulaires.

Les cellules de ces corpuscules sont de simples cellules conjonctives différenciées, qu'il faut rapprocher de celles du nodule sésamoïde de la grenouille ; leur rôle est de renforcer mécaniquement
les excitations des disques tactiles en les pinçant comme entre le
marteau et l'enclume.

b) Les *corpuscules de Meissner* ou *corpuscules du tact* sont connus
depuis 1852 ; ils sont communs chez l'homme et les singes dans
les papilles du derme cutané (fig. 226) et dans le chorion de diverses

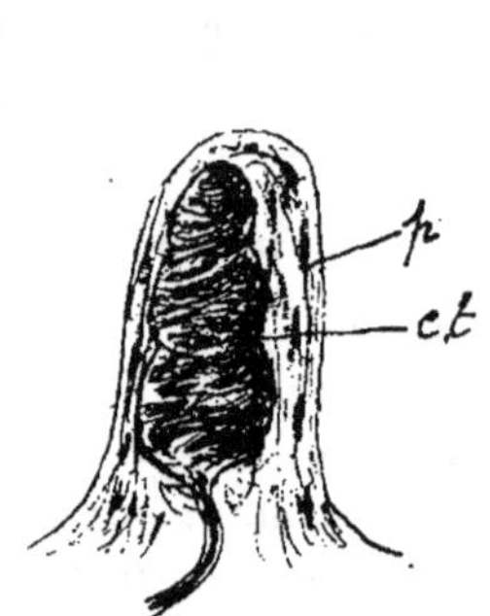

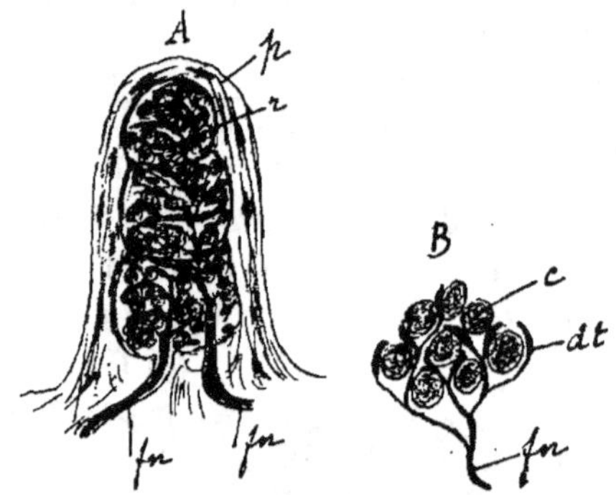

Fig. 226. — Une papille dermique
(*p*) de la pulpe des doigts de
l'homme, contenant un corpuscule du tact (*ct*).

Fig. 227. — A, un corpuscule de Meissner dans
une papille dermique (*p*).

fn, fibres nerveuses afférentes (avec une gaine de Henle)
s'épuisant dans le corpuscule en bouquets cylindraxiles.

B, mode de terminaison des cylindraxes
dans un corpuscule du tact.

fn, fibre nerveuse réduite au cylindraxe se divisant
en un bouquet de branches. — *dt*, renflements terminaux
en forme de disques tactiles s'intercalant entre les cellules *c*.

muqueuses ; ils affectent la forme d'un cône de pin, plus ou moins
lobé et strié en travers ; leurs dimensions sont en moyenne de 100 μ
de longueur sur 70 μ de largeur. Une ou plusieurs fibres nerveuses
à myéline les abordent à leur base et s'enroulent autour d'eux
avant de les pénétrer. Quant à leur structure, elle n'est pas facile

à déceler; aussi a-t-elle été très discutée; les recherches de M. RANVIER permettent de les assimiler à des corpuscules de Grandry conglomérés. On voit, en effet, sous une mince enveloppe conjonctive, plusieurs agglomérations de cellules, formant autant de lobes qui équivalent chacun à un corpuscule de Grandry. La ou les fibres nerveuses afférentes pénètrent avec leur gaine à myéline, mais s'en dépouillent bientôt pour s'épanouir en plusieurs bouquets de branches cylindraxiles qui plongent entre les cellules précitées et s'y terminent par de nombreux disques tactiles, ainsi que le montre la figure 227. Ajoutons que, chez l'adulte, les noyaux des cellules du corpuscule de Meissner se portent vers l'extérieur, tandis que les protoplasmas se confondent en une substance centrale, granuleuse, où les terminaisons nerveuses sont en quelque sorte noyées.

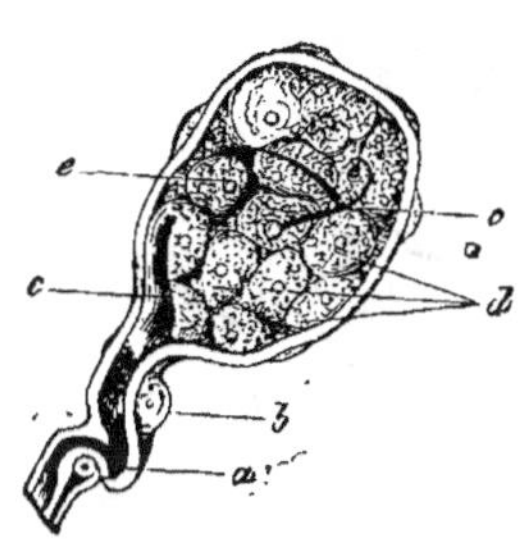

Fig. 228. — Un corpuscule de Krause de la conjonctive de l'homme (d'après Frey).

a, fibre afférente. — *b*, sa gaine de Henle. — *c*, ramifications cylindraxiles intracorpusculaires. — *d*, cellules du corpuscule.

c) Les *corpuscules de Krause*, que l'on rencontre dans la conjonctive oculaire ainsi que dans les papilles de la muqueuse du gland et du clitoris, ne sont, d'après SUCHARD, que des corpuscules de Meissner plus ou moins développés. Une coque conjonctive extérieure, des cellules intérieures, avec des extrémités cylindraxiles plus ou moins nombreuses dans leurs intervalles : telle serait toute leur structure (fig. 228).

d) Les *corpuscules de Pacini* ou *de Vater* (fig. 229) sont les plus volumineux de tous ; ils atteignent 1 à 2 millimètres de longueur. On les trouve dans le tissu conjonctif sous-cutané, notamment sur le trajet des nerfs collatéraux des doigts, dans le tissu conjonctif périarticulaire, dans les coussinets plantaires, dans le mésentère du chat, etc. Ils sont ovoïdes, translucides, et pénétrés à une extrémité par une fibre nerveuse qui, réduite au cylindraxe, vient se terminer dans une substance granuleuse centrale par quelques extrémités renflées en bouton. Autour de cette sorte de massue centrale, on voit un grand nombre de lamelles emboîtées concentriquement qui font suite à la gaine de Henle de la fibre nerveuse afférente et qui n'en sont, semble-t-il, qu'un cul-de-sac hypertrophié. Ces lamelles sont formées de fibrilles connectives disposées alternativement en long et en travers ; elles sont revêtues chacune à la face interne par un très mince endothélium que révèle le nitrate d'argent (fig. 230). La massue centrale des corpuscules de Pacini présente par-ci par-là des noyaux ; elle est donc formée de cellules confluentes qu'on peut assimiler vraisemblablement à celles des corpuscules dont il a été parlé précédemment.

Les corpuscules de Pacini ne paraissent pas contribuer à l'acuité sensitive, car on les observe dans des endroits, comme le péri-

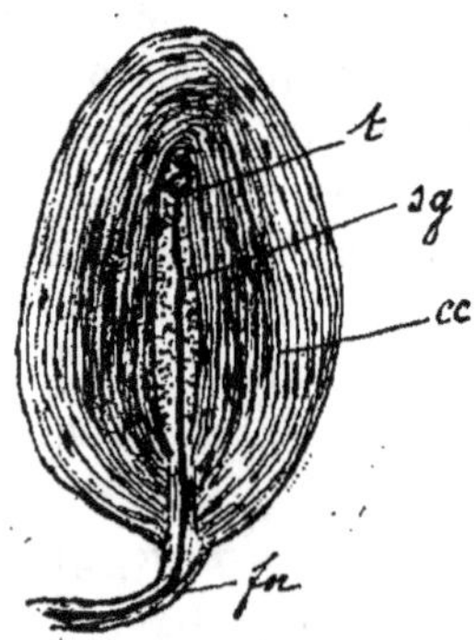

Fig. 229. — Coupe optique d'un corpuscule de Pacini.

fn, fibre nerveuse afférente avec son enveloppe de Henle. — *t*, terminaison cylindraxile au sein d'une substance granuleuse (*sg*). — *cc*, couches concentriques du corpuscule.

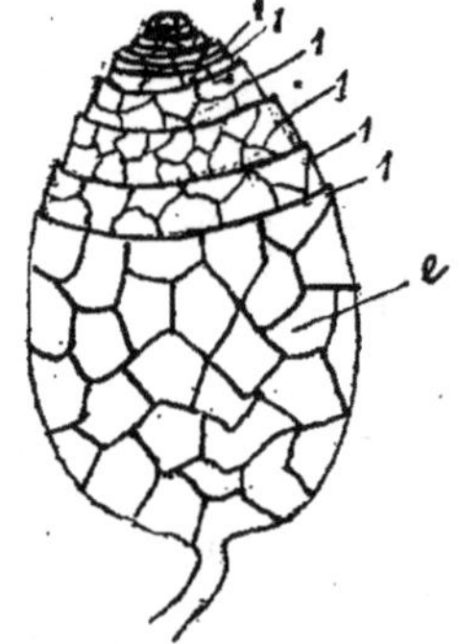

Fig. 230. — Schéma d'un corpuscule de Pacini après l'action du nitrate d'argent.

1, 1, 1, 1, les tuniques de l'enveloppe réséquées à diverses hauteurs. — 2, endothélium de chaque tunique.

toine, le tissu conjonctif sous-cutané, qui ne jouissent que d'une sensibilité très obtuse. Leur présence autour des articulations, dans les coussinets plantaires, etc., tend à faire croire qu'ils communiquent une sensibilité spéciale aux pressions ou tractions.

e) Les *massues terminales* (fig. 231) se rattachent par leur structure aux corpuscules de Pacini, bien qu'elles soient beaucoup plus petites. Leur forme est ovoïde ou sphérique ; leur plus grande dimension est de 100 à 150 μ. Elles sont constituées par une enveloppe nucléée, en continuité avec la gaine de Henle de la fibre nerveuse qui les aborde, et par un contenu granuleux, d'apparence homogène, dans lequel se termine la fibre nerveuse, réduite au cylindraxe. Cette terminaison est ordinairement renflée en petit bouton.

On trouve de ces massues à la surface et à l'intérieur des tendons et des aponévroses, dans les cloisons conjonctives des muscles, dans la conjonctive, dans la muqueuse de la langue, dans le gland et le clitoris, etc. En maints endroits, ils existent concurremment avec les corpuscules de Krause et l'on passe des uns aux autres par transition insensible.

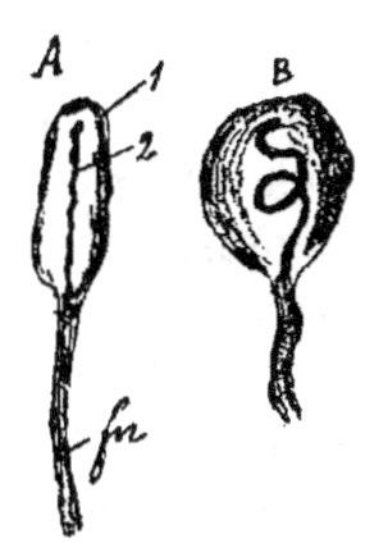

Fig. 231. — Deux massues terminales (A et B) de la conjonctive du veau.

fn, fibre nerveuse afférente. — 1, enveloppe de la massue. — 2, terminaison cylindraxile enroulée sur elle-même dans la massue B.

f) Les *corpuscules de Golgi* (fig. 232) se trouvent dans les tendons au voisinage de leur jonction avec les corps charnus. Ce sont de petits fuseaux, d'un millimètre de long sur 1/10ᵉ de millimètre de large, en moyenne, formés par deux ou trois faisceaux tendineux enveloppés en commun d'une gaine lamelleuse, fuseaux où viennent aboutir quelques fibres nerveuses. Celles-ci se dépouillent, en pénétrant, de leur gaine de Henle, laquelle se continue avec la gaine lamelleuse du fuseau, puis de leur myéline, et elles se terminent par de nombreuses ramifications cylindraxiles, plus ou moins tortueuses, à la surface des faisceaux tendineux.

« Les corpuscules de Golgi, interposés sur l'insertion du muscle au tendon, représentent sans doute, comme appareils sen-

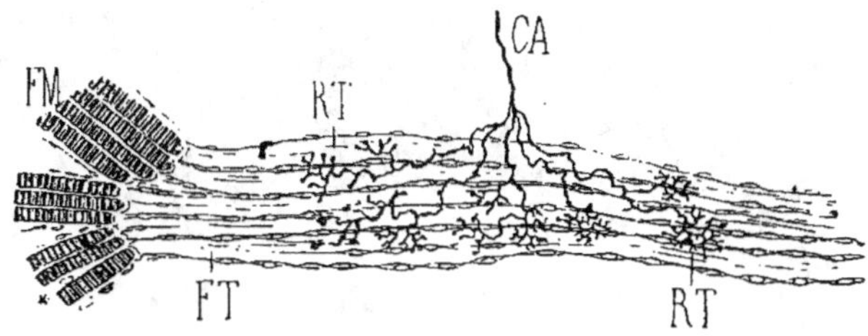

Fig. 232. — Un corpuscule de Golgi du tendon d'Achille de l'homme (d'après M. Mathias Duval). Ce corpuscule est représenté dépouillé de sa gaine lamelleuse.

FM, fibres musculaires. — FT, fibres tendineuses. — CA, fibre nerveuse réduite au cylindraxe. — RT, RT, ramifications terminales de cette fibre à la surface des faisceaux tendineux.

sitifs, quelque chose de comparable au dynamomètre qu'on interposerait sur le trajet d'une corde pour se rendre compte des efforts de traction exercés sur elle (MATHIAS DUVAL). »

Les tendons reçoivent, en outre, aux différents points de leur longueur, des nerfs qui se ramifient, à l'état de cylindraxes nus, dans les espaces interfasciculaires et se terminent au contact des faisceaux tendineux par des arborisations libres. Si nous rappelons les massues terminales qu'on y observe aussi, on voit que ces organes comptent parmi les plus richement innervés. Les corps charnus eux-mêmes reçoivent des nerfs sensitifs se terminant dans le périmysium externe et interne. Et tout cet appareil constitue en quelque sorte le régulateur qui coordonne les contractions musculaires et les proportionne à la résistance à vaincre.

En résumé toutes les terminaisons nerveuses de sensibilité générale ou tactile se font par des extrémités libres, comme les terminaisons motrices, et elles appartiennent à des neurones dont le corps cellulaire est placé dans les ganglions spinaux des racines postérieures des nerfs rachidiens ou bien dans les ganglions homologues des nerfs craniens.

3° TERMINAISONS GUSTATIVES. — Les nerfs de la gustation se ter-

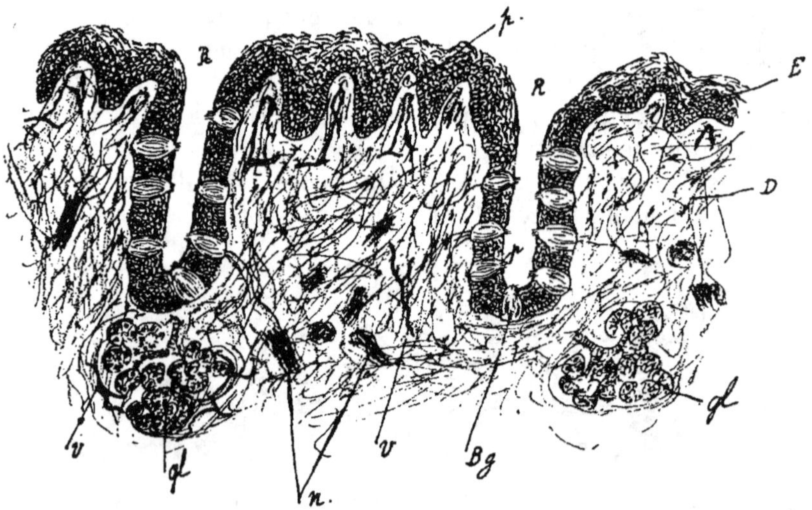

Fig. 233. — Coupe transversale (demi-schématique) d'une papille caliciforme de la base de la langue.

R, R, rigole entourant circulairement la papille. — D, derme de la muqueuse avec des papilles coniques secondaires (p). — E, épithélium stratifié pavimenteux. — Bg, bourgeons gustatifs. — p, pores gustatif donnant émergence aux cils gustatifs. — n, nerfs se dirigeant vers les bourgeons gustatifs. — v, vaisseaux sanguins. — gl, glandules salivaires séreuses débouchant dans la rainure de la papille caliciforme.

minent dans de petits organes particuliers (fig. 233), inclus dans l'épithélium lingual, au niveau des papilles caliciformes et fungiformes, ou de l'organe folié quand il existe [1]. Ces organules, découverts en 1867 par Lovén et Schwalbe, sont connus sous les noms de *bourgeons gustatifs, bulbes gustatifs, gemmes gustatives*, etc. Ils sont disposés dans l'épaisseur de l'épithélium et correspondent chacun à un orifice superficiel qu'on appelle *pore gustatif*. Ils sont constitués (fig. 234 et 235) : 1° au centre, par des cellules fusiformes, dites gustatives, entourées par les terminaisons nerveuses et présentant à l'extrémité superficielle un fin prolongement en forme de cil qui vient sortir par le pore gustatif; 2° à la périphérie, par des cellules de soutènement aplaties et juxtaposées dans leurs diverses couches à la manière des douves d'un tonnelet.

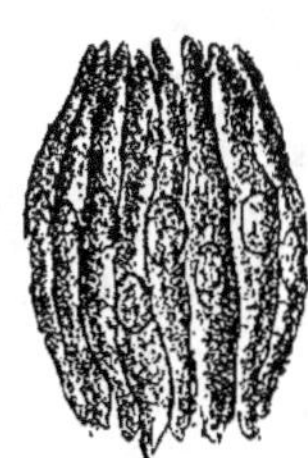

Fig. 234. — Cellules de soutènement d'un bulbe gustatif.

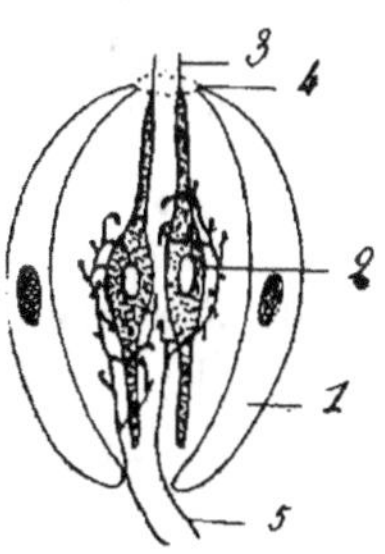

Fig. 235. — Schéma de la structure d'un bourgeon gustatif.

1, 1, cellules de soutènement. — 2, cellules gustatives. — 3, cils gustatifs sortant du pore gustatif (4). — 5, fibrilles nerveuses gustatives et leurs ramifications.

Jusqu'à ces derniers temps, l'on crut que les cellules gustatives étaient des cellules nerveuses, en continuité à leur base avec les fibres nerveuses; tandis que les cellules de soutènement n'auraient été que de simples cellules épithéliales différenciées et ordonnées par rapport aux précédentes. Des recherches récentes, faites par les méthodes de Golgi et d'Ehrlich, ont montré que les fibres nerveuses ne sont nullement en continuité avec les cellules gustatives, mais qu'elles se terminent seulement à leur contact par un grand nombre de ramifications cylindraxiles libres, semées de petits renflements ; le corps des neurones dont elles font partie siège dans le ganglion d'Andersch, à l'origine du nerf glosso-

---

[1] L'organe folié est à son maximum de développement chez les lapins; il existe aussi, quoique non mentionné par les anatomistes vétérinaires français, chez les solipèdes, le porc, le chien, le chat.

pharyngien. Quant aux cellules gustatives, ce sont des cellules épithéliales au même titre que les autres, mais plus hautement différenciées.

M. RANVIER a démontré que la section du glosso-pharyngien entraîne la dégénérescence des terminaisons nerveuses gustatives et l'atrophie des bourgeons du goût.

4° TERMINAISONS OLFACTIVES. — Partis du bulbe olfactif, les nerfs de l'odorat, après avoir tamisé à travers la lame criblée de l'ethmoïde, se répandent dans la muqueuse du fond des fosses nasales ainsi que dans celle de l'organe de Jacobson et viennent se terminer à la base de cellules spéciales, dites olfactives, disséminées dans l'épaisseur de l'épithélium (fig. 236). Celui-ci comprend trois sortes de cellules : 1° des cellules cylindriques, juxtaposées bord à bord en revêtement régulier ; 2° des cellules basales, anastomosées en réseau sous les précédentes, qu'elles sont probablement chargées de remplacer ; 3° enfin les cellules olfactives, éléments en fuseau intercalés entre les

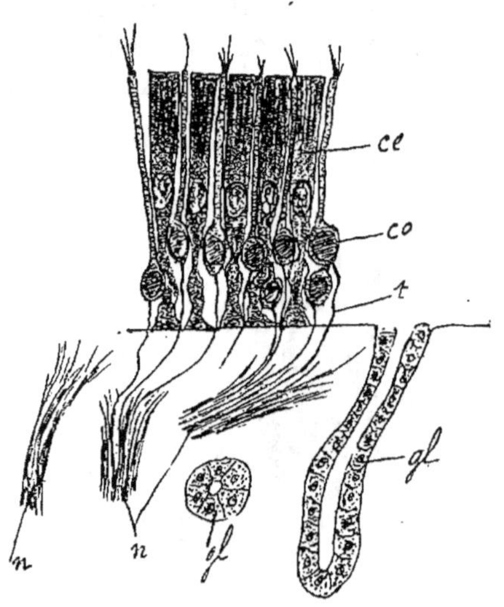

Fig. 236. — Schéma de la terminaison des nerfs gustatifs.

Ce, cellules épithéliales de la muqueuse olfactive, lesquelles reposent sur une couche de cellules basales. — *Co*, cellules olfactives avec leur prolongement cellulipète terminé par un bouquet de cils, et leur prolongement cellulifuge (*t*). — *n, n*, nerfs olfactifs. — *gl*, glandes de Bowmann.

cellules cylindriques et formés d'un corps sphérique muni d'un gros noyau et de deux grêles prolongements, dont l'un se continue avec une fibre nerveuse, tandis que l'autre se termine par un ou plusieurs cils effilés qui dépassent la surface de l'épithélium.

Cette disposition, étudiée d'abord dans les batraciens et les poissons par M. SCHULTZE, a été retrouvée chez les vertébrés supérieurs, et l'on s'est assuré par les méthodes nouvelles de technique que vraiment il y a ici continuité entre les cellules olfactives et les fibres nerveuses, de telle sorte que celles-ci ne se terminent pas au contact de celles-là, mais au contraire en procèdent. Les cellules olfactives sont donc des cellules nerveuses bipolaires dont le prolongement cylindraxile vient se terminer

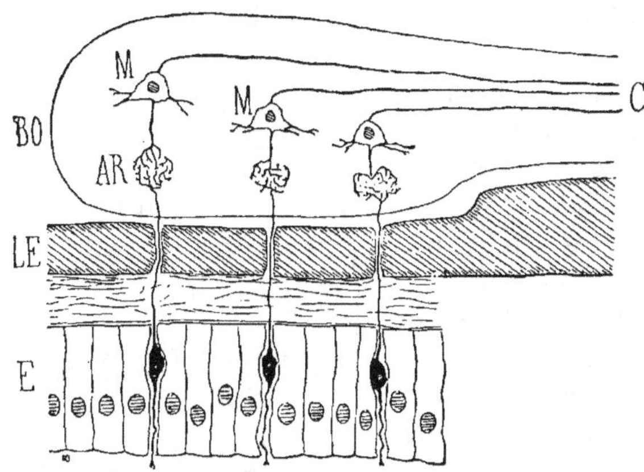

Fig. 237. — Schéma des fibres olfactives et de leurs relations avec le lobule olfactif (d'après Mathias Duval).

E, épithélium olfactif. — AR, glomérules olfactifs résultant de l'articulation du prolongement nerveux des cellules olfactives avec les dendrites des cellules mitrales (M) du lobule olfactif. — C, prolongement nerveux des cellules mitrales. — BO. lobule olfactif. — LE. lame criblée de l'ethmoïde.

dans le bulbe olfactif par un bouquet de ramifications libres qui prennent contact avec les arborisations protoplasmiques de

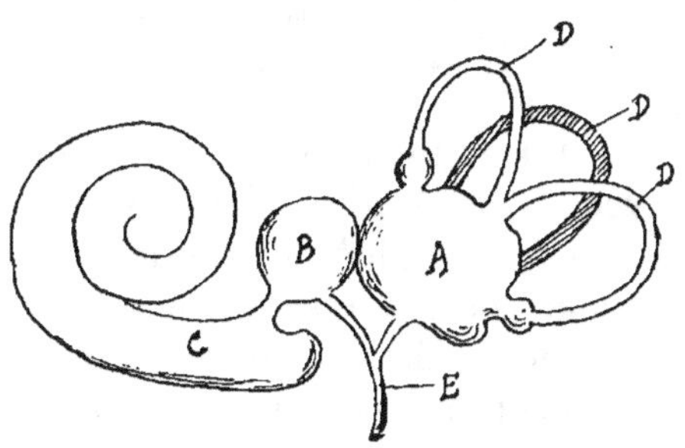

Fig. 238. — Schéma du labyrinthe membraneux des mammifères.

A, utricule. — B, saccule. — C, canal cochléaire. — D, D, D, canaux demi-circulaires. — E, aqueduc du vestibule.

certaines cellules de ce bulbe (cellules mitrales) ; tandis que le ou les cils olfactifs représentent des prolongements protoplasmiques (fig. 237).

5° TERMINAISONS AUDITIVES. — Le nerf de la huitième paire se termine dans la paroi du labyrinthe membraneux, dont la figure 238 rappelle la disposition générale. Il convient d'étudier ses terminaisons dans le vestibule, dans les canaux demi-circulaires et dans le limaçon. Toutes ces parties sont remplies de liquide intérieurement (endolymphe) et en sont baignées extérieurement (périlymphe).

a) Le vestibule se compose de deux ampoules, l'*utricule* et le *saccule*, qui communiquent ensemble par un canal en **Y**, dit *aqueduc du vestibule* ou canal endolymphatique, et qui présentent chacune, à l'intérieur, une petite saillie saupoudrée de grains calcaires et appelée *tache* ou *crête acoustique*. C'est au niveau des taches acoustiques que les nerfs vestibulaires viennent se terminer. Là, on voit (fig. 239) un épithélium épaissi, comprenant trois sortes de cellules : 1° de petites cellules basales, fonctionnant sans doute comme couche génératrice ; 2° de longues cellules cylindriques ou fusiformes, couvertes d'une cuticule à l'extrémité libre (cellules de soutènement) ; 3° enfin des cellules ciliées (cellules auditives), intercalées aux précédentes et dont le cil rigide traverse la cuticule précitée pour se mettre au contact de la poussière auditive. Ces dernières sont de tous points équivalentes aux cellules gustatives, c'est-à-dire qu'elles n'ont pas de continuité avec les fibres nerveuses terminales et reçoivent seulement le contact de leurs dernières ramifications.

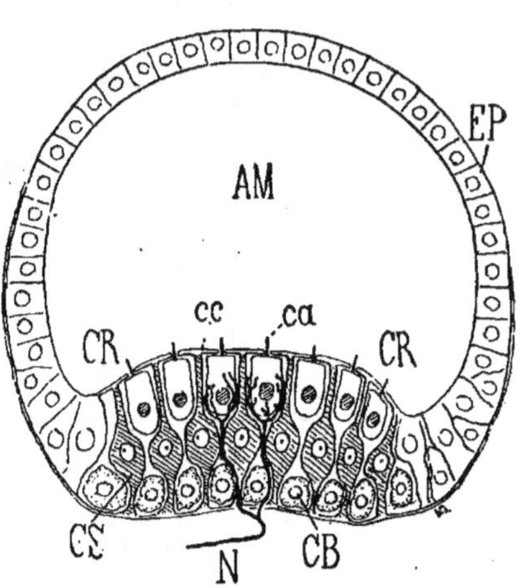

Fig. 239. — Schéma des terminaisons nerveuses au niveau d'une crête acoustique (d'après Mathias Duval).

CR. CR, crête acoustique dans une ampoule (AM) d'un canal demi-circulaire. — EP, épithélium de revêtement. — CB, cellules basales de la crête acoustique. — CS, cellules de soutien, dont le prolongement interne forme la cuticule (*cc*). — *ca*, cellules acoustiqus. — N, fibre nerveuse et sa terminaison, par ramifications libres, à la surface de deux cellules acoustiques.

b) Les canaux demi-circulaires présentent essentiellement les mêmes traits de structure que le vestibule ; ils offrent donc : une couche externe, conjonctive, figurant une sorte de chorion, et une couche interne, épithéliale, épaissie et saupoudrée de grains calcaires au niveau de leurs ampoules, où l'on voit des *crêtes acoustiques* avec les mêmes sortes de cellules et de terminaisons nerveuses que dans celles du vestibule, bien que les sensations auxquelles elles sont préposées soient d'un ordre différent (sens de l'espace et de l'équilibration).

c) Quant au limaçon membraneux, il communique à son origine avec le saccule (fig. 238) et s'interpose entre la rampe vestibulaire et la rampe tympanique du limaçon osseux, — limité soit par la lame spirale et la membrane basilaire, soit par la membrane de

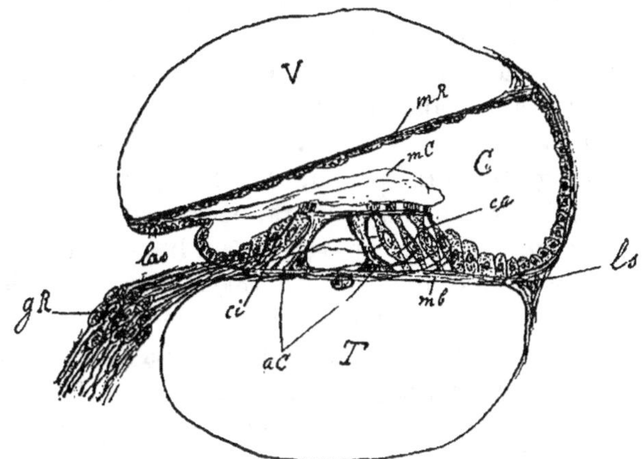

Fig. 240. — Coupe transversale du limaçon.

V, rampe vesticulaire. — *T*, rampe tympanique. — *C*, rampe cochléaire. — *las*, lame spirale. — *ls*, ligament spiral. — *mb*, membrane basilaire. — *mR*, membrane de Reissner. — *mC*, membrane de Corti ou tectoria. — *aC*, arc de Corti. — *gR*, ganglion de Corti. — *ci* et *ce*, cellules ciliées, internes et externes, recevant à leur base les terminaisons cylindraxiles. (A tort, ces cellules ne sont pas distinguées sur la figure des cellules qui leur servent de support.)

Reissner (fig. 240). Il est revêtu intérieurement d'un épithélium qui, à la surface de la membrane basilaire, subit une différenciation

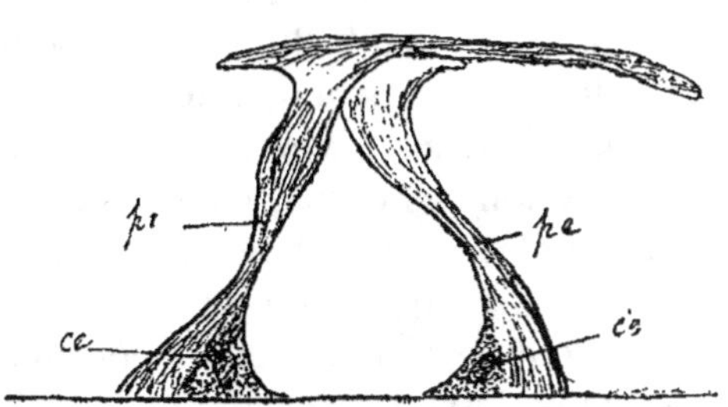

Fig. 241. — Un arc de Corti.

pi, pilier interne présentant en haut un long prolongement. — *pe*, pilier externe. — *ce*, corps cellulaire de la base de chaque pilier.

donnant naissance à l'*organe de Corti*. Celui-ci se compose de 3 000 arcs environ, placés côte à côte sur toute la longueur du canal cochléaire et diminuant progressivement comme lui. Chaque arc est lui-même composé de deux piliers arc-boutés, l'un interne, l'autre externe, qui limitent ce qu'on appelle le tunnel de Corti et qui ne sont que des cellules épithéliales transformées, comme en témoigne le petit amas de protoplasma nucléé que l'on trouve à leur base (fig. 241).

Les arcs de Corti sont accompagnés d'un côté et de l'autre par des cellules ciliées et par des cellules de soutènement qui s'abritent sous des prolongements particuliers de leurs piliers. — Les *cellules ciliées* ou cellules auditives sont supportées par les autres et reçoivent à leur base le contact de fibrilles cylindraxiles libres, tandis qu'elles émettent à l'autre extrémité des cils rigides qui traversent les expansions des arcs de Corti et viennent prendre contact avec la *tectoria*. — Les *cellules de soutènement* sont en forme de longs fuseaux se fixant : d'une part à la membrane basilaire, d'autre part à la membrane d'expansion des arcs de Corti. — Sur chaque coupe transversale du limaçon membraneux, on trouve généralement une cellule ciliée et une cellule de soutien contre le pilier interne, trois ou quatre cellules ciliées et autant de cellules de soutien contre le pilier externe. La transition à l'épithélium ordinaire qui revêt le restant du canal se fait par l'intermédiaire de cellules qui s'abaissent peu à peu et qui sont connues sous le nom de *cellules de Claudius*.

On appelle tectoria ou membrane de Corti une formation cuticulaire qui, de la lame spirale, s'étend sur l'organe de Corti et le couvre comme un étouffoir, pour éteindre sans doute ses vibrations.

En résumé, dans toutes les parties du labyrinthe, nous n'avons trouvé que des terminaisons nerveuses libres ; les cellules ciliées, dites auditives, ainsi que les cellules de soutènement et les piliers de Corti, ne sont que des éléments épithéliaux différenciés pour mieux recevoir l'excitation vibratoire et pour la renforcer. Ces terminaisons nerveuses appartiennent à des neurones dont le corps cellulaire est logé : soit dans le ganglion de Scarpa, pour les nerfs du vestibule et des canaux demi-circulaires, soit dans le ganglion de Corti, pour les nerfs du limaçon. Là (fig. 240, gR), on trouve des cellules nerveuses bipolaires dont le prolongement périphérique va se terminer, comme nous l'avons vu, dans l'oreille interne, tandis que le prolongement central gagne le bulbe rachidien où il influence un autre neurone.

6° TERMINAISONS VISUELLES. — Le nerf optique se termine au fond de l'œil par un épanouissement qui constitue la rétine, membrane qui, en dépit de sa minceur ($0^{mm},15$ à $0^{mm},20$) et de sa transparence, est formée de nombreuses couches stratifiées (fig. 242) ; ce sont, en allant du corps vitré vers la choroïde :

1° La limitante interne ;

2° La couche des fibres du nerf optique ;
3° La couche des cellules multipolaires ;
4° La couche moléculaire interne ;
5° La couche granuleuse interne ;
6° La couche moléculaire externe ;
7° La couche granuleuse externe ;
8° La limitante externe ;
9° La couche des bâtonnets et des cônes ;

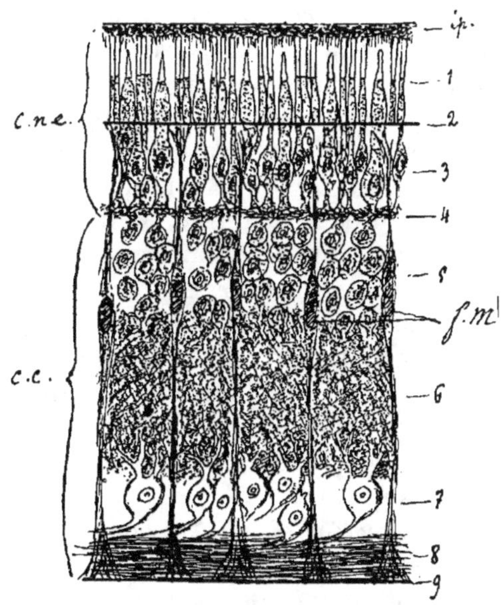

Fig. 242. — Structure de la rétine.

ép, épithélium pigmentaire, ordinairement rattaché à la choroïde. — *fm*, fibres de Müller. — 1. couche des bâtonnets et des cônes. — 2. couche limitante externe. — 3. couche granuleuse externe. — 4, couche moléculaire externe. — 5. couche granuleuse interne. — 6. couche moléculaire interne. — 7. couche des cellules multipolaires. — 8. couche des fibres du nerf optique. — 9. couche limitante interne. — *cc*. couche cérébrale de Ranvier. — *cne*. couche neuro-épithéliale de Ranvier.

10° La couche pigmentaire (ordinairement décrite sous le nom d'épithélium choroïdien).

En outre, la rétine est traversée dans son épaisseur, depuis la limitante interne jusqu'à la limitante externe, par des éléments de charpente connus sous le nom de fibres de Müller.

Les *fibres de Müller*, ou cellules de soutènement de Ranvier, commencent du côté interne par une sorte de pied qui se réunit de l'une à l'autre en une cuticule indiscontinue qui n'est autre chose que la *membrane limitante interne* ; elles s'élèvent ensuite dans l'épaisseur de la rétine en présentant alternativement des rétrécissements et des dilatations et en lançant des prolongements anastomotiques ; leur noyau se trouve dans un renflement, à hauteur assez fixe ; enfin elles se terminent par des divisions parallèles qui s'étalent en cuticule pour former *la limitante externe* qui sert de support à la couche des bâtonnets et des cônes. Les fibres de Müller sont exactement assimilables aux éléments névrogliques des centres nerveux.

La *couche des fibres du nerf optique* est formée de fibres nerveuses sans myéline qui rayonnent à partir de la papille de ce nerf et viennent se jeter une à une sur les cellules de la couche sus-jacente dont elles représentent les prolongements de Deiters. Elle diminue d'épaisseur au fur et à mesure qu'on s'éloigne de la papille et s'arrête à l'*ora serrata*. Remarquons que les fibres du nerf optique, en entrant dans la rétine, se dépouillent de toutes leurs annexes et se réduisent au cylindraxe.

La *couche des cellules multipolaires* est formée de cellules volumineuses (30 µ), disposées en une seule rangée et ressemblant manifestement à des cellules nerveuses de la moelle ou de l'encéphale. Elles présentent un prolongement cylindraxile qui se continue avec une fibre nerveuse de la couche sous-jacente, et un nombre variable de prolongements protoplasmiques qui se ramifient dans la couche suivante.

Celle-ci, dite *couche moléculaire interne* ou réticulée interne, est constituée par un très fin réseau de fibrilles provenant soit des prolongements protoplasmiques des cellules multipolaires, soit de prolongements des cellules de la couche sus-jacente, soit enfin des fibres de Müller.

La *couche granuleuse interne* ou couche des grains internes est principalement formée de cellules bipolaires disposées en plusieurs étages, dont un prolongement se termine dans la couche moléculaire interne et l'autre dans la couche moléculaire externe.

La *couche moléculaire externe* ou réticulée externe a la même constitution que la couche moléculaire interne, mais elle est beaucoup plus mince. Elle divise l'épaisseur de la rétine en deux parties : une interne vasculaire, une externe non vasculaire, que M. RANVIER appelle *couche cérébrale* et *couche neuro-épithéliale*.

La *couche granuleuse externe* ou couche des grains externes est constituée par des cellules dites grains de cône et grains de bâtonnets, car les bâtonnets et les cônes n'en sont que des prolongements qui ont traversé la limitante externe. Les grains de cônes sont placés sur un rang supérieur aux autres, c'est-à-dire immédiatement au-dessous de cette dernière; les grains de bâtonnets sont non seulement plus profonds, mais encore plus petits et disposés sur plusieurs rangs. Les uns et les autres ont un prolongement central plus ou moins long qui vient se perdre dans la couche moléculaire externe.

La *couche des bâtonnets et des cônes* ou membrane de Jacob est formée comme nous venons de le dire par les prolongements externes des cellules de la couche granuleuse externe, prolongements qui surmontent la limitante externe et figurent une sorte d'épithélium bacillaire. Les bâtonnets sont à peine renflés à la base et coupés carrément à l'extrémité; ils mesurent de 40 à 50 μ de longueur. Les cônes sont fortement renflés à la base, terminés en pointe à l'extrémité et plus courts que les bâtonnets. Les uns et les autres se divisent en deux segments superposés : l'un interne hyalin que le carmin ne colore pas ; l'autre interne granuleux et colorable par le carmin.

La proportion de cônes et de bâtonnets varie suivant les régions examinées (fig. 243) : dans les régions antérieures de la rétine, on trouve environ un cône pour cinq ou six bâtonnets, tandis que, en arrière, les cônes deviennent de plus en plus nombreux, en sorte qu'ils existent seuls au niveau de la *tache jaune*,

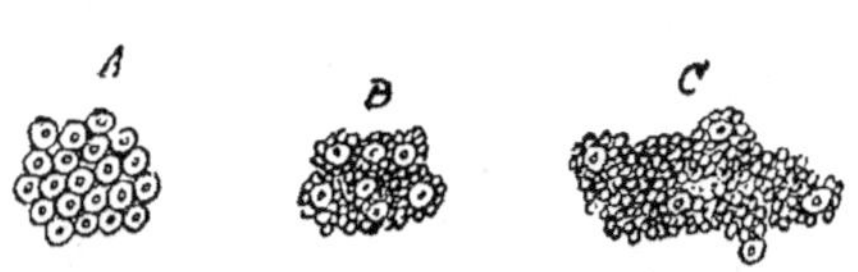

Fig. 243. — Couche des bâtonnets et des cônes, vue de face.

A, au niveau de la tache jaune (il n'y a que des cônes). — *B*, à quelque distance de la tache jaune. — *C*, loin de la tache jaune (les cônes sont de moins en moins nombreux).

point de la vision parfaite. — Chez beaucoup de reptiles, il n'y a que des cônes dans la membrane de Jacob. Chez les oiseaux de jour, les bâtonnets sont en grande minorité sur les cônes ; au contraire, chez le hérisson, la taupe et beaucoup d'autres animaux vivant dans l'obscurité, on ne trouve que des bâtonnets dans la rétine. — Il faut conclure de ces faits que les cônes sont des éléments d'une plus grande acuité visuelle, permettant notamment la perception des couleurs.

La *couche pigmentaire* se juxtapose à la précédente sans nulle

adhérence et semble appartenir à la choroïde plutôt qu'à la rétine ;
mais l'embryologie démontre qu'elle se développe aux dépens du
feuillet postérieur de la vésicule oculaire invaginée et que, par
conséquent, elle se rattache à la rétine, laquelle
procède du feuillet antérieur de cette même
vésicule. Elle se compose d'une assise de cellules polygonales (fig. 244) auxquelles on peut
distinguer deux parties (fig. 245) : une externe
non pigmentée renfermant le noyau, et une
interne chargée de granulations pigmentaires ;
cette dernière est hérissée de fins prolongements
qui se logent dans les intervalles des cônes et
des bâtonnets et élaborent l'*érythropsine*. On
désigne sous ce nom ou encore sous ceux de
rouge rétinien, pourpre optique, une matière
colorante, ordinairement rouge, quelquefois

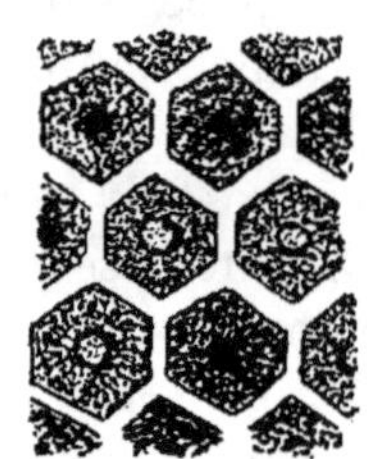

Fig. 244. — Épithé-
lium pigmentaire
de la rétine vu de
face, les cellules un
peu disjointes.

verte, qui se détruit à la lumière et se régénère à l'obscurité, et
qui remplit au fond de l'œil le rôle de la substance sensible des
plaques photographiques. Cette matière, étudiée par Kuhne,
imprègne le segment externe des bâtonnets
et communique à la rétine laissée à l'obscurité une couleur rouge très remarquable.

Chez les albinos, l'épithélium en question est dépigmenté et laisse voir par
transparence les réseaux de la chorio-
capillaire ; il s'ensuit pour le fond de l'œil
une couleur rouge, telle qu'on l'observe
dans le lapin ou le rat blanc.

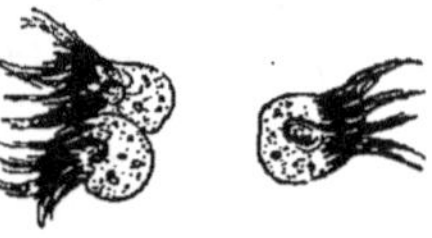

Fig. 245. — Cellules isolées
de l'épithélium pigmen-
taire de la rétine de la
grenouille.

(On voit les fins prolongements
qui s'enchevêtraient avec les
bâtonnets et les cônes).

Chez les animaux dont la choroïde est
pourvue d'un *tapetum*, le pigment rétinien fait également défaut
à ce niveau ; les reflets du tapis tiennent à des jeux de lumière
déterminés par la striation d'éléments spéciaux de la choroïde
qu'on appelle *iridocytes*.

Jetons maintenant un coup d'œil d'ensemble sur la rétine afin
de classer ses diverses couches et d'en interpréter la valeur.
Abstraction faite de l'épithélium pigmentaire, M. Ranvier distingue dans l'épaisseur de cette membrane une partie interne
vasculaire et vraiment nerveuse, et une partie non vasculaire
assimilable à un épithélium sensoriel ; ces deux parties sont sépa-

rées l'une de l'autre par la couche moléculaire externe, qu'il appelle *plexus basal* (fig. 242). La partie non vasculaire ou neuro-épithéliale est essentiellement constituée par les grains de cônes ou de bâtonnets que l'auteur appelle *cellules visuelles*, éléments surmontés des cônes et des bâtonnets et se terminant d'autre part dans le plexus basal ; il les assimile aux cellules gustatives ou auditives, qui sont sensorielles mais non nerveuses. La partie vasculaire ou cérébrale est essentiellement constituée par deux étages de neurones : des *neurones sensitifs périphériques*, représentés par les cellules bipolaires de la couche granuleuse interne, et des *neurones sensitifs centraux*, représentés par les cellules multipolaires dont les fibres du nerf optique ne sont que les prolongements cylindraxiles. Ce nerf ne se termine donc pas à la rétine, au contraire il y prend naissance (fig. 246).

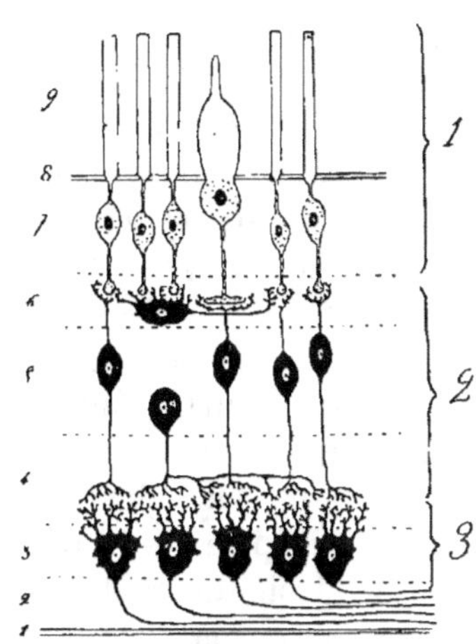

Fig. 246. — Schéma de la constitution de la rétine (d'après Mathias Duval).

Côté gauche : 1, limitante interne ; 2, fibres du nerf optique ; 3, cellules multipolaires ; 4, couche moléculaire interne ; 5, couche granuleuse interne ; 6, couche moléculaire externe ; 7, couche granuleuse externe ; 8, limitante externe ; 9, bâtonnets et cônes. — Côté droit : 1, couche neuro-épithéliale ou des cellules visuelles ; 2, couche des neurones périphériques ; 3, couche des neurones centraux.

On voit, en outre, deux neurones d'association : une *cellule horizontale* dans la couche moléculaire externe, et un *spongioblaste* dans la couche granuleuse interne.

Déjà nous avions vu les neurones sensitifs périphériques de l'odorat se mélanger aux cellules épithéliales de la muqueuse olfactive et les fibres nerveuses partir de la périphérie ; mais ici les deux sortes de neurones, périphériques et centraux, se sont extériorées, si bien que les cellules multipolaires de la rétine sont homologues des cellules mitrales du bulbe olfactif (fig. 237). « S'il était permis, dit Van Gehuchten, de comparer l'appareil olfactif à l'appareil rétinien, on pourrait considérer la muqueuse et le bulbe olfactifs comme une rétine dissociée en deux formations éloignées l'une de l'autre. C'est-à-dire que, en rapprochant le bulbe olfactif de l'épithélium olfactif, et en le soudant à la face profonde de celui-ci, on réaliserait, à quelque chose près, la disposition de la rétine. » — Celle-ci peut donc être assimilée jus-

qu'à un certain point à un lobe du cerveau étalé au fond de l'œil
et supporté par un long pédicule de substance blanche qui n'est
autre chose que le nerf optique. En étendant cette comparaison
aux enveloppes de la rétine, la sclérotique devient une dure-mère
oculaire, la choroïde une pie-mère, et les espaces séreux épicho-
roïdiens des espaces arachnoïdiens.

Ajoutons que la rétine contient, à l'instar des circonvolutions
cérébrales ou cérébelleuses, des *neurones d'association* destinées à
relier diverses régions d'une même couche, neurones connus
sous les noms de *cellules horizontales* et de *spongioblastes* (fig. 246).
Les cellules horizontales sont situées dans la couche moléculaire
externe, là où les cellules visuelles s'articulent avec les cellules
bipolaires; il en est de petites et de grandes, fournissant les
unes et les autres de nombreux prolongements horizontaux qui
se terminent au contact des pieds des cellules visuelles. Les
spongioblastes sont des cellules d'apparence unipolaires situées
dans la couche granuleuse interne et dont le prolongement s'ar-
borise dans la couche moléculaire interne pour venir prendre
contact avec les dendrites des cellules multipolaires. Elles paraissent manquer de prolongement cylindraxile; mais il n'y a là
sans doute qu'une apparence, car on ne peut comprendre la

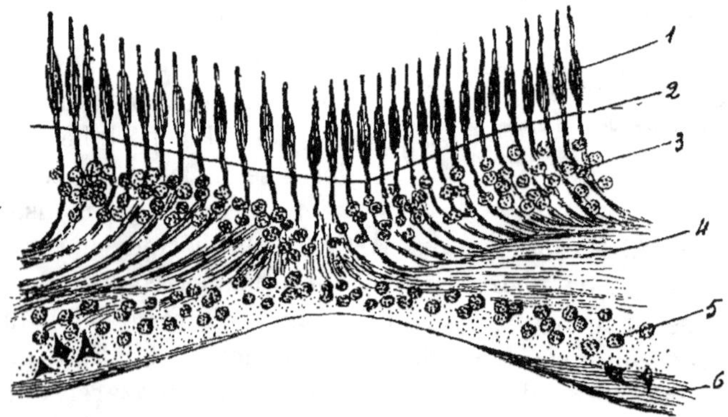

Fig. 247. — Coupe de la rétine humaine au niveau de la fosse centrale (fovea).

1, membrane de Jacob formée exclusivement de cônes. — 2, limitante externe. — 3, couche granuleuse externe. — 4, couche moléculaire externe. — 5, couche granuleuse interne. — 6, couches des cellules multipolaires et des fibres du nerf optique disparaissant au pourtour de la fosse centrale.

fonction d'un neurone sans les deux sortes de prolongements.
Ramon y Cajal ayant démontré dans le nerf optique l'existence

de fibres centrifuges ayant leurs cellules d'origine dans les centres optiques et se terminant dans la couche granuleuse interne, on tend à croire que ces fibres actionnent les spongioblastes et que ceux-ci réagissent sur les cellules multipolaires.

Telle est sommairement exposée la structure générale de la rétine. Il faut ajouter que, au niveau de la tache jaune, existe une matière colorante spéciale, infiltrant toute son épaisseur, à l'exception de la membrane de Jacob. La partie centrale de cette tache est déprimée (*fovea centralis*), et, à cet endroit, les couches internes de la rétine s'interrompent comme le montre la figure 247.

A partir de l'*ora serrata*, dans toute l'étendue de la zone ciliaire, la rétine, très amincie, a perdu ses éléments nerveux et sensoriels ; elle est réduite à sa couche pigmentaire et à une rangée de cellules cylindriques qui ne sont rien autre que les cellules de soutènement venues au contact par suite de la disparition de tous les autres éléments ; encore cette dernière couche s'arrête-t-elle à la périphérie du cristallin, de telle sorte que la couche pigmentaire seule se prolonge à la face postérieure de l'iris, où elle forme ce qu'on appelle communément l'uvée.

Coup d'œil d'ensemble sur les terminaisons nerveuses sensitives.

Les terminaisons de sensibilité générale ou tactile consistent en ramifications nerveuses dont les extrémités sont libres ou bien contractent des rapports spéciaux avec des cellules annexes, épithéliales ou mésodermiques, qui se différencient pour jouer le rôle de cellules sensorielles, c'est-à-dire pour favoriser et renforcer les excitations des terminaisons cylindraxiles adjacentes.

Les terminaisons gustatives consistent aussi en ramifications libres en contiguïté avec des cellules sensorielles *ad hoc* ; mais il y a, en plus, des cellules de soutènement pour protéger et isoler les cellules sensorielles au milieu des cellules épithéliales ordinaires.

Les terminaisons acoustiques présentent encore des cellules sensorielles et des cellules de soutènement ; et même, dans le limaçon, certaines, parmi ces dernières, offrent un haut degré de différenciation (arcs de Corti). Mais ici les ramifications nerveuses terminales, au lieu d'émaner de cellules situées dans un ganglion rachidien ou cranien, procèdent de cellules situées à petite distance (ganglions de Scarpa et de Corti).

Dans les terminaisons olfactives, la cellule sensorielle est remplacée par le corps même du neurone qui s'est transporté pour ainsi dire tout à fait à la périphérie, entre les cellules épithéliales, lesquelles fonctionnent comme éléments de soutènement.

Enfin, les terminaisons visuelles atteignent le comble de la complication, puisqu'on trouve dans la rétine non seulement des cellules sensorielles (cellules visuelles), des cellules de soutien (fibres de Müller), des neurones périphériques (cellules bipolaires), mais encore des neurones centraux (cellules multipolaires) et des neurones d'association. Si bien que la rétine est autant un centre nerveux extérioré qu'une terminaison nerveuse.

CARACTÈRES PHYSICO-CHIMIQUES DU TISSU NERVEUX

Les propriétés physiques du tissu nerveux diffèrent notablement suivant les parties que l'on étudie. Les nerfs cérébro-spinaux ainsi que la substance blanche du névraxe doivent leur couleur blanc opaque à la myéline de leurs fibres. Les nerfs sympathiques sont grisâtres parce qu'ils renferment en majorité ou même exclusivement des fibres de Remak. La substance grise est susceptible de diverses nuances plus ou moins foncées, allant du jaunâtre au noirâtre et qui paraissent tenir aux granulations pigmentaires des cellules nerveuses, etc. — Les centres axiaux sont peu consistants ; ils se réduisent facilement en pulpe, tandis que les nerfs doivent à leur charpente conjonctive une assez grande résistance, surtout à la traction.

La densité de la substance grise est un peu supérieure à celle de la substance blanche (1,053 : 1,040). Celle-ci est alcaline, celle-là acide ; toutefois, d'après HALLIBURTON, l'une et l'autre seraient alcalines à l'état frais.

L'acide azotique étendu, les solutions d'acide chromique ou de bichromates alcalins coagulent le tissu nerveux et sont journellement employés pour le durcir. L'acide osmique est également employé en technique histologique pour coaguler et fixer les éléments nerveux dans leurs formes ; de plus il colore en noir les fibres nerveuses à myéline.

La composition chimique du tissu nerveux est très complexe et encore imparfaitement connue. Voici une analyse de la matière cérébrale par PETROWSKY :

	Substance grise.		Substance blanche.	
Eau	81,62	p. 100	68,25	p. 100
Résidu fixe	18,38	—	31,75	—
Albumines et kératine	11,42	—	8,87	—
Lécithine	3,16	—	3,14	—
Cérébrine	0,10	—	3,01	—
Cholestérine et graisses	3,44	—	16,64	—
Sels	0,26	—	0,18	—

Parmi les albuminoïdes, il convient de signaler trois globulines, la neurokératine (Voy. p. 258), une nucléine, le protagon, la cérébrine. — Les lécithines sont des espèces de matières grasses phosphorées, dérivées de l'acide phospho-glycérique, particulièrement abondantes dans la substance blanche (myéline). — La cholestérine a été longtemps considérée comme le produit par excellence de désassimilation du tissu nerveux; on sait aujourd'hui qu'elle fait partie intégrante de la constitution chimique de ce tissu.

Les sels minéraux dominants sont à base d'acide phosphorique et de potasse, ainsi que dans tous les tissus d'une haute différenciation histologique et d'une activité physiologique intense.

Répétons ici que la névroglie, qu'on avait cru d'abord de nature conjonctive et par conséquent d'origine étrangère, n'est pas collagène et qu'elle fait partie intégrante du tissu nerveux.

« On ne sait presque rien des variations chimiques qui accompagnent le fonctionnement du système nerveux. Le nerf, qui, au repos, est alcalin, tend vers l'acidité quand il travaille. L'excrétion de l'acide phosphorique s'exagère un peu, peut-être aussi celle de l'urée. Quant à la surproduction de la cholestérine pendant le travail cérébral, elle n'est pas démontrée. D'après une analyse de LASSAIGNE, les graisses et les lécithines de la substance blanche seraient en diminution dans le cerveau des aliénés, tandis que les sels minéraux seraient au contraire plus abondants que dans le cerveau sain. » (HUGOUNENG, *Précis de Chimie physiologique.*)

CARACTÈRES PHYSIOLOGIQUES DU TISSU NERVEUX

Nous étudierons, sous ce titre, le développement, l'accroissement, la dégénération et la régénération de ce tissu.

a) **Développement.** — Nous avons vu, au chapitre de l'embryologie, que l'axe cérébro-spinal se forme de très bonne heure, aux dépens d'une bande médiane de l'ectoderme qui s'épaissit (plaque médullaire), s'invagine par relèvement de ses bords (replis médullaires) et forme d'abord une gouttière, puis un tube qui se sépare de l'ectoderme restant (fig. 20 et 22). Ce tube neural se renfle antérieurement et forme ainsi les trois vésicules cérébrales (fig. 248), dont l'antérieure donnera naissance au cerveau proprement dit, y compris les couches optiques (ventricules latéraux et ventricule moyen), la moyenne aux tubercules

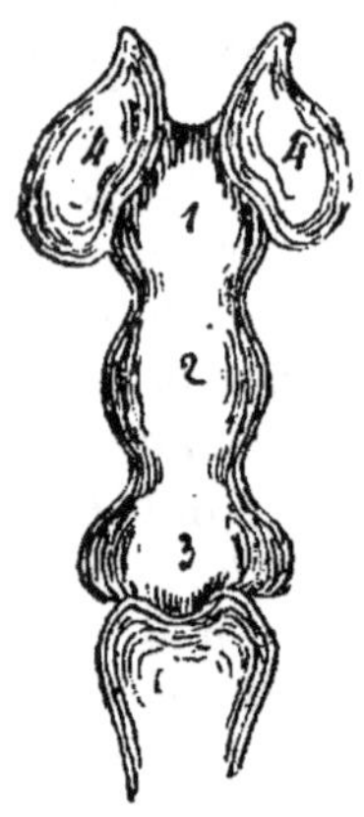

Fig. 248. — Partie encéphalique du névraxe d'un embryon.

1, 2, 3, vésicules encéphaliques. — 4, vésicules cérébrales.

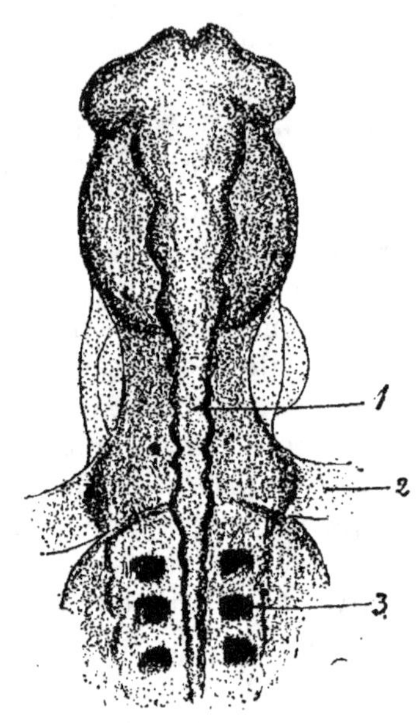

Fig. 249. — Partie supérieure d'un embryon vu par derrière.

1, névraxe avec ses dilatations encéphaliques. — 2, veines omphalo-mésentériques. — 3, protovertèbres.

jumeaux ou lobe optique (aqueduc de Sylvius), la postérieure au cervelet et au bulbe (4ᵉ ventricule). La partie non renflée constituera la moelle épinière avec son fin canal central.

On appelle *neuro-épithélium* la portion de l'ectoderme qui s'est ainsi isolée et différenciée. Il est formé d'abord de plusieurs assises de cellules cylindriques ou fusiformes réunies par un ciment ; puis ces cellules prolifèrent et se différencient selon deux types différents : les unes (spongioblastes de His) forment les éléments de soutien, épithélium épendymaire et névroglie; les autres (neuroblastes de His) se transforment en cellules nerveuses. — On voit ces dernières pousser d'abord un prolongement cylindraxile, puis des prolongements protoplasmiques et étendre ensuite progressivement ces deux sortes de prolongements tout en les ramifiant. Tant que le prolongement nerveux n'a pas atteint sa destination, il se termine par un renflement conique, dit *cône d'accroissement* ou de végétation, sorte de masse amiboïde qui écarte les éléments se trouvant sur son passage et fraye la voie.

Ainsi se constituent et les nerfs qui irradient au dehors dans les différentes régions de l'organisme, et la substance blanche du névraxe, et les plexus fibrillaires plus ou moins inextricables de la substance grise.

Les ganglions spinaux et craniens se forment aux dépens de petits bourgeons qui apparaissent à droite et à gauche de la suture du tube neural, entre ce dernier et l'ectoderme superficiel, bourgeons qui se développent de haut en bas et se renflent en ganglions au milieu de chaque segment primordial. Les neuroblastes de ces ganglions embryonnaires émettent ensuite des prolongements soit du côté de la périphérie (nerfs sensitifs), soit du côté de l'axe nerveux (racines sensitives) et se transforment ainsi en cellules nerveuses bipolaires. Ce n'est que plus tard que les deux pôles se portent l'un vers l'autre et que l'élément prend l'apparence unipolaire chez les mammifères.

Quant aux ganglions sympathiques, ils procèdent très probablement, par bourgeonnement, des ganglions spinaux. Et ainsi le système nerveux est tout entier d'origine ectodermique; les neurones périphériques procèdent du neuro-épithélium tout comme les neurones centraux; ils ont seulement émigré et formé des colonies qui, si dispersées qu'elles soient, se rattachent toutes au centre axial comme à une véritable métropole.

Nous venons de voir que les fibres nerveuses se développent par bourgeonnement des cellules nerveuses; mais il ne s'agit là que de leur partie essentielle, le cylindraxe; les parties annexes se forment sur place aux dépens de cellules mésenchymateuses qu'on appelle aujourd'hui *cellules de Vignal* (fig. 250). Par exemple, les nerfs sont d'abord formés uniquement de cylindraxes nus, juxtaposés; bientôt de nombreuses cellules migratrices affluent autour d'eux, les pénètrent, se multiplient dans leur intérieur et s'échelonnent le long de chaque cylindraxe; puis elles s'allongent, se joignent en séries moniliformes, embrassent les fibres nerveuses sur tout leur pourtour et enfin sécrètent la myéline, de manière à se transformer en autant de segments interannulaires. La mem-

brane de Schwann se différencie en dernier lieu. — Il arrive que
deux cellules voisines, trop distantes pour se rejoindre, constituent des segments non contigus; alors une jeune cellule de

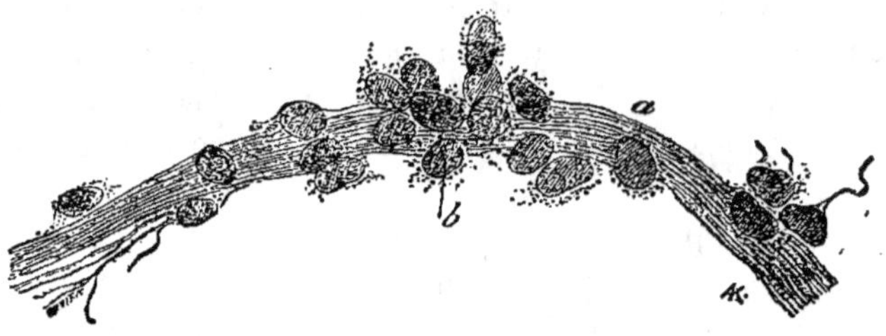

Fig. 250. — Un faisceau du sciatique d'un embryon de vache de 25 millimètres de
long (d'après Mathias Duval).

a, fibrilles nerveuses noyées dans une substance homogène; *b*, cellules conjonctives embryonnaires recouvrant la périphérie du faisceau, dites cellules de Vignal (grossissement de 470 diamètres).

Vignal vient se placer dans l'intervalle et édifie un *segment intercalaire*, plus ou moins court, qui est en retard de développement,
sur ses voisins.

Il est à remarquer que la myélinisation d'une fibre se fait progressivement, dans le sens même où elle a bourgeonné ; elle est
souvent achevée vers le centre, tandis qu'elle n'a pas encore
commencé à l'extrémité.

Le développement des fibres à myéline de la substance blanche
des centres se fait comme celui des fibres à myéline des nerfs,
sauf qu'il ne se forme pas de membrane de Schwann ; aussi ces
fibres-là deviennent-elles facilement variqueuses. Leur myélinisation n'est pas simultanée pour toutes ; FLECHSIG a montré qu'il
y a des faisceaux à myélinisation précoce et d'autres à myélinisation tardive : différence qui a servi à les systématiser.

Quant aux fibres de Remak, ce sont des éléments arrêtés en
quelque sorte dans leur développement; leurs cellules de Vignal
demeurent en effet à l'état de simples lames de protoplasma et
n'élaborent ni myéline, ni membrane de Schwann.

b) **Accroissement.** — Une fois formés, les éléments nerveux
suivent et peut-être commandent l'accroissement des organes nerveux dont ils font partie. Les cellules grossissent, étendent leurs
ramifications et vraisemblablement aussi leurs connexions. Les
fibres grossissent et s'allongent ; l'allongement du cylindraxe s'ex-

plique aisément puisque c'est un prolongement cellulaire; quant aux annexes, elles participent à l'accroissement soit par allongement de chacun des segments interannulaires, soit par intercalation de nouveaux segments. M. Renaut signala le premier la présence de certains segments courts et grêles, interposés entre les segments ordinaires, en différents points de la longueur des fibres à myéline; mais il crut qu'ils étaient destinés à remplacer les segments anciens dont l'évolution aurait été achevée, tandis qu'on admet aujourd'hui, depuis les travaux de Vignal, que ce sont des segments d'accroissement.

Les neurones, une fois différenciés, paraissent incapables de prolifération; toutefois, on peut se demander s'il n'y a pas une réserve de neuroblastes pour en créer de nouveaux ou remplacer ceux qui se détruisent par usure?

c) **Dégénération.** — Longet fut le premier à montrer que le bout périphérique d'un nerf sectionné perd son excitabilité au bout de quelques jours. Aug. Waller établit, en 1852, par des expériences mémorables, que ce bout éprouve alors une dégénérescence particulière, due à ce qu'il est séparé de son *centre trophique*. Les centres trophiques des nerfs moteurs siègent dans le névraxe, tandis que ceux des nerfs sensitifs résident dans les ganglions rachidiens ou craniens. Quand on coupe un nerf moteur, c'est toujours le bout périphérique qui dégénère et le bout central qui garde son intégrité. Quand on coupe un nerf sensitif, c'est toujours le bout séparé du ganglion qui dégénère; si, par conséquent, la section a porté entre ce ganglion et le névraxe, sur ce qu'on appelle les racines sensitives, c'est le bout central qui dégénère et le bout périphérique qui reste indemne.

Les fibres myéliniques en dégénération subissent les modifications anatomiques suivantes (fig. 251): Le noyau des segments de Ranvier se gonfle et se divise; le protoplasma s'hypertrophie; la myéline se disloque; et, vers le quatrième jour, le cylindraxe s'interrompt en divers points. Dès ce moment la fibre a perdu ses propriétés physiologiques. Chaque segment interannulaire, devenu ainsi une cellule à noyaux multiples, se met ensuite à résorber peu à peu, par l'activité de son protoplasma, la myéline et les fragments de cylindraxe qu'il contient; celle-ci se fragmente en boules, puis en gouttelettes, et disparaît enfin comme dans les cellules adipeuses en état d'inflammation. Passé dix à quinze jours, les fibres nerveuses ne sont plus représentées que par des gaines de Schwann contenant du protoplasma et des noyaux. Plus tard, le protoplasma s'atrophie, la fibre dégénérée se rapetisse et paraît réduite à la gaine de Schwann semée de noyaux intérieurement et doublée de protoplasma desséché. La dégénération complète demande un temps variable suivant l'espèce et l'âge des animaux, et aussi suivant le nerf ; il faut en moyenne de trois semaines à un mois.

Presque toujours un certain nombre de fibres conservent leur intégrité au milieu des autres : ce sont, comme l'ont montré MM. Arloing et Tripier, des fibres récurrentes, ou bien des fibres centrifuges nées dans la corne motrice de la moelle, qui, par exception, sont sorties avec les racines postérieures.

Comment expliquer une pareille dégénérescence, à la suite d'une simple section laissant intacte la circulation sanguine et lymphatique ? — On admettait autrefois une action régulatrice exercée sur la nutrition des nerfs par des centres nerveux qualifiés de trophiques.

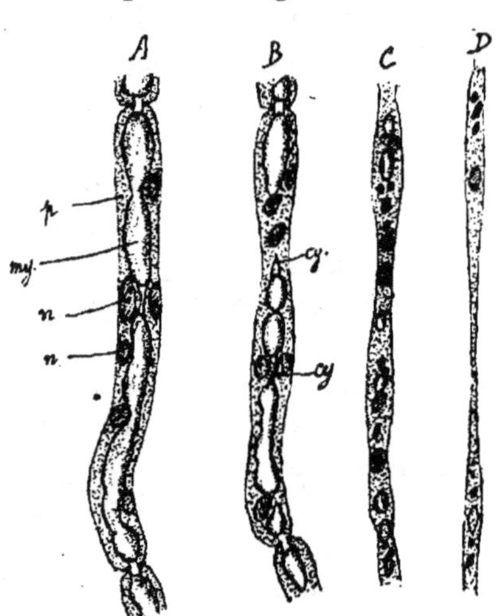

Fig. 251. — Diverses phases de la dégénération des fibres nerveuses myéliniques.

A, multiplication du noyau *n* et du protoplasma *p*. — B, fragmentation de la myéline et rupture du cylindraxe (*cy*). — C, D, le protoplasma résorbe la myéline et les fragments de cylindraxe ; la fibre se réduit à un simple filament.

C'était se payer de mots. Les découvertes de l'histologie permettent aujourd'hui une interprétation plus rigoureuse : le centre trophique d'une fibre nerveuse n'est autre chose que le corps cellulaire dont elle provient ; l'un est à l'autre ce que le bras est au corps ; et, de même qu'une partie d'une cellule quelconque, séparée du noyau, est condamnée à mourir (Voy., p. 28, les expériences de mérotomie pratiquées sur les infusoires), de même le cylindraxe séparé de son corps cellulaire est frappé de mort ; il fait alors office de corps étranger, d'épine irritante, sur la série des cellules qui lui sont annexées et ainsi détermine la prolifération de leur noyau, l'hypertrophie et l'activité phagocytaire de leur protoplasma, c'est-à-dire une véritable névrite parenchymateuse aboutissant à la double résorption de la myéline et du cylindraxe.

Les fibres de Remak, séparées de leurs cellules émissives, subissent les mêmes phénomènes essentiels de dégénération ; seulement ces phénomènes sont moins manifestes à cause de l'absence de la myéline.

Enfin les fibres de la substance blanche des centres n'en sont pas exemptes non plus ; une lésion de la substance grise a souvent pour conséquence une dégénérescence dite systématique de certains faisceaux de fibres, que l'on dit ascendante, descendante, transversale, suivant que ces fibres montent vers le cerveau, descendent vers la moelle ou se dirigent d'un côté à l'autre. Par exemple, une lésion de la zone psycho-motrice de l'écorce cérébrale entraîne une dégénérescence descendante des faisceaux pyramidaux de la moelle ; une lésion des ganglions spinaux provoque au contraire une dégénérescence ascendante dans le cordon postérieur ; etc. Grâce à ces *dégénérescences systématiques*, spontanées ou provoquées expérimentalement, on a pu déterminer les centres cellulaires de bon nombre de faisceaux de la substance blanche ainsi que le trajet de ces derniers. La méthode wallérienne, provoquant la dégénérescence des fibres en les séparant de leurs cellules, et la méthode de FLECHSIG, poursuivant chez l'embryon les fibres en cours de myélinisation, sont les deux bases de l'anatomie de texture des centres nerveux.

Jusqu'à ces derniers temps, on croyait que, dans le cas de section d'une fibre nerveuse, seule la partie isolée dégénère, tandis que la partie centrale avec le corps cellulaire seraient restés indemnes. Cela n'est pas exact : le neurone tout entier subit le contre-coup de la mutilation ; on assiste en effet au phénomène de la *chromatolyse*, c'est-à-dire à la disparition des corpuscules chromatophiles dans la cellule. Un traumatisme quelconque d'un nerf (section, contusion, ligature, voire simple compression) produit de la chromatolyse dans les cellules d'origine. Chose curieuse, cette dégénérescence n'est que temporaire pour les cellules des neurones moteurs, tandis qu'elle est définitive pour celles des neurones sensitifs, lesquelles finissent même par disparaître complètement si leurs connexions périphériques ne sont pas rétablies. Cette différence s'explique par la nature du prolongement qui a été mutilé : pour le neurone moteur, c'est le prolongement celluli-

fuge ; le corps cellulaire continue donc à recevoir des excitations ;
pour le neurone sensitif, c'est au contraire le prolongement cellulipète ; il s'ensuit une inaction complète qui amène fatalement à
la longue la mort de l'élément. Mais si la mutilation d'un nerf
sensitif a porté sur ce que l'on appelle
improprement ses racines, c'est-à-dire
entre le ganglion et le névraxe, les
conséquences sont tout autres relativement aux cellules du ganglion que si
elle avait porté au delà, car les prolongements cellulipètes restent intacts et continuent à apporter aux cellules leurs
excitations physiologiques ; dès lors
celles-ci ne s'altèrent pas d'une manière
perceptible et n'éprouvent même pas de
chromatolyse. — La connaissance de
ces faits est due principalement à Nissl,
Lugaro et Van Gehuchten.

  d) **Régénération.** — Lorsque les
abouts d'un nerf coupé sont rapprochés ou très peu distants et que l'on
a affaire à un sujet jeune, ils se réunissent après un certain temps ; le
bout périphérique se restaure et le
nerf entre de nouveau en possession de
ses propriétés. Plusieurs explications
ont été données de cette rédintégration,
mais c'est à M. Ranvier que l'on doit la connaissance exacte du
phénomène (fig. 252).

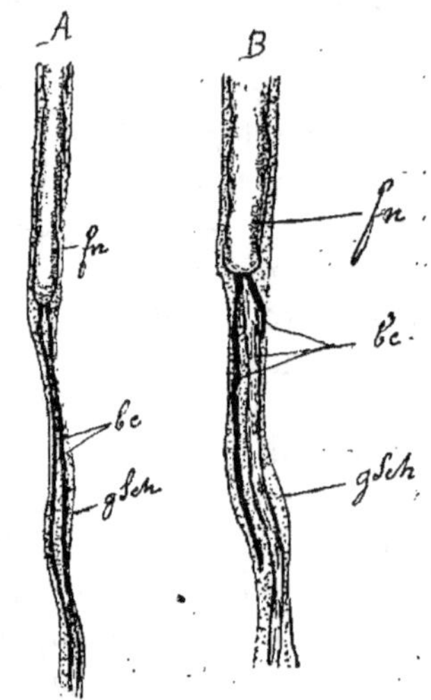

Fig. 252. — Mode de régénération du bout périphérique des nerfs coupés.

fn, fn, bout central de deux fibres myéliniques A et B. — *gsch*, gaine de Schwann du bout périphérique dégénéré de ces mêmes fibres. — *bc*, ramifications cylindraxiles bourgeonnant à partir du bout central.

  Deux ou trois jours après la section, pendant que les fibres du
bout périphérique dégénèrent, on voit les cylindraxes, restés
intacts, du bout central, s'hypertrophier et former chacun un cône
d'accroissement semblable à celui qui préside à l'extension des
cylindraxes chez l'embryon. Ils s'avancent ainsi, simples ou
bifurqués, vers le bout périphérique, et, quand ils l'ont atteint, ils
s'insinuent entre les vieilles gaines de Schwann ou même le plus
souvent pénètrent à leur intérieur et progressent, à raison d'un
millimètre par jour environ, vers les terminaisons. Le principal
obstacle pour ces cylindraxes végétants est le tissu cicatriciel

interposé entre les deux bouts du nerf ; parfois ils n'arrivent pas à le traverser ; alors ils se butent et se contournent en une sorte de peloton. Si l'on supprime l'obstacle, en suturant les deux bouts du nerf coupé ou en interposant un drain qui fasse tunnel de l'un à l'autre, on favorise singulièrement la régénération, comme le démontrent des expériences fort ingénieuses de M. Van Lair. Cet auteur, ayant placé entre les deux bouts du nerf coupé un fragment d'os décalcifié, de telle sorte que les canaux de Havers aillent de l'un à l'autre, a constaté que les cylindraxes végétants du bout central s'engagent dans ces canaux et franchissent ainsi sans effort un intervalle considérable.

Les fibres bourgeonnantes se complètent par adjonction de cellules conjonctives ou lymphatiques qui se comportent comme des cellules de Vignal. Celles qui ont pénétré dans les vieilles gaines de Schwann déterminent par leur présence même la restauration des segments interannulaires dégénérés.

Il est à remarquer que les nerfs sensitifs mettent plus longtemps que les moteurs à récupérer leurs fonctions ; mais, même pour ces derniers, il faut un assez long temps (plusieurs mois). Cependant les chirurgiens ont assez souvent constaté une restauration immédiate de sensibilité après affrontement et suture des deux bouts d'un nerf accidentellement coupé, tel que le médian. L'explication de ce fait est encore discutée ; qu'il nous suffise de dire ici que, dans tous les cas et quoi que l'on fasse, le bout périphérique est condamné à la dégénérescence, et qu'il est incapable de se souder tel quel au bout central.

La régénération des fibres nerveuses des centres après dégénérescence n'a pas encore été positivement constatée ; mais il n'y a aucune raison de la nier *a priori*.

Chez certains animaux inférieurs, le système nerveux jouit d'une puissance de rédintégration vraiment surprenante ; c'est ainsi que les yeux tout entiers de l'écrevisse se reforment quand on les a arrachés ; que le cerveau de la salamandre se reconstitue après mutilation, etc.

Tels sont les faits d'ordre général que nous avions à présenter sur le tissu nerveux ; ils seront complétés dans la deuxième partie de ce livre à propros des organes nerveux.

DEUXIÈME PARTIE

HISTOLOGIE SPÉCIALE
OU ANATOMIE MICROSCOPIQUE DES ORGANES

Les limites que nous avons imposées à cet ouvrage ne nous permettent pas d'étudier tous les organes un à un, appareil par appareil. Cette manière de faire entraînerait d'ailleurs de nombreuses redites. Nous nous bornerons donc à passer en revue les parties suivantes :

1° Le système nerveux ;

2° Le système vasculaire ;

3° Le système tégumentaire.

4° Les parties les plus importantes des appareils digestif, respiratoire, et uro-génital.

CHAPITRE PREMIER
SYSTÈME NERVEUX

§ 1. — NERFS.

A propos du tissu nerveux, nous avons fait suffisamment connaître la structure, l'origine et la terminaison des nerfs pour n'avoir pas à y revenir.

§ 2. — CENTRES NERVEUX AXIAUX
A. — Moelle épinière.

Nous en connaissons tous les éléments, il s'agit ici d'exposer leur disposition topographique et leurs connexions, autant que l'état actuel de la science le permet.

1° Substance grise. — La substance grise de la moelle a, sur les coupes transverses, la forme d'un **H** dont la barre constitue la *commissure grise*, parcourue dans son milieu par le *canal central*, tandis que les branches forment, dans chaque moitié de l'organe, la *corne supérieure* et la *corne inférieure*, où les racines des nerfs viennent aboutir [1] (fig. 254).

Dans certaines régions, notamment en bas du cou et à l'origine du dos, on voit se détacher de la corne inférieure un prolongement triangulaire que l'on désigne sous le nom de *corne latérale*. L'angle rentrant formé de chaque côté par la corne supérieure et l'inférieure est occupé par un réseau de substance grise irradiant dans la substance blanche, réseau indistinct dans la région lombaire et de plus en plus développé au fur et à mesure qu'on approche du bulbe : c'est la *formation réticulée* de Deiters. Au sommet de la corne supérieure on voit une substance transparente qui la coiffe d'une sorte de croissant : c'est la *substance gélatineuse de Rolando*. Pareille substance s'observe autour du canal central et donne implantation aux *cellules épendymaires*.

Celles-ci forment un épithélium cylindrique hérissé de cils délicats, mais dépourvu de membrane basale, vu que leur extrémité profonde plonge à l'état de fin prolongement dans le tissu environnant et se perd dans le réseau névroglique (fig. 213).

La névroglie de la substance grise se présente sous les deux états : spongieux et gélatineux. A l'état spongieux, c'est un fin réseau de fibres entre-croisées en tous sens qui émanent de petites cellules disséminées (fig. 211). A l'état gélatineux, c'est essentiellement la même structure; mais les fibres sont encore plus fines et de plus sont noyées dans une sorte de ciment amorphe et transparent.

Quant aux *cellules nerveuses*, elles sont pour la plupart réunies en amas dans des points déterminés; les autres sont dispersées. Les cellules qui se présentent en groupes sur les sections transversales de la moelle forment, dans les sections longitudinales, des traînées continues qu'on appelle colonnes cellulaires. On distingue (fig. 254): deux groupes dans la corne inférieure, l'un externe, l'autre interne; un groupe dans la corne latérale (colonne latérale); un groupe situé du côté interne de la corne supérieure au-dessus de

---

[1] Vu l'attitude verticale du corps, chez l'homme, on dit corne postérieure et corne antérieure, expressions qu'il nous arrivera plus d'une fois d'employer pour nos animaux.

la commissure grise : c'est la colonne de Clarke, qui est essentiellement lombo-dorsale ; un groupe situé à la base de la corne supérieure, un peu en dehors et au-dessus de la colonne de Clarke; plusieurs groupes dans la tête de la corne supérieure, au sein de la substance de Rolando ou immédiatement au-dessous, groupes de cellules très petites qui ont été longtemps confondus avec les cellules de névroglie ; un groupe périépendymaire entourant le canal central, dans la substance gélatineuse centrale ; enfin des cellules solitaires disséminées dans les deux cornes un peu partout.

Toutes les cellules de la moelle sont multipolaires, mais leurs formes sont extrêmement variables, ainsi que leurs dimensions, qui vont de 8 μ à 150 μ. D'après la destination de leur cylindraxe, CAJAL les distingue en : cellules à cylindraxe long et cellules à cylindraxe court; celles-ci connues sous le nom de *cellules de Golgi*; celles-là divisées en *cellules radiculaires* et *cellules des cordons* (fig. 253).

a) Les *cellules radiculaires* sont ordinairement les plus volumineuses; elles sont situées dans la corne inférieure; leur cylindraxe sort de la moelle, à l'état de fibre motrice, par les racines inférieures, quelquefois par les racines supérieures ; il fournit assez souvent, avant de se recouvrir de myéline, une ou deux collatérales qui reviennent dans la substance grise où elles se résolvent en arborisations terminales. Leurs expansions protoplasmiques sont très touffues et très étendues.

b) Les *cellules cordonales* sont celles dont le cylindraxe devient fibre d'un cordon de la substance blanche et conséquemment ne sort pas du névraxe. Il en existe dans tous les points de la substance grise, principalement dans le groupe interne de la corne inférieure, dans la corne latérale, et dans la colonne de Clarke; celle-ci en est même formée exclusivement. Ces cellules n'ont rien de caractéristique dans la forme et le volume; leur cylindraxe passe dans la substance blanche et là se coude ou même se bifurque pour devenir fibre longitudinale; il émet chemin faisant un nombre plus ou moins considérable de collatérales qui rentrent dans la substance grise, et enfin il se termine lui-même dans cette même substance à une distance très variable de son point de départ. Les cellules de cordon sont en effet destinées à unir les divers étages du névraxe d'un même côté ou d'un côté à l'autre. Il en est d'homolatérales ou *tautomères*, c'est-à-dire dont le cylindraxe ne traverse pas le plan médian ; d'autres sont qualifiées d'hétérolatérales ou *hétéromères*, car leur cylindraxe traverse la commissure blanche pour gagner un cordon de la moitié opposée de la moelle ; d'autres enfin sont mixtes ou *hécatéromères*, c'est-à-dire que leur cylindraxe

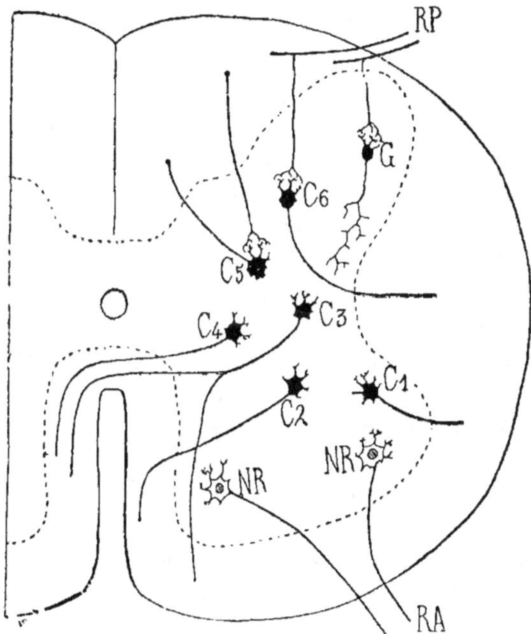

Fig. 253. — Schéma des neurones médullaires (d'après Van Gehuchten).

NR, cellules radiculaires ; C1, C2, C5, C6, cellules cordonales tautomères ; C4, cellule cordonale hétéromère ; C3, cellule cordonale hécatéromère ; G, cellule à cylindraxe court ou de Golgi ; RP, fibres des racines sensitives ; RA, fibres des racines motrices.

se divise en deux branches dont l'une reste du même côté, tandis que l'autre passe du côté opposé.

c) Les *cellules à cylindraxe court* ou *cellules de Golgi* servent d'intermédiaires entre neurones très rapprochés, de sorte que leur cylindraxe ne sort pas de la substance grise et ne se recouvre pas de myéline. Elles sont très petites, irrégulièrement disséminées, et se confondent facilement avec des cellules de névroglie. On les trouve principalement dans la corne sensitive.

Indépendamment des prolongements immédiats des cellules nerveuses, la substance grise renferme une énorme quantité de *fibres nerveuses,* de provenance plus ou moins lointaine, formant avec le réseau névroglique un feutrage inextricable ; la plupart de ces fibres sont dépourvues de myéline. Il y a là : 1° les cylindraxes des cellules radiculaires ; 2° les cylindraxes des cellules cordonales ; 3° les arborisations terminales des cellules à cylindraxe court ; 4° les arborisations des fibres des racines supérieures ; 5° les arborisations terminales des fibres parties des centres nerveux supérieurs ; 6° les arborisations terminales des collatérales des cordons. Le tout constitue le *réseau de Gerlach.*

2° **Substance blanche.** — La substance blanche est formée de fibres nerveuses qui, chez l'adulte, sont toutes pourvues de myéline mais n'ont pas de membrane de Schwann ni d'étranglements annulaires (fig. 194) ; leur diamètre varie de 2 à 15 µ. ; il est en moyenne de 5 à 6 µ. ; les plus fines occupent en général la partie profonde des cordons et principalement le fond de l'angle des deux cornes grises ; les plus grosses se rencontrent dans la partie superficielle des cordons inférieurs et latéraux. Ces fibres sont soutenues par un réseau névroglique, semé de cellules en araignée (fig. 212) ; elles sont en outre groupées en faisceaux et fascicules grâce à des cloisons conjonctives émanées de la pie-mère et à des cloisons névrogliques. Sur une coupe de moelle humaine, pratiquée au niveau de la deuxième paire cervicale, STILLING a compté 401 694 fibres nerveuses dans la substance blanche. Au même niveau, GAULE en a trouvé 60000 dans la moelle de grenouille.

Nous avons dit déjà que ces fibres se myélinisent par faisceaux, d'une manière successive, chez l'embryon, et que d'autre part elles sont frappées de dégénération systématique quand elles sont séparées de leurs cellules d'origine ou que ces cellules sont altérées. C'est ainsi qu'on est arrivé à distinguer les nombreux faisceaux représentés dans la figure 254 et énumérés dans le tableau suivant :

Cordon postérieur..	Faisceau de Goll. Faisceau de Burdach.
Cordon latéral.. ..	Faisceau cérébelleux direct. Faisceau pyramidal latéral. Faisceau latéral profond. Faisceau de Gowers. Faisceau restant.
Cordon antérieur...	Faisceau pyramidal antérieur ou de Turck. Faisceau restant.

a) Le *faisceau de Goll* n'est bien distinct qu'à la région cervicale et au commencement de la région dorsale, vu qu'il s'accroît de bas en haut; il se fait remarquer par l'uniformité de ses fibres fines (5 à 8 μ), par son riche plexus névroglique et par sa myélinisation tardive. Il est essentiellement constitué, ainsi que le faisceau de Burdach, par les fibres des racines sensitives, lesquelles, nées des cellules des ganglions spinaux, plongent dans le sillon collatéral postérieur et se divisent bientôt chacune en deux bran-

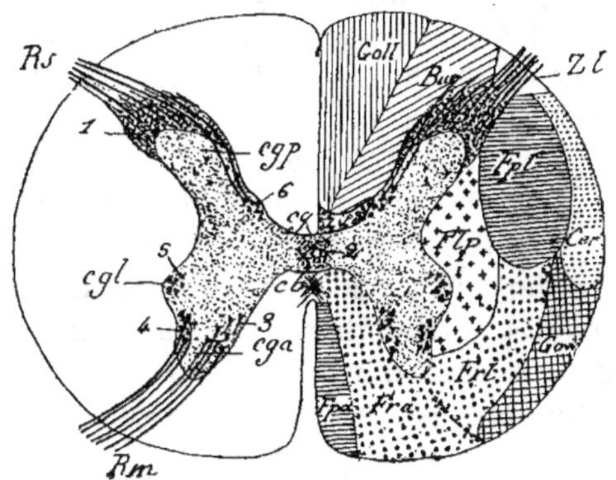

Fig. 254. — Coupe transversale schématique de la moelle épinière (du côté droit on a représenté la systématisation des faisceaux de la substance blanche).

Rs, racines sensitives ; *Rm*. racines motrices ; *cgp*. corne grise postérieure ; *cga*. corne grise antérieure ; *cg*. commissure grise ; *cgl*. corne grise latérale ; 1, substance gélatineuse de Rolando ; 2. canal central et épendyme ; 3. groupe cellulaire interne de la corne antérieure : 4, groupe cellulaire externe de la même : 5. cellules de la corne latérale ; 6. cellules de la colonne de Clarke ; *cb*, commissure blanche ; *Goll*, faisceau de Goll ; *Bur*. faisceau de Burdach ; *Zv*, zone ventrale du cordon postérieur ; *Cer*, faisceau cérébelleux direct ; *Fpl*, faisceau pyramidal latéral ; *Flp*. faisceau latéral profond ; *Gow*, faisceau de Gowers ; *Frl*, faisceau restant latéral ; *Fpa*, faisceau pyramidal antérieur ; *Fra*, faisceau restant antérieur ; *Zl*, zone de Lissauer.

ches longitudinales, l'une ascendante, l'autre descendante; celle-ci suit le faisceau de Burdach sur une longueur de quelques centimètres, puis se recourbe à angle droit pour se terminer dans la corne postérieure par une arborisation; celle-là monte verticalement pour se terminer aussi dans la corne grise supérieure, mais à une distance très variable, ce qui a fait distinguer des fibres ascendantes courtes, moyennes, longues; les courtes n'ont pas plus de 5 ou 6 centimètres chez l'homme; les moyennes ont de 8 à 10 centimètres; les longues s'élèvent jusqu'au bulbe, où elles aboutissent aux noyaux de Goll et de Burdach; peut-être même y en a-t-il qui vont jusqu'au cerveau. Ce sont les fibres ascendantes longues qui constituent principalement le faisceau de

Goll, tandis que les moyennes et les courtes restent dans le faisceau de Burdach. En un point donné, les fibres du faisceau de Goll sont d'autant plus superficielles qu'elles viennent d'une région plus inférieure de la moelle.

b) Le *faisceau de Burdach* est formé, ainsi que nous venons de l'exposer, par les branches descendantes des fibres radiculaires sensitives et par les branches ascendantes courtes et moyennes de ces mêmes fibres. Il comprend en outre un certain nombre de fibres endogènes, plus ou moins éparpillées, qui émanent de cellules contenues dans la substance gélatineuse de Rolando, se divisent en branches ascendantes et descendantes et se terminent dans la substance grise à des distances variables.

Toutes les fibres exogènes, c'est-à-dire radiculaires, du cordon postérieur, qu'elles appartiennent au faisceau de Goll ou au faisceau de Burdach, émettent sur leur trajet un grand nombre de collatérales qui s'enfoncent perpendiculairement dans la substance grise et se terminent par des arborisations au contact des cellules nerveuses des deux cornes d'une même moitié de la moelle ou même de la moitié opposée après avoir traversé la commissure grise.

Le faisceau de fibres entourant immédiatement les racines sensitives, en s'interposant entre le cordon postérieur et le cordon latéral, est souvent désigné à part sous le nom de *zone marginale de Lissauer*.

Il en est de même pour les fibres qui se superposent immédiament à la commissure grise : on les distingue sous le nom de faisceau ventral ou zone ventrale du cordon postérieur.

c) Le *faisceau cérébelleux direct* occupe l'écorce du cordon latéral ; il commence à l'origine de la moelle lombaire et se poursuit jusqu'au cervelet en se renforçant progressivement. Il est formé de fibres volumineuses (10 à 15 μ), partant des cellules de la colonne de Clarke, traversant l'épaisseur de la moelle et se coudant ensuite pour monter dans le névraxe jusqu'à l'écorce cérébelleuse du même côté, où elles se terminent au contact des cellules de Purkinje par des arborisations libres (fig. 271). Ce faisceau conduit au cervelet les impressions que les racines postérieures ont apportées aux cellules de Clarke par leurs fibres collatérales. Il est donc à dégénération ascendante ; toutefois, d'après des recherches récentes, il contiendrait aussi des fibres descendantes, c'est-à-dire cérébello-médullaires, ainsi que d'autres fibres émanant des cellules de la corne postérieure. S'il faut en croire BECHTEREW, la lésion ou la section de ce faisceau n'apporterait aucun trouble au sens musculaire?

d) Le *faisceau pyramidal latéral ou pyramidal croisé* occupe la partie postérieure du cordon latéral. Il est formé de grosses fibres qui viennent des cellules pyramidales de la zone psycho-motrice de l'écorce cérébrale, descendent par la capsule interne, le pied du pédoncule cérébral, la pyramide bulbaire, s'entre-croisent au collet du bulbe avec celles du côté opposé et gagnent la moelle, où elles se terminent successivement dans la corne anté-rieure au contact des cellules radiculaires. Ces fibres émettent sur tout leur parcours de nombreuses collatérales qui se ter-minent de même dans la substance grise. Vu l'entre-croisement précité, les fibres parties de l'hémisphère cérébral droit abou-tissent au côté gauche de la moelle. — Ce faisceau à dégénération descendante conduit les incitations motrices volontaires des centres de volition aux centres d'exécution.

e) Le *faisceau latéral profond* est formé de très fines fibres éma-nant des cellules cordonales de la moelle et se terminant dans la substance grise après un court trajet ascendant ou descendant, fibres qui mettent ainsi en relation des étages rapprochés de de cette substance.

f) Le *faisceau de Gowers* ou faisceau ascendant antéro-latéral est un faisceau à myélinisation tardive qui dégénère de bas en haut. Ses fibres sont de volumes très divers; elles paraissent provenir de cellules hétéromères de la corne postérieure opposée et s'élever sans interruption jusqu'au bulbe. Les auteurs ne sont pas d'accord sur les connexions établies par ce faisceau; certains le considèrent comme une voie cérébelleuse au même titre que le faisceau cérébelleux direct, son voisin; d'autres, comme une voie sensitive.

g) Le *faisceau restant, faisceau intermédiaire*, ou *faisceau fonda-mental* du cordon latéral est un faisceau à dégénérescence prin-cipalement descendante, compris entre le faisceau de Gowers et le faisceau restant du cordon antérieur. Il a probablement la même signification que le faisceau latéral profond. Ses fibres, parties des cellules cordonales de la moelle, constituent, pense-t-on, de courtes commissures descendantes entre des étages rapprochés de la substance grise. Peut-être contient-il en outre des fibres cérébelleuses descendantes ?

h) Le *faisceau pyramidal antérieur, faisceau pyramidal direct, faisceau de Türck*, occupe le côté interne du cordon antérieur. C'est un faisceau à dégénérescence descendante, constitué en général par de grosses fibres émanant des grandes pyramides du cerveau, fibres qui accompagnent celles du faisceau pyramidal latéral jusqu'au bulbe, mais qui, à cet endroit, échappent à la décussation pour descendre dans la moelle du même côté ; toutefois, avant de se terminer, elles s'entre-croisent successivement dans la commissure blanche sur toute la hauteur de la moelle et elles aboutissent à la corne antérieure du côté opposé à leur point de départ cérébral ; là elles forment des arborisations libres au contact des cellules radiculaires. Pendant leur trajet, elles émettent de nombreuses collatérales qui se terminent de la même manière à différentes hauteurs de la moelle.

Ce faisceau partage avec le faisceau pyramidal latéral la fonction de conduire les incitations motrices volontaires, du cerveau à la moelle.

i) Le *faisceau restant* ou *faisceau fondamental* du cordon antérieur comprend toute la partie restante de ce cordon. Il est traversé par les racines motrices. Les fibres longitudinales qui le composent appartiennent au système des voies courtes comme toutes celles qui entourent étroitement la moelle. Parties des cellules cordonales de la corne grise antérieure, elles se divisent chacune en deux branches, l'une ascendante l'autre descendante, qui rentrent dans la substance grise à leur extrémité et s'y terminent par une arborisation, non sans avoir émis sur leur trajet des collatérales nombreuses. La dégénérescence de ce faisceau est donc à la fois ascendante et descendante.

Telle est, dans l'état actuel de la science, la systématisation des fibres de la substance blanche de la moelle. Répétons, en terminant, que ces fibres lancent dans la substance grise de nombreuses collatérales qui entourent les cellules nerveuses de véritables nids filamenteux. Les collatérales les plus grosses sont celles du cordon antérieur ; elles viennent se terminer au contact des cellules radiculaires de la corne antérieure, soit du même côté, soit du côté opposé. Les plus fines proviennent du cordon latéral ; bon nombre traversent la commissure grise pour se rendre dans la substance grise du côté opposé. Quant aux collatérales du cordon postérieur, elles émanent, pour la plupart, des racines sensitives, ainsi que nous l'avons dit plus haut.

3° **Vaisseaux.** — Nous avons déjà parlé des gaines prétendues lymphatiques qui entourent les artérioles et les veinules des centres nerveux; nous n'y reviendrons pas (Voy. p. 275). Quant aux vaisseaux sanguins, ils abordent la moelle soit par le sillon inférieur (branches de la spinale médiane), soit par les sillons collatéraux (artères radiculaires), soit enfin par tous les points de la périphérie (rameaux fournis par les lacis de la pie-mère). La couche névroglique périmédullaire leur fournit à tous un manchon qui les accompagne dans tout leur trajet. Il convient de remarquer que le réseau capillaire est beaucoup plus riche dans la substance grise que dans la blanche, particulièrement au niveau des colonnes de cellules, ce qui montre bien la prépondérance fonctionnelle de la première sur la seconde.

B. — Bulbe rachidien.

Quand on poursuit les sillons médians de la moelle sur le bulbe, on constate : 1° que le sillon inférieur diminue beaucoup de profondeur et qu'il est le siège, vers le collet de l'organe, d'un entre-croisement des pyramides, signalé dès 1710 par MISTICHELLI et POURFOUR DU PETIT; 2° que le sillon supérieur s'entr'ouvre subitement, comme par une sorte d'abduction forcée des cordons blancs qui le limitent, de sorte que le canal central de la moelle s'ouvre dans une large excavation triangulaire où la substance grise se trouve comme étalée et mise à nu (*calamus scriptorius* ou plancher du quatrième ventricule). — A s'en tenir aux apparences, on croirait que les corps restiformes sont le prolongement des cordons postérieurs de la moelle; mais nous allons voir qu'il n'en rien, car il s'est opéré des modifications intérieures profondes, entraînant un véritable remaniement de substance. D'autre part, le bulbe n'est pas un simple prolongement de la moelle, il comprend en outre de la substance propre qui est la cause du renflement progressif qui lui a valu son nom. Nous avons donc à étudier dans sa texture : 1° la substance grise et la substance blanche qui prolongent celles de la moelle, 2° la substance grise et la substance blanche surajoutées.

A. Substance blanche de continuité médullaire. — Les faisceaux de la moelle qui se poursuivent dans le bulbe se conduisent de la manière suivante (fig. 255 à 257) :

1° Les *faisceaux pyramidaux antérieurs* (Fpa) arrivent au collet du bulbe après avoir entre-croisé successivement toutes leurs fibres à travers la commissure blanche de la moelle ; là ils se con-

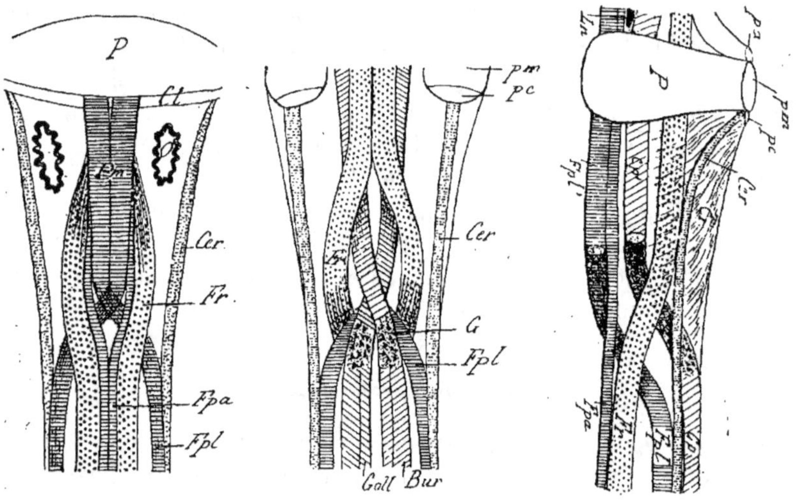

Schéma du trajet bulbaire des faisceaux blancs de provenance médullaire.

Fig. 255.	Fig. 256.	Fig. 257.
Face inférieure du bulbe.	Face supérieure.	Face latérale.

Fpa, faisceau pyramidal antérieur ; Fpl, faisceau pyramidal latéral ; Pm, pyramides motrices ; Cp, cordon postérieur ; Goll, faisceau de Goll ; Bur, faisceau de Burdach ; G, ganglions de Goll et de Burdach ; Fr, faisceau restant du cordon antéro-latéral. — Cer, faisceau cérébelleux direct ; Cr, corps restiforme ; pc, pédoncule cérébelleux inférieur ; pm, pédoncule cérébelleux moyen ; pa, pédoncule cérébelleux supérieur ; P, protubérance. — Ct, corps trapézoïde ; Ln, locus niger ; O, olives ; Cp', un ruban de Reil coupé pour montrer celui de l'autre côté ; Fpl', une pyramide motrice coupée pour montrer celle du côté opposé.

tinuent, chacun de son côté, dans la pyramide externe, en s'écartant l'un de l'autre.

2° Les *faisceaux pyramidaux latéraux* (Fpl) descendent sur le plan inférieur du bulbe et s'entre-croisent en bloc au niveau du collet de cet organe, pour former les pyramides, lesquelles les conduisent jusqu'à la protubérance.

Les pyramides inférieures du bulbe, pyramides motrices, ou pyramides proprement dites, résument donc tout le système des voies motrices.

3° Les fibres du *faisceau de Goll* avec les fibres longues du *faisceau de Burdach* forment ensemble ce que Testut appelle le faisceau sensitif postérieur de la moelle (*Goll, Bur*); elles se terminent à la partie moyenne du bulbe dans deux masses grises que nous décrirons tout à l'heure sous les noms de *noyau de Goll* et *noyau de Burdach* (G). Mais ce n'est là qu'un relai : le faisceau sensitif se reconstitue plus haut aux dépens des cellules de ces noyaux gris pour former le *ruban de Reil*, et les deux rubans de Reil viennent se placer au-dessus des pyramides après s'être entre-croisés l'un avec l'autre (fig. 259). Cet entre-croisement sensitif se fait à la partie postérieure du bulbe, immédiatement en avant de l'entre-croisement moteur.

4° Les fibres du *faisceau fondamental du cordon antéro-latéral* qui ne se sont pas arrêtées dans la moelle se continuent dans le bulbe sans s'entre-croiser (Fr); on les voit s'écarter momentanément de leurs congénères de l'autre côté pour former une sorte de boutonnière traversée par les faisceaux pyramidaux latéraux et les rubans de Reil, puis se poursuivre dans la profondeur du bulbe, immédiatement au-dessus du ruban de Reil, en intervertissant leur situation. Toutes appartiennent à la catégorie des voies courtes et par conséquent rentrent dans la substance grise à une petite distance de leur lieu d'origine ; le faisceau ne s'entretient que par adjonction incessante de nouvelles fibres; on lui donne le nom de faisceau commissural longitudinal.

5° Le *faisceau de Gowers* ou faisceau sensitif latéral de la moelle, a entre-croisé toutes ses fibres à travers la commissure blanche lorsqu'il arrive au bulbe; il se poursuit alors du même côté et se fusionne avec le ruban de Reil, après s'être interrompu au contact des cellules de la formation réticulaire du bulbe. — Le ruban de Reil comprend alors toutes les fibres sensitives d'origine médullaire, les unes s'étant entre-croisées en bloc à la partie inférieure du bulbe, les autres l'ayant fait successivement dans toute la hauteur de la moelle. — En sorte que l'analogie est évidente entre le faisceau sensitif et le faisceau moteur.

6° Le *faisceau cérébelleux direct* (Cer) pénètre dans le bulbe sans entre-croisement, se jette sur le corps restiforme et gagne avec lui le cervelet.

En résumé, nous avons mentionné trois plans de fibres longitudinales, superposés dans l'épaisseur du bulbe, plus un petit faisceau situé latéralement :

1° Un plan inférieur ou faisceau moteur volontaire, faisceau pyramidal ;

2° Un plan moyen ou faisceau sensitif (ruban de Reil), faisant

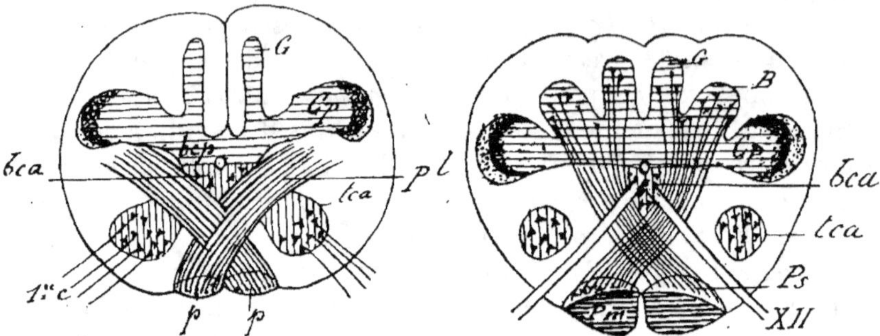

Fig. 258. — Coupe schématique du bulbe passant à travers l'entre-croisement moteur (d'après Mathias Duval).

Fig. 259. — Coupe schématique du bulbe passant à travers l'entre-croisement sensitif (d'après Mathias Duval).

bca, base de la corne motrice ; *bcp*, base de la corne sensitive ; *tca*, tête de la corne motrice ; *cp*, tête de la corne sensitive ; G, noyau de Goll ; B, noyau de Burdach ; *p.pm*, pyramides motrices ; *pl*, faisceau pyramidal latéral ; Ps, pyramides sensitives résultant de l'entre-croisement des rubans de Reil ; XII, nerf grand hypoglosse ; 1ʳᵉc, racines inférieures de la première paire cervicale.

suite par l'intermédiaire de cellules bulbaires aux faisceaux de Goll, Burdach et Gowers ;

3° Un plan supérieur ou faisceau d'association, faisant suite aux faisceaux restants des cordons antérieur et latéral ;

4° Enfin un faisceau latéral, prolongeant le faisceau cérébelleux direct de la moelle.

Les deux premiers groupes ne comprennent que des fibres entre-croisées, les deux derniers que des fibres directes.

B. **Substance grise de continuité médullaire.** — La disposition de cette substance se trouve profondément modifiée soit par le fait de l'entre-croisement et du déplacement de certains cordons blancs, soit à cause de l'ouverture du canal central sur le plancher du quatrième ventricule. D'une part, les cornes grises ont été comme rabattues en dehors et la base des deux cornes s'est trouvée étalée sur ledit plancher (fig. 261 et 262) ; d'autre part, la tête de chaque corne a été séparée de la base par l'entre-croisement des cordons blancs ; — l'entre-croisement moteur a décapité les cornes inférieures, l'entre-croisement sensitif en a fait autant pour les cornes supérieures (fig. 258 et 259).

Chaque moitié du bulbe renferme donc, au lieu d'une colonne

grise centrale comme en possède la moelle, quatre colonnes distinctes : deux motrices et deux sensitives, plus ou moins fragmentées en noyaux qui donnent origine aux nerfs craniens (fig. 260).

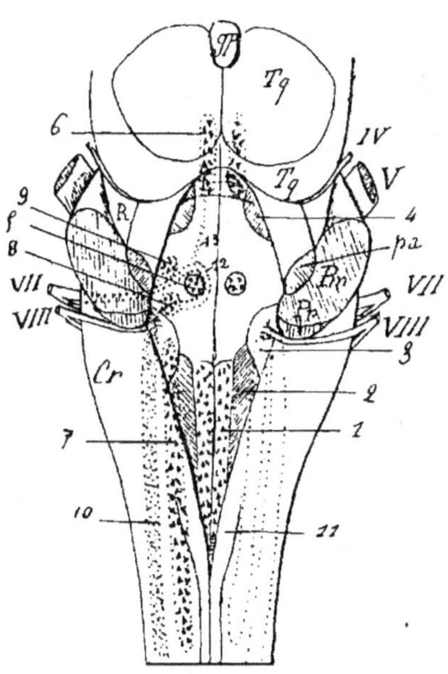

Fig. 260. — Schéma de la face supérieure de l'isthme pour montrer les noyaux d'origine des nerfs craniens.

g. glande pinéale ; *Tg.* tubercules quadrijumeaux ; R, faisceau triangulaire latéral de l'isthme ; *po.* pédoncule cérébelleux supérieur ; *Pm.* pédoncule cérébelleux moyen ; *pp.* pédoncule cérébelleux inférieur ; Cr, corps restiforme ; IV, nerf pathétique ; V, trijumeau ; VII, facial et intermédiaire de Wrisberg ; VIII, acoustique ; 1, aile blanche interne (base de la corne motrice) ; 2, aile grise (base de la corne sensitive) ; 3, aile blanche externe ; 4, locus cœruleus ; 5, éminentia teres ; 6, noyaux d'origine de l'oculo-moteur commun et du pathétique (supposés vus par transparence à travers les tubercules jumeaux) ; 7, colonne grise représentant la tête de la corne motrice, supposée vue par transparence ; 8, noyau inférieur du facial ; 9, noyau moteur du trijumeau ; 10, colonne grise correspondant à la tête de la corne sensitive, que l'on verrait par transparence ; 11, renflement olivaire du cordon de Goll à sa terminaison ; 12, fasciculus teres ou coude du facial ; 13, racines supérieures du facial.

La base de la corne antérieure (colonne motrice postérieure) correspond à l'aile blanche interne, qui borde de chaque côté le sillon médian du calamus ; elle forme les noyaux d'origine de l'hypoglosse et des trois oculo-moteurs (fig. 260, 1, 5 et 6).

La tête de la corne antérieure (colonne motrice antérieure) constitue tout d'abord le *noyau ambigu* ou *noyau antéro-latéral*, où prennent naissance le spinal et les fibres motrices du pneumogastrique et du glosso-pharyngien (fig. 260, 7 et 261, *tca*), puis le noyau du facial (fig. 260, 8) et le noyau moteur ou masticateur du trijumeau (fig. 260, 9).

La base de la corne postérieure (colonne sensitive postérieure) répond à l'aile grise et à l'aile blanche externe du calamus (fig. 260, 2 et 3) ; elle reçoit, au niveau de l'aile grise, les terminaisons des fibres sensitives du pneumogastrique, du glosso-pharyngien et de l'intermédiaire de Wrisberg, — au niveau de l'aile blanche externe, celles de la racine vestibulaire du nerf acoustique. Plus haut, à la partie supérieure du calamus, elle forme le *locus cœruleus* (fig. 260, 4), où aboutissent un certain nombre de filets de la racine sensitive du trijumeau.

Enfin *la tête de la corne postérieure* (colonne sensitive anté-

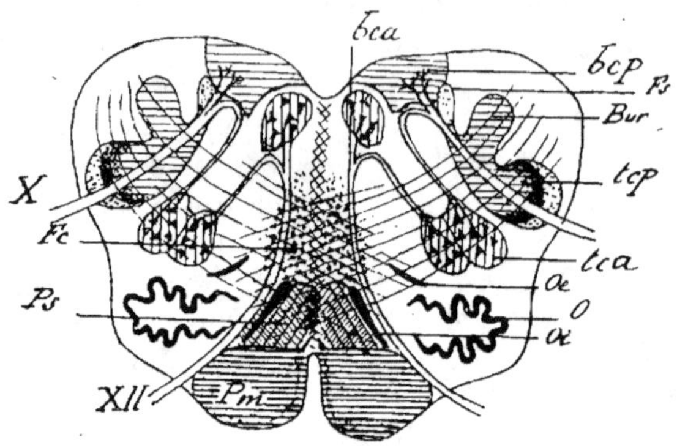

Fig. 261. — Coupe schématique du bulbe passant par son milieu
(d'après Mathias Duval).

X, pneumogastrique; XII, grand hypoglosse; *Pm*, pyramide motrice; *Ps*, pyramide sensitive ou ruban de Reil; *Fc*, faisceau commissural longitudinal; *bca*, base de la corne motrice; *tca*, tête de la corne motrice (noyau ambigu); *bcp*, base de la corne sensitive; *tcp*, tête de la corne sensitive; *Bur*, noyau de Burdach; *Fs*, faisceau solitaire; O, olive; *Oi*, noyau justa-olivaire interne; *Oe*, noyau justa-olivaire externe. La coupe est traversée par des fibres arciformes s'entre-croisant sur la ligne médiane en formant un raphé.

rieure) s'allonge dans toute l'étendue du bulbe pour recevoir la grande majorité des fibres sensitives du trijumeau (fig. 260, 10).

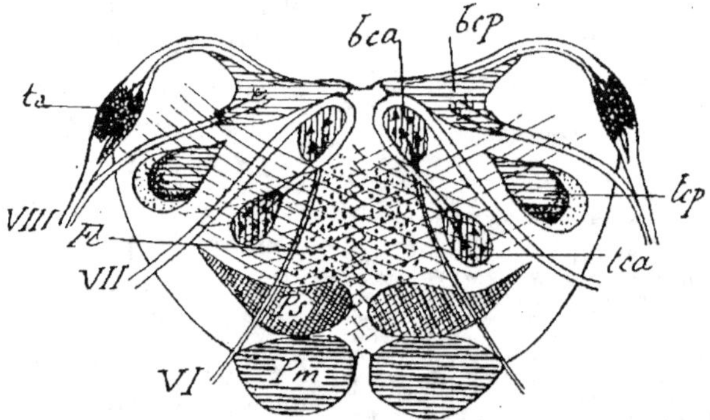

Fig. 262. — Coupe schématique du bulbe passant immédiatement en arrière de la protubérance (imitée de Mathias Duval).

VI, nerf oculo-moteur externe; VII, facial; VIII, acoustique et ses deux racines; *ta*, tubercule acoustique; *Pm*, pyramide motrice; *Ps*, pyramide sensitive; *Fc*, faisceau commissural longitudinal; *bca*, base de la corne motrice; *tca*, tête de la corne motrice; *bcp*, base de la corne sensitive; *tcp*, tête de la corne sensitive. On voit en outre des fibres arciformes et un raphé médian.

C. Substance grise surajoutée. — Elle forme :

1° Les *noyaux de Goll et de Burdach* (fig. 258 et 259), au centre des cordons blancs de mêmes noms, noyaux qui se détachent de la base des cornes postérieures et où se terminent les fibres desdits cordons et commencent les rubans de Reil, ainsi que nous l'avons expliqué ci-dessus ;

2° L'*olive* (fig. 261, O), mince lame festonnée, ployée sur elle-même comme une bourse, dont l'entrée (hile de l'olive) serait tournée en dedans et en bas. L'olive correspond à une saillie plus ou moins marquée que l'on voit sur le plan inférieur du bulbe, en dehors de chaque pyramide ;

3° Les *noyaux accessoires de l'olive*, noyaux juxta-olivaires, parolives, au nombre de deux de chaque côté, figurant sur les sections transversales deux petites bandes incurvées situées de part et d'autre de l'olive (fig. 261, Oe et Oi) ;

4° Enfin de la *substance grise diffuse*, répandue dans ce que nous appellerons tout à l'heure la formation réticulaire du bulbe.

D. **Substance blanche surajoutée.** — Il y a d'abord *les corps resti-formes* (fig. 257, Cr), lesquels — si l'on fait abstraction du faisceau cérébelleux direct dont nous avons déjà parlé — ne sont autre chose que les pédoncules cérébelleux inférieurs prolongés. Leurs fibres vont du bulbe au cervelet ou du cervelet au bulbe ; elles se dissocient dans l'épaisseur de ce dernier organe ainsi qu'à sa surface inférieure en un vaste éventail de *fibres arciformes* qui se portent en dedans, traversent la ligne médiane en s'entre-croisant avec celles du côté opposé et viennent aboutir soit à l'intérieur de l'olive, soit aux noyaux de Goll et de Burdach, soit enfin aux noyaux des nerfs sensitifs bulbaires. Toutes les coupes transversales du bulbe se montrent ainsi traversées en divers sens par une infinité de fibres qui donnent lieu à *la formation réticulaire* et forment sur la ligne médiane une sorte de *raphé* (fig. 261 et 262). Les cellules nerveuses, disséminées dans la formation réticulaire du bulbe, tout à fait au centre de l'organe, reçoivent, croit-on, la terminaison des fibres du faisceau de Gowers et donnent naissance à d'autres fibres qui entrent dans la constitution du ruban de Reil.

Ce n'est pas tout. Il y a encore dans le bulbe des fibres reliant l'olive à la moelle cervicale, l'olive au cerveau, le cerveau aux noyaux d'origine des nerfs, ceux-ci entre eux, et bien d'autres, sans doute, que l'on n'a pas encore pu démêler.

C. — Protubérance annulaire.

Considérée comme un segment de l'isthme encéphalique, la protubérance offre à étudier, au point de vue de sa texture, de la substance blanche et de la substance grise, dont la disposition générale apparaît clairement sur une coupe transversale passant par l'émergence de la cinquième paire cranienne (fig. 263).

A. **Substance blanche.** — Elle comprend des fibres longitudinales et des fibres transversales. Les premières font suite, pour la plupart, aux faisceaux longitudinaux du bulbe et se continuent au delà dans les pédoncules cérébraux. Nous trouvons ici : 1° les faisceaux pyramidaux moteurs (P*m*), dissociés par le passage des fibres transversales et auxquels s'ajoutent sans cesse de nouvelles fibres descendant de l'écorce cérébrale et se terminant successivement dans les noyaux d'origine des nerfs moteurs bulbo-protubérantiels ; 2° le ruban de Reil (P*s*) ; 3° le faisceau commissural

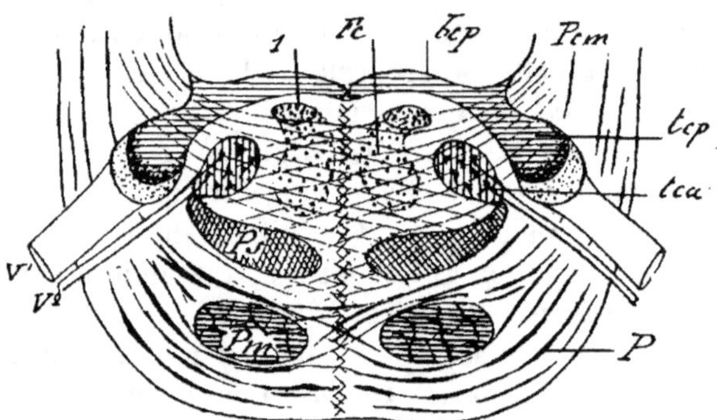

Fig. 263. — Coupe transversale schématique passant par le milieu de la protubérance
(imitée de Mathias Duval).

V¹, racine sensitive de la cinquième paire ; V², racine motrice de la même ; P*m*, pyramide motrice ; P*s*. pyramide sensitive ; F*c*, faisceau commissural ; P*cm*, pédoncule cérébelleux moyen ; *tca*, tête de la corne motrice (noyau masticateur) ; *bcp*, base de la corne postérieure ; *tcp*, tête de la corne postérieure ; *l*, bandelette longitudinale postérieure ; P, noyaux gris disséminés entre les fibres transverses de la protubérance.

longitudinal (F*c*), reliant comme dans le bulbe les étages successifs de la substance grise et dont une partie se différencie et a reçu le nom de *bandelette longitudinale postérieure* (1).

Les fibres transversales forment à la superficie de la protubérance le gros relief qui lui a valu son nom ; d'autre part elles tamisent à travers son épaisseur à l'état de formation réticulaire.

Les unes vont d'un côté à l'autre du cervelet comme de longues commissures en anse mettant en relation les régions homologues des lobes latéraux de cet organe (fibres interhémisphériques cérébelleuses); les autres vont d'un lobe latéral du cervelet à la protubérance, du même côté ou du côté opposé, ou bien inversement de la protubérance au cervelet (fibres cérébello-protubérantielles ou ponti-cérébelleuses).

Quant au *corps trapézoïde*, que l'on voit à découvert chez les animaux, en arrière de la protubérance, nous nous bornerons à dire ici que c'est une commissure acoustique complexe, reliant entre eux et avec le névraxe les noyaux des nerfs de la huitième paire.

B. **Substance grise.** — Il y a de la substance grise propre et de la substance grise d'origine bulbo-médullaire. Celle-ci est représentée par la base de la corne sensitive (*bcp*), correspondant au *locus cœruleus*, par la tète de cette même corne (*tcp*), enfin par la tète de la corne motrice (noyau masticateur) (*tca*). Celle-là est disséminée un peu partout dans l'étage inférieur de la protubérance, sous forme d'ilots irréguliers (P), logés entre les faisceaux des fibres transversales et qui sont en connexion d'une part avec le cervelet par les fibres ascendantes et descendantes du pédoncule cérébelleux moyen, d'autre part avec le cerveau par des fibres qui en partent ou s'y terminent. Il faut aussi mentionner une petite lame plissée et contournée comme l'olive du bulbe et qu'on appelle pour cette raison *olive supérieure*. Elle est particulièrement développée chez certains animaux, tels que le chat et le mouton.

D. — Pédoncules cérébraux.

Sur une coupe transversale des pédoncules cérébraux (fig. 264), on distingue deux étages, séparés par une traînée de substance grise, noirâtre, qu'on appelle *locus niger*. L'étage inférieur a reçu le nom de *pied du pédoncule*, l'étage supérieur celui de *calotte du pédoncule*. La calotte du pédoncule est elle-même surmontée des *tubercules quadrijumeaux*.

Les relations entretenues par les cellules du locus niger (L*n*) sont encore hypothétiques.

a. Le pied du pédoncule (P*p*) est un énorme faisceau de fibres blanches longitudinales, transmises par la protubérance et gagnant le cerveau. Le plus grand nombre font suite au faisceau pyramidal ou

faisceau moteur volontaire reliant l'écorce cérébrale aux noyaux
successifs de tous les nerfs moteurs, craniens ou spinaux ; les
autres unissent l'écorce cérébrale aux noyaux propres de la protubérance (fibres cortico-protubérantielles).

b. La calotte du pédoncule (*Ca*) nous offre à considérer de la substance grise et de la substance blanche : 1° Sous l'aqueduc de Sylvius,
le noyau d'origine des nerfs de la troisième et de la quatrième paire
(base de la corne mo-
trice) (*bca*) ; — 2° Un
gros noyau gris, situé
en dessous du précédent
et traversé par les fais-
ceaux radiculaires de
l'oculo-moteur com-
mun : c'est le *noyau
rouge de Stilling* (*St*), où
aboutissent, après entre-
croisement, les fibres
du pédoncule cérébel-
leux supérieur, et qui
donne origine à d'autres
fibres s'élevant vers le
cerveau, dont la termi-
naison est encore dis-
cutée : les uns les font
aboutir à la couche
optique, les autres à

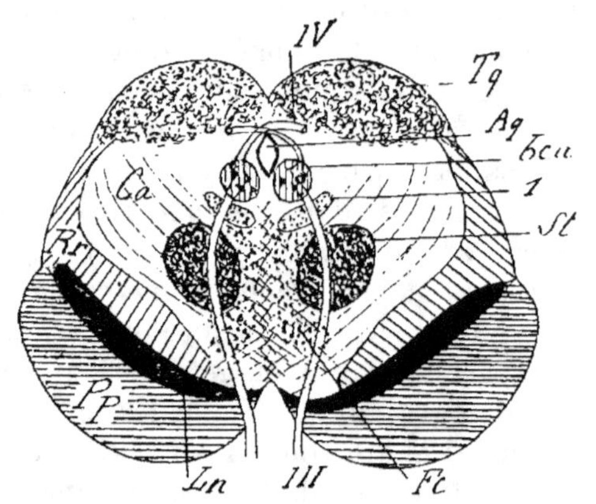

Fig. 264. — Coupe transversale schématique passant
par les pédoncules cérébraux et les tubercules
jumeaux (imitée de Mathias Duval).

III, nerf oculo-moteur commun ; IV. nerf pathétique ; P*p*. pied
du pédoncule ; L*n*, locus niger ; *Ca*. calotte du pédoncule ; R*r*,
ruban de Reil ; *St*. noyau de Stilling ; *bca*. base de la corne motrice ; F*c*. faisceau commissural longitudinal ; 1, bandelette longitudinale postérieure ; A*q*. aqueduc de Sylvius ; T*q*, tubercules
jumeaux.

l'écorce cérébrale directement ; — 3° Le ruban de Reil (R*r*),
immédiatement superposé au locus niger et formant sur la coupe
une longue bande coudée en dehors et divisée ainsi en deux
parties, une externe répondant au faisceau triangulaire latéral
de l'isthme et aboutissant aux tubercules quadrijumeaux, l'autre
interne se poursuivant jusqu'à la couche optique et même
jusqu'à l'écorce cérébrale ; — 4° le faisceau commissural longitudinal (F*c*) avec la bandelette longitudinale postérieure (*1*), l'un
et l'autre continuant les parties homonymes de la protubérance ;
— 5° enfin un système de fibres transverses ou arciformes donnant
lieu à un raphé médian et à une formation réticulaire semée de
cellules nerveuses.

Quant aux tubercules quadrijumeaux (Tq) lobe optique de l'anatomie comparée, ce sont des masses grises où aboutissent les bandelettes optiques, par l'intermédiaire des corps genouillés, ainsi qu'un faisceau de fibres acoustiques, par l'intermédiaire du ruban de Reil. Les fibres efférentes associent les tubercules jumeaux entre eux, ainsi qu'avec l'écorce cérébrale et avec les noyaux des nerfs moteurs de l'œil.

Les rapports de la glande pinéale avec le lobe optique sont aussi à signaler, car il est établi aujourd'hui que cet appendice est le rudiment d'un troisième œil, que l'on trouve encore chez divers vertébrés inférieurs, notamment les lézards, où il se fait jour à l'extérieur par un trou médian percé dans le pariétal.

E. — Cerveau.

La substance grise forme : d'une part, l'écorce des hémisphères, c'est-à-dire la partie superficielle des circonvolutions ; d'autre part, les gros noyaux de la base, appelés corps striés et couches optiques. La substance blanche constitue le centre ovale, le corps calleux, le trigone, les deux commissures blanches, antérieure et postérieure, les pédoncules de la glande pinéale, la bandelette demi-circulaire, etc.

ÉCORCE CÉRÉBRALE (fig. 265). — L'écorce cérébrale se décompose au microscope en les quatre couches suivantes : *couche moléculaire, couche des petites cellules pyramidales, couche des grandes cellules pyramidales, couche des cellules polymorphes* (fig. 265).

a. La couche moléculaire est formée d'un plexus fibrillaire, extrêmement riche, qui lui donne un aspect grenu, et de petites cellules fusiformes, triangulaires ou étoilées, dont les ramifications restent limitées à la couche elle-même sans descendre dans les couches sous-jacentes. Parmi ces cellules, il en est qui se font remarquer par plusieurs prolongements nerveux ; on les appelle *cellules de Cajal.*

b. La couche des petites pyramides renferme de nombreuses cellules pyramidales de 10 à 20 μ de hauteur qui ressemblent en tous points aux cellules de la couche suivante.

c. La couche des grandes pyramides est particulièrement épaisse dans les régions psycho-motrices ; on y trouve des cellules de 20 à 30 et jusqu'à 60 μ (fig. 266), dont la base regarde le centre du cerveau tandis que le sommet est dirigé vers l'extérieur ; le prolongement nerveux s'échappe de la base et se poursuit dans la substance blanche après avoir émis plusieurs collatérales ; les prolongements protoplasmiques sont d'autant plus nombreux et ramifiés qu'on envisage un vertébré plus haut placé ; ils sont extra-

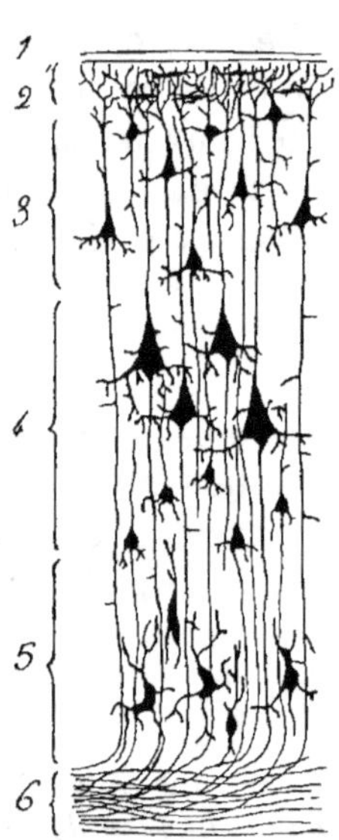

Fig. 265. — Les quatre couches cellulaires de l'écorce cérébrale (d'après Ramon y Cajal).

1, pie-mère ; 2, couche moléculaire ; 3, couche des petites cellules pyramidales ; 4, couche des grandes cellules pyramidales ; 5, couche des cellules polymorphes ; 6, substance blanche.

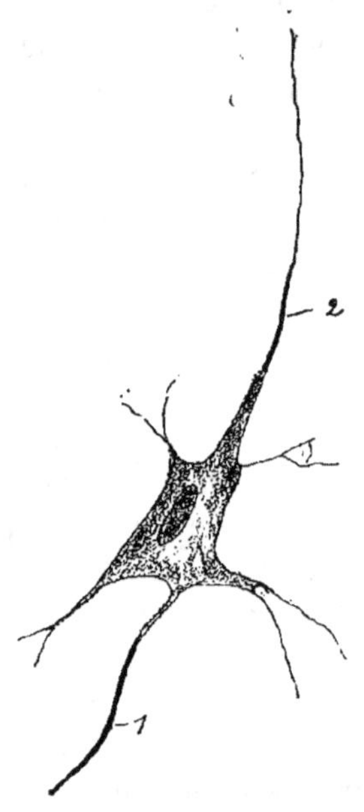

Fig. 266. — Une grande pyramide isolée.

1, prolongement nerveux ; 2, prolongements protoplasmiques ayant perdu pendant la préparation la multitude de leurs ramifications.

ordinairement longs et moussus chez les mammifères ; les uns s'étendent latéralement et s'épuisent dans la même couche, les autres s'élèvent jusqu'à la couche moléculaire où ils se terminent en panaches.

d. La couche des cellules polymorphes, la plus profonde, renferme des éléments de forme et de disposition variables, dont l'expansion protoplasmique n'arrive jamais jusqu'à la couche moléculaire, contrairement à ce qu'on observe pour les cellules pyramidales. Le prolongement nerveux descend le plus souvent dans la substance blanche sous-jacente, parfois cependant il s'élève vers les couches superficielles, ou bien il s'épuise sur place, à peu de distance du corps cellulaire.

Ce n'est pas tout. L'écorce cérébrale renferme en outre un grand nombre de fibres nerveuses extrinsèques, dont l'origine est plus ou moins lointaine : les unes, radiaires, la traversent dans son épaisseur ; les autres, tangentielles, sont parallèles à sa surface. Il en résulte un plexus nerveux d'une richesse incomparable et d'autant plus impossible à démêler qu'il est noyé dans la névroglie.

La structure que nous venons d'esquisser présente quelques variantes suivant les régions. Ainsi, dans la *région occipitale*, les grandes pyramides sont beaucoup moins nombreuses et volumineuses que dans les régions psycho-motrices ; par contre, on voit deux ou trois rangées de cellules fusiformes disposées verticalement entre la couche moléculaire et la couche des petites pyramides. — Dans la *corne d'Ammon* qui, comme on le sait, n'est qu'une circonvolution retournée, on trouve, à partir de l'épendyme : 1° une mince couche de substance blanche appelée *alveus* ; 2° une couche de cellules polymorphes ; 3° une couche de grandes pyramides ; 4° une couche moléculaire. — Le *bulbe olfactif*, supporté par le lobe du même nom, comprend quatre couches (fig. 237) : 1° Une couche fibrillaire, formée par les fibres des nerfs olfactifs, qui se réunissent, s'entre-croisent et se subdivisent avant de pénétrer dans leurs glomérules terminaux. — 2° La couche des glomérules, masses sphéroïdales disposées en double ou triple rangée et formées chacune par entrelacement de deux arborisations fibrillaires, d'une part par une arborisation terminale des fibres olfactives, d'autre part par une arborisation protoplasmique des cellules mitrales situées plus profondément. — 3° La couche des cellules mitrales, éléments volumineux (30 à 50 μ.), disposés en série régulière, en forme de triangle ou de mitre, et montrant très manifestement les deux sortes de prolongements ; le prolongement nerveux s'engage dans la couche sous-jacente ; les prolongements protoplasmiques sont les uns latéraux et entrelacés avec les expansions semblables des cellules voisines, les autres dirigés vers l'extérieur et formant glomérules en se joignant avec les fibres olfactives. Entre les glomérules et les cellules mitrales, on trouve quelques cellules éparses, peu volumineuses, qui se comportent exactement comme ces dernières. — 4° La couche des fibres profondes, située immédia-

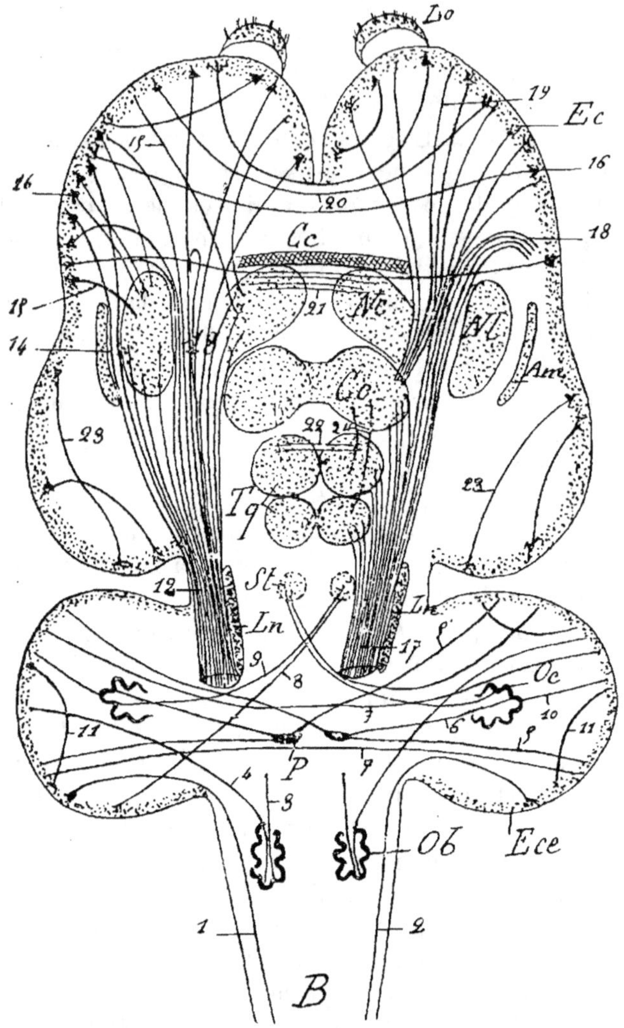

Fig. 267. — Schéma de la texture de l'encéphale.

B, bulbe ; Ob, olive bulbaire, Ece, écorce cérébelleuse; Oc, olive cérébelleuse; P, noyaux gris de la protubérance ; Ln, locus niger ; St, noyau de Stilling ; Tq, tubercules quadrijumeaux ; Co, couches optiques ; Nc, noyau caudé du corps strié ; Nl, noyau lenticulaire ; Am, avant-mur ; Cc, corps calleux ; Ec, écorce cérébrale ; Lo, lobules olfactifs, 1, fibre cérébello-médullaire ; 2, fibre médullo-cérébelleuse ; 3, fibre allant de l'olive bulbaire au cerveau ou inversement ; 4, fibre allant de l'olive au cervelet ou inversement ; 5, fibre ponti-cérébelleuse ; 6, fibre allant des noyaux du pont à l'olive cérébelleuse ; 7, fibre commissurale interhémisphérique cérébelleuse ; 8, 9, fibres des pédoncules cérébelleux supérieurs ; 10, fibre allant du noyau rhomboïdal à l'écorce cérébelleuse ; 11, fibres d'associations intrahémisphériques cérébelleuses ; 12, pied du pédoncule cérébral ; 13, capsule interne ; 14, capsule externe ; 15, fibre cortico-striée ; 16, cellule de l'écorce cérébrale ; 17, ruban de Reil ; 18, faisceau de Meynert de la couronne rayonnante supposé coupé vers son inflexion postérieure ; 19, fibre opto-corticale ; 20, fibres du corps calleux ; 21, fibres de la commissure blanche antérieure ; 22, fibres de la commissure blanche postérieure ; 23, fibres d'associations intrahémisphériques cérébrales ; 24, fibres réunissant la couche optique aux tubercules quadrijumeaux.

tement en dessous de l'épithélium épendymaire. La plupart de ces fibres partent des cellules mitrales et conséquemment sont centripètes ; les autres sont centrifuges et se terminent au contact de cellules dispersées dans cette même couche.

CORPS STRIÉS. — COUCHES OPTIQUES. — Les noyaux gris de la base du cerveau, corps striés, couches optiques, ne présentent rien de bien particulier quant à leur structure microscopique ; les cellules s'y trouvent dispersées sans former des groupements ni des stratifications manifestes ; leurs formes et leurs dimensions sont extrêmement variables ; leurs connexions, très mal connues. Nous rappellerons que les corps striés doivent leur nom à ce qu'ils sont traversés par de nombreuses fibres blanches qui se portent à l'écorce cérébrale (fig. 267), fibres rassemblées en deux faisceaux principaux connus sous les noms de *capsule interne* et *capsule externe*. La capsule interne passe entre le noyau caudé et le noyau lenticulaire et forme le pied de la *couronne rayonnante*, dont les fibres gagnent les diverses régions de l'écorce cérébrale. La capsule externe passe entre le noyau lenticulaire et l'avant-mur (mince lame grise située en dessous de l'insula). Au surplus, le corps strié n'est pas seulement traversé par des fibres ayant leur origine en deçà ou au delà de lui, il est lui-même, ainsi que la couche optique, le point de départ et le point aboutissant d'un grand nombre d'autres fibres ; aussi ses lésions peuvent-elles produire des troubles très étendus et très graves : c'est en quelque sorte le nœud du cerveau.

SUBSTANCE BLANCHE. — La substance blanche du cerveau est formée de fibres que MEYNERT a réparties en trois catégories : fibres de projection, fibres d'association et fibres commissurales.

Les *fibres de projection* rayonnent de l'écorce au corps strié ; la plupart traversent ce dernier en formant la capsule interne et se poursuivent jusqu'au cerveau intermédiaire, au cerveau moyen, au cerveau postérieur, et même à la moelle épinière. Les unes partent des cellules de l'écorce et particulièrement des grandes et des petites pyramides (fibres descendantes ou centrifuges) ; les autres s'y terminent et par conséquent sont ascendantes ou centripètes (fig. 267).

Les *fibres d'association* unissent dans un même hémisphère et en toutes directions les différentes régions de l'écorce, régions voisines ou plus ou moins éloignées. Elles ont pour origine le prolongement cylindraxile des cellules pyramidales ou des cellules polymorphes, et elles se terminent par leurs arborisations libres autour des diverses cellules de l'écorce (fig. 268).

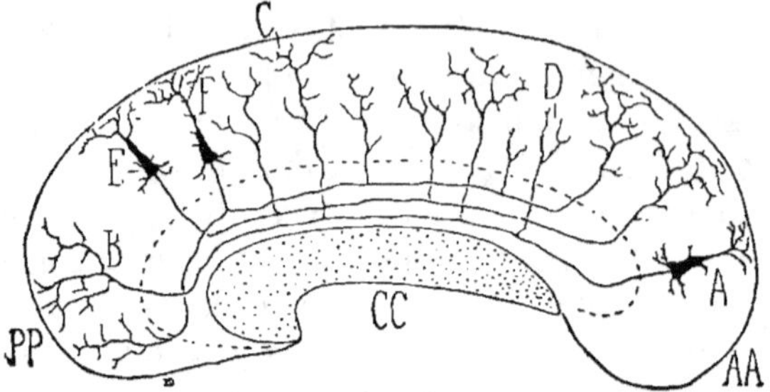

Fig. 268. — Neurones d'association cérébraux intrahémisphériques (d'après Ramon y Cajal); schéma d'une coupe antéro-postérieure d'un hémisphère de souris (figure empruntée à Mathias Duval).

AA, extrémité antérieure de l'hémisphère; PP. extrémité postérieure; CC, corps calleux; A, cellule pyramidale dont le cylindraxe se rend dans la région occipitale en émettant sur son trajet les collatérales C et D; E, autre neurone d'association disposé en sens inverse, c'est-à-dire ayant son corps cellulaire dans la région occipitale et les terminaisons de son cylindraxe dans la région frontale; F. un troisième neurone dont le cylindraxe se bifurque et donne une branche qui va à la partie antérieure de l'hémisphère, l'autre branche à la partie postérieure.

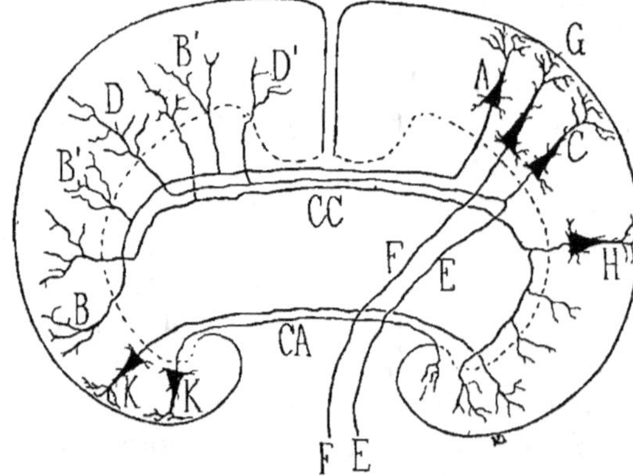

Fig. 269. — Neurones d'associations cérébraux interhémisphériques (d'après Ramon y Cajal) (figure empruntée à Mathias Duval).

CC, région du corps calleux; CA, région de la commissure antérieure; FE. région des pédoncules cérébraux; A, une cellule pyramidale de l'écorce cérébrale dont le prolongement nerveux traverse le corps calleux pour aller se terminer dans l'autre hémisphère par les divisions B, B', B'; G, une autre cellule semblable, dont le prolongement nerveux descend vers les centres inférieurs et dès lors forme une fibre de projection; C, une troisième cellule, dont le prolongement nerveux se divise en deux fibres, l'une traversant le corps calleux (fibre commissurale), l'autre gagnant les centres inférieurs (fibre de projection); H, une quatrième cellule, dont le prolongement nerveux donne deux fibres qui se terminent dans l'écorce cérébrale, l'une du même côté (fibre d'association), l'autre dans l'hémisphère opposé (fibre commissurale); KK, une cinquième et une sixième cellule, dont le prolongement nerveux traverse la commissure blanche antérieure pour aller se terminer dans l'autre hémisphère.

Les *fibres commissurales* relient les régions symétriques d'un hémisphère à l'autre; elles forment le corps calleux et la commissure blanche antérieure. Elles tirent leur origine de deux sources différentes : 1° des cellules de l'écorce, principalement des petites pyramides ; 2° de certaines fibres de projection ou d'association qui lancent une bifurcation ou au moins une collatérale dans le corps calleux. Elles vont se terminer librement non seulement au contact de cellules symétriques du côté opposé, mais encore au contact de bien d'autres cellules, grâce à leurs collatérales (fig. 269).

Dans le cerveau qui se perfectionne, la substance blanche s'accroît par multiplication des fibres commissurales et des fibres d'association, lesquelles ne sont jamais aussi nombreuses que dans le cerveau humain. Chez les vertébrés inférieurs, la substance blanche cérébrale est presque réduite au système des fibres de projection.

F. — Cervelet.

Le cervelet, greffé de chaque côté de l'isthme par ses trois pédoncules de substance blanche, nous offre à envisager : une écorce grise, des noyaux gris centraux, et un noyau arborisé de substance blanche.

ÉCORCE CÉRÉBELLEUSE. — L'écorce cérébelleuse (fig. 270 et 271), étudiée au microscope, se compose de trois couches qui sont en allant de la surface à la profondeur : la couche moléculaire, la couche des cellules de Purkinje, la couche des grains.

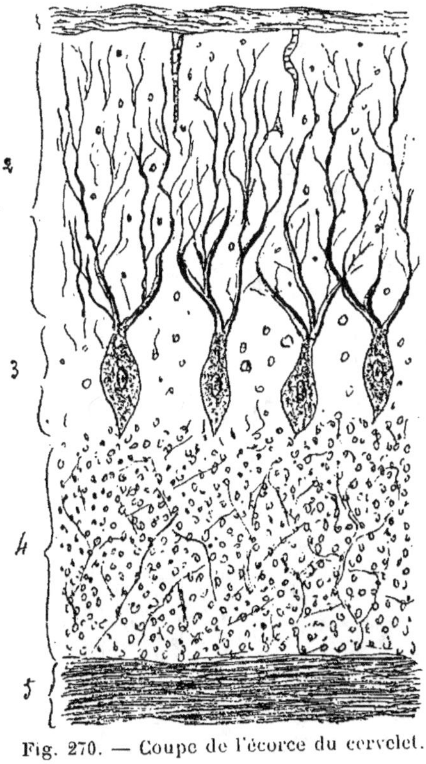

Fig. 270. — Coupe de l'écorce du cervelet.

1. pie-mère ; 2. couche moléculaire ; 3. couche des cellules de Purkinje ; 4, couche des grains ; 5, substance blanche.

a. La *couche moléculaire* offre une teinte grisâtre et un aspect très finement grenu ; elle est semée de petites cellules étoilées qui occupent surtout les deux tiers internes de son épaisseur,

cellules dont le cylindraxe lance des collatérales qui enveloppent
les cellules de Purkinje de plexus connus sous le nom de corbeilles terminales (fig. 271).

b. La *couche des cellules de Purkinje* est formée par une rangée
de grosses cellules découvertes par Purkinje en 1837, émettant
du pôle supérieur une très riche arborisation protoplasmique
qui s'élève dans la couche moléculaire jusqu'à la superficie

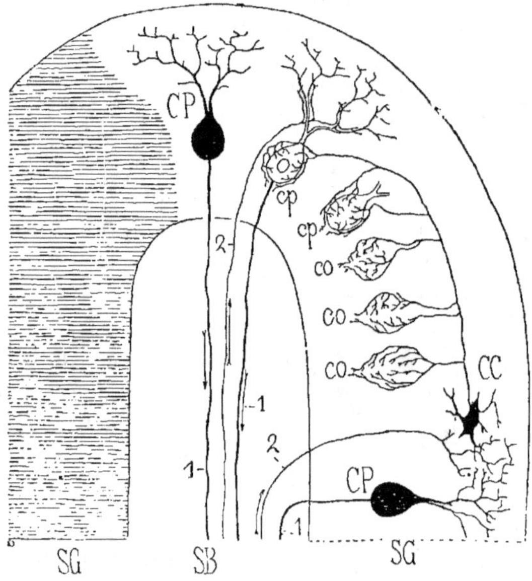

Fig. 271. — Schéma de quelques éléments de l'écorce du cervelet
(d'après Mathias Duval).

SB, substance blanche centrale ; SG, substance grise corticale. Dans la substance blanche sont figurés
deux ordres de cylindraxes : en 1, 1, cylindraxe des cellules de Purkinje ; en 2, 2, cylindraxe terminal
des cellules de la colonne de Clarke de la moelle épinière, venu par le faisceau cérébelleux direct de cette
dernière. Dans la substance grise sont figurées trois cellules de Purkinje (CP, CP et *cp*) et une cellule à
corbeilles (CC), dont le cylindraxe va, par ses collatérales et sa ramification terminale, former plusieurs corbeilles (CO), dont deux sont représentées dans leurs rapports avec le corps d'une cellule de Purkinje.

du cervelet, donnant d'autre part une fibre nerveuse qui traverse
la couche des grains pour gagner la substance blanche centrale ;
près de son origine, cette fibre émet quelques collatérales qui se
terminent auprès des cellules de Purkinje voisines ou bien remon-
tent dans la couche moléculaire.

c. La *couche des grains* est d'une coloration jaunâtre ou rouillée
et d'une épaisseur très variable, qui atteint son maximum en
regard du sommet des circonvolutions ; elle renferme de nom-

breuses cellules polyédriques, serrées les unes contre les autres et assez semblables aux grains de la rétine. Ces petits éléments (4 à 6 μ.) sont pourvus de trois ou quatre prolongements protoplasmiques terminés à petite distance par des touffes de branches libres, et d'un prolongement nerveux très fin qui monte vers la surface du cervelet, se bifurque dans la couche moléculaire et se termine au contact des panaches protoplasmiques des cellules de Purkinje.

NOYAUX GRIS CENTRAUX (fig. 267). — Les ganglions centraux du cervelet, signalés chez l'homme, sont justement nommés noyaux dentelés ou olives cérébelleuses; ils ne présentent rien de particulier quant à leur structure, et les connexions établies par leurs cellules sont encore hypothétiques. On les appelle encore noyaux rhomboïdaux.

SUBSTANCE BLANCHE. — La substance blanche figure sur la coupe médiane du cervelet une belle arborisation que les anciens anatomistes appelaient l'arbre de vie. Elle est formée : 1° de fibres intrinsèques unissant les ganglions centraux à l'écorce ou bien les diverses régions de cette dernière entre elles; 2° de fibres extrinsèques se continuant au dehors par les pédoncules cérébelleux, fibres qui naissent dans l'écorce cérébelleuse ou bien s'y terminent.

Les fibres de la protubérance annulaire représentent, comme nous l'avons vu, un système commissural qui unit les deux hémisphères cérébelleux entre eux et avec le bulbe. Le développement de ce système est proportionnel à celui des hémisphères cérébelleux, exactement comme le développement du corps calleux est corrélatif à celui des hémisphères cérébraux. Rien ne traduit mieux la supériorité fonctionnelle d'un encéphale donné que le volume de ces commissures ; les mammifères sont seuls à les posséder, parmi tous les vertébrés.

G. — Vaisseaux de l'encéphale.

Dans l'encéphale, comme dans tous les autres points du système nerveux, le réseau capillaire est d'autant plus serré que la région qu'il alimente est plus riche en cellules nerveuses ; l'irrigation sanguine est donc beaucoup plus abondante dans la substance grise que dans la substance blanche.

La circulation du cerveau présente quelques particularités dignes d'être ici mentionnées, qui ont été bien étudiées chez l'homme par DURET. On distingue : une circulation corticale, alimentée par les artérioles de la pie-mère, et une circulation opto-striée, alimentée directement par le polygone de Willis. Cette dernière est très exposée à l'hypertension et conséquemment à l'hémorragie ; elle ne communique avec la circulation périphérique que par de rares et fins capillaires. Celle-ci est alimentée par deux sortes d'artérioles qui s'échappent perpendiculairement de la pie-mère ; les unes, courtes, s'arrêtent dans l'écorce grise et s'y résolvent rapidement en capillaires, les autres, longues, traversent l'écorce pour se distribuer à la substance blanche. Chacune de ces artères a pour ainsi dire son domaine propre ; elle ne communique avec ses voisines que par de très fins capillaires ; en sorte que les suppléances sont difficiles, sinon impossibles ; aussi, quand l'une d'elles vient à s'oblitérer, se produit-il presque fatalement un foyer de ramollissement.

§ 3. — CENTRES NERVEUX PÉRIPHÉRIQUES.

On désigne ainsi les ganglions cranio-rachidiens et les ganglions sympathiques.

a) Les *ganglions cranio-rachidiens,* placés sur le trajet des racines sensitives des nerfs craniens ou spinaux, présentent à considérer : une charpente conjonctive, des fibres nerveuses et des cellules nerveuses.

La charpente conjonctive comprend une enveloppe périphérique et des cloisons interstitielles.

Les faisceaux de fibres nerveuses à myéline se dissocient dans le ganglion de telle manière que chacune de celles-ci se revêt d'une gaine de Henle.

Quant aux cellules nerveuses, nous avons déjà dit qu'elles interceptent le trajet des fibres chez les vertébrés inférieurs (fig. 272), tandis qu'elles sont placées par côté chez les mammifères (fig. 274), et pourvues d'un unique prolongement qui se branche en **T** ou en **Y** sur une fibre radiculaire, au niveau d'un étranglement de Ranvier. Ces cellules sont enveloppées chacune d'une capsule nucléée (fig. 273) qui fait suite à une gaine de Henle, ainsi que le montrent les figures 272 à 274.

Des vaisseaux sanguins, particulièrement abondants.là où il y a des cellules, complètent cette structure.

Nous rappellerons que les cellules d'apparence unipolaire des mammifères sont en réalité bipolaires ; les pôles se sont seulement rapprochés et réunis sur une certaine longueur de manière à constituer une fibre bifurquée ; on peut voir chez l'embryon tous les degrés de cette transformation (fig. 198).

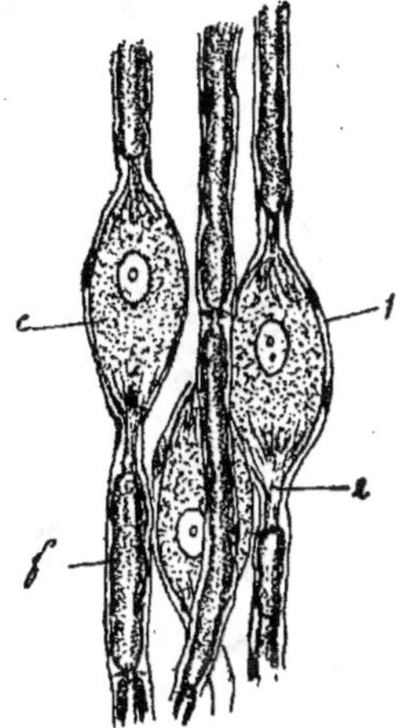

Fig. 272. — Schéma de la structure d'un ganglion spinal de poisson.

c. cellules nerveuses bipolaires ; *f*, fibres nerveuses à myéline ; 1, gaine de Henle ; 2, cylindraxe.

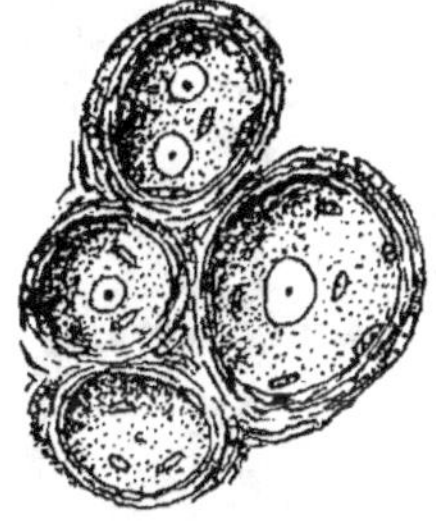

Fig. 273. — Section de quatre cellules nerveuses d'un ganglion cranien ou spinal pour montrer leurs enveloppes de tissu conjonctif lamelleux.

b) Les *ganglions sympathiques* n'entrent pas seulement dans la constitution de la chaîne sympathique ; ils s'échelonnent en grand

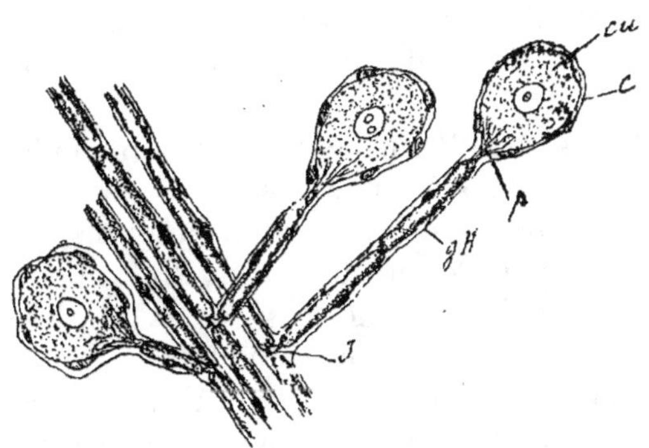

Fig. 274. — Cellules unipolaires des ganglions craniens ou spinaux des mammifères, et leur mode de jonction avec les fibres radiculaires traversant ces ganglions.

Cu, cellule unipolaire ; *p*, son prolongement constituant une fibre à myéline ; *gH*, gaine de Henle se continuant sur la cellule et lui formant une enveloppe nucléée (*c*) ; J, jonction en T ou en Y, au niveau d'un étranglement, avec les fibres radiculaires sensitives.

nombre sur le trajet des nerfs viscéraux jusqu'au voisinage de leur terminaison (fig. 275 et 276), et c'est en raison de ce mode de

relation très indirecte avec le cerveau que les viscères jouissent
d'une certaine autonomie fonctionnelle ; la série des ganglions qui
se succèdent depuis les rameaux de communication de la chaîne
sympathique jusqu'aux plexus microscopiques préterminaux

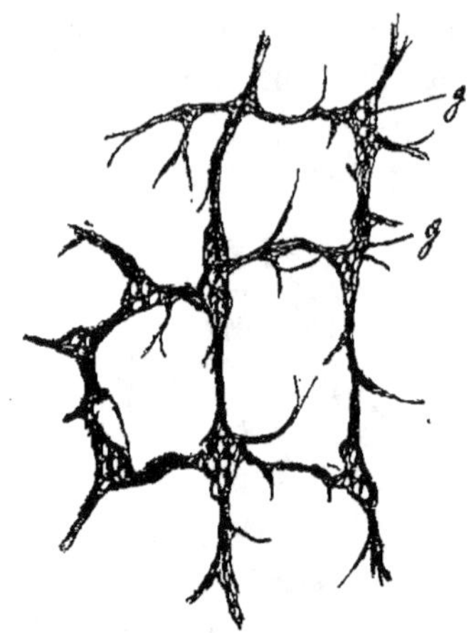

Fig. 275. — Plexus nerveux ganglionnaire d'Aüerbach, situé entre les deux
plans de la tunique charnue de l'intestin.

g, groupes de cellules nerveuses.

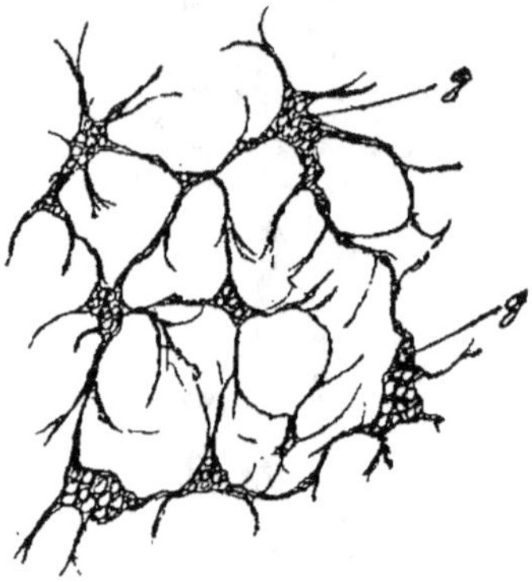

Fig. 276. — Plexus de Meissner, situé
sous la muqueuse intestinale.

g, *g*, amas de cellules ganglionnaires.

représente en effet une hiérarchie de centres nerveux, dominés
par le névraxe, mais suffisants cependant pour de nombreuses
actions réflexes.

Les ganglions sympathiques comprennent dans leur structure :
une charpente conjonctive semblable à celle des ganglions cranio-
rachidiens et parcourue de vaisseaux sanguins, des fibres nerveuses, pour la plupart dépourvues de myéline, et enfin des cellules
enfermées dans des capsules nucléées. — Les cellules sympathiques
des mammifères sont généralement fusiformes, peu volumineuses,
pourvues de deux ou plusieurs prolongements très semblables,
que l'on croyait naguère être en continuité avec autant de fibres
de Remak ; mais les études nouvelles par la méthode de Golgi
ont démontré l'existence de prolongements protoplasmiques, terminés librement dans l'épaisseur du ganglion, et d'un prolongement cylindraxile continué par une fibre de Remak ; il n'y
a donc pas ici infraction à la règle générale, chaque cellule étant

disposée pour recevoir des excitations et pour les décharger sur d'autres éléments.

Les cellules sympathiques de la grenouille offrent une particularité singulière que nous avons déjà eu lieu de signaler ; elles ont la forme d'une poire dont la partie atténuée donne naissance à deux prolongements, l'un enroulé en spirale autour de l'autre, dont la nature est encore discutée (fig. 199).

Voilà tout ce que l'on peut dire de positif sur la structure du système sympathique. Combien de recherches ne restent-elles pas à faire pour démêler les connexions de cette multitude de neurones entre eux et avec les neurones du névraxe! Que de choses aussi à connaître dans la texture de ce dernier. Malgré les admirables découvertes de ces temps derniers, malgré les progrès de la technique histologique, on peut bien dire que l'étude précise des voies nerveuses est à peine ébauchée et craindre qu'on n'arrive jamais à pénétrer les arcanes d'un pareil labyrinthe.

CHAPITRE II

SYSTÈMES VASCULAIRES

Nous étudierons successivement le système vasculaire sanguin et le système vasculaire lymphatique.

ARTICLE Ier. — SYSTÈME VASCULAIRE SANGUIN.

Ce système comprend : un organe central pulsatile (cœur), des vaisseaux centrifuges (artères), des vaisseaux centripètes (veines) et enfin un chevelu d'innombrables petits canaux anastomotiques servant de trait d'union entre les vaisseaux centrifuges et les centripètes (capillaires).

§ 1. — CŒUR.

Le cœur est un muscle creux (myocarde), tapissé extérieurement par le feuillet viscéral du péricarde, intérieurement par l'endocarde (fig. 277).

Myocarde. — Nous avons étudié précédemment les caractères particuliers des fibres musculaires du cœur ; nous n'y reviendrons pas (Voy. p. 213). Ces fibres admettent entre elles très peu de tissu conjonctif ; le myocarde paraît tout muscle sur la section ; on n'y

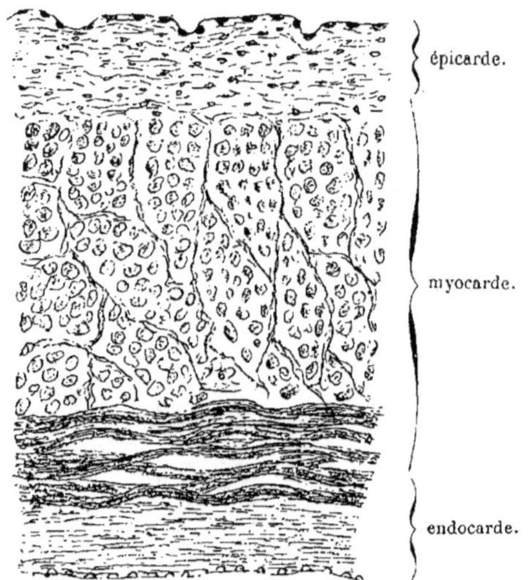

Fig. 277. — Coupe transversale de la paroi d'une oreillette.

voit pas la moindre trace de ces intersections fibreuses qui sont si communes dans les autres muscles. Le périmysium est un tissu conjonctif lâche qui réunit les fibres contractiles en faisceaux de deux, trois, quatre ou davantage, dont la direction et l'agencement compliqués ont été étudiés en anatomie descriptive. Dans l'intervalle de ces faisceaux, on voit des espaces irréguliers, connus sous le nom de *fentes de Henle*, que l'on a considérés longtemps comme des espaces lymphatiques; mais ces espaces ne sont ni revêtus d'endothélium ni en communication avec des vaisseaux lymphatiques; ce ne sont que des mailles conjonctives où circulent le plasma nutritif avec des leucocytes. Il n'existe de vaisseaux lymphatiques véritables, possédant l'endothélium festonné caractéristique, que sous le péricarde; aucun ne plonge dans l'épaisseur du myocarde; mais ils n'en draînent pas moins la lymphe interstitielle qui circule dans les lacunes de Henle.

Par contre, les vaisseaux sanguins forment dans le myocarde, comme dans tous les muscles, un très riche réseau capillaire à mailles allongées enfermant individuellement chaque fibre. Ce réseau n'est point variqueux, et la disposition hélicine signalée par M. Ranvier ne se remarque que lorsque le cœur est en contraction; ses branches sont rectilignes dans l'organe au repos.

Il est intéressant de savoir que le myocarde de la grenouille, et sans doute de beaucoup d'autres vertébrés inférieurs, est dépourvu de vaisseaux et simplement creusé d'aréoles communicantes, ouvertes dans le ventricule ou les oreillettes, de telle sorte que le sang le pénètre comme une éponge. Cet état spongieux se retrouve d'ailleurs dans tous les vertébrés à un certain stade du développement; le myocarde ne se vascularise que lorsqu'il devient massif.

Les nerfs proviennent, comme on sait, du pneumogastrique et du grand sympathique; ils sont formés en grande majorité par des fibres de Remak et ils présentent, avant leur terminaison, de petits ganglions, que l'on trouve notamment : dans la cloison interauriculaire (ganglion de Ludwig), vers l'embouchure de la veine cave postérieure (ganglion de Remak) et au niveau du sillon auriculo-ventriculaire (ganglion de Bidder). Vignal a montré que, chez les mammifères, il existe, dans ces ganglions, deux espèces de cellules : les unes unipolaires, rattachées à une fibre nerveuse par un branchement en T, les autres multipolaires; on se demande si les premières n'appartiennent pas au système cérébro-spinal et les secondes au système sympathique. Quoi qu'il en soit, ces ganglions jouent un rôle important dans le jeu du cœur; ils peuvent permettre à cet organe de continuer quelque temps ses battements après qu'on l'a arraché de la poitrine. Les nerfs du cœur se poursuivent au delà des ganglions, à l'état de filaments cylindraxiles, extrêmement ténus et plexiformes, qui viennent se terminer par des extrémités renflées soit au contact des fibres musculaires (terminaisons motrices), soit dans l'épaisseur de l'endocarde, de l'épicarde ou dans le périmysium (terminaisons sensitives).

Péricarde. — Le péricarde comprend : 1° un feuillet séreux viscéral, dit *épicarde* ; 2° un sac fibro-séreux (péricarde proprement dit), à l'intérieur duquel le cœur joue librement. — L'épicarde est formé d'un chorion conjonctivo-élastique en continuité avec le tissu conjonctif fasciculant du myocarde, et d'un endothélium superficiel. En certains points, qui sont des lieux de passage pour les leucocytes, celui-ci présente une apparence de stomates comparables à ceux du péritoine diaphragmatique. Le sac fibro-séreux ou péricarde proprement dit est constitué par une lame fibreuse revêtue en dedans par le feuillet pariétal de la séreuse, en dehors par la plèvre médiastine. La lame fibreuse et les chorions des deux séreuses sont plus ou moins confondus; on y voit des faisceaux connectifs enchevêtrés, des réseaux de fibres élastiques, des cellules fixes marquées de crêtes d'empreinte, et enfin quelques rares vaisseaux sanguins et lymphatiques. L'endothélium de la face interne de ce sac varie considérablement d'une espèce à l'autre. Dans la grenouille, il est formé de cellules découpées en jeux de patience et bizarrement contournées. Dans le rat, il est formé de larges cellules polygonales, légèrement sinueuses. Dans le cobaye et le mouton, les cellules se disposent en rosettes autour de stomates ou simili-stomates. Dans le bœuf, les cellules sont petites et disposées par-ci par-là en groupes mûriformes. Chez l'homme, les cellules sont petites, assez régulièrement polygonales, et, dans certains points, disposées en rosettes, etc.

Endocarde. — L'endocarde fait suite, sans aucune ligne de démarcation, à l'endartère et à l'endoveine des vaisseaux qui partent du cœur ou y aboutissent. Beaucoup d'anatomistes l'assimilent à une séreuse et placent ainsi le muscle du cœur entre deux séreuses, endocarde et épicarde; mais cette assimilation n'est soutenable qu'à la condition de la généraliser à la tunique interne de tout l'arbre vasculaire.

L'endocarde est formé d'une couche superficielle ou endothéliale et d'une couche profonde ou choriale. L'endothélium est formé de cellules polygonales ou fusiformes, intimement soudées en une assise d'une extrême minceur; sur le cadavre, il n'est pas rare de voir s'en détacher quelques-unes qui tombent dans le sang. La couche profonde fait corps avec le myocarde et ne peut s'en séparer; elle est constituée par une trame connective très fine et très serrée, traversée de fins réseaux de fibres élastiques et semée de cellules aplaties parallèlement à la surface, ainsi que de fibres musculaires lisses. Cette couche ne reçoit de vaisseaux que dans la partie confinant au myocarde, qui figure une sorte de tissu conjonctif sous-endocardique.

L'endocarde des cavités gauches du cœur est notablement plus épais, plus riche en fibres élastiques que celui des cavités droites ; aussi est-il moins transparent, plus jaunâtre que ce dernier.

Sous l'endocarde de divers animaux tels que le bœuf, le porc, le mouton, nous avons déjà signalé l'existence du réseau de Purkinje (Voy. p. 214); nous n'y reviendrons pas. — Ajoutons seulement que les fibres nerveuses qui viennent se terminer dans cette membrane proviennent d'un nerf sensitif spécial, découvert chez le lapin par Cyon, qu'on appelle nerf dépresseur de la circulation.

Il faut rattacher à l'endocarde les valvules sigmoïdes et auriculo-ventriculaires, qui n'en sont que des replis. La structure de chacune comprend, en effet, deux feuillets endocardiques confondus, très riches en fibres élastiques, mais dépourvus de fibres musculaires lisses et de vaisseaux. Dans les très jeunes animaux, il existe quelques vaisseaux sanguins dans les valvules, mais ils ne tardent pas à disparaître complètement. Le myocarde lui-même s'irradie tout d'abord à l'intérieur des valvules ; il s'en retire ensuite peu à peu, et les deux feuillets de l'endocarde se confondent l'un avec l'autre ; toutefois, dans les oiseaux, les valvules auriculo-ventriculaires du cœur droit restent charnues à leur base durant toute la vie, et vasculaires dans toute leur étendue.

§ 2. — ARTÈRES.

Les artères prennent naissance à la base des ventricules par deux gros troncs, artère pulmonaire, artère aorte, qui se distribuent par de nombreuses branches soit dans le poumon (petite circulation), soit dans toutes les parties du corps (grande circulation). Les artères sont assez régulièrement cylindriques, mais d'un calibre qui diminue au fur et à mesure qu'elles émettent de nouvelles branches et qu'elles s'éloignent du cœur ; néanmoins l'ensemble des divisions d'une artère l'emporte presque toujours en capacité sur l'artère souche, de telle sorte que les deux arbres artériels peuvent être synthétisés respectivement par un cône dont le sommet est au cœur et la base à la périphérie ; le sang progresse donc dans un espace de plus en plus dilaté et cela ne contribue pas peu à ralentir son cours. En général, les artères de quelque volume occupent des situations profondes et sont disposées de manière à éviter autant que possible les distensions et les causes vulnérantes quelconques ; d'autre part, elles sont encore protégées par une gaine conjonctive à l'intérieur de laquelle elles jouent librement et fuient en quelque sorte devant l'instrument tranchant ou le projectile qui tendraient à les ouvrir. Grâce aux anastomoses, elles peuvent fort souvent se suppléer réciproquement, etc., etc.

Quant à leur structure, elle comprend trois tuniques : une interne, une moyenne et une externe. La prédominance des éléments élastiques ou des éléments contractiles dans la tunique moyenne a fait reconnaître deux types : le type élastique et le type musculaire.

Type élastique. — Les artères du type élastique se font remarquer par la couleur jaune et l'extrême élasticité de leurs parois ; ce sont les plus grosses, les plus voisines du cœur, comme l'aorte, l'artère pulmonaire et leurs branches immédiates. En voici la description histologique (Voy. fig. 278).

a) La *tunique interne* ou *endartère*, encore appelée tunique de Bichat, est constituée par un endothélium, une couche muqueuse et une couche striée. — L'endothélium, très caduc sur le cadavre, se décèle très bien par le nitrate d'argent ; les cellules en sont allongées suivant le cours du sang, à bords rectilignes, pourvues d'un noyau ovalaire nucléolé qui fait une légère saillie sur la face libre ; elles se multiplient ou se reproduisent par division indirecte, ainsi qu'on peut s'en assurer facilement sur les vaisseaux en voie de croissance des jeunes animaux, et elles sont déposées sur une très fine membrane vitrée, à peine perceptible.

La couche muqueuse comprend deux étages : 1° en dedans, deux ou trois assises de cellules plates à prolongements ramifiés qui sont noyées dans une substance hyaline, tenace et élastique ; 2° en

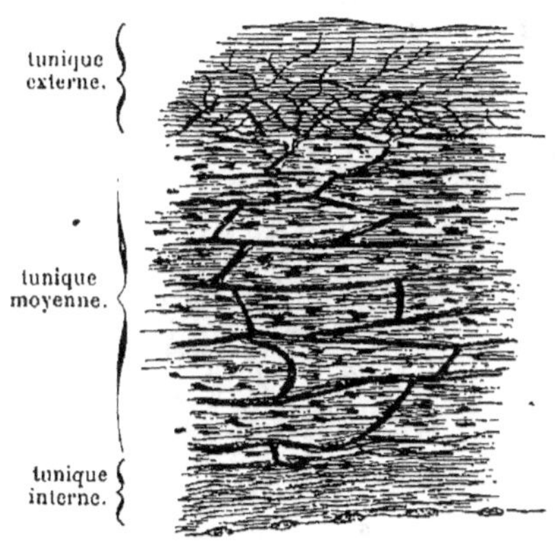

Fig. 278. — Coupe transversale de l'aorte vue à un faible grossissement.

dehors, une véritable formation muqueuse, formée de cellules plates rameuses et d'une trame connective d'une extrême ténuité, dont les fibrilles légèrement granuleuses sont à la fois rigides et élastiques et n'ont pas exactement les réactions ordinaires ; quelques cellules lymphatiques se déplacent dans les mailles de cette trame. Après l'action du nitrate d'argent, les cellules fixes se détachent en clair sur fond obscur et donnent lieu aux figures stellaires de Langhans, sur lesquelles on a autrefois beaucoup discuté.

La couche striée confine à la tunique moyenne ; sa striation est perpendiculaire à la longueur du vaisseau et par suite n'apparaît nettement que sur les coupes transversales ; elle est constituée par des membranes élastiques disposées en systèmes de tentes, dans les intervalles desquelles existent des leucocytes migrateurs ainsi que de grandes cellules plates, très rameuses, que M. RENAUT considère comme des éléments contractiles établissant le passage entre la cellule connective et la cellule musculaire lisse[1].

b) La *tunique moyenne* est la plus épaisse, mais aussi la plus fragile des trois tuniques ; elle comprend dans son épaisseur de nombreuses lames élastiques fenêtrées, dont se détachent une multitude de fibres élastiques qui les réunissent l'une à l'autre en

[1] Pour plus de détails sur l'endartère, consulter la thèse de Vialleton : *Contribution à l'étude de l'endartère de l'homme et des animaux mammifères.* Lyon, 1885.

un seul tout. La lame la plus interne ou limitante interne est particulièrement épaisse ; elle établit une démarcation nette avec
l'endartère ; la plus externe, limitante externe, sépare la tunique
moyenne de l'adventice.

Les espaces laissés libres par cette formation élastique sont
occupés par des cellules musculaires lisses dirigées circulairement autour de la lumière du vaisseau, cellules courtes, irrégulières, parfois rameuses, hérissées de crêtes d'empreinte, et pré-

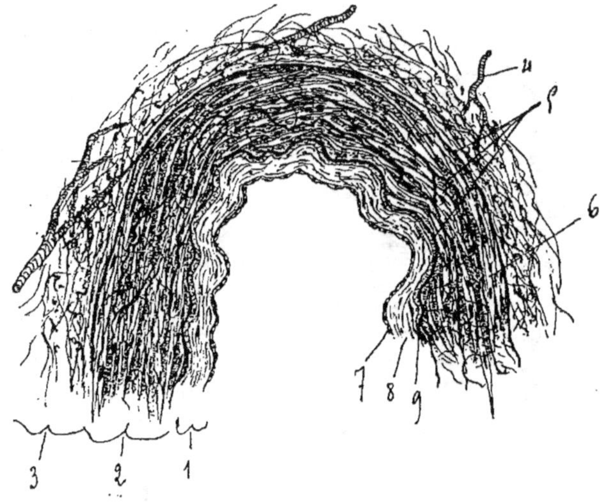

Fig. 279. — Coupe transversale de la carotide.

1, 2, 3, ses trois tuniques ; 4, vasa vasorum de la tunique externe ; 5, éléments élastiques de la tunique
moyenne ; 6, fibres lisses de cette même tunique ; 7, endothélium ; 8, couche striée de l'endartère ;
9, limitante interne de la tunique moyenne.

sentant au centre un ou deux noyaux en forme de bâtonnets.
Quelques rares cellules connectives se mélangent aux cellules
musculaires, mais ne s'en distinguent qu'après dissociation ; il
existe aussi des faisceaux conjonctifs noyés dans les réseaux
élastiques.

c) La *tunique externe*, encore appelée tunique adventice, tunique
celluleuse, n'a pas de limite bien tranchée en dehors, car elle se
confond insensiblement avec le tissu conjonctif voisin formant
gaine à l'artère ; elle est formée simplement d'un tissu conjonctif
lâche, riche en fibres élastiques et d'autant moins condensé qu'il
est plus superficiel.

Type musculaire. — En s'éloignant du cœur, les artères perdent leur couleur jaune et prennent une teinte blanc rosé, c'est-à-dire qu'elles passent progressivement au type musculaire. La transition est beaucoup plus rapide du côté des membres que du côté de la tête ; l'humérale et la fémorale ont déjà le type musculaire, tandis que la carotide primitive conserve le type élastique (fig. 279). Les petites artères, surtout celles de la main et du pied sont les plus contractiles.

Dans les artères du type musculaire (fig. 280), la couche muqueuse de l'endartère disparaît, il ne reste plus que la couche striée avec l'endothélium. La tunique moyenne a perdu toutes ses membranes élastiques, à l'exception de la limitante interne qui persiste au contact de l'endartère ; par contre, les cellules musculaires sont tout à fait prépondérantes, et la tunique en question ressemble à une couche charnue ; il y a bien quelques éléments connectifs interstitiels, ainsi qu'un réseau de grosses fibres élastiques, mais il faut un fort grossissement pour les bien discerner. Dans certaines artères, telles que la splénique, l'ombilicale et quelques autres

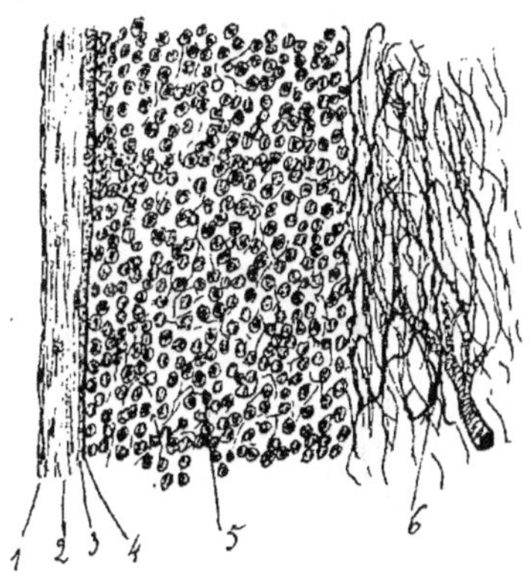

Fig. 280. — Coupe longitudinale d'une artère du type musculaire.

1. endothélium ; 2, couche striée ; 3, 4, membrane limitante interne ; 5, tunique moyenne formée surtout de fibres musculaires vues en coupe ; 6, tunique externe avec vasa vasorum.

concourant à la suspension des organes, la tunique moyenne contient, dans ses couches externes, des fibres musculaires longitudinales, indépendamment des fibres circulaires fondamentales. Quant à l'adventice, elle est essentiellement la même dans les artères des deux types.

Artérioles. — Dans les artérioles, telles qu'on peut en étudier facilement dans le mésentère, l'épiploon, la pie-mère, etc., les trois tuniques existent encore, mais réduites à leur plus simple expression (fig. 281). La tunique interne est formée exclusivement d'un endothélium qui repose directement sur l'élastique interne. La tunique moyenne présente deux couches : une élastique interne et des cellules musculaires disposées transversalement sur un

seul plan, cellules juxtaposées de telle manière qu'elles forment
des tours de spire autour du vaisseau. Enfin l'adventice est extrêmement mince, transparente, finement fibrillaire dans le sens
longitudinal et semée de noyaux, de distance en distance, qui
décèlent autant de cellules connectives. Cette couche est quelquefois séparée de la tunique moyenne par un espace circulaire
ou semi-lunaire, où circule
la lymphe ; il en résulte une
gaine lymphatique périvasculaire
comme on en observe dans le foie
et les centres nerveux.

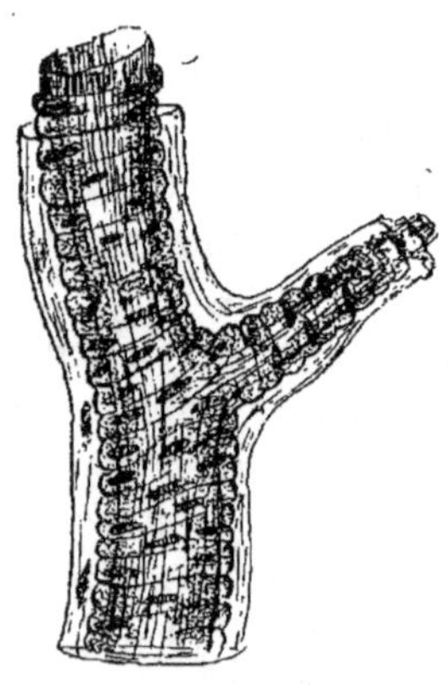

Fig. 281. — Tronçon d'artériole pour
montrer les trois tuniques qui composent sa paroi.

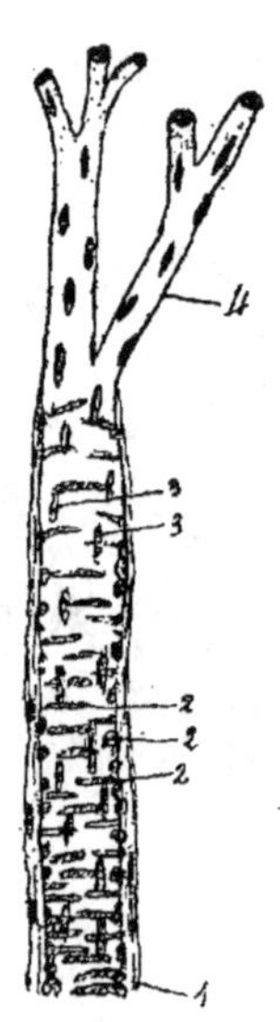

Fig. 282. — Schéma de la transition
d'une artériole aux capillaires.

1, adventice ; 2, fibres musculaires lisses de la
tunique moyenne ; 3, noyaux des cellules de l'endothélium, vus par transparence ; 4, capillaires, formés
d'une simple paroi nucléée.

Dans les plus fines artérioles (fig. 282), celles qui font passage
aux capillaires, l'élastique interne disparaît ; les fibres musculaires
de la tunique moyenne se disjoignent et se raréfient ; l'adventice se
réduit à une minceur inappréciable (fig. 282).

Vaisseaux et nerfs des artères. — Il n'y a guère que les artérioles qui soient dépourvues de *vasa vasorum* et qui puissent se
nourrir par imbibition du plasma nutritif ambiant. La paroi des
autres artères est vascularisée ; toutefois les vasa vasorum ne
dépassent pas en général l'adventice ; les deux tuniques internes
sont invasculaires, ce qui les expose beaucoup à la dégénéres-

cence athéromateuse. Dans les grosses artères des grands animaux comme le bœuf, la baleine, on a vu des vaisseaux sanguins pénétrer dans les parties externes de la tunique moyenne; mais en général cette tunique, ainsi que l'endartère, se nourrit par imbibition de plasma et migration de leucocytes provenant des vaisseaux de l'adventice. Il est peu probable que le sang circulant dans la lumière du vaisseau contribue à la nutrition de sa .paroi.

Les nerfs des artères ont été signalés pour la première fois par Kölliker; ce sont de minces faisceaux de fibres de Remak qui pénètrent dans l'adventice avec les vasa vasorum et y forment un premier plexus semé de cellules ganglionnaires. De ce *plexus fondamental* partent des fibres qui se dirigent vers la tunique moyenne, à l'extérieur de laquelle elles s'anastomosent de nouveau en un plexus ganglionnaire, dit *intermédiaire*, dont les filets efférents pénètrent dans cette tunique et y constituent un troisième plexus, qualifié d'*intramusculaire*, d'où partent cette fois les fibrilles terminales, les unes motrices gagnant les cellules musculaires, les autres sensitives destinées surtout à l'endartère. Ces dernières sont hypothétiques.

§ 3. — VEINES.

De prime abord, les veines se distinguent des artères par la minceur de leurs parois, qui explique la couleur bleuâtre de ces vaisseaux lorsqu'ils sont remplis par le sang, et leur affaissement quand ils sont vides. Les veines sont plus nombreuses, beaucoup plus extensibles et par conséquent plus capaces que les artères, moins régulières de calibre; la plupart présentent à leur intérieur des valvules dont le bord libre est dirigé du côté du cœur. Au point de vue de la structure, elles diffèrent des artères par la contingence et la discontinuité de la formation musculaire et par la fusion plus ou moins complète des trois tuniques. « La paroi veineuse, dit M. Renaut, n'est en somme qu'une formation continue de tissu conjonctif au sein de laquelle viennent prendre place des fibres musculaires annulaires ou longitudinales, et des réseaux élastiques ordonnés entre eux et avec les éléments du tissu conjonctif de façons très diverses. »

Pour la facilité de l'étude, nous distinguerons néanmoins les trois tuniques (fig. 283 et 284).

La *tunique interne*, endoveine ou endophlèbe, n'existe nettement que dans un certain nombre de veines ; elle est formée : 1° par un endothélium à cellules moins allongées et plus larges que dans les artères (comme si l'allongement de ces cellules était en raison directe de la vitesse du cours du sang) (fig. 285) ; 2° par une couche conjonctive dont les faisceaux connectifs et les fibres élastiques affectent une direction longitudinale, couche qui fait défaut dans les jugulaires, la veine porte, les veines pulmonaires.

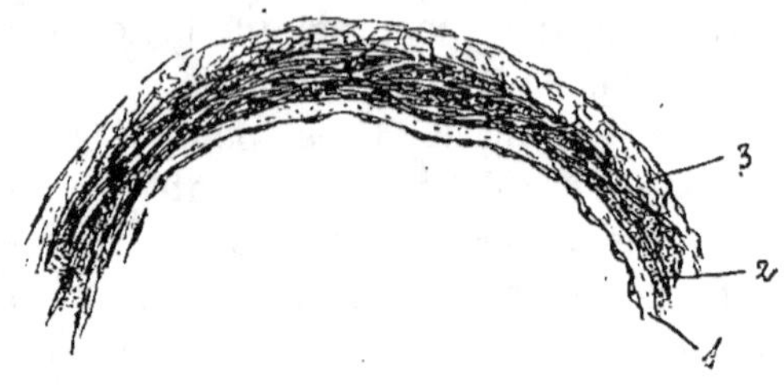

Fig. 283. — Coupe transversale de la paroi d'une veine.
1, tunique interne ; 2, tunique moyenne ; 3, tunique externe.

La *tunique moyenne* n'est jamais nettement séparée de l'adventice ; elle est constituée par des fibres musculaires lisses distri-

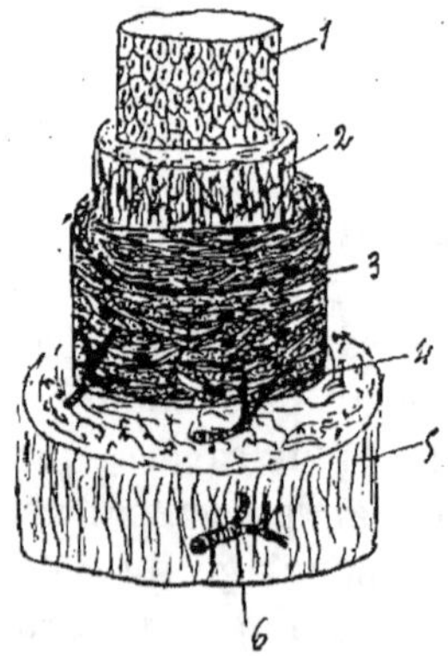
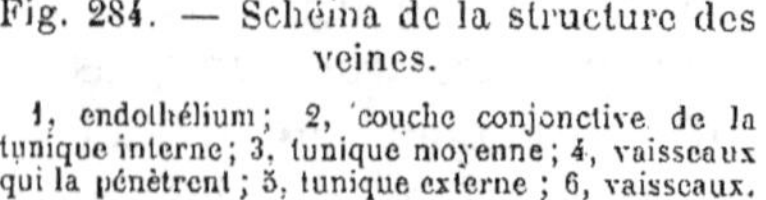

Fig. 284. — Schéma de la structure des veines.

1, endothélium ; 2, couche conjonctive de la tunique interne ; 3, tunique moyenne ; 4, vaisseaux qui la pénètrent ; 5, tunique externe ; 6, vaisseaux.

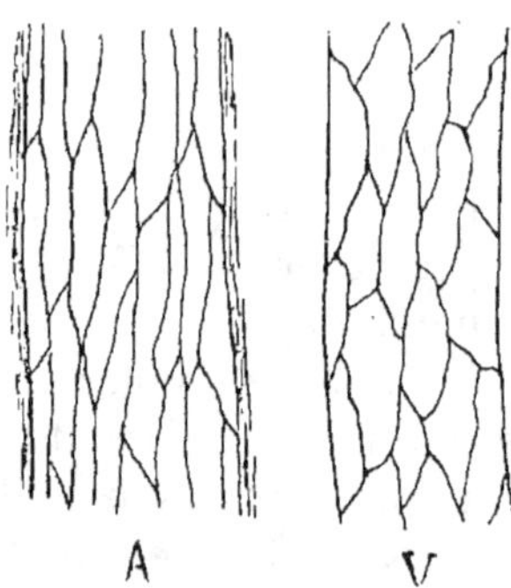

Fig. 285. — Endothélium d'une artère (A) et d'une veine (V) du mésentère du cheval.

buées plus ou moins régulièrement autour du canal et parfois dans le sens de sa longueur, et entremêlées avec des réseaux de fibres élastiques et du tissu conjonctif. La veine porte, la veine splénique, les veines de l'utérus, se font remarquer par un grand nombre de fibres musculaires longitudinales, que l'on trouve en dehors des fibres transversales.

La *tunique externe* ou adventice est, suivant la règle, une couche conjonctive lâche, contenant d'assez nombreuses fibres élastiques.

Quant aux *valvules*, elles se constituent par duplicature de la tunique interne. Nulles dans les veines caves, rudimentaires dans le système porte, elles sont très développées et très multipliées dans les veines des membres.

La structure que nous venons de décrire est susceptible de nombreuses variations qui permettent de ranger les veines en deux groupes : les *veines réceptives*, peu ou pas musculaires, et les *veines propulsives* ou veines musculaires. Parmi les premières se placent celles des os, de la dure-mère, de la rétine, du placenta maternel, qui ne contiennent aucun élément contractile, puis les veines caves qui n'en ont que très peu et qui même peuvent n'en avoir pas du tout dans leur portion thoracique. Les veines musculaires ou propulsives sont notamment les veines des membres et les veines des muscles; il en est qui ont l'épaisseur et la densité des artères, comme par exemple les veines digitales du cheval, et qui montrent sur la section une endoveine aussi distincte que l'endartère, limitée comme celle-ci par une élastique interne; seulement les faisceaux musculaires de la tunique moyenne sont plus ou moins intriqués et chevauchants au lieu d'être régulièrement superposés et parallèles comme dans une artère.

Veinules. — Les veinules se distinguent des artérioles à leurs cellules endothéliales plus larges et moins allongées, à l'absence de limitante élastique et surtout à l'arrangement plus ou moins irrégulier de leurs fibres musculaires. Leur continuité avec les capillaires est indiquée par un brusque et parfois énorme élargissement.

Vaisseaux et nerfs des veines. — Les vaisseaux sanguins se distribuent dans toute l'épaisseur de la paroi veineuse, à l'exception de l'endoveine, lorsqu'elle existe. Ils arrivent, dans nombre de veines, jusque sous l'endothélium. En raison de cette vascularisation de toute l'épaisseur, les veines ne sont pas sujettes à la dégénérescence athéromateuse; par contre, elles s'enflamment facilement et alors leur face interne se couvre de végétations et le sang se coagule à leur intérieur (thromboses).

Les nerfs sont disposés comme dans les artères.

§ 4. — CAPILLAIRES.

Les capillaires sont des canalicules microscopiques qui, dans l'intimité des tissus, font communiquer les artères avec les veines ; ce sont les voies des échanges entre les éléments anatomiques et le sang ; tandis que les artères et les veines représentent les voies de distribution du sang.

Les capillaires ont pour paroi une mince membrane tout à fait transparente, parsemée de noyaux, que le nitrate d'argent décompose en cellules aplaties, soudées bord à bord (fig. 286 et 287). Autrement dit, ces vaisseaux sont réduits à l'endothélium, dernier terme de la simplification progressive à laquelle nous avons assisté dans les artérioles. Toutefois, considérant : d'une part la caducité ordinaire des cellules endothéliales, d'autre part la résistance assez grande des capillaires à la rupture, beaucoup d'histologistes pensent que le tube endothélial est renforcé extérieurement par une imperceptible membrane vitrée, élastique.

Après l'imprégnation d'argent, on trouve çà et là, sur les lignes de contour des cellules, des taches noires ou brunes, plus ou moins étendues, qu'on a prises autrefois pour des ouvertures naturelles, des stomates destinés à l'extravasation du plasma et des globules blancs du sang. Beaucoup de ces taches ne sont que des grumeaux d'albumine coagulée par le réactif ; d'autres marquent les points de passage

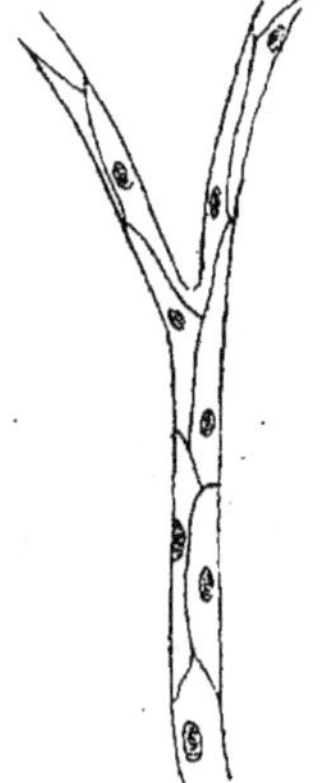

Fig. 286. — Un capillaire sanguin traité par le nitrate d'argent, montrant la constitution endothéliale de sa paroi.

récent de globules blancs diapédésés et figurent des ouvertures accidentelles qui n'ont pas eu le temps de s'oblitérer. Les histologistes modernes s'accordent à peu près unanimement à dire que les capillaires sont dépourvus de solutions de continuité préformées et que celles qu'y pratiquent les globules blancs pour en sortir se ferment presque aussitôt, de la même manière que des piqûres d'épingles dans une lame de gélatine ramollie. Il peut arriver cependant que quelques globules rouges profitent de la porte momentanément ouverte par un globule blanc pour s'extravaser aussi, d'une manière passive.

Il est des capillaires, comme ceux des glomérules du rein, des lobules du foie, dont la couche endothéliale est d'une seule pièce, c'est-à-dire non divisible en cellules, même par le nitrate d'argent : ce sont de simples tubes proto-plasmiques, semés de noyaux, qui, dans cet état embryonnaire, ont un pouvoir d'exosmose tout particulier.

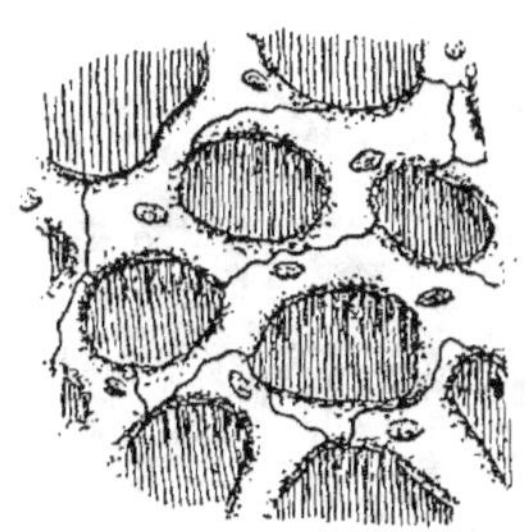

Fig. 287. — Réseau capillaire du poumon de la grenouille après imprégnation au nitrate d'argent.

Ainsi que l'avait remarqué BICHAT, le tissu conjonctif accompagne, comme un satellite, les vaisseaux sanguins dans tout leur parcours. Il est peu de capillaires qui fassent exception à cette règle. On voit des cellules connectives allongées s'appliquer à leur surface en revêtement discontinu et constituer ce qu'EBERTH a appelé le *périthélium*; mais ce n'est là qu'une couche adventice et en quelque sorte étrangère au vaisseau; le nom d'épithélium vasculaire externe que certains histolo-

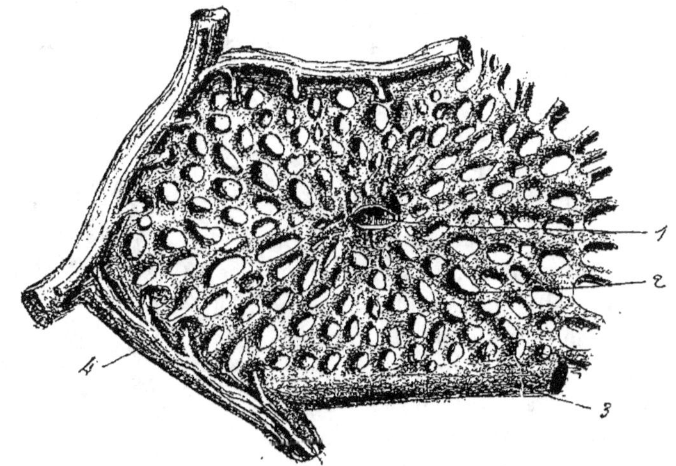

Fig. 288. — Réseau vasculaire d'un lobule du foie (d'après Cl. Bernard).

1, veine centrale; 2, capillaire intralobulaire; 3, ramifications périlobulaires de la veine porte 4, canalicules biliaires à paroi propre, se perdant à la périphérie du lobule.

gistes lui ont donné est aussi à proscrire d'une manière absolue.

Le calibre des capillaires est très variable, non seulement selon les espèces, d'après les dimensions de leurs hématies, mais encore, dans le même animal, selon les organes. Les plus petits, chez les mammifères, se rencontrent dans la rétine et dans la substance grise du névraxe (4 à 6 μ); les globules ne peuvent les traverser qu'un à un et encore en s'étirant. Les plus larges se rencontrent dans la moelle des os, où ils atteignent 25 μ et plus. Ceux des glandes sont de dimensions moyennes (9 à 13 μ). Ceux des muscles ont de 6 à 8 μ.

Les capillaires forment des réseaux plus ou moins riches dont la disposition, modelée sur les éléments anatomiques qu'ils enlacent, est souvent caractéristique pour chaque tissu. Par exemple, en l'absence de tous autres

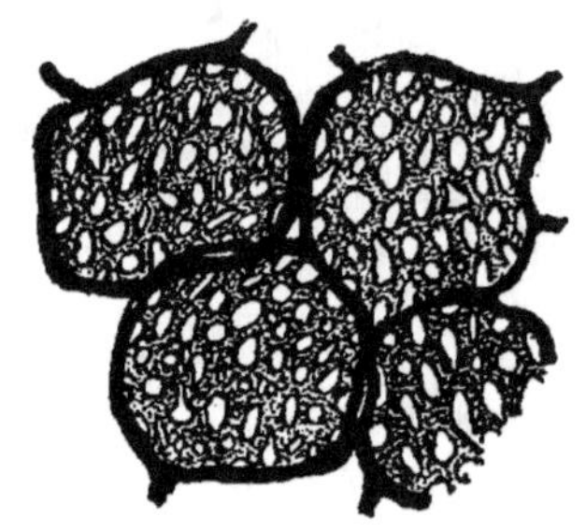

Fig. 289. — Réseau vasculaire des alvéoles du poumon du Cheval.

éléments, on reconnaîtra sans peine les réseaux du foie (fig. 288) du rein, du poumon (fig. 289), des villosités intestinales (fig. 290), des muscles, du tissu adipeux, etc., etc.

Plus les échanges sont actifs, plus les mailles des réseaux capillaires sont serrées; c'est ainsi que, dans les alvéoles pulmonaires, les mailles sont souvent moins larges que les capillaires qui les circonscrivent, le sang s'étalant en une sorte de nappe au contact médiat de l'air.

On distingue deux grands systèmes capillaires : *le système pulmonaire* ou de la petite circulation, à la traversée duquel le sang s'hématose, et *le système général* ou de la grande circulation, qui sert aux échanges nutritifs. Il y a aussi *les systèmes portes*, interposés sur le trajet de certains vaisseaux, artères ou veines. Par exemple, la veine porte au lieu de se terminer directement dans la veine cave postérieure, à la manière des autres affluents de cette veine, forme

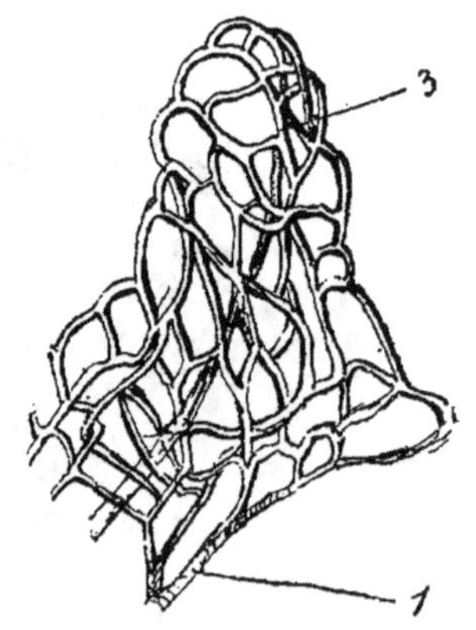

Fig. 290. — Réseau capillaire sanguin d'une villosité intestinale.

au préalable un réseau capillaire dans le foie : c'est un système porte veineux. Dans le rein, l'artériole de chaque corpuscule de Malpighi, après s'être capillarisée pour former le glomérule, se reconstitue à la sortie du corpuscule pour se capillariser une deuxième fois dans les intervalles des tubes urinifères, et c'est seulement à ces derniers capillaires que succèdent les veines véritables; les vaisseaux du glomérule représentent donc un système porte artériel.

Il faut rapprocher des systèmes portes les *réseaux admirables* qui interceptent le trajet de certaines artères, comme les artères des membres chez certains édentés, l'artère ophtalmique et les artères de l'encéphale chez les ruminants; mais leur rôle paraît être simplement de modérer l'impétuosité de l'afflux sanguin, vu que les branches de ces réseaux ne sont point capillaires et ne sauraient dès lors se prêter à aucun échange.

Tissus érectiles. — Les tissus érectiles sont essentiellement constitués par un réseau capillaire variqueux dont les dilatations peuvent contenir, à un moment donné, une masse considérable de sang (fig. 291). Ces capillaires font corps avec une trame fibro-élastique et on les prendrait volontiers pour de simples lacunes, n'était leur endothélium que le nitrate d'argent met partout en

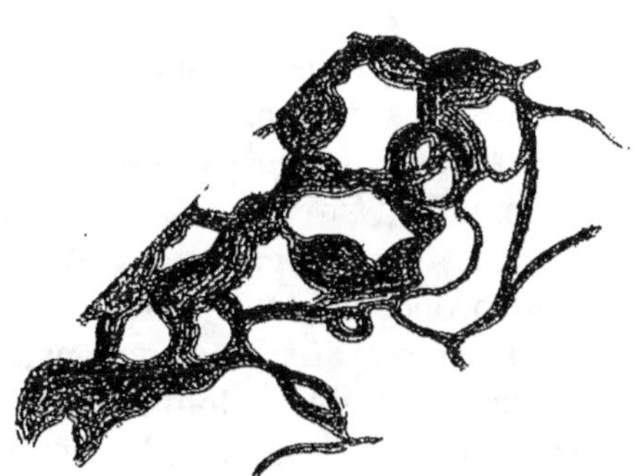

Fig. 291. — Un réseau capillaire érectile, après injection.

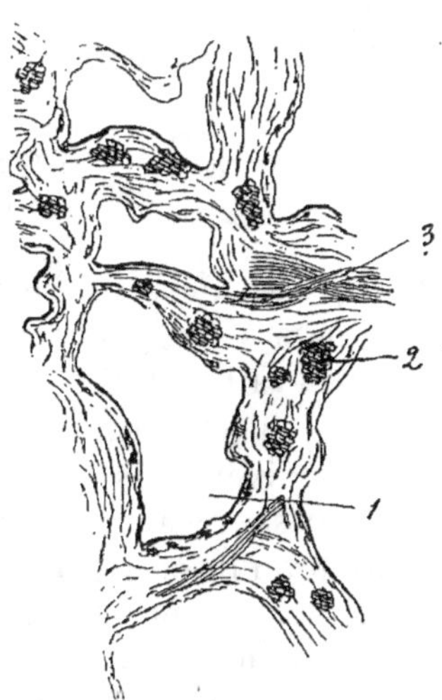

Fig. 292. — Coupe dans un tissu érectile.

1, mailles de ce tissu répondant à des dilatations des capillaires; 2, 3, faisceaux de fibres musculaires lisses contenus dans les travées conjonctivo-élastiques du tissu.

évidence. C'est à Ch. Legros (1868) que revient le mérite d'avoir démontré que les aréoles sanguines des tissus érectiles ne sont que des dilatations d'un réseau capillaire, formant réservoir d'attente entre les artères et les veines. Les artères afférentes de ce réseau sont curieusement contournées en tire-bouchon (artères hélicines); mais elles se déroulent pendant l'érection et évitent ainsi les distensions.

. Au début du développement, le réseau capillaire du futur tissu érectile ne se distingue point d'un autre; ce n'est que plus tard qu'il devient variqueux et que le tissu conjonctif embryonnaire interposé s'organise en cloisons fibro-élastiques faisant corps avec lui. Ces cloisons renferment souvent des faisceaux de fibres musculaires lisses disséminés (fig. 292), ainsi que quelques capillaires ordinaires de nutrition.

. Le sang s'accumule dans les réseaux érectiles sous la double influence d'une action vaso-dilatatrice qui augmente son afflux et d'une compression des voies de retour qui diminue sa sortie; dès lors la tension qu'il acquiert détermine l'érection. Quand ces deux phénomènes viennent à cesser, le tissu revient sur lui-même par son élasticité et par la contraction des fibres musculaires qui l'infiltrent; il se vide ainsi du sang accumulé à son intérieur.

§ 5. — PROPRIÉTÉS PHYSIQUES ET PHYSIOLOGIQUES DES VAISSEAUX SANGUINS.

Les parois des vaisseaux sanguins ont les propriétés des tissus divers qui entrent dans leur constitution. Il n'y a pas, comme l'avait cru CH. ROBIN, de *tissu vasculaire propre*.

Lorsqu'on jette un coup d'œil comparatif sur l'épaisseur de la paroi des divers vaisseaux, on constate que, à égalité de calibre, cette épaisseur est assez exactement proportionnelle à la pression intérieure qu'ils ont à subir. Ainsi, les artères, où règne une tension considérable, sont plus épaisses que les veines, dont la tension est généralement faible ou nulle; parmi ces dernières, les veines des membres, exposées aux stases, sont plus épaisses que les veines caves où règne habituellement une pression négative. De même, la différence d'épaisseur de paroi entre l'artère pulmonaire et l'aorte exprime assez bien la différence de la tension sanguine à leur intérieur, etc.

En raison de leur minceur de paroi, les veines sont plus extensibles que les artères, et, comme elles se dilatent davantage dans les intervalles des valvules, elles prennent souvent une forme noueuse. Les veines s'affaissent jusqu'au contact de leurs parois lorsqu'elles sont vides, tandis que les artères conservent toujours leur forme cylindrique et restent béantes sur la coupe. La limite de rétraction de l'endartère paraît inférieure à celle de la tunique moyenne, car, sur les sections transverses que l'on examine au microscope, la première présente généralement un contour sinueux. Malgré ces conditions, en apparence plus favorables à la résistance, les artères se rompent plus facilement que les veines sous l'influence d'une ligature, d'une torsion ou d'un écrasement ; la tunique interne et principalement la moyenne sont très fragiles ; une fois rompues, elles se rétractent en bourrelet et peuvent ainsi fermer la lumière du vaisseau ; c'est pourquoi la torsion des artères est un moyen d'hémostase ; la tunique externe est la plus résistante ; aussi est-il important de la ménager lorsqu'on veut pratiquer une ligature ; il est prudent aussi d'employer alors un fil plutôt gros que petit et de ne pas serrer trop fort.

Les deux propriétés physiologiques fondamentales des vaisseaux sont l'élasticité et la contractilité. Dans un vaisseau donné, l'une est en général d'autant plus grande que l'autre est moindre. L'élasticité est surtout puissante dans les artères, principalement dans celles qui sont voisines du cœur; elle transforme la force motrice intermittente développée par ce dernier en une force continue qui assure l'ininterruption de la circulation. La contractilité augmente et prolonge au loin cette même force, aussi est-elle particulièrement développée vers la terminaison de l'arbre artériel et à l'origine du système veineux.

Les capillaires, ne renfermant point de fibres musculaires, ne sont doués sans doute que d'élasticité ; les phénomènes de vasoconstriction et de vaso-dilatation dont ils sont susceptibles doivent être attribués vraisemblablement au jeu des artérioles ou des veinules qui, grâce aux nerfs vaso-moteurs, règlent comme de véritables robinets le débit d'entrée et de sortie des réseaux capillaires. Dans cette hypothèse, ceux-ci seraient tout à fait inertes et passifs, et n'agiraient que par leur élasticité.

Développement. — Le développement des vaisseaux sanguins est intimement lié à celui du sang; aussi avons-nous dû nous en occuper à propos de l'hématopoïèse (Voy. p. 102). Nous avons vu que les premiers vaisseaux, ceux de l'aire vasculaire, se forment au moyen de cordons de cellules dont les centrales se mobilisent et se transforment en hématies, tandis que les périphériques s'aplatissent et se soudent en endothélium, et que ce mode de formation intercellulaire se présente aussi pour le cœur et les aortes. Nous savons également que l'extension du système se fait par des pointes d'accroissement qui bourgeonnent d'une manière indiscontinue des premiers vaisseaux formés. Les cellules de ceux-ci se multiplient par caryocinèse et émettent en certains points des bourgeons protoplasmiques plus ou moins rameux, d'abord pleins, qui se creusent ensuite et communiquent soit avec le vaisseau mère, soit avec des pointes d'accroissement voisines (fig. 293). Les nouveaux capillaires, de formation intracellulaire, sont d'abord de simples tubes protoplasmiques dont la paroi est semée de noyaux de distance en distance; mais, sauf rares exceptions, ils ne tardent pas à prendre la structure endothéliale caractéristique, par suite de l'individualisation d'un territoire cellulaire à l'entour de chaque noyau. On a cru longtemps que, indépendamment de ce bourgeonnement périphérique, il y avait extension du système vasculaire par des formations isolées, indépendantes, qui se seraient

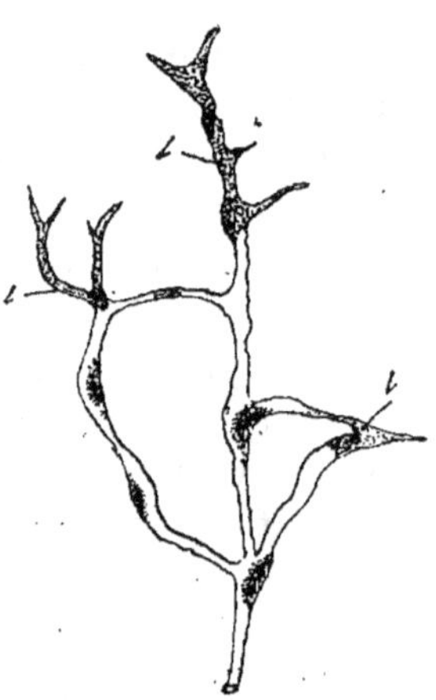

Fig. 293. — Développement des capillaires par des pointes d'accroissement (1,1,1) dans la queue du têtard.

annexées secondairement; des recherches récentes tendent au contraire à établir que le développement est partout continu et centrifuge.

On le voit, tout vaisseau, fût-il l'aorte, a primitivement la structure d'un capillaire; l'endothélium en est donc la partie primordiale. Les autres éléments de la paroi dérivent du mésenchyme et se différencient au fur et à mesure que le calibre et le débit augmentent. Les artères s'achèvent en dernier lieu.

Dans le cours de son développement, l'appareil vasculaire subit des modifications, des remaniements qui attestent de sa part la plus grande plasticité (1). Même après édification complète, il

(1) Voy. à ce sujet les communications de M. Renaut intitulées « variations modelantes des vaisseaux sanguins, etc. ». *Comptes rendus de l'Association des anatomistes*, années 1901 et 1902.

reste susceptible de se modifier si le besoin s'en fait sentir ; par exemple, certaines anastomoses s'agrandissent pour suppléer un vaisseau voisin oblitéré, une vascularisation nouvelle accompagne le développement de la plupart des tissus pathologiques et rétrocède avec eux. Capillaires sanguins et tissu conjonctif forment en quelque sorte le parenchyme végétant de l'organisme.

Lésions. — Nous citerons : 1° les solutions de continuité, donnant lieu aux hémorragies ; 2° les dilatations, appelées anévrysmes pour les artères, varices pour les veines ; 3° les inflammations, artérites ou phlébites ; 4° la dégénérescence graisseuse ou crétacée constituant l'*athérome*.

A cause des différences de vascularisation de la paroi, les veines sont principalement sujettes à l'inflammation, tandis que les artères sont surtout exposées aux dégénérescences.

ARTICLE II. — SYSTÈME VASCULAIRE LYMPHATIQUE.

Ce système forme une espèce d'appendice au système sanguin ; il commence en effet par des réseaux capillaires périphériques et se termine dans la veine cave supérieure par deux troncs collecteurs : le canal thoracique et la grande veine lymphatique droite. Nous allons envisager successivement : les vaisseaux lymphatiques, les ganglions lymphatiques, et un certain nombre d'organes plus ou moins assimilables à ces derniers.

§ 1. — VAISSEAUX LYMPHATIQUES.

Les vaisseaux lymphatiques sont pour la plupart si exigus qu'ils échappent facilement à l'attention quand ils ne sont pas injectés ; leurs parois sont minces, garnies à l'intérieur de valvules disposées par deux de distance en distance. Au-dessus de chaque paire de valvules existe un renflement, dit supra-valvulaire, qui rend le canal moniliforme. Sur le trajet de ces vaisseaux, les ganglions lymphatiques sont interposés.

Leur structure comprend trois tuniques ainsi que des vaisseaux et des nerfs.

a) La *tunique interne* est formée d'un endothélium et d'une couche conjonctivo-élastique. L'endothélium diffère de celui des veines ou des artères par les contours fortement sinueux de ses cellules, qui sont découpées en feuilles de chêne ou en jeux de patience (fig. 294). La couche sous-endothéliale est formée surtout de fibres élastiques disposées en réseau longitudinal.

Les valvules sont des replis de la tunique interne; toutefois l'endothélium de leur face externe se distingue par ses cellules larges, polygonales et peu découpées.

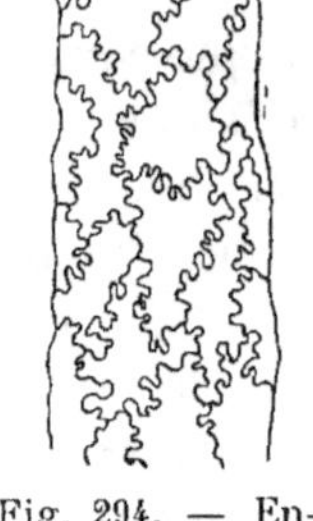

Fig. 294. — Endothélium d'un lymphatique imprégné au nitrate d'argent.

b) La *tunique moyenne* est essentiellement musculaire; les fibres lisses, logées dans les mailles d'un réseau élastique, sont disposées pour la plupart circulairement, mais il en est aussi d'obliques et même de longitudinales; elles sont particulièrement nombreuses et entre-croisées, au niveau des renflements supra-valvulaires (fig. 295), qui sont, comme le dit M. Ranvier, autant de poches contractiles tenant lieu des cœurs lymphatiques que l'on rencontre chez divers vertébrés inférieurs, tels que la grenouille et l'anguille.

c) La *tunique externe* ou adventice est une couche conjonctive, riche en fibres élastiques, à éléments généralement longitudinaux; elle se continue insensiblement avec le tissu conjonctif ambiant.

Telle est la structure type d'un vaisseau lymphatique. Mais elle est susceptible de variations; ainsi, d'après M. Renaut, la plupart des lymphatiques du pannicule adipeux sous-cutané ont une paroi purement conjonctivo-élastique, sans aucune fibre musculaire. Ajoutons que l'endothélium du canal thoracique, au voisinage de l'embouchure de ce canal, devient de moins en moins sinueux, de manière à faire transition insensible avec celui de la veine cave.

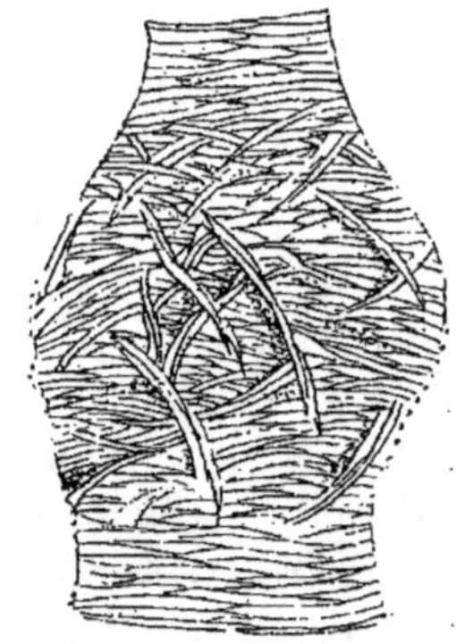

Fig. 295. — Renflement supra-valvulaire d'un lymphatique, montrant les nombreuses fibres musculaires qui entrent dans sa constitution.

Les *vasa vasorum* des lymphatiques se remarquent surtout dans leur tunique externe.

La physiologie a démontré l'existence de 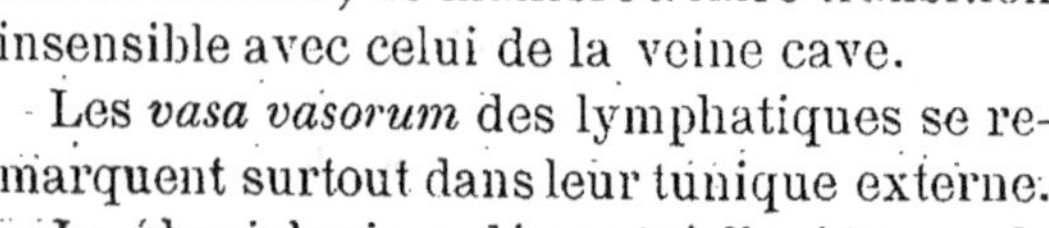 nerfs vaso-moteurs, mais leur étude anatomique reste à faire.

Les CAPILLAIRES LYMPHATIQUES forment dans l'intimité des organes et des tissus un véritable réseau de drainage pour la lymphe interstitielle. Ils se font remarquer par l'absence de valvules à leur intérieur, par leur calibre irrégulier et comme variqueux, qui peut atteindre jusqu'à 60 μ., et par leur adhérence avec le tissu conjonctif ambiant, adhérence telle qu'ils semblent y disparaître lorsqu'ils sont vides et qu'on les a pris souvent pour de simples lacunes; mais ils sont partout caractérisés et individualisés par leur endothélium en jeu de patience (fig. 296). Ces capillaires s'emmêlent et s'enchevêtrent avec les capillaires sanguins sans jamais communiquer avec eux; en général, ils arrivent moins près que ces derniers de la superficie des téguments, et cette situation plus profonde tient sans doute à ce qu'ils sont chargés de recueillir les produits épanchés des autres vaisseaux. Les réseaux qu'ils forment lancent souvent des branches en forme de doigt de gant, de massue ou d'ampoule; par exemple le chylifère central des villosités intestinales est un cul-de-sac qui s'élève du réseau lymphatique superficiel de la muqueuse. Il est démontré aujourd'hui que partout ces réseaux sont fermés et qu'ils ne sont pas moins indépendants que les réseaux sanguins.

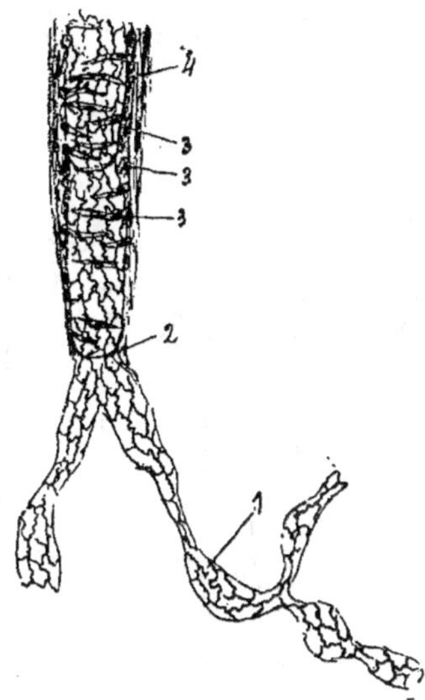

Fig. 296. — Passage d'un vaisseau lymphatique à l'état capillaire.

1, capillaire lymphatique avec son endothélium sinueux et son calibre irrégulier; 2, dernier étranglement valvulaire; 3, fibres lisses circulaires formant la tunique moyenne; 4, tunique adventice.

La question de l'*origine des lymphatiques* a été l'objet de longues discussions qu'il n'est pas sans intérêt de rappeler, bien qu'on puisse la considérer maintenant comme définitivement résolue par les derniers travaux de M. RANVIER. Cinq hypothèses ont été émises tour à tour.

a) BOERHAVE faisait naître les lymphatiques par des bouches béantes dans les cavités ou interstices organiques, où ils auraient recueilli la lymphe épanchée des *vaisseaux séreux*, nom sous lequel il désignait des canalicules extrêmement fins qui se seraient branchés sur les capillaires sanguins pour extravaser la partie séreuse du sang (fig. 297, A).

b) BARTHOLIN, ARNOLD, SAPPEY admettaient aussi l'existence de très fins canaux séreux ou capillicules émanant des capillaires sanguins; mais ils pensaient que ces canaux étaient en communication directe avec les lymphatiques et qu'ainsi ces derniers faisaient suite aux artères au même titre que les veines (fig. 297, B).

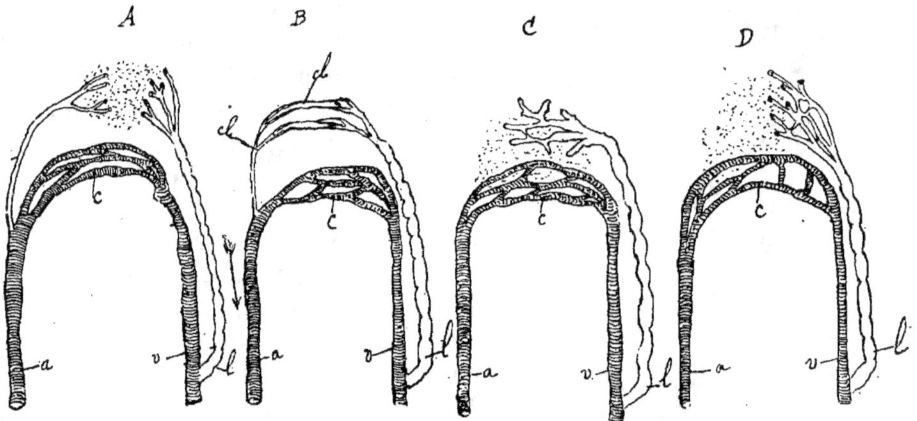

Fig. 297. — Schémas des principales hypothèses relatives à l'origine des lymphatiques.

A, hypothèse de Bœrhave. — *a*, artère; *c*, capillaires sanguins; *v*, veine; *s*, vaisseaux séreux s'ouvrant dans les interstices organiques; *l*, lymphatique prenant naissance par des radicules ouvertes. — B, hypothèse de Bartholin, Arnold, Sappey. — *a*, *c*, *v*, *l*, mêmes significations que ci-dessus; *cl*, capillicules établissant communication directe entre les vaisseaux sanguins et les vaisseaux lymphatiques. — C, hypothèse de Ch. Robin, aujourd'hui démontrée. — *a*, *c*, *v*, *l*, mêmes significations que ci-dessus. Les capillaires lymphatiques prennent naissances par des réseaux et des culs-de-sac dans les interstices organiques. — D, hypothèse de Mascagni et de beaucoup d'auteurs allemands. — *a*, *c*, *v*, *l*, mêmes significations que ci-dessus. Les lymphatiques s'ouvrent à leur origine dans les mailles du tissu conjonctif, ainsi que dans les cavités séreuses.

c) Quand VIRCHOW eut découvert, en 1851, les cellules fixes du tissu conjonctif, il crut qu'elles étaient creuses et anastomosées en un réseau canaliculaire en communication avec les capillaires lymphatiques; c'est pourquoi il les appela *cellules plasmatiques*. Les images négatives données par le nitrate d'argent étaient bien faites pour entretenir cette illusion; il fallut les travaux de M. RANVIER sur le tissu conjonctif pour détruire cette conception de la cellule plasmatique qui régna en maîtresse pendant une vingtaine d'années.

d) Alors refleurit une hypothèse émise, en 1767, par MASCAGNI et défendue par BICHAT, d'après laquelle le tissu conjonctif serait une éponge lymphatique dans les mailles de laquelle s'ouvriraient les capillaires lymphatiques. L'existence de leucocytes dans les interstices du tissu conjonctif, l'extrême facilité avec laquelle une substance déposée dans ces interstices passe dans les lymphatiques, enfin les découvertes de prétendus stomates lymphatiques à la surface de diverses séreuses (Voy. p. 132) firent admettre sans peine des communications comme celles représentées figure 297, D et 298. Dès lors, les cavités séreuses n'étaient que des dilatations

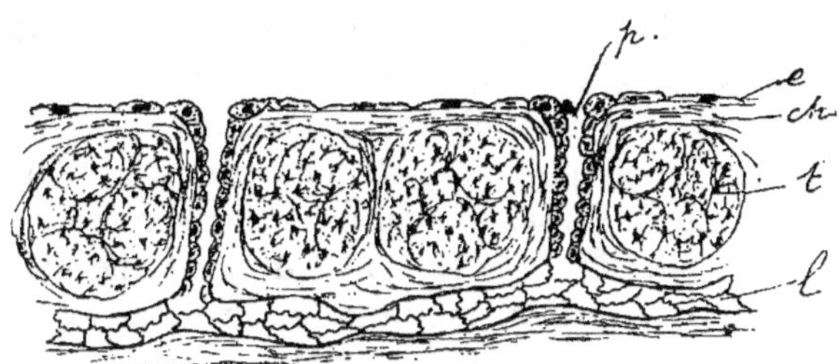

Fig. 298. — Coupe transversale demi-schématique du centre phrénique.

e, endothélium péritonéal. — ch, chorion péritonéal. — t, coupe de 4 tendons du centre phrénique. — l, vaisseau lymphatique fournissant 2 branches qui s'ouvrent en p par des stomates.

du système vasculaire lymphatique et le tissu conjonctif était comparé à une cavité séreuse infiniment cloisonnée.

e) Il est juste de dire ici que Ch. Robin et ses élèves ont toujours combattu cette théorie et proclamé la complète indépendance des lymphatiques, soit relativement aux vaisseaux sanguins, soit relativement au tissu conjonctif, indépendance que M. Ranvier vient enfin de démontrer rigoureusement. Mais cela n'empêche pas que le tissu conjonctif ne soit une sorte de parenchyme de nutrition imprégné du plasma nutritif extravasé des capillaires sanguins, parcouru de globules blancs et drainé par les vaisseaux lymphatiques. Le plasma interstitiel et les leucocytes n'éprouvent pas plus de difficulté pour entrer dans des capillaires lymphatiques imperforés qu'ils n'en ont à sortir des capillaires sanguins, imperforés aussi.

Variétés de capillaires lymphatiques. — Nous mentionnerons les gaines lymphatiques et les sacs lymphatiques.

Les *gaines lymphatiques* entourent certains vaisseaux sanguins (Voy. p. 351) de telle manière que leur endothélium comprend en quelque sorte un feuillet viscéral et un feuillet pariétal, entre lesquels se trouve un espace cloisonné irrégulièrement par des tractus fibreux, eux-mêmes revêtus de cellules endothéliales.

Les *sacs lymphatiques* forment des réservoirs semi-cloisonnés en communication avec les vaisseaux lymphatiques et tapissés comme eux par l'endothélium caractéristique. On en trouve plusieurs chez la grenouille, à la place du tissu conjonctif sous-cutané ou à l'entour de certains viscères. Il en existe aussi chez le bœuf, dans les intervalles des lobules pulmonaires, qui sont ainsi baignés dans la lymphe et facilement dissécables.

Développement du système vasculaire lymphatique. — Ce système se développe par un bourgeonnement centrifuge que M. RANVIER compare à celui d'une immense glande, bourgeonnement partant de son point d'embouchure sur le système veineux et s'étendant de proche en proche dans toute l'économie. Tout vaisseau lymphatique n'a été d'abord qu'une pointe d'accroissement, puis un tube protoplasmique, enfin un tube endothélial, auquel ont pu s'ajouter divers éléments provenant du mésenchyme ambiant. En un mot, le mode de développement des lymphatiques est le même que celui des vaisseaux sanguins (fig. 293), dont ils ne sont d'ailleurs qu'un appendice. Leur plasticité n'est pas moindre : on en voit qui entrent en régression et disparaissent (par exemple dans le grand épiploon), d'autres qui confluent de manière à constituer des réservoirs plus ou moins irréguliers. M. RANVIER pense que les sacs lymphatiques sont précédés de lymphatiques canaliculés qui bourgeonnent, forment des réseaux et ensuite se confondent.

§ 2. — GANGLIONS LYMPHATIQUES ET ORGANES LYMPHOÏDES.

A. — GANGLIONS LYMPHATIQUES.

Les ganglions lymphatiques, très improprement appelés glandes lymphatiques, interceptent le trajet des vaisseaux lymphatiques et sont rassemblés en groupes dans de nombreux points, particulièrement à la racine des membres, à la région sous-lombaire, dans la cavité de l'auge, etc. Ce sont des corps gris rosé, jaunâtres ou noirâtres, sphéroïdes ou réniformes, présentant un hile plus ou moins manifeste au point d'entrée des vaisseaux sanguins; leur volume normal est très variable; il en est de presque imperceptibles, d'autres qui sont gros comme des pois, des olives ou même des noix; tous sont très sujets à l'hypertrophie morbide.

Un ganglion lymphatique quelconque peut être représenté schématiquement par une portion dilatée d'un vaisseau lymphatique (fig. 299) contenant un bourgeon de tissu conjonctif réticulé, très vasculaire et infiltré de leucocytes, bourgeon relié aux parois de l'ampoule lymphatique par un grand nombre de fins tractus conjonctifs qui traversent l'espace laissé libre pour la circulation de la lymphe. — La portion du lymphatique abordant la dilatation représente le vaisseau afférent du ganglion ; celle qui en sort, le vaisseau efférent ; le point d'entrée des vaisseaux sanguins serait le hile.

Les ganglions les plus volumineux ne sont qu'un agrégat de ganglions élémentaires semblables à celui que nous venons d'imaginer. On y reconnaît sur la section : une capsule, une couche corticale et une couche médullaire (fig. 300).

a) La *capsule* ou enveloppe est formée de tissu conjonctif condensé, riche en fibres élastiques et même, chez certains animaux

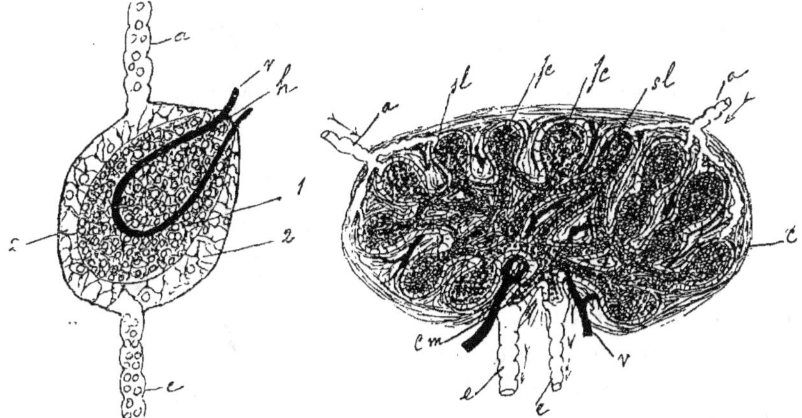

Fig. 299. — Schéma de la structure d'un ganglion lymphatique élémentaire.

a, lymphatique afférent ; *e*, lymphatique efférent ; *v*, anse vasculaire ; *h*, hile ; *l*, bourgeon de tissu adénoïde ; *?*, sinus lymphatique traversé par des fibres conjonctives réticulées.

Fig. 300. — Coupe demi-schématique d'un ganglion lymphatique.

a, a, vaisseaux lymphatiques afférents ; *e, e,* vaisseaux efférents ; *v,* vaisseaux sanguins pénétrant au niveau du hile ; *c,* enveloppe fibreuse ; *fc,* follicules de la couche corticale ; *sl,* sinus lymphatiques périfolliculaires ; *cm,* cordon de la couche médullaire.

comme le bœuf, en fibres musculaires lisses. Elle est traversée en divers points par les lymphatiques afférents qui se ramifient dans son épaisseur et se convertissent en capillaires. D'autre part, elle lance de sa face interne un grand nombre de prolongements circonscrivant les follicules de la substance corticale.

b) La *substance corticale* est en effet constituée par des espèces d'ampoules ou follicules disposés généralement sur un seul rang, sur toute la périphérie du ganglion, à l'exception du hile, ampoules de $0^{mm},3$ à 2 millimètres de diamètre, représentant chacune un ganglion élémentaire. En effet, le centre en est occupé par un noyau de tissu conjonctif réticulé, bourré de lymphocytes et parcouru par un réseau de capillaires sanguins; tandis que la périphérie est réservée pour la circulation de la lymphe; on trouve là une sorte de sinus lymphatique, traversé par une multitude de tractus connectifs, où s'abouchent les ramifications vasculaires afférentes, ainsi que le montrent les figures 300 et 301. Les deux parois de ce sinus ainsi que les fibres de tension qui le subdivisent en aréoles communicantes seraient partout revêtues de cellules endothéliales; cependant les dernières recherches de M. RANVIER portent plutôt à croire à l'existence de nombreuses communications entre les mailles dudit sinus et celles du follicule adénoïde qu'il entoure.

c) La *substance médullaire* n'est que la suite de la corticale, dont elle présente toute la structure. Elle est constituée par des cordons anastomosés de tissu réticulé infiltré de lymphocytes, cordons entourés de sinus lymphatiques et prolongeant les follicules corticaux dans la direction du hile du ganglion (fig. 300 et 301). Les sinus lymphatiques médullaires confluent de

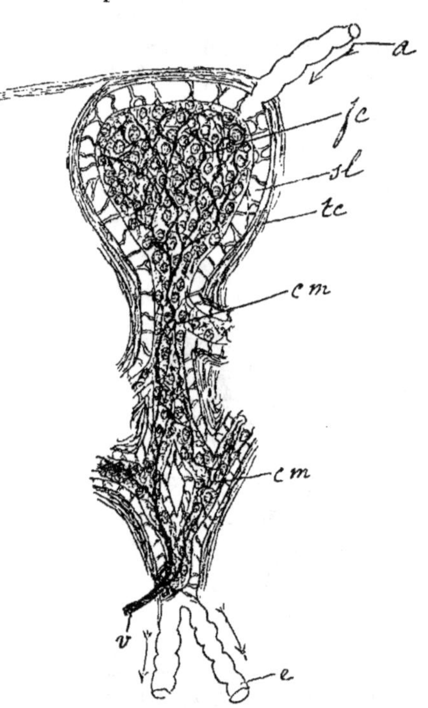

Fig. 301. — Figure demi-schématique représentant la structure d'un follicule cortical et d'un cordon médullaire d'un ganglion lymphatique.

tc, tissu conjonctif; *a*, lymphatique afférent; *fc*, noyau adénoïde d'un follicule cortical; *sl*, sinus lymphatique traversé par les fibres de tension; *cm*, cordon médullaire avec sinus lymphatique périphérique; *e*, lymphatiques efférents; *v*, vaisseau sanguin se ramifiant dans le tissu adénoïde.

proche en proche pour donner naissance aux vaisseaux efférents.

En résumé, la lymphe traversant un ganglion circule, comme à travers un filtre, dans des voies aréolaires disposées à l'entour d'un tissu réticulé qui est le siège d'une abondante prolifération de globules blancs. On conçoit qu'elle ralentisse considérablement son cours, tout en se chargeant de nouveaux globules.

M. RANVIER a montré récemment que les ganglions mésentériques du porc sont particulièrement simples de structure, vu qu'ils sont constitués par une masse de tissu réticulé dans laquelle sont épars des follicules sphériques.

Vaisseaux et nerfs. — Les vaisseaux sanguins forment, comme nous l'avons dit, un riche réseau de capillaires dans le tissu réticulé de l'organe, réseau à mailles arrondies dans la couche corticale, allongées dans la couche médullaire. Les nerfs accompagnent les vaisseaux sanguins ; leur terminaison est complètement inconnue.

Fonctions. — Il est évident, *a priori*, que les ganglions lymphatiques doivent modifier la composition de la lymphe ; la question est de savoir si la modification porte sur le plasma ou sur les globules. CH. ROBIN se refusait à assimiler les lymphocytes aux globules blancs en circulation dans la lymphe ; il les considérait comme une sorte d'épithélium (qu'il appelait nucléaire) agissant à la manière d'une glande pour modifier qualitativement le plasma de la lymphe. Aujourd'hui, personne ne met en doute la nature leucocytaire des lymphocytes, et, sachant leur active prolifération, favorisée par l'abondance de l'oxygène amené par le sang, on ne doute plus que les ganglions ne soient de véritables fabriques de globules blancs. D'ailleurs, la numération comparée de ceux-ci à l'entrée et à la sortie des ganglions révèle un nombre supérieur dans la lymphe efférente. De plus, il est de règle que, dans le cas de leucocythémie, il y ait hypertrophie ganglionnaire.

Cet enrichissement en globules implique une sorte de déhiscence du tissu adénoïde dans les sinus environnants, qui doit être favorisée par la contraction des fibres lisses de la capsule et de ses prolongements. Il est fort probable aussi qu'il se fait un échange inverse, c'est-à-dire que des leucocytes en circulation pénètrent dans le tissu adénoïde, attirés par l'oxygène, pour s'y multiplier et s'y rajeunir.

D'après des travaux récents de M. RETTERER, les ganglions

lymphatiques seraient en outre des foyers d'hématopoièse, c'est-à-dire de production de globules rouges [1].

Enfin les ganglions fonctionnent comme de véritables filtres à l'égard de la lymphe qui les traverse, en retenant, au moins pour un temps, les particules étrangères dont elle peut être chargée. C'est ainsi que les ganglions bronchiques arrètent les particules charbonneuses revenant du poumon, et que les microbes virulents entrés par les voies lymphatiques, comme ceux du charbon, de la tuberculose, etc., font relai dans la série des ganglions qu'ils ont à traverser avant d'arriver dans le torrent circulatoire sanguin et marquent les étapes de leur propagation par des adénites successives.

Les ganglions sont en effet très inflammables ; *ils se prennent* chaque fois que la lymphe qui les aborde est altérée, et cette inflammation porte le nom d'*adénite*. Les vaisseaux lymphatiques euxmêmes ne sont guère moins irritables ; leur inflammation constitue la *lymphangite* ou *angéioleucite*.

B. — ORGANES LYMPHOÏDES.

On considère généralement comme organes lymphoïdes les follicules clos de la langue, du pharynx, de l'intestin, les amygdales, le thymus, la rate ; attendu qu'ils sont essentiellement formés de tissu adénoïde, c'est-à-dire de tissu réticulé infiltré de leucocytes.

Follicules clos. — Les follicules clos sont de petits corps sphéroïdes de la dimension d'une tête d'épingle, au maximum, que l'on trouve dans l'épaisseur de certaines muqueuses comme celles de la base de la langue, du pharynx et de l'intestin. Dans l'intestin, ils sont solitaires ou agminés en plaques de Peyer. Sur la langue, ils sont rangés à l'entour de petites dépressions qu'on appelle

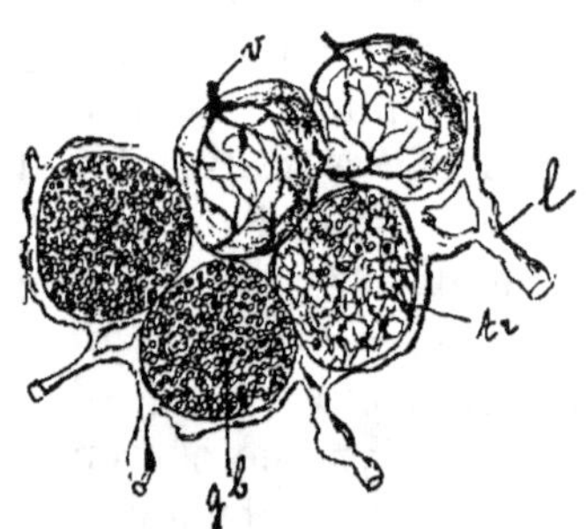

Fig. 302. — Schéma de la structure des follicules clos.

tr, tissu conjonctif qui leur forme charpente ; *gb*, globules blancs qui les infiltrent ; *v*, vaisseaux sanguins ; *l*, vaisseaux lymphatiques.

cryptes amygdaloïdes (fig. 303), car ces cryptes rappellent de tous points ceux de l'amygdale. Les follicules clos sont formés de tissu

---

[1] Voy. les *Comptes rendus de l'Association des anatomistes*, années 1901 et 1902.

réticulé bourré de lymphocytes (fig. 302) et parcouru par un riche réseau capillaire sanguin ; ils sont enveloppés d'un réseau lymphatique et peuvent ainsi être assimilés aux follicules corticaux d'un ganglion lymphatique. On croit généralement que ce sont des foyers de production de leucocytes qui, en grand nombre, s'extravasent sur le plan tégumentaire. Toutefois, M. RETTERER, ayant constaté qu'ils proviennent originellement d'un bourgeonnement de l'épithélium superficiel, les considère, à l'instar du thymus, comme des glandes closes, à sécrétion interne, qui auraient été remaniées par le tissu conjonctif et les vaisseaux [1].

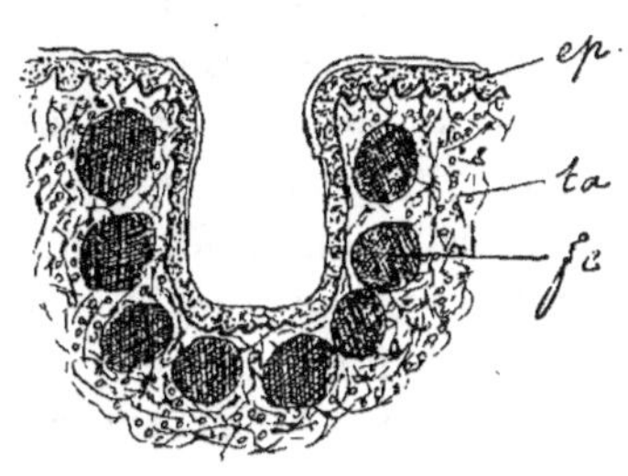

Fig. 303. — Un crypte amygdaloïde de la base de la langue.

ep, épithélium buccal se réfléchissant dans le crypte ; *ta*, chorion muqueux qui a pris la structure du tissu adénoïde ; *fc*, follicules clos alignés dans ce chorion.

Amygdales. — Les amygdales ou tonsilles sont des organes situés de chaque côté de l'isthme du gosier, tantôt en saillie derrière les piliers postérieurs de la langue (homme, chat, chien,

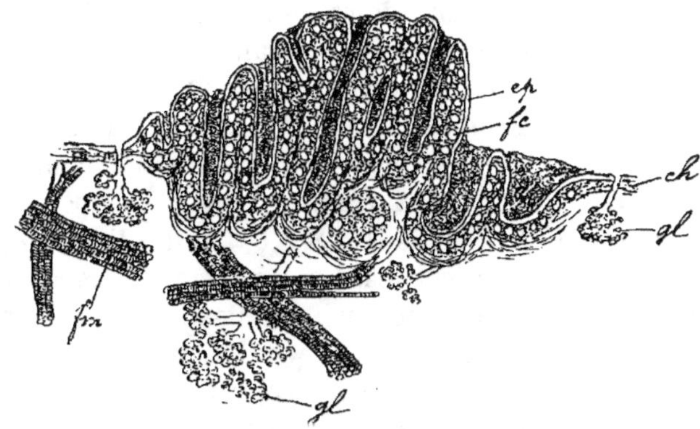

Fig. 304. — Coupe de l'amygdale de l'homme.

ep, épithélium de la surface ; *ch*, chorion muqueux ; *fc*, nombreux follicules clos formant, avec des plicatures du chorion, la base de l'amygdale ; *gl*, glandules acineuses ; *fm*, faisceaux de fibres musculaires striées.

lapin), tantôt situés au fond d'une invagination de la muqueuse antérieure du voile du palais (bœuf, mouton, chèvre) tantôt con-

---

[1] RETTERER, Des glandes closes dérivées de l'épithélium digestif (*Journal de l'Anatomie et de la Physiologie*, 1893).

tenus dans l'épaisseur de ce voile (porc). Elles font défaut chez les solipèdes et les camélidés, ou plutôt les éléments en sont dispersés sur la base de la langue, ainsi qu'il a été dit ci-dessus.

La figure 304 représente une coupe d'une amygdale de l'homme ; on voit de nombreux cryptes agglomérés, autour desquels les follicules clos sont régulièrement rangés dans un chorion adénoïde. L'épithélium s'enfonce dans tous ces cryptes en perdant seulement sa couche cornée. On dirait, en somme, que l'organe s'est constitué par un plissement exubérant de la muqueuse, avec différenciation adénoïde du chorion. Au-dessous, existent quelques faisceaux de fibres musculaires striées et des glandules en grappe débouchant au fond des cryptes.

Quand l'amygdale est située au fond d'un cul-de-sac de la muqueuse antérieure du voile du palais, elle figure un gros lobe jaunâtre, compact, contenu dans l'épaisseur de la paroi pharyngienne ; mais sa structure reste essentiellement la même que ci-dessus ; et il en est de même pour les amygdales intrastaphylines du porc et pour les amygdales pharyngiennes que l'on trouve dans un certain nombre d'espèces.

Thymus. — Le thymus est primitivement une glande racémeuse close, formée, chez les mammifères, aux dépens de l'épithélium de la troisième fente branchiale ; il se transforme en organe lymphoïde par suite d'un remaniement opéré par le tissu conjonctif, les vaisseaux et les globules blancs. Alors il est constitué par un grand nombre de lobules fixés sur un tractus conjonctif qui occupe l'axe longitudinal de l'organe. Au microscope, ces lobules se subdivisent en follicules de $0^{mm},3$ à $0^{mm},6$ de diamètre, présentant chacun une couche corticale et une couche médullaire. La couche corticale est constituée par du tissu réticulé serré, très vasculaire, dont les mailles sont remplies de leucocytes. La couche médullaire est formée d'un tissu réticulé, beaucoup moins serré et vasculaire, qui renferme, indépendamment des cellules lymphatiques : 1° des cellules granuleuses jaunâtres ; 2° de grandes cellules à noyaux multiples ; 3° des espèces de globes épithéliaux à cellules concentriques que l'on appelle *corpuscules de Hassal*. La signification de ces divers éléments est encore discutée ; mais on tend à croire que ce sont des vestiges de l'épithélium du thymus glandulaire primitif.

Le thymus est extrêmement riche en vaisseaux lymphatiques,

qui occupent principalement la périphérie des follicules et le tissu conjonctif interlobulaire.

La fonction de cet organe est sans nul doute corrélative à la vie fœtale, car il entre en atrophie à partir de la naissance et se résorbe lentement, jusqu'à disparaître sans laisser la moindre trace chez l'adulte. Les globules blancs sont les agents de cette régression : après avoir mangé sur place les éléments originels du thymus et l'avoir converti en organe lymphoïde, ils se dispersent peu à peu et retournent dans les voies lymphatiques ; ensuite celles-ci s'oblitèrent et s'effacent ; le tissu réticulé passe à l'état conjonctivo-adipeux ; les réseaux sanguins rétrocèdent, et la place se trouve ainsi complètement déblayée. Disons toutefois que les cas de persistance du thymus jusqu'à l'âge adulte ou même la vieillesse ne sont pas extrêmement rares, notamment dans l'espèce bovine.

Rate. — On a longtemps classé la rate dans la catégorie des glandes sans canal excréteur, à côté du corps thyroïde, des capsules surrénales, du lobe antérieur de l'hypophyse. Ce rapprochement était erroné, car la rate paraît se développer toute entière aux dépens du mésenchyme et n'avoir rien d'épithélial dans sa structure ni dans sa provenance. C'est, comme l'a dit FREY, une sorte de *ganglion lymphatique sanguin*. Remplaçons dans le schéma que nous avons donné des ganglions lymphatiques (fig. 299), le lymphatique AE, par un vaisseau sanguin, de telle sorte que le bourgeon adénoïde soit baigné dans un sinus sanguin au lieu de l'être dans un sinus lymphatique, et nous aurons le schéma de la rate.

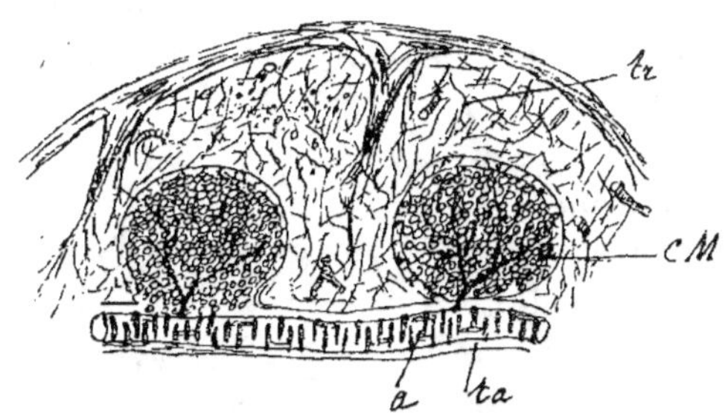

Fig. 305. — Schéma de la structure de la rate.

tr, charpente trabéculaire dans laquelle se perdent les prolongements de l'enveloppe ; *cM*, corpuscules de Malpighi greffés sur l'adventice (*ta*) d'une artériole (*a*).

Cet organe nous offre à étudier : son enveloppe, sa charpente réticulée ou trabéculaire, ses corpuscules de Malpighi, sa pulpe et enfin ses vaisseaux et ses nerfs.

a) L'*enveloppe* est une membrane fibro-séreuse lançant de sa face interne de nombreuses cloisons qui se divisent et se subdivisent dans la charpente réticulée (fig. 305). Elle renferme des fibres musculaires lisses disséminées, communiquant à l'organe une certaine contractilité.

b) La *charpente réticulée* forme une sorte d'éponge extrêmement fine, dont les mailles sont occupées par la pulpe splénique. M. Laguesse a démontré que ce tissu réticulé est exclusivement formé de cellules étoilées et anastomosées, et qu'il ne donne pas de gélatine par la coction ; il y a donc lieu de le distinguer du tissu connectif de l'enveloppe et des travées qui en émanent.

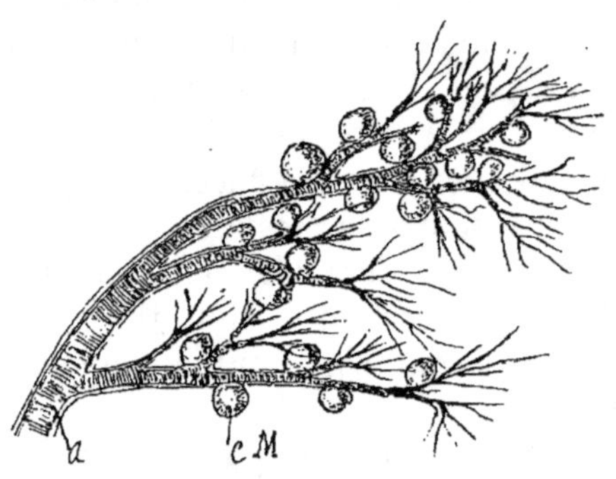

Fig. 306. — Ramifications artérielles de la rate (*a*) présentant sur leur trajet des corpuscules de Malpighi (*c*M).

c) Les *corpuscules de Malpighi* figurent de petits grains blanchâtres de $0^{mm},25$ à $0^{mm},50$ de diamètre, fixés aux petites artères et aux artérioles comme des fruits sessiles sur les branches d'un arbre (fig. 306). On évalue leur nombre dans la rate humaine à 8000 à 10000. La tunique adventice des artères de la rate présentant une structure réticulée, les corpuscules en question n'en sont que des renflements. Ils sont infiltrés de lymphocytes comme de vrais follicules clos et parcourus par de nombreux capillaires sanguins émanés des artères qui les supportent. A leur périphérie, ils sont en continuité avec le tissu réticulé de la pulpe (fig. 308). Les corpuscules de Malpighi représentent une sorte de *pulpe blanche*, développée sur les ramifications artérielles, plongeant dans la *pulpe rouge* et incessamment rongée par elle, pour ainsi dire. Ils diminuent, en effet, avec l'âge et peuvent s'atrophier presque complètement dans la vieillesse ; aussi recom-

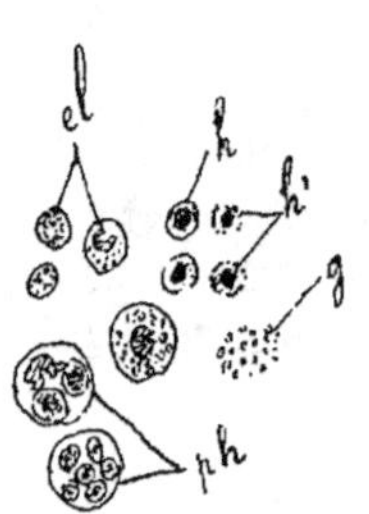

Fig. 307. — Éléments de la pulpe splénique.

el, éléments lymphatiques ; *h*, hématies ; *h'*, hématies altérées ; *g*, granulations pigmentaires résultant de la destruction des hématies ; *ph*, cellules lymphatiques renfermant à leur intérieur des globules rouges (phagocytes).

mande-t-on de les étudier de préférence dans une rate de jeune sujet, mort sans avoir subi une longue maladie.

d) La *pulpe* ou *boue splénique* occupe les mailles de la charpente trabéculaire ; c'est, peut-on dire, du sang en travail de rénovation. On y voit (fig. 307) : 1° des hématies normales ; 2° des hématies altérées et même désagrégées en granulations pigmentaires ; 3° des lymphocytes semblables à ceux des ganglions lymphatiques ; 4° de gros leucocytes mononucléaires ou polynucléaires, à l'intérieur desquels on peut rencontrer des globules rouges, entiers ou en fragments, qui ont été absorbés par phagocytose ; 5° enfin des cellules hémoglobiques rappelant celles de la moelle des os.

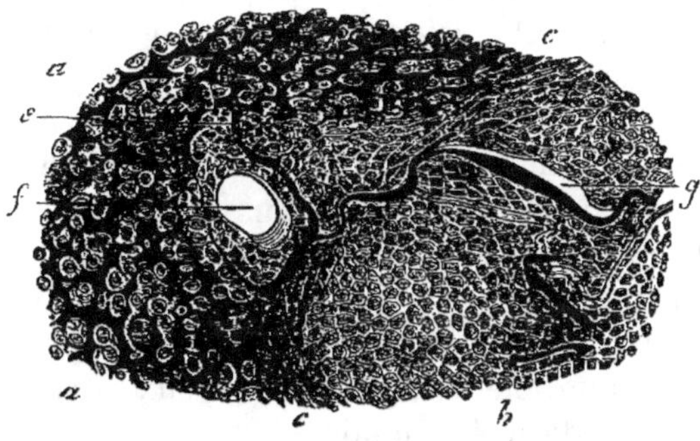

Fig. 308. — Tissu de la rate d'un hérisson (d'après Frey) figure empruntée à Mathias Duval).

a, pulpe splénique (pulpe rouge) ; *b*, corpuscule de Malpighi ; *r*, couche périphérique de ce corpuscule ; *g*, capillaire sanguin du même ; *e*, point où ce vaisseau va déboucher dans la pulpe rouge ; *f*, coupe de l'artériole sur laquelle était greffé le corpuscule de Malpighi.

Le sang dans la rate paraît s'épancher librement dans les mailles trabéculaires et constituer essentiellement la pulpe rouge ; la circulation serait donc ici lacunaire, et la rate pourrait être assimilée à une éponge sanguine formant réservoir pour le trop-plein du système veineux porte. Les artères et les veines s'ouvriraient dans les mailles de cette éponge, qui, en effet, se gonfle quand on les insuffle ou quand on les injecte.

e) *Vaisseaux et nerfs.* — Les artères se font remarquer par leur ramescence dichotomique et par l'absence de toute anasmotose ; les dernières forment des touffes qui s'ouvrent directement dans les aréoles de la pulpe ; on les appelle *vaisseaux pénicillés.* On ne trouve de véritables capillaires que dans la pulpe blanche. Les grosses veines sont satellites des artères, tandis que les veinules s'en écartent pour s'ouvrir dans le système aréolaire de la pulpe rouge, non sans s'être préalablement divisées et subdivisées, et réduites à la couche endothéliale.

Les lymphatiques sont les uns superficiels, situés dans l'épaisseur de la capsule ou immédiatement en dessous, les autres profonds, accompagnant les veines. On ne connaît pas encore exactement les rapports que contractent ces derniers, soit avec les corpuscules de Malpighi, soit avec la pulpe.

Quant aux nerfs, ils sont formés surtout de fibres de Remak et ils suivent les vaisseaux, auxquels ils sont principalement destinés. Ils donnent aussi aux fibres musculaires lisses de l'enveloppe et des travées fibreuses qui en dépendent, et peut-être encore aux corpuscules de Malpighi. On trouve sur leur trajet plexiforme des cellules nerveuses.

f) Les *fonctions* de la rate peuvent jusqu'à un certain point se déduire de sa structure. C'est un foyer de destruction et de régénération des globules rouges du sang. C'est aussi un réservoir pour le trop-plein de la circulation porte. Malgré l'importance de ces fonctions, on peut, chez les animaux jeunes, l'extirper sans produire de troubles graves, car elle peut être suppléée par la moelle des os et les ganglions lymphatiques. Ceux-ci en effet s'hypertrophient dans le cas de splénectomie.

La rate est très sujette à l'hypertrophie, et alors sa pulpe blanche, surabondante, donne lieu à de la leucocytose. Souvent, en outre, elle se congestionne et accumule dans ses mailles les microbes que le sang peut contenir, ainsi qu'on le remarque dans le charbon bactéridien ou sang de rate et dans la malaria.

CHAPITRE III

SYSTÈME TÉGUMENTAIRE

Sous le nom de téguments, on désigne la peau et les muqueuses, c'est-à-dire les membranes limitantes de l'économie. Peau et muqueuses sont en continuité au pourtour des ouvertures naturelles et sont formées de deux couches : une profonde, conjonctivo-vasculaire; une superficielle, épithéliale, dont sont issues les glandes et les phanères. On peut donc les réunir en un seul et même système anatomique.

ARTICLE Ier. — PEAU.

La peau ou tégument externe offre à étudier : ses deux couches constituantes, derme et épiderme, et ses annexes : poils, productions cornées, glandes.

§ 1er. — DERME.

Le derme ou chorion est une membrane conjonctive et vasculonerveuse, produite comme par tassement et différenciation du tissu conjonctif superficiel (fig. 309). On y distingue deux couches : une superficielle ou *papillaire*, l'autre profonde ou *réticulaire*.

a) Celle-ci est formée d'un feutrage inextricable de faisceaux connectifs entremêlés de cellules et de nombreuses fibres élastiques, tous éléments qui, en se dissociant progressivement, font passage insensible au tissu conjonctif lâche sous-cutané. Dans cette couche sont ménagés de nombreux espaces pour loger des lobules adipeux, des glandse sébacées ou sudoripares, ou encore le fond des follicules pileux; c'est pourquoi elle a reçu le nom de couche réticulaire.

b) La couche papillaire succède à la précédente sans démarcation tranchée; elle est en effet formée des mêmes éléments à un état de plus grande condensation. Toutefois la partie tout à fait superficielle, dont dépendent les papilles, se fait remarquer par une structure plus délicate : on y voit un tissu conjonctif d'aspect réticulé, parcouru par de nombreux éléments migrateurs,

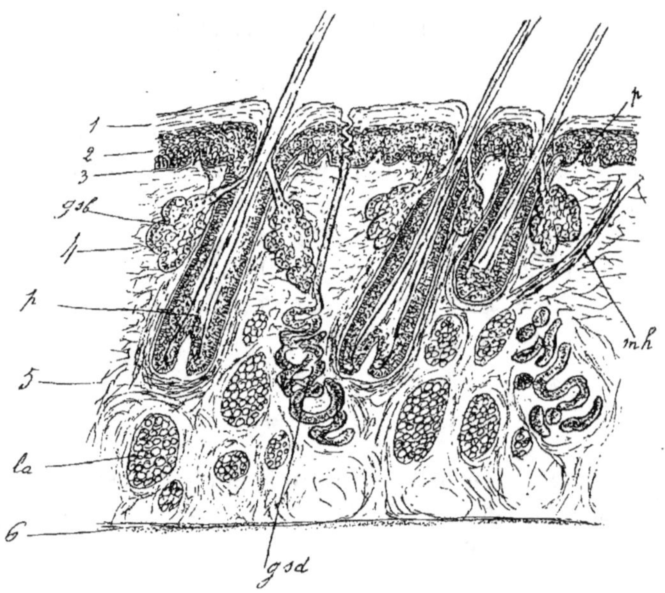

Fig. 309. — Coupe schématique de la peau d'un mammifère.

p, poil; *p'*, papille; *mh*, muscle de l'horripilation; *gsd*, glande sudoripare; *gsb*, glande sébacée; *la*, lobules adipeux de la couche profonde du derme; 1, couche cornée de l'épiderme; 2, corps muqueux de Malpighi; 3, membrane basale; 4, couche papillaire du derme; 5, couche réticulaire du derme; 6, *fascia superficialis*.

et ne contenant pas de fibres élastiques ou du moins ne contenant que des fibres très grêles et des grains. C'est cette partie-là qui, à un moment donné, a bourgeonné pour former les papilles.

On désigne sous ce nom des élevures, très variables de forme et de dimension, tantôt normales à la surface du derme, tantôt obliques, que l'on rencontre beaucoup plus développées en général dans la peau nue de l'homme que dans celle couverte de poils des autres mammifères. Les papilles peuvent ne point s'accuser à l'extérieur (fig. 313) ou bien au contraire soulever légèrement l'épiderme à leur niveau. Par exemple, celles de la peau de la paume des mains ou de la plante des pieds de l'homme s'accusent au dehors par de fines crêtes plus ou moins tourbillonnantes, qu'on appelle lignes papillaires ; elles sont en effet disposées en séries sur de légers plis dermiques comparables à ceux d'un champ fraîchement labouré.

Les papilles de la peau atteignent leur summum de développement sur les dermes kératogènes, tels que ceux des coussinets plantaires et des ongles ; rien ne peut donner une idée de l'exubérance papillaire du derme sous-onguéal des solipèdes — qu'il s'agisse des papilles du bourrelet et du tissu velouté ou des crêtes du podophylle. Les papilles du fond des follicules des poils ou des plumes sont aussi susceptibles d'atteindre un grand développement. Quant aux papilles superficielles, situées sous l'épiderme ordinaire, elles sont très surbaissées, voire même absentes, dans la plupart des régions de la peau, chez nos mammifères domestiques. Une exception est à faire toutefois en faveur de la peau du mufle, qui est très papillaire (fig. 313).

Papilles et crêtes ont pour résultat de multiplier la surface du derme en vue de concentrer sa sensibilité, d'augmenter ses exhalations et d'accroître son adhérence avec les parties sus-jacentes. De plus elles servent de matrice à l'égard des poils, des plumes et des productions cornées développés à leur surface.

Dans la peau de la pulpe des doigts de l'homme, on trouve un grand nombre de papilles, peut-être une sur trois ou quatre, qui contiennent un corpuscule du tact (fig. 310) ; on les appelle papilles nerveuses ; tandis que les autres sont qualifiées de papilles vasculaires ; mais cette distinction est quelque peu arbitraire, car, d'une part, les papilles nerveuses ont des vaisseaux, d'autre part, les papilles vasculaires ne sont pas dépourvues de fibres nerveuses.

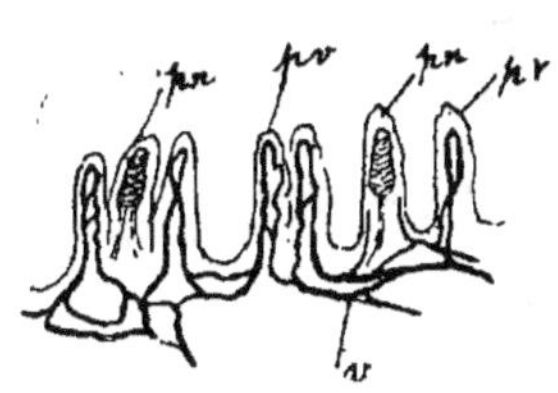

Fig. 310. — Papilles dermiques de la pulpe des doigts de l'homme.

V, vaisseaux formant un riche réseau superficiel ; pv, papilles vasculaires ; pn, papilles nerveuses (renfermant un corpuscule du tact).

Il faut encore signaler dans la structure du derme les muscles redresseurs des poils (*arrectores pilorum*), faisceaux de fibres lisses, mesurant en moyenne 100 μ d'épaisseur, situés chacun du côté de l'inclinaison du poil et s'insérant par de petits tendons élastiques soit sur la paroi du follicule, soit dans les couches superficielles du derme ; ils embrassent ordinairement les glandes sébacées

annexées aux poils, de manière à produire à la fois le redresse-
ment de ceux-ci et la compression évacuatrice de celles-là. Ces
petits muscles, dispersés dans le derme, se contractent sous l'influence du froid ou d'une grande frayeur et soulèvent le poil en
même temps qu'ils le redressent, de manière à faire saillir son
émergence; il en résulte le phénomène de l'*horripilation ou de la
chair de poule.*

Vaisseaux et nerfs du derme. — *Les vaisseaux sanguins* forment deux réseaux planiformes, l'un profond, l'autre superficiel,

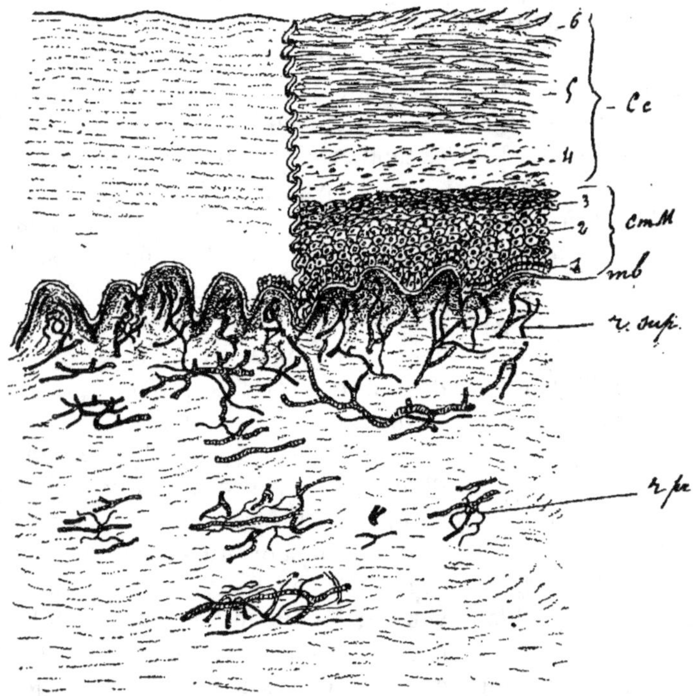

Fig. 311. — Coupe dans la peau injectée de la pulpe des doigts de l'homme.

mb, membrane basale du derme; *r, sup*, réseau vasculaire sanguin superficiel lançant des branches dans les papilles; *r, pr*, réseau profond; *CmM*, corps muqueux de Malpighi; 1, couche génératrice; 2, couche réticulaire; 3, couche granuleuse; *Cc*, couche cornée; 4, couche transparente; 5, couche feuille-tée; 6, couche desquamante.

communiquant par des branches intermédiaires qui traversent
toute l'épaisseur du derme (fig. 311). Le réseau profond alimente
les lobules adipeux de la couche réticulaire ainsi que les glandes

et les follicules pileux qui occupent les mailles de cette couche. Le réseau superficiel est à mailles beaucoup plus serrées ; il est immédiatement sous-jacent à la basale de l'épiderme et fournit aux papilles des capillaires qui se replient en anses pour rejoindre les veinules. Ce réseau, hérissé de bouquets papillaires, est si riche que la moindre piqûre d'épingle faite à la peau amène une gouttelette de sang.

La fréquence de la localisation en cercles des troubles vasculaires de la peau, ainsi que la façon dont la peau s'injecte artificiellement, par petits territoires d'abord isolés qui se confondent ensuite, ont suggéré à M. RENAUT l'idée de cônes vasculaires ou aires de pleine circulation qui seraient desservies chacune par une artère et une veine spéciales et se réuniraient par des voies anastomotiques où la circulation ne serait entière que sous de hautes pressions.

Les *lymphatiques* du derme sont relativement énormes quand ils sont injectés, mais très irréguliers de calibre ; ils forment : 1° un réseau superficiel, situé au-dessous du réseau superficiel sanguin et lançant des culs-de-sac dans les papilles ; 2° un réseau profond, situé dans le tissu conjonctif sous-cutané et contenant déjà des vaisseaux valvulés et musclés ; 3° enfin des branches intermédiaires, traversant l'épaisseur du derme et recevant sur leur trajet les lymphatiques des follicules pileux et des glandes. Dans certaines régions de la peau, par exemple au niveau des mamelons, les lymphatiques présentent un développement et une confluence insolites ; ils forment par-ci par-là de véritables sacs, en ampoules ou en boyaux, tout en gardant cependant la structure capillaire.

Les *nerfs* sont sensitifs ou moteurs ; les moteurs sont peu abondants ; ils sont destinés à la couche contractile des artères ou bien aux muscles redresseurs des poils ; les sensitifs communiquent une sensibilité tactile plus ou moins intense. Il y a aussi des nerfs spéciaux pour les glandes et les follicules pileux. Nous n'avons pas à revenir ici sur les modes de terminaison de ces différents nerfs.

Propriétés physico-chimiques et physiologiques du derme. — Ainsi qu'on vient de le voir, le derme n'est rien autre chose qu'une couche de tissu conjonctif superficiel, différenciée par condensation, vascularisation et innervation, d'une part, par formation d'un grand nombre de fibres élastiques, d'autre part, pour servir de protection à l'économie en même temps que de support à l'épiderme et à ses annexes. Il possède donc toutes les propriétés physiques, chimiques et physiologiques du tissu conjonctif.

§ 2. — ÉPIDERME.

L'épiderme repose sur une membrane basale, hyaline, extrèmement mince, qui suit tous les accidents de la surface du derme, et sur laquelle ses cellules profondes s'implantent par une sorte d'engrènement. — Lorsque la peau a macéré, on en détache assez facilement des lambeaux d'épiderme en tirant sur les poils; on peut alors constater que la face profonde de celui-ci est exactement moulée sur le derme, montrant des creux en regard des reliefs et *vice versa,* tandis que la face superficielle est beaucoup moins accidentée. L'épiderme en effet s'épaissit dans les intervalles des papilles, de manière à effacer plus ou moins complètement leur

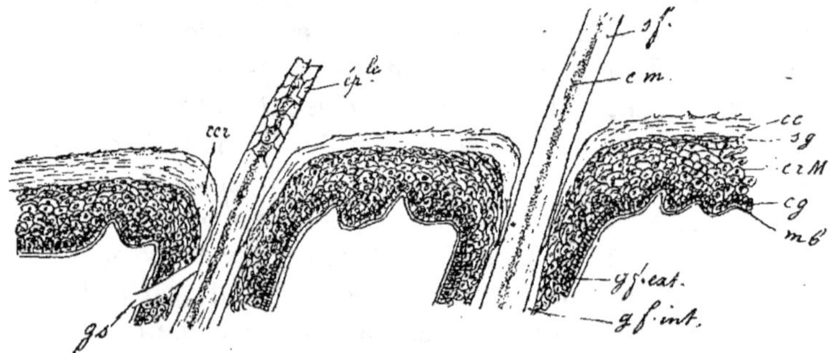

Fig. 312. — Coupe de l'épiderme du cheval (demi-schématique).

mb, membrane basale; *cg,* couche génératrice ; *cr*M, couche réticulaire de Malpighi ; *sg,* vestige du stratum granulosum ; *cc,* couche cornée ; *ccr,* réflexion de la couche cornée dans les follicules pileux jusqu'à l'embouchure des glandes sébacées *gs* ; *gf. int,* gaine folliculaire interne; *gf. ext.* gaine folliculaire externe; *cm,* couche médullaire du poil ; *sf,* substance fondamentale du poil ; *ép*lc, épidermicule du poil.

relief extérieur. Il est traversé par un grand nombre d'orifices livrant passage aux poils ou bien aux produits de sécrétion des glandes sudoripares et de quelques glandes sébacées. Sa couleur est extrêmement variable suivant le pigment qu'il renferme; s'il est très pigmenté, il est brun ou noir et complètement opaque, ainsi qu'on le voit chez l'homme nègre et chez le cheval rasé; s'il est peu ou point pigmenté, il est plus ou moins translucide et laisse apercevoir le derme comme à travers un voile, de telle sorte que la peau est plus ou moins rosée, comme cela est chez l'homme de race blanche et, chez le cheval, au niveau des taches de ladre, etc. Dans les albinos, il y a dépigmentation complète de l'épiderme et même de la choroïde, ainsi qu'on le remarque dans les lapins et les rats blancs. L'épaisseur de l'épiderme est extrê-

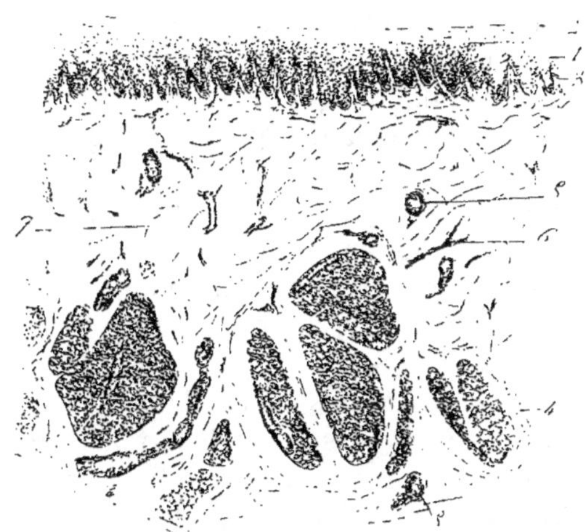

Fig. 313. — Coupe de la peau du mufle du bœuf (grossissement : 30 D).

1. corps muqueux de Malpighi pénétré par un grand nombre de papilles ; 2. couche cornée ; 3, membrane basale ; 4, glandes du mufle (du type sudoripare) ; 5. canaux excréteurs de ces glandes vus en coupe ; 6, vaisseaux du derme ; 7, couche superficielle du derme.

mement variable suivant les espèces, les individus, les régions ; elle est d'autant plus grande en général qu'il est plus exposé aux injures extérieures ; les animaux dont la peau est couverte d'un pelage épais ont l'épiderme plus mince que ceux à peau dénudée et que l'homme lui-même ; sous la toison d'un mouton (fig. 314) l'épiderme est réduit à quelques assises de cellules, tandis que, sur le coussinet plantaire d'un chien, il peut atteindre plusieurs millimètres d'épaisseur et comprendre des couches cellulaires par centaines.

Considérée au point de vue de sa structure, l'épiderme est un épithélium stratifié pavimenteux, divisé en deux couches principales : une profonde, molle et comme muqueuse, douée d'affinité pour les matières colorantes (*corps muqueux de Malpighi*) ; une superficielle, plus ou moins sèche et résistante, se teignant plus lentement et plus faiblement (*couche cornée*). Chacune d'elles se divise à son tour en trois strates disposés dans l'ordre suivant, à partir de la membrane basale (fig. 311 et 312).

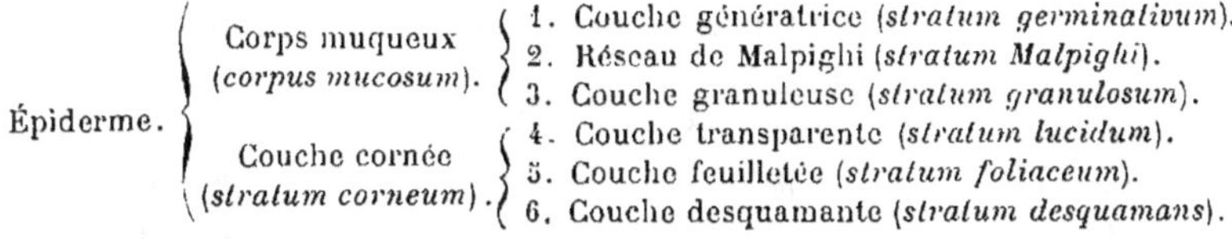

Épiderme.
	Corps muqueux (*corpus mucosum*).	1. Couche génératrice (*stratum germinativum*).
		2. Réseau de Malpighi (*stratum Malpighi*).
		3. Couche granuleuse (*stratum granulosum*).
	Couche cornée (*stratum corneum*).	4. Couche transparente (*stratum lucidum*).
		5. Couche feuilletée (*stratum foliaceum*).
		6. Couche desquamante (*stratum desquamans*).

a) La *couche génératrice* est formée d'une seule rangée de cellules cylindriques ou prismatiques, implantées perpendiculairement sur la membrane basale par de fines crénelures; leur noyau volumineux, riche en chromatine, présente souvent des figures cinétiques qui attestent suffisamment la faculté proliférante de ladite couche, dont toutes les autres procèdent; leur protoplasma est plus ou moins chargé de granulations pigmentaires, brunes ou noires, qui parfois sont tellement abondantes qu'elles masquent complètement les cellules.

b) Le *réseau de Malpighi* est une couche très variable d'épaisseur, formée de cellules polyédriques, volumineuses, hérissées de pointes exoplasmiques qui les unissent et leur communiquent un aspect caractéristique (fig. 164). On crut d'abord à des canalicules allant d'une cellule à l'autre (SCHRÖN), puis à des dents engrenées (SCHULTZE), puis à des piquants soudés bout à bout (BIZZOZÉRO). M. RANVIER, tout en établissant le bien-fondé de cette dernière opinion, a montré que ces piquants irradient d'une écorce exoplasmique fibrillaire à la manière des prolongements des cellules névrogliques et forment tout un système de filaments unitifs entre lesquels circule le plasma nutritif. Chaque cellule comprend donc : 1° un noyau central, nettement limité par une bordure hyaline et montrant à l'intérieur un gros nucléole et quelques travées de chromatine; 2° une couche de protoplasma périnucléaire, plus ou moins granuleux et pigmenté; 3° enfin une écorce exoplasmique, où les filaments d'union viennent se dissocier en fibrilles (fig. 166). Les éléments de la couche réticulaire s'aplatissent en s'éloignant de la couche génératrice et s'allongent parallèlement à la surface de la peau.

c) Le *strate granuleux* établit le passage du corps muqueux à la couche cornée; il est formé d'une, deux ou plusieurs rangées de cellules aplaties, losangiques sur la coupe, dont le protoplasma est bourré de grosses granulations réfringentes, douées de grande affinité pour les matières colorantes et en particulier pour le carmin. La substance de ces granulations a été désignée par M. RANVIER sous le nom d'*éléidine* et par WALDEYER sous celui de *kératohyaline*; c'est le premier stade de la formation de la kératine, vu que la couche granuleuse est le siège de la kératinisation, ainsi que nous l'avons déjà exposé page 230. Remarquons que les éléments de cette couche ont un noyau petit et ratatiné et qu'ils sont dépourvus ou à peu près de filaments unitifs, ce qui permet une facile dissociation. C'est là que se forment ordinairement les phlyctènes, bulles et ampoules [1].

d) La *couche transparente* est d'aspect clair et homogène, formée de quelques rangées de cellules aplaties, extrêmement serrées les unes contre les autres et déjà kératinisées, dont le noyau atrophié est plus ou moins perceptible. Cette couche est réfractaire à l'imbibition par la graisse, aussi ne se colore-t-elle pas en noir par l'acide osmique, comme le font les deux autres couches cornées.

e) La *couche feuilletée* est constituée par des cellules cornées extrêmement aplaties, lamellaires, superposées en un nombre de

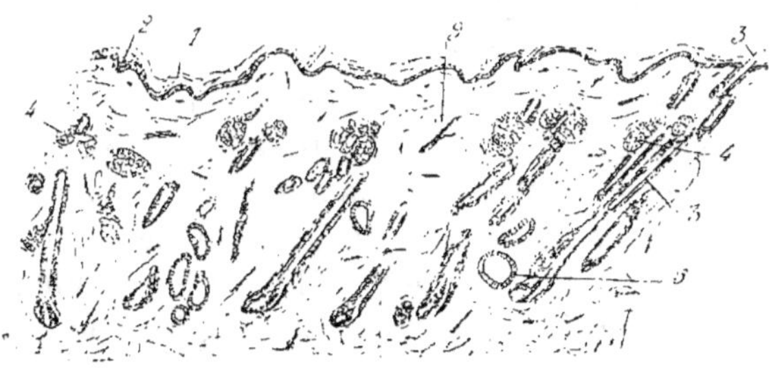

Fig. 314. — Coupe de la peau du mouton (grossissement : 30 D).

1, couche cornée ; 2, corps muqueux de Malpighi ; 3, brin de laine ; 4, glande sébacée ; 5, glande sudoripare ; 8, 9, vaisseaux du derme.

couches plus ou moins considérable, baignées de matière grasse. Ces cellules paraissent dépourvues de noyau ; mais, en réalité, celui-ci est seulement masqué par la kératine déposée périphériquement ; on en voit apparaître un vestige après l'action successive d'un alcali et d'une matière colorante.

f) La *couche desquamante* résulte d'une sorte de dissociation de la couche feuilletée ; les cellules s'en détachent incessamment à l'état de fines écailles ou de pellicules emportées par les frottements extérieurs. Cette couche s'imbibe très bien de matière grasse, mais par contre ne se laisse pas mouiller par l'eau.

Telle est la structure type de l'épiderme, telle qu'elle se présente partout où il offre quelque épaisseur. Elle se modifie dans la peau, couverte de poils, de nos mammifères domestiques ; ainsi,

[1] Toutefois il est des phlyctènes profondes qui se produisent entre la couche génératrice et le réseau de Malpighi.

la couche granuleuse est souvent peu distincte; la couche transparente l'est moins encore; et la couche génératrice est parfois complètement masquée par le pigment. De la sorte, il ne reste que deux couches bien tranchées : le corps muqueux et le strate corné (fig. 312 et 314). Il est manifeste que, sur la peau couverte de poils des animaux, le processus évolutif de l'épiderme semble s'être concentré au fond des follicules pileux et s'être amoindri d'autant à la superficie du tégument.

Rappelons que *l'épiderme est absolument dépourvu de vaisseaux sanguins et lymphatiques* et qu'il se nourrit par simple imbibition du plasma extravasé des vaisseaux superficiels du derme. Par contre son corps muqueux reçoit des terminaisons nerveuses cylindraxiles (Voy. p. 282).

Quant aux *propriétés physiques, chimiques, physiologiques* de l'épiderme, nous renverrons à ce que nous en avons dit page 229; nous insisterons seulement sur la puissance d'évolution de cette couche, qui se renouvelle constamment et insensiblement, répare ses lésions et réagit contre les influences extérieures de manière à se mettre autant que possible en harmonie avec elles.

Les glandes cutanées, les poils, les productions cornées, ne sont que des dépendances de l'épiderme ; le derme lui-même n'est que du tissu conjonctif différencié secondairement pour lui servir de substratum.

§ 3. — POILS.

Les poils sont des phanères propres aux mammifères et non moins caractéristiques de ces animaux que les mamelles. Ce sont des filaments flexibles d'épiderme corné, auxquels on distingue une partie libre (*tige et pointe*) et une partie enchâssée (*racine*) logée dans une cavité appelée *follicule pileux*. Ce dernier se dirige obliquement dans le derme et s'enfonce parfois jusque dans le tissu conjonctif sous-cutané et même jusque dans les muscles peaussiers; il est dilaté à son fond, où fait saillie une *papille* que coiffe un renflement de la racine du poil (*bouton*), et reçoit à sa partie supérieure (col du follicule) le produit d'une ou plusieurs *glandes sébacées* annexes. Un *muscle arrecteur*, situé du côté de son inclinaison, peut, comme nous l'avons dit plus haut, le redresser, tout en exprimant le produit des glandes précitées (fig. 309).

CARACTÈRES ANATOMIQUES

A. Tige. — La tige d'un poil se compose de trois couches concentriques qui sont, en allant de dehors en dedans : l'épidermicule, l'écorce et la moelle (fig. 315).

a) L'*épidermicule* est formé d'une seule assise de cellules extrêmement minces et transparentes, imbriquées comme les tuiles d'un toit, cellules dont les contours dessinent à la surface du poil un réseau de lignes noires. Après l'action de la potasse à 40 p. 100, elles se détachent et s'isolent comme de très fines écailles, marquées au centre d'une tache claire indiquant sans doute un vestige de noyau.

b) L'*écorce*, dite aussi substance corticale ou fondamentale est la partie la plus solide du poil; elle est finement striée dans le sens longitudinal et diversement colorée; elle se désagrège, après l'action de l'acide sulfurique à chaud ou bien de la potasse, en longues cellules fusiformes, très chargées de pigment dans les poils noirs, et présentant un vestige de noyau allongé. D'après certains auteurs, la coloration du poil ne serait pas due seulement à du pigment granulaire, elle tiendrait encore à du pigment diffus et même aux bulles d'air logées dans la substance médullaire.

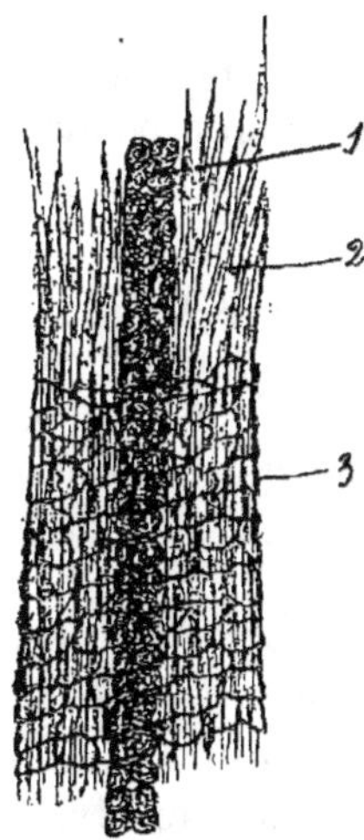

Fig. 315. — Structure de la tige d'un poil dont les éléments seraient un peu dissociés (figure demi-schématique).

1, cellules médullaires. — 2, cellules de la couche fondamentale. — 3, épidermicule.

c) La *moelle* ou substance médullaire n'existe pas dans tous les poils; elle fait défaut dans le lanugo fœtal, dans les brins de laine, dans la plupart des poils de duvet, et même dans certains poils volumineux et rigides comme les soies du porc. Lorsqu'elle existe, elle est d'épaisseur très variable, et il est digne de remarque qu'un poil donné est d'autant plus fragile que la moelle est plus abondante et l'écorce plus mince. La moelle apparaît comme un canal occupant l'axe du poil, rempli de petites cellules rondes ou polyédriques qui renferment un reste de noyau, formant tache claire, ainsi que des granulations d'éléidine se teignant vivement par le carmin, des granules pigmentaires et peut-être même des gouttelettes de graisse. Les cellules médullaires sont très peu cohérentes; en s'éloignant de la papille, elles se rétractent et finissent par passer à l'état de grumeaux méconnaissables, en même temps que l'air pénètre du dehors pour remplir les vides; ainsi la moelle prend une opacité toute particulière et apparaît au microscope comme une colonne foncée ou même complètement noire; tandis qu'elle devient, au contraire, claire et transparente si le poil est resté plongé pendant quelques heures dans de la glycérine, car ce liquide en a chassé l'air.

Le canal central occupé par la moelle présente souvent des rétrécissements et des renflements successifs, voire même des interruptions; parfois cette substance est divisée en disques superposés séparés par des cloisons transverses de substance fondamentale. Toujours elle s'arrête à une certaine distance de la pointe du poil.

B. RACINE. — Le poil conserve la structure que nous venons de faire connaître jusqu'au voisinage de la papille (fig. 316). Là, on trouve le corps muqueux de Malpighi dont il procède, coiffant immédiatement celle-ci et recouvert d'un stratum granulosum au niveau duquel se fait la kératinisation des éléments du poil. Cette couche granuleuse est éléidinique en regard du sommet de la papille, où s'élabore la substance médullaire, tandis qu'elle est onychogénique à la base de la substance fondamentale et de l'épidermicule ; la partie onychogénique se distingue à son aspect finement granuleux et à la coloration brune qu'elle prend sous l'influence du picro-carmin. Il y a donc là deux modes de kératinisation, l'un analogue à celui de la couche cornée de l'épiderme, l'autre semblable à celui des ongles. Il est à remarquer que les cellules de l'épidermicule ne se kératinisent qu'à une certaine hauteur sur la racine du poil : d'abord implantées perpendiculairement, elles se couchent peu à peu de bas en haut, tout en s'aplatissant et s'imbriquent comme les tuiles d'un toit.

En résumé, il est manifeste que c'est sur la papille que se forme et s'accroît le poil.

C. FOLLICULE PILEUX. — CH. ROBIN soutenait que le follicule pileux est formé d'un tissu spécial qu'il appelait tissu phanérophore. En réalité c'est, comme l'a dit KÖLLIKER, une sorte d'invagination du tégument. Il présente en effet trois couches concentriques : une couche conjonctive, équivalente au derme, une couche hyaline ou vitrée, enfin une couche épithéliale, formée comme l'épiderme par un corps muqueux et un strate corné (fig. 316 à 318).

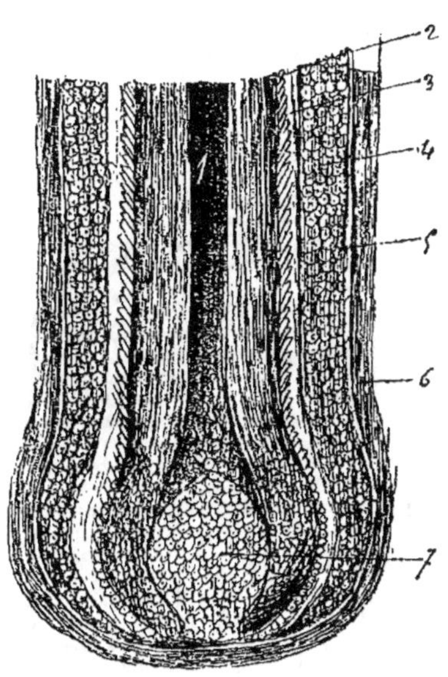

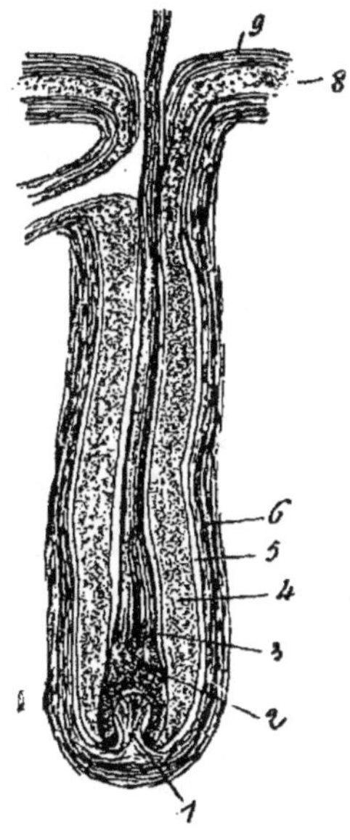

Fig. 316. — Coupe de la racine
d'un poil et de son follicule.

1, poil (sa substance médullaire est en noir). — 2, couche de Huxley confondue avec la cuticule du poil. — 3, couche de Henle. — 4, gaine épithéliale externe. — 5, membrane basale. — 6, paroi folliculaire. — 7, papille.

Fig. 317. — Vue d'ensemble d'un poil
et de son follicule.

1, papille. — 2. poil édifié à sa surface. — 3, gaine épithéliale interne du follicule. — 4. gaine externe. — 5. membrane basale. — 6, paroi folliculaire proprement dite. — 8. corps muqueux de Malpighi de l'épiderme superficiel. — 9, couche cornée se réfléchissant jusqu'à l'embouchure des glandes sébacées.

La *couche conjonctive*, dite encore sac fibreux du follicule, paroi folliculaire, est toujours très nettement différenciée du derme ambiant ; c'est un tissu conjonctif modelé, du type lamelleux, très semblable à celui qui forme les gaines des faisceaux nerveux. Du fond de ce sac fibreux, s'élève la *papille*, plus ou moins longue et de forme variable, généralement lancéolée ou en massue, papille très vasculaire, constituée par un tissu conjonctif délicat, à faisceaux connectifs entre-croisés extrêmement grêles.

La *couche vitrée* est une membrane hyaline qui fait suite à la basale de l'épiderme ; elle est plus épaisse que cette dernière et toujours nettement délimitée par une double ligne de contour (fig. 318,5).

La *gaine épithéliale externe* a tout à fait la constitution d'un corps muqueux de Malpighi, sauf l'absence d'éléidine et de couche granuleuse. Elle s'amincit et disparaît vers le fond du follicule.

La *gaine épithéliale interne* s'étend avec la même épaisseur jusqu'au fond du follicule, où elle est élaborée par la couche malpighienne qui entoure la papille ; elle se compose de trois rangées concentriques de cellules cornées, qu'on appelle *couche de Henle, couche Huxley, cuticule.* — La couche externe ou de Henle est formée de cellules claires, dépourvues de noyau, laissant entre elles des fentes qui reçoivent des expansions de la couche de Huxley. Celle-ci est formée de cellules épaisses, présentant une disposition radiée, avec un vestige très net de noyau. Chez le cheval, on peut rencontrer jusqu'à six rangées de ces cellules.

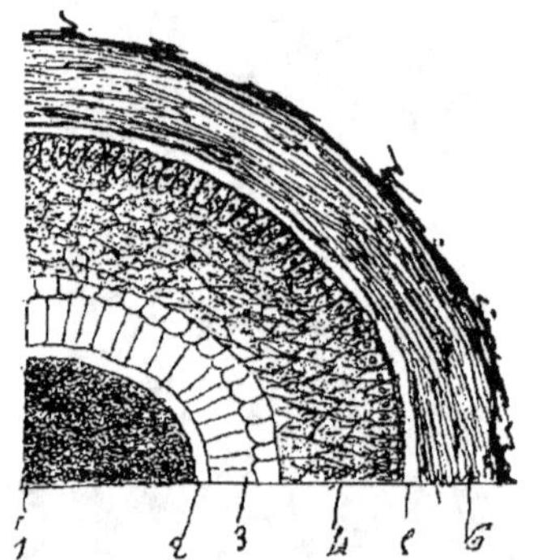

Fig. 318. — Un secteur d'une coupe transversale d'un poil et de son follicule.

1, poil. — 2, épidermicule et cuticule confondus. — 3, gaine épithéliale interne montrant la couche de Huxley et la couche de Henle. — 4, gaine épithéliale externe. — 5, membrane vitrée. — 6, paroi fibreuse.

Quant à la cuticule, elle est formée de cellules lamellaires, imbriquées, qui se confondent plus ou moins avec l'épidermicule du poil.

La gaine épithéliale interne subit la même évolution ascendante que le poil, avec lequel elle ne fait qu'un ; elle glisse sur la gaine externe sans en rien recevoir ; celle-ci se trouve ainsi barrée et frappée d'impuissance évolutive ; de cette manière, l'atrésie du follicule est empêchée. Quand les éléments de la gaine interne arrivent au col du follicule, au niveau de l'embouchure de la glande sébacée, ils se désagrègent et se mêlent à la substance sébacée et aux squames superficiels. Cette facile désagrégation témoigne assez qu'ils proviennent d'un stratum granulosum éléidinique.

Au-dessus du goulot de la glande sébacée, l'embouchure du

follicule est revêtue par l'épiderme ordinaire (fig. 317) ; conséquemment, la couche cornée, libre par rapport au poil, est engendrée par le corps muqueux sous-jacent, qui possède une couche
granuleuse normale.

D. Vaisseaux et nerfs. — Les vaisseaux sanguins constituent un riche réseau dans le sac fibreux du follicule et dans la
papille. Il est à peine besoin de dire que la couche vitrée leur
fait barrière et qu'ils ne pénètrent point dans les gaines épithéliales, ni, *a fortiori*, dans le poil lui-même. On n'a pas signalé,
jusqu'à ce jour, de lymphatiques. Les nerfs sont assez mal
connus ; ils se distribuent surtout dans la paroi fibreuse ; la
papille paraît être avant tout un organe vasculaire et nourricier ;
les dernières ramifications, à l'état cylindraxile, pénètrent dans
la gaine épithéliale externe.

E. Variétés de follicules pileux. — *a*) Lorsque les poils
sont frisés ou crépus, comme les cheveux des nègres, les brins de
laine des moutons mérinos, leurs follicules sont plus ou moins
incurvés en arc et agissent comme une filière spirale (fig. 314).

b) Les poils ne sont pas toujours régulièrement dispersés ; on
en voit parfois qui se rassemblent en groupes, dont les follicules
confluent à l'embouchure.

c) Certains poils, peu volumineux, présentent une glande
sébacée si développée qu'il est plus exact de dire qu'ils sont
annexés à la glande, plutôt que celle-ci à leur follicule. Tels sont
les fins poils de la caroncule lacrymale, ou ceux de la peau du
larmier des ruminants (fig. 347).

d) Il y a des poils qui concourent à l'exercice du tact ; Jobert
les divise en deux catégories : les *poils tactiles à sinus sanguin*
et les *poils tactiles sans sinus sanguin*. Ces derniers ne diffèrent
des poils ordinaires que par l'épaississement de leur vitrée et la
richesse nerveuse de leur paroi folliculaire. Les autres sont doués
d'une véritable érectilité, grâce à un système caverneux creusé
dans l'épaisseur du sac fibreux folliculaire, et rappelant les aréoles
d'un tissu érectile (fig. 319 et 321). Sur la paroi interne de ce
sinus, on voit souvent se différencier un gros bourrelet circulaire
de tissu conjonctif hyalin, que M. Renaut a désigné sous le nom
d'*anneau tactile* (fig. 319,4 et 320,5). Ce bourrelet est constitué par
un réseau de faisceaux connectifs dont les mailles sont remplies de
grosses cellules arrondies, vitreuses, semblables à celles du nodule

sésamoïde de la grenouille (Voy. p. 147). Des faisceaux de fibres à myéline et de fibres de Remak montent dans la paroi fibreuse du follicule et, en grand nombre, abordent l'anneau tactile, à l'intérieur duquel les cylindraxes se terminent entre les cellules précitées par des renflements en bouton ou en disque. D'autres traversent la vitrée et se répandent dans la gaine épithéliale externe.

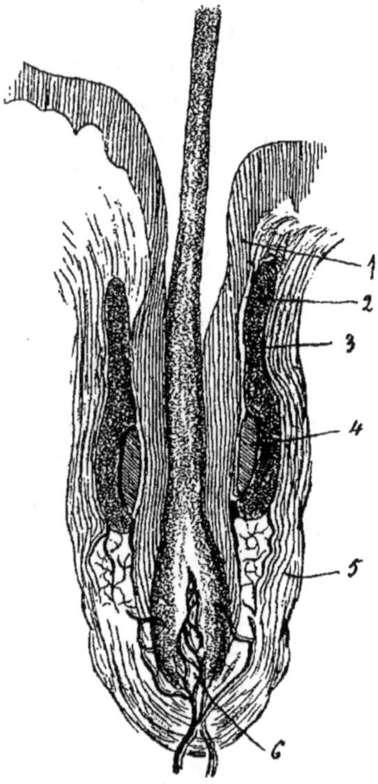

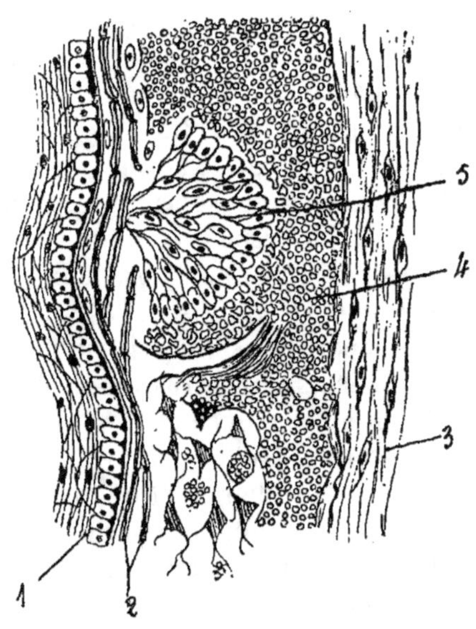

Fig. 319. — Poil tactile à sinus sanguin, d'après M. Renaut.

1, gaines épithéliales. — 2, membrane vitrée. — 3, sinus sanguin. — 4, anneau tactile. — 5, paroi folliculaire. — 6, papille avec ses vaisseaux.

Fig. 320. — Portion d'une coupe longitudinale d'un poil tactile à sinus sanguin, au niveau de l'anneau tactile (fort grossissement).

1, gaine épithéliale externe reposant sur une membrane basale. — 2, fibres nerveuses à myéline aboutissant la plupart à l'anneau tactile. — 3, paroi folliculaire. — 4, sinus sanguin. — 5, anneau tactile avec ses cellules chondrigènes et ses nombreuses terminaisons nerveuses cylindraxiles.

Cette disposition anatomique est éminemment favorable aux impressions tactiles, attendu que l'afflux du sang dans le sinus enserre étroitement le poil au centre des gaines épithéliales et du bourrelet annulaire et permet la transmission des moindres ébranlements aux extrémités nerveuses.

Les poils tactiles à sinus sanguin se rencontrent sur les lèvres, le bout du nez, les paupières des solipèdes, du chat, du rat, du lapin, du cobaye, etc. Les poils des moustaches du chat en sont de fort beaux spécimens. Partout où ils existent, la peau est très adhé-

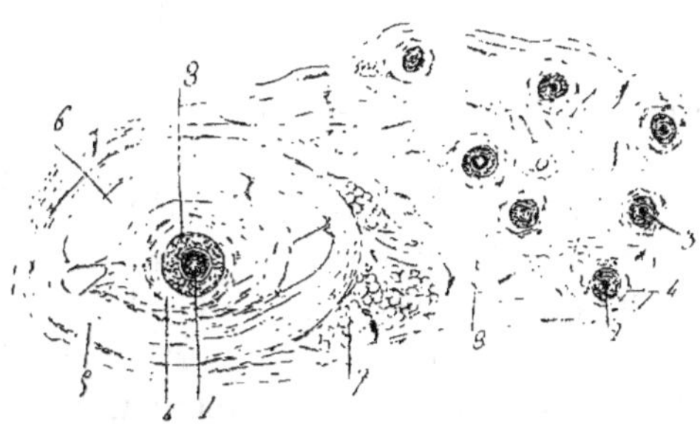

Fig. 321. — Coupe parallèle à la surface de la peau de la lèvre supérieure du cheval.

1, poil tactile à sinus sanguin. — 2, poil ordinaire. — 3, gaine épithéliale externe. — 4, paroi follicu-laire. — 5, couche externe de cette paroi, séparée de l'interne par le sinus sanguin (6). — 7, lobule adi-peux. — 8, derme.

rente et leurs follicules s'enfoncent jusque dans les muscles peaus-siers, dont la contraction n'est pas sans influence sur leur érectilité.

CARACTÈRES PHYSICO-CHIMIQUES

La forme ordinaire des poils est celle d'un cylindre renflé à une extrémité, effilé à l'autre ; leur section est donc circulaire ; toutefois on a constaté que les cheveux crépus du nègre sont un peu aplatis et par conséquent elliptiques sur la coupe. Certains édentés ont des poils extrêmement larges et aplatis qui ressemblent à des feuilles desséchées de graminées. Par suite de fluctuations dans leur croissance, il peut arriver que les poils s'effilent à la base, deviennent fusiformes, moniliformes, en massue, etc.

Leur couleur est très variable suivant les espèces, les individus, les âges. Tout le monde sait que les poils se décolorent en vieil-lissant (canitie) ; parfois ils sont naturellement dépourvus de pigment et d'un blanc plus ou moins translucide (albinisme).

Les poils sont hygroscopiques ; ils s'allongent sous l'influence de l'humidité et se raccourcissent par la sécheresse ; l'hygromètre à cheveu de SAUSSURE est construit d'après cette donnée. Lors-qu'ils sont complètement desséchés, ils perdent de leur élasticité et conservent les inflexions artificielles qu'on leur donne ; c'est ainsi qu'on obtient, avec le fer chaud, des frisures temporaires. A une température plus élevée, les poils se crispent, deviennent cassants et enfin brûlent en dégageant une flamme assez vive et une odeur particulière, un peu sulfureuse, et en laissant un résidu charbonneux.

Soumis à l'analyse chimique, les poils donnent 10 à 15 p. 100 d'eau et des proportions très variables de cendres (0,3 à 7 p. 100). Leur élément principal est la kératine, matière albuminoïde résistant à la putréfaction et aux ferments digestifs, très riche en soufre. D'après Bibra, elle renfermerait 50 p. 100 de carbone. 6,3 d'hydrogène, 20,8 d'azote, 22 d'oxygène et 3 à 8 de soufre. Les sels minéraux sont relativement abondants dans les poils ; ce sont des sulfates, phosphates, carbonates et chlorures alcalins ou alcalino-terreux. Il y a aussi de l'oxyde de fer et de la silice. La chaux est particulièrement abondante dans les cheveux blancs, comme s'ils avaient subi une sorte de dégénérescence calcaire.

Le soufre de la kératine est susceptible d'entrer en combinaison avec les métaux au contact desquels on soumet les poils : de là l'usage des sels de plomb ou d'argent pour noircir les cheveux, ou bien des peignes de plomb pour obtenir le même résultat.

L'acide azotique colore les cheveux en jaune; l'eau oxygénée en blond roux. L'acide sulfurique les désagrège et les détruit ; s'il est dilué, il laisse déposer leur pigment. Les poils résistent à la macération et à l'enfouissement. L'eau portée à une haute température dans une marmite de Papin les désagrège comme le fait l'acide sulfurique.

CARACTÈRES PHYSIOLOGIQUES

A. Développement. — Vers la fin du premier tiers de la gestation, on assiste au début de la formation des premiers poils. L'épiderme émet de sa face interne des bourgeons en forme de massue, qui s'enfoncent ensuite dans le derme embryonnaire à la manière de glandes naissantes (fig. 322). Bientôt le tissu conjonctif s'ordonne autour de ces bourgeons et leur forme : latéralement, une gaine stratifiée, au fond, une papille qui les pénètre et les excave en cul-de-bouteille. Le follicule pileux se trouve ainsi ébauché, rempli par un bourgeon épithélial malpighien. Le poil lui-même ne tarde pas à se montrer ; en effet, les cellules qui recouvrent la papille prolifèrent dans le sens ascendant, se kératinisent et forment un cône corné qui s'allonge sans cesse dans l'axe du bourgeon piligène et finit par se faire jour au dehors, — éruption qui est facilitée par une sorte de déliquescence graisseuse des cellules au devant de la pointe du poil. En même temps que ce

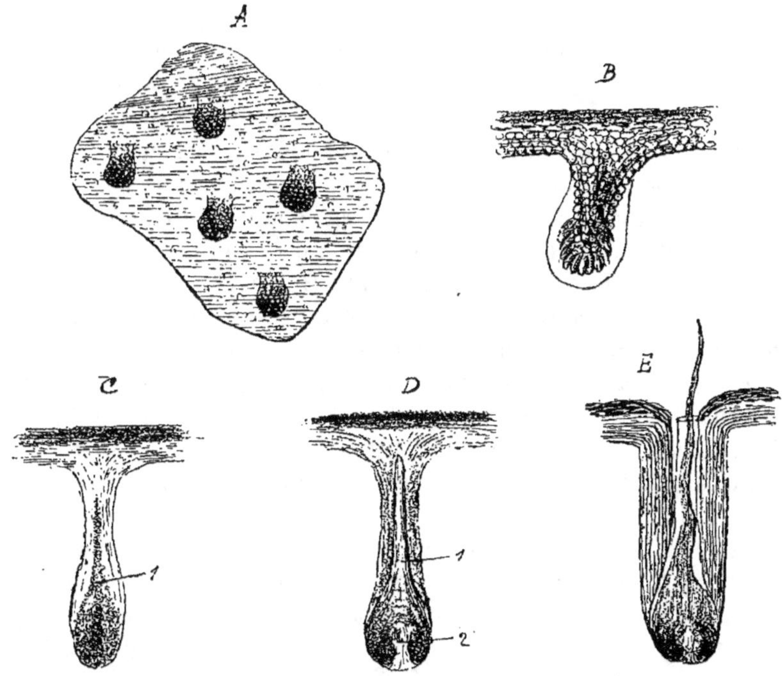

Fig. 322. — Développement des poils.

A, lambeau d'épiderme d'un fœtus, vu par la face profonde; on voit les bourgeons piligènes. — B, un bourgeon piligène s'enfonçant dans le derme. — C, le futur poil apparaît dans l'axe du bourgeon. — D, le poil (1), sa papille (2) et ses gaines épithéliales sont bien formées. — E, le poil fait éruption.

dernier et par la même évolution ascendante, la gaine interne du follicule se constitue aux dépens du strate malpighien péri-papillaire. La partie extérieure du bourgeon, serrée contre l'enveloppe connective et frappée d'impuissance évolutive, devient la gaine épithéliale externe. Quant aux glandes sébacées annexes, elles se forment, comme nous le dirons plus tard, par des bourgeons latéraux émanés de cette dernière (fig. 346). — Répétons ici que le processus kératinisant de la formation pileuse est onychogénique pour la substance fondamentale et l'épidermicule, éléidinique pour la substance médullaire et la gaine épithéliale interne.

Les poils commencent à apparaître à l'extérieur vers le milieu de la gestation. Jusqu'à cette époque, la peau du fœtus est complètement glabre.

B. CROISSANCE. — L'évolution épithéliale qui donne naissance aux poils se poursuit pour ainsi dire indéfiniment, de sorte qu'ils s'allongent sans cesse par addition à leur base de nouvelles cellules cornées. Cette croissance est plus rapide en été qu'en hiver, pendant la nuit que pendant le jour (à cause de la circulation plus active de la peau) ; elle diminue insensiblement au fur et à mesure que le poil s'allonge et elle finit par s'arrêter ; elle subit au contraire une sorte d'exacerbation quand il est coupé court. On s'est demandé si elle s'arrête immédiatement après la mort, car, lors de l'exhumation de Napoléon Ier à Sainte-Hélène, on crut observer que sa barbe avait poussé. Il est bien certain que tous les éléments anatomiques ne meurent pas en même temps ; mais la prolifération *post mortem* de l'épiderme, si tant est qu'elle existe, est imperceptible et ne saurait expliquer le fait constaté à Sainte-Hélène, qui est résulté purement et simplement de l'affaissement de la peau laissant à découvert des parties pileuses d'abord cachées dans les follicules.

C. MUE. — Les poils sont soumis à la mue, comme l'épiderme ; ils tombent et se renouvellent : soit insensiblement, en quelque sorte un à un, soit en grand nombre à la fois, comme on le voit, à la fin de l'hiver. Chaque jour, le peigne, la brosse ou l'étrille arrachent des poils sans que, à l'état normal du moins, la chevelure ou le pelage se raréfient. Lorsqu'un poil va tomber, sa papille est atrophiée et son bulbe a perdu son excavation en cul-de-bouteille, en même temps que les éléments de ce bulbe se sont dissociés comme les poils d'un pinceau : c'est ce qu'on appelle un poil à bulbe plein. Il s'arrache alors facilement, sans qu'il en résulte la moindre sensation de piqûre, tandis que l'arrachement d'un poil en activité, poil à bulbe creux, donne une sensation de piqûre d'épingle et parfois même amène une gouttelette de sang.

Les poils remplaçants se forment de deux manières : ou bien sur la papille de l'ancien poil qui a repris sa turgescence, ou bien dans un follicule annexe qui avait bourgeonné quelque temps auparavant du follicule du poil tombé (fig. 323), de la même manière qu'une dent remplaçante procède d'un follicule annexé à celui de la dent caduque.

Dans nombre de maladies, érysipèle, fièvre typhoïde, etc., les poils tombent en masse et repoussent ensuite ou ne repoussent pas : c'est de la dépilation ou alopécie.

D. Nutrition. — En soi, le poil est inerte, dépourvu évidemment de toute vitalité ; quand on parle de sa nutrition, il ne s'agit donc que du corps muqueux sus-papillaire et péripapillaire qui en est le germe. Grâce à l'exhalation dont les vaisseaux de la papille sont le siège, cette partie-là se nourrit activement, ainsi qu'en témoigne la prolifération de ses éléments. L'excès du plasma nutritif monte par imbibition dans la tige du poil et s'évapore au contact de l'air.

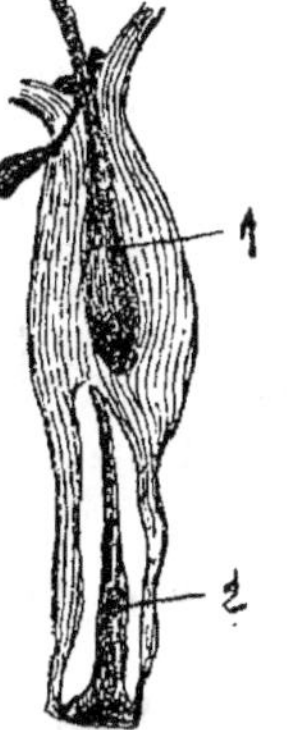

Fig. 323. — Un poil caduc (1) présentant un follicule annexe où se développe le poil de remplacement (2).

La papille est donc la matrice du poil ; si elle est en mauvais état, si sa vascularisation est modifiée, comme dans diverses maladies de la peau ou dans certaines maladies générales portant une atteinte profonde à la nutrition, le poil devient cassant, s'arrache aisément, perd son lustre, se hérisse : c'est le *poil piqué* des cliniciens vétérinaires.

E. Greffe. — Un poil arraché avec son follicule et transplanté dans une cavité artificielle du derme est susceptible de s'y greffer, ce qui n'a rien d'étonnant puisqu'il s'agit là, en somme, d'une greffe de tissu conjonctif sur tissu conjonctif. Il n'est pas besoin de dire que le poil isolé est incapable de se greffer nulle part.

F. Distribution et variétés. — Les poils sont répandus à peu près sur toute la surface du corps, et l'homme ne fait pas exception à cette règle, car, sauf à la paume des mains et à la plante des pieds, il en présente partout ailleurs. Ainsi que l'a dit fort justement Sappey, les poils sont inégalement développés plutôt qu'inégalement répartis. Longs et volumineux, on les appelle crins ; roides et courts, ce sont des soies (porc) ; fins, longs et ondulés, ce sont des brins de laine, lesquels s'assemblent en mèches dont l'ensemble porte le nom de toison (mouton) ; fins, courts et droits, ils constituent le duvet, etc., etc.

Le nombre des poils implantés sur l'unité de surface, le millimètre carré, peut être considérable, ainsi qu'en témoignent les quelques chiffres suivants :

```
60 à 88 par millimètre carré chez le mouton mérinos.
175              —              chez le lièvre.
300 à 400        —              chez la taupe.
600              —              chez l'ornithorynque.
```

G. Rôle. — Les poils forment une couche mauvaise conductrice du calorique, qui protège à la fois contre les déperditions de la chaleur intérieure et contre le froid du dehors. Si certains mammifères des mers polaires, tels que les cétacés, ont la peau presque nue, ils ont en revanche un pannicule graisseux extraordinairement développé. De même le porc, qui n'a en général que des poils clairsemés, se fait remarquer par l'épaisseur de ce pannicule.

Ajoutons que les poils tactiles agissent comme de véritables tentacules, et que, enfin, la mue pileuse ne laisse pas que de contribuer à la dépuration de l'organisme.

H. Anomalies. — Il peut y avoir non-formation des poils (atrichosis, alopécie congénitale); alors la peau est toute nue, ainsi qu'on l'observe chez les chiens de la race chinoise. D'autres fois, on observe au contraire un développement excessif (hypertrichosis, hirsutie), par exemple des hommes velus comme des animaux, des femmes à barbe, etc. Les anomalies de développement du système pileux retentissent souvent sur le système dentaire; c'est ainsi que les chiens nus ont la dentition plus ou moins réduite et parfois même nulle, et que l'on a signalé des hommes velus qui avaient des dents surnuméraires, ou qui avaient au contraire l'appareil dentaire plus ou moins incomplet. La corrélation de développement entre ces deux sortes de phanères est donc évidente, mais elle se manifeste tantôt dans un sens tantôt dans l'autre.

Les taches mélaniques ou mélano-sanguines de la peau de l'homme, que l'on appelle nævi, vulgairement envies, sont souvent couvertes de poils très développés.

§ 4. — PRODUCTIONS CORNÉES

CARACTÈRES ANATOMIQUES

Nous comprenons, sous le titre de productions cornées, les ongles divers, les châtaignes, les étuis des cornes des ruminants cavicornes, et toutes les autres productions similaires. Le sabot du cheval sera pris pour type dans l'étude que nous allons en faire, car c'est la production cornée la plus complexe et la plus importante parmi toutes celles des mammifères domestiques.

Sabot du cheval.

Disposition générale. — A l'extrémité des membres, la peau ne s'arrête pas, comme on pourrait le croire d'après un examen superficiel ; elle change seulement de caractères pour s'adapter à des fonctions nouvelles ; le stratum corneum constitue l'ongle lui-même ; le derme se poursuit sous l'ongle à l'état de membrane kératogène (cutidure, podophylle, membrane veloutée) ; enfin, le corps muqueux de Malpighi se trouve partout, à l'aide du microscope, entre l'ongle et le derme sous-unguéal, et il est particulièrement développé et proliférant là où la corne prend naissance (fig. 324).

Structure du sabot. — A. Paroi. — A un simple examen à l'œil nu, il est facile de se rendre compte de la texture essentiellement fibreuse de la paroi. Ses fibres cornées constitutives sont rectilignes, cylindriques, étendues parallèlement aux faces et à peu près parallèlement entre elles, de la gouttière cutigérale au bord inférieur. Chacune d'elles correspond à une papille du bourrelet. Leur diamètre varie de $0^{mm},15$ à $0^{mm},50$; c'est dans les couches superficielles qu'elles sont le plus petites et le plus nombreuses ; mais, même dans les couches profondes, on en remarque de petites entremêlées aux grosses. Les lames du kéraphylle n'en renferment jamais. — Ces fibres sont appelées communément tubes cornés, car leur axe est occupé par un canal de $0^{mm},02$ à $0^{mm},05$ de calibre, s'évasant en haut pour recevoir une papille du bourrelet, et contenant, dans le reste de sa longueur, une substance tout à fait semblable à la substance médullaire d'un

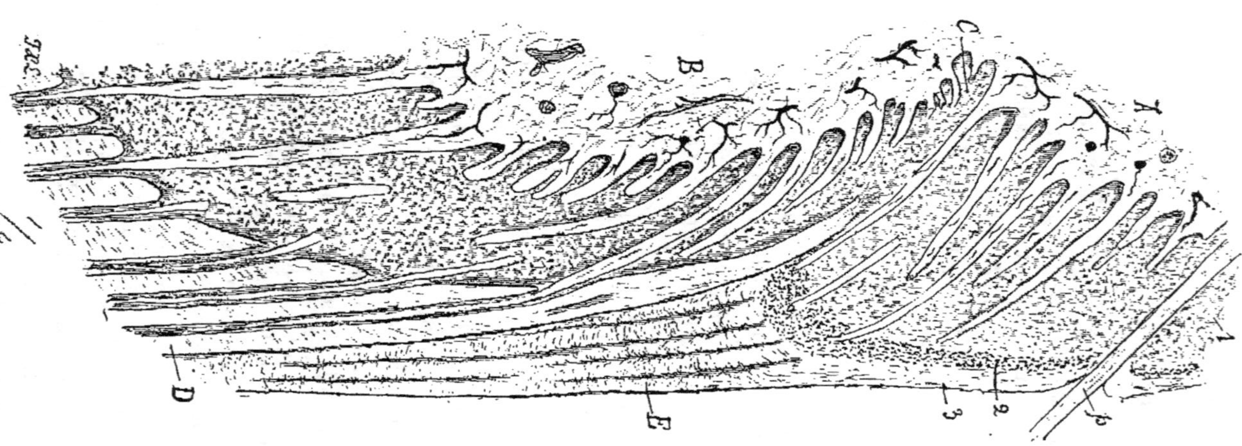

Fig. 324. — Coupe grossie 30 fois montrant la transition de la peau au sabot chez un jeune poulain.

A. bourrelet périoplique. — B, bourrelet cutidural. — C, rainure unguéale. — D, paroi à son origine. — E. périople. — *p.* dernier poil de la couronne. — 1, corps muqueux de Malpighi. — 2, stratum granulosum. — 3, couche cornée. (Figure empruntée au « *Précis du pied* » de Peuch et Leshre.)

poil. Elles ne sont pas en contact immédiat; un tissu corné les sépare, qui correspond aux espaces interpapillaires du bourrelet et forme en outre les lames kéraphylleuses (fig. 332).

En général, elles n'affectent, dans leur juxtaposition, aucun arrangement régulier; cependant il n'est pas rare de les voir s'aligner en regard des cannelures kéraphylleuses, dans la profondeur de la paroi, surtout vers la région des talons; ces alignements résultent d'une sériation des papilles inférieures du bourrelet dans la direction des lames podophylleuses.

Bien qu'il y ait un abîme entre la corne et l'os, les coupes transversales de la paroi, examinées à un faible grossissement, ressemblent, au premier coup d'œil, à des coupes d'os compact (fig. 325), les tubes cornés rappelant les canaux de Havers (sauf

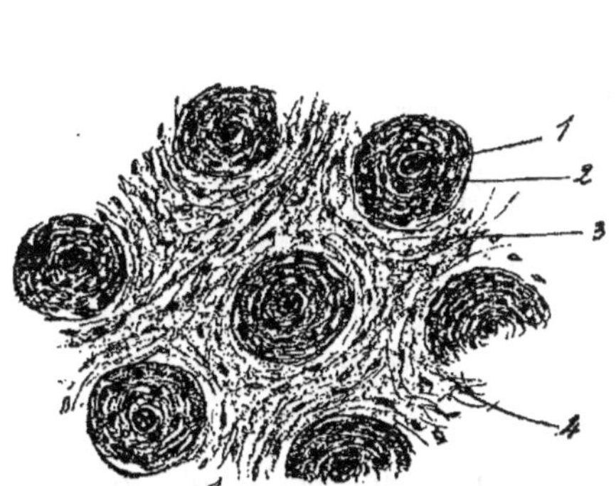

Fig. 325. — Coupe transversale de la corne de la paroi, à un faible grossissement.

1, substance intratubulaire. — 2. substance de la paroi du tube. — 3, substance intertubulaire. — 4. noyaux cellulaires disséminés jouant l'aspect d'ostéoplastes.

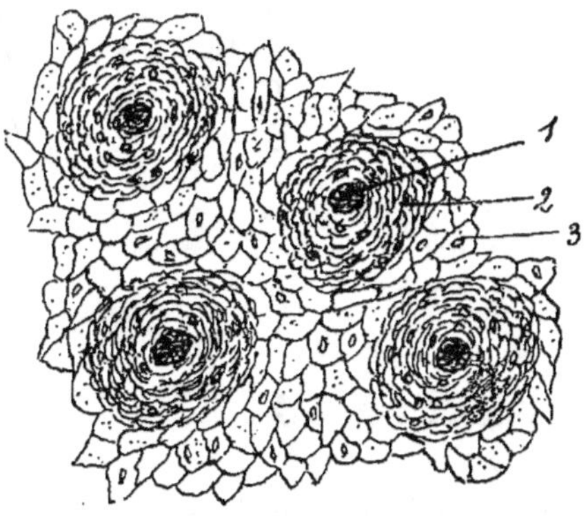

Fig. 326. — Coupe horizontale de la paroi traitée par la potasse.

1, petites cellules de l'intérieur des tubes. — 2, cellules aplaties latéralement de la paroi des tubes. — 3, cellules aplaties horizontalement de la substance intertubulaire. Un certain nombre de cellules ont un noyau.

qu'ils ne s'anastomosent pas), leur épaisse paroi propre, les lamelles concentriques des systèmes de Havers, enfin la substance dite intertubulaire, les systèmes intermédiaires. L'illusion est complétée par les noyaux très apparents d'un grand nombre de cellules, qui jouent l'aspect d'ostéoplastes. Mais il n'y a là qu'une apparence, bien vite dissipée si l'on examine la coupe de corne à un grossissement plus fort, surtout après l'action de la potasse ; on voit alors que tout se résout, fibres et substance intermédiaire, en cellules kératinisées, dont l'agencement est subordonné aux accidents de la surface du bourrelet (fig. 326). L'intérieur des tubes est occupé par de petites cellules arrondies, à kératinisation éléidinique, qui se forment sur le sommet des papilles cutidurales et ne tardent pas à se désagréger en s'éloignant de leur point de départ; c'est une moelle tout à fait semblable à celle des poils (fig. 327, 1). La paroi

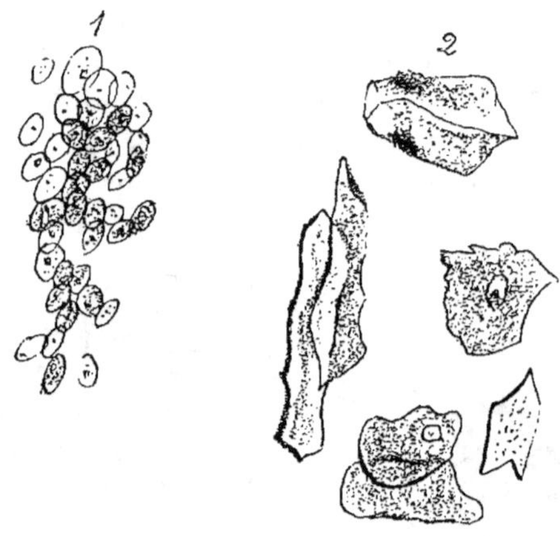

Fig. 327. — Éléments isolés de la corne du sabot du cheval.

1, petites cellules occupant l'intérieur des tubes cornés. — 2, cellules lamellaires constituant la paro des tubes ainsi que la substance intertubulaire.

des tubes rappelle la substance fondamentale des poils ; elle est formée de cellules lamellaires extrêmement tassées, allongées suivant l'axe du tube et juxtaposées concentriquement; parmi ces cellules, il en est qui ont gardé un noyau très manifeste (fig. 327, 2). La substance intertubulaire est formée des mêmes éléments, mais superposés à plat, c'est-à-dire horizontalement.

En résumé, les cellules cornées de la muraille se stratifient toujours parallèlement à la surface dermique sur laquelle elles se développent; c'est ainsi que celles de la paroi des tubes, formées sur les côtés des papilles sont aplaties dans le sens vertical, tandis que celles de la substance intertubulaire, qui procèdent des espaces interpapillaires, sont empilées horizontalement.

La corne de la paroi est toujours blanche dans ses couches profondes, et parfois même dans toute son épaisseur quand il y a balzane ; d'ordinaire les couches superficielles sont grises ou noirâtres. Les parties colorées renferment des granulations pigmentaires dans leurs cellules.

B. Sole. — La sole a essentiellement la même structure que la paroi. Elle est formée de fibres qui vont obliquement d'une face à l'autre, dans une direction parallèle à celles de la muraille et d'un tissu corné intermédiaire (fig. 328). Cette structure fibreuse, déterminée par les papilles du tissu velouté, se voit très bien sur les coupes (fig. 329) ; mais elle est masquée extérieurement par l'état desquamant de la surface, qui avait fait admettre autrefois une texture feuilletée.

Les différences de qualité de la corne solaire comparée à la corne pariétale ne paraissent pas dépendre de la structure, mais uniquement du processus chimique de la kératinisation.

Fort souvent la sole est pigmentée ; mais, contrairement à ce que l'on observe pour la paroi, sa couleur s'atténue de la profondeur à l'extérieur, de sorte que si elle est noire au contact du tissu velouté, elle est seulement ardoisée dans les couches superficielles.

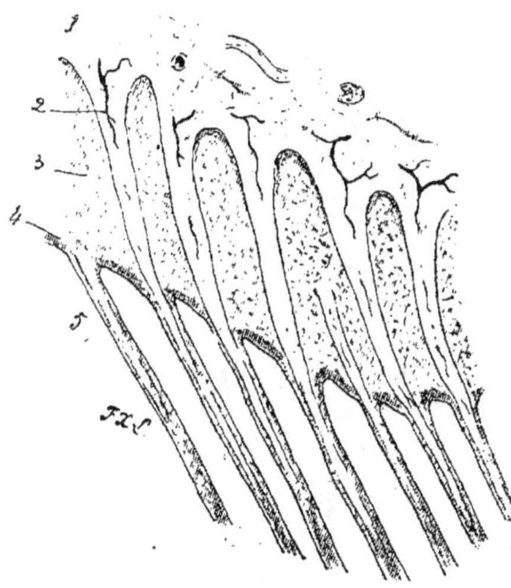

Fig. 328. — Union de la sole et du tissu velouté chez un poulain (grossissement : 30 D).

1. tissu velouté. — 2. papilles. — 3, corps muqueux. — 4, couche granuleuse. — 5, corne.

La zone d'engrènement de la sole avec la paroi montre : d'une part les lames kéraphylleuses de celle-ci, d'autre part des prolongements de celle-là qui en occupent les intervalles, prolongements contenant dix à douze fibres cornées, alignées en série comme l'indique la figure 329. Si adhérentes que soient ces parties, elles restent distinctes et ne se confondent pas ; cela seul suffirait à démontrer la discontinuité de leurs matrices.

C. Fourchette. — La fourchette n'est rien autre que le *stratum corneum* du coussinet plantaire ; elle est formée d'une corne

souple et flexible, fort différente de celles qui constituent la paroi
ou la sole. Au microscope (fig. 330), on y voit des tubes très
nombreux, obliquement dirigés d'arrière en avant, à partir des
papilles du tissu velouté jusqu'à la surface externe, tubes rectilignes dans le fœtus et le nouveau-né, devenant sinueux sous
l'influence des pressions de l'appui. Ces tubes, remplis de cellules

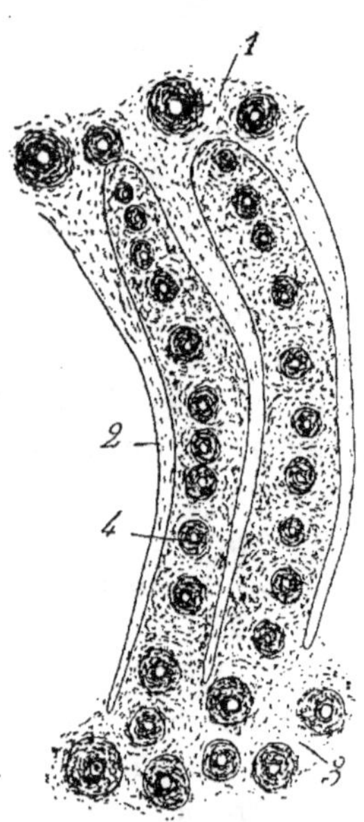

Fig. 329. — Coupe tangentielle de la
sole à son union avec la paroi.

1, paroi. — 2, lame kéraphylleuse. — 3, sole.
— 4, tubes cornés de la sole alignés dans l'intervalle des lames kéraphylleuses.

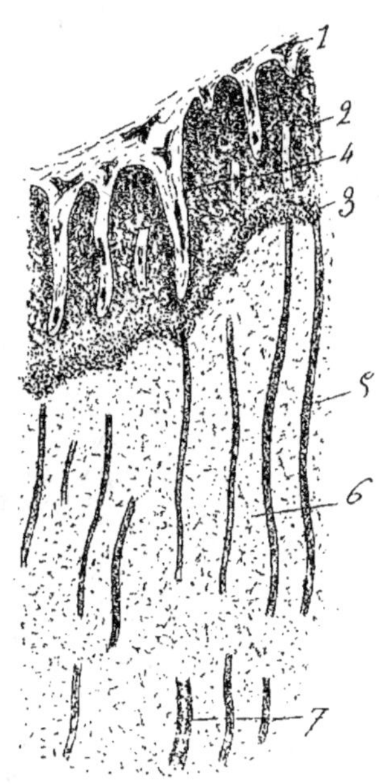

Fig. 330. — Coupe intéressant la fourchette
et le tissu velouté (faible grossissement).

1, tissu velouté avec ses nombreux vaisseaux. —
2, corps muqueux de Malpighi. — 3, couche granuleuse éléidinique. — 4, papilles du tissu velouté. —
5, tubes cornés. — 6, tissu corné. — 7, un segment
du canal excréteur d'une glande sudoripare.

médullaires rapidement désagrégées, n'ont pas une paroi différenciée, comme on le remarque dans la muraille et la sole; on
dirait de simples trajets creusés dans une épaisse stratification de
cellules cornées, empilées parallèlement à la surface du coussinet
plantaire sous-jacent. La couleur de la fourchette est toujours
plus foncée que celle des autres parties du sabot.

Tégument sous-corné. — Le sabot étant arraché laisse à
découvert le derme sous-unguéal, revêtu du corps muqueux de
Malpighi.

Derme sous-unguéal (fig. 331). — Il se distingue du derme ordinaire par sa vascularisation sanguine extrêmement riche, par sa sensibilité exquise, par l'exubérance de son appareil papillaire, par son extrême adhérence aux parties sous-jacentes, par la texture dense et serrée de son tissu, renfermant toutefois de nombreuses fibres élastiques, par l'absence de tout follicule pileux

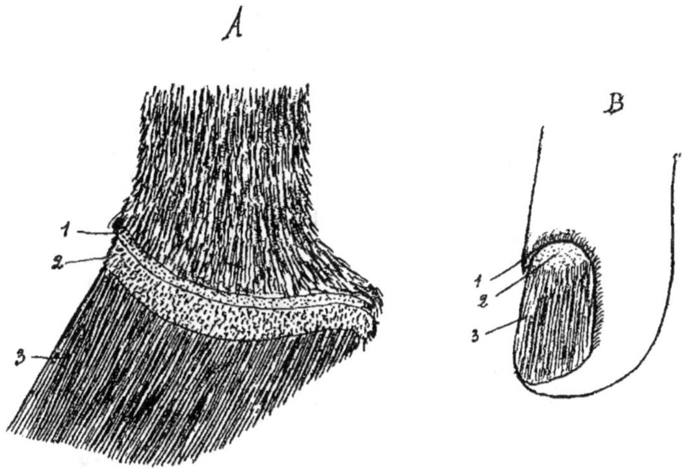

Fig. 331.
Comparaison de la membrane kératogène du cheval (A) et de l'homme (B).

1. bourrelet périoplique. — 2. bourrelet cutigéral. — 3, tissu podophylleux ou lit de la paroi.

1. pli sus-unguéal. — 2, matrice de l'ongle indiquée extérieurement par la lunule. — 3, lit de l'ongle.

ou glandulaire (abstraction faite de quelques glandes sudoripares dont le canal excréteur traverse la fourchette).

Les lymphatiques n'ont jamais été positivement démontrés dans le derme sous-ongulé de nos mammifères domestiques ; mais il y a lieu d'admettre leur existence par analogie avec ce que l'on a constaté chez l'homme et aussi à cause de la fréquence des lymphangites des membres à la suite de lésions du pied. En tout cas, si vraiment ces canaux existent, ils doivent être excessivement fins et peu extensibles.

Malgré la très vive sensibilité du derme en question, on n'a jamais trouvé le moindre corpuscule tactile, ni dans ses papilles, ni dans ses crêtes, ni ailleurs ; par contre, on a vu des terminaisons libres, cylindraxiles, se poursuivre jusque dans la couche malpighienne, non loin de la corne.

Le derme sous-unguéal comprend le bourrelet cutidural, le bourrelet périoplique, le podophylle, et enfin le tissu velouté.

a) Le *bourrelet cutidural* ou *cutidure* est la matrice de la paroi ; chaque fibre de celle-ci correspond à une papille de celui-là. Il est en effet hérissé de papilles drues et serrées, toutes dirigées en bas, dont les plus longues atteignent 3 à 5 millimètres et s'engagent à l'origine des tubes cornés (fig. 324).

b) Le *bourrelet périoplique* surmonte le précédent, dont il est séparé par la rainure unguéale ; c'est une sorte de pli sus-unguéal, dont procède le *périople*, mince couche cornée, peu cohérente, qui disparaît par desquamation à 2 ou 3 centimètres environ de l'origine de l'ongle. Il est hérissé de papilles, plus longues en général, plus fines et plus serrées que celles de la cutidure (fig. 324).

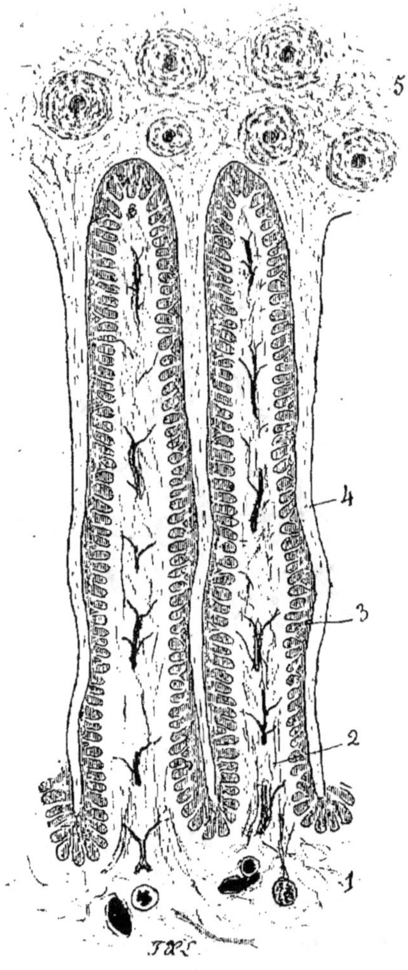

c) Le *tissu velouté* ou membrane veloutée est la matrice

Fig. 332. — Union du podophylle et du kéraphylle : coupe transversale grossie 30 fois.

1, derme podophylleux. — 2, lame podophylleuse. — 3, crêtes secondaires. — 4, lame du kéraphylle. — 5, couche profonde de la paroi.

de la sole et de la fourchette qui le recouvrent. Il tire son nom de son aspect villeux, dû à la multitude des papilles qui le hérissent et qui sont en tout semblables à celles de la cutidure. Ces papilles, généralement inclinées en avant, correspondent aux tubes de la sole et de la fourchette.

d) Le *podophylle*, tissu podophylleux, tissu feuilleté, sert de lit à la paroi ; c'est la partie la plus sensible du derme sous-corné ; il supporte 550 à 600 lames qui le parcourent de haut en bas, à peu près parallèlement, en augmentant progressivement de largeur, et qui se terminent chacune par une dizaine de papilles, contribuant à l'extension périphérique du tissu velouté. Au microscope (fig. 332), on constate que les faces, le bord libre, ainsi que les intervalles des lames podophylleuses, sont parcourus longitudinalement par un grand nombre de petites crêtes secondaires, hautes de 70 à 100 μ, parmi lesquelles beaucoup sont dédoublées. Cette disposition doublement cannelée multiplie considérablement la surface du derme et augmente d'autant son adhérence à la corne, ainsi que sa sensibilité et ses exhalations. Il faut dire toutefois que les lames kéraphylleuses, engrenées une à une avec les podophylleuses, ne présentent point, comme celles-ci, de crêtes latérales.

Les vaisseaux sanguins sont très remarquablement ordonnés dans le podophylle : le long du bord adhérent de chaque lame, on voit une artère et une veine qui, de distance en distance, lancent des branches dans le plan médian de la lame, lesquelles s'épuisent en fins capillaires jusque dans les crêtes secondaires. Les nerfs affectent le même mode de distribution.

Corps muqueux de Malpighi. — Le corps muqueux de Malpighi sous-corné est le véritable germe de l'ongle ; le derme n'en est que le support et le moule, et il ne mérite le nom de membrane kératogène qu'on lui donne ordinairement qu'autant qu'il est recouvert de sa couche malpighienne. L'épaisseur de cette dernière est assez généralement proportionnelle à l'activité de la kératogenèse à sa surface ; aussi est-elle très grande sur les parties papillaires constituant matrice au sabot, tandis qu'elle est infime sur le podophylle qui n'est qu'un lit pour la paroi. Suivons-la, d'ailleurs, à partir de la peau de la couronne (fig. 324).

Le corps muqueux du bourrelet périoplique s'épaissit proportionnellement à l'allongement des papilles et conserve le stratum granulosum éléidinique, mais avec une épaisseur très accrue. Le périople qui en procède ne se distingue de la couche cornée de la peau que par sa texture tubulée, déterminée par les papilles qui le pénètrent à son origine.

Au fond de la rainure unguéale, le corps muqueux se continue sur la cutidure en diminuant un peu d'épaisseur ; la plupart des papilles ne peuvent trouver place dans cette épaisseur, cependant considérable (1 à 2 millimètres), qu'en s'engageant dans les tubes cornés sur une longueur de plusieurs millimètres, entraînant avec elles des prolongements du corps muqueux (fig. 324). Le stratum granulosum change de caractères sur le bourrelet ; il est très peu apparent, finement granuleux, brunâtre après l'action du carmin, onychogénique en un mot.

La couche malpighienne se continue avec ces mêmes caractères mais en diminuant progressivement d'épaisseur, sur la *zone coronaire inférieure*, zone intermédiaire au bourrelet et au podophylle qui doit sans doute sa coloration blanchâtre à la substance kératogène des cellules qui la recouvrent.

Plus bas, sur le podophylle, l'épaisseur du corps muqueux se réduit à quelques centièmes de millimètre et le stratum granulosum disparaît (fig. 333) ; on ne trouve plus qu'une assise de cellules génératrices, cylindriques, et des cellules aplaties, à noyau atrophié, qui s'entassent irrégulièrement sous la corne. Encore sommes-nous persuadé qu'il y a là plus qu'un corps muqueux, mais bien un épiderme complet, à couche cornée diffluente et adhésive ? D'ailleurs, cette dernière couche s'enlève avec la paroi, lors de l'arrachement, et alors

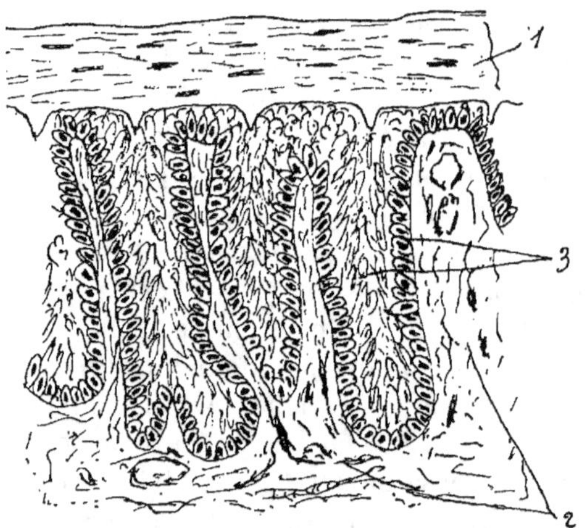

Fig. 333. — Union d'une lame kéraphylleuse avec une lame podophylleuse (fort grossissement).

1, lame de corne. — 2, lame dermique avec les crêtes d'une de ses faces. — 3, épiderme podophyllien incarcéré sous la paroi.

il ne reste plus sur le derme que le corps muqueux véritable. Au surplus, la paroi représentant le *stratum corneum* du bourrelet et de la zone coronaire inférieure, il est rationnel de penser que l'épiderme propre du podophylle comprend les deux couches ordinaires. Mais c'est un épiderme barré par la muraille comme l'est la gaine épithéliale externe du follicule pileux par la gaine interne, et qui, à l'état physiologique, est à peu près frappé d'impuissance évolutive. Autrement dit, le podophylle est une surface kératophore et non une surface kératogène.

Sur le tissu velouté, il y a lieu de distinguer le corps muqueux de la sole et celui de la fourchette. Celui-ci est sensiblement plus épais et sa couche granuleuse, extrêmement apparente, est éléidinique comme sur le bourrelet périoplique (fig. 330); celui-là offre les mêmes caractères que sur la cutidure; toutefois la couche granuleuse, sans être éléidinique comme celle de la fourchette, est plus manifeste que celle de la paroi. Les différences de qualité de la corne des trois parties du sabot s'expliquent, à n'en pas douter, par des différences adéquates dans le processus chimique de la kératinisation.

Ajoutons, pour terminer, que le corps muqueux podophyllien n'est jamais pigmenté, tandis que celui du bourrelet et du tissu velouté est le plus souvent noir ou brun foncé, au moins par places. Le pigment s'élabore dans la couche génératrice et se transmet de proche en proche à la corne. Dans le cas de balzane, la couche malpighienne du bourrelet est ordinairement dépigmentée; il s'ensuit que la paroi est blanche dans toute son épaisseur.

Différences offertes par les ongles des animaux domestiques autres que le cheval, ainsi que par les châtaignes et les cornes frontales.

Sabots de l'âne et du mulet. — La structure du sabot chez l'âne et le mulet est la même que dans le cheval. Nous signalerons cependant :

1° Que les feuillets du kéraphylle sont plus larges, plus épais mais en moindre nombre (350 environ chez l'âne, 450 dans le mulet, 550 au moins dans le cheval);

2° Que la gouttière cutigérale de la paroi s'étend davantage en hauteur, comme une sorte de biseau;

3° Que la paroi est pigmentée dans toute son épaisseur; seul le kéraphylle est blanc. Toutefois, chez le mulet, il est commun de voir une mince couche blanche dans la profondeur, surtout en talons.

Onglons du bœuf, du mouton et de la chèvre. — La paroi de

ces ongles est parcourue en hauteur par de très nombreux tubes
de 0^{mm},015 à 0^{mm},020 de diamètre, correspondant à autant de papilles du bourrelet, tubes qui disparaissent dans la couche profonde ou du moins se montrent éparpillés et petits. La texture
presque homogène de cette couche tient à ce que les papilles de
la partie inférieure du bourrelet sont plus
petites que les autres et restent, pour la
plupart, noyées dans le corps muqueux.
Ajoutons d'ailleurs que les tubes en question sont de simples trajets dans le tissu
corné et non pas des fibres creuses, comme
dans la paroi et la sole des solipèdes.

L'engrènement podophyllo-kéraphyl-
leux est beaucoup moins profond que
dans les solipèdes ; les lames podophylleuses sont simples, c'est-à-dire dépourvues de crêtes secondaires (fig. 334).
Quant au corps muqueux intercalé dans
cet engrènement, il est formé, pour les
trois quarts de son épaisseur, par une
rangée de cellules cylindriques et, pour
le quart restant, par une ou deux assises
de cellules aplaties contre les feuillets de
corne. La régularité de hauteur des
cellules profondes, l'absence de stratum

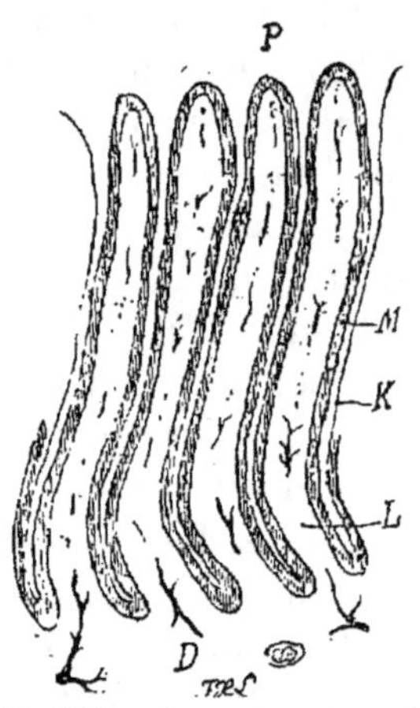

Fig. 334. — Coupe transversale
de l'engrènement podo-
phyllo-kéraphylleux chez le
bœuf.

D, tissu podophylleux. — L, lames
podophylleuses. — K, lames kéraphylleuses. — M, épiderme intermédiaire. — P, couche profonde de
la paroi.

granulosum attestent assez que l'évolution épidermique est ici
nulle ou à peu près nulle.

Le tissu velouté est revêtu, comme le bourrelet, d'un épais corps
muqueux, d'où procèdent une sole et un talon tubulés comme la
couche extérieure de la paroi.

Onglons du porc. — Les onglons du porc diffèrent de ceux des
ruminants par l'absence d'une véritable corne sur le coussinet
plantaire, lequel forme un tampon souple et bien circonscrit comme
chez le chien ; mais leur structure est tout à fait semblable,
sauf le calibre moindre des tubes cornés (0^{mm},01), la largeur
moindre des lames podo-kéraphylleuses (0^{mm},50 à 0^{mm},60) et quelques autres détails sans importance.

Griffes du chien. — Les griffes équivalent à une paroi de sabot
enroulée en cornet et recourbée en crochet ; toutefois la lame de

corne qui les constitue ne se rejoint pas tout à fait et laisse place pour une toute petite sole. Cette paroi est dépourvue de kéraphylle, et de texture homogène ; tout au plus rencontre-t-on quelques tubes du côté dorsal.

Le derme sous-ongulé est presque lisse ; les papilles ne s'y montrent qu'en deux points : en regard de la sole et au fond de la rainure unguéale.

Le corps muqueux de Malpighi est à son maximum d'épaisseur ($0^{mm},30$ à $0^{mm},35$) au niveau de la rainure précitée et sur le tissu velouté, c'est-à-dire dans les points où se forment la paroi et la sole ; ailleurs, il n'est composé que d'une assise de hautes cellules cylindriques simulant un épithélium adamantin, et d'une ou deux couches de cellules très aplaties se joignant à la corne même.

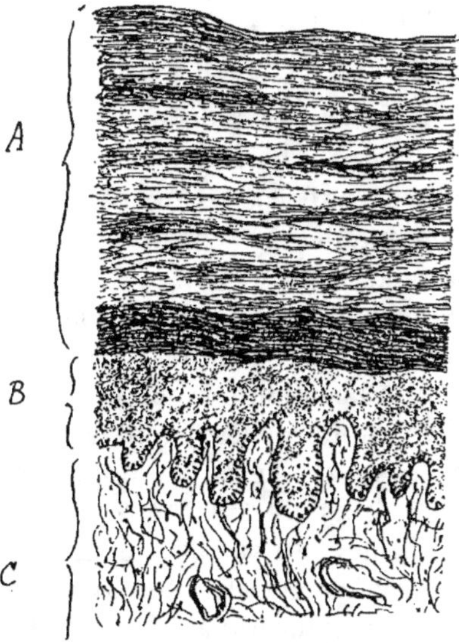

Fig. 335. — Coupe transversale de l'ongle humain et du derme sous-jacent.

A, corne, de texture homogène. — B, corps muqueux de Malpighi. — C, derme feuilleté constituant le lit de l'ongle.

Là encore, il est manifeste que la paroi ne fait que glisser sans recevoir aucun élément d'accroissement.

Ongles de l'homme. — L'ongle humain est de texture homogène (fig. 335), c'est-à-dire qu'il est formé d'un tissu corné ni tubuleux ni fibreux. Il repose sur un derme feuilleté, sans toutefois s'engrener avec lui, car les crêtes kéraphylleuses sont à peine indiquées. Sa racine est sertie sous un repli de la peau (pli sus-unguéal) analogue au bourrelet périoplique des animaux (fig. 331) ; et c'est au fond de cette rainure qu'il se forme et s'accroît sans cesse aux dépens d'un corps muqueux très proliférant. La *lunule* indique assez bien au dehors la limite de la matrice de l'ongle humain ; au delà il ne fait que glisser, sans changer d'épaisseur, sur l'épiderme diffluent du derme feuilleté.

Châtaignes de l'âne. — Les châtaignes de l'âne n'existent qu'aux membres antérieurs, encore ne font-elles aucun relief. Ce sont des plaques de peau noire et glabre plutôt que de véritables productions cornées. Sur une coupe, on voit, au microscope : 1° un derme très papillaire, dont les papilles traversent toute l'épaisseur du corps muqueux ; 2° une couche malpighienne épaisse de $0^{mm},25$ à $0^{mm},28$, dont les cellules sont chargées de granulations pigmentaires, particulièrement à l'entour de leur noyau ; 3° enfin, une couche cornée uniforme, de $0^{mm},17$ d'épaisseur, superposée à une couche granuleuse éléidinique, et dont les cellules aplaties, régulièrement stratifiées, sont nu

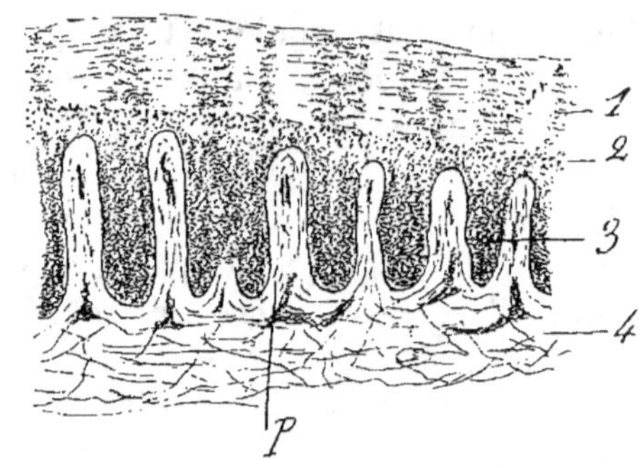

Fig. 336. — Coupe à travers la châtaigne de l'âne et sa membrane kératogène.

1, couche cornée, pigmentée en regard des intervalles papillaires, claire en regard des papilles. — 2, stratum granulosum. — 3, corps muqueux de Malpighi. — 4, derme avec ses papilles p.

cléées et finement pigmentées ; les éléments superposés aux papilles sont moins colorés que les autres de manière à constituer des bandes claires dans l'épaisseur de la couche (fig. 336).

Châtaignes du cheval. — Les châtaignes existent aux quatre membres chez le cheval. Ce ne sont pas de simples plaques cutanées sans relief ; elles s'allongent à la manière des ergots. Elles reposent sur un derme hérissé de nombreuses papilles filiformes dont l'extrémité dépasse la ligne de kératinisation. Le corps muqueux de Malpighi n'a pas moins de $1^{mm},5$ à 2 millimètres d'épaisseur ; il est fortement pigmenté à sa base, dans les espaces interpapillaires, et il se joint à la couche cornée par l'intermédiaire d'une couche granuleuse éléidinique qui atteint $0^{mm},20$ à $0^{mm},30$ d'épaisseur.

La couche cornée est traversée par de longs tubes parallèles, correspondant aux papilles du derme, et résultant évidemment d'un défaut de kératinisation à l'extrémité de celles-ci. Les cellules de cette couche paraissent confondues ; elles ne se distinguent individuellement que par leur noyau plus ou moins atrophié. Cette structure rappelle tout à fait celle de la fourchette.

Cornes frontales du bœuf (fig. 337). — L'étui corné de ces appendices commence par un mince biseau et augmente graduellement d'épaisseur jusqu'à l'extrémité ; il se décompose assez bien, dans certaines circonstances, en cornets emboîtés comme des oublies, ce qui témoigne d'un double accroissement : en longueur (par la base) et en épaisseur. Il n'y a pas de bourrelet à la naissance de la corne ; le derme sous-jacent est une membrane veloutée uniforme, kératogène sur toute sa surface. Toutefois la couche malpighienne qui le revêt est surtout épaisse (0^{mm},60) à la base de l'appendice ; elle diminue graduellement vers l'extrémité : d'où il faut conclure que son pouvoir kératogène décroît dans le même sens.

L'étui corné est recouvert à sa base d'une couche épidermique exfoliante, sorte de périople prolongeant l'épiderme cutané. Il est formé lui-même d'une corne dure et compacte procédant d'un stratum granulosum onychogénique, corne parcourue dans sa longueur par un certain nombre de fines fibres qui correspondent aux plus longues des papilles

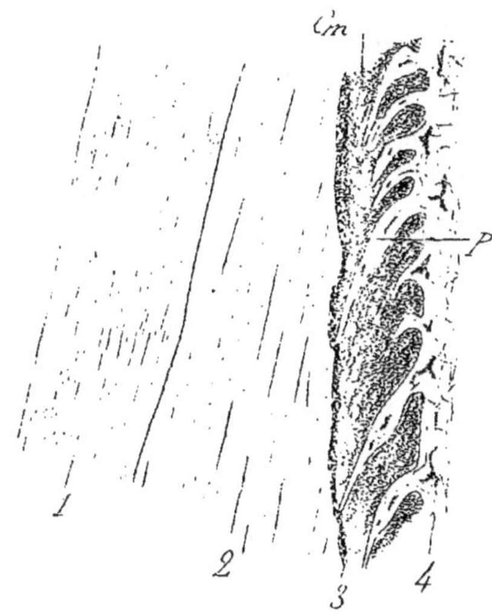

Fig. 337. — Coupe longitudinale de la corne frontale d'une vache, vers sa base (grossissement : 16 D).

1, couche périoplique. — 2, corne. — 3, stratum granulosum. — *Cm*, corps muqueux de Malpighi. — 4, derme avec ses papilles inclinées (*p*).

sous-jacentes. La plupart de celles-ci sont fortement obliques et noyées complètement dans le corps muqueux ; mais quelques-unes dépassent un peu la ligne de kératinisation et déterminent des alignements de cellules plus petites que leurs voisines, ébauchant une texture filamenteuse.

Cornes frontales du mouton et de la chèvre (fig. 338). — Le derme sous-corné est semblable à celui des cornes du bœuf, c'est-à-dire hérissé dans toute son étendue de papilles plus ou moins couchées sur sa surface, d'abord assez volumineuses, puis de plus en plus grêles vers l'extrémité de la corne. Le corps muqueux n'a pas moins de 0^{mm},35 à 0^{mm},40 d'épaisseur à la base de l'appendice ; il se réduit peu à peu à 0^{mm},04 ou 0^{mm},05 à l'extrémité. — Quant à l'étui corné, il est bien différent de celui du bœuf : au lieu d'être à peu près lisse et uni il présente une surface extérieure ondulée transversalement et striée en long, comme s'il était constitué par des brins de laine agglutinés. Au microscope, on le voit parcouru longitudinalement par un nombre considérable de petits tubes, légèrement flexueux, correspondant chacun à l'extrémité d'une papille dermique. Dans la couche superficielle, ces tubes sont très visibles; ils se remplissent par capillarité du liquide qui sert de véhicule à la préparation ; leur diamètre varie de $0^{mm},15$ à $0^{mm},20$. Dans la couche profonde, ils sont moins nombreux et surtout plus exigus ; on dirait, aux faibles grossissements, de simples stries onduleuses. — Ces tubes sont à peu près invariables de calibre dans leur longueur. Leurs inflexions rappellent assez exacte-

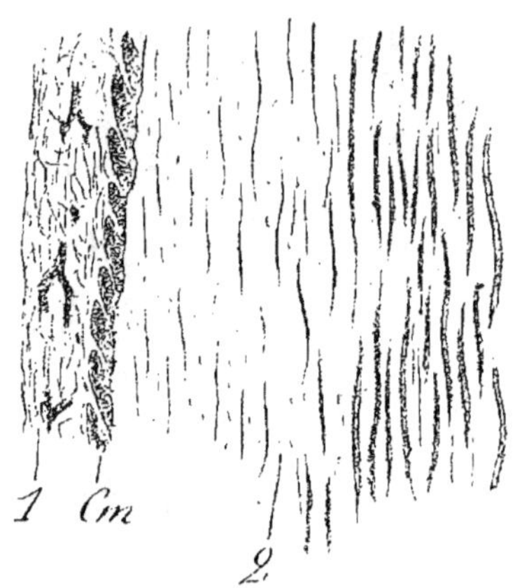

Fig. 338. — Coupe longitudinale de la corne frontale d'un mouton et de la membrane kératogène sous-jacente.

1, derme avec ses vaisseaux et ses papilles. — *Cm*, corps muqueux de Malpighi. — 2, corne creusée de tubes onduleux, particulièrement développés dans la couche superficielle.

ment celles des brins de la toison ; je ne saurais dire si elles tiennent à une direction légèrement contournée de leurs papilles d'origine, ou bien à des variations en quelque sorte fluctuantes dans l'intensité de la kératogenèse.

Considérations générales sur les productions cornées.

On peut tirer de l'étude analytique qui précède les conclusions générales suivantes :

a) La corne est toujours constituée par des cellules épidermiques kératinisées, provenant d'une couche malpighienne sous-jacente.

b) L'arrangement de ces cellules est variable et déterminé par l'état de la surface dermique sur laquelle elles se superposent. On peut distinguer sous ce rapport : 1° La *corne homogène*, formée sur un derme lisse ou dont les papilles ne dépassent pas le corps muqueux (ongles humains, griffes, châtaignes de l'âne, etc.). —

2° La *corne tubuleuse*, formée sur un derme dont les papilles atteignent juste ou dépassent à peine la ligne de kératinisation. Alors les cellules situées sur l'extrémité de ces papilles ne se kératinisent pas ou se kératinisent imparfaitement, elles dégénèrent et ainsi le tissu corné se creuse de canaux comme on le voit dans les cornes frontales du mouton et de la chèvre, dans les onglons des ruminants et du porc, dans la fourchette des solipèdes, dans les châtaignes du cheval, etc. Ces canaux sont tantôt presque vides, tantôt remplis de petites cellules plus ou moins cohérentes, empilées à leur intérieur ; cela dépend du degré de kératinisation à l'extrémité des papilles : si elle est nulle, les cellules dégénèrent et se réduisent bientôt à quelques débris infimes, le tube corné est creux ; si elle est seulement incomplète, les cellules persistent en se désagrégeant plus ou moins et forment une sorte de moelle à l'intérieur des tubes cornés. — 3° La *corne fibreuse*, formée sur un derme dont les papilles pénètrent à l'origine de la corne en entraînant avec elles des prolongements du corps muqueux, de manière à ordonner un certain nombre de cellules autour des tubes cornés, qui prennent ainsi une paroi propre et constituent de véritables fibres, comme on l'observe dans la paroi et la sole des solipèdes.

Entre ces trois types de texture, on observe des transitions : par exemple, une corne homogène, semée de quelques rares tubes, ou striée de quelques alignements cellulaires en regard de certaines papilles (étui frontal du bœuf), ou encore une corne tubulée tendant à l'état fibreux, etc.

c) Le tube corné à paroi propre, ou fibre cornée, est assez semblable à un poil (fig. 339) ; l'un et l'autre, en effet, se développent à la surface d'une papille dermique, possèdent une substance fondamentale formée de cellules longitudinales, disposées concentriquement, sont creusés dans leur axe d'un canal plus ou moins rempli de petites cellules éléidiniques, formant une sorte de moelle. La seule différence est que les poils sont libres et à ce titre revêtus d'un épidermicule, tandis que les fibres cornées sont noyées dans une gangue, de même tissu, qui en remplit les intervalles, et partant n'ont point d'épidermicule. Ce tissu intermédiaire, qui descend des intervalles des papilles, est assimilable à la gaine épithéliale interne des follicules pileux, dont l'évolution se fait aussi simultanément et solidairement avec celle des poils.

On pourrait objecter que la fibre cornée se forme sur une papille à fleur du derme, tandis que le poil se forme sur une papille invaginée au fond d'un follicule ; mais ce n'est là qu'une différence d'ordre secondaire, ayant pour effet de consolider l'insertion du poil sur le tégument.

Lorsque les anciens auteurs comparaient certaines productions cornées, telles que le sabot des solipèdes, à un agglomérat pileux, ils n'étaient donc pas très loin de la vérité ; la seule rectification importante à faire, c'est que la substance cimentant cet agglomérat n'est pas une colle amorphe, comme ils le supposaient, mais un véritable tissu, de même nature que les filaments cornés eux - mêmes. Ajoutons qu'une pareille assimilation n'est plus soutenable quand il s'agit de la corne simplement tubulée, ou, *a fortiori*, de la corne homogène.

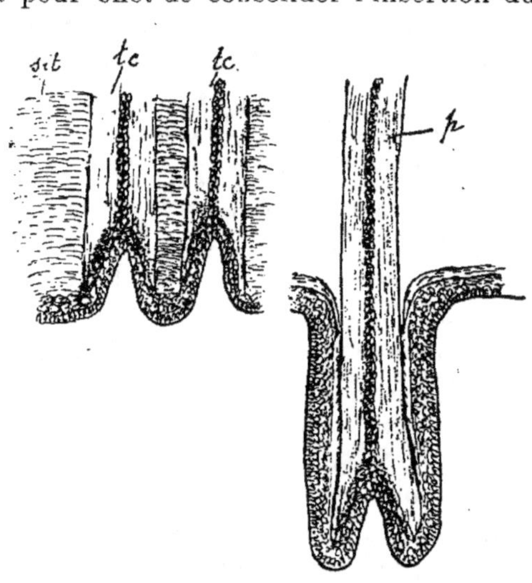

Fig. 339. — Schéma pour faciliter la comparaison des fibres cornées avec les poils.

p, un poil dans son follicule. — *tc*, *tc*, deux fibres cornées unies par du tissu corné intermédiaire (*sit*).

d) Les différences considérables que présentent les diverses productions cornées, quant à leurs propriétés physico-chimiques, tiennent surtout au processus kératinisant dont la couche granuleuse est le siège. La corne procédant d'un stratum granulosum éléidinique, comme celle qui forme les périoples, les châtaignes, la fourchette et, d'une manière générale, la semelle des coussinets plantaires, est toujours souple, flexible, desquamante ; elle fait passage à la couche cornée de l'épiderme de la peau. — La corne dure, consistante, provient toujours d'un stratum granulosum onychogénique. Il paraît même exister plusieurs variétés de substance onychogénique.

e) La corne se développe et s'accroît de trois manières différentes :

1° En épaisseur, perpendiculairement à la surface couverte ; alors la couche malpighienne sous-jacente est partout kératinisante (exemples : châtaignes, soles, fourchettes, semelles des coussinets plantaires).

2° En surface et en épaisseur, obliquement à la surface couverte ; alors le corps muqueux est encore kératogène partout, mais beaucoup plus à la partie proximale qu'à la partie distale (exemple : cornes frontales des ruminants).

3° En surface seulement, parallèlement au derme sous-jacent ; alors le corps muqueux n'est kératinisant qu'à la partie proximale ; il constitue ailleurs une surface de glissement et d'adhérence (exemple : paroi des divers ongles).

CARACTÈRES PHYSICO-CHIMIQUES

Indépendamment des propriétés indiquées dans l'étude anatomique qui précède, il convient d'en signaler quelques autres.

La corne est hygroscopique ; elle se ramollit en s'imbibant de liquide, se durcit en se desséchant. C'est surtout à leur saturation par le plasma épanché du derme que les couches profondes du sabot doivent leur mollesse spéciale. Quand on laisse à l'air un sabot arraché, il se rétracte beaucoup du fait de la dessiccation de ses couches internes.

La corne est mauvaise conductrice de la chaleur ; il ne faut pas moins de quatre à cinq minutes d'application du fer rouge sur la face externe de la sole ou de la muraille, pour que le thermomètre appliqué à leur face interne accuse la transmission de la chaleur à travers toute leur épaisseur.

Soumise à l'action de l'eau bouillante sous pression, la corne devient molle et plastique, propriété qu'on utilise dans l'industrie de la tabletterie.

La corne brûle au contact du feu, en dégageant une fumée épaisse, d'odeur empyreumatique.

Les alcalis, potasse, soude, ammoniaque, et les acides forts ramollissent la corne et finissent par la dissoudre. Sa composition chimique est essentiellement la même que celle des poils, ce qui nous dispense d'insister. Voici, seulement à titre complémentaire, une analyse des trois parties du sabot du cheval, faite autrefois par CLÉMENT D'ALFORT :

	PAROI.	SOLE.	FOURCHETTE.
Eau	16,12	36,00	42,00
Matière grasse	0,95	0,25	0,50
Matière soluble dans l'eau	1,04	1,50	1,50
Sels insolubles	0,26	0,25	0,22
Kératine	81,63	62,00	55,78
	100,00	100,00	100,00

Cette analyse montre que la dureté relative des trois parties du sabot du cheval est inversement proportionnelle à leur degré d'hydratation et directement en rapport avec leur teneur en kératine.

CARACTÈRES PHYSIOLOGIQUES

a) **Développement.** — Il est un moment de la vie embryonnaire où aucune production cornée n'est encore différenciée. Les cornes frontales même ne se développent qu'après la naissance. Pour ce qui est des ongles, voici ce qui a été constaté : chez le jeune embryon, dont les membres viennent de se former, l'épiderme du bout des doigts ne présente rien de particulier ; mais bientôt il émet un bourgeon, sorte de pli rentrant, qui est la première trace de la rainure unguéale ; puis le derme se différencie ; l'activité proliférante et kératinisante se concentre vers le fond du pli précité et ainsi la paroi de l'ongle, qui est l'ongle tout entier chez l'homme, fait apparition. Cette formation nouvelle, à croissance proximo-distale, s'étend sur le corps muqueux du lit et le frappe à peu près de stérilité ; elle est d'abord couverte par la couche cornée de l'épiderme primitif ; mais celle-ci, séparée de sa couche malpighienne, s'exfolie et laisse l'ongle à découvert, sauf à son origine, où l'on voit persister une mince couche descendant du pli sus-unguéal (périople ou périonyx). — La sole, la fourchette, les châtaignes, etc. se constituent sans que l'évolution épidermique ait à changer d'orientation, c'est-à-dire par simple différenciation du derme et du processus kératinisant, et par suractivité proliférante de la couche génératrice.

Les ongles, une fois formés, n'ont pas tout de suite leur consistance caractéristique ; ils sont mous ; ils ne commencent à prendrela dureté de la corne que dans la deuxième moitié de la gestation, par suite d'un changement qui s'opère alors dans la substance kératinisante du stratum granulosum. Cette kératinisation nouvelle se fait progressivement, à partir des matrices, de sorte que la partie molle se trouve poussée à l'extrémité de l'ongle, où elle forme, chez les ongulés, une sorte de tampon élastique que l'on croirait surajouté dans un but protecteur. L'ongle est primitivement blanc jaunâtre ; il ne se pigmente, chez les animaux, que vers le milieu de la gestation, et le pigment l'envahit progressivement à partir des matrices.

b) **Croissance.** — Nous avons exposé plus haut les trois modes de croissance des productions cornées : en épaisseur, en surface et en épaisseur, et enfin en surface seulement.

Nous ajouterons ici que, en ce qui concerne le sabot des solipèdes, l'accroissement n'implique aucune multiplication des tubes cornés, du moins à partir de la naissance ; les lames du podophylle, les papilles de la cutidure ou du tissu velouté, et conséquemment les feuillets et les fibres de corne n'augmentent pas de nombre durant la croissance ; ils augmentent seulement de volume (fig. 340). On sait, d'autre part, que, chez l'homme, l'appareil papillaire cutané est invariable du fait de l'âge et caractéristique dans chaque individu : les doigts mignons de l'enfant présentent, sur la pulpe, le même nombre de crêtes papillaires, affectant le même dessin que plus tard chez l'adulte ; la croissance amplifie le dessin, mais ne change rien à sa disposition.

Nous avons eu plusieurs fois l'occasion de dire que la paroi du sabot prend naissance au bourrelet et s'accroît de haut en bas sans changer d'épaisseur ; tandis que la sole et la fourchette s'accroissent exclusivement en épaisseur, sur le tissu velouté. En sorte que le podophylle n'est, à l'état physiologique, qu'une surface de support et d'adhérence. Ce fait, que l'histologie démontre irréfutablement, est encore discuté et contesté parmi les vétérinaires. Quatre opinions principales ont été émises à son sujet :

I. *La couche profonde de la paroi (corne blanche) se forme sur le podophylle ; seule la couche superficielle descend du bourrelet.* — Il n'est plus permis aujourd'hui de défendre cette thèse, car il est facile de constater que tous les tubes de la paroi, même les plus profonds, aboutissent à la gouttière cutigérale et par conséquent font suite à des papilles du bourrelet.

*II. Le corps muqueux podophyllien forme les feuillets de corne
ainsi que la substance intermé-
diaire aux tubes les plus internes
de la paroi.* — Cette deuxième
opinion n'est guère plus soutenable que la précédente, car il
est évident que le tissu corné
qui remplit les intervalles des
fibres de la paroi descend avec
elles du bourrelet, celles-ci procédant des papilles, celui-là des
espaces interpapillaires. S'il y
avait accroissement sur le podophylle, la paroi augmenterait
d'épaisseur de haut en bas et ses
fibres les plus internes seraient
couvertes d'une couche cornée
progressivement croissante dans
le même sens, ce que l'on n'observe pas.

*III. Le kéraphylle se développe
sur le podophylle, tout le reste
de la paroi descend du bourrelet.*
— Il est clair que les feuillets
de corne ne peuvent se constituer
que sur une surface elle-même
feuilletée ; mais le problème est
de savoir s'ils se forment sur
toute la hauteur des cannelures
podophylleuses ou seulement à
leur partie supérieure. Sans
même faire intervenir les preuves
histologiques exposées plus haut,
il est facile de se convaincre que
le kéraphylle est d'un seul ténement avec la paroi, qu'il n'y a
entre les deux aucune trace de

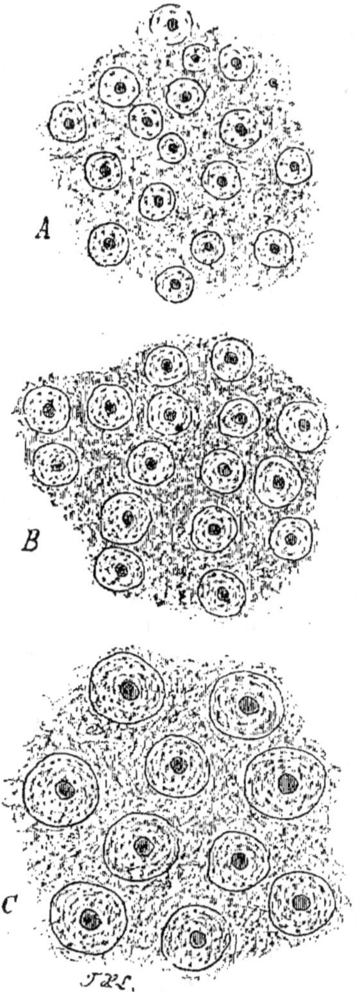

Fig. 340. — Coupes transversales
d'une même région de la paroi,
grossies 30 fois.

A, chez un poulain nouveau-né. — B, chez un
poulain de 3 à 4 mois. — C, chez un cheval
adulte.

soudure, que ses feuillets ont la même épaisseur en haut qu'en
bas, bref, qu'il se forme immédiatement au-dessous du bourre-

let, dans cette zone blanchâtre que Bouley a appelée *zone coronaire inférieure*.

IV. *La paroi tout entière, kéraphylle compris, descend de la région proximale*. — Elle glisse sur l'épiderme podophyllien, dont l'évolution est à peu près complètement annihilée, comme l'est celle de la gaine épithéliale externe du follicule pileux. « Chose remarquable, dit H. Bouley, à quelques millimètres au-dessous de leur point d'origine, les lames kéraphylleuses restent invariables dans leur forme et leur largeur, et opèrent, sans éprouver de changements, leur lente avalure dans les sillons qui les renferment, bien que, au fond de ces sillons, la source dont elles émanent soit toujours active et en puissance d'ajouter des molécules solides nouvelles à celles qui les constituent ; les accidents pathologiques ne le démontrent que trop. Mais, dans l'état physiologique, cette source ne laisse exhaler, et encore en quantité à peine appréciable, qu'une matière onctueuse, sorte de fluide non actuellement solidifiable qui, en baignant incessamment les lames kéraphylleuses, les maintient dans un état de demi-concrétion en vertu duquel elles sont toujours aptes à se souder avec de nouvelles couches de corne ; c'est ainsi, par exemple, qu'elles contractent adhérence au terme de leur avalure, avec la circonférence de la sole et se soudent avec elle d'une manière si intime que six mois de macération ne suffisent pas pour les séparer ; c'est ainsi qu'elles se soudent aux kéracèles formés par le tissu podophylleux sous l'influence de diverses irritations inflammatoires (seime, fourbure). »

On ne saurait mieux dire, et, sauf certaines locutions dont l'histologie a fait justice, ce passage du *Traité de l'organisation du pied* est la meilleure définition qui ait été donnée du rôle du podophylle dans la kératogenèse.

Si ce rôle est nul ou au moins négligeable à l'état physiologique, il convient de dire qu'il n'en est pas de même à l'état pathologique. Une irritation quelconque, comme celles provoquées par la fourbure ou par l'arrachement de la muraille, réveille l'activité proliférante et kératogène de l'épiderme podophyllien, qui s'épaissit, se constitue une couche granuleuse et engendre une corne nouvelle, peu dense, dont la texture fibreuse est déterminée par de longues papilles filiformes qui se développent alors de toutes pièces sur le bord libre des lames podophylleuses. De haut en bas, celles-ci paraissent se résoudre en papilles (fig. 341), et, à la longue, elles s'atrophient en cédant leur place à des rangées de fibres cornées (fig. 344). Lorsque cette néoformation s'est faite sous la paroi, elle en reste toujours distincte, au moins au microscope (fig. 344); souvent, dans la fourbure, on trouve, en pince, deux parois plus ou moins disjointes par une fourmilière. Lorsque

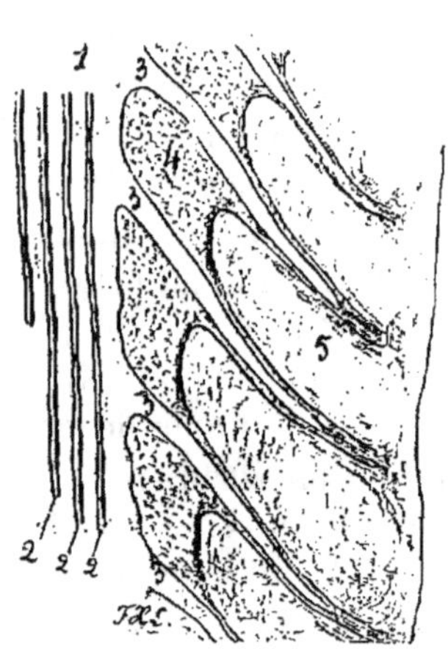

Fig. 341. — Dissociation papillaire du bord libre d'une lame podophylleuse dans le cas où se forme un faux-quartier. (D'après Vergez).

1, lame podophylleuse vue en long. — 2, crêtes de ses faces latérales. — 3, papilles filiformes adventices développées sur le bord de la lame podophylleuse. — 4, corps muqueux de Malpighi. — 5, corne du faux quartier.

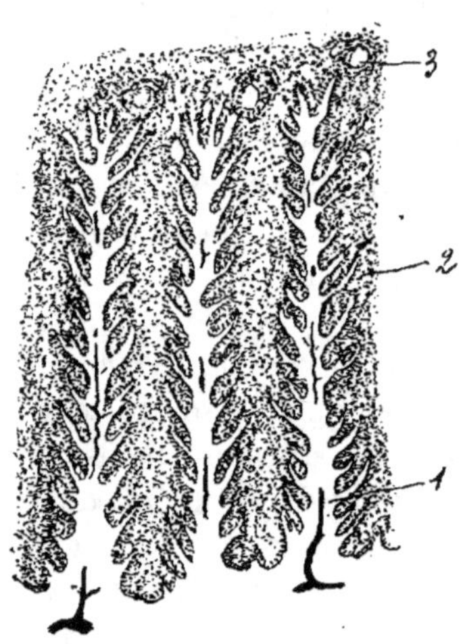

Fig. 342. — Coupe d'un faux quartier six jours après l'ablation de la paroi.

1, lames podophylleuses dont les ramifications se sont hypertrophiées par suite de l'irritation. — 2, amas de cellules épidermiques en active kératinisation. — 3, ébauche de tubes cornés.

la néoformation s'est faite à ciel ouvert (fig. 342 et 343), elle constitue ce que l'on appelle un *faux quartier*, qui sera chassé peu à peu par la corne normale descendant du bourrelet.

L'accroissement des productions cornées est assez généralement indéfini. Par exemple, si les ongles n'usent ou ne sont rognés au fur et à mesure de leur croissance, ils s'allongent d'une manière difforme. Nous avons vu un sabot de cheval qui avait 0^m,50 de longueur et qui était relevé et fortement recourbé en pince. Tout récemment on exhibait à Lyon un âne dont les quatre sabots, en forme de tire-bouchon, avaient chacun plus d'un mètre de longueur; leur enroulement spiral se faisait pour tous dans le même sens, de dehors en dedans et d'arrière en avant :

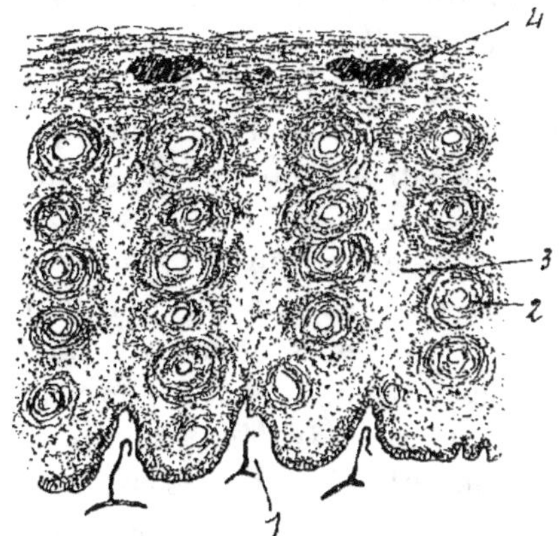

Fig. 343. — Coupe d'un faux quartier ancien.

1, lames podophylleuses considérablement réduites. — 2, fibres cornées, développées à la place qu'occupaient autrefois les lames podophylleuses ; c'est par erreur qu'elles ont été dessinées en regard des intervalles de ces lames. — 3, substance intertubulaire. — 4, lacunes hémorragiques.

Le mouvement en vertu duquel une portion quelconque de corne s'éloigne incessamment de son lieu de formation est désigné, en vétérinaire, sous le nom d'*avalure*. Il se fait, pour le sabot du cheval, avec une vitesse d'un à deux centimètres par mois, de sorte que cet ongle met six à huit mois en moyenne pour se renouveler complètement. La pousse est sensiblement plus forte en talons qu'en pince, en dehors qu'en dedans ; et ainsi s'explique que le sabot, en s'allongeant extrêmement, se contourne en haut et se tire-bouchonne de dehors en dedans ; mais ces différences sont très faibles et pratiquement

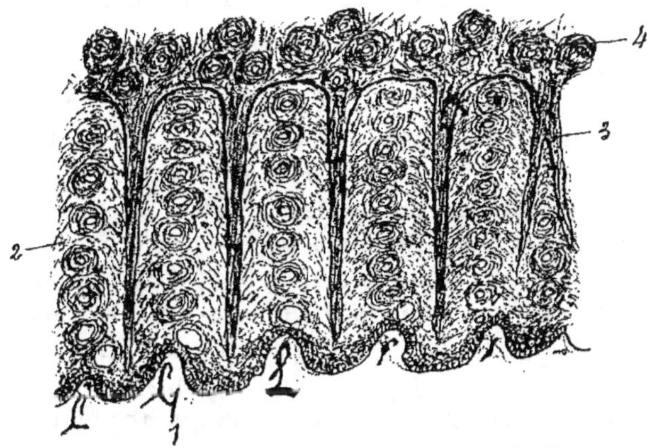

Fig. 344. — Résultat de la kératogenèse podophyllienne.

Un faux quartier (2) s'est développé en dessous de la paroi normale (4). Les tubes cornés de ce faux quartier ont pris la place des lames podophylleuses entre les lames kéraphylleuses (3) et ces tubes ont eu pour points de départ les papilles formées anormalement sur le bord libre des lames podophylleuses, qui se sont ainsi atrophiées.

négligeables. — L'avalure est influencée par un grand nombre de conditions, telles que la race, l'individualité, l'âge, l'état de santé, l'alimentation, les saisons, l'exercice ou le repos, la longueur de la corne antérieurement formée, le mode de répartition des pressions plantaires, la ferrure, l'état du sol, les maladies diverses des matrices, etc. Souvent elle présente des accélérations ou des ralentissements, une sorte de flux et de reflux qui s'accuse par des espèces d'ondes à la surface de la corne, que l'on appelle cercles.

c) **Régénération.** — Il n'y a guère de parties qui se régénèrent plus facilement que les productions cornées, attendu que leur extirpation laisse généralement intact le corps muqueux dont elles procèdent. Les ongles, les cornes frontales, etc., repoussent après arrachement. Pour qu'une production cornée ne se reforme pas, il faut arracher avec elle le derme qui lui sert de base, sans en laisser la moindre parcelle, de sorte qu'il ne reste plus trace de corps muqueux kératogène. Enlevez au sabot un lambeau de paroi avec le tissu podophylleux et le bourrelet y adhérant, et vous verrez bientôt la brèche se combler, grâce à un travail de cicatrisation en tout comparable à celui d'une plaie cutanée ; le derme se restaurera d'abord, puis le corps muqueux circonvoisin s'avancera à sa surface et engendrera rapidement de la corne nouvelle ; mais cette corne, formée sur un derme cicatriciel, peu vasculaire et non papillaire, sera sèche, cassante, peu adhérente, dépourvue de fibres et de kéraphylle.

L'os serait-il lui-même intéressé par la brèche, que la restauration ne s'en ferait pas moins. « Détruisez à fond, dit H. BOULEY, sur un point des surfaces de la troisième phalange, la membrane qui les revêt, puis attaquez avec la rugine la couche corticale de cet os, de manière à mettre à nu son tissu spongieux dans une étendue correspondante, et vous verrez, au bout d'un certain temps, la matière cornée sourdre pour ainsi dire des bourgeons charnus, formée de toutes pièces sur le tissu propre de l'os, tant son appareil vasculaire est, si l'on peut ainsi parler, prédisposé à la sécrétion cornée. » La réparation est si rapide que l'auteur dont nous rapportons les paroles, et beaucoup d'autres avec lui, considéraient le pied comme un appareil glanduleux kératogène dont la troisième phalange serait le noyau central et le derme l'enveloppe : opinion dont l'histologie a fait justice.

Il y a plus, la troisième phalange tout entière serait-elle amputée, que le moignon ne se recouvrirait pas moins de corne si le bourrelet était conservé, corne qui s'étendrait sur la cicatrice, de la circonférence au centre.

Il suffit donc qu'il reste au pourtour de la brèche produite, si profonde qu'elle soit, une certaine étendue de corps muqueux kératogène pour qu'elle se recouvre de corne. Celle-ci n'exsude pas des tissus mis à nu ; elle se développe, comme toujours, aux dépens du corps muqueux qui a préalablement envahi la cicatrice[1].

d) **Nutrition et exhalation.** — La corne elle-même est dénuée de toute vitalité : le plasma qui l'imbibe et qui transpire insensiblement à sa surface n'a d'autre usage que d'entretenir sa souplesse et son élasticité. On rend cette transpiration manifeste en enfermant par exemple le pied d'un cheval dans une enveloppe imperméable, car alors la vapeur se sature en espace clos et se condense en une sorte de rosée. Quand on parle de nutrition des productions cornées, il ne saurait être question que de la couche malpighienne qui les engendre. Or, cette nutrition est soumise à une multitude d'influences énumérées ci-dessus qui accélèrent ou ralentissent leur pousse.

Elle dépend aussi du système nerveux : les cas de chute du sabot chez le cheval, consécutifs à une névrotomie complète, ne sont pas extrêmement rares ; en clinique humaine, les exemples foisonnent de troubles trophiques de productions épidermiques quelconques, déterminés par des lésions nerveuses, centrales ou périphériques.

Cependant il convient de dire que, en 1853, M. Chauveau pratiqua sur des chevaux de dissection la section de toutes les branches nerveuses se rendant à l'extrémité d'un membre, sans produire aucun changement dans la production de la corne du sabot. Les résultats n'auraient peut-être pas été les mêmes si les animaux eussent été mis en service.

§ 5. — GLANDES DE LA PEAU.

On peut distinguer : des glandes intrinsèques, faisant partie intégrante du tégument (glandes sébacées, glandes sudoripares), et des glandes extrinsèques, situées au-dessous, mais déversant leur produit à sa surface (mamelles, glandes anales, glandes préputiales, etc.).

[1] Pour plus de détails sur toutes ces questions de kératogenèse, Voy. le *Précis du pied du cheval et de sa ferrure,* par Peuch et Lesbre.

A. **Glandes sébacées.** — La plupart des glandes sébacées sont annexées aux follicules pileux, dont elles représentent des bourgeons de la gaine épithéliale externe (fig. 346). Chaque poil en possède une ou deux, voire même trois ou quatre disposées en couronne autour du col de son follicule. Il existe aussi des glandes sébacées indépendantes, s'ouvrant directement à la surface des téguments, par exemple dans la muqueuse de la vulve et du prépuce, dans la peau de l'aréole du mamelon, etc.

Les glandes sébacées appartiennent au type acineux; suivant leur volume, elles sont simples, c'est-à-dire formées d'un seul cul-de-sac, agminées, c'est-à-dire formées de plusieurs culs-de-sac confluents, ou racémeuses, c'est-à-dire pourvues d'un canal excréteur différencié, à l'extrémité des branches duquel les culs-de-sac sont appendus.

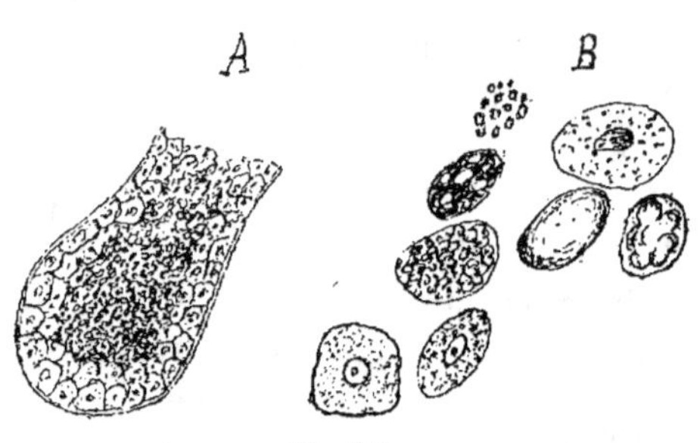

Fig. 345.

A, acinus d'une glande sébacée. — B, cellules sécrétantes isolées montrant divers degrés d'infiltration graisseuse amenant leur désintégration.

En général, le développement des glandes sébacées pilaires est en raison inverse de celui des poils auxquels elles sont annexées; les poils du duvet de la caroncule lacrymale et de certains sinus cutanés, comme le larmier, ont ordinairement à leur base des glandes sébacées racémeuses (fig. 347); tandis que les gros poils n'ont souvent que des glandes sébacées simples (fig. 348). La structure des culs-de-sac est la même pour toutes. On y voit (fig. 345):

1° Une vitrée extrêmement mince qui fait suite à celle du follicule pileux ou à celle de l'épiderme superficiel, membrane doublée d'une couche conjonctivo-élastique où se distribuent les vaisseaux;

2° Un épithélium stratifié, qui remplit le cul-de-sac et dont les cellules sont d'autant plus chargées de graisse qu'elles sont plus centrales; celles qui sont appliquées contre la membrane vitrée sont petites et prolifèrantes comme une couche génératrice; les autres se remplissent progressivement de granulations graisseuses et finissent par éclater dans le centre du cul-de-sac, en sorte que la matière sébacée est le résultat d'une véritable fonte graisseuse de l'épithélium, lequel se régénère concomitamment.

C'est le type des sécrétions holocrines. Toutefois un certain nombre de cellules échappent à l'adiposité, prennent la forme étoilée, s'anastomosent et forment au milieu des autres une espèce de

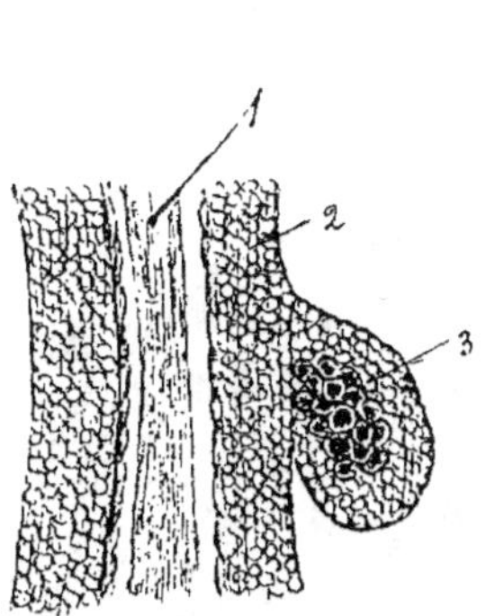

Fig. 346. — Développement d'une glande sébacée sur le trajet d'un follicule pileux.

1, poil. — 2, gaine épithéliale externe. — 3, bourgeon glandulaire, dont les cellules centrales sont déjà infiltrées de graisse.

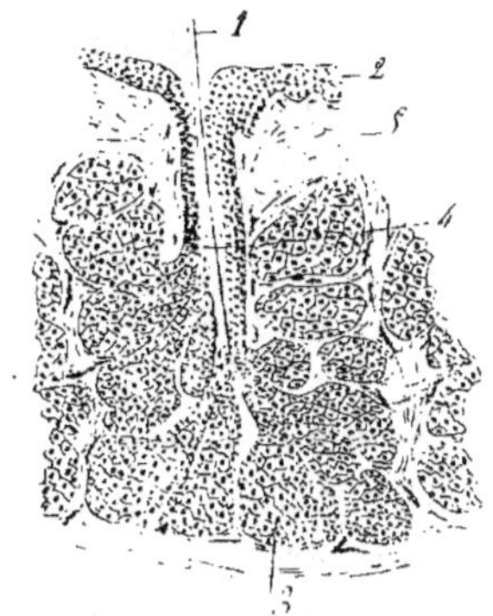

Fig. 347. — Une glande sébacée racémeuse du larmier du mouton (d'après Ellenberger).

1, poil. — 2, épiderme superficiel. — 3, acini glandulaires. — 4, canal excréteur. — 5, derme.

réseau de soutènement; ces cellules-là se chargent d'éléidine dans le centre des culs-de-sac glandulaires et finissent par se dissocier à l'état d'écailles épidermiques qui se mêlent à la matière sébacée.

Chez les oiseaux, les glandes sébacées semblent s'être rassemblées, au-dessus de la base du croupion, en une volumineuse glande, dite uropygienne, sécrétant une sorte d'huile qui se répand sur le plumage et l'empêche d'être mouillé par l'eau.

Les glandes sébacées sont assez souvent le point de départ de kystes par rétention de leur produit. Ces kystes, dits comédons, boutons d'acné, s'ouvrent sous l'influence d'une compression et donnent issue à une matière blanchâtre qui s'enroule en tortillon et que le vulgaire prend parfois pour un ver.

B. **Glandes sudoripares** (fig. 348 et 349). — Dans la plupart des mammifères, les glandes sudoripares sont constituées par un tube pelotonné à la partie inférieure, et divisées ainsi en canal excréteur et glomérule. Cependant elles sont droites ou à peine arquées à leur fond dans un certain nombre d'espèces; par exemple, chez le bœuf, elles n'ont pas trace de glomérule : « leur extrémité forme un cul-de-sac disposé simplement en doigt de gant ou en ampoule » (RENAUT). Une exception est à faire toutefois pour les glandes du mufle de cet animal, qui ne sont autre chose que de grosses glandes sudoripares, à glomérule volumineux et compact (fig. 313).

Quand le glomérule existe, il est tantôt tassé et plus ou moins sphérique (homme), tantôt allongé et plus ou moins dissocié (cheval) (fig. 349, 1 et 2). D'après SAPPEY, il existe, chez l'homme, environ 30 glandes sudoripares par 25 millimètres carrés de peau, et 2 000 000 sur toute la surface du tégument. Elles sont plus nombreuses encore chez les Solipèdes, particulièrement en certaines régions comme les ailes du nez, l'entre-deux des cuisses, les tempes, les faces latérales de l'encolure, le poitrail, etc. Par contre, elles sont clairsemées et surtout moins développées dans les ruminants ; et, sauf au niveau des coussinets plantaires, elles sont rares dans la peau du chien. Il serait intéressant de faire une étude méthodique de la répartition de ces glandes

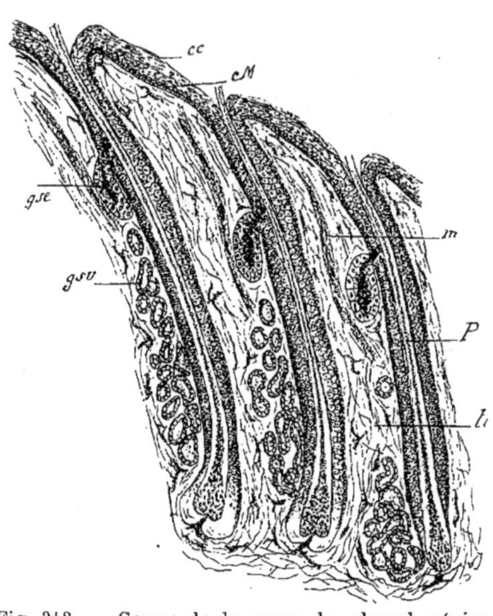

Fig. 348. — Coupe de la peau du cheval, région du poitrail.

P, poil. — *gse*, glandes sébacées. — *gsu*, glandes sudoripares. — *m*, muscles arrecteurs. — *cM*, corps muqueux de Malpighi. — *cc*, couche cornée. — *tc*, tissu conjonctif dermique.

suivant les espèces et suivant les régions dans chaque espèce.

Leur structure doit être étudiée au niveau de la partie sécrétante ou glomérulaire et au niveau de la partie excrétante ou droite. Le *tube sécréteur* est toujours renflé de calibre ; il est formé (fig. 349, 4) : 1° d'une membrane vitrée extrêmement mince, doublée d'une couche conjonctivo-élastique où se distribuent les vaisseaux ; 2° d'une couche discontinue de fibres musculaires lisses, obliquement enroulées en spirale et adhérant intimement à la face interne de la vitrée (éléments myo-épithéliaux) ; 3° enfin d'un épithélium sécréteur, composé d'une rangée de cellules prismatiques à protoplasma granuleux et strié dans le sens de la hauteur. Ces cellules laissent entre elles de fins canalicules comme on en observe entre celles du foie et du pancréas (canalicules de Saviotti), pour permettre un rapide écoulement de leur produit vers la lumière glandulaire ; elles se font en outre remarquer par certaines granulations offrant les réactions de la graisse. Après une active sécrétion, elles se sont beaucoup rapetissées et la lumière du tube s'est agrandie d'autant ; le noyau les remplit alors totalement ; le protoplasma, fortement granuleux, a perdu sa striation ; de nombreux globules blancs diapédésés se sont répandus à l'extérieur de la glande (RENAUT).

Le *tube excréteur* (fig. 349, 3) se distingue du sécréteur par son épithélium formé de deux rangées de petites cellules cubiques dont la plus interne porte une cuticule limitant nettement la lumière du canal. Ce tube atteint l'épiderme au niveau d'un espace interpapil-

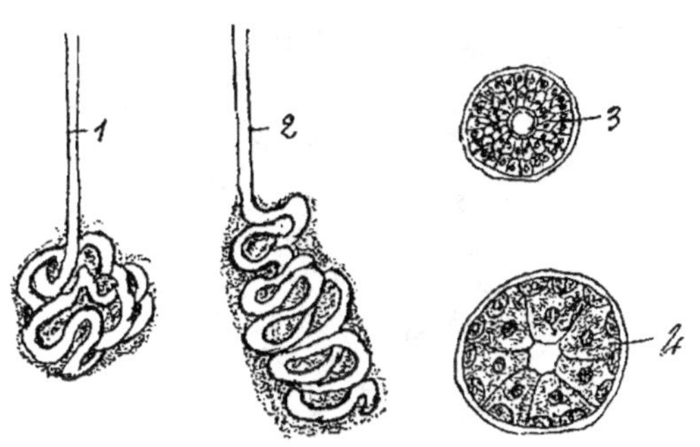

Fig. 349.

1, glande sudoripare de l'homme avec son glomérule sphérique. — 2, glande sudoripare du cheval avec son glomérule allongé. — 3, coupe de la portion droite du tube sudoripare. On voit un double revêtement épithélial et une cuticule centrale. — 4. coupe de la portion glomérulée du tube sudoripare. Entre les cellules sécrétantes et la membrane basale, on voit en coupe des fibres musculaires lisses.

laire ; là, sa vitrée se continue avec la basale superficielle, son épithélium se confond avec l'épiderme ; en sorte qu'il perd toute paroi propre et devient un simple trajet creusé entre les cellules épidermiques et plus ou moins contourné en spirale (fig. 311).

Les glandes sudoripares sécrètent, indépendamment de la sueur, une certaine quantité de graisse ; il en est même dont le produit est une véritable émulsion (glandes de l'aisselle, du pli de l'aine). Les glandes cérumineuses du conduit auditif ne sont qu'une variété de glandes sudoripares, à sécrétion grasse. Il ne faut donc pas s'étonner que les glandes sudoripares puissent suppléer les glandes sébacées, là où celles-ci font défaut.

Rappelons, en terminant, que la sécrétion de la sueur peut être provoquée expérimentalement par l'excitation de certains nerfs moteurs glandulaires qui, sans doute, traversent la membrane vitrée et viennent se terminer au contact des éléments myo-épithéliaux et des cellules sécrétantes.

C. Mamelles. — Les mamelles sont des glandes racémeuses composées, dont l'activité est subordonnée à l'état des organes génitaux internes et dont la structure varie beaucoup suivant qu'elles sont en repos ou en état de sécrétion. Elles débutent chacune, vers le milieu de la gestation, par une dépression de l'ectoderme constituant le *champ glandulaire de Huss* (fig. 350), d'où partent une quinzaine de bourgeons qui

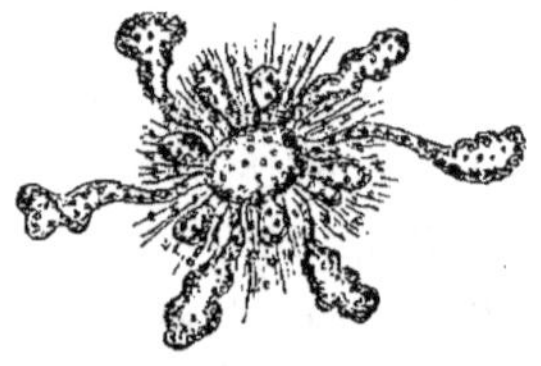

Fig. 350. — Face profonde du champ glandulaire de Huss, d'où l'on voit partir les bourgeons épithéliaux de la future mamelle.

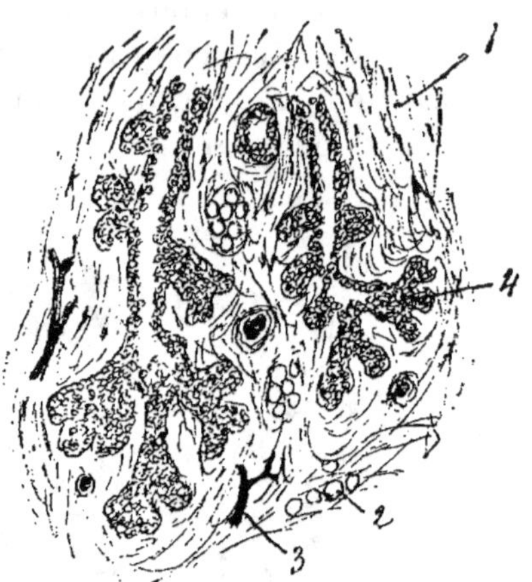

Fig. 351. — Coupe dans une mamelle qui n'a pas encore fonctionné.

1, stroma conjonctif abondant semé de lobules adipeux (2) et parcouru de vaisseaux (3). — 4, culs-de-sac sécréteurs à peine ébauchés à l'extrémité des canalicules excréteurs.

s'enfoncent, en se ramifiant, dans la profondeur du mésoderme. Une mamelle n'est donc pas une glande unique, mais un groupe de glandes, agminées sur un même champ glandulaire. — Jusqu'à l'âge de la puberté, les mamelles restent à l'état fœtal, c'est-à-dire à l'état de bourgeons épithéliaux terminés par des ramifications en massue, sans aucun cul-de-sac vésiculaire différencié (fig. 351). Chez le mâle, quand elles existent, elles restent ainsi rudimentaires toute la vie; tandis que, chez la femelle,

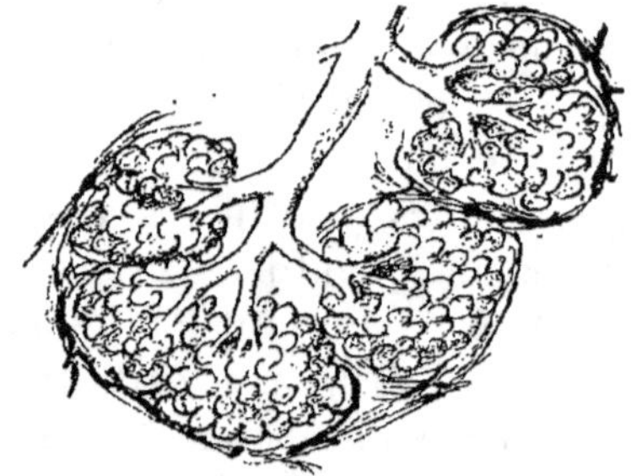

Fig. 352. — Quelques lobules de la mamelle en état de lactation.

elles subissent une sorte de recrudescence de développement quand arrive l'âge de la reproduction : les bourgeons épithéliaux poussent alors de nouvelles ramifications et les culs-de-sac commencent à se développer. Mais c'est seulement pendant la première gestation que l'on voit ceux-ci s'organiser en vue d'une sécrétion prochaine et la glande prendre sa constitution racémeuse caractéristique (fig. 352). En même temps la vascularisation augmente, le tissu conjonctif interstitiel se raréfie ; les culs-de-sac glandulaires, gonflés, se serrent les uns contre les autres et ainsi la mamelle devient dure et comme turgescente. Vers la fin de la gestation, elle se met à sécréter un liquide jaunâtre, visqueux, très albumineux, mais ne contenant qu'une très faible quantité de graisse et de sucre. Ce liquide, appelé *colostrum*, montre au microscope des amas mûriformes de granulations réfringentes agglutinées, dont l'origine est encore discutée : ce sont les corpuscules ou corps granu-

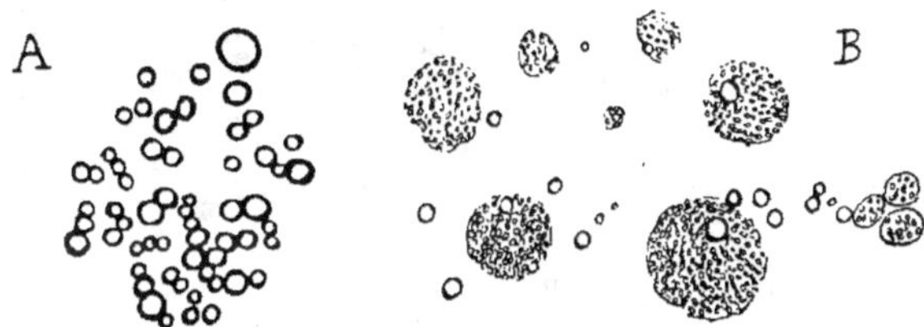

Fig. 353.

A, lait vu au microscope, avec ses globules gras. — B, colostrum, avec ses corps granuleux.

leux du colostrum (fig. 353, B). Les uns les considèrent comme des cellules épithéliales dégénérées, détachées des culs-de-sac glandulaires ; d'autres pensent que ce sont des cellules migratrices, chargées de granulations particulières ; d'autres enfin, parmi lesquels il convient de citer M. Duclert de Montpellier, affirment que ce ne sont pas des cellules, mais de simples amas de gouttelettes colloïdes, exsudées des cellules glandulaires. Quoi qu'il en soit, le lait véritable (fig. 353, A) succède bientôt au colostrum, et alors la glande présente une structure achevée que nous allons étudier en détail dans l'ordre suivant : culs-de-sac sécréteurs, canaux excréteurs, mamelon, stroma interstitiel, vaisseaux et nerfs.

CULS-DE-SAC SÉCRÉTEURS OU ALVÉOLES GLANDULAIRES. — Ces culs-de-sac sont groupés en lobules à l'extrémité des derniers canaux excréteurs ; ils sont arrondis, volumineux, et mesurent en moyenne $0^{mm},10$ à $0^{mm},20$. Ils sont formés d'une membrane propre et d'un épithélium, entre lesquels s'interposent des cellules myoépithéliales, dites cellules en panier (fig. 176). La membrane propre est excessivement mince, figurée par un simple trait. L'épithélium comprend une seule rangée de cellules polyédriques, entourant une vaste lumière qui occupe le centre du cul-de-sac (fig. 354 et 355), cellules pourvues d'un gros noyau montrant souvent des figures cinétiques, et d'un protoplasma plus ou moins chargé de globules graisseux suivant leur degré d'activité. On a constaté que les cellules en pleine activité renferment plus de graisse que celles qui sont dans un état de repos relatif, ce qui leur donne une sorte de turgescence, accusée par une plus grande hauteur; et il est digne de remarque que toutes les parties d'un même lobule ne sécrètent pas en même temps; certains culs-de-sac se reposent ou sécrètent modérément pendant que d'autres sont en pleine activité.

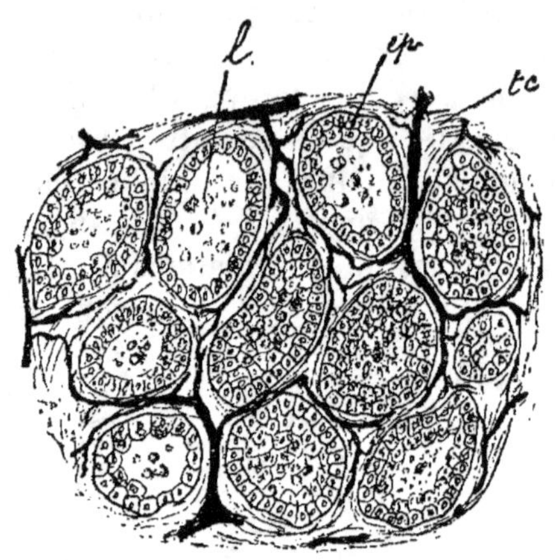

Fig. 354. — Coupe d'un lobule de la mamelle d'une chatte en lactation. (Les cellules en panier ne sont pas figurées.)

tc, stroma conjonctivo-vasculaire. — *ep*, épithélium sécréteur des culs-de-sac. — *l*, globules du lait.

La sécrétion mammaire est essentiellement mérocrine; cependant

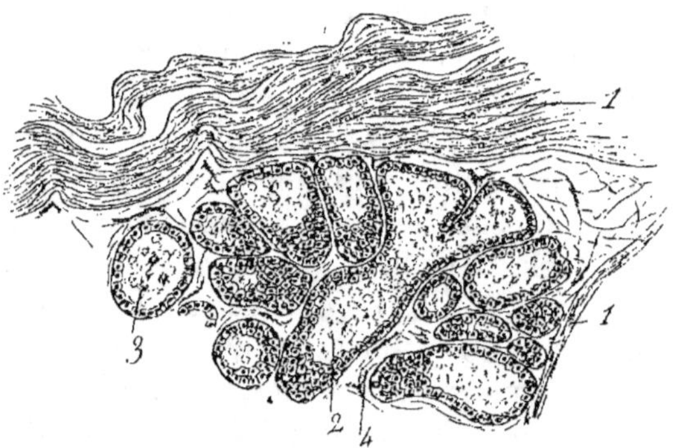

Fig. 355. — Coupe dans une mamelle de vache en lactation (grossissement : 90 D).

1, travées conjonctives. — 2, acinus coupé en longueur. — 3, acinus coupé transversalement. — 4, stroma conjonctivo-vasculaire interacineux. (A la périphérie des acini, on distingue, avec un peu d'attention, les noyaux des cellules en panier.)

dant on voit se détacher de certaines cellules, dont le noyau s'était préalablement divisé, des bourgeons qui tombent dans le produit sécrété et s'y dissolvent, et, d'après HAMMERSTEN, cette sorte d'histolyse serait l'origine de la nucléine qui, en se combinant avec l'albumine de la sécrétion séreuse, forme la nucléo-albumine ou caséine du lait. La mamelle se placerait donc entre les glandes holocrines et les glandes mérocrines, mais plus près de celles-ci que de celles-là, attendu que ses cellules ne se détruisent pas en sécrétant, elles donnent seulement, par prolifération, des bourgeons caducs. L'assimilation de la mamelle à une vaste glande sébacée n'est donc pas soutenable.

Lorsque, par certains artifices de technique, on a pu balayer l'épithélium des culs-de-sac, on constate que la membrane propre est doublée en dedans d'un curieux réseau de cellules aplaties et étoilées, dites cellules en panier ou cellules de Boll (fig. 176), qui se poursuivent sur toute l'étendue des canaux excréteurs. Ce sont des éléments myo-épithéliaux formant des espèces de réseaux contractiles qui contribuent à l'évacuation du produit de la glande.

CANAUX EXCRÉTEURS. — LACROIX, qui en a fait une étude spéciale, les divise en canaux intralobulaires, canaux interlobulaires et canaux galactophores.

Les *canaux intralobulaires* font suite immédiatement aux culs-de-sac sécréteurs; ils sont formés : 1° d'une membrane propre, beaucoup plus épaisse que celle de ces derniers; 2° d'une couche serrée de cellules en panier; 3° enfin, d'un épithélium de hautes cellules, presque cylindriques, dépourvues de granulations graisseuses, très différentes en un mot de celles qui revêtent l'intérieur des acini.

Les *canaux interlobulaires*, formés par confluence des précédents, n'ont pas, comme eux, une lumière régulièrement cylindrique; ils sont festonnés sur la coupe, à la manière des petites bronches. Ils s'en distinguent en outre par leur épithélium plus bas.

Les *canaux galactophores* sont des troncs collecteurs qui aboutissent directement au mamelon et sont en même nombre que les bourgeons primitifs de la mamelle (12 à 20). Ils se font remarquer par leur calibre irrégulier et variqueux et par leur grande dilatabilité. Leur membrane vitrée est recouverte extérieurement d'une gaine fibro-élastique et tapissée en dedans par une couche ininterrompue de cellules myo-épithéliales qui donnent appui à un épithélium simple, prismatique ou cubique.

MAMELON. — Dans les monotrèmes, il n'y a pas de mamelon ; le champ glandulaire sur lequel s'ouvrent les canaux galactophores reste à peu près à fleur de peau ou même en légère dépression (fig. 356, A). Tandis que, dans les autres mammifères, il se forme un mamelon, trayon ou tétine, qui concentre les orifices des canaux galactophores et réunit toutes les glandes correspondantes en un organe unique. Tantôt le mamelon se forme par sur-élévation du pourtour du champ glandulaire, qui ainsi s'invagine au fond d'un réser-voir ouvert au dehors par un seul orifice (exemple : vache [fig. 356, D]) ; tantôt c'est le champ glandulaire qui se soulève, et alors le mamelon est percé d'orifices multiples (jument, chatte, truie, etc. [fig. 356, B]) ; tantôt enfin le mamelon est constitué par

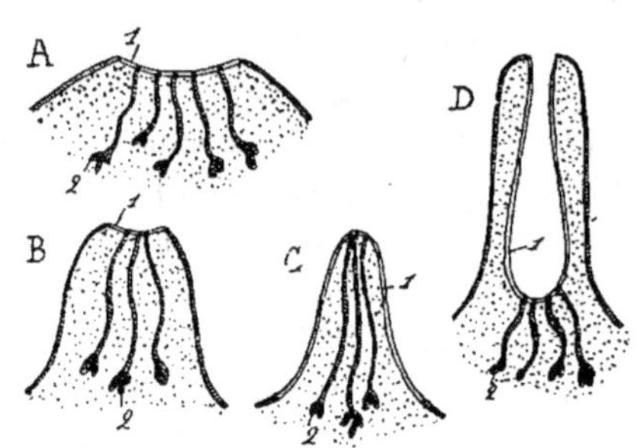

Fig. 356. — Schéma du développement du mamelon.

A, chez les monotrèmes (pas de mamelon). — B. chez la chatte, la jument, la chienne, etc. (mamelon formé par soulèvement du champ glandulaire). — C, chez la femme (mamelon formé tout entier par le champ glandulaire étiré). — D, chez la vache (mamelon formé par soulèvement de la peau au pourtour du champ glandulaire qui paraît ainsi s'invaginer).

étirement du champ glandulaire (femme [fig. 356, C]). Dans tous les cas, le derme cutané de la tétine renferme un grand nombre de fibres musculaires qui lui donnent une certaine érectilité et agissent comme sphincter à l'entour des orifices excréteurs. — L'aréole du sein de la femme correspond à la zone marginale du champ glandulaire soulevé.

STROMA. — Le stroma interstitiel de la mamelle est formé par du tissu conjonctif lâche, plus ou moins envahi par de la graisse. A la surface de la glande, il est extrêmement riche en fibres élastiques et forme une sorte de suspensoir pour les volumineuses mamelles de certains quadrupèdes.

VAISSEAUX ET NERFS. — Les artères et les veines suivent en général la distribution des canaux interlobulaires ; tandis que les capillaires enveloppent les culs-de-sac de leurs réseaux.

Les lymphatiques ont été étudiés récemment, chez la femme, par M. REGAUD, qui les distingue en lymphatiques du mamelon et de l'aréole, lymphatiques des canaux galactophores, lymphatiques glandulaires. Tous sont dépourvus de valvules et ont la structure de simples capillaires. Les lymphatiques du mamelon sont disposés, en principe, comme dans toute autre région cutanée; ils sont seulement plus nombreux que dans les régions voisines. Ceux des canaux galactophores cheminent parallèlement à ces conduits en se lançant de nombreuses anostomoses transversales; ils établissent des communications entre les lymphatiques glandulaires et les lymphatiques cutanés. Quant aux lymphatiques glandulaires, ils restent tous à l'extérieur des lobules; aucun ne va jusqu'aux culs-de-sac sécréteurs avec les vaisseaux sanguins; ils sont remarquables, en outre, par leur calibre extrèmement irrégulier et variqueux.

Les nerfs sont peu connus. On voit des fibres à myéline qui se distribuent avec les vaisseaux sanguins dans les espaces interlobulaires, mais on ne les a pas poursuivies jusqu'à leurs terminaisons. Il est probable qu'elles se répartissent entre les vaisseaux, les canaux excréteurs et les acini glandulaires.

Régression. — Après tarissement de sa sécrétion, la mamelle subit un mouvement atrophique de ses culs-de-sac sécréteurs, dont les intervalles se laissent pénétrer abondamment par le tissu conjonctif; le stroma se charge de cellules adipeuses, et les choses restent ainsi jusqu'à ce qu'une nouvelle gestation fasse reconquérir aux acini glandulaires le domaine perdu. Passé l'âge de la reproduction (ménopause chez la femme), l'atrophie de la glande se continue définitivement; il arrive un moment où ce n'est plus qu'une plaque fibro-adipeuse renfermant des vestiges de canaux excréteurs, ainsi qu'avant la puberté.

Ces flux et reflux de développement témoignent d'une plasticité de tissu extraordinaire qui explique la fréquence des néoplasmes dans les mamelles.

ARTICLE II. — MUQUEUSES EN GÉNÉRAL.

Les muqueuses sont des membranes molles, revêtues d'un enduit glaireux appelé *mucus*, qui tapissent les cavités intérieures de l'organisme en communication avec le dehors et sont en continuité avec la peau au pourtour des orifices naturels. On les désigne quelquefois sous les noms de téguments internes ou de membranes limitantes internes.

Au point de vue de la continuité, on distingue deux grandes

muqueuses, indépendantes l'une de l'autre : 1° *la muqueuse gastro-pulmonaire*, qui revêt toutes les voies digestives et respiratoires, et à laquelle se rattachent la muqueuse des voies lacrymales et celle de l'oreille moyenne; 2° *la muqueuse génito-urinaire ou uro-génitale*, qui tapisse toutes les voies d'excrétion de l'urine et des produits sexuels.

BÉCLARD assimilait toutes les muqueuses à la peau et les considérait comme une sorte de peau rentrée qui, soustraite à l'influence desséchante de l'air et aux injures extérieures, aurait pris des caractères spéciaux de mollesse et de viscosité. Il invoquait à l'appui de cette idée un certain nombre de faits parmi lesquels nous signalerons les suivants :

Dans le cas de prolapsus, certaines muqueuses restant exposées à l'air et aux injures extérieures prennent peu à peu les caractères de la peau; leur épithélium, primitivement mucosique, arrive à la kératinisation.

Au contraire, dans certains cas de contracture des membres où la peau adossée à elle-même est soustraite à tout autre contact, on la voit se ramollir superficiellement et son épiderme passer à l'état d'épithélium muqueux.

Il y a plus : TREMBLEY a montré que les hydres d'eau douce, petits polypes en forme de doigt de gant, peuvent être retournés sans cesser de vivre, bien que, après cette opération, la peau soit devenue muqueuse digestive et que la muqueuse digestive serve de peau.

Si l'on considère, d'autre part, que peau et muqueuses sont constituées par deux couches homologues, derme ou chorion, épiderme ou épithélium, on est tout naturellement conduit à les réunir en un même système, le système tégumentaire.

Mais il ne faut pas oublier que les muqueuses n'offrent pas l'uniformité de la peau; elles diffèrent beaucoup entre elles et président à des fonctions très diverses. Que de différences entre la muqueuse simplement tégumentaire de la bouche, de l'œsophage, de la vulve, du vagin, et la muqueuse digestive et absorbante de l'estomac et de l'intestin; entre cette dernière et la muqueuse respiratoire! etc., etc. — On avait cru d'abord que la provenance blastodermique de l'épithélium avait une influence décisive sur sa nature et partant sur les propriétés de la muqueuse envisagée. Il n'en est rien : un épithélium est ce qu'il doit être de par la fonction de l'organe dont il fait partie; peu importe son origine. Les trois feuillets du blastoderme donnent des épithéliums et chacun de plusieurs sortes (Voy. p. 58).

D'ailleurs, le même épithélium peut changer de structure suivant les circonstances; par exemple, passer de l'état stratifié cylindrique à l'état stratifié pavimenteux et réciproquement, comme l'épithélium vaginal des rongeurs, — ou bien de l'état cylindrique simple à l'état stratifié pavimenteux, comme l'épithélium de la muqueuse rectale en état de prolapsus.

C'est pourquoi nous renonçons à toute classification des muqueuses; le mieux est de les étudier organe par organe.

Nous considérerons ainsi successivement les muqueuses de l'appareil digestif, de l'appareil respiratoire, de l'appareil urinaire et des appareils génitaux, et, avec elles, toutes les glandes, fausses glandes ou autres organes qui peuvent leur être annexés.

CHAPITRE IV

APPAREIL DIGESTIF

Nous nous bornerons ici à l'étude histologique de la muqueuse du canal alimentaire et de ses glandes annexes.

ARTICLE Ier. — MUQUEUSE DE LA BOUCHE.

La structure de la muqueuse buccale ressemble beaucoup à celle de la peau ; elle comprend : un derme fibro-élastique, plus ou moins dense et papillaire, et un épithélium du type malpighien, c'est-à-dire stratifié pavimenteux avec une couche cornée superficielle plus ou moins consistante (fig. 357).

Cette muqueuse est particulièrement épaisse et résistante sur le palais et le dos de la langue, tandis qu'elle est très mince dans les régions soustraites au contact des aliments. Son derme est à peu près partout hérissé de papilles, même dans les régions où elle est absolument lisse et polie ; les papilles qui restent ainsi

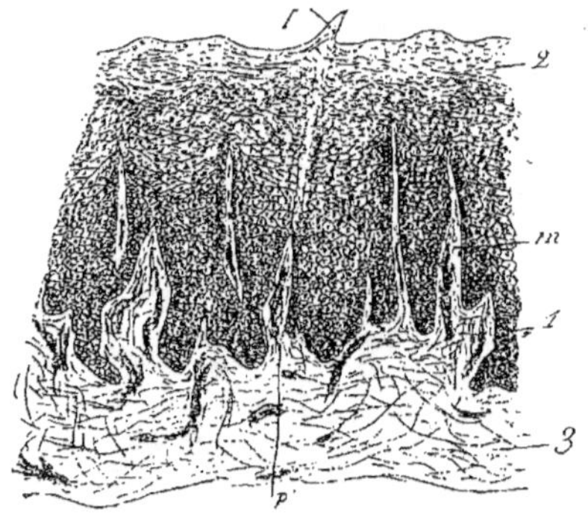

Fig. 357. — Coupe de la muqueuse linguale du chien (grossissement : 36 D).

1, couche profonde de l'épithélium. — 2, couche cornée. — 3, derme conjonctivo-vasculaire. — *p*, papille filiforme extérieure. — *p'*, papille dermique correspondante. — *m*, papille adélomorphe.

noyées dans l'épithélium, papilles adélomorphes de M. RENAUT, sont de beaucoup les plus nombreuses ; elles appartiennent toutes à la variété filiforme.

Les papilles visibles ou délomorphes se rencontrent sur le dos de la langue, dans tous les animaux, ainsi qu'à la face interne des joues et des lèvres, sur le palais et au fond du canal, dans les ruminants. Il en est d'extrêmement développées, comme celles des joues, qu'on appelle *odontoïdes*.

Au point de vue de la forme, on distingue : des papilles filiformes, simples ou composées, des papilles coniques, simples ou composées, des papilles fongiformes, simples ou composées, des papilles caliciformes, simples ou composées, des papilles foliées, etc. (fig. 358 et 359).

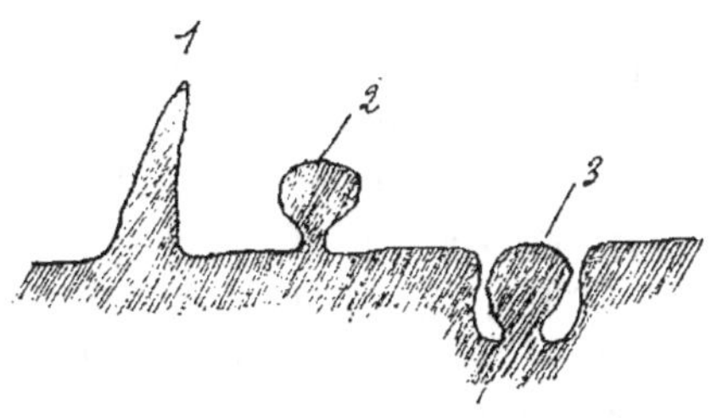

Fig. 358. — Schéma de papille filiforme (1), de papille fongiforme (2), et de papille caliciforme (3).

Les *papilles filiformes* sont en nombre incalculable ; elles forment sur le dos de la langue une sorte de gazon touffu ; tantôt elles sont molles et flexibles, comme dans l'homme, le porc, le chien, le lapin, les solipèdes ; tantôt elles sont dures et recouvertes d'un étui corné solide, comme dans le bœuf, le chat, le rat. Leur rôle est à la fois mécanique et tactile.

Les *papilles coniques* sont des papilles filiformes épaissies à la

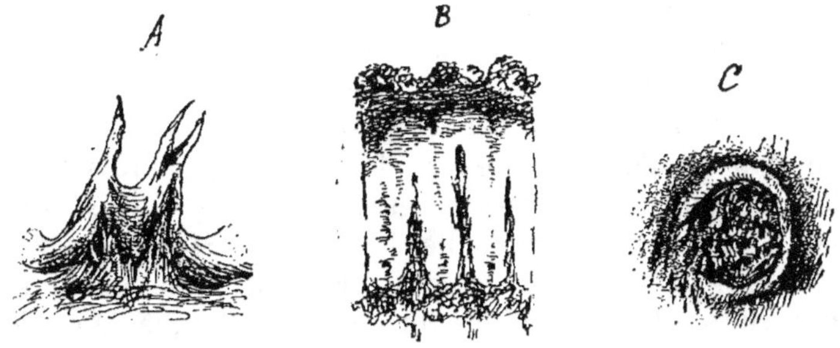

Fig. 359.

A, papille filiforme composée de la langue du chien. — B, papilles filiformes adélomorphes de la pointe de la langue du cheval. — C, papille caliciforme composée (trou borgne de Morgagni), vue de face, de la langue du cheval. (D'après MM. Chauveau et Arloing.)

base, simples ou divisées à l'extrémité, comme les grosses papilles des joues et des lèvres chez les ruminants ou celles qui garnissent la protubérance dorsale de la langue de ces mêmes animaux.

Les *papilles fongiformes* sont hémisphériques et ordinairement insérées par un pédicule, de manière à rappeler de petits cham-

pignons (fig. 358, 2). Parfois, elles brillent sur la langue comme
des perles qui y auraient été disséminées, principalement vers la
pointe et sur les bords. Elles supportent latéralement des corpuscules gustatifs.

Les *papilles caliciformes* sont des papilles fongiformes, invaginées
dans un calice, papilles plus ou moins composées et subdivisées, et
ainsi plus ou moins volumineuses. On les trouve en petit nombre
vers la base de la langue. La rainure qui les entoure est un lieu de
prédilection pour les terminaisons gustatives (fig. 358, 3 et 359, C).

Les *papilles foliées* sont agglomérées de chaque côté de la
base de la langue, au-devant du pilier postérieur, en une petite
saillie connue sous le nom d'*organe folié*, organe de Mayer,
organe latéral du goût, que l'on trouve au maximum de développement chez le lapin et le lièvre. Elles existent aussi chez les
solipèdes, le porc, le chien, le chat, le lapin et même l'homme.
Elles contiennent de nombreux bourgeons du goût (fig. 233).

Le *derme* de la muqueuse buccale présente la même texture et
la même vascularisation que le derme cutané. Il renferme des
corpuscules nerveux tactiles, de différentes variétés, que l'on
trouve principalement vers la pointe de la langue, dans des papilles
filiformes ou fongiformes.

L'*épithélium* est assez souvent pigmenté, principalement chez
les ruminants et les carnivores ; il repose sur une basale d'une
extrême minceur. Sauf en certaines régions, il ne renferme pas
de granulations d'éléidine, en sorte que la kératinisation des
cellules superficielles respecte leurs filaments unitifs et par
conséquent leur cohérence ; elle laisse aussi leur noyau très
apparent. Au surplus cette couche cornée ne prend quelque dureté que sur certaines papilles du dos de la langue de quelques
animaux ; il faut ordinairement le microscope pour la discerner ;
ses éléments écailleux desquament dans la salive et se laissent
facilement arracher par râclage. Elle disparaît dans les cryptes
amygdaliens, dans la rainure des papilles caliciformes, ainsi que
dans les intervalles des papilles foliées.

ANNEXES DE LA MUQUEUSE BUCCALE

Indépendamment des amygdales et des cryptes amygdaloïdes,
que nous avons déjà étudiés (p. 372), il faut signaler les dents

et les glandes salivaires. Nous n'indiquerons que pour mémoire les poils de la face interne des joues, chez le lapin et le lièvre.

A. — Dents.

Définitions. — Les dents sont des organes tout spéciaux, qui tiennent des os par leur structure, des poils par leur mode de développement. On pourrait les comparer à d'énormes papilles buccales invaginées, en état d'ossification, et revêtues d'émail en guise d'épithélium. DE BLAINVILLE les classait dans son groupe des phanères.

Toute dent de mammifère est enfoncée dans une cavité des maxillaires appelée *alvéole*, cavité primitivement close où elle s'est développée. Elle est creusée intérieurement d'une cavité ouverte à son extrémité enchâssée, logeant une délicate papille, dite *pulpe* ou *bulbe dentaire*, qui s'élève du fond de l'alvéole et représente en quelque sorte le moule sur lequel la dent s'est formée. Elle comprend une partie libre et une partie enchâssée, tantôt séparées par un collet, tantôt en continuité insensible. On désigne communément la partie enchâssée sous le nom de *racine*, la partie libre sous celui de *couronne*; mais ces appellations ne sont pas toujours correspondantes : la ou les racines sont des parties atténuées, non revêtues d'émail, qui poussent dans l'os jusqu'à oblitération de leur orifice terminal; elles partent en général d'un collet où s'arrête l'émail; la couronne est une partie plus ou moins renflée, revêtue d'émail, qui pousse au contraire vers l'extérieur jusqu'à émergence complète.

1° Il est des dents sans racine, quoique profondément implantées; ce sont des dents à croissance permanente, qui restent toujours creuses et largement ouvertes à l'extrémité enchâssée; l'émail les revêt sur toute leur longueur (à moins qu'il ne fasse complètement défaut). Telles sont les canines du verrat et du sanglier, les grandes incisives des rongeurs, et, d'une manière générale, les *défenses*.

2° Il est des dents radiculées et partant à croissance limitée, dont la couronne dépasse de beaucoup en hauteur la saillie qu'elles doivent faire dans la bouche; ces dents continuent leur éruption jusqu'à un âge plus ou moins avancé, de manière à compenser l'usure qu'elles éprouvent; leur pousse n'est pas la conséquence de leur croissance, mais bien d'une expulsion progressive de l'alvéole. Telles sont les dents des solipèdes.

3° Enfin, il est des dents radiculées dont la couronne correspond juste à la saillie qu'elles doivent faire dans la bouche; leur éruption est rapidement achevée car le collet arrive vite à la gencive; il y a alors exacte équivalence entre partie enchâssée et racine d'une part, partie libre et couronne d'autre part.

Une dent radiculée peut avoir une ou plusieurs racines : elle en a une quand elle ne reçoit qu'un seul faisceau de vaisseaux sanguins et n'adhère au fond de l'alvéole que par un unique pédoncule ; c'est ce que l'on constate toujours dans les incisives et les canines. Elle en a 2, 3, 4, 5, etc., lorsque les communications vasculaires entre le bulbe et les parties sous-jacentes sont établies sur 2, 3, 4, 5,... points différents, ainsi qu'on le remarque en général dans les molaires. Le nombre des racines est en rapport avec le volume et la complication de la couronne. Leur formation est toujours consécutive à celle de cette dernière et leur croissance descendante se continue jusqu'à oblitération de l'orifice de la pulpe.

La hauteur de la couronne est en raison directe de l'usure à laquelle elle est soumise; si bien que, connaissant la quotité de cette usure, on peut déduire jusqu'à un certain point la longévité de l'espèce envisagée; par exemple, les molaires de 2ᵉ dentition des solipèdes ont une couronne de 7 à 10 centimètres, sorte de fût parallélipipédique qui use à raison de 3 millimètres environ par an et sort de son alvéole de la même quantité; la longévité de ces animaux est de trente à trente-cinq ans.

Structure. — Ces notions générales étant posées, abordons l'étude de la structure. Elle comprend des *parties dures* et des *parties molles*. Les parties dures qui, pour le vulgaire, forment toute la dent, ne sont cependant que le produit des parties molles ; ce sont : l'ivoire, l'émail et le cément (fig. 360).

Ivoire. — L'ivoire ou dentine est la partie essentielle de toute dent. C'est une substance très dure, d'un blanc tirant un peu sur le jaune ou le gris bleuâtre, disposée en couche plus ou moins épaisse autour de la cavité dentaire interne ou cavité de la pulpe. Sa face interne fait paroi à cette cavité; sa face externe est revêtue d'émail sur la couronne, d'une mince écorce de cément sur la ou les racines. Dans les défenses, le revêtement émailleux est souvent incomplet ou même nul.

Examiné au microscope, l'ivoire se montre parcouru dans son épaisseur par un grand nombre de canalicules qui s'ouvrent sur sa face interne, au contact de la pulpe, et se terminent vers la face externe, après s'être ramifiés et anastomosés, dans un réseau lacunaire extrêmement développé connu sous le nom d'es-

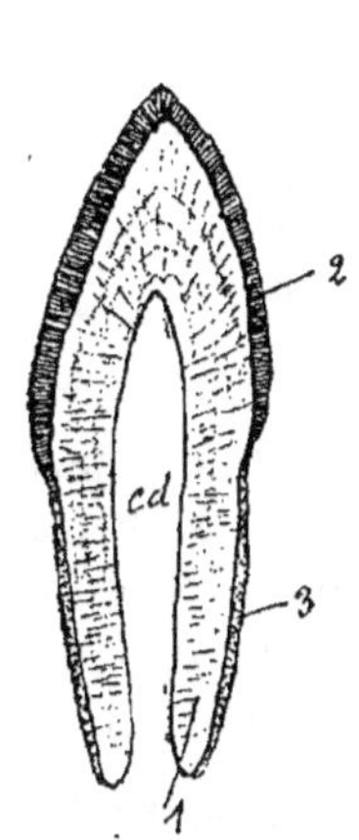

Fig. 360. — Coupe longitudinale d'une dent pour montrer la disposition relative des parties dures qui la composent.

cd, cavité dentaire. — 1, ivoire. — 2, émail. — 3, cément.

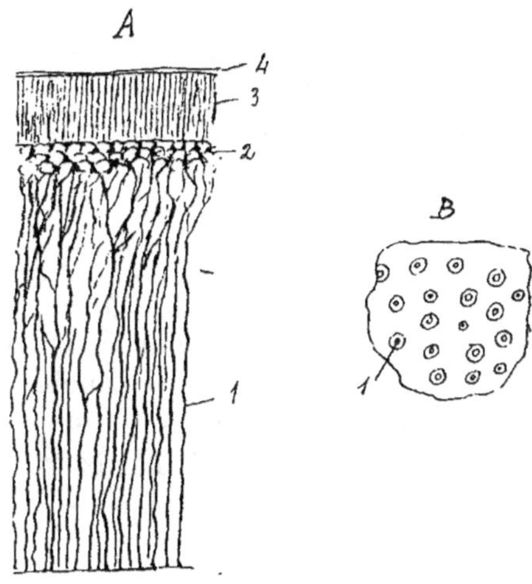

Fig. 361. — A, coupe de l'ivoire et de l'émail suivant leur épaisseur.

1, canalicules de l'ivoire. — 2, espaces interglobulaires de Czermak. — 3, prismes de l'émail. — 4, cuticule de l'émail.

B, coupe tangentielle de l'ivoire.

On voit que les canalicules ont une paroi propre.

paces interglobulaires de Czermak (fig. 361, A). Ces espaces communicants, séparés par des globes de dentine, reçoivent aussi, au niveau de la racine de la dent, les canalicules des ostéoplastes les plus internes du cément.

Les canalicules de l'ivoire ont de 4 à 5 μ de diamètre au voisinage de la pulpe ; ils diminuent de calibre en s'en éloignant, en même temps qu'ils se divisent; leurs dernières ramifications sont si ténues qu'elles sont difficilement perceptibles, même aux forts grossissements. Ils renferment des fibres protoplasmiques qui les parcourent dans la plus grande partie de leur longueur, et qui se détachent d'une couche de cellules appliquées en revêtement sur le bulbe, cellules dites *odontoblastes* sur lesquelles nous reviendrons plus loin : ce sont les *fibres de Tomes* (du nom de l'auteur qui les découvrit en 1853).

La substance fondamentale de l'ivoire, coulée dans les intervalles des canalicules, est assimilable à celle de l'os ; elle se différencie légèrement autour de ceux-ci pour leur former une paroi propre qui est très manifeste sur les sections transversales (fig. 361, B). Voici la composition chimique de l'ivoire, d'après une analyse de Bibra.

Mat. organ.	Osséine	27,61	p. 100
	Graisse	0,40	—
Sels minér.	Phosphate et fluorure de chaux	66,72	—
	Phosphate de magnésie	1,08	—
	Carbonate de chaux	3,36	—
	Sels solubles	0,83	—
		100,00	

L'ivoire augmente de quantité jusqu'à ce que la cavité de la pulpe soit oblitérée par suite d'un dépôt concentrique de nouvelles couches, souvent distinctes des couches primitives grâce à des lignes de stratification dites lignes de contour d'Owen, ou à une couleur différente. Les odontoblastes reculent au fur et à mesure que ce dépôt s'effectue, et les fibres de Tomes s'allongent.

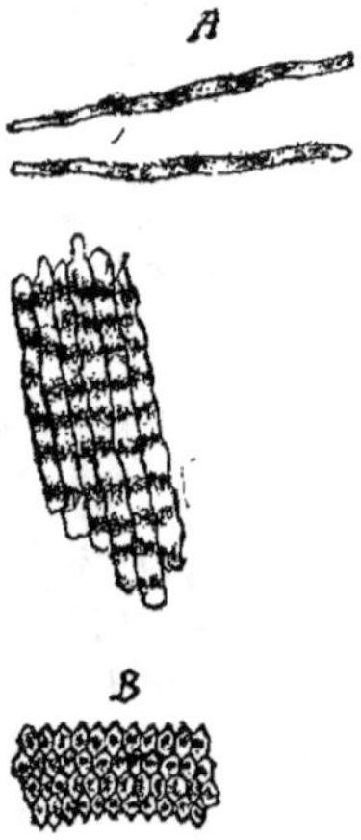

ÉMAIL. — L'émail s'étend en une couche vitreuse, plus ou moins mince, à la surface de l'ivoire, sur la couronne de la dent. C'est une substance extrêmement dure, cassante, translucide, donnant aux dents, là où elle est à nu, une belle couleur blanc mat, tirant parfois sur le bleuâtre. Elle est plus épaisse sur la face excentrique et sur les saillies des dents que sur leur face concentrique ou dans leurs excavations. Parfois elle manque partiellement ou même totalement.

Après l'action prolongée de l'acide chlorhydrique étendu, on détache de la surface de l'émail une mince couche amorphe dite *cuticule de l'émail.*

Fig. 362. — Prismes de l'émail vus en long, isolés ou assemblés (A) et vus en coupe (B).

Sur la cassure, l'émail se montre très nettement strié suivant son épaisseur. Au microscope (fig. 362), on constate qu'il est constitué par des prismes juxtaposés, implantés perpendiculairement sur l'ivoire et légèrement onduleux ; ces prismes sont intimement soudés ; lorsqu'ils laissent des vides, c'est le résultat d'un développement anormal. Vus en coupe transversale, ils figurent une sorte de mosaïque hexagonale rappelant celle que donne la section des fibres du cristallin.

La composition chimique de l'émail décèle une proportion considérable de sels calciques avec une quantité très faible de matière organique, qui va en diminuant avec l'âge. Voici d'ailleurs une analyse de Hoppe-Seyler.

	Enfant nouveau-né.	Adulte.
Matière organique..........	15,59 p. 100	3,60 p. 100
Phosphate de chaux........	75,23 —	}
Carbonate de chaux	7,18 —	96,00 —
Phosphate de magnésie....	1,72 —	1,05 —
— de fer......... .	0,63 —	»
Sels solubles..............	0,35 —	»

CÉMENT. — Le cément, *cortical osseux* de Ténon, forme une légère couche incrustante à la surface des racines, dans toutes les dents ;

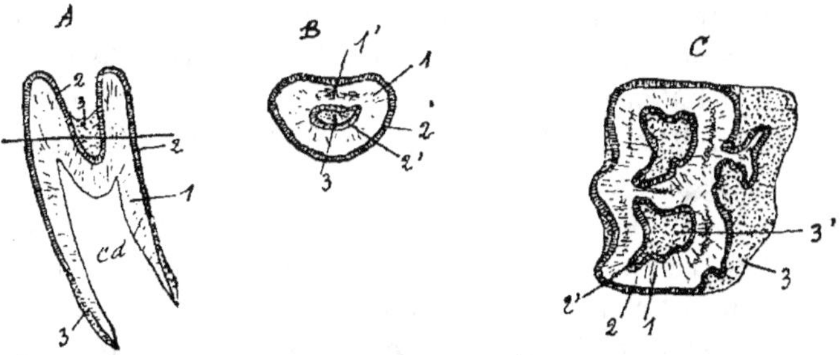

Fig. 363. — Arrangement des diverses parties dures des dents.

A, Coupe longitudinale d'une incisive vierge de cheval.

cd, cavité dentaire. — 1, ivoire. — 2, émail. — 2', émail réfléchi dans la cavité dentaire externe. — 3, cément d'incrustation de la racine. — 3', noyau cémenteux du fond du cornet dentaire.

B. Coupe transversale de la dent A, passant à travers le noyau cémenteux du cornet dentaire.

1, ivoire primitif. — 1', ivoire de nouvelle formation formant *étoile dentaire*. — 2, émail d'encadrement. — 2', émail central. — 3, îlot de cément entouré par l'émail central.

C, Table d'une dent molaire supérieure de solipède.

1, ivoire montrant plusieurs étoiles dentaires. — 2, émail d'encadrement. — 2', émail central constituant deux cercles distincts. — 3, cément périphérique. — 3', îlots de cément circonscrits par les émaux centraux.

il est absent ou à peu près sur la couronne des dents des carnivores et des omnivores, qui ont ainsi leur émail à nu ; tandis qu'il revêt plus ou moins la couronne des dents des herbivores, en s'amoncelant dans les excavations (fig. 363). Il est si abondant sur les molaires des Solipèdes et des Éléphants qu'il peut atteindre le volume de l'ivoire et même le dépasser.

C'est une substance jaunâtre, dont les caractères physiques, chimiques et histologiques sont ceux du tissu osseux compact. Au microscope, elle se montre parsemée d'ostéoplastes, dont les plus internes s'ouvrent dans le réseau lacunaire superficiel de l'ivoire, là où il n'y a pas d'émail interposé. En couche mince, le cément ne présente point de canaux de Havers ni de vaisseaux sanguins; ceux-ci apparaissent quand il a quelque épaisseur; on voit alors une stratification de lamelles osseuses formant systèmes de Havers, systèmes intermédiaires et système périphérique.

Le cément fait corps avec l'ivoire sur les racines, tandis qu'il n'adhère pas toujours très solidement à l'émail; il s'en détache parfois en plaques exfoliantes. Il paraît certain que cette écorce osseuse perd toute vitalité en se séparant de sa matrice, le périoste alvéolaire, du fait de l'éruption de la dent.

Il ne faut pas confondre le cément avec le *tartre*, sorte de concrétions plus ou moins dures, jaunes, grises ou noirâtres, qui se déposent à l'émergence des dents ou dans leurs intervalles. Le tartre est un dépôt accidentel, le cément une partie normale.

Les *parties molles* des dents sont : la pulpe, le périoste alvéolo-dentaire et la gencive.

Pulpe. — La pulpe est une sorte de papille surgissant du fond de l'alvéole et remplissant la cavité intérieure de la dent. Son volume diminue graduellement avec l'âge, au fur et à mesure que de nouvelles couches d'ivoire se déposent, en sorte que, vers la fin de la vie, elle est réduite à un mince filet ou même a totalement disparu. Alors la dent, privée de sa moelle nourricière, n'est plus qu'un corps étranger, un chicot plus ou moins branlant qui finit par tomber.

La pulpe est formée d'un tissu conjonctif mou, rosé, imprégné d'un liquide fortement alcalin, contenant en dissolution une matière albuminoïde particulière. On y voit, au microscope, une trame fibrillaire infiltrée de cellules et parcourue par de nombreux capillaires sanguins qui aboutissent à un fin réseau superficiel, ainsi que par des fibres nerveuses dont le mode de terminaison est encore discuté. A la surface se trouve la couche des *odontoblastes* (fig. 366), cellules ovoïdes ou piriformes, implantées perpendiculairement et communiquant à leur base avec un substratum de cellules étoilées et anastomosées. Ces odontoblastes fournissent chacun une fibre de Tomes qui s'engage dans l'ivoire ; ils forment avec les cellules sous-jacentes une couche périphérique condensée qui a souvent été décrite à part sous le nom de *membrane préformative*.

Par les fibres de Tomes, la pulpe pénètre l'ivoire dans son épaisseur et lui communique la vitalité ; l'ivoire en effet n'est pas un simple produit de sécrétion, inerte comme l'émail ; c'est un véritable tissu comme l'os, doué d'une sensibilité propre qu'on attribue généralement à des fibrilles nerveuses qui accompagneraient les fibres de Tomes dans leurs canalicules.

PÉRIOSTE ALVÉOLO-DENTAIRE. — C'est une membrane fibreuse, plus adhérente à la surface de la dent qu'à la paroi de l'alvéole et qui s'arrache d'ordinaire avec la dent. Elle fait suite au périoste superficiel, lequel est confondu lui-même avec le chorion de la gencive. La pulpe n'en est qu'un processus.

Le périoste alvéolo-dentaire est dépourvu de fibres élastiques ; mais en revanche il est très riche en vaisseaux sanguins et en nerfs, surtout au contact de la dent. Il fonctionne comme périoste à l'égard de cette dernière qu'il est chargé de cémenter ; aussi sa couche ostéogène est-elle tournée contre la dent et d'autant plus épaisse que le cément doit être plus abondant. MAGITOT a décrit cette couche à part sous le nom de *germe* ou *organe du cément*.

GENCIVES. — Ce n'est autre chose que la partie de la muqueuse buccale qui se relève contre la dent, l'enserre et contribue à la sceller dans l'alvéole. La muqueuse gingivale est épaisse et en quelque sorte scléreuse, complètement dépourvue de glandes ; les prétendues glandes du tartre décrites par SERRES n'existent pas.

Développement. — Avant d'apparaître dans la bouche, les dents se développent au sein des os maxillaires, dans des cavités appelées sacs ou follicules dentaires. Il y a lieu d'étudier : 1° la genèse du follicule ; 2° la formation de la dent.

A. GENÈSE DU FOLLICULE DENTAIRE. — Longtemps on admit la théorie de Goodsir, suivant laquelle les follicules dentaires se seraient formés par invagination de la muqueuse buccale sur les bords maxillaires ; celle-ci se serait déprimée d'abord en gouttière, et, au fond de cette gouttière, les dents auraient apparu comme autant de papilles qui, plus tard, se seraient enfermées chacune dans une cavité grâce à un cloisonnement transversal.

Les recherches de CH. ROBIN et MAGITOT démontrèrent l'erreur de cette théorie. Mais c'est à Kolliker (1863) que revient le mérite d'avoir découvert que le follicule dentaire débute par un bourgeon épithélial, à la manière d'un poil ou d'une glande, et que, ainsi, le germe de l'émail précède le germe de l'ivoire.

De bonne heure on voit se former, sur les bords maxillaires de l'embryon, un amoncellement épithélial qui persistera jusqu'à l'époque de sortie des dents, c'est le *bourrelet gingival* ou mur saillant de Pouchet. Bientôt après, une involution de l'épithélium donne naissance à la *lame dentaire* qui s'enfonce dans les bords maxillaires sans présenter d'interruption. Cette lame bourgeonne

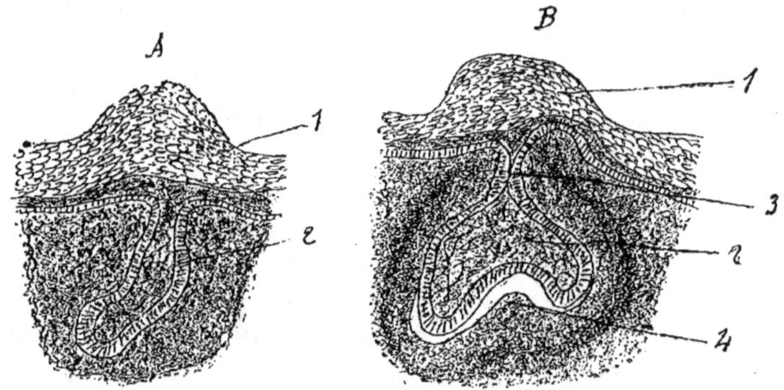

Fig. 364. — Coupes de la mâchoire chez l'embryon pour montrer le mode de développement des dents.

A : 1, épithélium gingival formant bourrelet. — 2, lame dentaire.
B : 1, bourrelet gingival. — 2, organe adamantin dont le centre est déjà gélatiniforme, tandis que la superficie montre l'épithélium adamantin. — 3, lame dentaire. — 4, papille mésodermique qui sera bientôt le germe ou organe de l'ivoire.

ensuite en différents points de sa longueur, et ces bourgeons épithéliaux ne sont autre chose que les *organes adamantins*, premiers germes des futures dents (fig. 364).

Les organes adamantins s'épanouissent dans le tissu embryonnaire des mâchoires, s'excavent à leur extrémité et prennent la forme de capuchons ou de clochettes. D'abord rattachés à la lame dentaire par un pédicule plus ou moins long, ils s'isolent ensuite par rupture de ce dernier. Le tissu mésodermique embrassé par l'organe adamantin se différencie en une papille spéciale et devient *l'organe de l'ivoire*. C'est de l'action de ces deux germes accouplés que la dent va naître. Une couche fibreuse se forme autour d'eux et le follicule se trouve ainsi constitué.

a) L'*organe de l'émail*, qui en est la partie primordiale, subit dans son centre une curieuse dégénérescence; les cellules s'écartent, prennent la forme étoilée et se noient dans une substance gélatiniforme abondante; on croirait avoir sous les yeux du tissu conjonctif muqueux. Seules les cellules périphériques conservent le caractère épithélial; elles constituent un revêtement régulier, soit sur la face externe contre la paroi folliculaire, soit sur la face interne contre le germe de l'ivoire. Les cellules internes, connues sous le nom d'*adamantoblastes*, atteignent jusqu'à un dixième de millimètre de hauteur et constituent une sorte d'épithélium bacillaire d'une admirable régularité (fig. 365).

Lorsque l'organe adamantin s'est séparé de la lame dentaire par rupture de son pédicule, on voit celui-ci bourgeonner irrégulièrement et semer le tissu des mâchoires d'amas épithéliaux qui ont donné le change à quelques auteurs et fait croire à l'existence de glandes tartariques. Ces *débris paradentaires* peuvent, d'après KOLLMANN, être le point de départ de dents surnuméraires; ils se dirigent, en général, du follicule vers la gencive et sont peut-être destinés à frayer ou du moins à marquer le chemin que suivra la dent au moment de son éruption (*gubernaculum dentis*). Généralement ils disparaissent par résorption; mais il n'est pas rare d'en voir persister jusqu'à l'âge adulte, et ces débris, anormalement persistants, seraient, chez l'homme, l'origine de diverses tumeurs des mâchoires (Malassez).

b) L'*organe de l'ivoire*, bulbe ou papille dentaire, est encapuchonnée par l'organe de l'émail et présente exactement la forme de la couronne de la dent future, qui se déposera à sa surface comme sur un moule (fig. 365). Il est formé d'un tissu conjonctif embryonnaire, très riche en cellules et en substance amorphe,

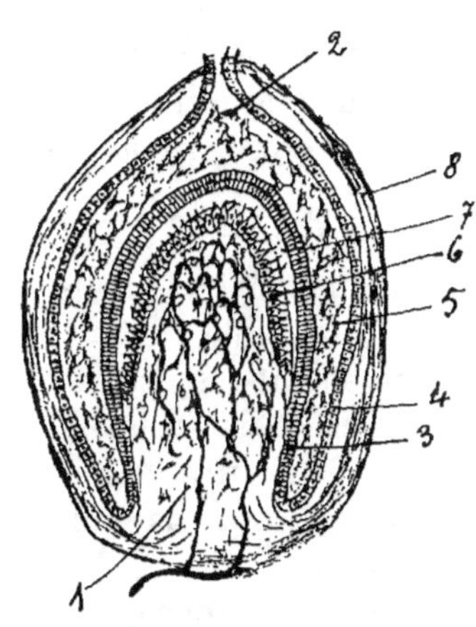

Fig. 365. — Coupe demi-schématique d'un follicule dentaire.

1, germe de l'ivoire. — 2, germe de l'émail. — 3, épithélium adamantin. — 4, épithélium externe s'atrophiant de bonne heure. — 5, cellules centrales dégénérées du germe de l'émail. — 6, couche des odontoblastes ou cellules de l'ivoire. — 7, première couche d'ivoire que les cellules adamantines vont bientôt recouvrir de prismes émailleux. — 8, paroi folliculaire dont la couche interne constitue le germe du cément.

ainsi qu'en vaisseaux sanguins. A sa surface, on distingue déjà la couche des odontoblastes de WALDEYER avec son substratum de cellules étoilées.

c) La *membrane folliculaire* part de la base de la papille dentaire et s'élève latéralement pour fermer le follicule par en haut au moment où se rompt le pédicule adamantin.

Lorsqu'il s'agit d'une dent à couronne cémentée, telle qu'une molaire de cheval ou d'éléphant, la paroi folliculaire fibreuse est doublée en dedans d'une couche épaisse d'un tissu conjonctif mou, grisâtre, riche en cellules et en vaisseaux sanguins, que CH. ROBIN et MAGITOT ont décrite à part sous le nom d'*organe du cément*, car c'est une véritable couche ostéogène.

Les premiers follicules qui se développent sont ceux des dents de lait; ils occupent toute l'étendue des bords maxillaires; mais, à mesure que ceux-ci s'allongent en arrière, la lame dentaire participe à cet allongement et émet successivement les organes adamantins de la première, de la deuxième et de la troisième arrière-molaire. Ceux-ci ne procèdent pas l'un de l'autre comme l'avaient cru LEGROS et MAGITOT, mais directement de la lame dentaire, ainsi que l'ont montré POUCHET et CHABRY.

Quant aux follicules des dents remplaçantes, ils se forment en dessous et en dedans de ceux des dents caduques, par le même procédé. Les organes adamantins qui en sont les points de départ sont très longuement pédiculés, du fait de leur situation profonde, et leurs pédicules sont ordinairement spiralés. D'après LEGROS et MAGITOT, ces organes adamantins de deuxième génération bourgeonneraient du pédicule de ceux de la première génération. S'il faut en croire POUCHET et CHABRY, ils proviendraient directement de la lame dentaire, qui, pour chaque dent diphysaire, bourgeonnerait en double : un premier bourgeon pour la dent caduque, un deuxième pour la dent remplaçante. Quoi qu'il en soit, le follicule de cette dernière se constitue très lentement et n'entre généralement en activité que longtemps après la naissance.

B. FORMATION DE LA DENT. — Le follicule dentaire grandit peu à peu, concurremment avec les maxillaires, jusqu'à ce que le bulbe ait acquis la forme et les dimensions de la couronne de la future dent. A ce moment, l'organe adamantin s'est plus ou moins aminci par réduction de son centre muqueux; son épithélium interne est au contraire plus développé que jamais; l'organe de

de l'ivoire est chargé de grains phosphatiques à sa périphérie.
C'est alors qu'apparaissent les premières couches d'ivoire et
d'émail. L'ivoire se dépose tout d'abord sur la ou les parties cul-
minantes du bulbe qu'il coiffe de petits chapeaux, s'agrandissant
et s'épaississant peu à peu jusqu'à enveloppement complet. Les
parties en creux sont toujours les dernières recouvertes. Cette
formation est l'œuvre des odontoblastes, qui agissent comme les
ostéoblastes dans le phénomène de l'ossification : ils sécrètent,
pour ainsi dire, la dentine comme ceux-ci sécrètent l'os ; mais, au
lieu de se laisser enfermer par elle, ils reculent au fur et à mesure
que de nouvelles couches s'ajoutent aux précédentes, et ainsi les
prolongements qu'ils émet-
tent dans cette formation
(fibres de Tomes) atteignent
une extrême longueur.

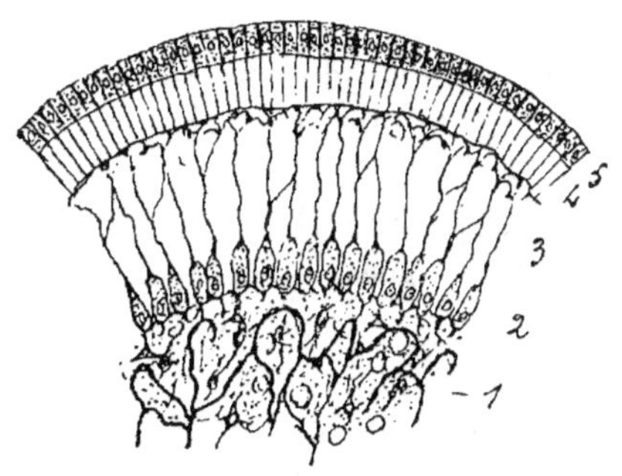

Fig. 366. — Coupe demi-schématique d'une
dent en voie de développement.

1, germe de l'ivoire. — 2, odontoblastes. — 3, couche
d'ivoire creusée de canalicules pour recevoir les prolongements des odontoblastes. — 4, couche d'émail. — 5, cellules adamantines, ayant formé chacune un prisme émailleux.

Sitôt les premières cou-
ches d'ivoire déposées, l'é-
pithélium adamantin se
charge de les émailler,
chacune de ses cellules exsu-
dant, en quelque sorte, un
prisme d'émail qui se fixe
perpendiculairement sur l'i-
voire (fig. 366). Lorsque les
prismes émailleux sont
achevés, les cellules adamantines qui les ont sécré-
tés disparaissent sans laisser d'autre trace que leur plateau, qui
forme la cuticule de l'émail. L'épithélium adamantin s'en va ainsi
de haut en bas ; mais il en reste un anneau à la base du follicule
tant que la couronne de la dent n'a pas acquis toute sa hauteur,
et, dans les dents à croissance continue comme les incisives des
rongeurs, cet anneau adamantin est persistant.

Le cément ne commence à se déposer que lorsque l'organe
adamantin a disparu ; si cet organe persiste jusqu'au moment
de l'éruption, la dent sort à travers, non cémentée, ainsi qu'on le
remarque dans l'homme, le porc, le chien, etc. Si, au contraire,
il disparaît avant l'éruption, comme cela se passe dans les herbivores, la dent est cémentée plus ou moins abondamment sur sa

couronne. Cette cémentation est, avons-nous dit, un phénomène d'ossification qui a pour siège la couche interne de la paroi folliculaire. Elle n'est active et abondante qu'à la partie supérieure du sac dentaire, vu que, à l'état normal, le cément n'existe en couche de quelque épaisseur que sur la partie libre de la couronne et est extrêmement rare sur la partie enchâssée, de même que sur les racines. Il s'ensuit que, dans les molaires à pousse constante, la couronne se cémente au fur et à mesure qu'elle sort de l'alvéole : on voit à l'ouverture de celui-ci une couche ostéogène épaisse et persistante, sorte de germe annulaire du cément.

Croissance et éruption. — La dent, continuant à croître par la base, s'enfonce dans le maxillaire en même temps qu'elle pousse vers la gencive; l'os se résorbe au-devant d'elle et se perfore d'un *iter dentis* qui s'agrandit de plus en plus. Les tissus mous se résorbent à leur tour et la dent apparaît enfin dans la bouche. Les bourgeons épithéliaux paradentaires contribuent peut-être à la résorption qui lui fraye passage; ils servent du moins à tracer le chemin de l'éruption à la manière d'un *gubernaculum dentis*.

Le mouvement d'éruption est dû moins à la croissance de la dent qu'à un travail du maxillaire tendant à son expulsion. D'ailleurs, au moment où elle traverse la gencive, la couronne est généralement achevée, souvent même la ou les racines sont commencées. Il semble qu'il y ait réaction réciproque entre l'os et la dent : d'une part la dent creuse l'os en s'accroissant, d'autre part l'os réagit et tend à rejeter la dent au dehors. Ces phénomènes sont manifestes dans les dents à croissance permanente, qui s'enfoncent dans les maxillaires en même temps qu'elles s'allongent au dehors. Dans les dents radiculées, l'éruption n'est achevée qu'autant que le collet est arrivé à la gencive.

L'éruption des dents n'est donc point une effraction; elle est préparée par des modifications des tissus ambiants; il n'y a rien de violent dans les phénomènes physiologiques, et l'on peut se demander si certains médecins n'exagèrent pas quand ils attribuent à la dentition une multitude de troubles graves, parfaitement inconnus chez les animaux.

Quoi qu'il en soit, le follicule dentaire ouvert par l'éruption devient alvéole; sa paroi constitue le périoste alvéolo-dentaire, continu avec la gencive; le germe ou organe de l'ivoire persiste sous forme de pulpe ; seul l'organe de l'émail disparaît, encore en reste-t-il parfois un vestige, comme nous l'avons dit plus haut.

Une fois dans la bouche, les dents continuent à s'accroître par formation concentrique de nouvelles couches d'ivoire aux dépens de la pulpe, couches se distinguant de l'ivoire primitif par une couleur ordinairement plus foncée et se débordant les unes les autres de manière à allonger la dent tout en oblitérant sa cavité intérieure (fig. 367). Tant que l'orifice de l'extrémité enchâssée reste ouvert, la dent continue à s'allonger ; elle a atteint toute sa longueur dès que cet orifice est fermé. Les dents à croissance permanente ont toujours cet orifice largement béant et conséquemment n'ont ni collet ni racines. Dans les dents ordinaires, la croissance est limitée et se fait en deux temps, un pour la couronne, un pour la ou les racines ; lorsque la couronne est achevée, le bulbe s'étrangle plus ou moins, s'atténue en une ou plusieurs pointes, et ainsi se forment collet et racines. L'émail ne s'étend jamais sur les racines ; il s'arrête au collet.

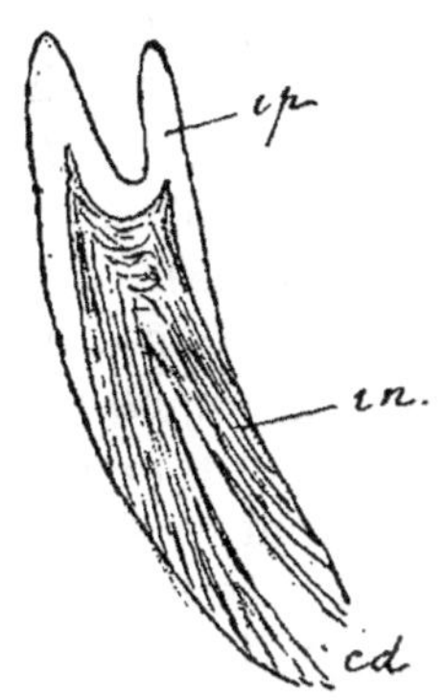

Fig. 367. — Schéma du mode d'accroissement de l'ivoire après l'éruption de la dent. (Incisive de solipède.)

cd, cavité dentaire. — *ip*. ivoire primitif. — *in*. ivoire de nouvelle formation.

Dentitions successives. — On distingue des dents temporaires et des dents permanentes ; celles-ci ne poussent qu'une fois (arrière-molaires) ; celles-là tombent et cèdent leur place à d'autres dents plus ou moins semblables qui sont définitives : telles sont, en général, toutes les dents précédant les arrière-molaires. L'ensemble des dents caduques ou dents de lait forme la première dentition. L'ensemble des dents remplaçantes et des dents permanentes constitue la deuxième dentition ou dentition de l'adulte. Les deux dentitions successives sont nécessitées par l'accroissement général du jeune sujet et par l'évolution particulière de ses mâchoires. Il est certain, en effet, que les petites mâchoires du jeune ne pouvaient donner place qu'à des dents petites et peu nombreuses, qui ne tardent pas à devenir insuffisantes ; aussi des dents nouvelles se développent-elles, soit en dessous des dents de lait, qu'elles finissent par remplacer, soit à leur suite, au fur et à mesure que les maxillaires s'allongent.

Il ne faudrait pas croire toutefois que les arrière-molaires ne fassent que s'ajouter aux dents précédentes sans rien changer à leurs rapports avec l'os ; la croissance des maxillaires en arrière ne suffirait pas le plus souvent à leur faire place. Il y a, en outre, un véritable déplacement d'arrière en avant, témoignant d'une très grande plasticité des maxillaires. C'est ainsi qu'on voit les arrière-molaires partir successivement de la protubérance maxillaire ou bien de la base de l'apophyse coronoïde, s'arc-bouter contre les dents précédentes et les pousser peu à peu en avant.

La chute des dents de première dentition est déterminée par le développement des remplaçantes qui oblitèrent leurs vaisseaux sanguins, rongent leurs racines et finalement les expulsent. Longtemps avant de tomber, les dents de lait peuvent être inertes comme des corps étrangers ; dès lors leurs racines sont assaillies et corrodées par les ostéoclastes, comme l'étaient, dans des expériences de KÖLLIKER, des chevilles d'ivoire implantées artificiellement dans un os. Cette sorte de phagócytose est considérablement activée par la pression des dents sous-jacentes. Les dents ainsi minées sont expulsées sans effort.

Les incisives et les canines de lait ressemblent assez généralement, une à une, à leurs remplaçantes, dont elles se distinguent surtout par leur petit volume. Il semble bien ici que chaque dent tombée se renouvelle, renaît en quelque sorte. Il n'en est pas de même pour les molaires temporaires : elles n'équivalent pas seulement aux prémolaires de l'adulte, mais à la série tout entière des prémolaires et des arrière-molaires. Autrement dit, *l'ensemble des molaires de lait représente en raccourci l'ensemble des molaires de deuxième dentition*. Ces dents n'étant pas en nombre égal ne peuvent être comparées une à une ; il n'est donc pas rigoureusement exact de dire qu'une molaire de lait s'est renouvelée. — Les arrière-molaires ne doivent pas être considérées comme le prolongement de la première dentition ; elles sont inséparables des molaires remplaçantes, avec lesquelles elles forment un seul tout : ce sont bien des dents de deuxième dentition.

Sensibilité des dents. — Les dents sont des espèces de papilles tactiles, sensibles aux moindres contacts. Cependant l'émail qui les revêt, de même que le cément, sont parfaitement inertes. On discute encore sur la sensibilité de l'ivoire ; certains lui accordent une sensibilité propre, corrélative à son incontestable vitalité ;

d'autres pensent qu'il transmet purement et simplement les impressions à la pulpe, qui, seule, posséderait des terminaisons nerveuses. Le phénomène des *dents agacées* que tout le monde connaît pour avoir mangé des fruits acides, tiendrait, d'après ces derniers auteurs, non pas à l'irritation directe de l'ivoire dénudé, mais à la pénétration dans ses canalicules de substances acides jusqu'à la pulpe. Si les jeunes sujets sont moins exposés à ce désagrément que les adultes et si les enfants mordent de si belles dents dans les fruits verts, cela tient à ce que le revêtement émailleux de leurs dents est encore indemne. Que la sensibilité de l'ivoire soit une sensibilité propre ou une sensibilité indirecte, il n'en est pas moins certain que ce tissu est doué de vitalité, qu'il se nourrit, que c'est, en un mot, un tissu vivant, tandis que l'émail est un simple produit, une sorte de vernis protecteur.

Parallèle entre les dents, les poils et les os. — Par leur mode de développement et leur mue, les dents se rapprochent des poils ; au surplus, dans certains poissons, la peau se couvre d'écailles spéciales, dites placoïdes, ou encore de longues épines, qui ont tout à fait la structure des dents. Cependant la dent n'est pas une production toute épithéliale comme le poil ; le bourgeon ectodermique qui a donné le branle à son développement ne produit que l'émail, sorte d'épithélium calcifié ; l'ivoire est une formation mésenchymateuse de même nature que l'os ; ses canalicules équivalent aux canalicules osseux et ses odontoblastes aux ostéoblastes ; seulement tandis que ceux-ci sécrètent l'osséine sur tout leur pourtour de manière à se laisser englober par elle, ceux-là ne déposent cette matière que vers le dehors et reculent au fur et à mesure, pendant que leurs prolongements inclus dans la formation nouvelle s'allongent extrèmement. Si l'ivoire n'est qu'une variété de tissu osseux, il est légitime de comparer son germe à une sorte de moelle ossifiante.

B. — Glandes salivaires.

Toutes les glandes déversant leurs produits dans la bouche sont des glandes en grappe. Il en est de très petites, dispersées sous la muqueuse, d'autres volumineuses ou conglomérées, situées à une distance plus ou moins grande. Toutes ont la même constitution essentielle, comprenant des grains glandulaires, acini ou culs-de-sac sécréteurs, des canaux excréteurs, un stroma conjonctif, enfin des vaisseaux et des nerfs.

a) Les *culs-de-sac* sont groupés en lobules primitifs à l'extrémité des derniers canaux excréteurs. Les lobules primitifs se réunissent en lobules composés, et ceux-ci en lobes de plus en plus volumineux. Chaque cul-de-sac est formé d'une membrane vitrée, doublée intérieurement par des cellules de Boll, et d'un épithélium dont les caractères sont corrélatifs aux produits sécrétés — ses cellules pouvant être séreuses ou muqueuses, c'est-à-dire foncées et granuleuses ou bien au contraire hyalines et chargées de mucigène (Voy. p. 248).

M. RANVIER a montré que la même glande salivaire, envisagée dans des espèces différentes, n'a pas toujours le même épithélium sécréteur. Par exemple, la sous-maxillaire du lapin est purement séreuse, comme la parotide ; la sous-maxillaire du chien est au contraire principalement muqueuse, du

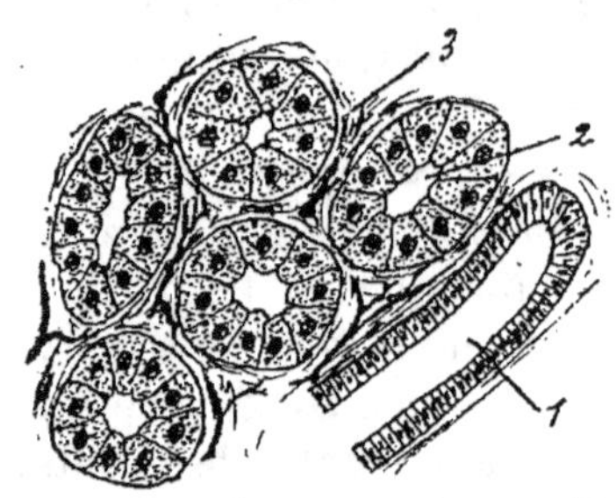

Fig. 368. — Coupe dans la parotide (glande séreuse).

1, canal excréteur. — 2, culs-de-sac sécréteurs. — 3, stroma conjonctivo-vasculaire.

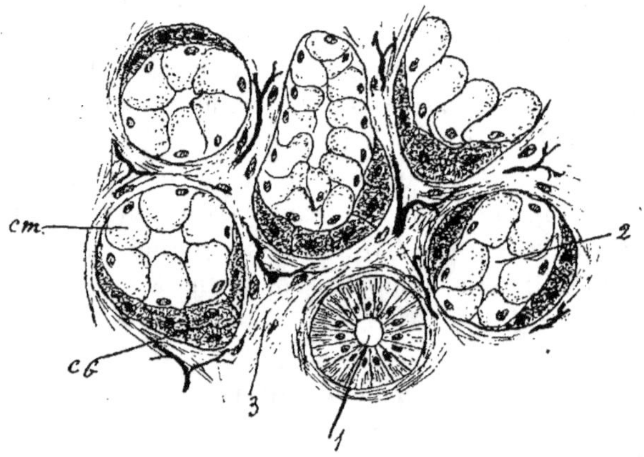

Fig. 369. — Coupe dans la glande maxillaire (glande séro-muqueuse).

1, canal excréteur. — 2, lumière des culs-de-sac. — 3, stroma conjonctivo-vasculaire. — cG, croissant de Gianuzzi. — cm, cellules mucipares.

moins les cellules séreuses ne forment que des croissants de Giannuzzi très réduits ; la même glande, chez l'homme, se fait remarquer par l'importance énorme des croissants de Giannuzzi, elle est donc principalement séreuse ; s'il s'agit de l'âne ou du cheval, sa constitution varie d'un lobule à l'autre ; il en est qui sont entièrement séreux, d'autres presque entièrement muqueux, d'autres mi-partis. La sublinguale n'est pas moins variable : presque entièrement muqueuse dans le lapin, elle est à peu près exclusivement séreuse dans le cobaye, séro-muqueuse dans le chien et les Solipèdes, etc. Il serait intéressant de déterminer pour chaque espèce la nature exacte des glandes buccales, qui est sans doute en rapport avec le genre d'alimentation. En règle générale, la parotide est une glande séreuse (fig. 368), ainsi que nombre de glandules linguales. Beaucoup de glandules de la région de l'isthme du gosier sont mucipares, comme la glande rétro-linguale du cobaye. La plupart des autres glandes sont mixtes (fig. 369).

b) Les *canaux excréteurs* se reconnaissent toujours nettement sur la coupe (fig. 368 et 369). M. Renaut distingue : les *passages de Boll*, les *canaux intralobulaires*, les *canaux interlobulaires* et les *troncs collecteurs*.

Les passages de Boll font suite immédiatement aux culs-de-sac ; ils sont formés d'une vitrée et d'un épithélium prismatique à cellules basses non striées (fig. 370, *1*).

Les canaux intralobulaires sont formés d'une vitrée et d'un épithélium cylindrique dont les cellules sont régulièrement striées dans toute leur hauteur ou seulement à leur base (fig. 370, *2*). D'après M. Ranvier, cette striation trahirait l'existence de véritables bâtonnets contractiles, et les cellules en question seraient de nature myo-épithéliale au même titre que les cellules en panier, qui d'ailleurs font défaut à cet endroit.

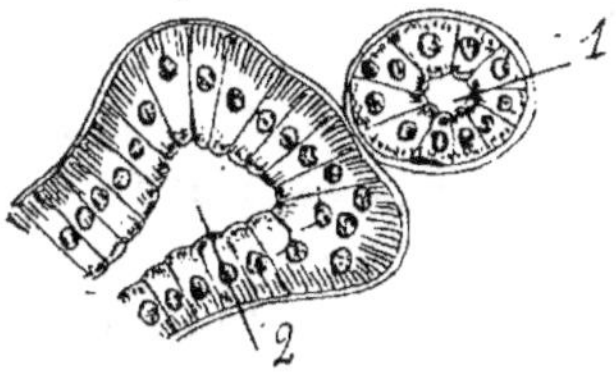

Fig. 370. — Deux canaux excréteurs de la parotide du mouton (d'après Renaut).

1, passage de Boll. — 2, canal intralobulaire.

Les canaux interlobulaires servent de pédicule aux lobules composés. Leur vitrée est déjà recouverte d'une adventice assez épaisse de tissu conjonctif. Leur épithélium se compose de deux couches de cellules : une couche interne de cellules striées et une couche externe d'éléments discontinus que M. Renaut assimile aux cellules en panier de Boll.

Les troncs collecteurs, tels que le canal de Sténon (fig. 371), sont formés : 1° d'une couche épaisse de tissu conjonctif riche en fibres élastiques ; 2° d'une vitrée très mince ; 3° enfin d'un épithélium de longues cellules cylindriques terminées par un plateau cuticulaire et reposant sur une couche génératrice formée de petites cellules polyédriques ou globuleuses. De distance en distance s'intercalent des cellules caliciformes.

c) Le *stroma conjonctif* des glandes salivaires les enveloppe, les pénètre, et remplit tous les intervalles des lobes et des lobules. On y trouve souvent des cellules adipeuses.

d) Les *vaisseaux sanguins* sont disposés comme dans

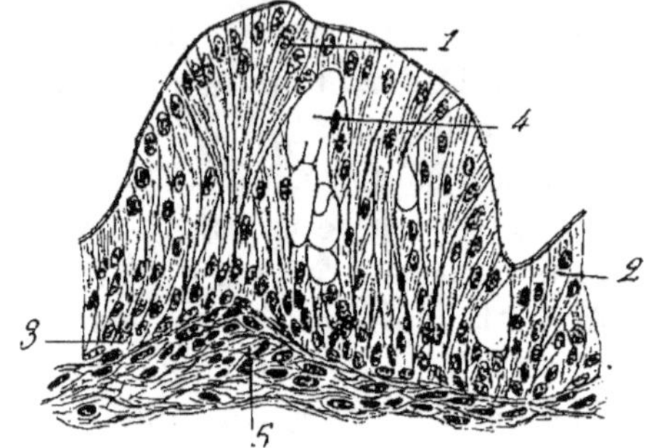

Fig. 371. — Épithélium du canal de Sténon de l'âne (d'après Renaut).

1, longues cellules cylindriques à plateau superficiel et à base effilée. — 2, les mêmes moins allongées. — 3, couche génératrice. — 4, coupe de cellules caliciformes. — 5, couche conjonctivo-élastique.

toutes les glandes en grappe, c'est-à-dire qu'ils suivent les canaux excréteurs et se capillarisent principalement à la surface des culs-de-sac sécréteurs, en dehors de la membrane propre.

e) Les *lymphatiques* sont à l'état de gros capillaires, irréguliers de calibre, qui ne s'avancent pas au delà du tissu conjonctif interlobulaire.

f) Les *nerfs* sont formés des deux sortes de fibres ; ils traversent de petits ganglions microscopiques, découverts par PFLUGER, et se terminent comme il a été dit page 280.

Pour plus de détails sur les glandes salivaires, nous renvoyons aux pages 236 et suivantes.

ARTICLE II. — MUQUEUSE PHARYNGIENNE ET SES ANNEXES.

La muqueuse de l'arrière-bouche présente le type buccal à sa partie inférieure, le type respiratoire à sa partie supérieure ; c'est-à-dire qu'ici le derme est lisse et l'épithélium stratifié cylindrique et vibratile, tandis que là le derme présente des papilles adélomorphes et est revêtu d'un épithélium stratifié pavimenteux.

Le tissu adénoïde et les follicules clos abondent en différents points dans la profondeur de cette muqueuse, notamment au voisinage des embouchures des trompes d'Eustache ; on décrit même dans certains animaux, tels que le bœuf et le mouton, une véritable amygdale pharyngienne (*amygdale de Luschka*).

On trouve aussi d'assez nombreuses petites glandes en grappe sous-muqueuses, du type séro-muqueux.

La *muqueuse de l'oreille moyenne* peut se rattacher, pour raison de continuité, à celle du pharynx. Cette membrane n'a quelque épaisseur qu'au niveau de la trompe d'Eustache ; elle est très mince et très adhérente au périoste, dans la caisse du tympan, dont elle tapisse toutes les parties, osselets, tympan, cellules mastoïdiennes, etc. Chez les solipèdes, sa hernie par une fissure de la trompe constitue la poche gutturale. Elle présente à étudier : un épithélium, un derme et des glandes. L'épithélium est simple et pavimenteux au niveau du tympan, des osselets et du promontoire, tandis qu'ailleurs il est cylindrique et vibratile, entremêlé de cellules caliciformes. Le derme est généralement lisse, sauf au pourtour de la membrane du tympan ; il est parcouru par des fibres élastiques, principalement au niveau de la trompe et de la poche gutturale. Les glandes sont rares ; on a même contesté leur existence.

ARTICLE III. — MUQUEUSE ŒSOPHAGIENNE.

La muqueuse œsophagienne est très mince et très lâchement unie à la musculature du viscère. Elle présente, à peu de chose près, la structure de la muqueuse buccale ; toutefois le derme est doublé profondément d'une *muscularis mucosæ*, c'est-à-dire d'une couche de fibres musculaires lisses. Les papilles sont complètement enfouies dans l'épithélium (fig. 372).

Celui-ci est stratifié pavimenteux avec une couche cornée tantôt à peine perceptible, tantôt très nettement distincte ; dans ce dernier cas, il peut y avoir une couche éléidinique manifeste, ainsi qu'on le voit chez le rat. Chez l'âne, l'épithélium de l'origine de l'œsophage est souvent pigmenté. Chez le chien, les deux muqueuses pharyngienne et œsophagienne, au lieu de se faire suite insensiblement, présentent une démarcation nette et tranchée, celle-ci étant beaucoup plus épaisse que celle-là.

Les glandes œsophagiennes sont très variables en nombre et en développement suivant les espèces ; elles sont complètement absentes dans les solipèdes, le porc, le surmulot, le hérisson, le cobaye, le lapin ; tandis qu'elles sont nombreuses dans l'homme, le chien, le chat, les oiseaux ; elles atteignent l'apogée du développement chez les caméliens, où elles forment, entre la muqueuse et la musculeuse, une couche ininterrompue de grains glandulaires, visibles à l'œil nu, qui interdisent toute mobilité entre les deux tuniques. Les glandes œsophagiennes des oiseaux sont des follicules mucipares simples ou agminés ; celles des mammifères sont racémeuses et conséquemment beaucoup plus développées ; en outre elles ne sont pas toutes mucipares, il en est dont les culs-de-sac renferment un mince croissant de Giannuzzi. Le canal excréteur est revêtu d'un épithélium cylindrique à cellules basses.

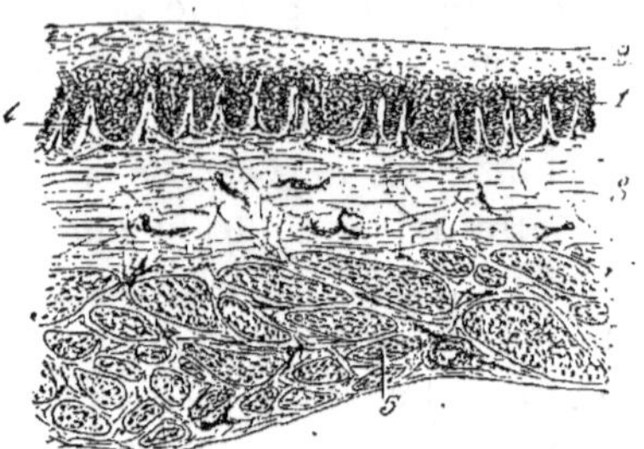

Fig. 372. — Coupe de la muqueuse œsophagienne du cheval (grossissement 36 D.).

1, couche profonde de l'épithélium. — 2, couche cornée. — 3, derme. — 4, papilles adélomorphes. — 5, faisceaux de fibres musculaires lisses, coupés perpendiculairement, de la *muscularis mucosæ*.

ARTICLE IV. — MUQUEUSE STOMACALE.

La muqueuse de l'estomac présente des caractères fort différents suivant les animaux que l'on envisage. Dans l'homme, le chien, le chat, etc., elle est peptique dans toute son étendue, c'est-à-dire apte à la sécrétion du suc gastrique. Dans le porc, elle est peptique dans presque toute son étendue, sauf une bordure de quelques centimètres autour du cardia. Chez les solipèdes, elle n'est peptique que dans le sac droit. Chez les ruminants, elle ne l'est que dans la caillette.

Dans toutes les espèces, la transition entre la muqueuse peptique et la muqueuse à épithélium malpighien qui précède se fait brusquement, suivant une ligne de démarcation nette et tranchée (fig. 373) ; aussi avait-on cru trouver là le point de jonction de l'ectoderme avec l'endoderme. Nous avons déjà eu lieu de dire (p. 59) que, en réalité, l'épithélium œsophagien est de provenance endodermique au même titre que l'épithélium gastro-intestinal, mais a subi une évolution différente, déterminée par la fonction qui lui est dévolue. Au surplus les chorions des deux muqueuses successives ne sont pas moins différents que les épithéliums, bien que leur origine soit incontestablement la même.

Quoi qu'il en soit, nous avons à décrire dans l'estomac, considéré

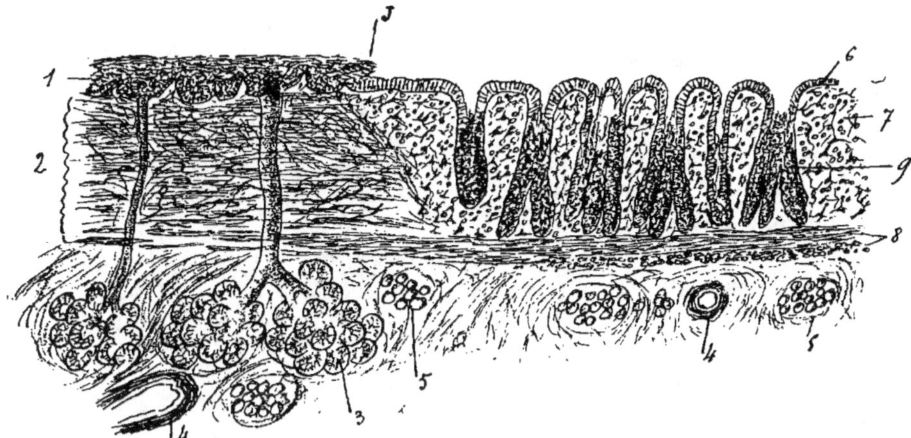

Fig. 373. — Jonction de la muqueuse œsophagienne avec la muqueuse peptique (figure demi-schématique).

1, épithélium stratifié pavimenteux. — 2. chorion de la muqueuse œsophagienne. — 3, glandes racémeuses sous-muqueuses. — 4. coupe d'une artère. — 5, lobules adipeux. — 6. épithélium cylindrique de la muqueuse peptique. — 7. chorion de cette muqueuse, à base de tissu conjonctif adénoïde. — 8, *muscularis mucosæ*. — 9. glandes en tube intramuqueuses. — J. jonction en biseau des deux muqueuses.

en général, une muqueuse à épithélium malpighien, sorte de muqueuse œsophagienne prolongée et une muqueuse peptique.

A. Muqueuse a épithélium malpighien. — Envisagée chez les solipèdes, cette partie de la muqueuse gastrique revêt tout le cul-de-sac gauche; elle est complètement dépourvue de glandes; son derme fibro-élastique, doublé d'une muscularis mucosæ, est extrêmement papillaire, mais l'épithélium épais, stratifié pavimenteux, qui le couvre, nivelle la surface de la muqueuse, qui est parfaitement lisse lorsqu'elle est tendue.

Dans les ruminants, à l'exception des camélidés, la muqueuse malpighienne tapisse les trois premiers compartiments gastriques et est partout dépourvue de glandes et revêtue d'une couche cornée desquamante; mais, au lieu d'être lisse comme dans les solipèdes, elle présente des accidents de surface nombreux et divers : des papilles touffues dans la panse, des crêtes entre-croisées dans le réseau, des lames parallèles dans le feuillet. La plupart des papilles

du rumen sont foliacées, fixées à la muqueuse par un pédicule assez
fragile ; il en est aussi de coniques et de fongiformes. Les crêtes du
réseau sont hérissées sur leurs faces et leur bord libre de petites
papilles coniques, que l'on trouve aussi au fond des alvéoles
qu'elles circonscrivent. Les lames du feuillet sont rendues rudes
et râpeuses par des papilles faisant saillie sur leurs faces et leur

bord (fig. 374) ; elles renferment dans leur axe trois
couches de fibres musculaires
lisses qui leur donnent une
grande contractilité : une médiane à fibres transversales,
deux latérales à fibres longitudinales. Ces éléments dépendent de la muscularis mucosæ et non point de la
musculature extérieure ; en
sorte que les lames en question
appartiennent en propre à la
muqueuse, dont elles figurent
des plis ineffaçables. — Indépendamment de tous ces orne-
ments, la muqueuse des trois
premiers compartiments gastriques montre partout, au

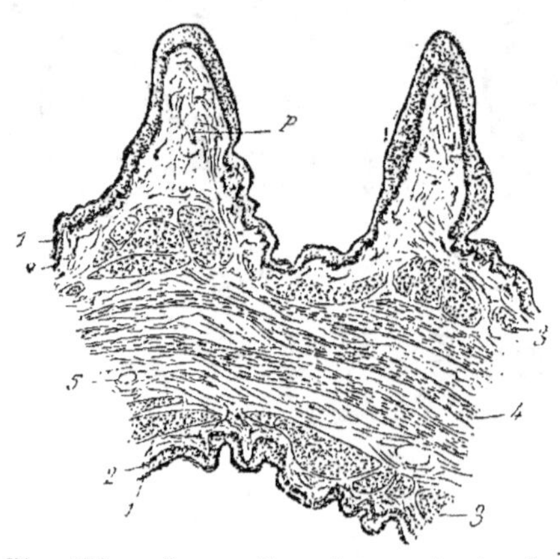

Fig. 374. — Coupe d'une lame primaire du
feuillet du bœuf passant au niveau de deux
grosses papilles (grossissement 20 D.).

1, couche cornée de l'épithélium. — 2, corps muqueux
de Malpighi. — 3, 3, couches musculeuses latérales
coupées en travers. — 4, couche médiane coupée en
long. — 5, coupe d'une veine. — P, papille.

microscope, une infinité de papilles adélomorphes, c'est-à-dire
enfouies dans l'épithélium. Néanmoins elle n'est douée que d'une
sensibilité purement réflexe. Quelle est donc la signification physiologique de tout cet appareil exubérant? — La question est résolue
à l'égard du feuillet, qui est un organe de trituration et d'exsic-
cation pour les aliments passant entre ses lames. En ce qui concerne la panse et le réseau, on tend à croire qu'il y a là un moyen
d'augmenter la surface de contact avec les aliments et les boissons
afin de les porter plus rapidement à la température du corps.

La *muscularis mucosæ* est, comme nous venons de le dire, à son
maximum de développement dans le feuillet; on la trouve aussi
dans le réseau, où elle lance des faisceaux longitudinaux de fibres
lisses dans l'épaisseur des cloisons interalvéolaires; elle est peu
développée dans la panse, mais c'est à tort qu'on en a nié l'existence.

Chez les caméliens, l'estomac est d'un type spécial : le feuillet fait défaut; le rumen supporte deux réservoirs aquifères alvéolés, et les alvéoles du réseau ne sont pas de simples dépendances de la muqueuse, mais bien des espèces de soufflures de toute la paroi, ainsi que ceux des réservoirs aquifères de la panse. La muqueuse glandulaire ne revêt pas seulement l'intérieur de la caillette, elle tapisse encore les augets de la panse et du réseau et se trouve ainsi discontinue. Quant à la muqueuse malpighienne, ou muqueuse épidermique, elle revêt la panse à l'exception de ses parties gaufrées, la gouttière œsophagienne et enfin les bords qui circonscrivent l'entrée des augets de la panse et du réseau. Elle est absolument lisse et dépourvue de glandes; mais, si elle n'a point de papilles visibles extérieurement, elle en présente un très grand nombre noyées dans son épithélium, qui se montrent sur les coupes examinées au microscope. Celui-ci est épais de $0^{mm},05$ à $0^{mm},06$ en moyenne; il présente une couche cornée qui sur le cadavre desquame en grands lambeaux, ainsi que dans les autres ruminants.

B. Muqueuse digestive ou peptique. — La muqueuse digestive de l'estomac se fait remarquer, au point de vue histologique : 1° par les très nombreuses glandes en tube qui occupent son épaisseur ; 2° par son chorion délicat, plus ou moins adénoïde, extrêmement vasculaire, et planiforme ; 3° par sa muscularis mucosæ relativement épaisse, formant une couche ininterrompue en dessous des glandes et irradiant de nombreux faisceaux dans leurs intervalles ; 4° enfin par son épithélium simple, cylindrique ou caliciforme, essentiellement mucipare.

Les glandes (fig. 375) ont la forme de tubes simples ou agminés, droits ou sinueux, dont la longueur est proportionnelle à l'épaisseur de la muqueuse. On les distingue, d'après les caractères de leur épithélium, en glandes à mucus et glandes à pepsine.

a) Les *glandes à mucus* sont particulièrement abondantes au voisinage du pylore ; elles présentent un épithélium clair, à peine différent de l'épithélium de superficie.

b) Les *glandes à pepsine* ont un épithélium nettement différencié et plus ou moins granuleux. Chez les batraciens, les reptiles et les oiseaux, les cellules de cet épithélium sont toutes semblables, mais contrastent avec les cellules caliciformes de l'embouchure de la glande (fig. 376). Chez les mammifères, il se fait une deuxième différenciation; on voit dans chaque tube glandulaire (fig. 377) : 1° des cellules centrales entourant la lumière, cellules relativement claires, mal limitées de contour, que les auteurs qualifient de *principales* ou *adélomorphes* ou encore de *cellules séreuses*; 2° des cellules dispersées, globuleuses, d'aspect foncé, qui soulèvent la membrane vitrée et forment des bosselures extérieures

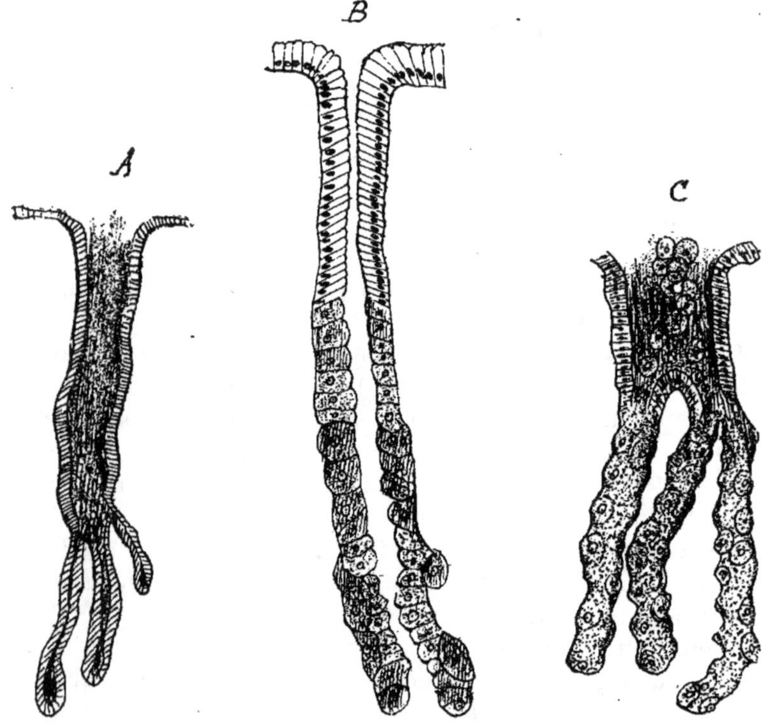

Fig. 375. — Glandes gastriques du chien.

A, glande muqueuse. — B, glande peptique simple, partie supérieure. — C, glande peptique composée.

plus ou moins accentuées, on les appelle *cellules bordantes, cellules de revêtement* ou *cellules délomorphes*; elles sont particulièrement nombreuses à la partie supérieure du tube glandulaire.

On ne s'entend pas sur la signification physiologique de ces deux sortes de cellules. D'après Heidenhain, les cellules principales sécrètent la pepsine, tandis que les cellules bordantes sécrètent l'acide chlorhydrique. Pour Nussbaum, au contraire, les cellules bordantes sont essentiellement zymogènes, comme l'indique leur coloration par l'acide osmique, et par conséquent sont préposées à la sécrétion de la pepsine. On tend à croire aujourd'hui que les deux sortes de cellules procèdent l'une de l'autre et peuvent se suppléer, mais que les cellules bordantes sont plus spécialement zymogènes. Ce n'est pas à dire cependant que, chez les

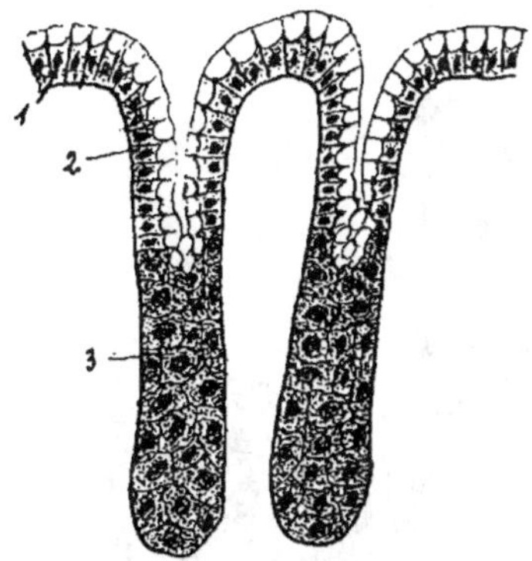

Fig. 376. — Deux glandes gastriques de la grenouille.

1, épithélium superficiel formé exclusivement de cellules caliciformes. — 2, partie mucipare du tube glandulaire. — 3, partie peptique.

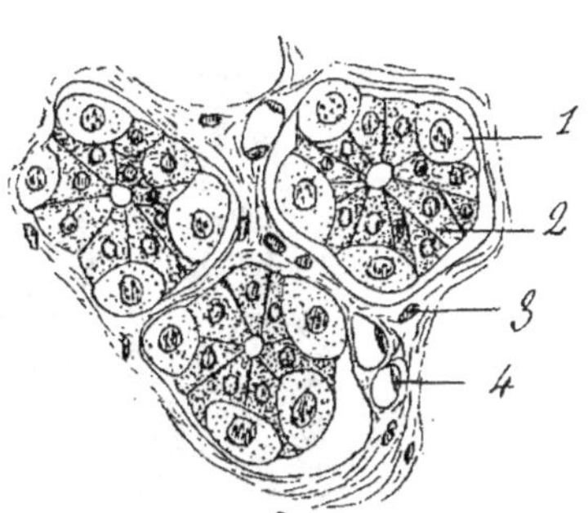

Fig. 377. — Coupe transversale de trois glandes à pepsine du chien (d'après Renaut).

1, cellules bordantes ou zymogènes. — 2, cellules principales ou séreuses. — 3, tissu conjonctif interglandulaire. — 4, vaisseaux sanguins.

mammifères, toute glande gastrique dépourvue de ces cellules soit une simple glande à mucus, tant s'en faut! Ainsi, chez les chameaux, il n'y a de glandes à cellules bordantes que dans la partie terminale de la caillette et cependant la digestion commence à partir de la panse, grâce aux petites glandes en tube des réservoirs aquifères. On ne connaît pas suffisamment les transformations d'aliments accomplies par l'estomac pour discerner le rôle respectif des diverses glandes gastriques et des éléments de chacune d'elles.

ARTICLE V. — MUQUEUSE INTESTINALE ET SES ANNEXES.

La muqueuse de l'intestin participe des caractères de la muqueuse précédemment étudiée. Toutefois, dans l'intestin grêle, le chorion est hérissé d'un grand nombre d'élevures soulevant l'épithélium et donnant l'aspect du velours, que l'on appelle *villosités*.

Les villosités (fig. 378) sont des processus d'absorption que l'on voit très bien quand on examine la muqueuse sous l'eau, après l'avoir débarrassée du mucus qui adhérait à sa surface ; elles sont en général d'autant plus longues que l'intestin de l'animal envisagé est plus court. Le tissu conjonctif réticulé qui les constitue est semé de quelques fibres musculaires lisses émanant de la *muscularis mucosæ*, et très vasculaire ; on remarque, dans l'axe, un gros capillaire lymphatique terminé en cul-de-sac, à la périphérie, un

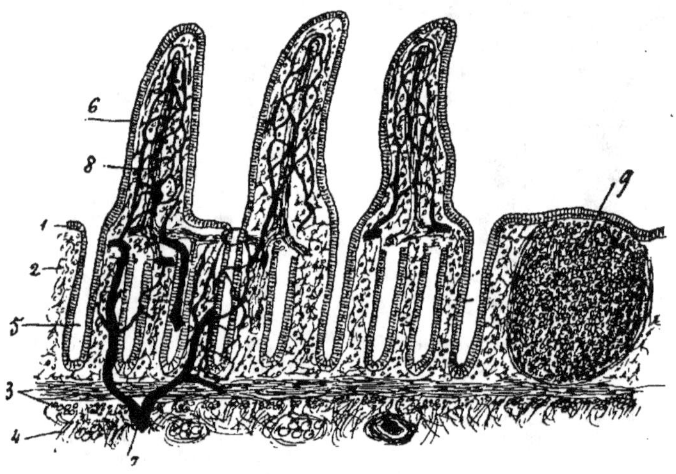

Fig. 378. — Coupe schématique de la muqueuse de l'intestin grêle.

1, épithélium. — 2, chorion formé de tissu adénoïde. — 3, *muscularis mucosæ* avec ses deux plans de fibres. — 4, tissu conjonctif sous-muqueux montrant des vaisseaux et des lobules adipeux. — 5, glandes, de Lieberkühn. — 6, villosités. — 7, vaisseaux sanguins formant des réseaux dans les villosités et autour des glandes. — 8, chylifère central des villosités. (On n'a représenté que quelques branches superficielles du réseau lymphatique.) — 9, follicule clos.

réseau serré de capillaires sanguins (fig. 379). Les villosités sont absentes dans le gros intestin.

A l'état disséminé ou à l'état de plaques de Peyer, on trouve dans l'épaisseur du chorion de la muqueuse intestinale, un grand nombre de *follicules clos* dont l'étude a été déjà faite page 371.

Quant à l'*épithélium*, il est formé d'une assise de cellules cylindriques, à plateau strié, entremêlées de cellules caliciformes (fig. 379 et 380), celles-ci provenant de celles-là. De nombreuses cellules migratrices le traversent en disjoignant ses éléments ou en passant à travers comme nous l'avons dit page 233. Après le repas, les cellules de l'épithélium intestinal sont infiltrées de granulations, principalement graisseuses ; on tend à croire qu'elles jouent un rôle actif dans l'absorption, ainsi que les cellules migratrices.

Les glandes versant leurs produits sur la muqueuse intestinale sont : les unes intramuqueuses (glandes de Lieberkühn),

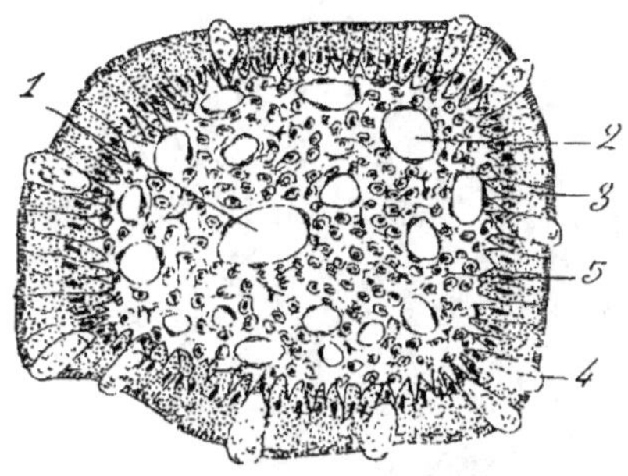

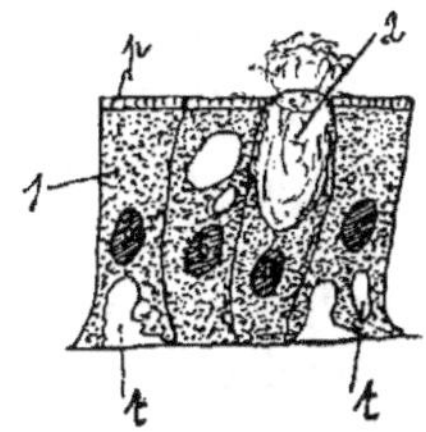

Fig. 379. — Coupe transversale d'une villosité intestinale du chien (fort grossissement).

1, chylifère central. — 2, capillaires sanguins. — 3, épithélium cylindrique vibratile. — 4, cellules caliciformes. — 5, tissu conjonctif adénoïde, renfermant quelques fibres musculaires lisses.

Fig. 380. — Quelques cellules épithéliales de l'intestin.

1, cellules cylindriques. — p. plateau cuticulaire superficiel. — t. trous pratiqués par des globules blanc. — 2, une cellule caliciforme intercalée entre les cylindriques.

ou immédiatement sous-muqueuses (glandes de Brunner) ; les autres situées à distance de l'intestin en raison de leur volume (foie, pancréas).

A. **Glandes de Lieberkühn ou de Galéati** (fig. 378,5). — Ce sont des glandes tubuleuses, en forme de doigt de gant, qui sillonnent en grand nombre l'épaisseur de la muqueuse, au-dessus de la *muscularis mucosæ*, dans les intervalles des villosités. Leur épithélium fait suite sans aucune différenciation à l'épithélium de superficie, c'est-à-dire qu'il est formé d'une rangée de cellules cylindriques à plateau, entremêlées par-ci par-là de quelques cellules caliciformes. On remarque toutefois, au fond de ces glandes, des cellules cylindriques chargées de grosses granulations, qui paraissent douées d'une activité sécrétoire spéciale (cellules à grains de Paneth).

B. **Glandes de Brünner** (fig. 381,5). — Les glandes de Brünner sont localisées sous la muqueuse de l'origine de l'intestin grêle. On les a longtemps décrites comme des glandes en grappe ; M. RENAUT a montré que, en réalité, ce sont des tubes ramifiés et flexueux dont les troncs collecteurs s'ouvrent au fond des glandes de Lieberkühn. La coupe de ces tubes flexueux peut en imposer à première vue et faire croire à des culs-de-sac

acineux ; mais un examen attentif permet de constater que toutes les sections sont semblables et qu'il n'y a pas de canaux excréteurs mélangés, comme cela serait dans le cas d'une glande racémeuse. L'épithélium des glandes de Brünner varie suivant les espèces ; il est formé le plus souvent de cellules muqueuses (homme, cheval, porc) ; dans le rat, au contraire, les cellules sont séreuses et granuleuses comme celles de la parotide ; dans le lapin, on trouve des cellules muqueuses et des cellules séreuses mélangées, etc. Ce qu'il y a de certain, c'est que

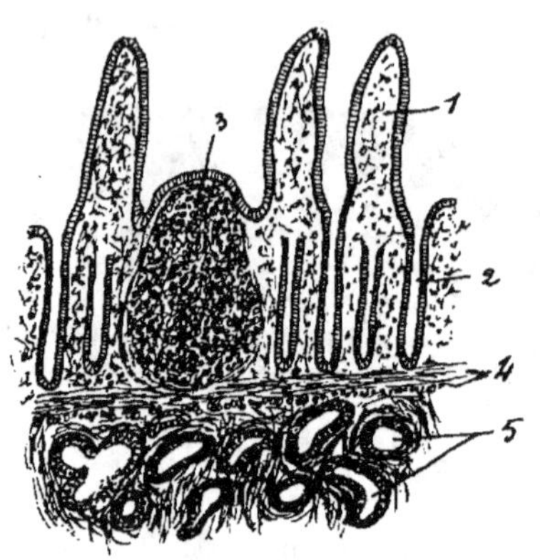

Fig. 381. — Coupe de la muqueuse duodénale passant à travers des glandes de Brünner.

1. villosité. — 2, glande de Lieberkühn. — 3, follicule clos. — 4, *muscularis mucosæ.* — 5, glandes de Brünner.

ces glandes sécrètent le ferment inversif, qui convertit la saccharose en lévulose et en glucose.

C. **Foie.** — Le foie est primitivement un diverticule de l'intestin, une espèce d'invagination de l'endoderme dans le feuillet moyen. Ce diverticule épithélial bourgeonne, se ramifie et s'épanouit en une masse que pénètrent le tissu conjonctif et les vaisseaux et qui ne tient plus à l'intestin que par un mince pédicule formant le canal cholédoque.

La structure du foie est bien différente de celle des glandes ordinaires et si particulière qu'on est embarrassé à déterminer sa place dans la classification générale des glandes. En effet, l'épithélium sécréteur, au lieu d'être déposé en revêtement dans des cavités en cul-de-sac, tubuleuses ou acineuses, limitées extérieurement par une membrane propre et débouchant sur un tégument, l'épithélium sécréteur, disons-nous, est en quelque sorte coulé dans les mailles du riche réseau capillaire qui anastomose la veine porte et les veines sus-hépatiques (fig. 382), comme si l'arbre cholédoque s'était ouvert à l'extrémité de ses branches et avait laissé sortir les cellules glandulaires, qui se seraient répandues librement dans un substratum mésodermique conjonctivo-vasculaire. Cette disposition, caractéristique des glandes remaniées ou conglobées, est subordonnée sans doute à la double excrétion opérée par le foie (excrétion de sucre dans les vaisseaux, excrétion de bile dans l'intestin). Les vaisseaux sanguins,

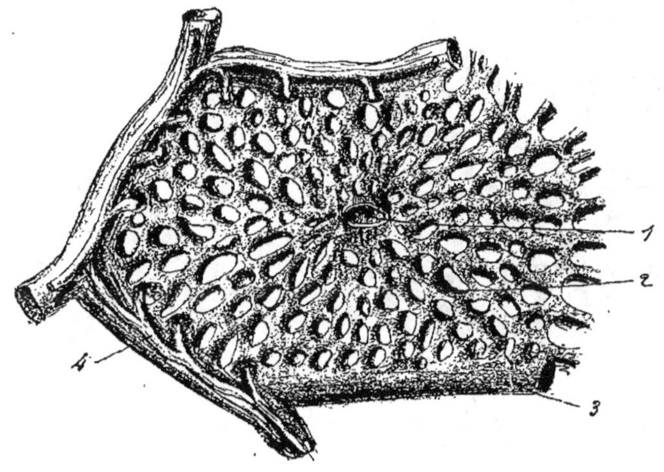

Fig. 382. — Schéma des vaisseaux d'un lobule du foie (d'après Cl. Bernard).

1. veine centrale. — 2. réseau capillaire intralobulaire. — 3. ramifications périlobulaires de la veine porte. — 4. canalicules biliaires.

constituant le principal déversoir de la glande, devaient entretenir des connexions immédiates avec les éléments sécréteurs.

Ceux-ci se groupent d'une façon plus ou moins manifeste autour des ramifications des veines sus-hépatiques, de manière à constituer de petits amas polyédriques (fig. 383), appelés lobules hépatiques.

LOBULES HÉPATIQUES. — Chez le porc, les lobules sont extrêmement nets, car ils sont encapsulés de tissu conjonctif. Ils se confondent en divers points de leur périphérie dans les autres espèces. Chacun offre à considérer :

1° Dans l'axe, la *veine sus-hépatique* ou *veine centrale*, toujours béante sur la section, à cause de son adhérence au tissu ambiant ; veine qui se réunit de proche en proche avec ses congénères à la sortie des lobules, de manière à constituer les troncs qui se jettent dans la veine cave.

2° A la périphérie, des travées de tissu conjonctif interlobulaire, qui s'épaississent plus ou moins dans les points où plus de deux lobules sont tangents (fig. 385). Ces espaces, généralement trian gulaires, où le tissu conjonctif est accumulé, sont connus sous les noms d'*espaces portes* ou *espaces de Kiernan*; ils logent une ou

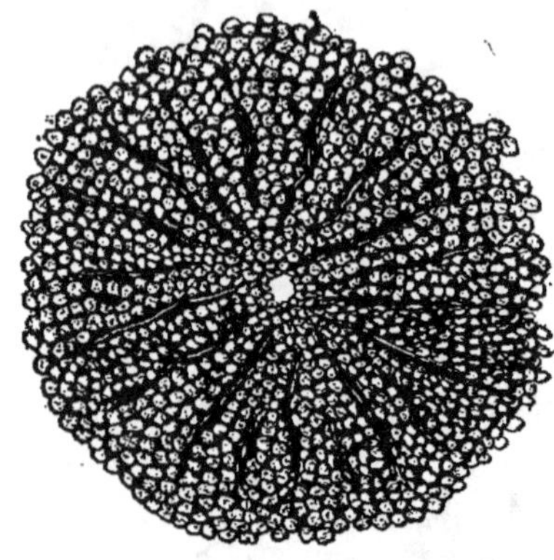

Fig. 383. — Un lobule du foie montrant les cellules hépatiques rayonnant autour de la veine centrale en cordons de Remak.

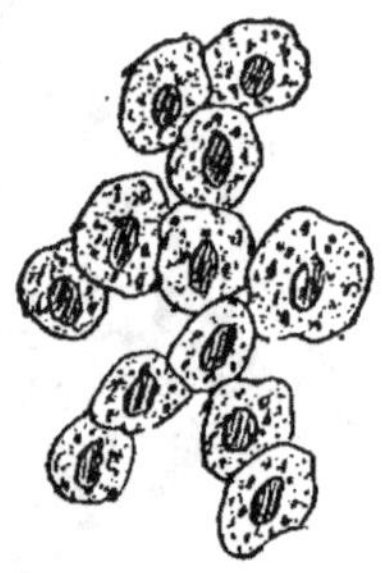

Fig. 384. — Quelques cellules hépatiques isolées.

deux artérioles, autant de veinules, des lymphatiques et enfin des canaux biliaires. Les veinules proviennent de la veine porte, elles émettent des ramifications qui cheminent à la périphérie des lobules et tendent à les circonscrire, ramifications lançant à leur tour des capillaires centripètes qui viennent se jeter dans la veine centrale, non sans s'être anastomosés préalablement par de nombreuses branches transversales ou obliques. Il en résulte un riche réseau intralobulaire dans les mailles duquel les cellules hépatiques se trouvent comprises. Les capillaires de ce réseau rayonnant ont gardé la structure embryonnaire, c'est-à-dire que ce sont des tubes protoplasmiques nucléés, non divisés en cellules, et qui se prêtent d'autant mieux aux phénomènes d'échange avec les éléments sécréteurs.

3° Les *cellules hépatiques* (fig. 384), éléments polyédriques, irréguliers, de 18 à 26 μ, portant l'empreinte des vaisseaux entre lesquels ils sont placés, pourvus d'un et parfois de deux noyaux volumineux, mais dépourvus de membrane d'enveloppe. Leur protoplasma est une véritable éponge gorgée de produits sécrétés

ou déposés, c'est-à-dire de glycogène, de graisse et de pigments
biliaires. Le *glycogène* est répandu diffusément comme une sorte
de gomme, colorable en rouge-brun-acajou par le sérum iodé.
La *graisse* est assemblée en gouttelettes, disparaissant dans l'éther,
se teignant en noir dans l'acide osmique ; sa quantité varie beaucoup : elle augmente chez les femelles en état de lactation, prin-

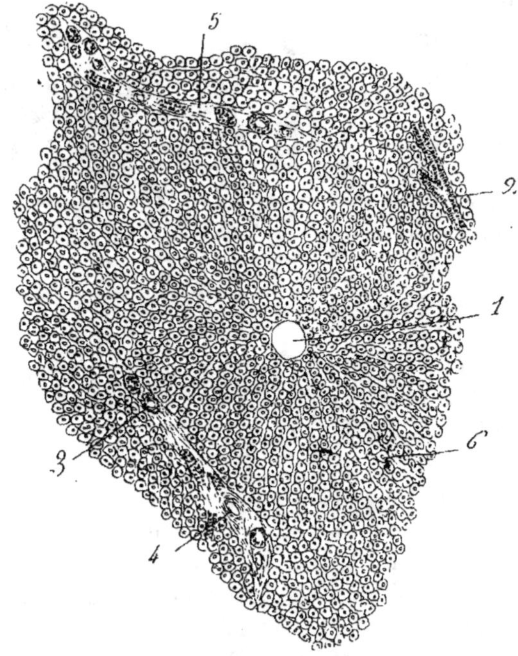

Fig. 385. — Coupe dans le foie d'un cheval montrant un lobule avec les espaces de
Kiernan qui l'entourent (grossissement 60 D.).

1, veine centrale du lobule. — 2, conduits biliaires périlobulaires. — 3, ramifications de l'artère hépatique. — 4, ramifications de la veine porte. — 5, tissu conjonctif des espaces de Kiernan. — 6, cellules
hépatiques.

cipalement dans les cellules du centre des lobules. Le foie gras
des animaux suralimentés peut avoir ses cellules distendues
par de grosses gouttes de graisse, comme des cellules adipeuses. Enfin les cellules hépatiques renferment aussi des granulations de *pigments biliaires* ainsi que des *sels biliaires*, révé-
lables par certains réactifs appropriés ; toutefois la bile ne paraît se
constituer intégralement qu'en dehors des cellules, par le mélange
de ses éléments constitutifs, qu'elles avaient élaborés isolément.

4° Le *tissu conjonctif*, si peu abondant dans le lobule hépatique qu'on a pu en nier l'existence. Il est formé de fibres connectives délicates et de cellules étoilées accompagnant les vaisseaux. Il s'hypertrophie considérablement dans certains états pathologiques (cirrhose).

5° *Les canaux biliaires*. — On a discuté beaucoup sur leur mode d'origine, notamment pour savoir s'ils s'arrêtent à la périphérie des lobules ou s'ils pénètrent jusqu'au centre. La question est aujourd'hui résolue : les canaux biliaires à paroi propre s'arrêtent à la périphérie, mais ils se continuent jusqu'au centre du lobule par un système de trajets intercellulaires, constituant un réseau injectable de capillicules parfaitement nets, quoique sans paroi

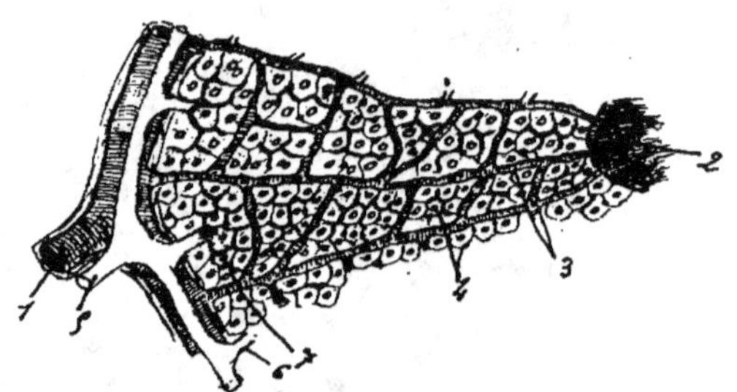

Fig. 386. — Schéma de la structure du lobule hépatique.

1, veine périlobulaire. — 2, veine centrale ou sus-hépatique. — 3, réseau capillaire intralobulaire. — 4, cellules glandulaires. — 5, dernières ramifications du canal cholédoque. — 6, rameaux d'origine s'ouvrant à la phériphérie du lobule. — 7, trajets intercellulaires sans paroi propre que suit la bile avant de parvenir aux derniers rameaux de l'arbre cholédoque.

propre (fig. 386). Ces trajets biliaires, creusés entre les cellules hépatiques, semblent fuir le voisinage des capillaires sanguins : ceux-ci côtoient de préférence les arêtes des cellules, ceux-là s'incrustent au milieu des faces, et ainsi se fait le départ de la bile et du sucre sans risque de diffusion. D'après certaines recherches récentes, faites par la méthode de Golgi, les lacunes biliaires ne seraient pas seulement intercellulaires, elles lanceraient dans chaque cellule hépatique une petite branche s'y terminant en ampoule

Telle est la structure d'un lobule hépatique type.

La constitution lobulaire du foie n'est pas toujours aussi manifeste que chez le porc; par exemple, chez l'homme, les solipèdes, les ruminants, le chien, le chat, le lapin, etc., le parenchyme de cet organe est tout d'un bloc (fig. 385); on voit bien une ordonnance radiée des cellules autour des veines sus-hépatiques, mais, à quelque distance de ces dernières, il n'y a plus d'arrangement régulier, et les lobules, si lobules il y a, se confondent en une seule masse. Toutefois on reconnaît encore les espaces de Kiernan, comme des centres de distribution des vaisseaux portes et des canaux biliaires, et il suffit de les réunir par la pensée pour circonscrire de véritables lobules. Au surplus, dans certains cas de cirrhose où le tissu conjonctif accompagnant les branches portes s'hypertrophie, on voit se produire un encapsulement lobulaire comparable à celui qu'on observe normalement chez le cochon. Par contre, il peut arriver que la prolifération conjonctive se fasse autour des veines centrales et qu'ainsi des cloisons se forment qui réunissent ces veines et encapsulent des lobules disposés en sens inverse des précédents, c'est-à-dire présentant les branches portes au centre et les veines sus-hépatiques à la périphérie. Ces lobules intervertis ne sont pas seulement des produits artificiels de la maladie ; on les observe à l'état normal chez les phoques.

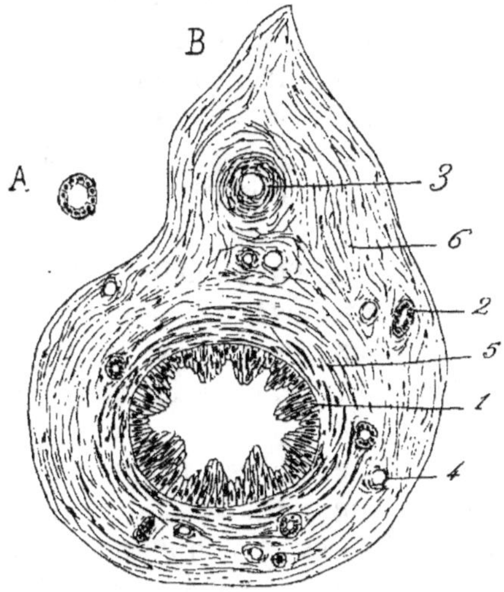

APPAREIL EXCRÉTEUR EXTRALOBULAIRE. — Les derniers canaux biliaires à paroi propre partent des espaces de Kiernan et se perdent à la périphérie des lobules ; ils sont constitués par un épithélium cubique reposant sur une fine basale (fig. 387, A). Dans les canaux plus volumineux (fig. 387, B), l'épithélium est cylindrique et la membrane propre se double d'une couche fibreuse où se mêlent quelques fibres musculaires lisses ; on voit en outre de petites glandes en doigt de gant où s'invagine l'épithélium sans subir de différenciation. Quant au *canal cholédoque* et à son diverticule, la *vésicule biliaire*, ils présentent une muqueuse, une musculeuse et une fibreuse nettement distinctes. La muqueuse est riche en glandes acineuses mucipares ; son épithé-

Fig. 387. — A, coupe d'un canalicule biliaire. — B. Coupe d'une des principales ramifications du canal cholédoque (cheval).

1, épithélium cylindrique irrégulier, formé de cellules de longueurs différentes. — 2, coupe de petits conduits biliaires affluant dans le canal précédent. — 3, rameau de l'artère hépatique. — 4, petits vaisseaux nourriciers du canal. — 5, fibres musculaires lisses. — 6, tissu conjonctif dépendant de la capsule de Glisson.

lium est simple et cylindrique. La musculeuse est formée de fibres lisses entre-croisées en tous sens. La fibreuse est une adventice qui n'offre rien de particulier.

Vaisseaux et nerfs. — *a*) Les *vaisseaux afférents* sont l'artère hépatique et la veine porte qui pénètrent par le hile et sont accompagnées par la capsule de Glisson. Nous venons de faire connaître la manière dont ils se terminent à l'entour et à l'intérieur des lobules. Il convient de remarquer que les dernières divisions de l'artère hépatique se jettent dans le réseau capillaire intralobulaire formé par la veine porte.

b) Les *vaisseaux efférents* sont représentés par les veines sus-hépatiques qui débouchent dans la veine cave et par les lymphatiques. Il y a des lymphatiques superficiels, sous la capsule fibro-séreuse, et des lymphatiques profonds qui suivent la distribution de la veine porte jusqu'aux lobules. L'origine de ces vaisseaux est encore mal connue ; on ne sait pas exactement s'ils s'arrêtent au pourtour des lobules où s'ils pénètrent à l'intérieur en engainant les capillaires intralobulaires.

c) Les *nerfs* émanent du plexus solaire et sont en majeure partie formés de fibres à myéline. Ils enlacent l'artère hépatique et la veine porte et se poursuivent jusque dans les lobules, où ils se terminent au contact des cellules hépatiques par un délicat plexus fibrillaire.

Le foie tel que nous venons de l'étudier est-il une glande double ? — Lorsque Cl. Bernard eut démontré, par la découverte de sa fonction glycogénique, que le foie est à double sécrétion, certains histologistes s'évertuèrent à trouver dans sa structure deux glandes enchevêtrées : l'une biliaire, l'autre glycogénique. Ch. Robin notamment distinguait : 1° une *glande en tube* constituée par l'ensemble de l'arbre cholédoque avec ses petites glandes annexes, laquelle aurait été chargée de la sécrétion de la bile ; 2° une *glande en réseau* formée par les cellules hépatiques et le réseau vasculaire qui les contient, laquelle aurait été chargée de la sécrétion du sucre.

Cette opinion n'est plus soutenable. L'élément sécréteur du foie est unique et suffisant pour toutes les sécrétions de l'organe : c'est la cellule hépatique ; on trouve en effet, à son intérieur, non seulement du glycogène et de la graisse, mais encore des pigments et des sels biliaires. On ne comprendrait pas d'ailleurs que les petites glandules annexées aux voies biliaires pussent suffire à une sécrétion aussi importante que celle de la bile. Le foie est donc anatomiquement une glande simple, mais son double débit, tégumentaire et vasculaire, a motivé une disposition spéciale de son épithélium sécréteur.

C'était, dans le principe, une glande en tubes ramifiés, comme elle l'est encore chez les invertébrés ; la figure 388 représentant une coupe faite dans le foie d'un escargot montre avec évidence que les éléments sécréteurs sont déposés en revêtement dans des tubes pourvus d'une paroi propre que ne franchissent pas les vaisseaux, tubes ramifiés et anastomosés en réseau. La texture du foie des animaux supérieurs semble avoir été produite secondairement, par l'action des vaisseaux qui ont pénétré les tubes épithéliaux, les ont morcelés et comme émiettés dans leurs mailles.

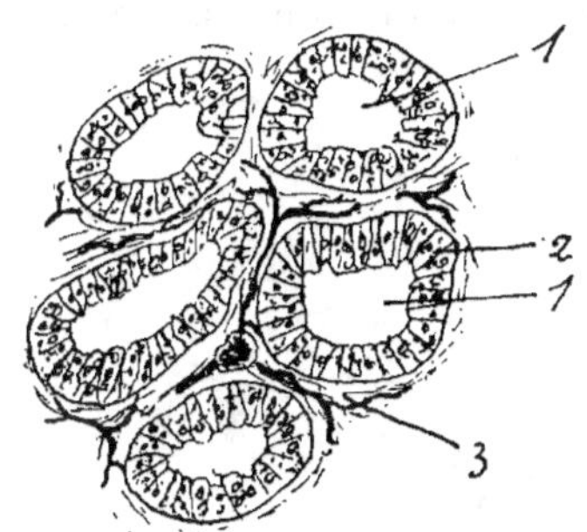

Fig. 388. — Coupe du foie de l'escargot.

1, lumière des tubes glandulaires. — 2, épithélium sécréteur. — 3, tissu conjonctif interstitiel chargé de vaisseaux.

D). **Pancréas** [1] (fig. 389). — « Il y a trente ans, le pancréas était considéré comme une simple glande salivaire. Les Allemands lui ont conservé le nom de glande salivaire abdominale (bauchspeicheldrüse).

« LANGERHANS (1869), HEIDENHAIN (1875), suivis par de nombreux chercheurs, ont montré dans cet organe une structure tout à fait particulière, en rapport avec les fonctions importantes et multiples que lui assignaient peu à peu les physiologistes.

« Le pancréas a l'aspect extérieur d'une glande salivaire en grappe composée. Il est jaunâtre, divisé en lobules primaires, secondaires, etc., réunis entre eux par du tissu conjonctif. Ces lobules sont constitués par des cavités sécrétantes (acini), généralement tubuleuses, serrées et intriquées. Mais ici les dernières branches de l'arbre très ramifié formé par les canaux excréteurs ne portent pas toutes à leur extrémité une cavité

---

[1] Cet article *Pancréas* a été rédigé par M. le professeur Laguesse, de la Faculté de médecine de Lille, auteur de travaux importants sur la question.

sécrétante. Dans chaque lobule, un certain nombre d'entre elles aboutissent à une masse cellulaire pleine, dite *îlot de Langherans* ou encore pseudo-follicule, point folliculaire, amas intertubulaire, îlot endocrine.

« Chez le mouton, que nous pouvons prendre comme type d'animal domestique, les *cavités sécrétantes* sont presque toutes nettement tubuleuses. Souvent elles se divisent, au point d'insertion même de leur émissaire, en deux branches divergeant en **T** ou en **Y** (fig. 389), chacune de ces branches est un tube sinueux capable de se ramifier à son tour.

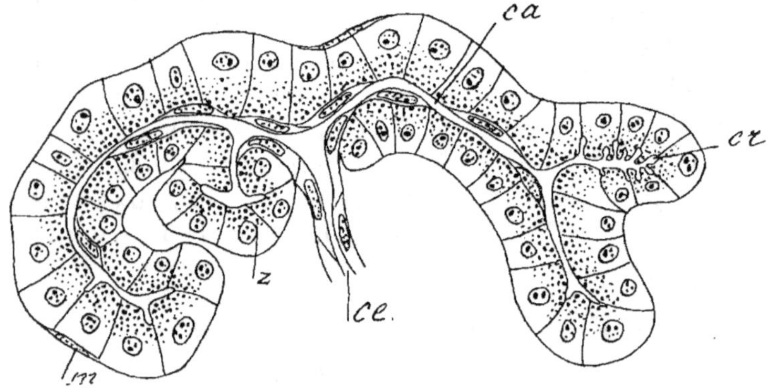

Fig. 389. — Cavité sécrétante en **T** du pancréas du mouton. (Demi-schéma résultant de la combinaison de plusieurs dessins ; communiqué par M. Laguesse.)

ce, canal excréteur. — ca, canal centro-acineux. — cr, canalicules radiés. — z, grains de zymogène. — m, cellules de la propria.

« La lumière de ces tubes est très étroite, souvent à peine visible. Leur paroi, très épaisse au contraire, est constituée : en dehors par une très mince membrane propre, avec cellules aplaties ; en dedans par une double assise d'éléments épithéliaux, les cellules principales et les cellules centro-acineuses.

« a) Les *cellules principales* forment une couche continue ; elles sont prismatiques ou pyramidales. On y reconnaît deux zones bien distinctes (LANGERHANS, HEIDENHAIN), une apicale (sommet) et une basale, séparées par le noyau. La zone basale est formée d'un protoplasma très délicat, vaguement strié dans le sens de l'axe. La zone apicale apparaît sur le vivant, bourrée de granules brillants, réfringents, jaunâtres (granules de Cl. Bernard), qu'on prit d'abord pour de la graisse, mais qui sont, en réalité, comme l'a montré Heidenhain, formés par du zymogène, c'est-à-dire par la substance mère du ferment. Dans la glande en activité (observations de Kuhne et Lea sur le lapin vivant), on voit peu à peu cavités sécrétantes et cellules se ratatiner, revenir sur elles-mêmes, en même temps que les grains de zymogène sont dissous et transformés pour constituer le principe actif du suc pancréatique qu'on trouve alors dans les canaux (période d'excrétion). Pendant le repos apparent, entre deux digestions, la cellule recharge peu à peu sa zone apicale de nouveaux grains (période d'élaboration) (Heidenhain). — Le noyau est sphérique ou ovoïde, volumineux ; il contient un gros nucléole central caractéristique, rarement plusieurs (mouton), et de très petits grains de nucléine. Plusieurs auteurs ont décrit en outre des noyaux accessoires ou *paranuclei*, corpuscules, assez généralement en forme de croissant, qui semblent se détacher du noyau et contribuer plus ou moins directement à la formation du matériel de sécrétion (Nusbaum, Ogata, Platner, Ver Zecke, etc.).

« *b*) Les *cellules centro-acineuses* (Langerhans) forment une mince assise superficielle, discontinue, et qui manque parfois sur de longs espaces. Les derniers segments des canaux excréteurs (pièces intercalaires, passages de Bo'l) sont très étroits, formés par des cellules aplaties, fusiformes, chevauchant l'une sur l'autre. Au niveau du col de la cavité sécrétante, elles semblent y pénétrer pour former l'assise des cellules centro-acineuses. Tout au moins, elles sont en continuité avec celles-ci, qui ont des caractères très analogues : corps allongé, mince, revêtant les extrémités libres des cellules principales et envoyant entre elles des expansions filiformes et lamelleuses qui vont souvent s'insérer jusque sur la propria ; noyau petit, allongé, granuleux. — Chez le mouton, les centro-acineuses forment d'abord un tube complet continuant la pièce intercalaire ; puis ce tube s'ajoure, les éléments composants s'égrènent en chapelet ; ils disparaissent avant d'atteindre l'extrémité du tube. Chez l'homme, ces cellules sont au contraire rangées en couche continue. Quelques auteurs (von Ebner, Renaut) les considèrent comme étant de nature conjonctive et continues avec les éléments de la propria. Le développement montre qu'elles sont de nature épithéliale ; chez le mouton, les unes se forment sur place aux dépens d'une seconde assise d'éléments, d'abord identiques aux cellules principales jeunes, les autres représentent l'extrémité même du canal excréteur invaginée (LAGUESSE).

« c) Les *îlots de Langerhans* sont formés par des amas de cordons pleins, sinueux, anastomosés, séparés par des capillaires tortueux, variqueux, très dilatés, constituant pour chaque îlot un petit système d'irrigation spécial, exceptionnellement riche, décomposable en anses glomérulées (KUHNE et LEA, RENAUT). Dans les cordons, les cellules sont généralement réparties en plusieurs assises d'éléments prismatiques ou polyédriques, ordonnés par rapport aux vaisseaux. Souvent l'îlot épuisé (mouton) ne montre plus qu'un amas arrondi de noyaux serrés, autour desquels les territoires cellulaires sont indistincts. Aussi les a-t-on confondus avec des follicules lymphatiques. Par leur constitution, leur vascularisation, les îlots se présentent comme de véritables petites glandes vasculaires sanguines ou conglobées (LAGUESSE, RENAUT), comme des portions du parenchyme sécréteur remaniées par les vaisseaux. Les canaux excréteurs n'y pénètrent pas ou s'y terminent bien vite. Nombreux chez l'adulte, plus nombreux encore chez l'embryon, et très précoces, les îlots pleins sont évidemment le siège d'une fonction importante, qui s'établit bien avant la sécrétion externe (LAGUESSE). Chez l'adulte (LEWASCHEW, LAGUESSE), ils se forment aux dépens des cavités sécrétantes et redeviennent cavités sécrétantes. Leur structure de glande vasculaire sanguine, la présence dans leurs cellules, chez certains animaux (reptiles), de granules réfringents qui s'accumulent au contact du vaisseau et semblent y disparaître, sont en faveur de cette hypothèse ; ils représenteraient des portions de la glande temporairement adaptées à l'élaboration de la sécrétion interne, d'où le nom d'îlots endocrines (LAGUESSE).

« d) Les *canaux excréteurs* principaux ont une tunique conjonctive mince, rarement renforcée (mouton) de quelques faisceaux musculaires lisses, plexiformes, et doublée intérieurement d'un épithélium prismatique, offrant par places plusieurs couches. Chez le cheval, l'extrémité libre de ces cellules est remplie de très fins granules (PISCHINGER). Dans les conduits moyens, l'assise prismatique devient simple, puis elle s'abaisse. Enfin, dans les derniers segments, elle est remplacée par des cellules aplaties. Dans la paroi des gros canaux, on trouve par places des glandules muqueuses (cobaye, mouton) et plus loin des cellules caliciformes isolées. Les voies d'excrétion commencent dans l'acinus même, par de petits diverticules piriformes que la lumière envoie entre les cellules et jusque dans leur intérieur (canalicules radiés de Langherans) ; ils ne s'anastomosent pas.

« *e*) Le *réseau capillaire sanguin* est richement développé ; il n'offre de modifications spéciales qu'au niveau des îlots pleins. Des *capillaires lymphatiques* abondants et larges, sacciformes, entourent les lobules d'un réseau serré. Les *nerfs* décrivent au moins deux plexus superposés, l'un périlobulaire, avec de petits ganglions, l'autre périacineux, formé de fibres de Remak tressées en un mince filet autour des acini, au contact même des bases cellulaires (RAMON Y CAJAL). » (LAGUESSE.)

CHAPITRE V

APPAREIL RESPIRATOIRE

A l'exception du poumon qui sera l'objet d'une étude complète,
nous considérerons seulement, dans les autres organes de cet
appareil, la muqueuse qui les revêt intérieurement et ses annexes
glandulaires.

ARTICLE Ier. — MUQUEUSES DES VOIES RESPIRATOIRES.

§ 1er. — MUQUEUSE NASALE ET SES DÉPENDANCES.

La muqueuse des fosses nasales comprend deux régions qu'il
y a lieu d'étudier séparément : 1° la pituitaire ou membrane de
Schneider, tapissant le compartiment respiratoire du *stomodœum*[1] ;
2° la muqueuse olfactive, revêtant l'arrière-fond des cavités
nasales, lequel correspond à la fossette olfactive de l'embryon.

A. La *pituitaire* fait suite, par une transition plus ou moins
insensible, à la peau des narines ; elle est partout très adhérente
et confondue avec le périoste ou le périchondre (fig. 390). Son *chorion*, assez délicat, est plus ou moins infiltré de cellules lymphatiques ; il loge dans ses couches profondes un réseau de grosses
veines plexiformes qui sont particulièrement développées sur la
cloison médiane et sur les cornets ; superficiellement, il est absolument plan, dépourvu de papilles et limité par une basale
plus ou moins épaisse suivant les animaux. L'*épithélium* est
stratifié cylindrique et vibratile, formé d'une couche génératrice de petites cellules arrondies et d'une couche de cellules cylindriques dont l'extrémité libre est surmontée de cils vibratiles
implantés sur un plateau. Parmi ces dernières il en est un nombre

---

[1] On sait que les bourgeons palatins cloisonnent transversalement le stomodœum
et le divisent en une chambre buccale et une chambre nasale.

plus ou moins considérable qui ont subi la transformation caliciforme. La transition des cellules génératrices aux cellules cylindriques se fait par l'intermédiaire de cellules en fuseau qui
s'intercalent entre la partie profonde de celles-ci et finissent par les remplacer.

Les *glandes* sont extrêmement nombreuses, surtout au niveau de la cloison et des cornets ; ce sont de petites glandes en grappe, assez semblables à celles que l'on trouve disséminées sous la muqueuse de la bouche ; les unes ont un épithélium sécréteur séreux, les autres un épithélium muqueux, d'autres enfin sont mixtes.

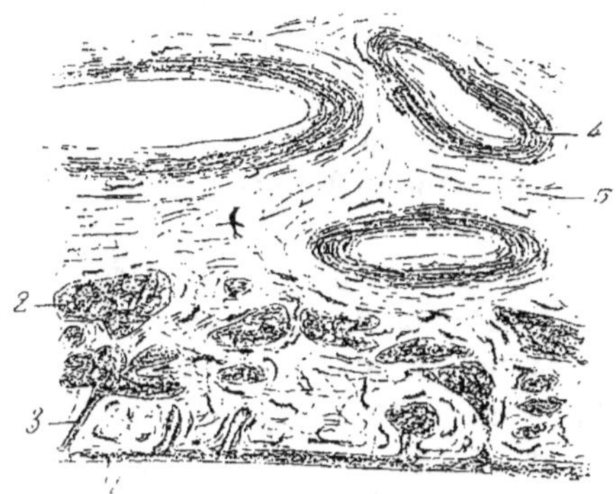

Fig. 390. — Coupe de la muqueuse pituitaire
du cheval (grossissement 20 D.).

1. épithélium. — 2, glandes en grappe. — 3. canaux
excréteurs de ces glandes. — 4, coupes de veines sous-
jacentes. — 5, tissu conjonctivo-vasculaire sous-muqueux.

La *membrane qui revêt l'intérieur des sinus* n'est qu'une extension de la pituitaire, qui devient ici extrêmement mince, beaucoup moins vasculaire et perd ses glandes.

B. La *muqueuse olfactive* se distingue à l'œil nu par sa nuance jaunâtre ou brunâtre ; elle est revêtue d'un véritable neuro-épithélium, fort différent de l'épithélium pituitaire, et comprenant trois sortes de cellules : 1° des cellules cylindriques juxtaposées bord à bord en revêtement régulier ; 2° des cellules basales anastomosées en réseau sous les précédentes qu'elles sont probablement chargées de remplacer ; 3° enfin les cellules olfactives, éléments nerveux fusiformes, intercalés aux cellules cylindriques et pourvus de deux grêles prolongements, dont l'un se continue avec une fibre nerveuse, tandis que l'autre se termine par un cil effilé, vibratile, qui dépasse la surface de l'épithélium (Voy. p. 289).

Le chorion de cette muqueuse n'offre rien de bien particulier, si ce n'est qu'il renferme, au lieu de glandes acineuses, des glandes en tube simple, rectiligne ou légèrement incurvé, semblables aux glandes de Lieberkühn, sauf leur épithélium différencié, à cellules polyédriques, chargées de granulations pigmentaires.

Muqueuse de l'organe de Jacobson. — La *muqueuse de l'organe de Jocobson* doit être rattachée à la muqueuse olfactive, dont elle a toute la structure ; elle reçoit un filet spécial des lobules olfactifs, et l'organe en question se développe à une période très reculée du développement, sous la forme de deux dépressions des fossettes olfactives.

Uqueuse conjonctivo-lacrymale. — La muqueuse de l'œil et des voies lacrymales peut être considérée, jusqu'à un certain point, comme une annexe de la pituitaire.

La *conjonctive* est constituée par un derme délicat, infiltré de cellules lymphatiques [1], hérissé de papilles adélomorphes au niveau des cartilages tarses et des culs-de-sac palpébraux, à peu près lisse dans le restant de son étendue — et par un épithélium qui est stratifié pavimenteux sur le globe oculaire, c'est-à-dire semblable à l'épithélium cornéen, stratifié cylindrique à la face interne des paupières.

Indépendamment des glandes de Meibomius et des glandes sudoripares, que l'on trouve dans le bord libre des paupières, la conjonctive présente de petites glandes acineuses, notamment au fond de ses culs-de-sac. Rappelons enfin qu'on y trouve des terminaisons nerveuses corpusculaires.

a *caroncule lacrymale* est essentiellement constituée par une agglomération de follicules pilo-sébacés ; son épithélium stratifié pavimenteux est ordinairement pigmenté.

La *muqueuse des voies lacrymales* est extrêmement mince, parsemée de quelques glandules muqueuses ; elle présente un épithélium vibratile stratifié dans le canal lacrymal et le sac lacrymal, stratifié pavimenteux dans les conduits lacrymaux.

§ 2. — MUQUEUSE DU LARYNX.

La muqueuse du larynx est du même type que la pituitaire (fig. 391), sauf sur la face antérieure de l'épiglotte, où elle présente le type de la muqueuse buccale, et à la surface des cordes vocales, où elle se fait également remarquer par son épithélium stratifié pavimenteux, au lieu d'être stratifié vibratile, et par son derme hérissé de papilles adélomorphes, tandis qu'il est lisse ailleurs.

Le derme de la muqueuse laryngienne est semé de points

---

[1] Il n'est pas rare d'y rencontrer de véritables follicules clos.

lymphatiques ou de traînées de tissu réticulé. Dans son épaisseur
et surtout au-dessous, on voit un grand nombre de glandes acineuses, situées notamment sur l'épiglotte et les aryténoïdes, dans
les replis aryténo-épiglottiques et enfin sur les bords des cordes.

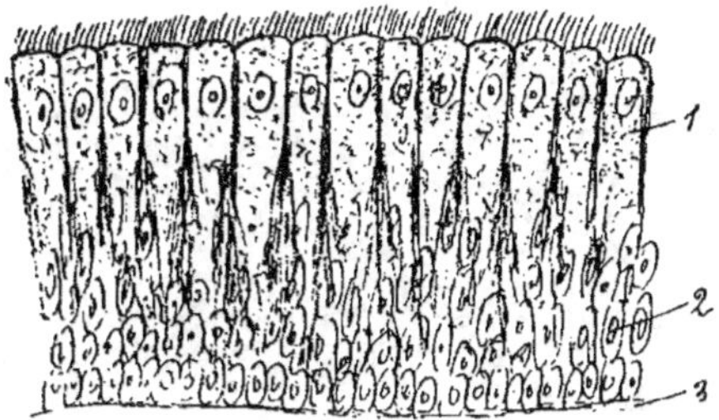

Fig. 391. — Épithélium stratifié cylindrique et vibratile de la muqueuse
des voies respiratoires.

1, cellules vibratiles superficielles. — 2, petites cellules formant *couche génératrice* sur la membrane
basale (3).

vocales. Les culs-de-sac de ces glandes sont revêtus de cellules
mucipares, et souvent aussi de cellules séreuses formant croissants
de Giannuzzi.

§ 3. — MUQUEUSE DE LA TRACHÉE.

La muqueuse trachéale est encore une muqueuse à derme planiforme et à épithélium vibratile stratifié (fig. 392). Elle est doublée
sur le plan postérieur de la trachée d'une couche épaisse de fibres
musculaires lisses transversales.

Le *derme* présente : une couche superficielle, infiltrée de cellules
lymphatiques et affectant par points la structure réticulée, et une
couche profonde contenant un grand nombre de fibres élastiques
à direction longitudinale et se confondant avec le périchondre
des cerceaux cartilagineux et les ligaments interchondraux.

L'*épithélium* est formé d'une couche régulière de cellules génératrices surmontée de cellules cylindriques à cils vibratiles entre
lesquelles s'intercalent beaucoup de cellules caliciformes. On rencontre souvent dans cet épithélium des cellules lymphatiques en
voie de passage.

Les *glandes* sont très nombreuses sous la muqueuse trachéale ;
ce sont des glandes racémeuses, à culs-de-sac allongés, dont les
cellules sécrétantes se colorent pour la plupart en rouge par l'éosine

hématoxylique, quelques-unes en bleu : réactions qui, d'après M. Renaut, témoignent que lesdites glandes sécrètent autre chose que du mucus, probablement une matière visqueuse et tenace

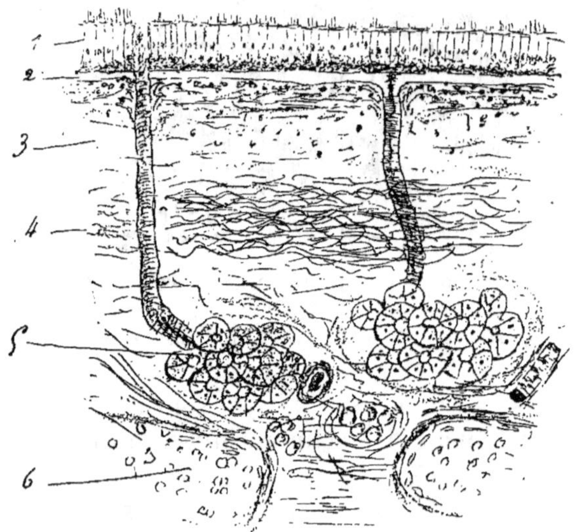

Fig. 392. — Coupe de la muqueuse trachéale.

1, épithélium. — 2, membrane basale. — 3, chorion. — 4, nombreuses fibres élastiques de la couche profonde du chorion. — 5, glandules racémeuses logées dans le tissu conjonctif sous-muqueux. — 6, cerceaux cartilagineux.

agissant comme de la glu pour capter les particules étrangères amenées par l'air de la respiration.

§ 4. — MUQUEUSE DES BRONCHES.

Les bronches participent de la structure de la trachée, à ces différences près : que la charpente cartilagineuse est morcelée en petites pièces losangiques au lieu d'être constituée par des cerceaux successifs, et que la couche charnue sous-muqueuse entoure circulairement ces conduits au lieu d'être limitée à un plan ; cette couche est connue sous le nom de muscle de Reissessen (fig. 393). La muqueuse est plissée et par conséquent festonnée sur les coupes ; elle est formée par un derme lisse, séparé de l'épithélium par une basale épaisse, et contenant de nombreuses fibres élastiques, et par un épithélium vibratile semé de cellules caliciformes, comme celui de la trachée.

De nombreuses glandules acineuses se rencontrent, soit en dedans du muscle de Reissessen, soit en dehors : glandes en majorité séreuses chez le chien et le mouton, séreuses ou muqueuses en égal nombre chez le bœuf, mixtes, c'est-à-dire séro-muqueuses,

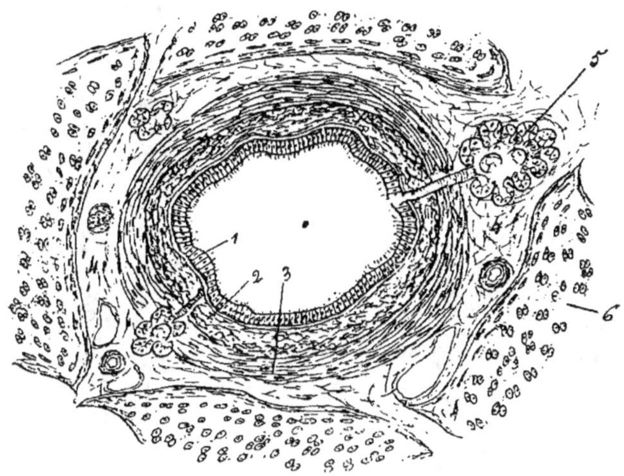

Fig. 393. — Coupe transversale d'une bronche extralobulaire.

1. épithélium. — 2. chorion. — 3, couche musculaire. — 4, tissu conjonctif sous-muqueux, présentant des vaisseaux, des nerfs et des culs-de-sac glandulaires. — 5, glandes en grappe. — 6, cartilages. (La muqueuse est supposée déplissée.)

par-ci, par-là. Les glandes séreuses deviennent facilement mucipares sous l'influence d'une congestion ou d'une irritation.

La structure des bronches se simplifie progressivement dans les bronchioles : ainsi, la charpente cartilagineuse disparaît dans les bronches intralobulaires; la muqueuse perd ses glandes; tandis que la couche musculaire se poursuit jusqu'aux bronchioles terminales; mais elle n'est plus représentée à la fin que par quelques fibres lisses disséminées. Le chorion muqueux de ces petites bronches est extrêmement aminci et pour ainsi dire réduit à ses éléments élastiques. L'épithélium vibratile est remplacé graduellement par un épithélium cylindrique sans cils, puis par des cellules cubiques, et enfin par des cellules presque plates qui font transition à l'endothélium pulmonaire (fig. 394 et 395).

On qualifie de bronches membraneuses, celles qui n'ont pas de squelette cartilagineux, de manière à se prêter aisément à tous les

mouvements de dilatation et de resserrement des lobules pulmonaires. Les bronches cartilagineuses peuvent d'ailleurs se prêter
elles aussi, dans une certaine mesure, à ces mêmes mouvements du

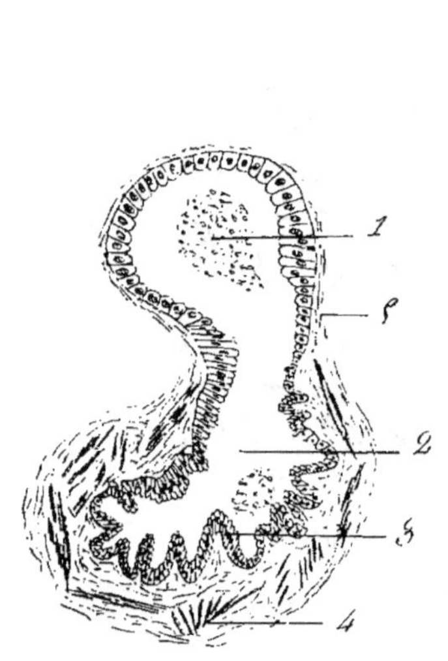

Fig. 394. — Passage d'une bronchiole
intralobulaire à une bronchiole terminale, dans le poumon du cheval
(d'après M. Renaut).

1, cavité d'une bronchiole terminale, n'ayant ni
plis, ni fibres musculaires. — 2, cavité d'une bronchiole intralobulaire dont la muqueuse est plissée
et doublée d'une couche musculaire. — 3, épithélium. — 4, faisceaux de fibres lisses.

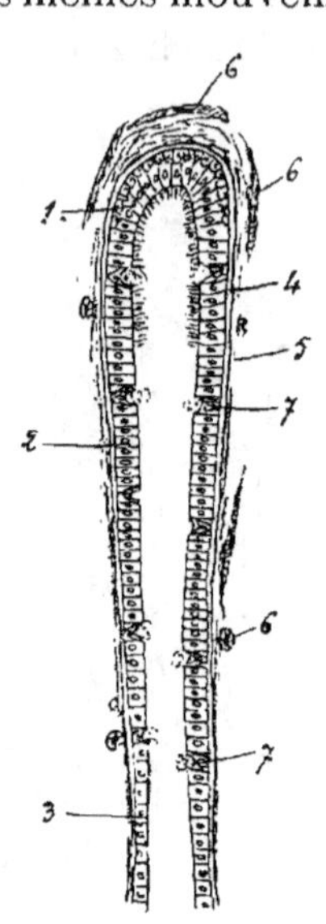

Fig. 395. — Schéma de la coupe longitudinale d'une bronchiole, au voisinage
des alvéoles.

1, fin de l'épithélium stratifié vibratile. — 2, épithélium simple cylindrique présentant, de distance
en distance, des cellules caliciformes. — 3, épithélium cubique. — 4, membrane basale. — 5, chorion
réduit à une mince couche conjonctive et élastique.
— 6, dernières fibres musculaires. — 7, cellules
caliciformes.

poumon, grâce au morcellement de leur charpente squelettique et
au plissement de leur muqueuse.

ARTICLE II. — POUMON.

Au point de vue de l'anatomie comparé et de l'embryologie, le
poumon n'est qu'un diverticule de l'œsophage, une sorte de glande
acineuse plus ou moins développée : tantôt folliculaire, tantôt racémeuse. Un grand nombre de vertébrés ont le poumon en forme
de sac directement appendu au pharynx et plus ou moins alvéolé à
la face interne; il en est même chez lesquels ce sac est simple,

c'est-à-dire représente un seul alvéole. Dans les vertébrés supérieurs, le poumon forme une masse spongieuse, composée d'un nombre pour ainsi dire infini d'alvéoles, appendus par groupes aux extrémités d'un arbre aérophore qui distribue l'air dans toute sa masse (arbre trachéo-bronchique). La paroi éminemment vasculaire de tous ces alvéoles, paroi extrêmement vaste si on la suppose étalée sur un plan, n'est autre chose que la *membrane respiratoire*.

Nous n'avons ici à étudier que le poumon des animaux supérieurs. Il se décompose d'une manière plus ou moins évidente en petites masses d'environ un centimètre cube, entourées de toutes parts d'une coque conjonctive qui permet de les isoler, et recevant une division bronchique et une division artérielle : ce sont les *lobules pulmonaires* (fig. 396). Ces lobules sont très visibles chez le bœuf, car les travées conjonctives qui les encadrent sont épaisses, mais ils sont peu distincts à l'œil nu dans le plus grand nombre des animaux, du moins à l'âge adulte. Avant d'en exposer la structure, il faut d'abord en faire connaître la topographie interne, telle que viennent de la décrire MM. LAGUESSE et d'HARDIVILLER (fig. 397).

Lobule pulmonaire. — Si l'on prend pour type un des lobules pyramidaux de la superficie du poumon, on voit une bronche le pénétrer par son sommet, suivre son axe jusque vers le milieu de sa hauteur, en émettant des collatérales, et se terminer là par une

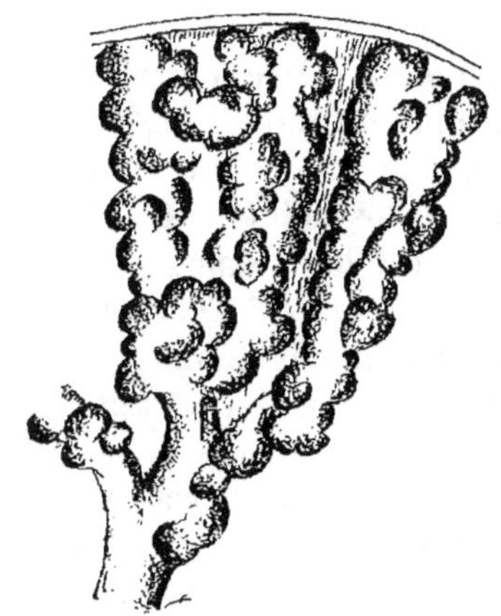

Fig. 396. — Deux lobules pulmonaires sous-pleuraux.

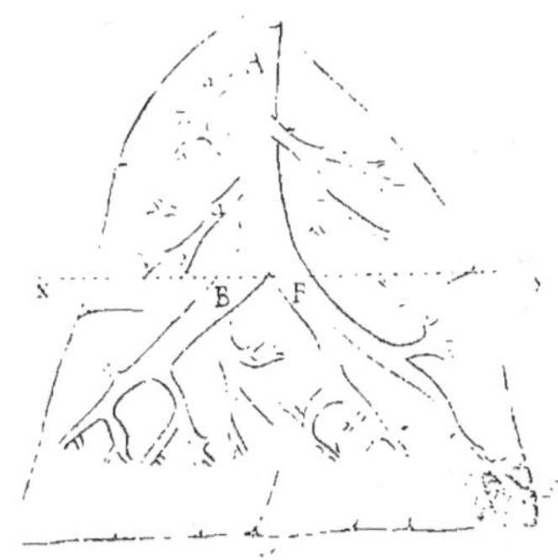

Fig. 397. — Schéma de la division des bronches dans l'intérieur d'un lobule pulmonaire (d'après Laguesse et d'Hardiviller).

A, bronche intralobulaire. — *a*, *a*, *a*, branches collatérales. — B. B, branches terminales. — *ac*, bouquet de canaux alvéolaires constituant un acinus. — *cl*, cloisons conjonctives divisant le lobule en lobulins. — *xy*. ligne fictive coupant le lobule en deux étages : étage du tronc de la bronche ; étage de ses branches terminales.

bifurcation. Les branches collatérales sont plus ou moins nombreuses suivant la longueur du tronc qui leur donne naissance ; on en trouve ordinairement deux ou trois, quelquefois quatre ; chacune d'elles se divise bientôt en deux branches plus ou moins égales, qui se divisent de même une ou plusieurs fois de suite de manière à donner de 6 à 24 bronchioles terminales, dites acineuses. Les branches terminales subissent de même plusieurs divisions dichotomiques successives et constituent un panache de 30 à 50 bronchioles acineuses qui, ajoutées aux bronchioles acineuses émanant des collatérales, forment un total de 50 à 100 et même davantage. Chaque bronchiole se termine par un bouquet de *canaux alvéolaires* ou *canaux respiratoires* ; mais il n'y a pas ici une brusque transition comme on se le figure généralement, ni un changement radical dans le mode de ramescence : la bronchiole présente d'abord quelques soufflures alvéolaires plus ou moins disséminées, puis elle se divise en deux conduits plus larges, presque entièrement couverts d'alvéoles serrés, lesquels conduits se bifurquent à leur tour une ou plusieurs fois. En d'autres termes, la division dichotomique se poursuit jusqu'au bout, mais, comme elle se répète coup sur coup et que les canaux alvéolaires sont courts et larges, il en résulte une ramification en chou-fleur. On a donné le nom d'*acinus* à l'ensemble des canaux alvéolaires portés par une même bronchiole et celui d'*infundibulum* à l'extrémité, ordinairement renflée, de chaque canal respiratoire ; les culs-de-sac qui boursouflent celui-ci ne sont rien autre que les *alvéoles* ou *vésicules pulmonaires* ; on les voit très bien à l'œil nu sur le poumon insufflé. Sachant qu'une bronchiole, avant de se diviser en canaux alvéolaires, présente souvent des alvéoles disséminés, il n'est pas toujours facile de dire où commence l'acinus pulmonaire. Parfois l'on remarque dans celui-ci un canal alvéolaire principal, longé par une artère qui a apporté obstacle à l'expansion alvéolaire, en sorte que ledit canal a gardé en cet endroit la structure d'une bronchiole, comportant un épithélium cubique et une couche musculaire.

Telle est, sommairement exposée, la morphologie interne du lobule pulmonaire. Sa structure nous offre à envisager : les bronches, la paroi des alvéoles ou membrane respiratoire, le tissu conjonctif interstitiel, enfin les vaisseaux et les nerfs.

a) En ce qui concerne les *bronches*, nous rappellerons seulement que leurs divisions intralobulaires sont dépourvues de squelette cartilagineux et de glandes, mais que, par contre, elles conservent leurs éléments musculaires jusqu'à la fin ; ce sont même les bronches membraneuses qui sont les plus contractiles.

b) La *paroi des alvéoles* pulmonaires est constituée par une mince membrane conjonctive, supportant le réseau capillaire de l'hématose et doublée extérieurement de très nombreuses fibres élastiques (fig. 398). Ces fibres enveloppent chaque alvéole d'un réseau et forment des cercles autour de son orifice ; il en est aussi qui vont d'un alvéole à l'autre ; elles sont

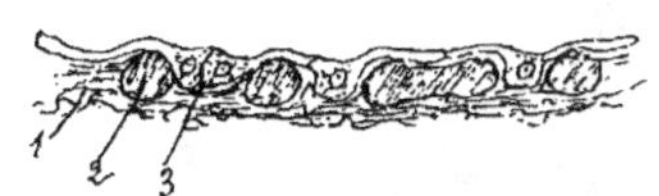

Fig. 398. — Coupe schématique de la paroi d'un alvéole.

1, couche conjonctive et élastique. — 2, capillaires du réseau de l'hématose. — 3, cellules épithéliales dont le noyau et le corps protoplasmique se logent dans les fossettes intercapillaires.

toujours tendues, et c'est ce qui explique la tendance du poumon à se rétracter. — Le réseau sanguin de l'hématose est un des plus riches de l'économie ; il se modèle sur chaque alvéole, dont il occupe environ les deux tiers de la surface et dont il circonscrit l'entrée par un vaisseau circulaire interalvéolaire (fig. 399) ; les capillaires de ce réseau ont de 6 à 12 μ. de diamètre ; ils sont droits ou onduleux, suivant le degré de distension de l'alvéole, et ils font saillie à l'intérieur de celui-ci.

On a cru longtemps que ce réseau vasculaire était à nu et que le contact immédiat de l'air était nécessaire à l'accomplissement des échanges respiratoires.

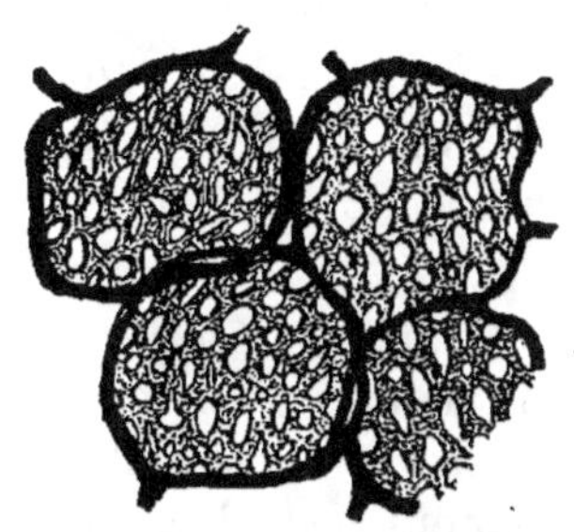

Fig. 399. — Réseau capillaire des alvéoles du poumon du cheval.

Cependant il eût été contraire à la règle de voir des cavités en communication avec le dehors, non revêtues d'épithélium, et de trouver à découvert un tissu conjonctivo-vasculaire. C'est pourquoi les histologistes se sont évertués à rechercher l'épithélium pulmonaire. Grâce au nitrate d'argent, ils ont pu le mettre hors de contestation : c'est un épithélium pavimenteux, (fig. 398 et 400), d'une excessive minceur, semblable à l'endothélium d'une séreuse, épithélium admirablement propice aux échanges gazeux entre le réseau vasculaire qu'il recouvre et l'air de l'intérieur de l'alvéole. Ses cellules, intimement soudées bord à bord, sont formées d'une partie granuleuse contenant le noyau, lequel profite d'une fossette intercapillaire pour se loger, et d'une partie hyaline étendue en lamelle par-dessus les vaisseaux. — Dans le fœtus l'épithélium pulmonaire est formé d'abord de cellules

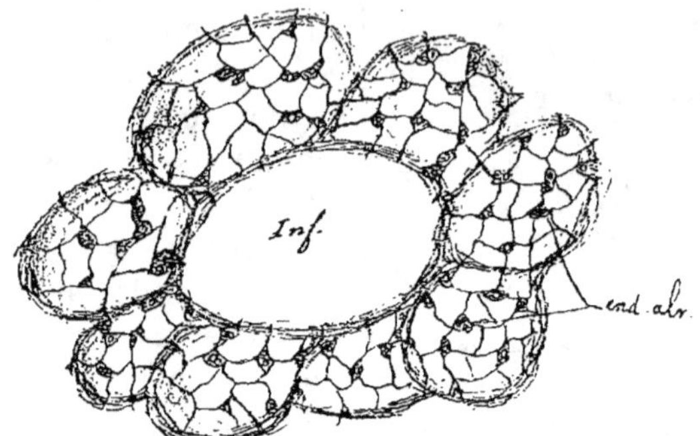

Fig. 400. — Alvéoles groupés autour d'un même canal alvéolaire (*Inf.*). On voit l'endothélium alvéolaire (*end. alv.*) avec la partie granuleuse de chaque cellule.

cylindriques remplissant à peu près entièrement les alvéoles, cellules qui s'aplatissent ensuite peu à peu, mais n'arrivent à l'état lamellaire qu'au moment où la respiration s'établit et déploie les alvéoles; elles sont d'ailleurs prêtes à recouvrer l'état fœtal en cas d'inflammation.

c) Le *tissu conjonctif* du lobule lui forme, comme il a été dit, une enveloppe plus ou moins épaisse; en outre, il pénètre à son intérieur en accompagnant les bronches et les artères dans leur distribution intralobulaire; mais il est extrêmement peu abondant entre les acini divers et entre les canaux alvéolaires d'un même acinus; fort souvent les parois des alvéoles voisins sont confondues. Cependant on remarque quelques cloisons qui pénètrent le lobule à sa périphérie et le divisent en segments, partiellement isolables, que GRANCHER a proposés d'appeler *lobulins*.

d) Les *vaisseaux afférents* du poumon sont l'artère pulmonaire et l'artère bronchique. Les ramifications de l'artère pulmonaire suivent celles des bronches jusqu'à la fin et se résolvent dans la paroi alvéolaire en un superbe réseau capillaire qui est le siège de l'hématose. Les artères bronchiques rampent sur les bronches, se ramifient avec elles et les accompagnent jusqu'aux lobules, mais sans y pénétrer. Chemin faisant, elles abandonnent des rameaux aux bronches, aux artères et aux veines pulmonaires, aux ganglions bronchiques et enfin au tissu conjonctif péri-bronchique ou interlobulaire ainsi qu'à la plèvre.

On a cru longtemps à l'indépendance des deux systèmes arté-riels du poumon; cependant les recherches de Zuckerklandl, confirmant les assertions anciennes de Ruysch, ont mis hors de doute l'existence d'anastomoses entre les divisions des artères bronchiques et celles des artères pulmonaires, anastomoses particulièrement évidentes sous la plèvre, à la face interne des poumons, ainsi qu'à la surface des bronches.

e) Les *vaisseaux efférents* sont les veines bronchiques, les veines pulmonaires et les lymphatiques. Les veines bronchiques ne correspondent qu'à une partie du territoire des artères de même nom : toutes celles qui naissent des fines bronches vont en effet se jeter dans les veines pulmonaires; et même celles qui émanent des bronches plus volumineuses, du tronc bronchique y compris, s'anastomosent fréquemment avec ces dernières. — Les veines pulmonaires n'ont pas, à leur origine, une distribution parallèle à celle des artères : au lieu de former autant de territoires que de lobules, elles se rassemblent à la périphérie de ces derniers et communiquent largement d'un lobule à l'autre. — Les lymphatiques sont très nombreux; les uns suivent l'arborisation bronchique, les autres cheminent sous la plèvre; ceux-ci sont en communication avec ceux-là par les espaces conjonctifs interlobulaires. MM. RENAUT et PIERRET ont fait connaître chez le bœuf une disposition très intéressante : il existe dans le tissu conjonctif interlobulaire des espaces semi-cloisonnés, revêtus par un endothélium sinueux et formant pour ainsi dire un système caverneux lymphatique. Et cela explique très bien l'aspect spécial des lésions de la péripneumonie chez cet animal : on voit alors, en effet, les lobules pulmonaires encadrés et comprimés par des travées épaisses, jaunâtres, remplies de lymphe coagulée; ce n'est pas là un simple œdème fibrineux du tissu conjonctif interlobulaire enflammé, c'est une véritable lymphangite.

f) Les *nerfs* proviennent du pneumogastrique et du grand sympathique. Ils suivent la distribution des bronches et se terminent, soit dans la couche musculaire et la muqueuse de celles-ci, soit dans la paroi contractile des vaisseaux, soit même dans la paroi des alvéoles. On trouve sur leur trajet de petits ganglions microscopiques.

CHAPITRE VI

APPAREIL DE LA DÉPURATION URINAIRE

ARTICLE Ier. — REIN.

Nous n'envisagerons ici que le *métanéphros* ou rein définitif des vertébrés amniotes. C'est une glande en tubes conglomérés

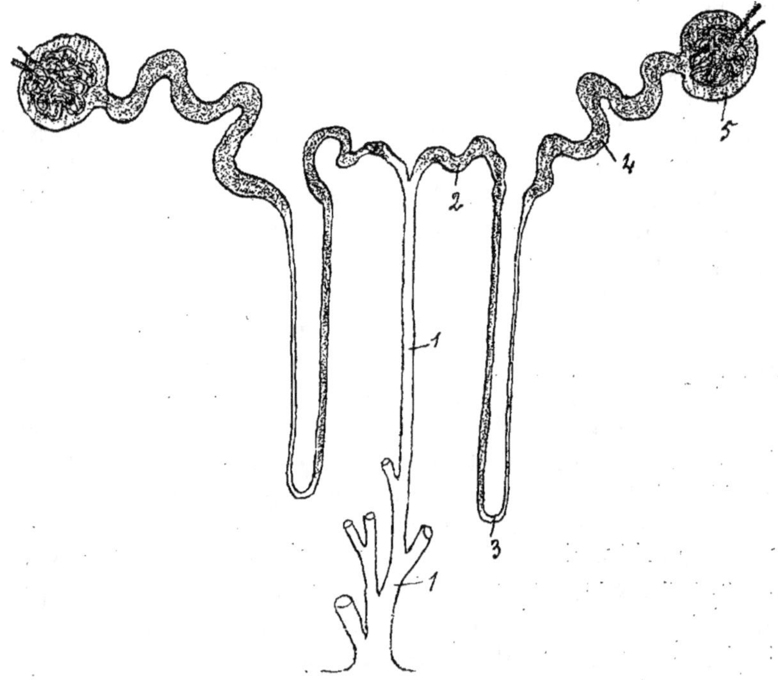

Fig. 401. — Schéma du trajet des tubes urinifères.

1, 1, tubes droits et leurs divisions dichotomiques à partir de la crête du bassinet. — 2, tube d'union des tubes droits avec les anses de Henle. — 3, tube ansiforme ou de Henle. — 4, tube contourné. — 5, corpuscule de Malpighi. — Les parties ombrées sont celles où l'épithélium est foncé et granuleux.

dont le tube urinifère ou tube de Bellini est l'unité de structure (fig. 401).

TUBES URINIFÈRES. — Les tubes urinifères font embouchure sur la crête ou sur les papilles du bassinet par un certain nombre d'orifices de 0^{mm},2 à 0^{mm},3 de diamètre. Si on les suit à partir de cette embouchure jusqu'à leur origine aux corpuscules de Malpighi de la substance corticale, on les voit d'abord se diviser à angle aigu en deux branches qui se divisent de même un peu plus loin et ainsi deux ou trois fois de suite ; les dernières branches de cette ramification dichotomique n'ont pas plus de 50 µ., elles s'élèvent en ligne droite dans la substance médullaire jusqu'aux confins de la substance corticale et même jusque dans les *pyramides de Ferrein*, sorte d'irradiations de la substance médullaire dans la corticale (fig. 402, *irm*). Là chaque tube se divise en deux ou en un plus grand nombre de branches flexueuses (tubes d'union) qui descendent brusquement dans la substance médullaire pour remonter ensuite en formant une longue anse connue sous le nom de *tube de Henle*.

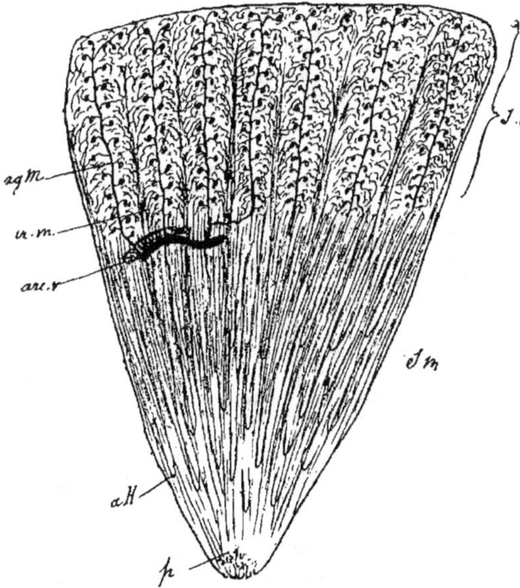

Fig. 402. — Schéma d'un lobule du rein ou pyramide de Malpighi.

Sc, substance corticale. — *sm*, substance médullaire. — *ir.m.* rayons médullaires constituant les pyramides de Ferrein. — *p*, papille saillant dans le bassinet. — *aH*, anse de Henle. — *arc.v.* voûte artérielle et veineuse sous-corticale. — *agM*, artères radiées, émettant les branches afférentes des glomérules de Malpighi.

La branche ascendante du tube de Henle est de diamètre exigu ; elle se renfle en arrivant dans la substance corticale et se continue par un gros tube, très flexueux (*tube contourné*), qui se termine par un cul-de-sac sphérique contenant un glomérule vasculaire et constituant un *corpuscule de Malpighi*. Ludwig a appelé *labyrinthe* du rein l'ensemble des méandres des tubes contournés, enchevêtrés les uns dans les autres.

L'aspect granuleux et pointillé de rouge de la substance corticale est dû aux circonvolutions de ces tubes et aux corpuscules de Malpighi. L'aspect pâle et fibreux de la substance médullaire tient à la moindre vascularité et à la direction rectiligne des tubes de Bellini.

La structure du tube urinifère comprend une membrane propre, très mince, et un épithélium qui subit des modifications intéressantes dans les divers segments du tube (fig. 403). Dans les tubes droits ou tubes collecteurs, on trouve un épithélium cylindrique clair. Dans le tube mince de l'anse de Henle, les cellules sont encore claires, mais extrêmement aplaties, pavimenteuses. Dans le

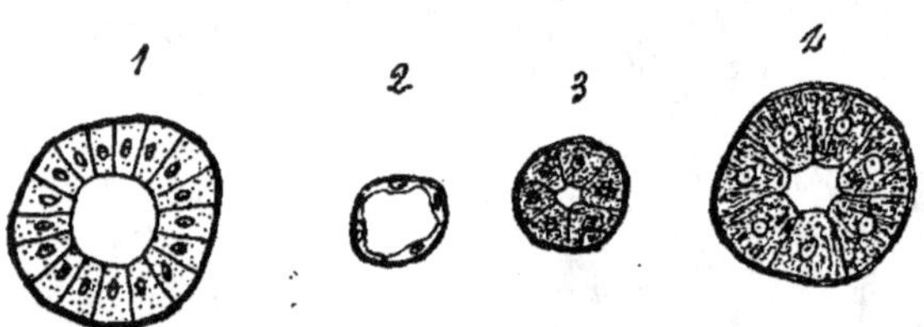

Fig. 403. — Schéma de la coupe du tube de Bellini à différents niveaux.

1, tube droit à épithélium clair et cylindrique. — 2, tube mince de Henle, à épithélium clair et très aplati. — 3, tube large de Henle, à épithélium foncé et polyédrique. — 4, tube contourné dont les cellules épithéliales sont foncées, polyédriques, et en outre striées suivant leur hauteur.

tube large des anses de Henle, dans les tubes d'union, ainsi que dans les tubes contournés, il existe une assise de grosses cellules polyédriques, foncées et granuleuses, qui jouent un rôle actif dans l'élaboration de l'urine. HEIDENHAIN a montré que chacune d'elles se divise en deux parties : une partie externe, confinant à la membrane propre, qui se fait remarquer par son protoplasma strié, divisé en petits bâtonnets parallèles, perpendiculairement à l'axe du tube, et une partie interne, simplement granuleuse, mais non striée, où se trouve le noyau.

CORPUSCULES DE MALPIGHI (fig. 404). — Le corpuscule de Malpighi est un renflement en forme d'ampoule, de l'origine des tubes contournés, qui contient à son centre un peloton vasculaire, dit *glomérule de Malpighi*. La paroi du corpuscule, ou *capsule de Müller*, est constituée par une membrane propre et un épithélium pavimenteux qui font suite à la membrane propre et à l'épithélium des tubes contournés au niveau d'un col assez étroit. Quant au glomérule vasculaire, il ne pouvait être à nu dans une cavité glandulaire; aussi l'épithélium se réfléchit-il à sa surface, mais en s'amincissant au dernier degré. MM. RENAUT et HORTOLÈS

ont montré que cet épithélium,

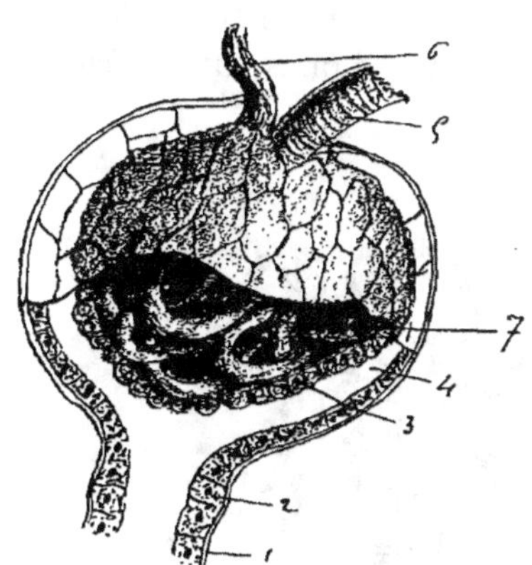

Fig. 404. — Schéma de la structure d'un corpuscule de Malpighi supposé ouvert à la partie inférieure.

1, membrane propre. — 2, épithélium du tube contourné se continuant à l'intérieur du corpuscule. — 3, épithélium réfléchi de la surface du glomérule. — 4, cavité du corpuscule. — 5, vaisseau afférent. — 6, vaisseau efférent. — 7, glomérule de Malpighi.

avance vers cette dernière, les

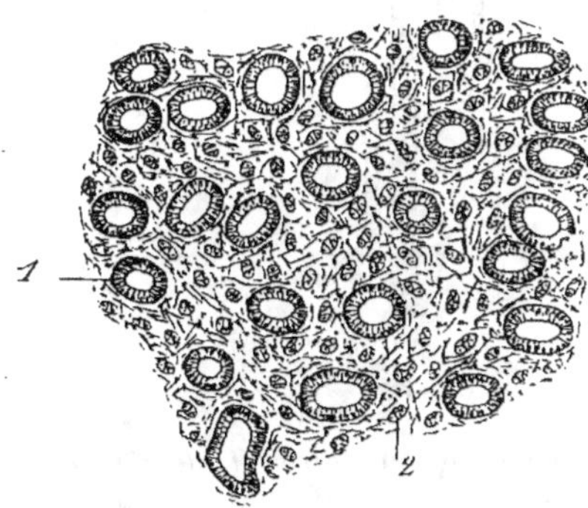

Fig. 405. — Coupe dans la papille du rein du lapin (grossissement 80 D.).

1, coupe des tubes droits de Bellini, à épithélium clair et cylindrique. — 2, coupe des capillaires sanguins et lymphatiques disséminés dans un stroma conjonctif abondant.

ainsi que la paroi des capillaires glomérulaires, ne se scindent pas en cellules distinctes et se prêtent admirablement à la diffusion. Remarquons en outre, avec Ludwig, que l'artériole afférente du glomérule est beaucoup plus volumineuse que l'efférente, ce qui indique assez que le sang traverse celui-ci sous une certaine pression et y abandonne une partie de sa substance.

Stroma conjonctif. — Les tubes urinifères sont réunis les uns aux autres par un tissu conjonctif délicat, ordonné en lamelles à leur pourtour, tissu beaucoup plus abondant dans la substance médullaire que dans la corticale (fig. 405). A mesure qu'on fibrilles connectives deviennent plus rares, tellement que, dans la région des tubes contournés, le tissu conjonctif n'est plus représenté que par des cellules plates, étoilées. — Plusieurs auteurs ont signalé la présence de fibres musculaires lisses dans le stroma du rein, particulièrement en dessous de la membrane d'enveloppe et à la base des papilles médullaires.

Vaisseaux et nerfs. — Les vaisseaux sanguins pénètrent sans se diviser jusqu'à la zone sous-corticale, accompagnés par des irradiations de la muqueuse pyélique; ils se distribuent, à partir de là, aux deux couches, corticale et médullaire.

Le réseau capillaire est à mailles allongées dans la substance
médullaire, à mailles polygonales et serrées dans la corticale ; ici,
il est alimenté par de petites artères ascendantes, dites artères

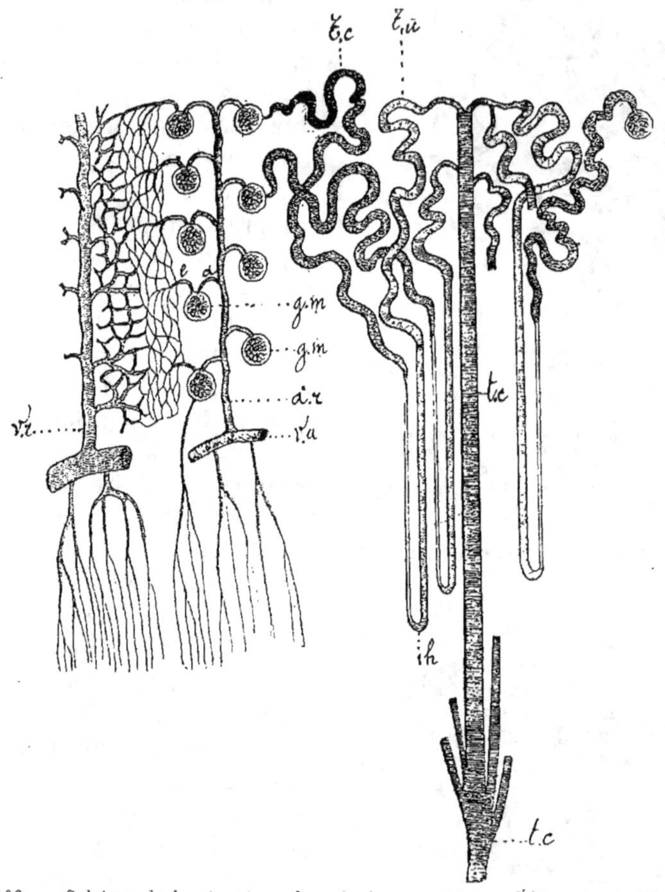

Fig. 406. — Schéma de la structure du rein (emprunté aux *Éléments de Physiologie*
de M. Laulanié).

tc, tube contourné. — *ih*, anse de Henle. — *tu*, tube d'union. — *tc, tc,* tubes collecteurs ou tubes droits.
— *va*, voûte artérielle fournissant les artères glomérulaires (*ar*). — *a*, vaisseau afférent du glomérule de
Malpighi (*gm*). — *e*, vaisseau efférent du glomérule se jetant dans le réseau capillaire cortical. — *vr*, veine
issue de ce réseau.

glomérulaires, marchant vers la superficie de l'organe en émettant les rameaux afférents des glomérules de Malpighi, lesquels
s'y trouvent ainsi appendus en séries régulières, comme des fruits
aux branches d'un arbre (fig. 406 et 407). Ce sont les artérioles

efférentes des corpuscules de Malpighi qui se capillarisent ensuite autour des tubes contournés, de telle sorte que tout le sang en circulation dans la couche corticale traverse préalablement les glomérules. Toutefois certains auteurs affirment que le réseau cortical possède en outre des branches afférentes directes, c'est-à-dire non glomérulaires.

Les lymphatiques forment un réseau sous la capsule fibreuse et un autre réseau dans l'intimité de la glande; ils sortent par le hile en accompagnant les vaisseaux sanguins. Les lymphatiques profonds sont beaucoup plus nombreux dans la substance corticale que dans la médullaire.

Les nerfs viennent du grand sympathique, peut-être aussi du pneumogastrique; ils entrent dans l'organe avec les vaisseaux, mais leur terminaison relativement aux tubes de Bellini est encore inconnue.

Ajoutons, pour terminer, que le rein filtre l'urine plutôt qu'il ne la sécrète, car tous les éléments de ce liquide existent déjà dans le sang. On tend à admettre aujourd'hui que les principes aqueux et salins sont dialysés par les corpuscules de Malpighi, tandis que les autres principes sont séparés et élaborés par les tubes du labyrinthe, lesquels exerceraient en outre une action résorbante sur certaines matières utiles extravasées des glomérules, de manière à remanier et à épurer en quelque sorte le produit sécrété, qui n'est définitivement constitué qu'au moment où il parvient aux tubes droits de la substance médullaire, lesquels ne sont que des canaux excréteurs et collecteurs.

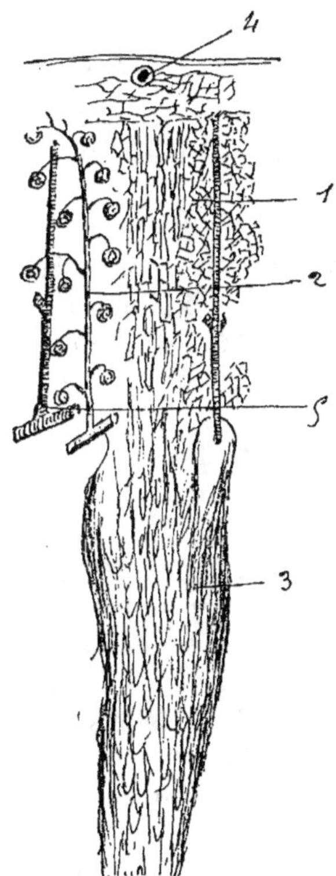

Fig. 407. — Schéma des vaisseaux sanguins du rein.

1, réseau capillaire à mailles arrondies de la couche corticale. — 2, artérioles radiées portant les glomérules de Malpighi. — 3, réseau à mailles allongées de la couche médullaire. — 4, veines superficielles formant les étoiles de Verheyen. — 5, gros vaisseaux artériels ou veineux situés entre la substance médullaire et la substance corticale.

ARTICLE II. — MUQUEUSES DES VOIES URINAIRES.

a) La *muqueuse du bassinet* ou muqueuse pyélique n'est qu'une extension de celle de l'uretère dont elle présente tous les caractères ; nous nous bornerons à dire que seul son épithélium se poursuit sur la ou les papilles médullaires du rein.

b) La *muqueuse de l'uretère* (fig. 175) est lisse et polie lorsqu'elle est en état de tension : il ne faut pas prendre pour des papilles la section des nombreux plis longitudinaux qu'elle forme lorsque l'organe est rétracté. Elle est revêtue d'un épithélium stratifié pavimenteux. Son derme est très riche en fibres élastiques.

On trouve, notamment à la partie proximale de l'uretère, de petits follicules glandulaires mucipares (Voy. fig. 175).

c) La *muqueuse vésicale* présente un derme également très riche en fibres élastiques, dépourvu de papilles sauf dans la région du trigone, et un épithélium stratifié pavimenteux remarquable par les formes bizarres de ses cellules : les cellules profondes sont polyédriques ou en forme de raquette, les superficielles sont de larges plaques dont la face profonde est creusée de dépressions qui marquent l'empreinte des éléments sous-jacents (fig. 167).

Il existe quelques follicules glandulaires, notamment dans le voisinage du col.

La muqueuse vésicale est tout à fait dénuée de la faculté d'absorber.

CHAPITRE VII

APPAREIL GÉNITAL

§ 1er. — OVAIRE.

Structure. — L'ovaire est formé, comme l'on sait, d'une couche corticale et d'une couche médullaire (fig. 408).

COUCHE CORTICALE. — La couche corticale ou ovifère offre à étudier : un épithélium superficiel, un stroma et des ovisacs.

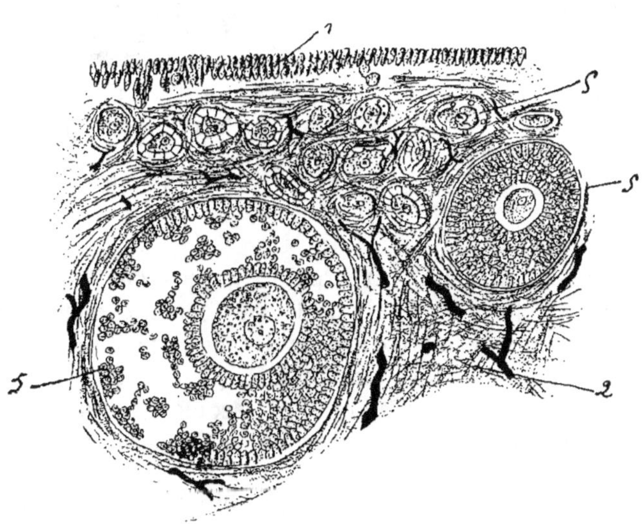

Fig. 408. — Coupe de la substance corticale de l'ovaire de la chatte.

1, épithélium germinatif. — 2, stroma conjonctivo-vasculaire. — 5, ovisacs à divers degrés de développement, dont l'un est déjà à l'état de vésicule de de Graaf.

a) L'*épithélium* tient lieu du péritoine; il est formé d'une couche régulière de cellules cylindriques, vestige de l'épithélium germinatif qui, chez l'embryon, a joué un si grand rôle dans le développement de l'organe (Voy. p. 55, fig. 33).

b) Le *stroma* est dense et de nature conjonctivo-vasculaire. Il présente, indépendamment des faisceaux connectifs et des cellules fixes ordinaires, de grosses cellules, chargées de granules jaunes ou bruns, qui ont l'apparence épithéliale mais qui ne sont que des cellules connectives différenciées (fig. 409).

c) Quant aux *ovisacs* ou *follicules de de Graaf*, ils existent par

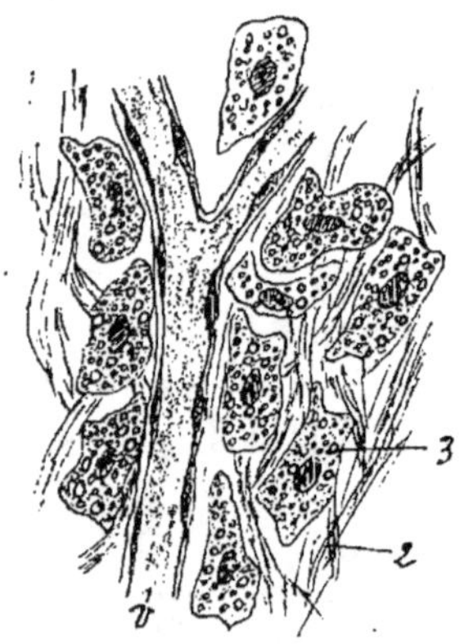

Fig. 409. — Curieuses cellules épithélioïdes du stroma conjonctif de l'ovaire.

v, vaisseau sanguin. — 2, faisceaux connectifs. — 3, cellules chargées de granules colorés.

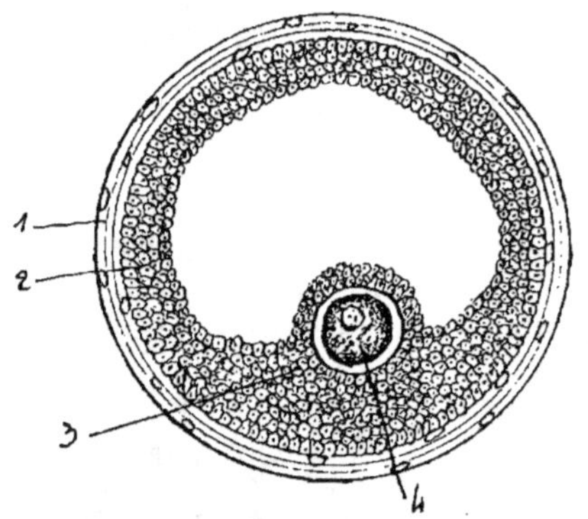

Fig. 410. — Une vésicule de de Graaf.

1. enveloppe conjonctive. — 2, épithélium dit granulosa. — 3, cumulus proliger. — 4, ovule.

milliers; Sappey estimait leur nombre à plus de 300 000 dans chaque ovaire, chez la femme. Ils se forment généralement pendant la vie embryonnaire; mais ils ne parviennent à leur développement complet qu'à partir de l'âge de puberté. Jusqu'à cette époque, les ovisacs restent microscopiques (30 à 40 μ) et constitués simplement par un ovule entouré d'une ou deux rangées de petites cellules.

Plus tard, on voit un certain nombre d'ovisacs passer successivement à l'état kystique ou pour mieux dire à l'état de vésicules de de Graaf; alors ils se gonflent de liquide et atteignent peu à peu la dimension d'un grain de plomb et parfois même d'un pois, à tel point qu'ils soulèvent la surface de l'ovaire et finissent par éclater. L'ovisac ainsi arrivé à maturité est constitué (fig. 410) : 1° par une coque conjonctive très vasculaire, différenciée dans le stroma ambiant et présentant une couche interne réticulée ; 2° par un épithélium très granuleux (granulosa), formé de plusieurs couches de petites cellules, épithélium accumulé en un point (cumulus proliger), où se trouve 3° l'ovule, limité par une bordure claire très nette ; 4° enfin par un liquide séro-albumineux qui occupe une vaste cavité centrale et augmente jusqu'à éclatement de l'ovisac. Cette rupture, qui projette l'ovule au dehors, porte le nom de déhiscence. Suivant que la femelle est unipare, pluripare ou multipare, une, plusieurs ou beaucoup de vésicules de de Graaf arrivent à maturité et font déhiscence simultanément. L'époque de cette sorte de ponte ovarique coïncide avec les menstrues chez la femme, avec les chaleurs chez les brutes femelles.

L'*ovule* n'est, ainsi que nous l'avons exposé page 35, qu'une cellule dont le protoplasma porte le nom de vitellus, le noyau celui de vésicule germinative et le ou les nucléoles celui de taches germinatives (fig. 411). La membrane vitelline ou

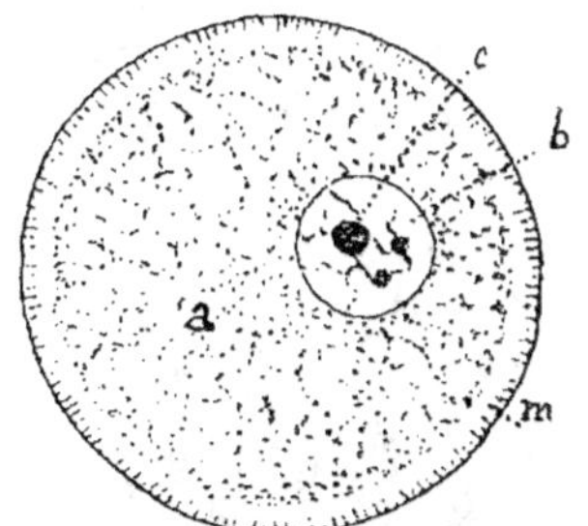

Fig. 411. — Ovule de mammifère.

a, vitellus ou protoplasma de la cellule. — *b*, noyau ou vésicule germinative. — *c*, nucléole ou tache germinative. — *m*, membrane vitelline ou zone pellucide.

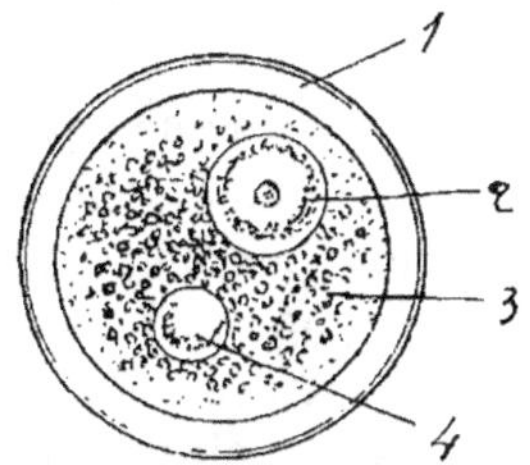

Fig. 412. — Un ovule isolé montrant un corps vitellin de Balbiani.

1, membrane vitelline. — 2, vésicule germinative. — 3, vitellus. — 4, corps vitellin de Balbiani.

zone pellucide qui lui sert d'enveloppe est une sorte de cuticule sécrétée par les cellules du cumulus proliger ; elle est finement striée dans son épaisseur et entièrement close chez les vertébrés supérieurs, tandis que, chez les poissons et les invertébrés, elle est percée d'un ou de plusieurs micropyles. Nous n'avons pas à redire ici que les œufs des animaux ovipares, obligés de se charger de vitellus de nutrition, sont susceptibles d'acquérir un grand volume. Ceux des oiseaux sont encore accrus par l'albumen, la membrane coquillière et la coquille, dont ils s'enveloppent en descendant l'oviducte (fig. 413).

L'œuf d'un grand nombre d'animaux, vertébrés ou invertébrés, renferme, en outre de la vésicule germinative, un corps arrondi signalé pour la première fois par von WITTICH, en 1845, dans l'œuf de certaines araignées, et étudié spécialement par BALBIANI, en 1864 : c'est le *corps vitellin de Balbiani*, que l'on a longtemps interprété comme un deuxième noyau sous le nom de vésicule embryogène

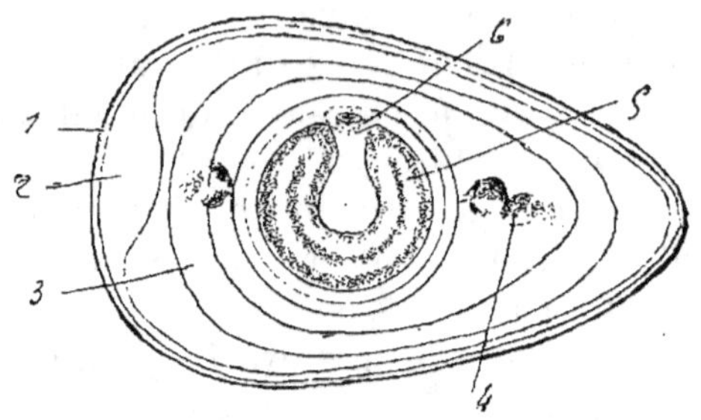

Fig. 413. — Coupe longitudinale d'un œuf de poule.

1, coquille ; 2, chambre à air formée par disjonction des membranes coquillières. — 3, albumen. — 4, chalazes. — 5, jaune ou vitellus. — 6, cicatricule.

(fig. 412). On sait aujourd'hui que son importance est tout à fait secondaire et son rôle nul dans le développement ultérieur de l'œuf.

La vésicule de de Graaf, après sa rupture, donne lieu à une cicatrice exubérante qu'on appelle, à cause de sa couleur, *corps jaune*. On distingue : les *corps jaunes vrais* ou corps jaunes de la gestation, traces d'ovisacs dont l'ovule fécondé a été le point de départ d'une gestation, et les *corps jaunes faux*, succédant à des vésicules dont l'ovule n'a pas été fécondé. Les premiers sont beaucoup plus volumineux et plus durables que les seconds ; complètement développés au deuxième mois de la

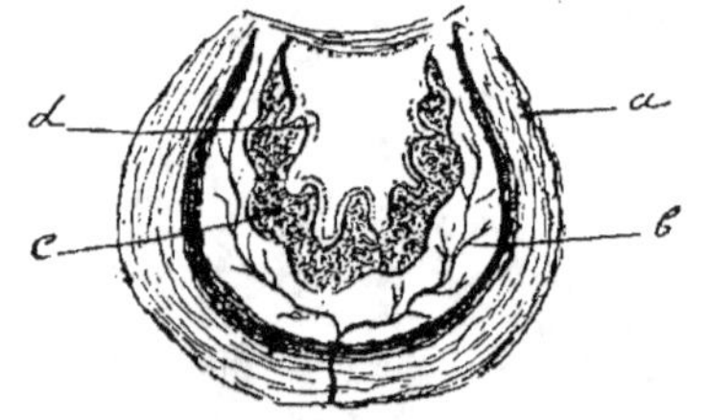

Fig. 414. — Coupe schématique d'un corps jaune récent, d'après Balbiani.

a, stroma de l'ovaire. — b, enveloppe fibro-vasculaire du follicule graafien ; c, couche interne de la coque folliculaire, qui s'est hypertrophiée et plissée ; d, débris de l'épithélium.

grossesse chez la femme, ils conservent leur volume jusqu'au sixième mois et décroissent à partir de ce moment pour ne disparaître que plusieurs mois après l'accouchement ; tandis que les corps jaunes faux se développent en trois semaines et diminuent presque aussitôt. — Les corps jaunes (fig. 414) résultent de l'hypertrophie du tissu réticulé de la coque conjonctive de la vésicule de de Graaf ; ils doivent leur couleur à de grosses cellules à granulations jaunàtres pareilles à celles que nous avons déjà signalées dans le stroma de l'ovaire (fig. 409).

Couche médullaire. — La couche médullaire ou bulbeuse de l'ovaire ne renferme jamais d'ovisacs ; elle est constituée par du tissu conjonctif, des fibres musculaires lisses et par de nombreux vaisseaux sanguins entrant par le hile et communiquant une sorte d'érectilité.

Ajoutons enfin que l'ovaire reçoit aussi des lymphatiques et des nerfs. Ceux-ci, formés de fibres à myéline et de fibres de Remak, ne sont pas bien connus quant à leur mode de terminaison.

Développement et évolution histologique. — Nous avons dit, dans le chapitre consacré à l'embryologie, comment les follicules graafiens procèdent de l'épithélium germinatif de l'éminence génitale de l'embryon par des bourgeons cylindriques ramifiés, connus sous le nom de *cordons de Pflüger* (fig. 415). Ces cordons épithéliaux renferment dans leur axe des ovules primordiaux superposés, semblables à ceux de l'épithélium superficiel ; ils s'étranglent bientôt au niveau des intervalles de ces ovules et finissent par s'égrener en une multitude de petits segments qui deviennent autant d'ovisacs ; chacun de ces segments renferme en effet un ovule au

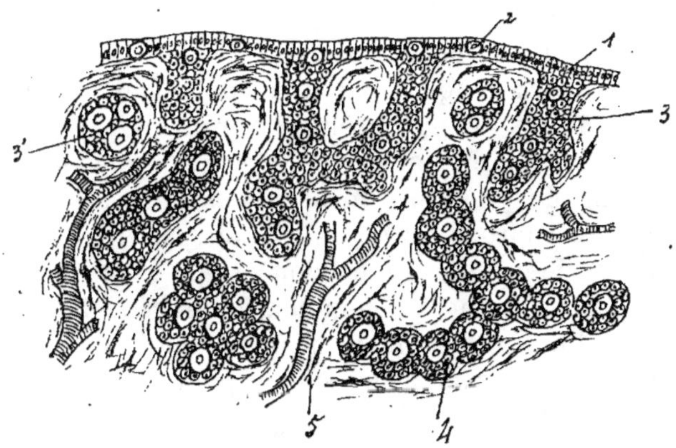

Fig. 415. — Coupe de l'ovaire d'un embryon de mammifère. (Figure schématique.)

1, épithélium germinatif. — 2, ovules primordiaux. — 3, cordons de Pflüger. — 3', coupe d'un cordon de Pflüger. — 4, cordon de Pflüger se segmentant en ovisacs. — 5, stroma conjonctivo-vasculaire.

centre, une collerette de petites cellules à la périphérie. Que ces dernières viennent à proliférer et à s'entasser en refoulant le stroma ovarien ; que celui-ci s'ordonne en capsule à leur périphérie ; qu'une cavité se produise dans le centre, où s'accumule peu à peu un liquide épanché des vaisseaux extérieurs ; et l'ovisac microscopique deviendra une vésicule de de Graaf.

A la naissance ou très peu de temps après, tous les ovisacs sont déjà formés ; mais ils ne commencent à passer à l'état vésiculaire qu'à partir de la puberté.

Quelle est l'origine des ovules ? — Les premiers ovules se forment par simple différenciation d'un certain nombre de cellules de l'épithélium germinatif ; mais on discute à savoir si cette différenciation est achevée avant le bourgeonnement des cordons de Pflüger, auquel cas les ovules de ces derniers procéderaient de la superficie de l'organe, — ou bien si elle ne se continue pas sur place aux dépens des cellules desdits cordons. Quoi qu'il en soit, il est certain que les ovules primordiaux sont susceptibles de proliférer et par conséquent de se multiplier par eux-mêmes ; il n'est pas rare d'en rencontrer deux dans la même vésicule de de Graaf ou de trouver deux vésicules germinatives dans le même ovule. On les croit même susceptibles de mouvements amiboïdes, lorsqu'ils ne sont pas encore pourvus de leur membrane d'enveloppe.

Régression des ovisacs. — La ponte ovarique, qui a lieu périodiquement pendant la période de vie sexuelle de la femelle, ne met en liberté qu'une faible minorité des ovules contenus dans les ovaires, soit quatre à cinq cents tout au plus chez la femme. La multitude des autres disparaissent sur place par une sorte de résorption, et, passé la ménopause, il n'en reste plus un seul ; les ovaires ne sont plus alors que des masses fibreuses, semées de kystes en divers endroits occupés autrefois par des follicules de de Graaf. L'atrésie des ovisacs est donc un phénomène normal.

M. Henneguy en a étudié récemment le procédé histologique : l'ovule et les cellules qui l'entourent présentent tout d'abord une curieuse désintégration de leur noyau, qu'on appelle chromatolyse, puis leur protoplasma s'atrophie, se fragmente en blocs irréguliers et entre en dégénérescence graisseuse ou hyaline. A ce moment le follicule n'est plus qu'un petit foyer de nécrobiose dont les globules blancs font l'assaut et qu'ils ne tardent pas à phagocyter.

Cette résorption est particulièrement active chez les mammifères, dont les ovaires sont souvent dépouillés d'ovules bien avant la fin de la vie ; tandis qu'elle est beaucoup plus lente chez les ovipares, lesquels continuent à pondre jusqu'à l'extrême vieillesse. On dirait que ce phénomène est d'autant plus rapide que le stroma de l'ovaire est plus compact et plus abondant, comme si ce stroma étouffait les ovisacs logés dans ses mailles.

§ 2. – TESTICULE.

Structure. — Indépendamment du feuillet séreux qui le recouvre, il entre dans la structure du testicule : une albuginée et un tissu propre, avec des vaisseaux et des nerfs.

ALBUGINÉE. — L'albuginée est une membrane fibreuse épaisse, résistante et très adhérente, constituée par un feutrage serré de faisceaux connectifs entremêlés de fibres élastiques et de cellules plates, et même de fibres musculaires lisses.

TISSU PROPRE. — Le tissu propre ressemble à une pulpe jaunâtre ou brunâtre; il est formé par les tubes séminifères et par un stroma conjonctivo-vasculaire.

a) Les *tubes séminifères* ou *séminipares* forment par leur pelo-

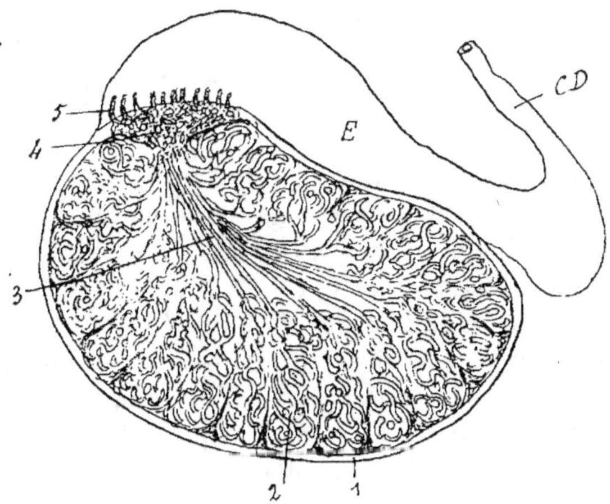

Fig. 416. — Schéma de la disposition des tubes du testicule.

1, albuginée. — 2, glomérules constituant les lobules du testicule. — 3, tubes droits. — 4, corps d'Highmore et *rete testis*. — 5, canaux efférents. — E. épididyme. — CD. canal déférent ou spermiducte.

tonnement, des lobules, au nombre de deux à trois cents, en forme de cônes, dont la base touche à l'albuginée, tandis que le sommet converge vers une traînée blanche centrale qui aboutit au corps d'Highmore (fig. 416). Ce cordon central est constitué par les *tubes droits,* qui collectent le produit des *tubes contournés* et gagnent le corps d'Highmore, où ils forment le *rete testis* avant d'émerger du testicule à l'état de *canaux efférents.*

Un lobe comprend, en moyenne, trois ou quatre tubes séminifères, pelotonnés et anastomosés, dont le diamètre varie de $0^{mm},1$ à $0^{mm},4$ suivant les mammifères. Sappey estime que si tous les tubes du testicule humain étaient déroulés et ajoutés bout à bout, ils feraient une longueur d'environ un kilomètre.

Chaque tube séminifère est formé d'une membrane propre, hyaline, doublée extérieurement de lamelles conjonctives stratifiées, et, intérieurement, d'un épithélium dont les caractères seront étudiés à propos de la spermatogenèse, car c'est de lui que procèdent les spermatozoïdes (fig. 417). Les tubes droits sont de simples canaux excréteurs ; leur membrane propre est imperceptible et leur épithélium est formé d'une rangée de cellules cylindriques basses ou cubiques. Les tubes du *rete testis* semblent creusés dans le

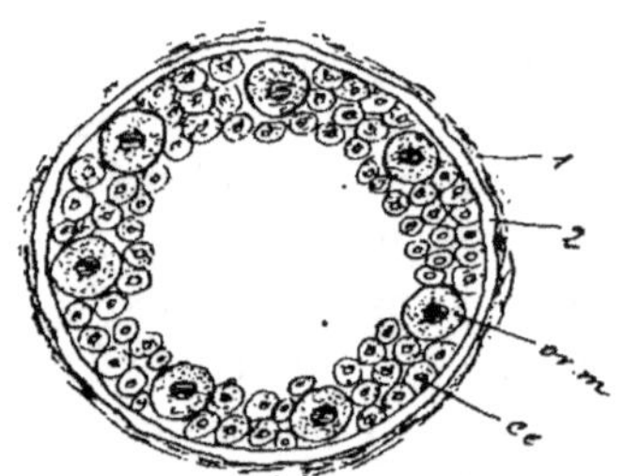

Fig. 417. — Coupe d'un tube séminifère d'un jeune sujet.

1, couche conjonctive lamelleuse. — 2. membrane propre. — *ce*, petites cellules épithéliales. — *ovm*, ovules mâles.

tissu fibreux du corps d'Highmore ; leur épithélium est formé de cellules cubiques tendant à la forme pavimenteuse ; il devient brusquement cylindrique et vibratile dans les canaux efférents.

b) Le *stroma* du testicule comprend : d'une part, les cloisons fibreuses interlobulaires émanant de l'albuginée et contenant comme elle quelques fibres musculaires lisses ; — d'autre part, du tissu conjonctif intralobulaire, répandu dans les intervalles des tubes. Celui-ci est peu dense chez l'homme, le porc, le rat, le chat, etc. et permet un isolement facile des tubes séminifères, voire même leur déroulement quand le testicule a macéré dans un liquide acide ; il est beaucoup plus résistant chez d'autres animaux tels que le cheval, le chien, le lapin, dont le tissu propre du testicule forme une masse compacte.

Ce stroma conjonctif est chargé de vaisseaux sanguins et lymphatiques ; on y voit aussi de curieuses cellules épithélioïdes, à granulations jaunâtres, cellules agglomérées le long des vaisseaux, particulièrement nombreuses dans le testicule du cheval, et en tout semblables à celles que nous avons signalées dans le stroma de l'ovaire et dans les corps jaunes (fig. 409).

Sperme et spermatozoïdes. — Le sperme éjaculé, examiné au microscope, montre : un élément essentiel, le spermatozoïde, et des éléments accessoires ou accidentels, tels que cellules épithéliales,

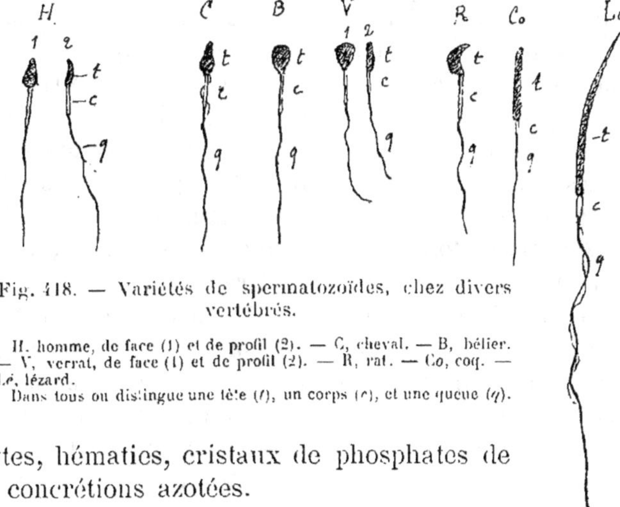

Fig. 418. — Variétés de spermatozoïdes, chez divers vertébrés.

H. homme, de face (1) et de profil (2). — C, cheval. — B, bélier. — V, verrat, de face (1) et de profil (2). — R, rat. — Co, coq. — Lé, lézard.
Dans tous on distingue une tête (*t*), un corps (*c*), et une queue (*q*).

leucocytes, hématies, cristaux de phosphates de chaux, concrétions azotées.

Les *spermatozoïdes*, spermatozoaires, zoospermes, filaments spermatiques, doivent retenir spécialement notre attention. Ils ont été découverts en 1677 par un étudiant de Dantzig, Louis HAMM, élève de LEUWENHOECK ; et cette découverte eut un grand retentissement. On conçoit en effet la surprise des premiers observateurs qui virent les spermatozoïdes s'agiter dans le sperme comme de petites anguillules ; ils crurent avoir affaire à des animalcules, à des vers ; certains, qui observaient avec les yeux de l'esprit, prétendirent même que le spermatozoïde possède une organisation complète, miniature de celle de l'animal dont il provient (chez l'homme, c'était l'homonculus), et qu'il n'a qu'à grandir pour donner un nouvel individu. Aujourd'hui, après maintes recherches laborieuses, on sait que le spermatozoïde n'est, en définitive, qu'une cellule différenciée et mobilisée de l'épithélium des tubes contournés du testicule, cellule équivalant à l'ovule et se mariant avec lui dans l'acte de la fécondation pour constituer le germe d'un nouvel être.

Il se compose d'une tête, d'un corps et d'une queue.

La *tête* est un renflement formé essentiellement de matière chromatique ; elle représente le noyau de la cellule spermatique ; toutefois on peut distinguer à sa surface une légère enveloppe de protoplasma formant une sorte de capuchon, de crête spiroïde, ou de bouton terminal. Sa forme est très variable : c'est une poire aplatie à pointe antérieure chez l'homme, une massue chez le bélier, un ovoïde à gros pôle antérieur chez le verrat, un ovoïde à gros pôle postérieur chez le cheval, un gros et court bâtonnet chez le taureau, une virgule renversée chez le rat, un bâtonnet chez les oiseaux, un long bâtonnet souvent spiroïde chez les reptiles et les batraciens, un globule sphérique chez les poissons osseux, un bâtonnet spiroïde chez les sélaciens, etc. (fig. 418).

Le *corps* du spermatozoïde, ou segment intermédiaire, se confond à première vue avec la queue ; il représente le corps protoplasmique de la cellule spermatique. Il est formé d'un filament axile et d'un filament d'enveloppe enroulé en spirale ; ce dernier se prolonge parfois sur la tête ; on le voit très bien chez le cheval, le rat et beaucoup d'oiseaux, grâce à ses tours de spire peu serrés, surtout au début du développement. — A l'union de la tête et du segment intermédiaire, on distingue souvent un corpuscule sphérique, connu sous le nom de granule basal, qui représente, pense-t-on, un nucléole paranucléinien. — La longueur du corps du spermatozoïde est très variable : il est court chez les oiseaux ainsi que chez l'homme, plus long chez le cheval, très long chez le rat.

La *queue*, ou segment caudal, est un filament, terminé en pointe, que l'on assimile généralement à un long flagellum, mais qui a, en réalité, une structure plus complexe. Après l'action de la putréfaction ou d'une macération prolongée dans l'alcool au tiers, elle se dissocie en une dizaine de fibrilles qui équivalent à autant de cils vibratiles. Une fibrille centrale, beaucoup plus longue que les autres, forme à elle seule la pointe de la queue, en sorte que celle-ci peut se diviser, à la rigueur, en pièce principale et pièce terminale.

En résumé, le spermatozoïde est une cellule à cils vibratiles dont le noyau et le protoplasma sont dans un état spécial de condensation, et dont les cils se sont soudés en un seul flagellum. Chez les crustacés et certains vers, les spermatozoïdes n'ont pas subi une pareille différenciation ; ce sont des cellules ordinaires qui se déplacent par des pseudopodes amiboïdes. A part cette exception, les spermatozoïdes se meuvent par ondulation de la queue, la tête étant toujours poussée en avant ; on dirait des anguillules en train de nager ; ils parcourent en une seconde une distance égale à leur longueur, soit environ 3 millimètres par minute, chez l'homme. Chose curieuse, ils sont absolument immobiles dans le testicule, à cause de la concentration du sperme, pense-t-on.

Ils se conservent très bien dans les vésicules séminales, où on en a trouvé de vivants soixante-trois heures après la mort chez le taureau, soixante-douze heures chez l'homme supplicié. Ils se conservent mieux encore dans les voies génitales de la femelle, où on peut les retrouver actifs huit jours après la copulation. Là, ils subissent une influence tropique spéciale qui les dirige toujours vers les ovaires ; les plus vigoureux, c'est-à-dire les plus agiles, arrivent les premiers et opèrent la fécondation.

Chez les chauves-souris, le sperme du coït d'automne se conserve dans les cornes utérines jusqu'au printemps suivant, époque de l'ovulation et de la fécondation.

Le froid immobilise les spermatozoïdes, mais il faut une température très basse pour les tuer ; la chaleur excite leurs mouvements jusqu'à 40° ; à un degré plus élevé, elle les immobilise et finit par les tuer. L'eau pure les tue rapidement, surtout lorsqu'elle est froide ; il en est de même des liquides acides ou alcooliques ; par contre, les véhicules faiblement alcalins favorisent leurs mouvements, etc. Il convient de remarquer que l'eau n'exerce pas sur les spermatozoïdes des batraciens et des poissons la même influence funeste que sur ceux des autres vertébrés ; ceux-là peuvent y vivre plusieurs heures et même plusieurs jours.

Développement du testicule et spermatogénèse. — On admet aujourd'hui que la glande génitale est primitivement indifférente, c'est-à-dire que les premiers stades de développement sont les mêmes pour le testicule et l'ovaire. Si c'est un ovaire qui doit se former, les cordons de Pflüger se segmentent et s'égrènent en follicules graafiens ; si c'est un testicule, ils persistent et se transforment en tubes séminipares. Les *ovules mâles* durent quelque

temps : on en trouve encore chez des enfants de huit à dix ans
(fig. 417); mais ils disparaissent longtemps avant la puberté, et
l'épithélium des tubes se trouve ainsi unifié; il passe même à
l'état plasmodial. Par contre, il se complique beaucoup quand le
testicule entre en activité spermatogénésique; on peut alors
distinguer quatre variétés de cellules : les cellules pariétales, les

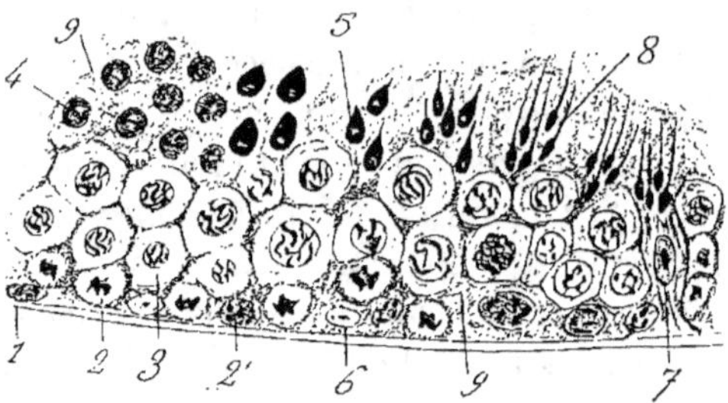

Fig. 419. — Schéma de la spermatogenèse chez le cheval (figure combinée d'après
Mosselmann et Rubay). On suit de gauche à droite l'évolution épithéliale qui
aboutit à la production des spermatozoïdes.

1, membrane propre d'un tube testiculaire. — 2, spermatogonies en voie de division cinétique. —
2', spermatogonie au repos. — 3, spermatocytes. — 4, spermatides. — 5, spermatoblastes en voie de
transformation en spermatozoïdes. — 6, noyau de Sertoli. — 7, cellule de Sertoli. — 8, spermatozoïdes
supportés en groupes par les cellules de Sertoli. — 9, travée plasmodiale.

cellules de Henle, les cellules de Kölliker et les cellules de Sertoli
(fig. 419).

a) Les *cellules pariétales*, encore appelées *spermatogonies*,
sont des éléments arrondis, appliqués immédiatement contre la
paroi propre.

b) Les *cellules de Henle*, ou *spermatocytes*, proviennent d'un
certain nombre des précédentes qui ont grossi et se sont avancées
vers la lumière du tube, tout en restant attachées à sa paroi propre
par un pédicule de leur protoplasma. Elles présentent diverses
figures caryocinétiques attestant leur prolifération.

c) Les *cellules de Kölliker* ou *spermatides* résultent précisément
de cette prolifération, et, comme elles se divisent elles-mêmes de
la même manière, elles forment des groupes isogéniques dont les
éléments, d'autant plus petits qu'ils sont plus nombreux, ont reçu
le nom de *spermatoblastes*. Le spermatoblaste, résultant d'une mitose
réitérée coup sur coup sans phase de repos intermédiaire, a subi
la même réduction de chromatine que l'ovule après émission des
deux globules polaires (Voy. p. 38). La fécondation ramènera cette
substance au taux normal en conjuguant les deux éléments, car

en effet le spermatoblaste se transforme *in toto* en spermatozoïde (fig. 420).

d) Les *cellules de Sertoli*, cellules en chandelier, cellules à pied, présentent : un pied élargi reposant sur la membrane propre et contenant le noyau, — une tige qui s'élève vers la lumière du tube, — et enfin une extrémité interne, renflée et plurilobée, où l'on

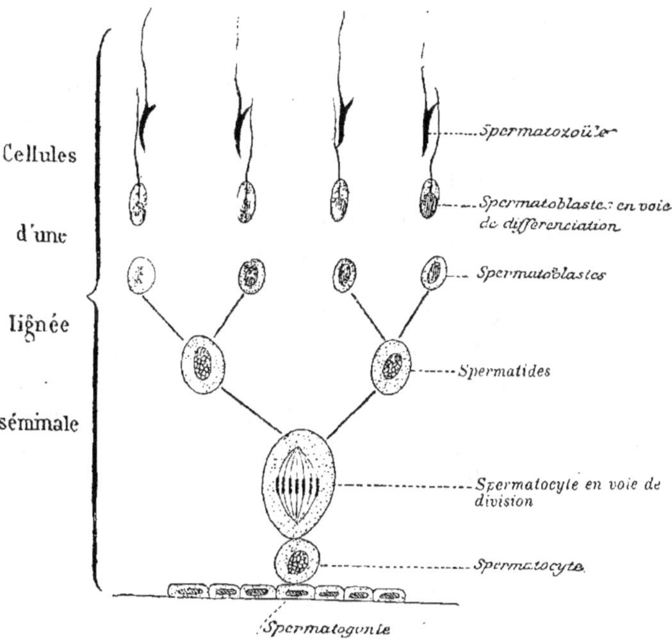

Fig. 420. — Schéma de l'arbre généalogique des spermatozoïdes (d'après M. Laulanié).

peut voir des faisceaux de spermatozoïdes réunis par la tête, qui se détachent ensuite et se libèrent dans le canal.

On discute beaucoup sur le rôle et la nature de ces curieux éléments. La plupart des auteurs admettent qu'ils n'ont aucun lien de parenté directe avec les cellules pariétales et qu'elles n'ont aucune part à la génération des spermatozoïdes; ce seraient des éléments de soutien et peut-être aussi des éléments nourriciers, tandis que la cellule pariétale ou spermatogonie serait le point de départ de la lignée séminale ainsi que le schématise la figure 420. D'autres histologistes, tout en admettant l'existence de deux espèces cellulaires distinctes et incapables de se transformer l'une en l'autre, pensent que les cellules de Sertoli sont les cellules mères des spermatoblastes, tandis que les cellules rondes placées dans leurs intervalles seraient des éléments de remplissage destinés à fournir la partie liquide du sperme. D'autres enfin croient que les cellules de Sertoli et les spermatogonies ne sont que deux formes d'une même espèce ; mais ils ne s'entendent pas sur la question de savoir lequel des deux éléments dérive de l'autre.

Pour M. Regaud, auteur d'un travail récent sur la spermatogenèse chez les mammifères, c'est de la cellule de Sertoli que procéderaient toutes les autres ; elle formerait à elle seule tout l'épithélium des tubes séminifères avant l'établissement de la spermatogenèse et reprendrait sa prédominance après que celle-ci a cessé ; elle serait en outre la seule à persister dans certaines maladies déterminant une involution de l'épithélium séminal. Pendant la spermatogenèse, la cellule de Sertoli donnerait naissance, par division directe, à deux formes cellulaires d'évolution divergente : l'une évoluant vers le type spermatogonie et devenant le point de départ de la lignée séminale, l'autre restant à l'état de cellule de Sertoli et subvenant sans doute à une fonction nourricière.

En résumé, la question de la spermatogenèse est une des plus controversées de l'histologie. Elle ne saurait être aujourd'hui définitivement jugée.

ARTICLE II. — MUQUEUSES DES VOIES GÉNITALES.

§ 1er. — MUQUEUSES DES VOIES D'EXCRÉTION DU SPERME.

A. Épididyme. — Dans les canaux épididymaires (fig. 421), il n'existe pas encore une véritable muqueuse : on trouve seulement un épithélium cylindrique à très longs cils vibratiles reposant sur une membrane basale doublée en dehors d'une couche musculaire lisse. A la base des cellules vibratiles, on voit de petites cellules rondes intercalées qui paraissent destinées à les remplacer.

B. Canal déférent. — Dans le canal déférent, on trouve, en dedans d'une musculature lisse à trois plans de fibres, une muqueuse plissée longitudinalement, à épithélium cylindrique, dont le derme est parcouru par de nombreuses fibres élastiques. Cette muqueuse est chargée de glandes acineuses au niveau des renflements pelviens, principalement chez les solipèdes.

C. Vésicules séminales. — Les vésicules séminales participent de la structure des canaux déférents, auxquels elles font diverticule ; leur muqueuse est extrêmement glandulaire. Elles sont compactes chez les ruminants et ont perdu à peu près leur rôle de réservoirs spermatiques pour prendre celui d'organes sécréteurs.

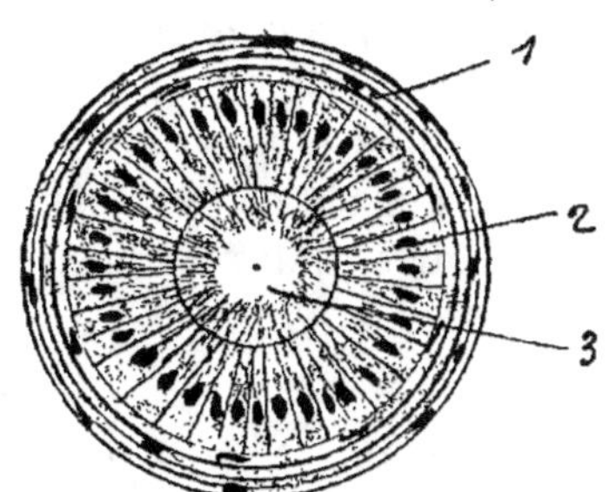

Fig. 421. — Section d'un tube de l'épididyme.

1, paroi conjonctive. — 2, épithélium. — 3, lumière du tube où flottent de longs cils vibratiles.

D. Urètre. — Dans le *canal de l'urètre*, existe une muqueuse à épithélium stratifié cylindrique dans la plus grande partie de son étendue, stratifié pavimenteux au voisinage du méat, et à chorion extrêmement riche en fibres élastiques. Cette muqueuse présente des papilles là où elle est revêtue d'un épithélium stratifié pavimenteux. Elle montre en outre de nombreuses dépressions ou cryptes, connues sous le nom de lacunes de Morgagni, qu'il ne faut pas confondre avec les glandes de Littre, petites glandes en grappe que l'on remarque notamment au niveau de la portion membraneuse du canal.

E. Prostates (fig. 422). — Les prostates sont des glandes en grappe agminées, débouchant dans l'urètre par une double série d'orifices et plongées dans une trame fibro-musculaire qui est souvent aussi considérable que la

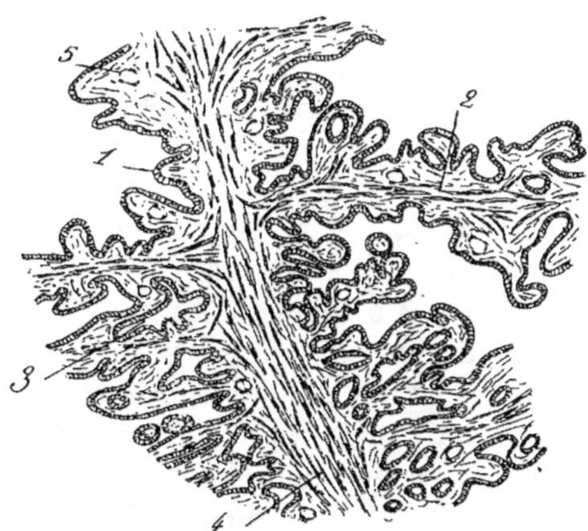

Fig. 422. — Coupe dans la prostate de l'âne (grossissement 60 D).

1, épithélium des culs-de-sac. — 2, travées conjonctivo-vasculaires. — 3, culs-de-sac glandulaires. — 4, fibres musculaires lisses.

masse glandulaire elle-même. Elles se font remarquer par leurs culs-de-sac irréguliers, plus ou moins dilatés, qui se remplissent, avec l'âge, de concrétions arrondies. L'épithélium sécréteur est formé d'une assise de cellules cylindriques à la base desquelles s'intercalent de petites cellules globuleuses. Les canaux excréteurs sont revêtus du même épithélium que les culs-de-sac.

F. Glandes de Cowper. — Les glandes de Cowper sont complètement entourées et même pénétrées par un muscle compresseur rouge qui fait suite au sphincter urétral ; leur structure rappelle celle de la prostate.

§ 2. — MUQUEUSES DES VOIES GÉNITALES DE LA FEMELLE.

A. Trompe. — La trompe présente, en dedans de sa couche musculeuse, une muqueuse fortement plissée dans le sens longitudinal, dépourvue de glandes, tapissée par un épithélium cylindrique et vibratile qui se poursuit jusqu'au bord du pavillon, où il fait brusquement transition à l'endothélium péritonéal. Le chorion de cette muqueuse renferme quelques fibres musculaires lisses disséminées.

B. Utérus. — L'utérus a la structure type des viscères creux, c'est-à-dire qu'il est constitué par une séreuse, une musculeuse et une muqueuse. Celle-ci, envisagée à l'état de repos (fig. 423), se fait remarquer par son épithélium cylindrique et vibratile, par son derme délicat, formé d'un tissu conjonctif voisin de l'état embryonnaire, c'est-à-dire riche en cellules et en substance amorphe, dépourvu de fibres élastiques, — par les nombreuses glandes en tube simple ou ramifié qui sillonnent son épaisseur, et enfin par sa continuité immédiate avec la couche charnue sous-jacente, sans interposition de tissu conjonctif sous-muqueux. Au niveau du col utérin, l'épithélium perd ses cils et s'entremêle de nombreuses cellules caliciformes ; puis il passe à l'état stratifié pavimenteux, en même temps que le derme prend des papilles et devient plus fibreux. Les glandes sont extrêmement nombreuses sur toute la longueur du col ; on en voit qui affectent le type racémeux ; souvent elles forment, par rétention de leur produit, chez la femme, de petits kystes connus sous le nom d'œufs de Naboth.

A l'époque des chaleurs, la muqueuse utérine se congestionne, s'hypertrophie considérablement et forme des cryptes dans l'intervalle de ses glandes permanentes.

Pendant la gestation, elle reçoit la greffe de l'œuf, établie par le placenta. La structure et le développement de ce dernier ont été élucidés par M. Laulanié et surtout par M. Mathias Duval. Nous devons en dire quelques mots.

Placenta. — I. Chez l'homme, les rongeurs, les carnivores, au début de la gestation, l'épaisseur de la muqueuse utérine, au niveau

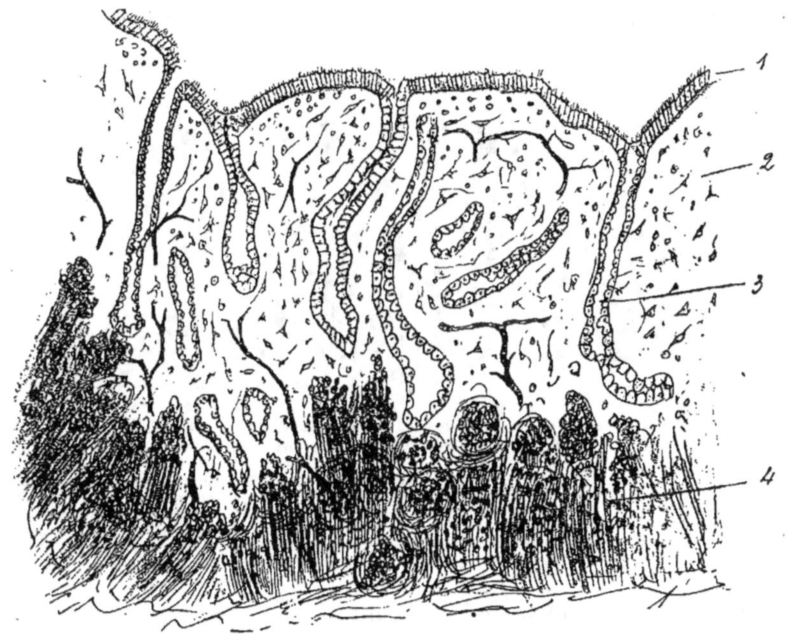

Fig. 423. — Coupe de la muqueuse utérine de la chienne.

1, épithélium. — 2, chorion. — 3, glandes en tubes. — 4, couche profonde de la tunique musculeuse.

de chaque renflement contenant un œuf en développement, se divise en trois couches distinctes : 1° une couche profonde, renfermant le fond des glandes permanentes : 2° une couche moyenne, d'aspect homogène, formée essentiellement de tissu conjonctif embryonnaire ; 3° une couche superficielle ou couche des cryptes, dans laquelle le tissu conjonctif embryonnaire est parcouru de vaisseaux capillaires, couche revêtue d'un épithélium simple, cubique. Les modifications les plus remarquables se produisent dans la couche des cryptes. Ces cryptes se dilatent, ainsi que l'embouchure des glandes ; leur épithélium s'hypertrophie et obstrue leur orifice, pendant que, au contraire, l'épithélium superficiel pâlit et

manifeste les premiers signes d'une atrophie qui aboutira bientôt
à sa résorption. Le derme se vascularise de plus en plus, grâce à
un développement extrême des capillaires. — Du côté de l'œuf,
l'ectoderme chorial, formé d'une assise unique de cellulles cubiques,
s'unit de plus en plus intimement à la muqueuse utérine ; bientôt il
la pénètre de nombreux bourgeons d'où va procéder l'*ectoplacenta*.
Mais auparavant, l'épithélium utérin disparaît par résorption ; les

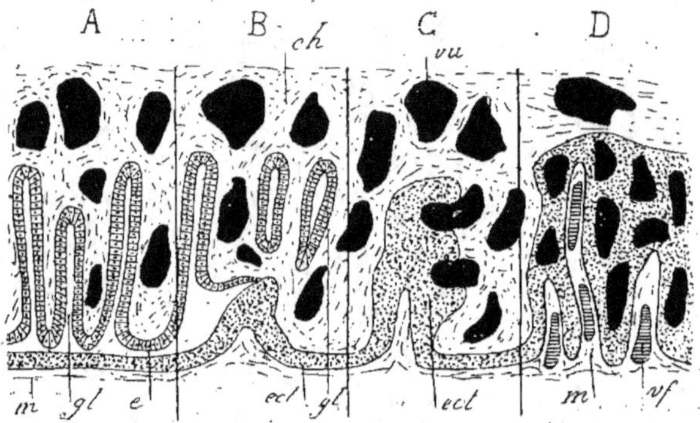

Fig. 424. — Schéma du développement du placenta chez l'homme, les rongeurs,
les carnivores (d'après M. Duval).

A, stade où il y a simple accolement de l'ectoderme de l'embryon à l'épithélium de l'utérus. — B, stade
de végétation de l'ectoderme qui se soude au derme utérin dépouillé de son épithélium. — C, stade
d'englobement des vaisseaux maternels par l'ectoplacenta. — D, stade de pénétration des vaisseaux du
chorion fœtal dans l'ectoplacenta. — *m*, mésoderme de la membrane choriale. — *ect*, ectoderme de
l'embryon. — *vf*, vaisseaux de l'embryon. — *e*, épithélium utérin. — *gl*, glandes utérines. — *ch*, derme
de la muqueuse utérine. — *vu*, vaisseaux maternels.

cryptes de la muqueuse, déjà très dilatés, s'amplifient encore ; les
bouchons épithéliaux qui obstruaient leur orifice passent à l'état
de détritus et la couche capillaire sous-jacente devient de plus en
plus exubérante ; elle pousse des villosités qui s'enchevêtrent
avec les bourgeons de l'ectoderme fœtal. De leur côté, ceux-ci ne
restent pas inactifs ; ils s'allongent, se réunissent et se moulent
sur les capillaires maternels, qu'ils englobent à leur intérieur, en
même temps que leurs éléments se fusionnent en une masse
homogène, parsemée de noyaux, qui constitue le *plasmode placentaire*. Ce plasmode végétant devient de plus en plus pénétrant, de
telle sorte qu'il n'y a pas seulement engrènement de villosités
dans des excavations, mais mélange intime des tissus maternel et
fœtal en contact, ou, pour mieux dire, incorporation des capillaires maternels dans le plasmode ectodermique du fœtus. C'est
ce que M. Duval appelle un *angioplasmode* (fig. 424).

Chez les rongeurs, il se fait un degré de plus dans cette évolution : les capillaires englobés perdent leur paroi propre et se transforment ainsi en sinus sangui-maternels, creusés dans la substance plasmodiale (fig. 425).

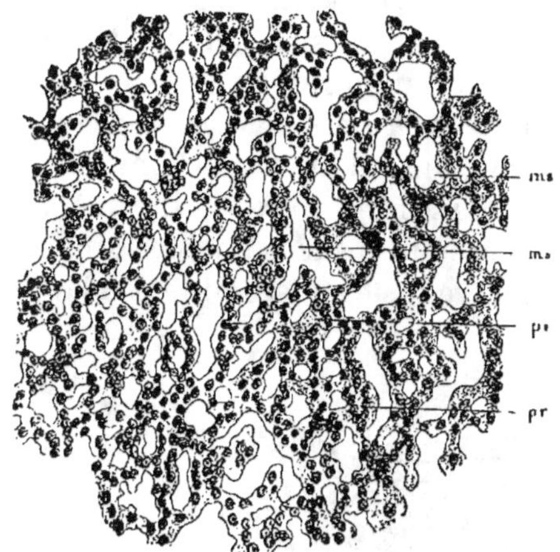

Fig. 425. — Structure du plasmode placentaire du cobaye, avant l'invasion des capillaires du chorion (d'après M. Laulanié).

pr, travées protoplasmiques parsemées de noyaux. — *ms*, lacunes creusées dans le protoplasma et remplies de sang maternel.

En résumé, le rôle principal et initial dans la greffe de l'œuf sur la muqueuse utérine n'appartient pas au mésoderme chorial, mais bien à l'ectoderme. C'est lui qui va chercher pour ainsi dire les capillaires maternels après avoir résorbé l'épithélium utérin, qui s'insinue dans leurs intervalles et les englobe.

Les vaisseaux allantoïdiens n'arrivent que secondairement, accompagnés de tissu conjonctif embryonnaire ; ils pénètrent dans les villosités choriales préexistantes, en soulèvent de nouvelles et divisent ainsi l'angioplasmode en un grand nombre de travées anastomotiques, de telle manière que la surface d'échanges se trouve considérablement augmentée (fig. 426).

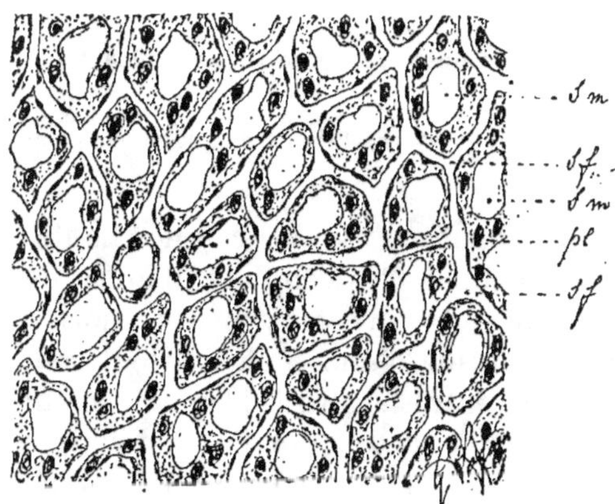

Fig. 426. — Schéma du plasmode placentaire du cobaye, après l'invasion des capillaires du fœtus (d'après M. Laulanié).

sm, sinus sangui-maternels creusés dans le plasmode placentaire, *pl.* — *sf*, capillaires fœtaux.

Quand arrive l'accouchement, il y a nécessairement déchirure de la muqueuse utérine et chute d'une portion de cette muqueuse (caduque); mais, grâce à la rétraction rapide de la matrice, les plaies sont réduites à des points imperceptibles et l'hémorragie arrêtée. L'épithélium qui persiste au fond des glandes permet d'autre part une restauration rapide.

II. Chez les solipèdes, les porcins, les ruminants, le placenta, diffus ou cotylédonaire, s'établit suivant un autre mode histologique (fig. 427). Des villosités choriales se forment et pénètrent dans les intervalles de saillies analogues produites sur la muqueuse utérine; mais l'épithélium de cette dernière reste indiscontinu pendant

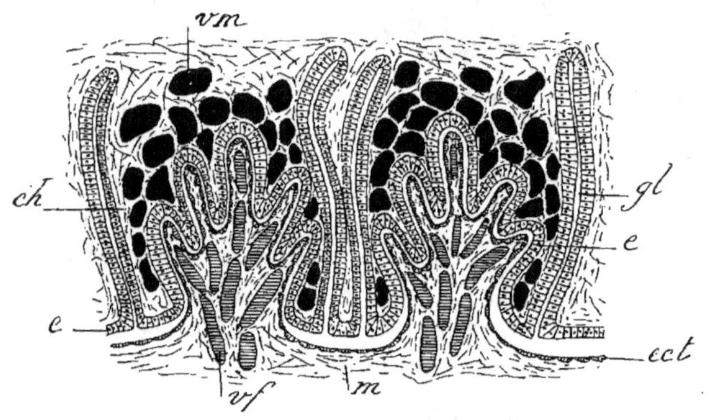

Fig. 427. — Schéma du placenta chez les solipèdes, les porcins, les ruminants.

m, mésoderme de la membrane choriale. — *ect*, ectoderme de l'embryon. — *vf*, vaisseaux de l'embryon, s'élevant dans les villosités du chorion. — *e*, épithélium utérin. — *gl*, glandes utérines. — *ch*, chorion de la muqueuse utérine. — *vm*, vaisseaux maternels.

toute la durée de la gestation, constitué par des cellules hautes et cylindriques chez les ruminants, par des cellules cubiques ou aplaties chez les pachydermes. En outre, l'ectoderme du chorion fœtal n'est pas végétant, il reste formé d'une seule assise de cellules. Par conséquent, les échanges entre le sang de la mère et celui de l'embryon se font à travers : 1° l'endothélium des capillaires maternels; 2° le tissu conjonctif de la villosité utérine; 3° l'épithélium utérin; 4° l'ectoderme de la villosité fœtale; 5° le tissu mésodermique et l'endothélium capillaire de la villosité fœtale. En d'autres termes, il n'y a ici qu'un engrènement des parties opposées, sans empiétement des unes sur les autres; elles ne font que se séparer au moment du part, sans aucune rupture, et il n'y a point de caduque.

Ces différences paraissent subordonnées à l'étendue de la greffe placentaire. Quand le placenta occupe toute la surface de l'œuf, les villosités choriales sont basses et d'apparence tuberculeuse ; elles s'engrènent peu profondément dans la muqueuse utérine, qui ne présente d'autre différenciation qu'une vascularisation plus intense de ses couches superficielles. Quand le placenta est cotylédonaire, c'est-à-dire éparpillé par plaques, les villosités choriales, étant moins nombreuses, sont beaucoup plus saillantes et très rameuses ; leur engrènement est plus profond ; la néoformation capillaire de la muqueuse utérine est plus considérable. Enfin si le placenta est localisé sur une zone ou un disque, il n'y a pas seulement développement exubérant des villosités choriales et des capillaires utérins, il y a encore bourgeonnement de l'ectoderme fœtal et formation d'un plasmode qui, à l'instar d'un gigantesque phagocyte, absorbe l'épithélium utérin et englobe dans sa masse les capillaires maternels.

C. **Vagin**. — La muqueuse du vagin est très différente de celle de l'utérus : son derme, formé de faisceaux connectifs et de fibres élastiques, est hérissé de papilles ; son épithélium est stratifié pavimenteux ; enfin elle ne renferme pas de glandes.

Chez les rongeurs, l'épithélium vaginal passe périodiquement de l'état stratifié pavimenteux à l'état stratifié cylindrique et *vice versa* ; par exemple, à l'époque du rut, il est stratifié pavimenteux avec une couche cornée très nette ; plus tard, cette couche tombe et les cellules sous-jacentes se transforment en cellules cylindriques ou en cellules caliciformes : transformation qui est complète au moment de la parturition (LATASTE).

D. **Vulve**. — La vulve n'est pas un simple orifice extérieur, c'est le premier compartiment et comme le vestibule des voies génitales femelles ; il ne faut pas la confondre avec le vagin. Elle est revêtue d'une muqueuse à derme très papillaire et à épithélium stratifié pavimenteux, muqueuse souvent pigmentée à la surface du clitoris et près du bord libre des lèvres, possédant un grand nombre de glandes sébacées qui s'accumulent notamment dans la région du clitoris.

Les *glandes vulvo-vaginales* ou *de Bartholin*, qui existent chez beaucoup de mammifères, sont des glandes en grappes logées dans l'épaisseur des lèvres de la vulve et équivalentes aux glandes de Cowper du mâle.

Nous terminons là l'histologie spéciale, car les notions que nous avons déjà données en histologie générale sur la structure d'un grand nombre d'organes nous dispensent de les étudier une deuxième fois. Aussi bien, le but que nous poursuivons est essentiellement pédagogique : c'est d'initier l'élève aux faits principaux de l'histologie, de l'intéresser à cette branche importante de l'anatomie et de faire naître en lui le désir de l'approfondir dans des ouvrages plus étendus et plus complets que celui-ci, comme le *Précis d'histologie* de M. MATHIAS DUVAL ou le *Traité d'histologie pratique* de M. J. RENAUT.

TECHNIQUE ÉLÉMENTAIRE D'HISTOLOGIE [1]

Par V. BALL

CHEF DE TRAVAUX D'HISTOLOGIE ET D'ANATOMIE PATHOLOGIQUE
A L'ÉCOLE VÉTÉRINAIRE DE LYON

PREMIÈRE PARTIE
TECHNIQUE GÉNÉRALE

CHAPITRE PREMIER
INSTRUMENTS DIVERS NÉCESSAIRES A L'HISTOLOGISTE

ARTICLE I. — MICROSCOPE.

A. — STRUCTURE.

Le microscope est le principal instrument de l'histologiste. Sa complexité varie avec les usages auxquels il est destiné. Pour les recherches d'histologie fine, de cytologie, il est indispensable d'avoir à sa disposition un microscope d'un modèle perfectionné, permettant d'obtenir de très forts grossissements ; mais, pour l'usage courant, un microscope ordinaire suffit. Nous allons donc décrire le microscope sans crémaillère et sans revolver, tel que celui représenté par la figure 428, et ensuite indiquer les perfectionnements dont l'instrument est susceptible.

[1] Les figures intercalées dans cet appendice de technique ont été obligeamment prêtées : les deux premières par la maison Nachet (rue Saint-Séverin, 17, Paris), toutes les autres par la maison Adnet et fils (26, rue Vauquelin, Paris).

MICROSCOPE ORDINAIRE. — Tout microscope se compose de parties optiques et de parties mécaniques. Celles-ci constituent la *monture*.

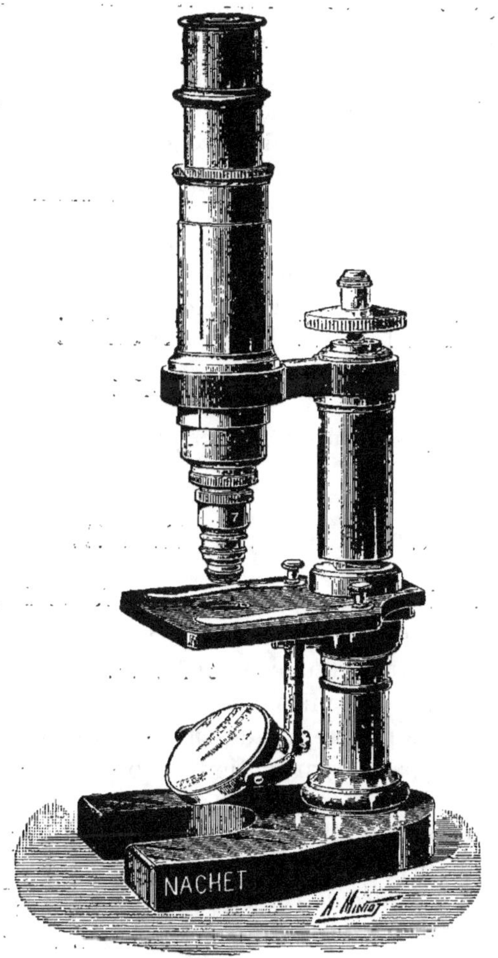

Fig. 428. — Microscope ordinaire.

Il y a d'abord un *pied*, d'un poids suffisant pour réaliser une stabilité convenable. Il présente généralement la forme d'un fer à cheval, quelquefois d'un disque plein.

Sur le pied repose la *colonne* qui sert de support aux autres pièces de l'appareil.

A l'extrémité de la colonne se trouve la *potence*, sorte de bras pourvu d'une tige triangulaire qui glisse à frottement doux dans un canal de même forme creusé dans l'axe de la colonne.

La potence porte à son extrémité libre un coulant dans lequel la *lunette* de l'instrument est engagée et glisse facilement. Celle-ci est analogue à une lunette d'approche ; elle reçoit à ses deux extrémités les parties optiques du microscope, c'est-à-dire l'oculaire et l'objectif. La lunette n'est pas un tube unique ; elle en contient un deuxième que l'on peut développer extérieurement et dont la sortie augmente le grossissement dans une certaine mesure.

Un ressort contenu dans la colonne soulève ou abaisse la potence et par conséquent la lunette, lorsqu'on agit sur la vis qui couronne l'extrémité fixe de ce bras et que l'on appelle *vis micrométrique* ou *vis de réglage*.

En serrant cette vis dans le sens de la marche des aiguilles d'une montre, la lunette et son support descendent ; si l'on serre en sens inverse, ils s'élèvent.

La colonne porte à sa partie inférieure le *miroir*, mobile en tous sens. Généralement ce miroir présente une face plane et une face concave.

Au-dessus du miroir, on remarque la *platine*, plate-forme de laiton noirci, ordinairement carrée ou rectangulaire, percée à son centre d'une ouverture circulaire par laquelle passent les rayons lumineux réfléchis par le miroir pour éclairer l'objet posé sur la face supérieure de la platine, au-dessus de cet orifice.

A l'aide d'un appareil particulier, qu'on appelle *diaphragme*, il est aisé de modifier le diamètre de l'ouverture de la platine. C'est ordinairement un disque tournant situé sous la platine et percé de trous de diverses grandeurs qui peuvent venir se placer successivement au centre de cette dernière. Tel est le *diaphragme-disque* ou *diaphragme rotatif*. Nous décrirons plus loin les *platines mobiles* et le *diaphragme iris*.

La platine porte deux *valets*, permettant d'y fixer les préparations. Chacun est formé par une languette métallique faisant ressort et fixée à une petite tige cylindrique terminée par un bouton ; cette tige s'engage dans un trou percé dans l'épaisseur de la platine, de chaque côté de la colonne. Lorsqu'on ne se sert pas des valets, on les place de façon à ce que leurs lames se croisent derrière la colonne.

Telles sont les pièces dont l'ensemble constitue le squelette ou la monture du microscope.

Les parties essentielles ou optiques sont : l'*oculaire* et l'*objectif*. L'oculaire s'adapte à l'extrémité supérieure de la lunette, dans laquelle il entre à frottement doux. L'objectif se visse à l'extrémité inférieure.

L'oculaire comprend un cylindre court dont les extrémités sont fermées par des lentilles et qui renferme un diaphragme. C'est sur l'oculaire que l'observateur applique l'œil. Généralement, le microscope est accompagné de deux oculaires donnant : l'un un faible grossissement, l'autre un grossissement plus fort, par exemple un oculaire n° 1 et un oculaire n° 3.

L'objectif est formé également par plusieurs lentilles qu'il faut se garder de dévisser, afin d'éviter toute altération de leur transparence.

Il est bon d'avoir au moins deux objectifs, par exemple un n° 2 et un n° 6 de Verick, ou un n° 3 et un n° 7 de Nachet.

Grossissement. — Les oculaires et les objectifs portent des chiffres différents, suivant leur pouvoir grossissant. Les chiffres 0, 00, 0* indiquent les grossissements les plus faibles. Au-dessus de ces chiffres, le grossissement s'accroît avec chaque unité, et la série des grossissements est plus ou moins grande suivant les constructeurs. D'une manière générale, les objectifs et les oculaires grossissent d'autant plus que leur lentille frontale, c'est-à-dire extérieure, est plus petite.

Nous ferons remarquer que l'objectif ne fournit pas exclusivement le grossissement ; celui-ci est augmenté par l'oculaire et aussi par l'allongement du tube de la lunette.

Telle est la constitution du microscope ordinaire.

Formation des images dans le microscope. — Lorsqu'un objet *ab* (fig. 429) est placé au delà, mais près du foyer F de l'objectif, il vient former en *a'b'* une image agrandie et renversée. Cette image se développe en deçà du foyer F' de l'oculaire qui agit sur elle comme une loupe, c'est-à-dire l'agrandit encore, mais sans la redresser. Il est évident que le grossissement d'un microscope est égal au grossissement de l'objectif multiplié par le grossissement de l'oculaire. Si l'objectif agrandit l'objet quatre fois et que l'oculaire le grossisse lui-même trois fois, le grossissement total de l'objet sera $4 \times 3 = 12$.

Pour obtenir l'image, la condition essentielle est que l'objet soit situé au delà du foyer principal F de l'objectif, mais très près de ce foyer. Si l'objet était situé au foyer même, les rayons formeraient leur foyer à l'infini. Si l'objet était trop au delà du foyer, l'image se ferait au delà du foyer de l'oculaire, qui ne pourrait plus remplir son office de loupe. Si, enfin, l'objet était placé entre l'objectif et son foyer, les faisceaux lumineux sortiraient divergents de l'objectif et ne produiraient aucune image réelle de l'objet. Celui-ci est donc au point, lorsqu'il est situé tout près de l'objectif, mais au delà.

PERFECTIONNEMENTS DU MICROSCOPE. — Nous allons passer en revue certains perfectionnements du microscope en faisant une courte description de microscopes plus compliqués. Parmi les élèves qui auront suivi nos principes de technique, quelques-uns feront peut-être plus tard usage de cette catégorie d'instruments et la description que nous allons donner ne leur sera pas inutile. La figure 430 représente un type de ces microscopes dits *à crémaillère et à revolver*.

Crémaillère. — Dans le but de faciliter le déplacement vertical de la lunette, ces microscopes sont munis d'une crémaillère, c'est-à-dire d'un système de dents, fixées à celle-ci, qui s'engrènent avec une roue dentée logée dans la potence. En agissant sur les vis latérales de cette roue on détermine l'ascension ou la descente de la lunette.

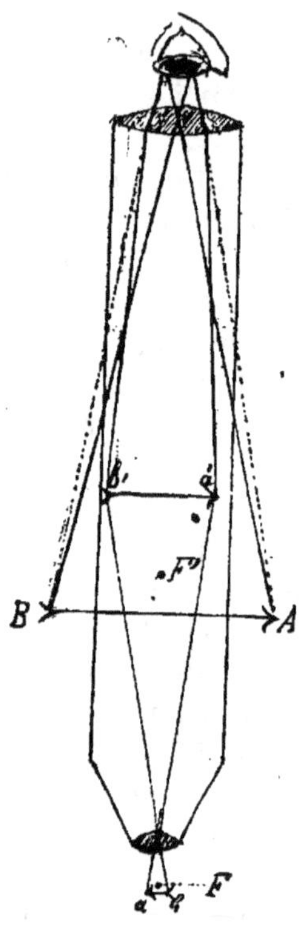

Fig. 429. — Formation des images dans le tube du microscope.

F, foyer de l'objectif. — F', foyer de l'oculaire. — *ab*, objet examiné. — *b' a'*, image réelle, agrandie et renversée de cet objet. — BA, image virtuelle donnée par l'oculaire agissant comme une loupe sur l'image *b' a'*.

Colonne articulée. — La colonne de ces microscopes est simple ou articulée. Dans ce dernier cas, elle est divisée en deux parties réunies par une articulation au niveau de la face inférieure de la platine, ce qui permet d'incliner la platine et la lunette, de façon à rendre l'examen microscopique plus commode pour l'observateur ; mais lorsqu'on use de cette commodité, il faut avoir le soin de fixer préalablement la préparation à l'aide des valets.

Revolver-objectifs. — Pour obtenir le changement rapide des

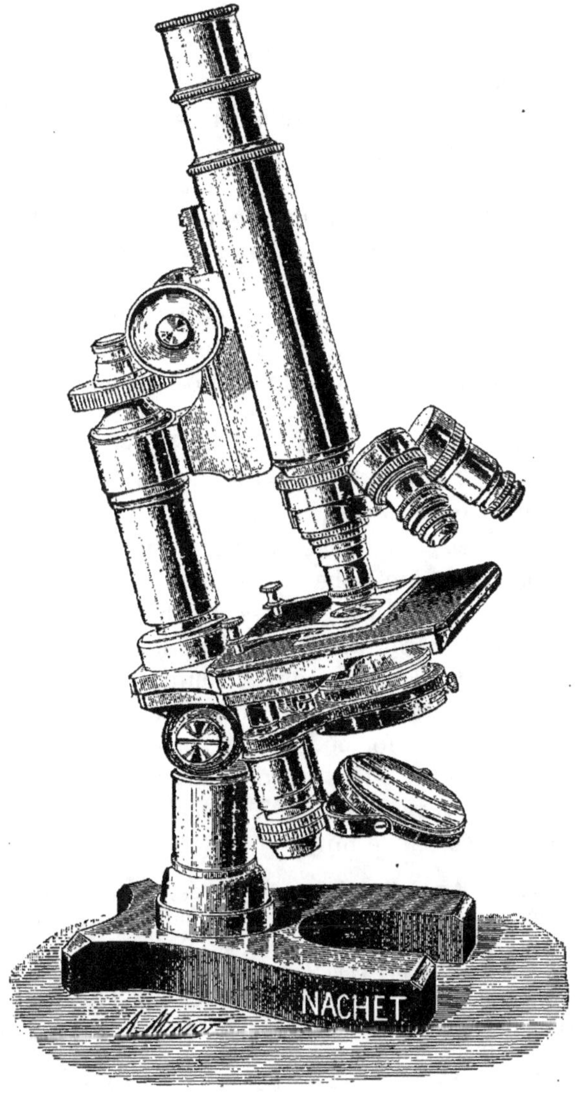

Fig. 430. — Microscope à colonne articulée et pourvu d'une crémaillère, d'un revolver-
objectifs et d'un concentrateur de Abbe avec diaphragme-iris.

objectifs, on emploie un revolver-objectifs, plaque mobile percée
de trous taraudés dans lesquels on visse d'avance les objectifs.

Cette lame est à deux ou trois branches pour porter deux ou trois objectifs à demeure. L'appareil est vissé à l'extrémité inférieure de la lunette, et, par un mouvement de rotation, on peut amener dans l'axe de celle-ci l'un ou l'autre des objectifs. Les revolvers à trois objectifs sont les plus généralement employés.

Diaphragmes. — Ces microscopes portent généralement des diaphragmes spéciaux. Les uns ont un *diaphragme-cylindre* qui se compose d'un tube prolongeant l'ouverture de la platine à sa face inférieure, dans lequel on introduit divers diaphragmes isolés.

Le diaphragme le plus commode et le plus parfait est le *diaphragme-iris*. Il est constitué par un assemblage de petites lames métalliques disposées obliquement et serties dans un cadre circulaire, lames qui convergent vers le centre de celui-ci et circonscrivent un orifice dont la grandeur peut être modifiée à volonté par le déplacement d'une petite tige à bouton accessible sur le bord de l'appareil.

Le diaphragme-iris est très employé; il accompagne généralement le condensateur de Abbe.

Condensateurs. — Les forts grossissements absorbent beaucoup de lumière; aussi l'éclairage au miroir devient-il insuffisant; alors on a recours aux *condensateurs* pour le renforcer.

Le plus en vogue est celui de Abbe, encore appelé *appareil d'éclairage Abbe*. Il est formé par un système de *lentilles* qui s'adapte entre la platine et le miroir (fig. 430) et concentre sur une petite surface, correspondant à l'objet examiné, la totalité des rayons renvoyés par le miroir.

Platines mobiles. — La platine des microscopes peut être mobile. Il existe des platines tournantes et des platines mobiles suivant deux directions perpendiculaires.

On utilise aussi des *chariots mobiles* adaptés à la platine fixe et qui permettent d'imprimer à la préparation deux mouvements à angle droit.

Les platines mobiles sont utiles pour réaliser de très faibles déplacements qu'on obtiendrait difficilement avec la main.

Platine chauffante. (Voy. fig. 439.)

Objectifs à immersion. — Ils permettent d'obtenir les grossissements les plus forts, en supprimant la couche d'air interposée entre la face supérieure de l'objet et la face inférieure de l'objectif. Pour cela, on dépose sur la lamelle couvre-objet une goutte d'un liquide à indice de réfraction voisin de celui du verre. D'après la nature du liquide employé, on distingue des *objectifs à immersion à eau*, et des *objectifs à immersion homogène*, où l'huile de cèdre remplace l'eau.

Oculaire indicateur de Bourguet. — C'est un oculaire dans l'intérieur duquel se trouve une aiguille mobile dont les mouvements sont commandés par un petit bouton latéral. Cet appareil est utile dans les démonstrations, car il permet de montrer dans une préparation le point précis qui doit être examiné.

B. — MANIEMENT DU MICROSCOPE.

Éclairage. — Dans les travaux d'histologie, on emploie l'éclairage par transparence. On l'obtient par le miroir situé sous la platine et adapté à la colonne. Cet éclairage par transparence peut se faire à la lumière naturelle ou à la lumière artificielle. Dans le premier cas, il faut éviter la lumière directe du soleil, qui est éblouissante, et diriger le miroir vers le point du ciel qui paraît le plus lumineux, par exemple vers un gros nuage blanc. Pour n'être jamais incommodé par le soleil, on choisira un local orienté au nord. En tâtonnant un peu, on arrive bien vite à trouver la position du miroir qui donne le meilleur éclairage, ce dont on juge en gardant l'œil au-dessus de l'oculaire.

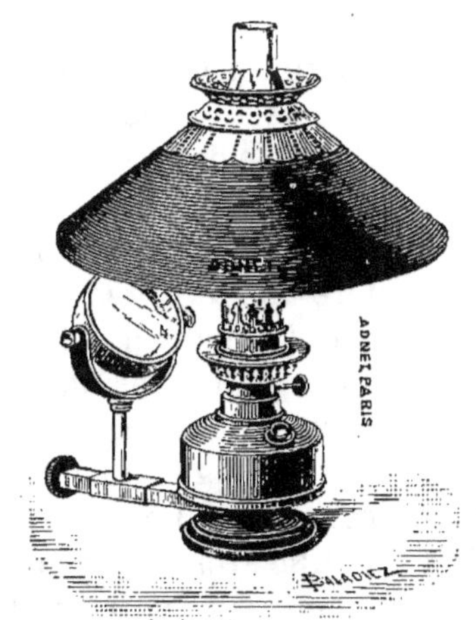

Fig. 431. — Lampe pour l'éclairage du microscope.

L'éclairage à la lumière artificielle est utilisé lorsque le jour tombe ou que la nuit est venue. On peut employer différentes sources lumineuses ; il suffit qu'elles donnent une flamme blanche ; une lampe à pétrole convient parfaitement, de même qu'une lampe à gaz. Pour amener la lumière sur le miroir du microscope, il est bon d'annexer à la lampe une lentille en verre bleu (fig. 431), ou, si l'on emploie une lentille en verre blanc, de garnir la lampe d'un verre bleu. Enfin, pour éviter la fatigue des yeux, on placera un écran entre le microscope et la source lumineuse.

Mise au point. — La préparation reposant sur la platine du microscope, l'observateur place l'œil au-dessus de l'oculaire, porte la main gauche sur le coulant et saisit le tube de la main droite; puis il fait descendre doucement ce dernier dans le coulant en lui imprimant un léger mouvement de rotation; aussitôt qu'il aperçoit plus ou moins vaguement l'image de la préparation, il s'arrête et achève la mise au point au moyen de la vis micrométrique, qu'il tourne dans un sens ou dans l'autre jusqu'à ce que l'image apparaisse aussi nette que possible. Quand on fait usage d'un fort grossissement, l'objectif doit se rapprocher beaucoup de la pré--paration, quelquefois même il touche presque la lamelle; alors il faut user de la vis micrométrique avant l'apparition de l'image. Il vaut mieux, en effet, ne pas trop approcher de la lamelle en faisant descendre la lunette à la main, car on s'exposerait à casser la préparation.

En somme, la mise au point est réalisée approximativement en faisant descendre lentement la lunette, et achevée au moyen de la vis micrométrique. On veillera à ce que l'espace de la colonne que celle-ci fait varier ne se ferme ni ne s'ouvre démesurément.

Moyens de varier les grossissements. — Lorsqu'on examine une préparation, il faut commencer par en prendre une idée générale et pour cela employer un faible grossissement, qui donne un champ microscopique très grand et très éclairé. On examine ensuite la préparation à un fort grossissement pour en étudier les détails.

L'observateur dispose de trois moyens pour augmenter les grossissements : 1° en substituant à un objectif faible un objectif fort, qui se reconnaît à la petitesse de sa lentille frontale; 2° en changeant l'oculaire, par exemple en substituant à l'oculaire n° 1 l'oculaire n° 3; 3° en allongeant la lunette de l'instrument.

Micrométrie. — Pour mesurer les objets vus sous le microscope, il faut un *micromètre objectif* et un *micromètre oculaire* (fig. 432).

Le premier est une petite lame de verre sur laquelle on a divisé au diamant l'intervalle d'un millimètre en 100, 200, 300, 500 ou 1 000 parties, lame de verre montée dans une pièce en cuivre et que l'on place sous l'objectif à la manière d'une préparation.

Le deuxième est un oculaire au milieu duquel on a placé une lame de verre portant des divisions équidistantes plus grandes que celles du micromètre objectif et qui se projettent sur l'image (par exemple un centimètre divisé en 100).

Pour déterminer les dimensions d'un objet ou d'un élément, on fait deux mensurations successives : 1° L'élément ou l'objet, étant au point, au milieu du champ du microscope, on remplace l'oculaire ordinaire par l'oculaire micrométrique et l'on constate combien il faut de divisions de ce dernier pour couvrir la dimension à évaluer. Supposons qu'il en faille cinq. — 2° On substitue alors le micromètre objectif à la préparation et l'on met au point sans

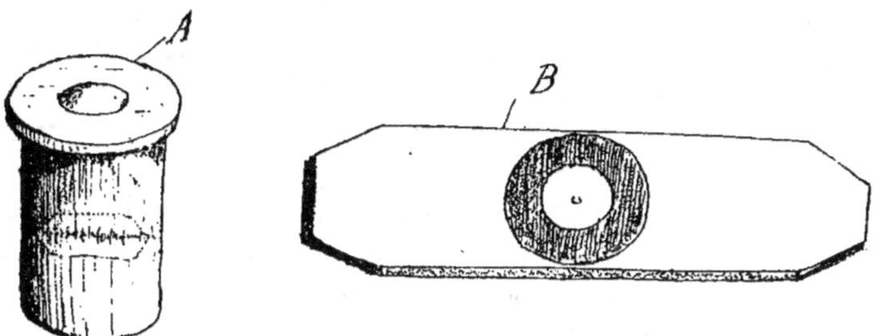

Fig. 432. — A, oculaire micrométrique. — B, micromètre objectif.

rien changer au grossissement. Il s'agit de voir combien cinq divisions de l'oculaire couvrent de divisions du micromètre objectif : soit huit divisions. Si ces dernières sont des centièmes de millimètre, il est clair que la dimension qu'on a mesurée est de huit centièmes de millimètre.

L'unité de mesure sous le microscope est habituellement le millième de millimètre que l'on exprime par la lettre grecque μ.

Détermination de la valeur des grossissements. — Les fabricants joignent à leurs instruments un tableau des grossissements obtenus par l'association des divers objectifs et oculaires, dans les deux états de raccourcissement et d'allongement maximum du tube du microscope. Nous donnons ci-contre le tableau de quelques grossissements obtenus avec les instruments de Vérick et avec ceux de Nachet. Mais, en l'absence de ces renseignements, il est possible de déterminer soi-même un grossissement quelconque. A cet effet, on met l'instrument au point sur le micromètre objectif, puis, surmontant l'oculaire de la chambre claire (Voy. chapitre suivant), on dessine sur le papier l'image de quelques-unes des divisions du micromètre objectif. Si ces divisions, qui sont, je suppose, des centièmes de millimètre, ont chacune sur le dessin un millimètre, il est clair que le grossissement sera de 100 ; si elles ont 5 millimètres, le grossissement sera de 500; si elles ont 1 centimètre, il sera de 1 000, etc.

Tableaux des grossissements obtenus :
1° Avec les instruments de Vérick (rue de la Parcheminerie, 2, Paris).

OBJECTIFS.	OCULAIRES.			
	Numéro 1.		Numéro 3.	
	Tube rentré.	Tube tiré.	Tube rentré.	Tube tiré.
2	60	100	120	220
6	170	290	330	500

IMMERSION HOMOGÈNE.				
Objectifs.	Oculaire numéro 1.		Oculaire numéro 3.	
9	320	590	600	1.050
10	400	650	690	1.250
12	500	860	900	1.600
13	650	950	1.200	1.700

2° Avec les instruments de Nachet (rue Saint-Séverin, 17, Paris).

OCULAIRES.	OBJECTIFS.		IMMERSION HOMOGÈNE.	
	Numéro 3.	Numéro 7.	1/12.	1/18.
1	70	360	600	850
3	125	780	1.100	1.700

Dessin des préparations microscopiques. — Rien n'est plus utile que de savoir représenter sur le papier les images des préparations microscopiques, que l'on poursuive des recherches ou que l'on veuille simplement démontrer une coupe à d'autres observateurs.

On peut faire des dessins assez exacts sans prendre des précautions spéciales, lorsqu'on a l'habitude de dessiner d'après nature. Mais si l'on désire plus d'exactitude, on a recours à la *chambre claire* (*camera lucida*). C'est ordinairement deux prismes à réflexion totale que l'on place au-dessus de l'oculaire et qui projettent l'image des objets observés sur une feuille de papier disposée horizontalement à droite du pied du microscope, de telle sorte qu'il

soit possible d'en suivre tous les contours au crayon (fig. 433). Lesdits prismes
sont fixés dans une monture dont la forme et la complication varient avec
les fabricants. La chambre claire la plus simple est celle de Malassez construite par Vérick ; elle se fixe au-dessus de l'oculaire à l'aide d'un anneau
qui embrasse la partie supérieure du tube du microscope. Elle se compose
d'un premier prisme, placé au-dessus de l'oculaire qui réfléchit l'image horizontalement, et d'un second prisme plus volumineux fixé à une certaine

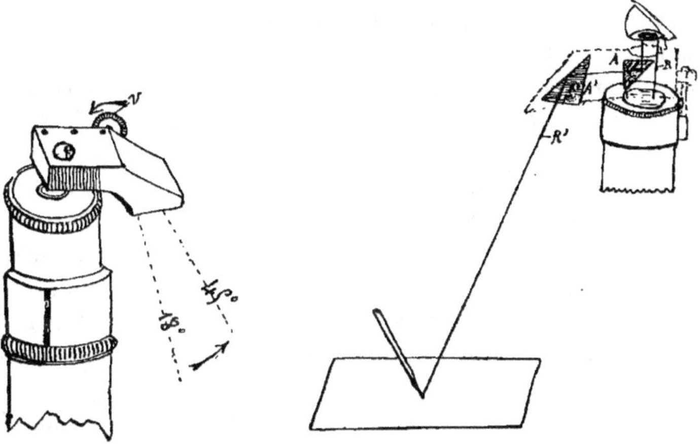

Fig. 433. — Chambre claire de Malassez construite par Vérick.

Schéma de la direction des rayons lumineux dans le dessin à la chambre claire.
v, virole au moyen de laquelle on peut faire varier l'incidence de projection de l'image. de 18° à 45°.
A et A', les deux prismes de la chambre claire. — R, rayons lumineux qui vont directement à l'œil. —
R', rayons lumineux qui réfléchissent l'image sur le papier où on la dessine.

distance, qui la rabat vers le pied du microscope où on la recueille et la
dessine sur une feuille de papier. Dans la chambre claire de Malassez, ce
dernier prisme est mis en mouvement par une virole extérieure de telle sorte
qu'on peut régler l'incidence de projection de l'image de 18° à 45°.

Pour dessiner à la chambre claire, on commence par mettre la préparation au point, la chambre claire étant momentanément déjetée hors de
l'oculaire. Cela fait, on ramène cette dernière dans sa position normale, et,
regardant à travers le trou superposé au premier prisme, on voit l'image
au pied de l'instrument, sur la feuille de papier qu'on y a disposée ; avec un
peu d'habitude on arrive facilement à en suivre les contours avec la pointe
d'un crayon et conséquemment à en faire le dessin. Mais il faut bien savoir
qu'on n'obtient jamais de cette façon qu'un croquis grossier fixant seulement
les contours, les dimensions et les rapports des objets. On met la chambre
claire de côté pour voir et dessiner les fins détails de structure. La vision
simultanée de l'image et de la pointe du crayon présente quelque difficulté ;
on l'atténue par l'exercice, et en prenant la précaution de jeter de l'ombre
sur le dessin à l'aide d'écrans opaques convenablement disposés au devant
du microscope.

Il faut, autant que possible, s'arranger de manière à ce que la feuille de papier sur laquelle on dessine soit perpendiculaire à l'axe optique de la chambre claire.

C. — ENTRETIEN DU MICROSCOPE.

Nous ne saurions trop recommander d'entretenir le microscope dans le plus grand état de propreté. Ces soins doivent s'adresser spécialement aux parties optiques.

Si le microscope est laissé hors de sa boîte, on le recouvre avec une cloche de verre, dès que l'on ne s'en sert plus. On évitera de porter sur la platine des lames dont la face inférieure serait mouillée par un liquide quelconque.

La lunette doit glisser à frottement doux dans le coulant; s'il est nécessaire de faire un effort pour obtenir ce glissement, c'est que les surfaces sont recouvertes de matières grasses plus ou moins concrètes. On les enlèvera avec de l'essence de pétrole ou du xylol, puis on déposera quelques gouttes d'huile à microtome sur la surface nettoyée.

La surface du miroir devra être constamment exempte de poussières et de toute souillure.

Les lentilles, et en particulier les objectifs, doivent être l'objet de soins spéciaux. En effet, le simple contact des doigts suffit pour altérer leur clarté; il faudra donc éviter d'appliquer les doigts à leur surface. Si cela arrive, par hasard, on essuiera les lentilles avec un linge fin légèrement humecté d'alcool, puis avec un linge sec. Lorsque l'objectif a été souillé par un liquide colorant, on l'essuie avec un linge fin, qui sera humecté d'eau si le réactif s'est desséché. Si l'objectif a touché le baume du Canada ou le bitume de Judée, on enlève ceux-ci avec un linge à peine imbibé de xylol, en prenant bien garde de ne pas dissoudre le ciment des lentilles.

Les objectifs à immersion homogène souillés d'huile de cèdre, devront être essuyés chaque fois avec une peau de chamois, dès que l'examen microscopique est terminé. On peut ensuite, mais cela n'est pas nécessaire, nettoyer la lentille avec un linge imprégné d'un peu d'alcool absolu.

ARTICLE II. — INSTRUMENTS ACCESSOIRES.

Il existe une série d'instruments qui, joints au microscope, constituent l'outillage de l'histologiste.

Rasoir. — Cet instrument doit présenter une face inférieure plane, une face supérieure concave et un tranchant droit. La face inférieure est plane, afin de pouvoir s'appliquer parfaitement sur le plateau du microtome à main de Ranvier, décrit plus loin.

Les rasoirs légers sont préférables, car ils sont maniés sans fatigue; cependant, il leur faut un poids convenable pour les bien diriger.

La qualité essentielle d'un rasoir est qu'il soit toujours parfaitement aiguisé. De plus, le tranchant doit être très régulier, exempt de dents ou brèches. Pour s'assurer de l'intégrité du tranchant, on examine celui-ci à un très faible grossissement; il ne doit présenter aucune denticulation.

Il faut éviter de laisser rouiller les rasoirs; lorsqu'on a pratiqué des coupes, il convient d'essuyer la lame et de fermer l'instrument.

Le rasoir peut être employé seul pour faire des coupes à main levée, ou avec le microtome de Ranvier, ou encore avec les microtomes automatiques.

Tant qu'un rasoir n'est pas ébréché, il suffit, pour le mettre en état, d'en aviver le tranchant en le passant sur un cuir. Mais, dès qu'il est ébréché, il est indispensable de le livrer à l'aiguiseur.

Pinces et ciseaux. — Il est utile d'avoir de *fines pinces à dissection* et des *petits ciseaux*, les uns droits, les autres courbes sur plat ou sur champ.

Spatules. — On se trouvera bien de l'usage de *spatules* en corne ou en métal, pour transporter les coupes d'un liquide dans un autre, sans les endommager, inconvénient auquel exposent les aiguilles.

Aiguilles. — Les *aiguilles* sont des instruments indispensables. Elles servent à faire des *dissociations* de tissus, à manipuler les coupes, à les amener sur les lames de verre et à les changer de bain.

Scalpels. — Il est bon d'avoir à sa disposition un ou plusieurs *scalpels* un peu forts, avec lesquels on pourra pratiquer des coupes dans certains tissus durs ou desséchés. La moelle de sureau sera incisée avec ces instruments et non pas avec le rasoir.

Seringues. — Les recherches histologiques comportent, dans certains cas, des injections interstitielles ou des injections vasculaires. Les injections interstitielles se font à l'aide d'une seringue de Pravaz.

Les injections vasculaires sont réalisées par des seringues de plus grande capacité. Le modèle de M. RANVIER convient bien. Après chaque injection, les seringues doivent être nettoyées avec soin.

Fer à luter (fig. 448). — Le *fer à luter* à la paraffine sert à border de paraffine les préparations montées dans la glycérine, de façon à empêcher l'évaporation de ce liquide. C'est une tige de

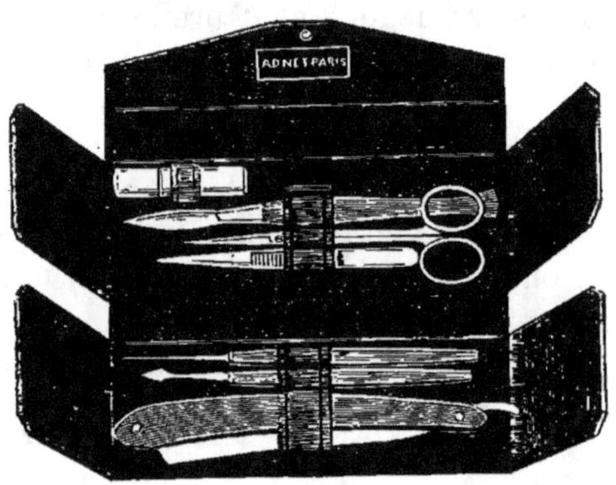

Fig. 434. — Trousse pour micrographie.

fer courbée à angle droit à une extrémité et fixée par l'autre à un manche.

Tous ces instruments sont en général contenus dans une trousse comme celle représentée figure 434.

Photophore. — C'est un support en bois ordinairement peint en noir. La face supérieure est entaillée de façon à recevoir la lumière et à la renvoyer sous la préparation placée sur cette face. Le plancher de l'entaille est peint en blanc. On s'en sert dans les dissociations et diverses autres manipulations.

Pinceaux de poils. — Ils sont utiles pour saisir les coupes faites au microtome, ainsi que dans le procédé du pinceautage, et pour luter à la cire ou au bitume de Judée.

Lames et lamelles (fig. 435). — On dispose les objets à examiner au microscope sur des lames de verre rectangulaires qu'on appelle porte-objet ou tout simplement lames. Les bords en sont rodés ou non.

L'objet doit toujours être mis au milieu de la lame; il est ordinairement placé dans une goutte de liquide et recouvert par une petite plaquette de verre très mince, appelée couvre-objet ou lamelle; le format de 18 millimètres convient généralement. Ces

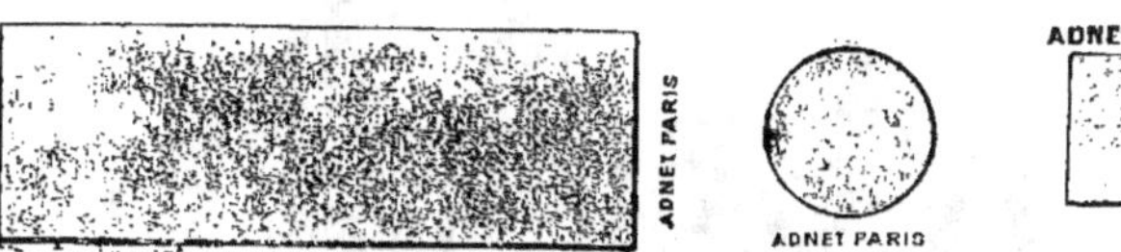

Fig. 435. — Lame et lamelles.

lamelles sont carrées, rectangulaires ou rondes. La forme carrée est la plus courante.

Microtome à main de M. Ranvier (fig. 436). — Il comprend un cylindre creux portant à son extrémité supérieure un plateau circulaire à surface parfaitement plane et percé d'une ouverture centrale. L'extrémité inférieure présente une vis micrométrique dont le jeu met en marche une tige contenue dans le conduit central de l'instrument.

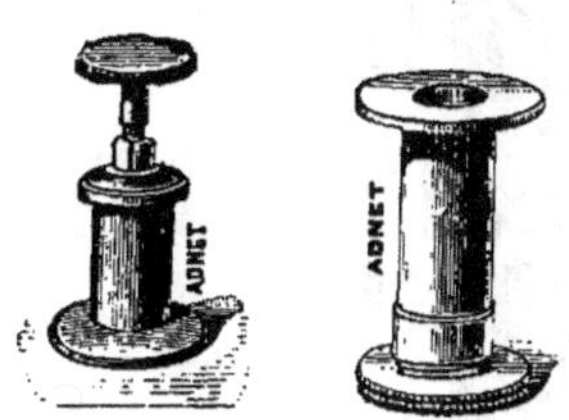

Fig. 436. — Microtomes à main de M. Ranvier.

Le bloc de tissu à couper se place et se cale dans la partie supérieure de cette cavité. Après chaque coup de rasoir, la vis micrométrique permet de faire monter le tissu insensiblement, de manière à obtenir des coupes minces.

Microtomes mécaniques et automatiques. — La confection des coupes au microtome de Ranvier exige une certaine habileté manuelle que l'on n'acquiert que par un long exercice. C'est pourquoi on a construit un certain nombre de microtomes ayant pour but de rendre l'opération plus facile et plus rapide. Seulement, l'emploi de ces instruments exige l'*inclusion* préalable des tissus.

a. **Microtome de Jung Thoma** (fig. 437). — C'est un microtome à plan incliné et à glissière. Il comprend une plaque rectangulaire ou pied, sur laquelle est vissée une autre plaque perpendiculairement à la première. Le côté droit de celle-ci porte une glissière parfaitement horizontale sur laquelle glisse un chariot porte-rasoir. Sur la face gauche de cette plaque verticale est fixé un plan

incliné sur lequel se déplace un chariot porte-objet, à l'aide d'une
vis micrométrique ou simplement avec la main gauche, suivant

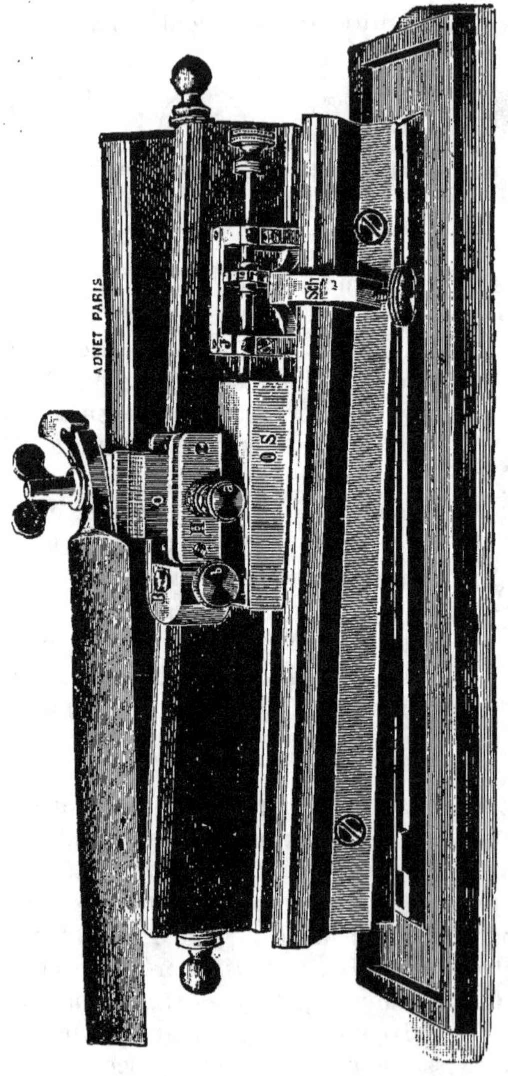

Fig. 437. — Microtome de Jung Thoma.

les modèles. On fait avancer ce chariot d'une quantité que l'on
règle à l'aide d'un double décimètre annexé au bord supérieur de
la plaque verticale. Puis, avec la main droite, on ramène vers soi

le chariot qui porte un rasoir horizontal et l'on obtient une coupe plus ou moins mince suivant la quantité dont on a fait avancer le chariot porte-objet. Plus le déplacement de celui-ci est faible, plus la coupe est mince.

Le microtome de Jung est très avantageux pour faire des coupes très étendues. De plus, c'est l'instrument le plus pratique, à notre avis, pour pratiquer des coupes minces dans des tissus à structure dense et dont la dureté devient considérable après les manœuvres de déshydratation que nécessitent les inclusions à la paraffine.

Lorsqu'on a affaire à des tissus très durs à couper et que l'on emploie le microtome de Jung, il faut, avant de mettre en marche le rasoir, ramollir le bloc d'inclusion à la paraffine, en y projetant de l'air chaud venant des poumons. Ce microtome doit être employé pour faire les coupes de tissus inclus à la celloïdine.

Microtome de Minot (fig. 438). — Dans cet appareil, le rasoir

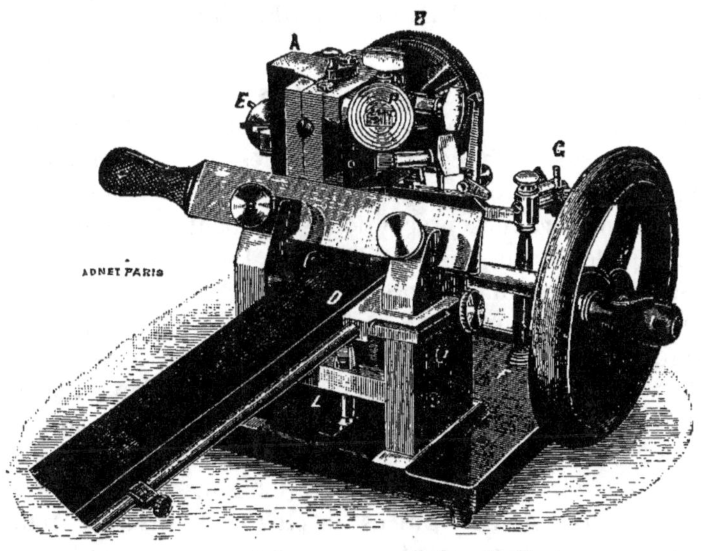

Fig. 438. — Microtome automatique de Minot.

est immobile et le porte-objet se déplace automatiquement devant lui, grâce à un système mobile commandé par une roue à manivelle. Le mouvement de la roue élève à une certaine hauteur le porte-objet qui retombe ensuite par son propre poids en présentant au rasoir le bloc d'inclusion.

Ce microtome est muni d'un appareil qui permet de régler et de mesurer l'épaisseur des coupes.

C'est un excellent instrument, très employé, qui donne des coupes très minces. Mais nous répétons que, pour les tissus très denses, le microtome de Jung est préférable, car il permet de graduer d'une manière indéfinie l'épaisseur des coupes.

Plaque chauffante. — Voy. *Collage des coupes.*

Platine chauffante. — Voy. *Étude des éléments vivants.*

Chambre humide et à air de Ranvier. — Voy. *Etude des éléments vivants.*

Chambre humide. — Voy. *Coloration des coupes.*

CHAPITRE II

ÉTUDE DES ÉLÉMENTS ET DES TISSUS FRAIS

Pour faire cette étude, il convient de s'adresser à des éléments vivants ou frais. On examine soit des animalcules microscopiques et transparents, soit des cellules recueillies sur un animal vivant ou dans les organes d'un sujet qu'on vient de sacrifier.

En prenant certaines précautions, on peut entretenir la vie pendant quelque temps sous l'objectif. La plupart des éléments des tissus et des organes peuvent être ainsi étudiés.

Deux cas principaux sont à envisager. Dans le premier, il s'agit d'examiner des animaux entiers à l'état vivant. Cet examen doit être fait en milieu liquide. Pour cela, on place dans une goutte d'eau déposée sur une lame, des microorganismes aquatiques transparents, tels que des infusoires ou des algues. On recouvre d'une lamelle et l'on porte la préparation sous le microscope.

Dans le deuxième cas, qui est le plus ordinaire, on prend sur un animal vivant ou qui vient d'être sacrifié, des éléments vivants, soit des cellules indépendantes (sang, lymphe, sperme) soit des éléments associés entre eux par des ciments.

Chez les animaux qui nous occupent, les éléments sont plongés et vivent dans un plasma de composition chimique déterminée; aussi ne peuvent-ils être impunément placés dans un milieu quelconque, comme de l'eau par exemple, sans éprouver des altérations et sans mourir. On est donc amené à les examiner dans leur propre plasma, ou, à défaut, dans un liquide de composition chimique et de densité voisines. C'est ce qu'on appelle un *sérum*. On distingue des *sérums naturels* et des *sérums artificiels*. Il existe en outre des liquides dits *indifférents*, qui n'exercent pas d'action nuisible sur les cellules. Enfin, dans certaines conditions, il peut être nécessaire de maintenir les éléments à leur température physiologique.

A. — Milieux.

Sérums naturels. — 1° *Sérum sanguin.* — Il s'obtient par la coagulation d'une certaine quantité de sang dans un vase. Après coagulation, le caillot se rétracte et laisse échapper le sérum, qu'il est facile de recueillir.

2° *Liquide amniotique.* — On le puise dans l'amnios de fœtus provenant de bêtes de boucherie. On le filtre et on l'emploie de suite. Pour le rendre inaltérable, on y ajoute de l'iode, mais alors il n'est pas sans action nocive sur les éléments.

3° *Humeur aqueuse.* — Convient très bien. — Tous ces liquides naturels présentent l'inconvénient de s'altérer rapidement, en quelques jours.

Sérums artificiels.

1° Solution de sel marin dite physiologique.

Eau distillée....................................	1000 grammes.
Sel marin.......................................	7^{gr},5.

2° Sérum de Frey.

Eau distillée....................................	135 grammes.
Albumine d'œuf..................................	15 —
Sel marin.......................................	0^{gr},20

On mélange et on filtre.

Liquides indifférents. — *Sérum iodé.* — Pour l'obtenir, ajouter 3 grammes d'iode au sérum de Frey, puis filtrer.

Ce liquide n'est pas réellement indifférent ; il possède en effet quelques propriétés fixatrices.

B. — Procédés de préparation.

Énumérons maintenant les procédés employés pour l'examen des tissus à l'état frais.

1° Examen immédiat. — Le sang, la lymphe, le sperme peuvent être examinés directement, à l'état vivant, sans addition d'aucun liquide. On dépose une goutte de ces humeurs sur une lame, on recouvre rapidement d'une lamelle et on lute à la paraffine afin d'éviter l'évaporation.

En ce qui concerne le sang, on peut l'examiner en circulation dans les petits vaisseaux, à l'intérieur de membranes transparentes comme le mésentère, la membrane interdigitale d'une grenouille, que l'on a préalablement curarisée.

Les éléments des autres tissus sont généralement placés dans un sérum.

2° Coupes au rasoir. — On pratique des coupes minces dans les tissus suffisamment consistants comme le cartilage; on les place dans une goutte de sérum sur une lame; on recouvre d'une lamelle et on lute à la paraffine. Dans ces conditions, les éléments ne s'altèrent qu'au bout d'un certain temps.

3° Raclage. — Beaucoup d'organes sont trop mous, à l'état frais, pour être débités au rasoir en coupes assez minces. Alors on agit par raclage. C'est le cas le plus général, par exemple, pour le foie, le rein, la rate, les autres glandes, etc... Avec un couteau propre on fait une coupe nette de l'organe à examiner; la surface de section est débarrassée avec un linge propre du sang qui peut la recouvrir. Puis on promène le tranchant d'un scalpel à la surface de la coupe, en appuyant très légèrement. On porte ensuite le produit de raclage sur une lame, dans une goutte de sérum, on recouvre d'une lamelle et on lute à la paraffine.

Ce même procédé peut servir à l'examen des cellules épithéliales de certaines muqueuses, comme celles de la bouche, de la langue, de l'œsophage, de la trachée, etc...

4° Dissociations. — Lorsqu'il s'agit d'éléments appartenant à des organes fasciculés (muscles, nerfs, tendons, etc...), on prend un de ces organes, entier s'il est très petit, ou bien l'on en sépare un faisceau d'un millimètre d'épaisseur au plus. On place l'objet sur une lame dans une goutte de sérum, puis on le *dissocie* avec les aiguilles.

La dissociation est un procédé un peu brutal qui consiste à diviser un fragment de tissu le plus possible à l'aide d'aiguilles.

Avec les pinces de la main gauche, on tient une extrémité du fragment et on le divise sur toute sa longueur avec la pointe d'une aiguille tenue de la main droite. On répète la manœuvre jusqu'à ce qu'on ait une sorte de pinceau de fibrilles.

La dissociation peut encore être réalisée à l'aide de deux aiguilles. Pour cela, on pique le milieu du fragment avec la pointe des deux aiguilles à la fois et on écarte celles-ci l'une de l'autre en divisant le tissu. On recommence un certain nombre de fois jusqu'à ce que les aiguilles ne puissent plus saisir les filaments séparés.

Les dissociations sont facilitées en plaçant la lame sur un photophore qui éclaire l'objet par-dessous. On suit alors plus commodément les progrès de l'opération que si l'on avait opéré, la lame porte-objet sur la table.

Enfin il existe des liquides dissociants qui favorisent beaucoup l'action des aiguilles. Tels sont l'alcool au tiers de Ranvier qui dissout les ciments intercellulaires, la potasse à 40 p. 100 qui sépare les segments de Weissmann des fibres du myocarde, etc.

5° **Étalement.** — Ce procédé s'adresse aux tissus feutrés ou membraneux, tels que le tissu conjonctif. Avec la pince et les ciseaux courbes, on en détache une parcelle que l'on place dans du sérum, sur une lame. Puis avec les aiguilles on l'étale le plus complètement possible. On complète l'extension en tirant sur la membrane avec la pulpe des pouces; les bords finissent par se dessécher et par adhérer à la lame. On peut alors recouvrir d'une lamelle et examiner le centre de la préparation.

6° **Examens à la platine chauffante.** — Les éléments pris sur les animaux à sang froid peuvent être examinés à la température ordinaire. Mais lorsqu'on emprunte les éléments aux mammifères et aux oiseaux, on doit recourir à la platine chauffante si l'examen doit avoir quelque durée. En effet, à la température ordinaire, ces éléments ne vivent que de courts instants et par suite leur observation dans cet état ne peut être prolongé.

La platine chauffante la plus usitée aujourd'hui est celle de M. Malassez,
représentée figure 439. Elle est beaucoup plus simple que celle de M. Ranvier,
et entièrement métallique. La chaleur est transmise par une lame métallique
fixée à la plaque chauffante. Comme cette lame est articulée à la façon d'un
mètre de poche, on peut placer où l'on veut la flamme chauffante. La préparation n'est pas posée à nu sur la platine ; elle est introduite dans une chambre

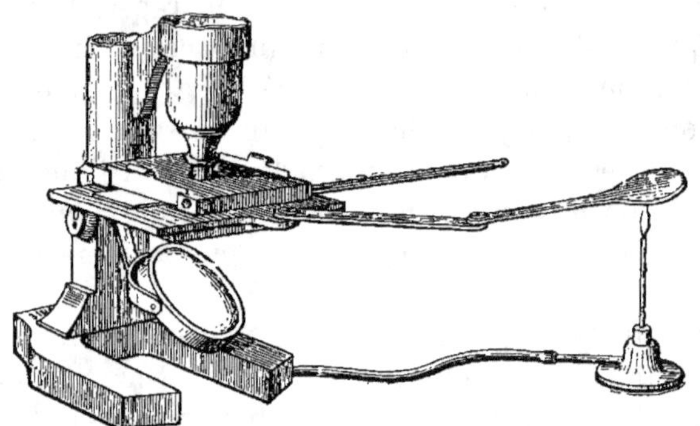

Fig. 439. — Dispositif pour l'étude de la lymphe vivante des animaux à sang chaud.
(D'après M. Malassez.)

(Figure extraite du Catalogue de Vérick.)

métallique qui l'entoure et la chauffe de tous les côtés. Des portes à coulisse
ferment cette chambre en maintenant en place la préparation. A côté de
cette dernière, on peut introduire un thermomètre indiquant la température
atteinte.

Au lieu de chauffer la lame articulée, on peut la refroidir à l'aide d'un jet
d'éther, ou mieux de chlorure de méthyle, et faire ainsi une platine réfrigérante.

Voici un procédé indiqué par M. le professeur BLANC, pour remplacer la platine chauffante dans les observations courantes : la
platine du microscope est recouverte d'une feuille de papier
buvard épais et percé en son centre d'un orifice rond d'un centimètre de diamètre ; on fait les préparations avec des porte-objet
épais, de 2 millimètres au moins, et on les place pendant quelques instants sur une plaque métallique de 1 ou 2 centimètres
d'épaisseur que l'on a chauffée à 40° dans un bain-marie ; les préparations s'échauffent à ce contact et on peut ensuite les examiner
pendant quelques instants, puis les réchauffer de nouveau.

7° Examen dans la chambre humide et à air de Ranvier. —
Les éléments ont besoin d'oxygène pour vivre. On peut leur en

fournir, tout en supprimant l'évaporation, au moyen de la *chambre humide et à air de Ranvier* (fig. 440). C'est une simple plaque de verre creusée d'une rigole circulaire circonscrivant un espace où se place le liquide à examiner, que l'on recouvre d'une lamelle. Ensuite on lute à la paraffine.

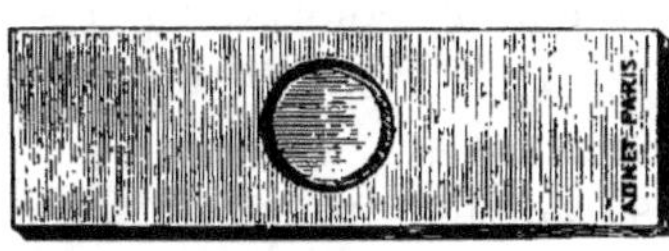

Fig. 440. — Chambre humide et à air de M. Ranvier.

Le liquide et les éléments qu'il contient sont ainsi à l'abri de toute évaporation et restent au contact de l'air contenu dans la rigole.

8° Coloration des éléments vivants. — La plupart des éléments sont incolores et peu visibles à cause de leur transparence. Pour les observer plus facilement, on les colore.

Nous possédons quelques matières colorantes qui teignent les cellules sans les tuer, par exemple le *brun de Bismark*, en solution aqueuse à 1 p. 100, qui colore le protoplasma en marron clair et le noyau en marron foncé. Ensuite le *bleu de méthylène* soluble dans l'eau. Solution à 1 p. 1000 dans du sérum.

La plupart des teintures colorent les éléments frais en les tuant et en les fixant. Parmi celles-ci, nous citerons le picro-carminate d'ammoniaque.

C. — Réactions histo-chimiques générales des éléments frais

On soumet les éléments frais à divers réactifs dans le but de s'éclairer sur l'existence de certaines substances chimiques à leur trieur.

L'acide acétique pur dissout les cellules. En solution à 5 p. 100, il coagule les noyaux et les rend plus apparents ; il rend les granulations albuminoïdes si transparentes qu'elles semblent se dissoudre et il agit de même sur les faisceaux connectifs.

L'alcool coagule les éléments.

L'alcool et l'éther employés successivement dissolvent les granulations graisseuses.

L'eau iodée colore les éléments en jaune clair, les gouttes de glycogène en brun-acajou, les grains d'amidon en bleu.

L'acide osmique à 1 p. 100 communique une teinte noir-bistre aux granulations graisseuses ainsi qu'à la myéline des fibres nerveuses. Il fixe les éléments et leur donne une faible coloration grise.

Le bleu de quinoléine teint la graisse en bleu ; la teinture d'orcanette en rose ; le vert malachite en vert.

La potasse à 40 p. 100 dissout les ciments intercellulaires (myocarde), ainsi que le tissu conjonctif, sauf les fibres élastiques. A un titre inférieur, elle dissout les cellules.

CHAPITRE III

ÉTUDE DES ÉLÉMENTS DES TISSUS AYANT SUBI UNE PRÉPARATION PRÉALABLE

ARTICLE Ier. — FIXATION.

En histologie, il est avantageux de faire des préparations durables. Or les tissus conservés dans les sérums ne tardent pas à s'altérer ; d'autre part, l'application des méthodes de coloration exige qu'ils aient subi certaines manipulations dans le but d'augmenter leur résistance et de conserver leur intégrité de structure. Enfin il peut arriver qu'on ne soit pas en mesure de couper immédiatement les tissus, il faut donc pouvoir les garder intacts pour une étude future. Pour obvier à ces inconvénients ou satisfaire à ces desiderata, on soumet les tissus à une opération préalable qu'on appelle *fixation*.

La fixation consiste à plonger dans des liquides, dits *fixateurs*, des fragments de tissu recueillis sur un animal qu'on vient de sacrifier ou qui est mort depuis peu de temps. Elle a pour but de saisir les éléments anatomiques dans la forme qu'ils avaient pendant la vie ou au moment de la mort ; mais, en réalité, les réactifs fixateurs, quels qu'ils soient, les altèrent toujours quelque peu. Leur action varie avec les divers tissus et, pour le même tissu, avec les différents liquides employés. Cependant, dans la pratique, ces modifications sont considérées comme plus ou moins insignifiantes.

A. — Modes d'action des agents fixateurs

La chaleur est un agent fixateur coagulant qui est employé dans quelques cas.

Il existe un grand nombre de réactifs qui réalisent la fixation de diverses manières. Les uns fixent les éléments en coagulant les matières albuminoïdes du protoplasma et les liquides albumineux. A ce groupe appartiennent l'alcool, l'acide picrique.

Dans le cas de fixation par l'acide picrique, celui-ci abandonne les tissus par le lavage à l'alcool; il n'est donc pas combiné aux éléments fixés. Il en est de même avec l'alcool lorsque le tissu est ensuite soumis à l'action de l'eau.

D'autres liquides fixateurs entrent en combinaison chimique avec les éléments des tissus (Ex. : l'acide chromique et ses sels). Les tissus fixés dans des solutions de ces corps prennent une coloration qui ne disparaît pas complètement malgré un lavage prolongé.

Enfin certains fixateurs, comme le bichlorure de mercure, l'acide osmique, se réduisent à l'état métallique et donnent un précipité très fin au contact des matières organiques.

L'emploi de ces corps ne se fait pas toujours isolément; on préfère souvent en associer plusieurs et faire ainsi des solutions à action complexe.

Règles générales pour recueillir les tissus à fixer. — On découpe dans les organes à étudier des fragments dont le volume ne doit pas dépasser 1 centimètre cube. Lorsqu'on désire faire des coupes de grande surface, on diminue en proportion l'épaisseur des fragments. La surface peut être quelconque, si l'épaisseur est inférieure à 4 millimètres.

Ces fragments sont immergés dans le liquide fixateur choisi, en prenant les précautions suivantes : au fond d'un flacon contenant ce liquide, on place un morceau de papier buvard froissé ou bien un tampon de coton, à la surface duquel on dépose les fragments de tissu. D'autres fois, on suspend ces fragments par des fils et on les immerge complètement dans le liquide. Le fait essentiel est qu'ils ne contractent aucun rapport avec la paroi du flacon, car la fixation ne s'opérerait pas ou mal au niveau de la surface collée au verre. Enfin, remarque capitale, le volume du liquide fixateur doit être égal à 20 ou 30 fois celui des fragments réunis.

Le temps nécessaire à la fixation varie avec les réactifs. Nous l'indiquerons plus loin, à propos de chaque fixateur. Toutefois il est évident que plus les fragments sont minces, plus la fixation est rapide ; on possède donc là le moyen d'opérer vite.

Enfin nous ferons remarquer que, dans ce cas, la fixation est plus parfaite.

B. — Principaux agents fixateurs. — Modes d'emploi et indications.

1° Chaleur. — La chaleur permet de fixer les éléments des tissus liquides : sang, lymphe, sperme, ainsi que des liquides organiques, ou encore les éléments recueillis par raclage d'organes parenchymateux.

Supposons qu'on ait à faire une préparation de sang. Sur une lame de verre préalablement chauffée à une température de 45 à 50° (passer rapidement deux ou trois fois la lame tenue à plat, dans la flamme d'un bec Bunsen ou d'une lampe à alcool), on étale d'un seul coup, avec un petit agitateur en verre, une petite goutte de sang frais. Pour cela, tenant la lame à plat, de la main gauche, avec la main droite, l'agitateur est mis en contact avec la goutte de sang qui lui adhère et immédiatement appliqué à plat sur la lame, en appuyant assez fortement, et d'un brusque mouvement on étale la goutte de sang. Le liquide est fixé immédiatement et l'on peut, après refroidissement de la lame, procéder à une coloration quelconque. On peut encore opérer de la manière suivante : on étale d'abord la goutte de sang avec un agitateur, comme précédemment, puis on passe la lame deux ou trois fois dans une flamme et on colore après refroidissement.

Enfin on peut utiliser une lame à bords rodés, pour étaler la petite goutte de sang. Celle-ci est déposée sur une lame ordinaire ou bien on applique cette dernière sur la goutte de façon à la faire adhérer au verre ; puis, avec le bord d'une lame rodée qu'on tient obliquement, on étale la goutte de sang en couche très mince sur l'autre lame. On passe ensuite à la flamme, comme plus haut.

Dans tous les cas, la couche de sang doit être très mince ;

elle est alors légèrement opaque et presque incolore après refroidissement.

Dans l'immense majorité des cas, la fixation des éléments des tissus est obtenue à l'aide de réactifs fixateurs. Voici les plus usités :

2° **Alcool.** — On emploie l'alcool éthylique ou alcool bon goût, marquant 90° au moins. On se sert aussi de l'alcool à 100° ou alcool absolu.

Les fragments du tissu à fixer sont suspendus à un fil ou déposés sur un tampon de coton placé au fond d'un flacon que l'on remplit d'alcool. On ferme le flacon avec un bouchon de liège. Suivant les dimensions des fragments, la fixation est effectuée en vingt-quatre ou quarante-huit heures. On peut ensuite immerger les pièces dans l'alcool absolu, pendant quelques heures. Si l'on ne veut pas couper immédiatement, on les conserve dans l'alcool à 90°. En renouvelant celui-ci de temps en temps, on peut conserver longtemps les tissus. Cependant il est toujours préférable de faire les coupes de suite après la fixation ; elles sont toujours meilleures dans ces conditions.

L'alcool absolu est quelquefois employé pour fixer. Il a l'inconvénient de produire une déshydratation trop brusque des parties superficielles, qui durcissent considérablement tandis que le centre se fixe mal. Aussi est-il de règle de fixer d'abord à l'alcool à 90 ou 95°, puis de compléter par un passage dans l'alcool à 100°. Lorsqu'on se sert d'emblée de l'alcool absolu, les fragments doivent être très minces.

L'avantage de la fixation par l'alcool est de permettre ultérieurement toutes les colorations ; mais on doit lui préférer d'autres fixateurs pour les recherches délicates. En histologie normale, la fixation par l'alcool convient notamment pour la peau. En histologie pathologique, elle convient dans la plupart des cas où l'on se préoccupe surtout de diagnostic.

3° **Formol.** — Le formol est une solution aqueuse à 40 p. 100 d'aldéhyde formique. On le trouve dans le commerce. Il s'emploie généralement en solution aqueuse à 10 p. 100.

La fixation s'opère en vingt-quatre heures. Au bout de ce temps, on peut couper les tissus. Ils peuvent être conservés dans la même solution, à la condition de la renouveler chaque fois qu'elle devient trouble.

Les tissus fixés au formol acquièrent une grande résistance, si bien qu'on peut arriver à les couper directement. Généralement, on achève le durcissement par un séjour des pièces dans l'alcool à 90°, puis à 100°. D'autres fois, on procède à des inclusions.

Le formol est un excellent fixateur qui convient pour le foie, le rein, le poumon, l'ovaire, le testicule, etc. Il est employé avantageusement pour le système nerveux, car les tissus peuvent être traités ensuite par la méthode de GOLGI ou celle de WEIGERT.

Après un lavage prolongé, on peut faire agir tous les colorants sur les tissus fixés au formol.

4° Acide picrique. — Cet acide est utilisé seul ou mieux associé à d'autres agents fixateurs. La solution aqueuse saturée constitue un bon fixateur. Mais il est préférable d'associer l'action de l'acide picrique à celle de l'alcool, par exemple en faisant des solutions alcooliques de ce réactif.

Lorsque les fragments de tissu n'ont pas plus d'un demi-centimètre d'épaisseur, la fixation est faite en vingt-quatre heures.

On lave les coupes à l'alcool à 90° jusqu'à ce que la coloration jaune ait disparu. Ensuite on colore au picro-carmin ou avec des colorants en solution alcoolique.

L'acide picrique sert aussi, associé à la gomme arabique, pour le durcissement des pièces.

5° Acide osmique. — L'acide osmique est un réactif d'un prix assez élevé, 1 gramme vaut de 3 à 4 francs. On le trouve dans le commerce, à l'état de cristaux verdâtres, contenus dans des tubes de verre scellés à la lampe. La solution aqueuse se fait généralement à 1 p. 100. Elle émet, à la température ordinaire, des vapeurs irritantes pour les voies respiratoires; aussi faut-il la manier avec prudence.

Pour la préparer, prendre un flacon à fermeture à l'émeri, muni en plus d'un capuchon en verre. Laver le flacon à l'acide sulfurique, puis abondamment à l'eau distillée. Nettoyer *extérieurement* un tube contenant 1 gramme d'acide osmique, de la même façon. Puis, introduire dans le flacon le tube dont on a cassé une extrémité; agiter vivement celui-là pour briser le tube, et mettre ensuite dans le flacon 100 centimètres cubes d'eau distillée. On obtient ainsi en quelques minutes la solution désirée.

Il est indispensable que le flacon soit d'une propreté absolue, car la moindre matière organique entraîne la réduction de l'acide osmique, qui noircit alors.

L'acide osmique est un excellent fixateur. On l'utilise soit en solution aqueuse à 1 p. 100, soit à l'état de vapeurs. Lorsqu'on se sert de la solution aqueuse, on y plonge des fragments de tissu d'une épaisseur de 2 à 3 millimètres au plus, et suspendus par un fil. La fixation exige une demi-heure, quelquefois trois ou quatre heures.

L'acide osmique fixe seulement les couches superficielles des fragments, car il est peu pénétrant. Les parties fixées brunissent, puis noircissent.

Après fixation, laver longuement à l'eau distillée, qui enlève l'excès de réactif et empêche sa précipitation. Ensuite placer les pièces dans de l'alcool à 90°.

Fixation par les vapeurs osmiques. — Procédé très recommandable pour les recherches délicates. Dans un flacon à large ouverture, on verse 2 ou 3 centimètres cubes de la solution d'acide osmique à 1 p. 100. Puis à l'aide d'un fil, on suspend la pièce à fixer, dans l'espace libre du flacon, à une faible distance du liquide. Dans ces conditions, les vapeurs émises par la solution opèrent la fixation en quinze à trente minutes au moins; mais celle-ci est assez superficielle.

Nous avons déjà dit que l'acide osmique convient pour les recherches délicates, car il conserve très bien la structure des cellules. Il est indiqué lorsqu'on veut étudier les épithéliums, les revêtements des muqueuses, les glandes, et tous les éléments qui renferment des matières grasses. Il colore la myéline des fibres nerveuses en noir et facilite l'étude de ces éléments. Il entre dans la composition de plusieurs liquides fixateurs. Malheureusement il gêne un peu l'usage ultérieur des colorants, du carmin par exemple. On atténue dans une certaine mesure cet inconvénient, en opérant la fixation par les vapeurs osmiques.

Après fixation, lavage à l'eau distillée, durcissement à l'alcool à 90°, ou bien déshydratation complète et inclusion.

6° Bichlorure de mercure. — Le sublimé est un bon fixateur Les fragments de tissu doivent être très petits. Au bout de deux à trois heures de séjour dans la solution de cette substance, ils deviennent opaques. On les lave alors à l'alcool à 70° et, pour empêcher la cristallisation du sublimé dans le tissu, on ajoute

à l'alcool (quelques gouttes pour 100 centimètres cubes d'alcool)
une solution alcoolique saturée d'iode ou une solution d'iodure de
potassium ioduré, telle que la suivante :

```
Eau................................................. 100
Iodure de potassium.............................   2
Iode...............................................  à saturation.
```

Pour préparer la solution fixatrice, dissoudre à chaud 37^{gr},5 de sublimé
dans 500 centimètres cubes d'eau distillée. Filtrer la solution chaude et laisser
refroidir. Par refroidissement, des cristaux blancs en aiguille apparaissent au
fond du vase. Décanter. On obtient ainsi la solution à employer.

Voici une formule de von LENHOSSEK, qui donne d'excellents résultats :

```
Alcool à 93°...................................... 25 vol.
Solution saturée de sublimé dans l'eau salée à 8 p. 1000... 75 —
Acide acétique....................................  5 —
```

La fixation au sublimé est obtenue en douze heures. Laver à l'alcool à 70°.
Puis traiter par l'alcool iodé, comme précédemment. L'alcool iodé débarrasse
les tissus des petits cristaux de sublimé qui, dans les coupes, sont noirs par
transparence. On ajoute à l'alcool contenant les tissus quelques gouttes
d'alcool iodé et cela jusqu'à ce que le premier liquide conserve une teinte
jaune pâle ; puis on place les tissus dans de l'alcool à 80°, puis à 90°. Il est
bon de traiter ensuite les coupes, avant coloration, par l'alcool iodé pour les
débarrasser des quelques cristaux de sublimé qui restent.

Le sublimé peut être employé pour fixer tous les tissus. Il ne gêne aucune
coloration ultérieure.

Pendant les manipulations des tissus fixés au sublimé, éviter de se servir
d'instruments en métal, car ils sont attaqués par le sel.

Le sublimé corrosif peut être employé en solution alcoolique. La technique
est la même que précédemment.

```
Sublimé corrosif...................................  3 grammes.
Alcool à 90°......................................  100 cent. cubes.
```

7° Acide chromique et ses sels. — L'acide chromique est utilisé
seul ou, ce qui est préférable, associé à d'autres agents fixateurs.
Les solutions fixatrices d'acide chromique se font à 2 p. 500.

A. Liqueur de Fol :

```
Eau distillée...................................... 100 cent. cubes.
Acide chromique................................... 0$^{gr}$,25
Acide osmique.....................................  0$^{gr}$,02
Acide acétique glacial............................. 0$^{gr}$,01
```

Les fragments à fixer doivent être petits, minces, car ce réactif est peu pénétrant. La fixation exige vingt-quatre heures. Ensuite laver à l'eau courante, puis mettre les pièces dans l'alcool à 90°.

La liqueur de Fol convient surtout pour les tissus contenant de la graisse, pour les ganglions nerveux, etc...

B. **Liquide de Flemming ou liquide chromo-acéto-osmique.** — Voici la formule du mélange fort, le plus usité :

    Solution aqueuse d'acide chromique à 10 p. 100........ 15 parties.
    Solution aqueuse d'acide osmique à 1 p. 100........... 80   —
    Acide acétique glacial................................ 10   —
    Eau distillée... 95   —

Ce liquide doit être fraîchement préparé. Il est peu pénétrant, aussi n'y place-t-on que des fragments de petites dimensions. La fixation se fait en général en vingt-quatre à quarante-huit heures au plus, quelquefois en quelques heures. Pour colorer la graisse des tissus qui en contiennent, laisser quarante-huit heures.

Après fixation, les pièces sont lavées pendant douze à vingt-quatre heures à l'eau distillée ou à l'eau ordinaire. On peut opérer ce lavage dans un vase avec courant d'eau continu. Cette opération enlève l'excès de réactif qui imprègne les tissus. Ceux-ci sont ensuite placés dans de l'alcool à 80° pendant vingt-quatre heures, puis dans de l'alcool à 90° pendant le même temps.

Le procédé de coloration de choix après cette fixation est celui à la safranine. Les autres colorants prennent moins bien. On emploie aussi avec avantage le *bleu polychrome de Unna.*

Le liquide de Flemming est indiqué pour la plupart des tissus et spécialement pour les recherches de détails, pour obtenir les figures de caryocinèse, pour les tissus contenant de la graisse, etc.....

C. **Liquide de Müller.** — Sa composition est la suivante :

    Eau.. 100 grammes.
    Bichromate de potasse.................................. 2gr,5
    Sulfate de soude....................................... 1 gramme.

Ce liquide pénètre bien les pièces et l'on peut y mettre des fragments assez épais. Son pouvoir pénétrant paraît dû au sulfate de soude.

C'est un réactif pratique, d'un prix insignifiant.

Les tissus doivent être placés dans une grande quantité de ce liquide, 40 à 50 fois leur volume. On y laisse les pièces six à huit jours. Il n'y a aucun inconvénient à les y laisser plus longtemps ; on peut même les y conserver.

Tous les tissus peuvent être fixés au liquide de Müller et surtout les tissus mous, riches en suc, comme les muscles, les nerfs. Il convient très bien pour le système nerveux, dont la fixation s'accompagne d'un durcissement très favorable, mais très long à obtenir (plusieurs semaines et même plusieurs mois).

Lorsque le liquide de Müller contenant des tissus devient trouble, il faut le renouveler.

D. **Liquide de Tellyesniczky**. — Il nous a donné d'excellents résultats pour la plupart des tissus et en particulier pour le corps thyroïde, le testicule, l'ovaire, les glandes salivaires, etc.

Voici sa composition :

Solution aqueuse de bichromate de potasse à 3 p. 100.....   100 vol.
Acide acétique glacial....................................   5 —

Nous recommandons vivement ce fixateur.

La fixation est faite en vingt-quatre heures. On peut à la rigueur laisser les pièces trente-six heures. Le liquide pénètre très bien.

Après fixation, laver pendant plusieurs heures à l'eau. Puis mettre les tissus dans l'alcool à 90°.

E. **Liquide de Zenker**. — Convient pour tous les tissus, la capsule surrénale en particulier.

Pour le préparer, faire dissoudre 3 grammes de bichromate de potasse dans 100 grammes d'eau. Dans cette solution de bichromate, faire dissoudre ensuite, à chaud, 5 grammes de bichlorure de mercure. Après refroidissement, ajouter 5 centimètres cubes d'acide acétique.

Les tissus ainsi fixés sont lavés à l'eau, placés dans l'alcool à 80°, puis dans l'alcool à 90°.

8° Autres formules de liquides fixateurs.

Liquide de Bouin. — Il se compose de :

Solution aqueuse saturée d'acide picrique....................   75
Formol..   20
Acide acétique glacial......................................   5

La fixation est obtenue en six à douze heures. Lavage à l'eau distillée pendant six à douze heures suivant les dimensions des pièces. Ensuite déshydratation progressive en commençant par l'alcool à 40°. Ne pas passer dans l'alcool absolu, si possible, ce qui n'empêche pas la pénétration par le chloroforme ou l'acétone. Enrober en laissant les tissus une heure dans le bain paraffine-chloroforme, par exemple. Puis placer les pièces dans la paraffine pure.

Comme coloration, on emploie la méthode de Heidenhain, à l'hématoxyline ferrique, ou bien les diverses hématoxylines, avec double coloration à l'éosine.

Le liquide de Bouin convient pour fixer les capsules surrénales, les muqueuses gastrique et intestinale, etc.

Liquide de Sauer. — Convient pour la fixation délicate du rein. Il est recommandé par MM. J. Castaigne et F. Rathery. Sa composition est :

Alcool absolu...   60
Chloroforme pur...   30
Acide acétique glacial......................................   10

Préparer extemporanément.

On place dans ce liquide des morceaux petits et peu épais. On les y laisse trois heures et demie ; on porte ensuite dans l'alcool absolu, où ils restent vingt heures ; puis deux heures dans :

      Alcool absolu ....
      Xylol.. 1

Une heure dans :

      Alcool absolu... 1
      Xylol.. 2

Deux heures dans le xylol pur, à 37°. Deux heures dans le xylol-paraffine à 37°. Trois à cinq heures dans la paraffine à 40°. Une demi-heure dans la paraffine à 50°.

ARTICLE II. — FIXATION — IMPRÉGNATION.

L'imprégnation est un procédé de coloration et de fixation dans lequel on traite les tissus épithéliaux, endothéliaux et quelques autres, par certains sels d'argent ou d'or qui agissent en se réduisant à l'état métallique. Ces sels s'emploient en solutions aqueuses qui fixent et imprègnent simultanément.

A. **Imprégnation argentique.** — Les sels utilisés sont : le nitrate, le citrate et le lactate d'argent. Le nitrate d'argent est le plus couramment employé, en solutions aqueuses à 1 p. 200, 1 p. 300 ou 1 p. 500 et même 1 p. 1000.

Ce réactif dessine en traits noirs les lignes de ciment inter cellulaire des endothéliums, des épithéliums et de certains autres éléments tels que les fibres lisses ; il met en relief les traits scalariformes d'Eberth dans les fibres musculaires du cœur, la ligne des ciments polaires dans certains épithéliums, etc... Les lignes noires ainsi obtenues sont constituées par de l'argent métallique.

Pour imprégner une membrane séreuse, comme le mésentère, l'épiploon, on procède de la façon suivante : on ouvre avec rapidité la cavité abdominale d'un animal que l'on vient de sacrifier ; on tire au dehors la membrane séreuse à imprégner ; celle-ci est tendue à la hâte sur une plaque de liège et avec des épingles maintenue dans cet état. On fait ensuite tomber doucement, à la surface de la membrane, un filet d'eau distillée avec une pissette, afin de chasser les globules rouges ou blancs et le liquide albumineux qui sont sur la séreuse. Enfin, sans perdre de temps, on laisse tomber goutte à goutte sur la membrane, la solution de nitrate d'argent à 1 p. 500 par exemple. Cette opération s'effectuant à la lumière naturelle, on voit bientôt la séreuse prendre une teinte blanchâtre, opalescente, qui indique la réduction du sel d'argent. Au bout d'une ou deux minutes, on cesse de faire tomber la solution de nitrate sur la membrane et on lave celle-ci à l'eau distillée, puis on la porte dans de l'alcool à 90° qui achève la fixation et durcit la séreuse. On peut alors, avec des ciseaux, couper un centimètre carré de celle-ci et le monter dans une goutte de glycérine qu'on recouvre d'une lamelle.

S'agit-il d'imprégner les endothéliums des vaisseaux, on injecte d'abord ceux-ci avec de l'eau distillée, puis avec la solution argentique et, au bout de quelques minutes, de nouveau avec de l'eau distillée.

B. **Injections interstitielles.** — On peut encore pratiquer des injections interstitielles de nitrate d'argent, et, de cette façon, obtenir la nitratation des ciments intercellulaires des endothéliums vasculaires, des fibres musculaires lisses, de l'endothélium des gaines lamelleuses des nerfs, etc.

C. **Liquide de Renaut ou liquide picro-osmio-argentique.** — Voici une excellente méthode d'imprégnation par injection interstitielle. Elle est due à M. le professeur Renaut, de Lyon :

SOLUTION A :

Solution aqueuse saturée d'acide picrique dans l'eau
    distillée.................. .... 80 cent. cubes.
Solution aqueuse d'acide osmique à 1 p. 100....... 20   —

La solution A peut être préparée à l'avance.

Au moment de s'en servir, on y ajoute du nitrate d'argent dans les proportions suivantes, pour obtenir la solution B.

SOLUTION B :

Solution A................................... 4 parties.
Azotate d'argent à 1 p. 100...................... 1 partie.

Ce mélange constitue le liquide de Renaut.

Pour pratiquer une injection interstitielle, on emploie une seringue de Pravaz. On pique la canule dans l'organe ou le tissu à injecter. On maintient l'injection pendant une ou deux minutes, puis on place le fragment ou l'organe injecté dans l'alcool à 90° qui complète la fixation.

On fait perdre aux tissus leur coloration jaune, en les lavant dans de l'alcool à 70 ou 80° qu'on renouvelle plusieurs fois. Ensuite on peut faire des coupes à main levée ou procéder à une inclusion.

Cette méthode révèle d'une façon remarquable les endothéliums lymphatiques en particulier. Il ne faut pas chercher à faire des coupes extrêmement minces, il vaut mieux qu'elles soient un peu épaisses, car de cette façon on peut voir des portions de paroi vasculaire avec leur dessin endothélial argentique.

D. Méthode de Golgi. — Cette méthode a permis de pénétrer les détails de structure des cellules nerveuses et de leurs prolongements. C'est une application du nitrate d'argent aux recherches histologiques du système nerveux. Golgi a d'abord fixé les tissus au liquide de Müller, puis au bichromate de potasse pur. Enfin Ramon y Cajal a incorporé l'acide osmique à la solution de bichromate.

Golgi s'aperçut que si l'on place dans une solution argentique, des fragments de névraxe fixés préalablement dans du liquide de Müller ou du bichromate, les coupes pratiquées au rasoir dans ces fragments montrent des cellules et leurs prolongements colorés par un précipité noir ou brun de chromate d'argent, tandis que le fond de la préparation est jaune clair. Chose curieuse, il n'y a qu'un petit nombre de cellules ainsi colorées en noir et par conséquent d'autant plus visibles.

1° *Méthode lente ou primitive de Golgi.* — On prend des pièces très petites (2 à 8 millimètres). On les place dans une grande quantité de bichromate de potasse en solution aqueuse à 3 p. 100. On renouvelle plusieurs fois cette solution à espaces rapprochés et on l'élève progressivement de 3 p. 100 à 5 p. 100. La durée de la fixation dépend de la température ambiante. Placer les pièces dans l'étuve à 20 ou 25°. Au bout de dix, quinze à quarante-cinq jours, on procède à l'imprégnation métallique. On met alors les pièces directement, sans lavage, dans une solution de nitrate d'argent à 0,75 p. 100, pendant quelques jours.

Ensuite on peut faire des coupes au rasoir mouillé avec de l'eau distillée. Les premières coupes ne valent rien, ordinairement. On prend les meilleures en les examinant au microscope ; on les lave à l'eau distillée, puis on les déshydrate complètement. On éclaircit dans la créosote pure (deux à cinq minutes). Enfin on les monte à la résine Dammar, sans couvrir d'une lamelle.

Les coupes doivent être conservées à l'abri de la lumière.

2° *Procédé rapide (Golgi-Ramon y Cajal).* — Les tissus en fragments très petits sont fixés dans :

> Solution de bichromate de potasse à 3 p. 100............ 4 parties.
> Solution d'acide osmique à 1 p. 100.................... 1 partie.

Laisser dans l'obscurité, deux à trois jours pour la névroglie ; trois à cinq jours pour les cellules nerveuses ; cinq à sept jours pour les fibres nerveuses. La quantité de fixateur doit avoir un volume trente à cinquante fois supérieur à celui de la totalité des pièces immergées.

On lave celles-ci pendant quelques secondes à l'eau distillée, puis on les place pendant deux à six jours dans une solution aqueuse à 0,6 ou 1 p. 100 de nitrate d'argent, où on les suspend par un fil. On met le tout à l'obscurité. Au bout de deux jours, par exemple, on extrait un fragment du bain, on le place dans l'alcool à 90° pendant quarante à cinquante minutes pour le déshydrater et le durcir, et on fait quelques coupes au rasoir pour s'assurer si les éléments nerveux sont imprégnés. Si l'opération n'a pas réussi, on procède à la double imprégnation : on replace le fragment dans la solution osmio-bichromique et après deux ou trois jours on le porte de nouveau dans un bain de nitrate d'argent.

E. Imprégnation au chlorure d'or. — Le chlorure d'or permet de déceler les terminaisons nerveuses qu'il colore en violet, en se réduisant à la lumière. Il s'emploie en solution à 1 p. 100 ou 1 p. 200. — Placer le tissu en petits fragments, pendant cinq minutes dans du jus de citron filtré, puis laver à l'eau distillée, mettre ensuite dans une solution de chlorure d'or pendant vingt-cinq à trente minutes, jusqu'à ce qu'ils aient pris une teinte jaune claire. Laver de nouveau à l'eau distillée et abandonner les pièces à la lumière diffuse, dans de l'eau additionnée de quelques gouttes d'acide acétique ou d'acide formique. Au bout de vingt-quatre à quarante-huit heures, la réduction est faite. On place alors les fragments dans de l'alcool à 90° et on y pratique des coupes à main levée.

Cette méthode donne des résultats très incertains. La méthode de Golgi lui est préférable.

ARTICLE III. — INJECTIONS VASCULAIRES.

Pour bien voir les réseaux vasculaires, il n'y a qu'un moyen, c'est de les injecter avec des matières très fluides et colorées qui se solidifient rapidement. On emploie des solutions de gélatine colorées au carmin ou au bleu de Prusse, qu'on appelle *masses à injections*.

Voici la manière de préparer une masse à injection au bleu de Prusse. On prend de la gélatine de Paris pure; on la plonge pendant quelques heures dans de l'eau distillée où elle se gonfle ; puis on la coupe en petits fragments dans une capsule que l'on chauffe au bain-marie. Bientôt elle fond et l'on obtient un liquide filant auquel on donne la fluidité nécessaire par addition d'eau. On mélange à la gélatine, goutte à goutte, une solution aqueuse saturée de bleu de Prusse soluble. On maintient le tout à la température de 35 à 40° jusqu'au moment de l'injection.

On injecte un organe isolé ou un cadavre entier. Dans le premier cas, on ajuste la canule d'une seringue de capacité convenable, sur un vaisseau, tous les autres ayant été préalablement ligaturés. Avec la seringue, on pousse ensuite lentement l'injection, en ayant soin de maintenir la pièce anatomique et la masse à injection entre 35 et 40°.

L'injection terminée, on peut durcir et conserver des fragments de l'organe dans de l'alcool à 90°.

On fera l'injection totale du cadavre d'un petit animal, par la carotide.

ARTICLE IV. — CONSERVATION DES TISSUS.

Les tissus une fois fixés peuvent être conservés, soit dans le liquide fixateur employé, soit dans de l'alcool à 90°. On peut conserver très longtemps des tissus dans le Müller. Généralement on les conserve dans l'alcool à 90° qu'on renouvelle de temps en temps. On peut ainsi les expédier aux spécialistes.

Après fixation par le liquide de Tellyesniczki ou celui de Zenker, conserver les fragments dans le liquide de Müller. Si les tissus ont été fixés par le liquide de Bouin, par celui de Flemming, ou par celui de Fol, conserver dans l'alcool à 90°.

La conservation des tissus dans la glycérine n'est pas favorable à un examen microscopique ultérieur, à moins d'une fixation préalable. Néanmoins ce liquide est très souvent employé pour l'envoi de pièces destinées à un examen bactériologique.

CONSERVATION DES PIÈCES ANATOMIQUES AVEC LEURS COULEURS.

M. le Dr André Riche et M. Étienne de Gothard indiquent une technique de Kaiserling qui leur a donné d'excellents résultats. En voici la reproduction à peu près textuelle :

1° immerger les pièces dans la solution suivante pendant vingt-quatre à quarante-huit heures :

Eau distillée	1000 grammes.
Formaline	150 —
Azotate de potasse	10 —
Acétate de potasse	30 —

On voit se produire, à ce moment, une disparition partielle des couleurs.

2° Laver à l'eau très rapidement ou même laisser seulement égoutter le liquide.

3° Plonger alors la pièce dans de l'alcool à 80° pendant douze heures, puis dans de l'alcool à 95°, pendant deux heures. Les couleurs reparaissent ; elles se reconstituent définitivement dans l'un des trois mélanges suivants :

Glycérine pure	100 grammes.	500 grammes.		60 grammes.	
Eau distillée	100 —	500	—	100	—
Acétate de potasse	30 —	30	—	30	—

La solution au formol peut être utilisée jusqu'à quatre fois, en ajoutant, après deux préparations, un cinquième des substances chimiques. Les pièces seront de préférence conservées à l'abri d'une lumière trop vive. (*Bull. de la Soc. anat. de Paris*, 1900.)

Nous employons ce procédé au laboratoire et il nous donne de bons résultats pour les pièces anatomiques à couleurs foncées. M. le professeur Bimes de Toulouse nous écrit qu'il en est aussi très satisfait.

CHAPITRE IV

PRÉPARATION DES TISSUS QUI DOIVENT ÊTRE COUPÉS

A l'exception du cartilage et de la corne, que l'on peut entamer d'emblée avec l'instrument tranchant, on peut dire que tous les tissus ont besoin de subir une préparation préalable pour qu'on puisse y pratiquer des coupes minces. S'ils sont trop mous, il faut les durcir; s'ils sont trop durs, il est nécessaire de les ramollir (os et dents) (Voy. *Décalcification*), ou de les user jusqu'à l'état de lamelle (Voy. *Polissage et usure*).

§ 1. — DURCISSEMENT.

Pour durcir les tissus, on a recours à des procédés physiques, tels que la congélation, la dessiccation, et surtout à des procédés chimiques, comme le durcissement à l'alcool, le durcissement dans les solutions chromiques et le durcissement à la gomme arabique.

1° **Congélation.** — Ce procédé exige un appareil spécial que nous ne préconiserons pas, car il ne donne que des résultats médiocres.

L'appareil de congélation s'adapte au microtome de Jung. Il est constitué par une plaque sur laquelle on place le bloc de tissu frais. On vaporise de l'éther à la face inférieure de cette plaque, à l'aide d'un soufflet. Le refroidissement de la plaque amène la congélation du tissu, que l'on peut alors immédiatement couper au rasoir.

Il existe aussi de véritables microtomes à congélation. Ce sont des appareils qui ne donnent pas de meilleurs résultats, car la congélation détermine des déchirures, des dislocations dans les tissus, par suite de la formation de cristaux de glace. La congélation n'est guère employée que pour faire des diagnostics anatomo-pathologiques rapides.

2° **Dessiccation.** — S'emploie pour des tissus peu délicats qui se modifient peu en perdant leur eau, comme les tendons, les organes élastiques, les parois vasculaires, les nerfs. *Avec un fort scalpel,* on pratique des coupes dans ces tissus desséchés à l'air, et on les place dans de l'eau; elles se gonflent par hydratation et les éléments rétractés reviennent à leurs dimensions naturelles.

3° Durcissement à l'alcool. — Le durcissement à l'alcool est bien préférable et il est le plus usité.

On emploie l'alcool bon goût (90 à 95°) et l'alcool absolu (100°). Généralement, on commence par mettre le tissu dans l'alcool à 90° pendant douze heures, puis on le place dans l'alcool à 100°. On peut renouveler une fois le liquide afin d'obtenir un durcissement maximum.

Pour faire les coupes au rasoir, il faut que la face supérieure de l'instrument soit constamment mouillée avec de l'alcool et éviter le contact de l'eau, car toute trace de ce liquide ferait disparaître le durcissement.

4° Acide chromique et liquide de Müller. — L'acide chromique est un coagulant qu'on emploie comme durcissant en solution aqueuse de 1 p. 200 à 1 p. 1000. Les solutions chromiques sont les durcissants par excellence des centres nerveux. Le durcissement qu'elles donnent est supérieur à celui de l'alcool, mais il est très lent et il nuit un peu aux colorations.

On suspend les tissus dans une grande quantité d'acide chromique à 1 p. 100 où ils séjournent huit jours au plus ; puis on les porte dans une autre solution à 1 p. 500 où on les laisse le même temps ; enfin on les met dans une solution à 1 p. 250 qu'on renouvelle de semaine en semaine pendant deux mois.

Alors on lave à l'eau les fragments et on peut les couper ou les conserver dans l'alcool à 90°.

Le durcissement au Müller (Voy. p. 555) est encore plus long ; il exige plusieurs mois.

5° Durcissement à la gomme. — Certains tissus restent trop mous encore par ce procédé (poumon, rate, testicule) et exigent le durcissement à la gomme arabique. Voici comment on opère : le ou les fragments sont d'abord mis pendant vingt-quatre heures dans de l'alcool à 90°, puis plongés dans une solution gommeuse sirupeuse où on les laisse deux ou trois jours. Généralement la solution de gomme est chargée d'acide picrique (*gomme picrique*). On en sort ensuite la pièce et on la passe rapidement à l'eau pour enlever l'excès de gomme qu'elle emporte à sa surface. Enfin on la met dans de l'alcool de 90 à 95° qui coagule la gomme et produit un durcissement convenable.

Les tissus ainsi durcis à la gomme doivent être coupés en ayant soin de mouiller le rasoir avec de l'alcool à 90°. On abandonne les coupes dans de l'eau ordinaire dans laquelle la gomme arabique se dissout, ce qui demande une ou plusieurs heures.

§ 2. — DÉCALCIFICATION.

Pour ramollir les tissus calcifiés, le tissu osseux, les dents, tous les acides formant des sels solubles avec la chaux conviennent parfaitement; mais avant de faire agir les *liquides décalcifiants*, il faut avoir le soin de fixer les tissus.

Nous ne signalerons que quelques décalcifiants.

1° *L'acide picrique.* — En solution aqueuse saturée. Les fragments de tissu placés dans cette solution doivent être minces. Cette solution agit lentement; il faut la renouveler très souvent. Le tissu est décalcifié, lorsqu'il est assez mou pour être coupé au rasoir. Il faut pour cela deux à trois semaines, quelquefois plus.

2° *L'acide chromique.* — En solution aqueuse à 1 p. 500. Convient pour des fragments très petits. Au bout de deux à trois semaines, la décalcification est opérée.

3° *La phloroglucine.* — Cette substance protège les tissus contre l'action de l'acide employé plutôt qu'elle ne les décalcifie. Aussi, grâce à elle, on peut se servir d'un acide en solution assez forte, ce qui permet d'abréger le temps nécessaire à la décalcification, qui peut être ainsi obtenue en une ou plusieurs heures.

Voici une formule qui répond à ce but :

```
Phloroglucine ....................................................    1
Acide azotique ...................................................    5
Alcool ...........................................................   70
Eau distillée ....................................................   30
```

Surveiller la décalcification et arrêter l'action de la solution dès que le résultat cherché est obtenu. On lave à l'eau, puis à l'alcool, et on peut couper le tissu au rasoir ou procéder à une inclusion.

§ 3. — POLISSAGE OU USURE A LA PIERRE A MEULE.

Procédé rapide utilisé pour l'examen de la topographie des diverses cavités et canaux du tissu osseux, sans souci de la moelle osseuse, ou bien pour l'étude du tissu dentaire.

S'il s'agit du tissu osseux, on place entre deux blocs plans de pierre à meule une lame d'os obtenue à la scie; on arrose largement et à diverses reprises la lamelle d'os avec de l'eau ; on l'use en frottant les pierres l'une contre l'autre et on arrive ainsi à lui donner une certaine minceur qu'on accentue par l'usure entre deux plaques de grès poli ; ensuite on laisse séjourner la lamelle pendant plusieurs heures dans l'eau, en agitant de temps à autre, afin de chasser les particules minérales qui lui adhèrent ou en occupent les cavités.

On monte enfin *à sec*, en recouvrant la préparation d'une lamelle. Lorsqu'on monte dans la glycérine ou dans le baume du Canada, les cavités de l'os se remplissent de liquide et deviennent difficilement visibles.

§ 4. — INCLUSION.

L'inclusion consiste à faire pénétrer dans le tissu à durcir une matière susceptible de se solidifier. C'est donc une variété de durcissement dans laquelle ce n'est pas le tissu qui durcit mais la substance incorporée à ce dernier. On fait surtout des inclusions à la paraffine ou à la celloïdine.

a. **Inclusion à la paraffine**. — C'est le procédé le plus employé et le meilleur, à part quelques cas (système nerveux, peau). Le tissu, fixé, lavé, est *déshydraté* progressivement par des passages successifs dans des alcools de plus en plus forts. On part de l'alcool à 70° ou à 80°, ensuite on passe dans l'alcool à 90°, à 95°, puis à 100°. La pièce reste six, douze, vingt-quatre heures dans chaque alcool, suivant ses dimensions. Il est bon de renouveler une fois les premiers bains d'alcool. Lorsqu'après l'alcool à 90°, on traite par l'alcool à 100°, il convient de renouveler une fois ce dernier. Le séjour dans l'alcool absolu doit être prolongé, afin que la déshydratation soit parfaite, ce qui est absolument indispensable pour la réussite de l'inclusion. Si les pièces sont très petites, les divers temps de la déshydratation peuvent être d'une durée assez courte, quelques heures.

Les tissus, parfaitement déshydratés, sont placés dans un liquide susceptible de se substituer à l'alcool à 100°, et miscible à la paraffine : *toluène, chloroforme, xylol, huile de cèdre.* Nous employons avec avantage cette dernière et nous en recommandons l'usage. Après un temps variable, l'huile de cèdre, par exemple, a pénétré les tissus et les a rendus translucides. Alors on les sort du bain, on les essuie avec un morceau de papier buvard, et on les place dans un autre bain formé de paraffine en solution saturée dans du toluène, ou du chloroforme, ou du xylol. La paraffine doit être considérablement en excès. On place le tout à *l'étuve*, à 45°, et au bout de six, douze, vingt-quatre ou quarante-huit heures, suivant les dimensions, les tissus sont déposés dans de petits récipients en porcelaine ou en métal contenant de la paraffine pure maintenue en fusion dans une étuve. On laisse les tissus dans le bain de paraffine pendant quatre à six heures, quelquefois douze et même vingt-quatre heures.

La figure 441 montre un modèle d'étuve utilisable pour les inclusions et pour les cultures bactériologiques.

Nous recommandons de changer une fois le bain de paraffine pure, lorsque les fragments de tissu sont un peu volumineux et que par conséquent ils ont emmagasiné une quantité notable d'huile de cèdre. De cette façon le bloc d'inclusion ne sera pas trop mou.

L'inclusion faite, on coule la paraffine dans un moule *ad hoc* ou dans une petite boîte en papier, où l'on a placé le fragment de tissu.

On peut utiliser comme récipients à paraffine, les capsules en étain employées pour cacheter les bouteilles de 1 litre. Pendant l'inclusion, ces capsules sont placées dans l'étuve

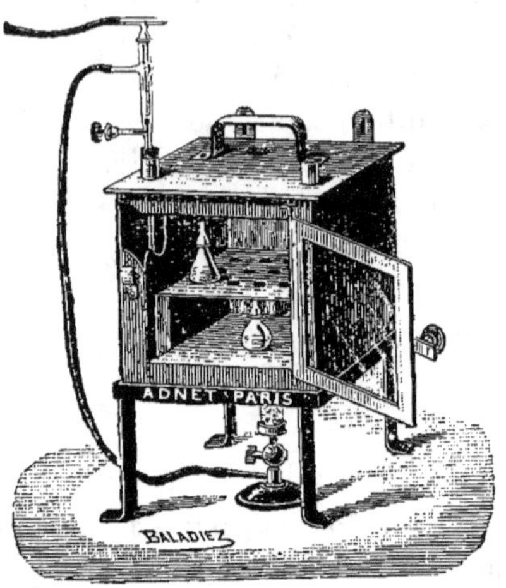

Fig. 441. — Étuve pour les inclusions à la paraffine.

et lorsque l'opération est terminée, on les laisse refroidir ; on les déchire et l'on obtient un bloc d'inclusion prêt à être coupé.

Les coupes sont ensuite faites au rasoir et à main levée ou bien au microtome mécanique. Elles sont disposées dans du toluène ou collées sur des lames, puis traitées comme nous le verrons plus loin.

Lorsqu'on ne possède pas d'étuve, on y supplée au moyen de la *plaque chauffante de Malassez* (fig. 442), dont l'extrémité est chauffée avec une veilleuse que l'on rapproche plus ou moins. Par tâtonnement, on trouve facilement un point où la paraffine employée entre en fusion. On y pose alors le récipient contenant la paraffine pure et les tissus à inclure. Cette plaque peut également servir à maintenir liquide le bain toluène-paraffine.

La paraffine employée pour les inclusions varie avec la saison. En été, il faut se servir d'une paraffine fusible à 50°, afin qu'après refroidissement elle ne soit pas trop molle. En hiver, on emploiera la paraffine

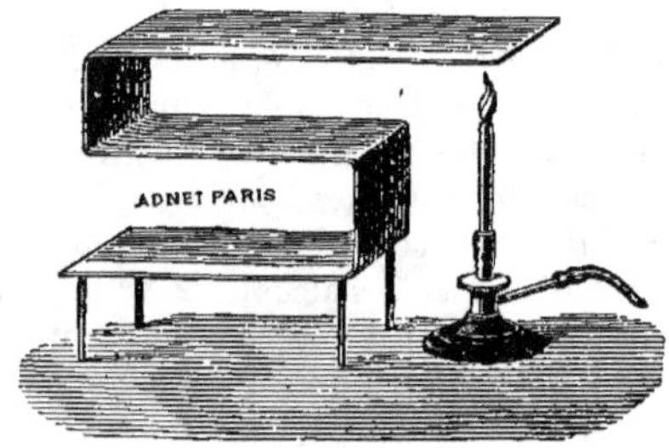

Fig. 442. — Plaque chauffante de M. Malassez.

fusible à 42° ou 45°, dont la consistance sera convenable après solidification.

Caractères d'un tissu convenablement inclus. — Sur la coupe, le tissu est légèrement translucide, homogène et brillant ; lorsqu'on y voit des tubes opaques, c'est que l'inclusion est mal faite. Dans ces conditions, la confection des coupes est difficile et l'on n'obtient pas de bonnes préparations.

L'inclusion à la paraffine permet de faire des coupes très minces et très larges.

b. **Inclusion à la celloïdine**. — Les inclusions à la celloïdine suppriment les inconvénients que présente pour les tissus le séjour à l'étuve. Elles conviennent pour les tissus que l'inclusion à la paraffine rendrait trop durs ou trop friables. L'inclusion à la celloïdine est très utilisée dans l'histologie du système nerveux.

Le tissu, fixé et lavé, est déshydraté progressivement à l'alcool. S'il s'agit du tissu nerveux il a été en général fixé et durci au liquide de Müller.

Laisser :

12 à 24 heures dans l'alcool à	....	60°
—	—	à	70°
—	—	à	90°
—	—	à	95°
—	—	à	100°

Placer ensuite les pièces dans un mélange à parties égales d'éther sulfurique et d'alcool absolu, pendant douze à vingt-quatre heures.

Au bout de ce temps, on procède à l'inclusion proprement dite. Dans parties égales d'alcool absolu et d'éther, on fait une solution épaisse de celloïdine. Avec cette solution on prépare les bains d'inclusion.

Deux bains d'inégale concentration suffisent. Le premier doit avoir la fluidité d'un sirop légèrement étendu d'eau. Les tissus y séjourneront vingt-quatre à quarante-huit heures. Le deuxième doit présenter la consistance d'un sirop pur ou de la mélasse.

Après un séjour de vingt-quatre à quarante-huit heures dans la solution faible, puis dans la solution plus concentrée, le fragment à inclure est déposé au fond d'un court tube de verre du diamètre de 2 centimètres et demi à 3 centimètres environ. On attend quelques instants pour que l'évaporation produite fixe le bloc au fond du tube. Ensuite on souffle dans le tube avec la bouche de façon à condenser de la vapeur d'eau sur la paroi. Puis on remplit à peu près le tube avec la deuxième solution.

On place alors le tube sous une petite cloche de verre pour éviter une évaporation trop brusque, qui amènerait la formation d'un grand nombre de bulles dans le bloc. Au bout de deux ou trois jours, la celloïdine est plus consistante, son centre s'est déprimé et les bords tendent à se séparer du verre. On facilite la rétraction, en incisant circulairement la celloïdine à sa partie supérieure, avec un scalpel ; on enlève ainsi un mince ruban périphérique grâce à cette incision qui doit être faite verticalement et obliquement et de dedans en dehors. On abandonne le tube à l'air et le durcissement s'achève. On arrête celui-ci, lorsque la consistance est convenable.

Lorsqu'on ne veut pas couper immédiatement les blocs, on les place dans l'alcool à 70°.

Lorsqu'on veut en opérer le durcissement, on les arrose avec un mélange de :

Alcool à 80°.. 20
Chloroforme 80

Enfin on peut faire aussi des inclusions à la celloïdine, en employant successivement trois solutions de plus en plus concentrées, mais deux bains suffisent parfaitement.

CHAPITRE V

CONFECTION DES COUPES ET OPÉRATIONS PRÉPARATOIRES A LA COLORATION

Les tissus fixés, ayant été durcis ou inclus, on procède à la confection des coupes.

§ 1. — TISSUS DURCIS A L'ALCOOL (COUPES A MAIN LEVÉE).

Lorsqu'on coupe un tissu durci à l'alcool, la face supérieure du rasoir doit toujours être recouverte d'alcool fort ou absolu, afin de maintenir le durcissement. La moindre trace d'eau déposée sur le bloc durci entraînerait une diminution de sa consistance et il deviendrait vite impossible d'y pratiquer des coupes au rasoir.

Généralement la pièce à couper est trop petite pour être maintenue solidement entre les doigts. Alors, on l'enferme dans un morceau de *moelle de sureau,* que l'on a partagé longitudinalement en deux parties égales entre lesquelles la pièce est placée. Ensuite, maintenant solidement et verticalement le tout entre le pouce et les autres doigts, on coupe simultanément le tissu et la moelle de sureau, en ayant le soin de tenir constamment le rasoir horizontal.

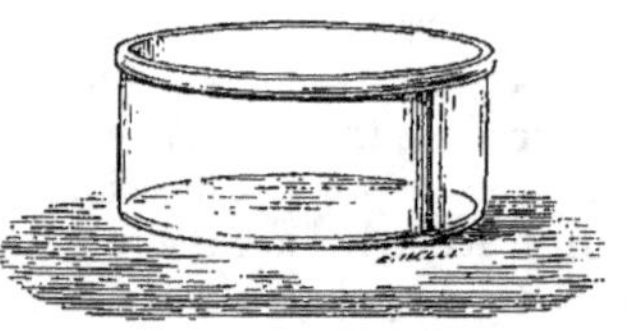

Fig. 443. — Cristallisoir en verre.

On s'efforce de faire des coupes aussi minces et aussi étendues que possible. Elles flottent sur l'alcool, mouillant le rasoir, au fur et à mesure qu'on les détache. On les laisse tomber dans un *cristallisoir* (fig. 443) plein d'eau, où elles s'étalent à la surface du liquide, ou bien dans un verre de montre contenant de l'alcool à 90°, suivant le procédé de coloration ultérieurement employé.

Pour faire les coupes, on se sert avec avantage du *microtome de Ranvier* décrit page 538. On fixe la pièce à couper dans le tube de cet instrument en l'entourant de petites cales de moelle de sureau. Appuyant le plat du rasoir sur le plateau de l'instrument, on décapite la partie supérieure du tissu, afin d'obtenir une section plane et régulière. En tournant la vis micrométrique, on élève le tissu d'une quantité convenable et l'on coupe de nouveau, le rasoir étant toujours mouillé d'alcool fort.

En plaçant les coupes dans l'eau, on peut juger de leur minceur. En s'hydratant, elles deviennent opaques, blanchâtres ; si les coupes sont très minces, elles sont presque invisibles. On choisit naturellement les plus minces.

Avec une aiguille, on sort la coupe choisie et on la porte sur une lame, opération délicate lorsque la coupe est large et très mince, mais que l'on fera sans dommage en prenant les précautions suivantes : les coupes étant placées dans un *cristallisoir* plein d'eau ou d'alcool, on plonge obliquement une lame au-dessous d'elles et l'on en amène une à sa surface avec une aiguille ; maintenant la coupe sur la lame avec la pointe de l'aiguille, on retire très lentement le tout hors du liquide, de façon à ce que la préparation s'étale par adhérence. On essuie la lame au pourtour de la coupe et on peut procéder à la coloration de celle-ci.

§ 2. — TISSUS DURCIS A LA GOMME.

On peut y faire des coupes à main levée, en ayant le soin de mouiller la face supérieure du rasoir avec de l'alcool à 90 ou 95°. On dépose les coupes dans l'eau pendant une ou deux heures, afin de dissoudre la gomme qui les imprègne. Ensuite on les place sur des lames et on les colore de suite, ou bien on les repasse à l'alcool pour certaines colorations.

Les pièces durcies à la gomme peuvent être coupées au microtome de Jung. Sur une extrémité d'un petit cylindre de bois, on colle à la gomme arabique liquide la pièce à couper ; le cylindre est ensuite engagé dans la douille du chariot porte-objet et pour solidifier la gomme qui sert de colle, on verse à la surface de la pièce de l'alcool à 95°. On peut ensuite couper, en humectant le rasoir avec de l'alcool fort.

§ 3. — TISSUS DURCIS PAR DESSICCATION A L'AIR.

Procédé déjà indiqué page 562, à l'article *Durcissement.*

§ 4. — TISSUS INCLUS A LA PARAFFINE.

Dans les blocs d'inclusion, on peut pratiquer des coupes à main levée. Dans ce cas, elles se font *à sec*, en faisant fort peu glisser le rasoir. Si elles se plissent, la paraffine est trop molle, alors on refroidit dans l'eau. Si elles se roulent, la paraffine est trop dure ou les coupes sont trop épaisses, alors on réchauffe légèrement le bloc en soufflant dessus.

Les coupes obtenues sont portées avec une aiguille ou avec un pinceau dans un récipient rempli de toluène ou de chloroforme afin de les débarrasser de la paraffine. Ce résultat est atteint lorsqu'elles sont devenues absolument transparentes. Avec une spatule ou une aiguille, on les porte dans un verre de montre contenant de l'alcool absolu. Elles redeviennent opaques. On les place successivement dans l'alcool à 90°, à 80° et à 70°, puis dans l'eau. D'autres fois on arrête la déshydratation à l'alcool à 70°, et l'on colore de suite.

Collage des coupes. — Afin de préserver les coupes de tout dommage, au cours des diverses manipulations de la technique, il convient de les coller sur les lames porte-objet. Elles pourront alors résister à des lavages sous un filet d'eau. Le procédé suivant est très simple et très rapide :

Faire un mélange de :

Collodion officinal	10
Essence de girofle	10

Sur une lame très propre (lavée à l'acide sulfurique, à l'eau, puis à l'alcool), étendre avec un pinceau, une petite quantité du mélange précédent. Poser sur la surface ainsi préparée, une ou plusieurs coupes, telles qu'on les obtient avec le rasoir ou le microtome. Les déplisser avec un pinceau sec ; ou bien, si celles-ci sont enroulées, les dérouler avec une aiguille. Achever l'étalement avec la pulpe de l'index, et finalement appliquer le pouce à la surface de la coupe en appuyant légèrement.

Placer ensuite la lame dans une étuve, afin d'obtenir l'évaporation de l'alcool et de l'essence. La plaque chauffante de Malassez convient parfaitement à la place d'une étuve. La paraffine fond et la coupe devient translucide. A ce moment, laisser refroidir la lame (la coupe redevient opaque); traiter par un dissolvant de la paraffine (*toluène, xylol, chloroforme*). Nous employons le toluène. A mesure que la paraffine est dissoute, la préparation devient transparente. Souvent, on constate alors la présence de quelques petites bulles gazeuses dans la coupe. On les fait disparaître, en appuyant avec l'index à leur niveau, la coupe étant recouverte d'une couche de toluène.

Faire ensuite écouler le toluène et traiter la préparation par l'alcool absolu ; elle redevient opaque. Faire agir l'alcool à 90°, puis à 80°, puis à 70°, et enfin l'eau.

Dans certains cas, pour les nécessités de la coloration, on ne déshydrate pas complètement les préparations.

§ 3. — TISSUS INCLUS A LA CELLOÏDINE.

Les tissus inclus à la celloïdine peuvent être colorés en masse, puis coupés. Dans le cas contraire, faire des coupes au rasoir mouillé d'alcool à 75 ou 80°. De temps en temps, arroser le bloc avec le même liquide. Recueillir les coupes dans l'alcool à 80°. Les colorations se font sans se préoccuper de la celloïdine ; on peut même monter les coupes incluses, dans le baume du Canada, après éclaircissement à *l'essence d'origan*. Si l'on veut débarrasser les coupes de la celloïdine, on traitera par l'alcool absolu, puis par *l'essence de girofle*.

Collage des coupes à la celloïdine. — Il n'est pas indispensable de coller les coupes à la celloïdine sur les lames, car elles sont très résistantes et se prêtent à toutes les manipulations. Voici un procédé de collage. Placer la coupe humectée avec de l'alcool à 95° et desséchée, sur du papier buvard. Exposer ensuite la lame et la coupe aux vapeurs d'éther. Puis, si l'on veut, plonger la préparation dans une solution très fluide de celloïdine et laisser évaporer.

CHAPITRE VI

COLORANTS ET COLORATION

Les histologistes se sont préoccupés depuis longtemps de colorer les éléments pour en rendre l'examen plus facile. Les affinités tinctoriales de ceux-ci sont variables, et, dans un même élément, les différentes parties ne présentent pas la même avidité pour les colorants. Certains teignent presque exclusivement le noyau d'une manière intense : ce sont les *colorants nucléaires*. Les autres colorent d'une manière uniforme et diffuse tous les éléments d'un tissu : ce sont les *colorants de fond*. Enfin chaque couleur présente une électivité spéciale pour certains éléments ou certaines parties d'élément, qu'ils teignent d'une manière particulière.

Parmi les colorants nucléaires nous signalerons : le *carmin*, l'*hématoxyline*, l'*hématéine*, le *vert de méthyle*, le *violet de gentiane*, la *safranine*, etc.

Comme colorants de fond, nous citerons : l'*éosine*, l'*acide picrique*, l'*orange G*, le *vert lumière*.

Il est avantageux de faire des doubles colorations, en faisant agir sur les coupes un colorant nucléaire et un colorant de fond, soit simultanément (picro-carmin), soit successivement (hématoxyline et éosine; hématéine et orange G, etc.). Toutes ces couleurs s'emploient en solutions hydro-alcooliques ou en solutions aqueuses. On choisira, dans cette association de colorants, deux couleurs dont le contraste soit suffisamment tranché.

§ 1. — RÈGLES GÉNÉRALES DES COLORATIONS.

Avant de procéder à une coloration, il faut se préoccuper de la nature du liquide fixateur employé. On ne peut pas, en effet, après l'action d'un fixateur donné, utiliser une méthode de coloration quelconque.

Si les tissus ont été fixés par le liquide de Müller, l'alcool, le sublimé, le formol, on pourra faire agir les carmins, l'hématoxyline, l'hématéine, etc. associés ou non à un réactif de fond.

Si les pièces ont été fixées par le liquide de Flemming ou des solutions osmiques, on emploiera les couleurs d'aniline (safranine, vert de méthyle, fuchsine, brun de Bismarck, etc.) associées ou non à un réactif de fond.

Après l'action des liquides fixateurs contenant de l'acide acétique, le picro-carmin colore difficilement.

Les tissus fixés et lavés peuvent être colorés en masse. On préfère généralement les durcir ou les inclure, y pratiquer des coupes et colorer celles-ci.

On peut faire des colorations rapides ou des colorations lentes. Les coupes sont collées sur les lames ou non collées et on procède à leur coloration après les avoir hydratées complètement ou incomplètement (alcool à 60 ou 70°), suivant les colorants.

Les coupes non collées peuvent être placées dans un verre de montre contenant le colorant. Ce procédé est utilisé chaque fois qu'elles sont maniables et peuvent être prises avec l'aiguille ou une spatule, puis transportées d'un bain dans un autre. Souvent on étale la coupe sur une lame et on verse à sa surface une goutte du réactif colorant. On recouvre ensuite d'une lamelle pour éviter l'évaporation, qui entraînerait la formation de précipités. Il est préférable de placer la lame sur le support de la chambre humide, ou, à défaut, sous une cloche dont la paroi intérieure a été humectée d'eau.

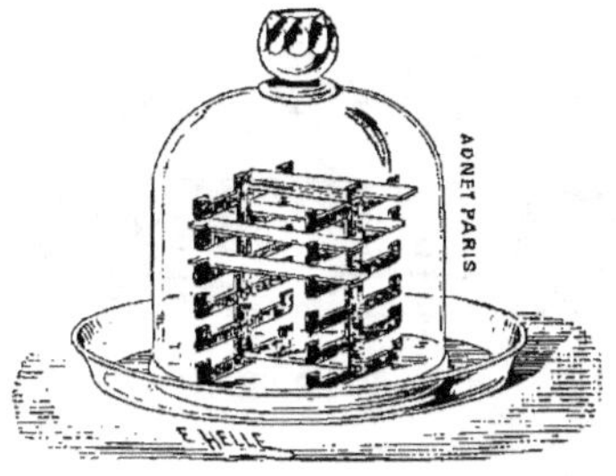

Fig. 444. — Chambre humide de M. Malassez.

La figure 444 représente une chambre humide en verre, contenant une étagère pour supporter les préparations.

Nous recommandons, pour les colorations lentes, de recouvrir d'une lamelle et de placer ensuite dans la chambre humide, car s'il se produit une précipitation, elle se fait en dehors de la lamelle et par conséquent en dehors de la préparation.

Si la solution colorante employée n'est pas aqueuse, il ne faut pas la mettre en contact avec des coupes sortant de l'eau ; celles-ci devront avoir été traitées par l'alcool à 60 ou 70° suivant les cas.

Si la couleur utilisée est en solution aqueuse, les coupes devront, avant coloration, avoir été lavées à l'eau.

a) *Colorations lentes.* — Elles se font en général à l'aide de solutions colorantes faibles.

Ce procédé donne les meilleurs résultats. On met les coupes dans un verre de montre rempli du colorant choisi, que l'on recouvre avec un autre verre de montre.

Lorsque les coupes ne peuvent être facilement déplacées, on les colle sur les

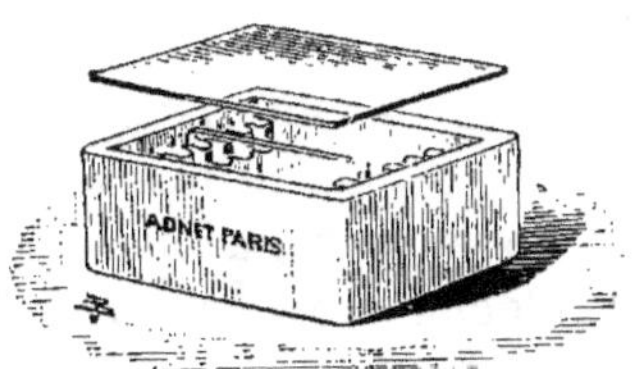

Fig. 445. — Cuvette à rainures en porcelaine.

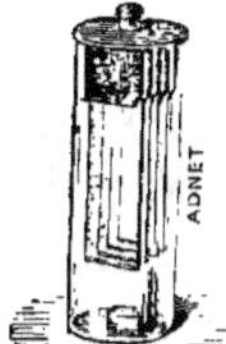

Fig. 446. — Porte-lames de M. Fabre Domergue.

lames, puis on plonge celles-ci dans un bain colorant. On peut utiliser pour cela les cuvettes à rainures (fig. 445) que l'on ferme avec une lame de verre ; dans chaque rainure, on engage une lame. Il existe aussi des flacons à bouchon porte-lames d'une grande commodité (fig. 446).

b) *Lavage des coupes collées ou non collées, après coloration.* — On sort les coupes du bain colorant et on les lave soit dans l'eau, soit dans l'alcool. Le lavage des coupes collées sur lames est très facile, car on peut même l'effectuer sous un filet d'eau ou dans une cuvette (fig. 447). Pour les coupes non collées et colorées, le lavage est plus délicat ; on les porte de la lame ou du bain colorant dans un

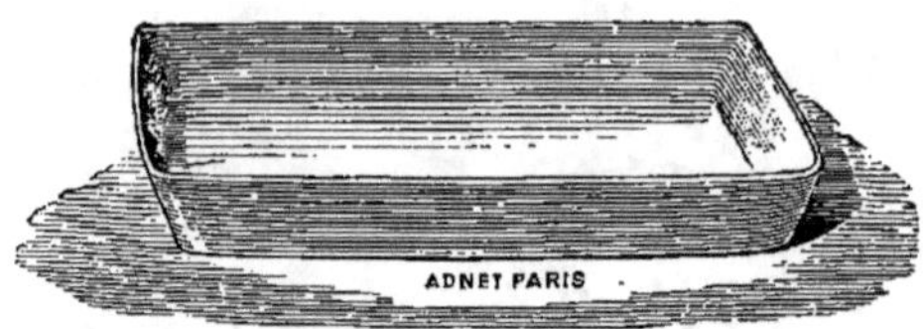

Fig. 447. — Cuvette horizontale en porcelaine.

cristallisoir et on les agite dans l'eau ou dans l'alcool, suivant les cas.

Lorsqu'on ne peut enlever la lamelle recouvrant une préparation en coloration, on fait passer sous celle-ci un courant d'eau ou de glycérine, en aspirant d'un côté la matière colorante avec du papier buvard, tandis qu'on dépose l'autre liquide goutte à goutte sur le côté opposé.

Les coupes, une fois colorées et lavées, peuvent être immédiatement montées si l'on a fait une simple coloration ou deux colorations simultanées. Mais si l'on veut deux colorations successives, il faut, après la première coloration, laver la coupe à l'eau ou à l'alcool, suivant qu'on se sert d'un colorant en solution aqueuse ou alcoolique, et procéder à la deuxième coloration. Puis nouveau lavage à l'eau ou à l'alcool, quelquefois à ces deux liquides successivement. Enfin montage de la coupe.

§ 2. — PRINCIPAUX COLORANTS. — TECHNIQUE SPÉCIALE A CHACUN D'EUX.

Les solutions colorantes seront placées dans des flacons compte-gouttes des modèles indiqués par la figure 448. On utilisera avec avantage le nécessaire de M. Ranvier contenant six flacons maintenus à l'abri de la poussière grâce à une cloche en verre (fig. 448).

1° COLORANTS NUCLÉAIRES.

Bleu de méthylène. — Il est employé pour colorer les éléments vivants.

Eau distillée	1000 grammes.
Sel marin	$7^{gr},5$
Bleu de méthylène	1 gramme.

Il peut être injecté dans l'aorte postérieure, en solution plus forte (3 à 4 p. 100 d'eau distillée); il sert alors à colorer les cellules nerveuses vivantes et les terminaisons nerveuses.

Le bleu de méthylène sert souvent à la coloration des produits de raclage, mais son action n'est pas très durable.

Brun de Bismarck. — Colorant lent; prolonger l'action pendant

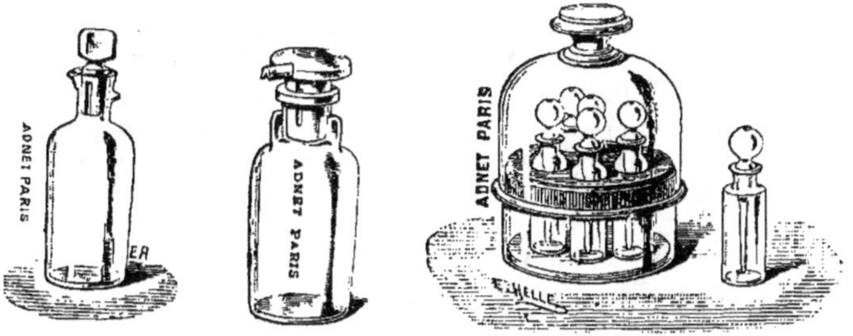

Fig. 448. — Flacons compte-gouttes pour matières colorantes et nécessaire de **M.** Ranvier.

vingt-quatre heures ; laver très rapidement, puis monter dans la glycérine ou le baume du Canada.

<pre>
Brun de Bismarck.............................   1 gramme.
Eau distillée....................................   100 cent. cubes.
</pre>
Filtrer et ajouter 35 centimètres cubes d'alcool absolu.

Vert de méthyle. — Coloration en quinze à trente minutes.

<pre>
Vert de méthyle................................   1 gramme.
Alcool absolu..................................   25 cent. cubes.
Eau distillée....................................   100   —
</pre>

Il est préférable de faire des colorations lentes en vingt-quatre ou quarante-huit heures, en employant la solution alcoolique étendue. Après coloration, laver rapidement à l'eau, à l'alcool à 90°, à l'alcool à 100° puis monter au baume.

Généralement on procède ensuite à une double coloration, à l'éosine, par exemple, que l'on fait agir après le lavage à l'eau.

Violet de gentiane. — On fait une solution saturée de violet de gentiane dans l'alcool absolu.

Pour les usages histologiques, on prend par exemple 5 centimètres cubes de la solution mère, on ajoute 100 centimètres cubes d'eau anilinée et on filtre. Celle-ci est obtenue en versant 4 centimètres cubes d'huile d'aniline dans 400 centimètres cubes d'eau distillée et on filtre.

Le violet de gentiane convient pour l'étude des spermatozoïdes en particulier, dont il révèle certains détails.

Carmin. — Substance rouge extraite de la cochenille du nopal.

Carmin aluné (GRENACHER) :

Carmin..	1 gramme.
Alun ordinaire ou ammoniacal.....................	5 grammes.
Eau..	100 —

Faire bouillir pendant quinze à vingt minutes, filtrer après refroidissement Ajouter quelques cristaux de thymol pour empêcher le développement des moisissures. Conserver le réactif dans un flacon bien bouché.

Les coupes sortant de l'eau sont mises dans un verre de montre contenant une certaine quantité de colorant, ou bien on dépose sur la préparation une grosse goutte de celui-ci. On recouvre d'une lamelle et on place le tout dans la chambre humide. La coloration demande une demi-heure au moins. Ensuite on lave à l'eau, puis on monte dans la glycérine ou au baume.

Les noyaux sont colorés en rouge vif, les protoplasmas en rose pâle.

Après la coloration au carmin, on peut traiter par une solution d'acide picrique saturée, pendant deux à cinq minutes, de manière à obtenir une double coloration. Les noyaux sont en rouge et les protoplasmas en jaune.

Hématoxyline. — Principe colorant du bois de Campêche, cristallisé en prismes transparents d'un brun clair, solubles dans l'eau bouillante, l'éther et l'alcool. L'un des meilleurs colorants des noyaux.

1° *Hématoxyline d'Ehrlich.* — Donne d'excellents résultats avec un peu d'habitude. La solution doit être préparée plusieurs mois à l'avance. Les solutions ayant plus d'un an sont les meilleures.

Solution aqueuse d'alun saturée à chaud.........	100 cent. cubes.
Alcool absolu.....................................	100 —
Glycérine...	100 —
Acide acétique glacial............................	10 —
Hématoxyline......................................	2 grammes.

On dissout à chaud l'hématoxyline dans la solution d'alun. On ajoute ensuite l'alcool absolu puis l'acide acétique. On laisse refroidir et on place le flacon à la lumière solaire si possible. Au bout de plusieurs mois la solution est prête.

Les coupes collées ou non sont recouvertes d'une goutte d'hématoxyline; il est inutile de couvrir d'une lamelle. Au bout de dix à quinze minutes, on lave à l'eau ordinaire. Les coupes ont pris une teinte violet sombre qui s'éclaircit légèrement au lavage. On traite par l'eau ammoniacale à 1 p. 100; la teinte devient d'un bleu foncé. On lave de nouveau à l'eau ordinaire et on examine la préparation pour voir s'il n'y a pas surcoloration. Dans ce cas, les corps protoplasmiques présentent une teinte bleue plus ou moins foncée; il faut alors enlever la couleur en excès et pour cela laisser tomber sur la coupe une goutte d'eau chlorhydrique à 1 p. 250. En quelques secondes, la coupe prend une teinte rose, on lave alors de suite à l'eau ordinaire, puis on traite par l'eau ammoniacale qui avive la couleur et la coupe prend une belle teinte bleue qui devra être assez accusée. On lave ensuite à l'eau ordinaire. Dans ces conditions, les noyaux sont colorés en bleu foncé, les protoplasmas en gris bleu, très pâle, les faisceaux conjonctifs sont incolores.

Après la coloration à l'hématoxyline, on fait agir un réactif de fond : éosine, orange G, etc. (Voy. ci-après p. 579).

L'hématoxyline a le grand avantage d'agir énergiquement, même sur les tissus fixés au bichromate de potasse, lesquels résistent beaucoup aux solutions carminées.

Hématéine. — Substance colorante obtenue par l'action de l'ammoniaque sur l'hématoxyline, puis par l'action de l'acide acétique sur l'hématéate d'ammoniaque ainsi formé. A l'état sec, elle est d'un vert foncé métallique. Peu soluble dans l'eau froide, elle se dissout dans l'eau bouillante et l'alcool.

Hématéine de Mayer.

SOLUTION A :

Alun de potasse.......	50 grammes.
Eau distillée..................................	1000 cent. cubes.

SOLUTION B :

Hématéate d'ammoniaque (de Grübler)............	1 gramme.
Alcool à 93°.................................	25 cent. cubes.

Porter à l'ébullition la solution A, dans une capsule, et y faire tomber peu à peu la solution B. Prolonger l'ébullition pendant quinze à trente minutes. Laisser refroidir. Filtrer au fur et à mesure de l'emploi.

Ce colorant est utilisable de suite. Les coupes sont lavées à l'eau, puis on dépose à leur surface une goutte du réactif. Inutile de recouvrir d'une lamelle. Au bout d'une à cinq minutes, on lave à l'eau et on regarde au microscope s'il n'y a pas surcoloration. La décoloration, s'il y a lieu, s'obtient avec une solution d'acide formique à 3 ou 4 p. 100. Opérer très rapidement et laver de nouveau à l'eau ordinaire.

La coloration à l'hématéine doit être complétée par un colorant de fond : acide picrique, éosine, orange G, vert-lumière. Lavage à l'eau, puis montage à la glycérine ou au baume.

Safranine. — La safranine est utilisable après tous les fixateurs.

SOLUTION MÈRE :

Safranine O, de Grübler	1 gramme.
Alcool absolu	100 cent. cubes.

Avec cette solution, on prépare la suivante, au fur et à mesure des besoins.

Solution mère	10 cent. cubes.
Eau distillée	10 —
Eau anilinée	10 —

Préparer fraîchement cette dernière solution.

Remplir une cuvette à rainures avec le réactif; y placer les lames avec coupes collées et les laisser quarante-huit heures. Laver ensuite les coupes à l'alcool à 90°, puis à l'alcool à 90° acidulé avec une ou deux gouttes d'acide chlorhydrique pour 100 volumes. La safranine est alors fixée sur les noyaux. Laver de nouveau à l'alcool à 90° pur, puis monter dans le baume.

Après coloration à la safranine, on fait généralement agir un colorant de fond, le vert-lumière, par exemple. Cette double coloration constitue le *procédé de Benda*. Les noyaux sont alors colorés en rouge, les faisceaux conjonctifs en vert.

Pour colorer à la safranine, on peut placer les coupes dans un verre de montre contenant la couleur et recouvrir avec un autre verre de montre.

2° *Doubles colorations*. — S'obtiennent soit à l'aide d'un réactif composé, soit par l'emploi successif d'un colorant nucléaire et d'un colorant de fond.

A. DOUBLE COLORATION D'EMBLÉE. — Certaines solutions permettent de réaliser simultanément une double coloration. Nous ne citerons que le picro-carmin et l'éosine hématoxylique.

Picro-carmin. — C'est le colorant le plus couramment usité.

Voici une formule qui nous donne d'excellents résultats :

Préparer :

1° Une solution aqueuse saturée d'acide picrique. 1000 cent. cubes.

2° (Carmin................................... 6 grammes.
  (Ammoniaque .... 100 cent. cubes.

Mélanger les deux solutions. Chauffer jusqu'à évaporation complète de l'ammoniaque. Laisser refroidir. Ramener à 1000 centimètres cubes en ajoutant Q. S. de la solution saturée d'acide picrique. Puis filtrer. Le réactif est prêt.

Les coupes lavées à l'eau sont colorées en une ou deux heures.

Déposer une goutte de picro-carmin sur la coupe, couvrir d'une lamelle et placer dans la chambre humide. Lorsque la coloration est faite, laver abondamment à l'eau saturée d'acide picrique, puis monter à la glycérine.

Lorsqu'on monte au baume, on déshydrate avec des alcools colorés à l'acide picrique.

Le picro-carmin réussit principalement sur les tissus fixés au liquide de Müller, à l'alcool, au formol, au sublimé. Les noyaux sont colorés en rouge, le protoplasma en jaune, les faisceaux conjonctifs en rose, les fibres élastiques en jaune.

Éosine hématoxylique de Renaut.

Solution aqueuse saturée d'éosine......................... 30 vol.
Solution alcoolique saturée d'hématoxyline................ 40 —
Solution saturée d'alun de potasse dans de la glycérine neutre. 130 —

Ce réactif donne d'excellents résultats, mais son maniement est délicat.

B. DOUBLE COLORATION SUCCESSIVE. — Les doubles colorations peuvent s'obtenir en deux temps, par l'action successive d'un *colorant nucléaire* et d'un *colorant de fond.*

On commence donc par colorer, par exemple, au carmin ou à l'hématoxyline, ou à l'hématéine, ou à la safranine, puis on teint la préparation par des solutions d'éosine, ou d'orange G ou de vert-lumière, ou d'acide picrique. Voici la préparation et le mode d'emploi de ces réactifs de fond.

Éosine. — S'emploie en solution hydro-alcoolique ou aqueuse. Nous recommandons la solution suivante :

Éosine..................................... 1 gramme.
Eau distillée................................ 100 cent. cubes.
Solution aqueuse d'acide phénique à 5 p. 100....... 5 —

La coloration se fait en une à cinq minutes. Laver rapidement à l'eau, puis monter dans la glycérine additionnée d'une petite goutte d'éosine. Ne pas craindre de surcolorer.

Pour le montage au baume, déshydrater la coupe à l'alcool à 90°, puis à 100°, éclaircir au xylol et monter au baume. Les parties colorées à l'éosine présentent une belle teinte rose. Les hématies et les éléments hémoglobiques prennent une teinte rose-brique caractéristique.

Orange G. — Les solutions aqueuses de ce réactif conviennent très bien.

```
Orange G.............................................    2 grammes.
Eau distillée........................................  100 cent. cubes.
```

Ajouter quelques cristaux de thymol.

Coloration en cinq minutes ou plus.

Monter dans la glycérine orangée ou mieux laver à l'alcool absolu, puis éclaircir et monter au baume. Il ne faut pas déshydrater à l'alcool à 90°, mais d'emblée par l'alcool à 100°.

Les parties colorées par le réactif prennent une teinte jaune orangée.

Vert-lumière. — Utilisé en solution hydro-alcoolique :

```
Vert-lumière.........................................  1gr,25
Alcool à 90°.........................................  50 cent. cubes.
Eau distillée........................................  50     —
```

Les coupes ayant été colorées par un réactif nucléaire sont lavées à l'eau, puis on fait tomber à leur surface une goutte de vert-lumière. La coloration est pour ainsi dire instantanée, obtenue en une demi-minute ou une minute. Ne pas laisser colorer plus longtemps. Lavage à l'alcool à 100°, puis montage au baume. On peut aussi monter dans la glycérine.

Acide picrique. — On emploie la solution aqueuse saturée ou étendue.

Les coupes auront été lavées à l'eau. La coloration se fait en deux à cinq minutes, puis on monte dans la glycérine.

Après la coloration au picro-carmin, il ne faut pas laver à l'eau, mais à la solution picrique.

CHAPITRE VII

MONTAGE DES COUPES. — MILIEUX DES PRÉPARATIONS. OCCLUSION DES PRÉPARATIONS

La préparation, une fois colorée, doit être montée dans un milieu convenable où elle se conserve sans altération et où elle prend au besoin plus de transparence.

Ce milieu est soit la glycérine, soit le baume du Canada, soit la résine dammar. Il n'y a guère que les coupes d'os et de dent que l'on puisse monter à sec.

§ 1. — MONTAGE A LA GLYCÉRINE.

La glycérine est un liquide très réfringent qui conserve les préparations ; elle les éclaircit en même temps qu'elle les soustrait à toute dessiccation. Pour monter une préparation, on met une goutte de glycérine sur une lame propre et parfaitement sèche et on y porte la coupe avec une aiguille ; on l'étale et on couvre avec une lamelle. Pour cela, on saisit celle-ci avec les mors d'une pince ; on la fait toucher par un de ses bords, puis en l'inclinant on l'abaisse progressivement jusqu'à ce qu'elle soit à plat. On maintient en place le bord de la lamelle avec une aiguille.

Il faut éviter soigneusement de faire déborder la glycérine, qui gênerait beaucoup le lutage ; aussi on veillera à ce que la goutte de glycérine déposée ne soit pas trop volumineuse. Pour éviter d'enfermer des bulles d'air, il faut abaisser la lamelle très lentement ou mettre une goutte de glycérine sur sa face inférieure.

Dans les préparations, les bulles d'air sont circulaires et limitées par un contour noir en forme d'anneau.

D'autre fois, on dépose la goutte de glycérine sur la coupe qui est placée préalablement sur la lame, et on procède comme nous venons de le dire.

Si la coupe a été colorée sous la lamelle et que l'on craigne de l'abîmer en soulevant celle-ci, on peut substituer sur place la glycérine au liquide colorant. Pour cela, on dispose un morceau de papier buvard contre un bord de la lamelle, et on dépose contre le bord opposé une goutte de glycérine. Le premier liquide est absorbé par le papier buvard et remplacé au fur et à mesure par le second.

Il est bien entendu que les coupes seront toujours placées dans la région moyenne de la lame. Les deux extrémités de celle-ci doivent être libres pour l'apposition des étiquettes.

Lorsqu'on a étalé et coloré une membrane sur une lame et qu'elle est trop grande pour être couverte par la lamelle, on coupe ses bords au scalpel, on sèche très soigneusement tout autour, on ajoute une goutte de glycérine et on couvre.

La glycérine décolore à la longue les préparations ; pour atténuer cet inconvénient, on la teinte avec la même matière qui a servi à colorer la préparation, et ainsi l'on emploie de la glycérine picro-carminée, éosinée, etc. ; ou bien on la sature d'alun, si la préparation a été traitée par les couleurs d'aniline.

Lutage des coupes montées à la glycérine. — Pour les coupes montées à la glycérine, il est indispensable de faire l'occlusion de la préparation, c'est ce qu'on appelle *luter*. Cette opération a pour but de fixer la lamelle à la lame au moyen de certaines substances appelées *luts*.

Tout d'abord la lame et la lamelle doivent être rigoureusement sèches. Si la lame est souillée de glycérine, on peut l'essuyer, mais cela est impossible pour la lamelle ; il faudra alors la remplacer.

1° *Lutage à la paraffine.* — On prend le *fer à luter* (fig. 449), on le chauffe et

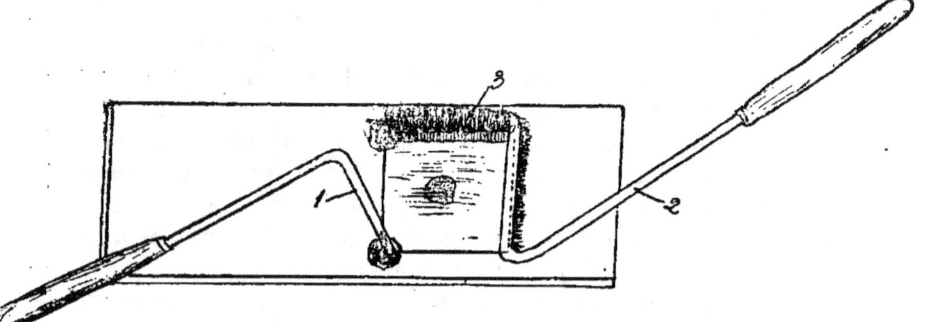

Fig. 449. — Manière de luter une préparation à la paraffine.

1, on laisse tomber une goutte sur les angles. — 2, on joint entre elles les gouttes le long de chaque bord ; ainsi que cela a été fait en 3.

on le plonge dans un bloc de paraffine, puis on le porte, chargé de cette substance fondue, au-dessus des quatre angles de la lamelle ; la paraffine fondue tombe en goutte sur ces angles et les fixe en se solidifiant. On chauffe de nouveau le fer, et l'on réunit ces quatre gouttes par une bordure qui recouvre légèrement la lamelle et la lame. Ce lut n'est pas très solide, mais il est suffisant pour les préparations que l'on ne doit garder que quelques jours. Quant aux préparations destinées à être mises en collection, on ne les lute à la paraffine qu'à titre provisoire ; plus tard, on superposera à la paraffine un autre lut, définitif, qui sera soit de la *cire*, soit du *bitume de Judée*, soit du *baume du Canada*.

2° *Lutage à la cire.* — On casse en petits morceaux de la cire à cacheter de couleur rouge ou autre, et on la met dans son poids approximatif d'alcool à 90°. On laisse évaporer ou l'on ajoute de l'alcool, jusqu'à ce que la solution soit assez épaisse pour ne pas s'étaler sur le verre.

On applique ce lut avec un pinceau, par dessus la paraffine. Il est cassant, et adhère plus ou moins bien à la lame. Cependant, il n'est pas mauvais.

3° *Lutage au bitume de Judée.* — On prépare ce lut en dissolvant du bitume de Judée dans de l'huile de lin cuite et bouillante, additionnée d'essence de térébenthine. Il doit avoir la consistance d'une mélasse et être filant ; on l'applique au pinceau, sans toucher la lamelle. Il adhère solidement au verre et offre une grande résistance. La lame et la lamelle doivent être parfaitement sèches au moment où on l'applique. Il ne faut pas luter à la paraffine auparavant, car celle-ci serait dissoute par l'essence de térébenthine du bitume, se mêlerait au lut et retarderait beaucoup sa dessiccation. On lute donc la préparation au bitume, dès que celle-ci est recouverte d'une lamelle.

§ 2. — MONTAGE AU BAUME DU CANADA.

Le baume du Canada est une résine que l'on dissout ordinairement dans du xylol. On fait une solution sirupeuse que l'on conserve dans des flacons spéciaux, comme celui représenté figure 450, flacons contenant une petite tige de verre qui sert à prendre des gouttes de baume. Ce milieu rend les coupes très transparentes et conserve longtemps les colorations.

Les coupes colorées et lavées sont déshydratées complètement, comme d'habitude, en passant de l'alcool à 90° dans l'alcool à 100°. Puis on rend la coupe transparente en la traitant par du *xylol* qui se substitue à l'alcool absolu. Enfin, on place à la face inférieure d'une lamelle une goutte de baume du Canada, et on la pose sur la coupe, en ayant soin de ne pas respirer sur la préparation, pour éviter une condensation de vapeur d'eau à la surface du baume, qui la rendrait trouble.

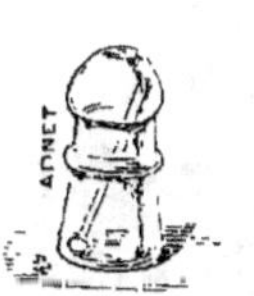

Fig. 450. — Flacon à baume du Canada.

Éclaircissement des coupes. — Il est avantageux d'*éclaircir* les préparations avant de les monter au baume. Les meilleurs éclaircissants sont l'essence de cèdre et l'essence d'origan. Celle-ci nous a donné d'excellents résultats.

Après déshydratation et passage au xylol, on fait tomber une goutte d'essence sur la coupe ; on attend l'imbibition quelques secondes, et on couvre avec une lamelle dont la face inférieure porte une goutte de baume. On peut aussi déposer la goutte de baume sur la coupe, et couvrir d'une lamelle.

Les préparations étant montées au baume, il est inutile de les luter, car celui-ci durcit au bord de la lamelle et ferme la préparation. C'est encore un avantage de ce montage.

§ 3. — MONTAGE A LA RÉSINE DAMMAR.

M. le professeur Vialleton a indiqué la formule suivante, qui est excellente :

Résine dammar......................................	30 grammes.
Benzine pure..	5 1 —
Essence de térébenthine............................	20 —

Filtrer sous une cloche remplie de vapeurs de benzine.
Même mode d'emploi que le baume du Canada.

CHAPITRE VIII

MISE EN COLLECTION

Les préparations lutées doivent, avant d'être mises en collection, être soigneusement étiquetées. Sur une première étiquette on indique le nom du tissu d'où vient la préparation, si celle-ci

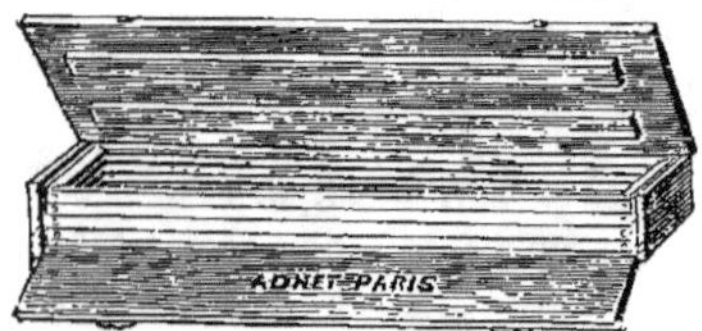

Fig. 451. — Boîte en bois blanc pour 50 préparations à plat.

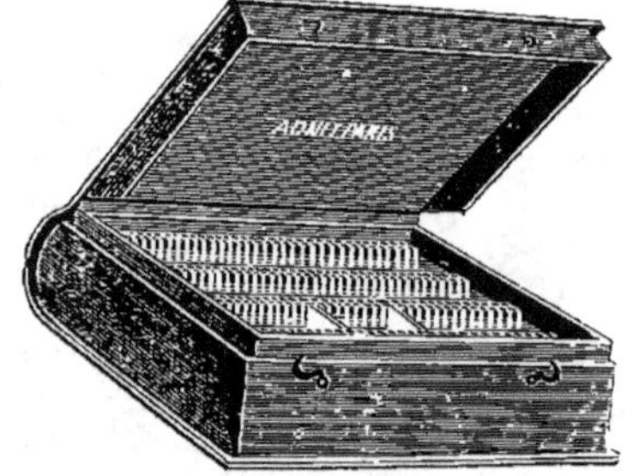

Fig. 452. — Boîte en carton, forme volume, à 200 rainures, pouvant contenir 400 préparations placées debout.

a été obtenue par dissociation ou par coupes, etc., si la coupe est transversale ou longitudinale. Sur une deuxième, on inscrit les réactifs employés pour préparer, colorer et monter la coupe, la date de sa confection.

On a fabriqué des boîtes diverses pour loger les collections histologiques.

Les figures 451 et 452 représentent deux spécimens de ces boîtes.

La boîte représentée à la figure 451 permet de placer les coupes à plat sur cinq étagères mobiles ; chaque étagère peut porter dix préparations. Ces boîtes conviennent pour les préparations lutées au bitume.

La boîte-livre de la figure 452 peut contenir un grand nombre de préparations que l'on place verticalement dans des rainures. Ce modèle est le meilleur pour les coupes montées au baume.

DEUXIÈME PARTIE

TECHNIQUE SPÉCIALE

Les indications suivantes seront très brèves, étant donné le développement de la technique générale. Le lecteur devra se reporter à la table des matières chaque fois qu'il désirera obtenir des détails concernant la fixation, le lavage, la coloration, le montage et le lutage ; nous éviterons ainsi des répétitions. Au cours de la technique spéciale, nous n'indiquerons jamais le montage dans le baume, bien que toutes les coupes puissent y être montées et que ce soit même le procédé de choix. Le montage dans la glycérine étant le plus simple, il s'agira constamment de lui dans les pages suivantes.

CHAPITRE PREMIER

CELLULES VIVANTES

§ 1. — EXAMEN D'ÊTRES MICROSCOPIQUES VIVANTS.

Recueillir dans un cristallisoir, contenant une petite quantité d'eau, des débris de végétaux en macération au fond des eaux stagnantes, ou le produit de raclage des parois des bassins, ou les tapis verts cryptogamiques développés dans les lieux humides. Agiter ces débris dans l'eau, prendre une goutte de celle-ci et la déposer sur une lame, et, après avoir recouvert d'une lamelle, examiner au microscope.

On pourra voir, dans ces conditions, des amibes, des infusoires ciliés (Vorticelles, Stentor) ; des algues brunes (Diatomacées) ; des algues vertes (Conjuguées, Protococcées, Cénobiées) ; des larves d'insectes (Chironomus) et de petits crustacés d'eau douce, etc... Il sera ainsi possible d'étudier les mouvements amiboïdes sur les amibes, les mouvements des cils et flagellums, les mouvements intraprotoplasmiques et les contractions du cytoplasma sur les infusoires. L'addition d'une goutte d'eau chloroformée à la préparation ralentit puis arrête les mouvements des cils vibratiles.

§ 2. — EXAMEN DE CELLULES VIVANTES APPARTENANT A UN VERTÉBRÉ.

a. **Sang ou lymphe de grenouille.** — Déposer sur le disque central de la *chambre humide et à air* de Ranvier une goutte de sérum naturel ou artificiel et une gouttelette de sang, de manière que les globules soient écartés les uns des autres. On pourra ainsi observer les mouvements amiboïdes des globules blancs. S'il s'agit uniquement de constater ces mouvements, il est plus avantageux de faire une préparation de lymphe du même animal. Pour recueillir ce liquide, introduire une pipette dans un sac lymphatique sous-cutané et en aspirer le contenu.

Pour accélérer les mouvements amiboïdes, recourir à la *platine chauffante.*

L'examen de la lymphe de grenouille peut être fait aussi sans l'aide de la chambre à air de Ranvier. Il suffit d'en déposer une goutte sur une lame ordinaire, de recouvrir immédiatement d'une lamelle et de luter à la paraffine. On peut ainsi examiner pendant quelques instants des leucocytes vivants.

b. **Sang des animaux à sang chaud.** — Il doit être étudié à la *chambre humide et à air* de Ranvier, placée sur la *platine chauffante*, qui entretiendra la préparation à une température voisine de celle du corps de ces animaux. Cependant, à défaut de cet appareil, on examinera sans retard une goutte de sang dans du sérum, sur une lame.

c. **Spermatozoïdes vivants.** — S'adresser à un petit mammifère et procéder par raclage du testicule. Il est préférable de couper transversalement l'épididyme et d'appliquer la lame sur la surface de section. Ajouter une goutte de sérum. Luter. On peut ainsi étudier les mouvements de la queue des spermatozoïdes et leur progression.

Pour conserver pendant plusieurs heures les spermatozoïdes vivants, employer la *chambre humide et à air* et la *platine chauffante.*

d. **Cellules épithéliales cylindriques et vibratiles.** — Inciser longitudinalement l'œsophage de la grenouille, débarrasser sa surface du mucus par un léger raclage, puis racler un peu plus fort avec le scalpel et déposer le produit sur une lame, dans une goutte de sérum.

e. **Cellules du foie.** — Faire une préparation par raclage et examiner dans une goutte de sérum.

§ 3. — EXAMEN DE CELLULES VIVANTES APRÈS COLORATION.

Employer le brun de Bismarck à 1 p. 100 ou le bleu de méthylène à 1 p. 1 000 dans du sérum.

Dans une goutte de ces réactifs, placer le produit de raclage d'un testicule, d'un foie frais, etc...

§ 4. — ESSAI DES RÉACTIONS GÉNÉRALES SUR LES ÉLÉMENTS VIVANTS OU FRAIS.

Faire des préparations dans du sérum avec des cellules diverses obtenues par raclage. Puis, introduire par un bord de la lamelle une goutte des réactifs mentionnés page 547, à raison d'un pour chaque préparation. Suivre la réaction au microscope.

CHAPITRE II

COLORATIONS ET PRÉPARATIONS MICROSCOPIQUES DÉFINITIVES D'ÉLÉMENTS ISOLÉS

1° **Cellules du foie.** — *a.* Faire des préparations par raclage. Fixer par la chaleur. Après refroidissement, colorer au picro-carmin, à l'hématéine ou à l'hématoxyline, puis avec un colorant de fond (éosine, orange, etc...). Monter et luter.

Dans le cas de coloration à l'hématéine ou à l'hématoxyline, veiller à ce que le noyau seul soit coloré en bleu foncé ; si le protoplasma était lui-même coloré, décolorer par l'eau chlorhydrique.

Il est bon d'examiner de suite, avant coloration, la préparation à sec, pour voir si l'on n'a pas trop chauffé, accident reconnaissable aux déformations et à la fonte des cellules.

b. Faire un raclage du foie et une préparation, sécher en agitant celle-ci à l'air, puis exposer aux vapeurs osmiques ou bien déposer sur la lame une goutte d'acide osmique à 1 p. 100. Laver à l'eau et colorer.

c. Confectionner une préparation comme précédemment ; la plonger de suite dans une solution concentrée de bichlorure de mercure dans l'eau salée à 5 p. 1 000. Laver à l'eau, au bout de cinq à dix minutes. Colorer à l'hématéine ou à l'hématoxyline.

2° **Spermatozoïdes.** — Suivre les méthodes indiquées à propos des cellules du foie. Le colorant de choix est ici le violet de gentiane. Laisser colorer pendant quinze minutes. Laver rapidement à l'eau. Monter et luter.

3° **Cellules épithéliales pavimenteuses de la muqueuse linguale.** — Essuyer la surface dorsale de la langue et la racler avec le tranchant d'un scalpel. Placer le produit de raclage dans une goutte de picro-carmin sur une lame. Chasser le picro-carmin, après coloration, en faisant passer un courant de glycérine.

Le noyau des cellules est coloré en rouge, le protoplasma en jaune.

CHAPITRE III

TISSUS ET ORGANES

ARTICLE Ier. — SANG ET LYMPHE.

1° **Sang de vertébrés ovipares : grenouille, triton, oiseau.** — *a.* Étendre une goutte de sang sur une lame ou l'étaler à la surface de la lamelle. Fixer par la chaleur. Examiner à sec la préparation pour voir si l'on n'a pas trop chauffé ou si les globules ne sont pas plissés sur leurs bords. Après refroidissement, colorer au picro-carmin, à la safranine, à l'hématéine ou à l'hématoxyline et faire une double coloration par l'éosine, etc... Ne pas craindre de surcolorer à l'éosine. Monter dans la glycérine éosinée sans laver la préparation. Luter.

b. Étaler une goutte de sang sur une lame, agiter celle-ci à l'air pour la dessécher. Ensuite, déposer sur la préparation, une goutte d'un mélange à parties égales d'*alcool absolu et d'éther*. Au bout de dix minutes, égoutter la préparation et colorer après évaporation ou lavage. Monter. Luter.

c. Fixer la préparation dans le sublimé en solution saturée dans l'eau salée à 5 p. 1 000. Colorer comme précédemment.

2° Sang de vertébrés vivipares : mammifères, homme. — Recueillir sur soi-même une goutte de sang obtenue par la piqûre de la pulpe d'un doigt avec une aiguille *flambée.*

a. Étaler, Fixer par la chaleur, etc...

b. Nous préférons la fixation par l'alcool-éther ou bien par l'acide osmique à 1 p. 100.

c. On peut aussi fixer par la solution saturée de sublimé. Après fixation, dans tous les cas, on colorera soit à l'hématoxyline et à l'éosine, soit tout simplement à l'éosine que l'on fera agir longuement, quinze minutes au moins. Monter dans la glycérine éosinée. Luter.

3° Lymphe de grenouille ou de mammifère. — Procéder comme pour le sang.

ARTICLE II. — TISSU CONJONCTIF.

1° Tissu conjonctif embryonnaire. — Inciser le cordon ombilical d'un fœtus et saisir avec les pinces un peu de gélatine de Wharton que l'on détache avec des ciseaux courbes. Placer le tissu sur une lame et dissocier légèrement avec les aiguilles de façon à l'étaler. Lorsque les bords de la préparation seront desséchés et adhérents au verre, verser quelques gouttes d'alcool à 90°, ou bien exposer aux vapeurs osmiques. Laisser évaporer l'alcool. Colorer au picro-carmin. Monter, sans laver la préparation. Luter.

On peut encore placer la parcelle de tissu dans une goutte de picro-carmin, puis, au bout de quelques heures, la porter dans une goutte de glycérine et la dissocier légèrement. Puis couvrir d'une lamelle sur laquelle on appuie avec la pointe d'une aiguille pour achever d'étaler le tissu.

2° Tissu conjonctif lâche adulte. — Inciser la peau d'un animal maigre, et tirer sur les lèvres de l'incision de façon à tendre le tissu conjonctif lâche sous-cutané. Avec des pinces et des ciseaux, détacher une mince lamelle conjonctive et la placer sur un porte-objet où on l'étalera en la dissociant modérément. Fixer la préparation avec l'alcool à 90° qu'on fait écouler au bout de dix minutes, et, après évaporation, colorer au picro-carmin. Laver en faisant passer un courant de glycérine sous la lamelle, et luter. Pour mieux voir les cellules, ajouter à la glycérine une gouttelette d'acide acétique qui fait pâlir les fibres connectives.

On peut colorer à l'hématoxyline, puis à l'éosine après fixation à l'alcool. Les faisceaux conjonctifs se colorent en rose par le picro-carmin, en rose clair par l'éosine, en jaune orangé par l'orange G. Les fibres élastiques se colorent en rouge intense par l'éosine, en jaune par le picro-carmin. L'hématoxyline colore les noyaux des cellules conjonctives en violet et l'éosine leur protoplasma en rose. Le carmin colore les noyaux en rouge et le protoplasma en jaune orangé.

3° **Tissu conjonctif modelé en organes**. — *Membranes viscérales pleines ou fenêtrées* (mésentère, épiploon du lapin, etc.). Étaler un centimètre carré d'une de ces membranes sur une lame, fixer à l'alcool à 90° pendant dix minutes, puis colorer au picro-carmin.

Ou encore fixer des fragments de ces membranes dans l'alcool à 90° ; les placer ensuite dans l'eau où ils s'étalent ; les soulever sur une lame et les colorer au picro-carmin, à l'hématoxyline, etc... Monter. Luter.

Ces membranes peuvent aussi être fixées par le liquide de Flemming, puis lavées à l'eau et colorées à la safranine, par exemple.

4° **Tissu conjonctif lamelleux**. — *Gaine lamelleuse des faisceaux nerveux*. — Fixer des fragments de nerfs dans l'alcool à 90°. Puis y faire des coupes transversales et longitudinales. Colorer au picrocarmin. Monter. Luter. La gaine lamelleuse prend une légère teinte rose pelure d'oignon ; les noyaux des cellules interlamellaires sont colorés en rouge foncé.

Il est préférable de fixer et durcir dans le liquide de Müller, puis de laver et de faire une inclusion à la paraffine ou à la celloïdine. Colorer au picro-carmin ou à l'hématéine.

5° **Tissu conjonctif dense**. — *Derme cutané*. — Prendre des fragments de peau à des régions pauvres en poils ; les fixer dans l'alcool à 90°, puis à 95°. Faire des coupes perpendiculaires à la surface. Colorer au picro-carmin, laver à l'eau picrique. Monter. Luter.

6° **Cellules pigmentaires du tissu conjonctif**. — S'adresser à la *lamina fusca* de la choroïde. Ouvrir un œil, le vider et le placer dans de l'alcool à 90°. Puis avec les pinces arracher de petits lambeaux de tissu conjonctif épichoroïdien que l'on étalera avec les aiguilles, dans une goutte de picro-carmin. Après coloration, monter et luter.

On peut aussi monter sans colorer.

ARTICLE III. — TISSU FIBREUX.

1° **Membranes fibreuses**. — a. *Aponévrose fémorale de la grenouille*. — Détacher l'aponévrose qui recouvre les muscles fémoraux internes de la grenouille, racler sa face profonde avec le scalpel, afin d'enlever les débris de fibres musculaires, l'étaler sur une lame, fixer à l'alcool à 90°, puis colorer au picro-carmin. Monter. Luter.

b. *Cornée transparente*. — Cornée de cheval ou de bœuf, fixée dans l'alcool à 90°. Faire des coupes au rasoir, perpendiculairement à la surface. Recevoir les coupes dans l'eau, puis les colorer au picro-carmin ou à l'hématoxyline-éosine et monter.

2° **Ligaments**. — Sur des ligaments secs, pratiquer des coupes au scalpel. Les mettre dans l'eau pour les faire gonfler, puis colorer au picro-carmin. Monter dans la glycérine.

3° **Tendons**. — a. *Tendon simple*. — Choisir comme objet d'étude les tendons filiformes des muscles de la queue d'un rat. Porter un ou plusieurs de ces tendons sur une lame, les fixer à leurs deux extrémités au moyen d'une gouttelette de paraffine. Colorer au picro-carmin ; celui-ci fixe en même temps qu'il colore. Après coloration, au bout de quelques heures, laver à l'eau picrique et monter. Les noyaux des cellules tendineuses sont en rouge vif, le protoplasma de celles-ci est en rose, ainsi que les fibres tendineuses.

b. *Endothélium de la surface des tendons*. — Fixer avec deux gouttes de paraffine un tendon filiforme de la queue d'un rat, sur une lame. Plonger le tout dans une solution de nitrate d'argent à 1 p. 200 ou 1 p. 300. Au bout de quelques minutes, laver la préparation à l'eau distillée et monter. Les fibres tendineuses sont jaunâtres et la ligne des ciments endothéliaux est noire.

c. *Coupes de tendon filiforme*. — Fixer dans le liquide de Müller ou dans l'acide osmique à 1 p. 100 des fragments de queue de rat. Laver à l'eau. Décalcifier dans l'acide picrique en solution aqueuse saturée, puis durcir à l'alcool fort. Colorer les coupes au picro-carmin ou à l'hématoxyline et l'éosine. Monter. Luter.

d. *Tendon composé*. — Tendon desséché dans lequel on pratique, avec un scalpel, des coupes transversales ou longitudinales. On met ces coupes dans l'eau pour les faire gonfler, puis on les colore au picro-carmin ou au carmin ; on monte et on lute.

ARTICLE IV. — TISSU FIBRO-HYALIN.

Nodule sésamoïde du tendon d'Achille de la grenouille. — Ce nodule est situé un peu au-dessus de l'insertion inférieure du tendon d'Achille ; c'est un petit renflement lenticulaire d'aspect cartilagineux que l'on trouve dans l'épaisseur de ce tendon. Le fixer par l'alcool à 90°. Faire des coupes transversales ou longitudinales. Colorer au picrocarmin, au carmin ou à l'hématéine. Monter. Luter.

Les *cellules hyalines* montreront un beau noyau coloré en rouge et un protoplasma rose clair très réfringent.

ARTICLE V. — TISSU ÉLASTIQUE.

Ligament cervical. — Faire des coupes longitudinales ou transversales d'un morceau de ligament cervical desséché. Placer ces coupes dans l'eau et, après gonflement, les colorer au picro-carmin. Monter et luter.

Le tissu conjonctif se montre coloré en rose pâle, les noyaux des cellules conjonctives en rouge vif, les fibres élastiques en jaune d'or.

Pour le ligament cervical d'un fœtus, durcir à l'alcool, couper et colorer au picro-carmin ou au carmin. Monter. Luter.

ARTICLE VI. — TISSU ADIPEUX.

1° Épiploon ou mésentère d'un fœtus. — Prendre des morceaux de l'épiploon ou du mésentère d'un fœtus et les placer dans une solution aqueuse d'acide osmique à 1 p. 100. Au bout de vingt à trente minutes, les porter dans de l'alcool à 90°, où on les laisse quelques minutes afin d'achever le durcissement. On peut alors découper de petits carrés dans ces membranes, qu'on monte et qu'on lute.

Si l'on veut colorer au picro-carmin, laver longuement à l'eau auparavant. On peut aussi colorer à l'hématéine. Les cellules adipeuses montrent leur protoplasma occupé par une grosse goutte de graisse qui a été teintée en noir ou en brun par l'acide osmique.

2° Coussinet plantaire du chien. — Durcir à l'alcool fort. Couper. Colorer au picro-carmin. Monter. Luter.

Faire une préparation au bleu de quinoléine; la graisse sera colorée en bleu.

On peut aussi fixer par le liquide de Flemming, laver, puis colorer à la safranine.

ARTICLE VII. — TISSU CARTILAGINEUX.

1° Tissu cartilagineux hyalin. — a. *Cartilage de la trachée.* — Fixer au Flemming. Laver longuement à l'eau, puis durcir à l'alcool à 90°. Colorer à l'hématéine-éosine. Monter. Luter.

b. *Cartilage articulaire.* — Décalcifier à l'acide picrique en solution saturée un fragment de la partie articulaire d'une épiphyse. Puis faire des coupes intéressant le cartilage et l'os sous-jacent, perpendiculairement à la surface. Colorer au picro-carmin. Monter. Luter.

La substance fondamentale sera à peu près incolore, les noyaux seront colorés en rouge, le protoplasma en rose pâle.

2° Tissu cartilagineux élastique ou réticulé. — a. *Épiglotte.* — Fixer à l'alcool à 90°. Couper. Colorer au picro-carmin. Monter. Luter.

Les fibres élastiques seront colorées en jaune d'or; les noyaux des cellules présenteront une teinte rouge vif, les protoplasmas seront rose pâle.

b. *Conque.* — Fixer à l'alcool à 90°. Couper. Colorer au picro-carmin ou à l'hématoxyline-éosine. Monter. Luter.

Le réseau élastique sera coloré en rouge intense par l'éosine.

3° Tissu cartilagineux fibreux ou fibro-cartilage. — *Fibro-cartilage complémentaire de la troisième phalange des Solipèdes.* — Fixer à l'acide picrique en solution saturée, pendant vingt-quatre à quarante-huit heures, durcir à l'alcool à 90°. Laver. Colorer au picro-carmin ou à l'hématoxyline-éosine. Monter. Luter.

ARTICLE VIII. — TISSU OSSEUX.

1° Os simple. — *Fémur de grenouille.* — Décalcifier un fémur de grenouille dans une solution aqueuse saturée d'acide picrique. Puis laver longuement à l'alcool à 90°. Faire des coupes transversales et les colorer au picro-carmin. Monter. Luter.

2° **Os composé.** — a. *Tissu osseux compact.* — Découper, à l'aide d'une petite scie, dans la diaphyse d'un os long macéré, des lamelles transversales ou longitudinales de tissu osseux. User ces lamelles entre deux pierres ponces arrosées d'eau. Achever l'amincissement des préparations entre deux grès fins. Laver longuement à l'eau. Monter *à sec. Luter à la paraffine.*

Les canaux de Havers et les cavités des ostéoplastes avec leurs canalicules apparaîtront en noir, à cause de l'air qui les occupe.

b. *Tissu osseux spongieux.* — S'adresser à une épiphyse d'os long. Même technique.

c. *Os d'origine fibreuse.* — Même méthode. Dans ces os, les fibres de Sharpey sont très nettes.

3° **Moelle.** — Dissocier dans une goutte de sérum ou de picro-carmin une parcelle de moelle rouge empruntée à une vertèbre fraîche d'un jeune animal ou d'un adulte.

4° **Ossification du cartilage.** — Décalcifier des os longs de fœtus, en les plaçant dans l'acide picrique en solution saturée. Durcir ensuite à l'alcool à 90°. Puis faire des coupes longitudinales intéressant la diaphyse et l'épiphyse. Colorer au picro-carmin ou à l'hématoxyline. Monter. Luter.

On peut encore fixer dans le liquide de Flemming qu'on renouvelle plusieurs fois en trois jours.

5° **Périoste.** — Détacher d'un os frais d'un jeune animal un mince éclat de tissu osseux tapissé par le périoste. Fixer à l'alcool à 90°. Décalcifier. Durcir à l'alcool à 90°. Couper. Colorer au picro-carmin. Monter. Luter.

6° **Dent.** — Décalcifier ou user à la pierre comme précédemment. Monter *à sec* dans le deuxième cas et luter à la paraffine.

ARTICLE IX. — TISSU MUSCULAIRE STRIÉ.

a. *Dissociation de fibres musculaires fraîches dans du sérum.* — Les muscles de la grenouille conviennent bien. Dissocier un petit fragment de muscle de la cuisse par exemple. Puis examiner. On verra surtout la striation longitudinale et, dans certaines fibres rompues, le sarcolemme. En traitant par l'eau acétique, les noyaux deviennent visibles.

b. Placer de petits faisceaux musculaires de grenouille dans l'alcool au tiers de Ranvier. Au bout de quelques heures, dissocier et colorer au picro-carmin. Laver par un courant de glycérine. Luter.

c. *Fibres musculaires des insectes.* — Se servir des muscles des ailes de hanneton, guêpe, bourdon, dytique, hydrophile, etc. En mettre de petits fragments dans une goutte de picro-carmin. La dissociation se fait spontanément et on voit les fibrilles musculaires. Laver en faisant passer un courant de glycérine. Luter.

d. *Disques de Bowmann.* — Dissocier un fragment musculaire frais dans une goutte d'eau chlorhydrique à 3 p. 100. Laver. Colorer sous la lamelle par le picro-carmin. Puis, courant de glycérine. Luter.

e. *Tissu musculaire.* — Fixer des fragments de muscle dans le liquide de

Müller. Laver. Achever le durcissement dans l'alcool fort ; ou mieux, faire une inclusion à la paraffine ou à la celloïdine. Colorer au picro-carmin. Monter. Luter. Ou encore, fixer et durcir dans la gomme picrique, puis dans l'alcool fort. Pratiquer des coupes transversales et longitudinales, colorer au picro-carmin. Monter. Luter.

f. *Union des fibres avec le tendon.* — Comme objets d'étude, on prendra l'un des petits muscles du pied ou de la main du lapin ou du cobaye ; on le placera pendant quinze minutes dans de la potasse à 35 p. 100. Et l'on dissociera en agissant au point d'union du muscle et du tendon.

g. *Fibres musculaires du cœur.* — 1° Placer des fragments de myocarde dans une petite quantité de potasse à 40 p. 100. La dissociation est opérée au bout de quelques minutes. Recueillir quelques fragments dissociés et les porter sur une lame, dans une goutte d'eau. On verra alors des segments de Weismann isolés.

2° Fixer et durcir des fragments de myocarde dans l'alcool. Couper. Colorer au picro-carmin. Monter. Luter. On peut encore fixer et durcir à la gomme picrique et procéder comme d'habitude.

ARTICLE X. — TISSU MUSCULAIRE LISSE.

a. *Dissociations.* — Faire macérer pendant trois heures des fragments de tissu musculaire lisse dans l'acide azotique à 20 p. 100. Laver à l'eau. Dissocier dans du picro-carmin. Monter. Luter.

b. Fixer au liquide de Müller, au liquide de Flemming, ou au sublimé, des fragments de la tunique musculaire de la vessie, de l'estomac, de l'intestin, etc. Durcir à l'alcool ou inclure. Couper. Colorer au picro-carmin, au carmin, à l'hématéine ou à l'hématoxyline. Monter. Luter.

ARTICLE XI. — TISSU SÉREUX.

a. *Charpente des séreuses.* — Déjà étudiée à propos du tissu conjonctif.

b. *Imprégnation argentique* de la surface du mésentère ou de l'épiploon. Monter sans coloration. Luter.

ARTICLE XII. — VAISSEAUX SANGUINS.

1° **Artères.** — a. *Type élastique.* — Étaler sur une planche un segment d'aorte du cheval ou du bœuf et abandonner à l'air. Après dessiccation, pratiquer des coupes transversales ou longitudinales, à l'aide d'un scalpel. Ces coupes sont placées dans l'eau où elles se gonflent et augmentent de surface. Colorer au picro-carmin ou au carmin-acide picrique. Monter. Luter.

Les lames élastiques fenêtrées seront colorées en jaune vif et les éléments conjonctifs ou musculaires en rose, les noyaux en rouge.

b. *Type musculaire.* — Fixer et durcir dans l'alcool à 90° des morceaux d'un centimètre d'une artère digitale par exemple. Faire des coupes transversales. Colorer au picro-carmin. Monter. Luter. La tunique de fibres musculaires lisses est épaisse et colorée en rose foncé.

2° **Veines.** — Fixer des fragments de jugulaire ou d'une autre veine plus petite, dans de l'alcool à 90°. Opérer comme pour les artères du type musculaire.

3° **Artérioles et capillaires sanguins.** — Étaler un fragment d'épiploon d'un animal maigre. Fixer à l'alcool à 90°. Colorer au picro-carmin ou au carmin. Monter. Luter.

Les fibres musculaires lisses des petits vaisseaux et les noyaux des cellules endothéliales des capillaires seront colorés en rouge.

ARTICLE XIII. — VAISSEAUX LYMPHATIQUES.

Injecter au liquide de Renaut un organe comme un corps thyroïde ou un ganglion lymphatique. Fixer par l'alcool à 90°. Ne pas faire des coupes trop minces. Monter sans coloration. Luter.

ARTICLE XIV. — GANGLIONS LYMPHATIQUES. — RATE.

a. *Coupes.* — S'adresser à de petits ganglions du mésentère, qu'on fixera par l'alcool, le sublimé ou l'acide picrique. Colorer au picro-carmin, à l'hématoxyline ou à l'hématéine.

b. *Procédé du pinceau* (His). — Pratiquer des coupes dans un ganglion frais ou mieux avoir recours à la congélation. Avec un pinceau fin toucher avec précaution la surface des coupes, de manière à enlever peu à peu un certain nombre de leucocytes. On pourra voir le réseau de tissu conjonctif adénoïde.

Colorer au picro-carmin après fixation à l'alcool à 90°. Le procédé de His peut être employé sur des coupes préalablement fixées.

c. La *rate* sera étudiée de la même façon.

ARTICLE XV. — PEAU. — POILS. — GLANDES SÉBACÉES ET SUDORIPARES.

Leur étude sera faite sur des fragments provenant de régions pauvres ou riches en poils.

Fixer les fragments de peau dans l'alcool à 90°. Faire des coupes perpendiculaires ou tangentielles. Orienter les premières, suivant l'axe des follicules pileux en général. Colorer au picro-carmin, à l'hématoxyline, à l'hématéine ou au carmin.

Par le picro-carmin, les poils se colorent en jaune ; la couche cornée de l'épiderme se teint uniformément en jaune vif ; le *stratum granulosum* montre des grains d'éléidine d'un rouge-brun.

La méthode à l'hématoxyline-éosine donne à la couche cornée une teinte rose vif et les granulations d'éléidine prennent une teinte violette.

ARTICLE XVI. — PRODUCTIONS CORNÉES.

a. **Sabot.** — Amincir la paroi d'un sabot avec la râpe, de façon à enlever les parties très dures. Avec une rénette, creuser quelques rainures profondes où l'on introduira une feuille de sauge qu'on fera pénétrer jusqu'à l'os, de manière à arracher un lambeau de paroi et de membrane kératogène. Diviser ce lambeau dans le sens des tubes cornés en bandes de 1 à 2 centimètres de largeur, que l'on mettra dans de l'alcool à 90°. Faire des coupes transversales et longitudinales. Colorer au picro-carmin ou au carmin picrique. Monter. Luter.

La membrane kératogène sera colorée en rose; le tissu corné en jaune; les tubes cornés formés de cellules pigmentées apparaîtront en brun.

Traiter quelques-unes de ces coupes par la potasse; après quoi les laver et les colorer. On verra alors les cellules gonflées et dissociées.

b. **Sole. Fourchette.** — Même technique.

c. **Châtaigne.** — Fixation dans l'alcool à 90°. Coupes perpendiculaires ou parallèles à la surface. Coloration au picro-carmin.

ARTICLE XVII. — CRISTALLIN.

Fixer et durcir des cristallins de jeunes animaux dans l'alcool à 90°. Faire des coupes dans le sens antéro-postérieur. Colorer au picro-carmin ou au carmin. Monter. Luter.

ARTICLE XVIII. — MUQUEUSES ET GLANDES ANNEXES.

1° **Muqueuses à épithélium cylindrique ou caliciforme.** — Sur des lambeaux d'estomac, d'intestin grêle, de rectum, d'utérus, séparer la muqueuse de la musculeuse. Tendre la première membrane sur un morceau de liège avec des épingles. Fixer par le liquide de Bouin, ou par le sublimé. Laver. Faire des coupes perpendiculaires ou tangentielles. Colorer à l'hématéine-éosine dans le premier cas, au picro-carmin dans le second.

2° **Muqueuses dermo-papillaires** (bouche, œsophage, langue, etc.). — Opérer comme précédemment. On peut aussi fixer et durcir par l'alcool et appliquer une méthode de coloration quelconque. Il sera particulièrement intéressant d'étudier les zones de raccordement d'une muqueuse à l'autre.

ARTICLE XIX. — GLANDES SALIVAIRES.

1° **Glande séreuse** (*Parotide*). — *a.* Fixer par l'acide picrique, durcir à la gomme picrique. Laver. Colorer au picro-carmin ou à l'hématoxyline. Monter. Luter.

b. Fixer dans le liquide de Tellyesniczki. Laver. Inclure à la paraffine. Colorer à l'hématoxyline-éosine.

2° **Glande séro-muqueuse** (sous-maxillaire du cheval). — Appliquer la méthode précédente.

ARTICLE XX. — GLANDE LACRYMALE.

Fixer par le liquide de Tellyesniczki, etc., comme pour les glandes salivaires.

ARTICLE XXI. — TRACHÉE. — POUMON.

A. **Muqueuse trachéale.** — 1° Fixer par l'acide picrique, durcir à la gomme picrique. Laver longuement. Colorer au picro-carmin. Monter. Luter.

2° Fixer par le sublimé. Inclure à la paraffine. Colorer au picro-carmin.

3° Fixer par le liquide de Bouin. Laver. Colorer à l'hématéine ou à l'hématoxyline.

B. **Poumon.** — Fixer par le liquide de Müller. Inclure à la paraffine. Colorer au picro-carmin, à l'hématéine, etc. Monter. Luter.

ARTICLE XXII. — FOIE.

1° Fixer par l'alcool à 90°. Colorer avec un colorant quelconque. Monter. Luter.

2° Fixer par le liquide de Müller, par le sublimé, ou par le formol (eau distillée, 80 centimètres cubes ; formol, 20 centimètres cubes). Après lavage, inclure à la paraffine. Colorer au picro-carmin, à l'hématoxyline, ou à l'hématéine-éosine. Monter et luter.

ARTICLE XXIII. — PANCRÉAS.

Fixer par le liquide de Tellyesniczki. Inclure à la paraffine ou à la celloïdine. Colorer à l'hématéine, ou à l'hématoxyline, la safranine, etc... Monter. Luter.

ARTICLE XXIV. — CORPS THYROÏDE. — THYMUS.

Fixer par le liquide de Flemming ou de Tellyesniczki. Laver longuement. Durcir à l'alcool. Couper. Colorer à la safranine ou à l'hématéine. Monter. Luter. On peut aussi fixer à l'alcool à 90°, couper et employer une coloration quelconque, notamment le picro-carmin.

La matière colloïde des follicules de la thyroïde se colore en rose par l'éosine, en jaune par le picro-carmin.

ARTICLE XXV. — MAMELLES.

1° Fixer dans le formol à 10 p. 100, ou dans l'alcool à 90°, ou encore dans le Müller. Couper. Colorer au carmin picrique, ou au picro-carmin, à l'hématéine, etc. Monter. Luter.

2° Fixer par le liquide de Tellyesniczki. Laver à l'eau, ensuite à l'alcool. Inclure à la paraffine ou à la celloïdine. Colorer aux diverses hématoxylines ou à la safranine.

ARTICLE XXVI. — SYSTÈME NERVEUX.

1° **Nerfs à myéline.** — a. *Fixer par les vapeurs osmiques* des fragments de petits nerfs. Après plusieurs heures, laver longuement à l'eau distillée. Dissocier dans l'eau ou mieux dans la glycérine. Recouvrir d'une lamelle et luter.

La myéline des fibres est colorée en noir.

b. *Dissocier* un petit faisceau nerveux frais, dans une goutte d'eau (le sciatique de la grenouille convient très bien). Couvrir d'une lamelle et examiner Au niveau des points de rupture des fibres, la myéline s'échappe et vermicule.

c. *Nitratation. Croix de Ranvier.* — Des fragments d'un petit nerf sont rapidement lavés à l'eau distillée, puis plongés pendant un quart d'heure dans une solution argentique à 1 p. 500. Laver. Dissocier dans une goutte de glycérine. Recouvrir d'une lamelle. Luter.

Les croix de Ranvier sont dessinées en brun ou en noir.

2° **Nerfs amyéliniques.** — Le pneumogastrique sera choisi. En dissocier un fragment dans une goutte d'acide osmique à 1 p. 100. Monter. Luter.

Les fibres de Remak se distingueront des fibres à myéline par leur état incolore.

3° **Coupes de nerfs.** — Fixer des fragments de nerf, d'un centimètre de long, par la solution osmique ou le liquide de Müller. Laver. Durcir à l'alcool à 90-95°. Couper. Colorer au picro-carmin ou au carmin, à l'hématéine, etc. Monter. Luter.

Les cylindraxes seront colorés en rouge par le carmin.

4° **Moelle épinière.** — a. Placer des fragments de moelle de 2 à 3 millimètres d'épaisseur, dans l'alcool au tiers. Vingt-quatre ou quarante-huit heures après, avec une aiguille, saisir de petites parcelles de la substance grise des cornes motrices et les déposer dans un tube à essai contenant quelques centimètres cubes d'eau distillée. Agiter vivement. Teinter ensuite le liquide avec du picro-carmin, et, au bout d'une heure, ajouter un centimètre cube d'acide osmique à 1 p. 100. Prendre enfin avec une pipette une petite quantité du dépôt qu'on place dans une goutte de glycérine. Recouvrir d'une lamelle et luter.

b. Fixer des fragments de moelle par le liquide de Müller, le formol, ou le sublimé. Laver. Colorer au carmin-éosine, au picro-carmin, à l'hématéine ou à l'hématoxyline. Monter. Luter.

c. Injecter par piqûre, avec une seringue de Pravaz, dans la substance grise de la moelle, quelques centimètres cubes d'acide osmique à 1 p. 100. Au bout de quinze à trente minutes, dissocier. Monter. Luter.

4° **Cerveau.** — Suivre les mêmes méthodes que pour la moelle.

5° **Ganglions cranio-rachidiens et sympathiques.** — a. Injecter par piqûre, dans un ganglion, de l'acide osmique à 1 p. 100. Placer ce ganglion dans la solution osmique pendant trente minutes. Couper et dissocier les coupes dans une goutte de glycérine. Recouvrir d'une lamelle et luter.

b. Fixer un ganglion par le liquide de Müller. Laver. Colorer les coupes à la safranine, au picro-carmin ou à l'hématéine. Monter. Luter.

c. Fixer par le liquide de Flemming. Laver. Colorer les coupes à la safranine pendant vingt-quatre heures, puis au vert-lumière. Monter. Luter.

ARTICLE XXVII. — GLANDE PITUITAIRE.

Fixer par le liquide de Tellyesniczki. Laver. Traiter par l'alcool fort. Colorer les coupes à l'hématéine ou à l'hématoxyline. Monter. Luter.

ARTICLE XXVIII. — REIN. — URETÈRE. — VESSIE.

1° *Rein.* — *a.* Découper dans un rein des fragments comprenant la couche corticale et la couche médullaire. Fixer par le sublimé, par la méthode de Sauer, ou par le liquide de Müller. Durcir à l'alcool fort. Orienter les coupes dans la direction des pyramides. Faire également des coupes perpendiculaires à cette direction. Colorer au carmin-acide picrique ou au picro-carmin, à l'hématéine, etc. Monter. Luter.

2° *Uretère.* -- Fixer par le sublimé, le formol ou l'alcool à 90°. Appliquer les colorations précédentes.

3° *Vessie.* — Même technique que pour l'uretère.

ARTICLE XXIX. — CAPSULES SURRÉNALES.

a. Immédiatement après la mort, fixer des fragments de capsule par le liquide de Zenker. Traiter par l'alcool iodé. Inclure à la paraffine ou à la celloïdine. Colorer à l'hématéine ou à l'hématoxyline. Monter. Luter.

b. On peut aussi fixer par l'alcool absolu et faire des coupes à main levée, mais la fixation est très imparfaite. Colorer au picrocarmin ou à l'hématéine.

ARTICLE XXX. — TESTICULE ET SPERMATOGENÈSE. — CANAL DÉFÉRENT.

a. Fixer par le liquide de Flemming ou le liquide de Tellyesniczki. Colorer à la safranine. Monter. Luter.

b. Fixer au sublimé. Colorer au picro-carmin, ou au carmin picrique, ou encore à l'hématéine-éosine. Monter, luter.

Il est avantageux de faire des inclusions à la paraffine ou à la celloïdine.

Pour le canal déférent, fixer au sublimé. Colorer au picro-carmin, à l'hématéine ou à l'hématoxyline.

ARTICLE XXXI. — OVAIRE.

S'adresser aux ovaires des petits mammifères (rat, cobaye, lapin, chat, chien, etc.). Fixer par la solution d'acide osmique à 1 p. 100, ou par le liquide de Tellyesniczki, ou encore par celui de Flemming. Inclure à la paraffine. Suivant le réactif fixateur, colorer au picro-carmin, à la safranine ou aux hématoxylines diverses. Monter. Luter.

CONCLUSIONS

Nous bornerons là les notions de technique que nous jugeons indispensables à l'étudiant qui désire retrouver, dans les préparations microscopiques, une partie des détails contenus dans les ouvrages ou fournis dans les cours d'Histologie. En nous attachant à être bref, nous avons tenu néanmoins à renseigner sur les manipulations nombreuses et variées que l'on fait subir aux tissus pour les transformer en préparations microscopiques. Notre but n'est pas de faire des techniciens spécialistes, mais d'initier à la pratique courante de l'histologie normale, de préparer à la compréhension de l'histologie pathologique et, au besoin, de guider dans certaines recherches microscopiques originales.

Nous serions heureux que ces pages résumant l'enseignement pratique que nous donnons aux élèves de deuxième année puissent leur diminuer les difficultés et les tâtonnements inhérents à tout apprentissage.

NOTIONS DE TECHNIQUE MICROBIOLOGIQUE [1]

Par M. A. RABIEAUX

INSPECTEUR DES SERVICES SANITAIRES AU MINISTÈRE DE L'AGRICULTURE
ANCIEN CHEF DE TRAVAUX A L'ÉCOLE VÉTÉRINAIRE DE LYON

L'examen ou la recherche des microbes peut se faire soit sans coloration, soit après coloration. Le premier mode, plus délicat, permet d'observer les microbes avec leurs formes et dimensions naturelles, sans que celles-ci soient modifiées par les réactifs fixateurs ou colorants; en outre, seul, il permet d'apprécier leur motilité lorsqu'elle existe.

Les lames et lamelles nécessaires aux préparations microbiennes doivent, plus qu'en toutes autres circonstances, être d'une propreté irréprochable. Quand elles sont neuves, on les conserve dans l'alcool; si elles sont souillées, on peut se contenter, pour procéder à leur nettoyage, de les laisser séjourner dans de l'alcool additionné de son dixième d'acide azotique. Lorsqu'elles ont déjà servi, il faut, pour les nettoyer convenablement, les faire bouillir dans une solution concentrée d'acide sulfurique ou mieux dans la solution suivante :

Acide sulfurique....................	60 grammes.
Bichromate de potasse............	60 —
Eau	1000 —

Elles sont ensuite rincées à l'eau ou, de préférence, à l'alcool ammoniacal et conservées dans l'alcool comme les lamelles et lames neuves. Au moment de s'en servir, lames et lamelles sont retirées de l'alcool, essuyées avec un papier de soie ou un linge de fine batiste, puis flambées légèrement pour détruire les poussières et filaments qui pourraient adhérer à leur surface. Ces multiples recommandations sont surtout à observer rigoureusement lorsqu'il s'agit de recherches expérimentales, et cela, pour éviter toutes chances possibles d'erreur.

---

[1] Cette étude est des plus élémentaires ; nous n'avons rappelé que les procédés de coloration usités dans la pratique courante. Pour les multiples et variées techniques en usage dans les laboratoires ou destinées à des recherches spéciales, il est nécessaire de consulter les traités spéciaux.

I. — EXAMEN DES MICROBES SANS COLORATION.

Cet examen est des plus délicats ; nous avons dit précédemment les raisons qui le légitiment et parfois le rendent indispensable. Les microbes que l'on peut avoir à examiner ainsi proviennent soit de cultures, soit de produits organiques. Lorsqu'il s'agit de cultures liquides, de produits organiques liquides (sang, pus, exsudat, épanchement, etc.), on en prélève aseptiquement à l'aide d'un instrument *ad hoc* (pipette, fil de platine stérilisés) une goutte que l'on dépose sur une lamelle, on renverse celle-ci sur une lame de façon qu'un de ses angles débordant légèrement la lame permette de la relever facilement. On peut tout aussi bien déposer la gouttelette à examiner sur la lame et la recouvrir ensuite avec la lamelle.

Si la matière à examiner provient d'une culture sur milieu solide ou d'une pulpe organique, on dépose sur la lamelle ou mieux sur la lame une gouttelette d'eau, de bouillon ou d'humeur aqueuse stériles, on y ajoute, en la délayant soigneusement, une fine particule, aseptiquement prélevée, de la culture solide ou de la pulpe organique et on recouvre le tout d'une lamelle.

L'examen au microscope, sans coloration, des microbes, se fait à l'aide d'un fort objectif à sec (le n° 8 de Leitz ou de Verick) en supprimant l'éclairage Abbe et en se servant du miroir concave. Il est de plus nécessaire de diaphragmer très fort si l'on ne veut pas que les microbes passent inaperçus ; ceux-ci, en effet, ont un indice de réfraction souvent égal à celui du milieu qui les héberge.

On peut, par un procédé bien simple, rendre plus facilement visibles les microbes vivants, leur conserver même leur motilité, en les colorant très légèrement. Il suffit pour cela d'ajouter au liquide étalé entre lame et lamelle une goutte d'une *solution aqueuse* très légère d'une matière colorante.

II. — EXAMEN DES MICROBES AVEC COLORATION.

A. — MATIÈRES COLORANTES.

Lorsqu'il s'agit de la coloration des préparations microbiennes, les colorants habituellement usités en histologie (carmin, picro-carmin, hématoxyline, hématéine, safranine, éosine) ne sauraient convenir par suite de leur peu d'électivité spéciale ; aussi, emploie-t-on uniquement les couleurs d'aniline *basiques* dont l'électivité sur les microbes est très marquée.

Parmi les matières colorantes susceptibles d'être utilement employées dans la coloration des microbes, nous ne citerons que les plus couramment usitées dans la pratique journalière : le violet de gentiane, le bleu de méthylène, la fuchsine, la thionine, etc. Toutes ces couleurs se trouvent dans le commerce sous la forme de poudres ou de cristaux.

Préparation des colorants. — La plupart des matières colorantes sont solubles dans l'eau ; mais les solutions aqueuses (on les prépare en laissant en contact, jusqu'à saturation, de l'eau distillée avec la matière colorante), si elles jouissent de l'action élective cherchée, se conservent mal, sont très nstables, il s'y forme constamment des précipités ; d'où la nécessité de les préparer au fur et à mesure des besoins et de filtrer au moment de s'en servir.

On obvie à cet inconvénient en mettant à profit l'extrême solubilité dans l'alcool de ces couleurs d'aniline. On prépare donc, soit par saturation, soit par dissolution en proportion fixe, au dixième (1 partie de matière colorante pour 10 parties d'alcool) des solutions alcooliques dites *solutions mères* qui se conservent très bien et que l'on peut par conséquent tenir toutes prêtes d'avance.

Ces solutions alcooliques ne doivent pas être employées directement, car elles donnent une coloration trop foncée et trop uniforme. Avec elles on prépare extemporanément, en ajoutant à une partie de la solution alcoolique, 5, 10, 20..... parties d'eau distillée, des *solutions hydro-alcooliques* qui conviennent parfaitement pour les besoins ordinaires de la pratique courante.

Le pouvoir normal des bains colorants, ainsi, d'ailleurs, que leur électivité, peuvent être augmentés par certains artifices (chaleur à 50°), mais surtout par l'adjonction de diverses substances chimiques telles que, pour ne citer que les principales, la potasse, l'huile d'aniline, et surtout l'acide phénique et ses dérivés, qui tout en empêchant le bain colorant d'être envahi par les microbes et les moisissures, en assurent la conservation.

On a ainsi préparé, en associant ces substances aux divers bains colorants, des solutions colorantes complexes répondant parfois à des indications spéciales et dont nous ne rappellerons que les plus usuelles.

Bleu de Löffler.

Solution alcoolique saturée de bleu de méthylène....   30 grammes.
Solution de potasse caustique à 1/1000ᵉ.............   100   —

Cette solution est recommandée pour la coloration du bacille de la morve ; elle convient aussi très bien pour les préparations de sang.

Violet aniliné d'Erlich.

Eau anilinée [1].............................   9 centimètres cubes.
Alcool absolu..............................   1 centimètre cube.
Solution alcoolique saturée de violet de gentiane.   1   —

Ce bain convient admirablement pour la coloration par la méthode de Gram.

La *solution d'Erlich*, employée pour la coloration du bacille tuberculeux, se prépare suivant la même formule, la solution alcoolique de fuchsine remplaçant celle de violet de gentiane.

Les solutions colorantes anilinées ont l'inconvénient de se conserver peu

---

[1] L'eau anilinée, qui doit être, de par son altérabilité rapide, préparée au moment de s'en servir, s'obtient en mélangeant, dans la proportion de 1/10 environ, de l'huile d'aniline de bonne qualité et de l'eau distillée. On agite à plusieurs reprises ce mélange et on le filtre sur papier mouillé.

de temps (dix à quinze jours). Aussi leur préfère-t-on aujourd'hui les bains phéniqués qui en ont les avantages sans en avoir les inconvénients.

Bleu de Kuhne.

Bleu de méthylène......................... 1gr,50 à 2 grammes.
Alcool.................................... 10 grammes.
Solution phéniquée à 5 p. 100............ 100   —

Ce bain est fréquemment employé pour la coloration des préparations de sang, du microbe de la morve, des pasteurella.

Violet phéniqué de Nicolle.

Solution alcoolique saturée de violet de gentiane... 10 centimètres cubes.
Eau phéniquée à 1 p. 100......................... 100   —

Le violet phéniqué de Nicolle sert surtout pour effectuer la coloration des microbes par la méthode de Gram.

Thionine phéniquée de Nicolle.

Thionine.................................... 1 gramme.
Alcool .... 10 centimètres cubes.
Eau phéniquée à 2 p. 100................... 100   —

Cette solution jouit d'une électivité remarquable et donne des préparations d'une très grande finesse. Elle est à recommander surtout pour la coloration des cultures et des préparations de sang.

Fuchsine phéniquée de Ziehl (rouge de Ziehl).

Fuchsine................................... 1 gramme.
Alcool..................................... 10 centimètres cubes.
Eau phéniquée à 5 p. 100................... 100   —

Cette solution donne des colorations très intenses, manquant un peu d'électivité. Elle est employée, de préférence à celle d'Erlich, pour la coloration du bacille tuberculeux.

Pour terminer l'énumération de ces quelques solutions complexes, nous en citerons une, relativement récente, douée d'une très grande puissance colorante et d'une électivité supérieure encore à celle de la thionine : nous voulons parler du *bleu à l'argent* (Borrel), dont la complexité de préparation n'est qu'apparente.

Pour préparer ce bain colorant, on prend, d'une part, 500 grammes de solution aqueuse saturée de bleu de méthylène ou de solution hydro-alcoolique au dixième ou au cinquième ; d'autre part, on met à dissoudre, dans un verre à expérience, 5 grammes environ de nitrate d'argent dans un peu d'eau ; puis on verse une solution de soude à 10 p. 100 jusqu'à ce que tout le nitrate d'argent soit transformé en oxyde d'argent. Cet oxyde d'argent tombe au fond du verre sous forme d'une lourde poudre brune. On décante alors le liquide qui surnage, on remplit le verre d'eau ; l'oxyde d'argent retombe rapidement au fond ; on décante de nouveau, répétant plusieurs fois cette opération, jusqu'à ce que l'eau ne soit plus alcaline. Une dernière décantation étant effectuée, on verse l'oxyde d'argent dans la solution de bleu ; on laisse en contact pendant quarante-huit heures en agitant de temps en temps. On filtre la solution au moment de s'en servir.

B. — TECHNIQUE DE LA COLORATION.

1° **Coloration simple.** — Pour pouvoir procéder à la coloration des préparations microbiennes, il faut tout d'abord préparer, c'est-à-dire étaler, la substance à examiner sur une lamelle ou plus commodément sur une lame dont la propreté doit être irréprochable. Cet étalement s'opère quelque peu différemment suivant la nature et l'origine de la substance à examiner. Si c'est une culture liquide, il suffit d'en déposer, à l'aide d'une pipette ou de l'anse de platine, une fine gouttelette à la surface de la lamelle ou de la lame, gouttelette que l'on étend avec l'effilure de la pipette ou le fil de platine, de façon à obtenir une couche d'autant plus mince que la culture est plus riche en microbes. Pour l'examen des cultures sur milieux solides, on délaye une trace de la culture dans une gouttelette d'eau ou de bouillon stériles déposée à la surface de la lame, puis on étale la dilution en couche très mince. Si l'on a affaire à un liquide organique (sang, lymphe, exsudat, épanchement, pus), on en prélève une petite quantité avec la pointe d'un bistouri et on l'étale avec le tranchant de cet instrument, ou bien, comme pour les cultures liquides, on en prélève une gouttelette que l'on dépose à la surface de la lame et que l'on étale soit avec l'effilure de la pipette, soit avec le fil de platine, soit purement et simplement avec une autre lame [1]. Les matières organiques solides sont prélevées avec la pointe d'un bistouri et réduites en une pulpe aussi homogène que possible. On procède alors à leur étalement à l'aide d'une lame ou, plus couramment, du tranchant d'un bistouri en ayant soin de promener ce dernier toujours dans le même sens.

Quelle que soit la substance à examiner, une fois étalée, il faut la faire sécher, soit spontanément, soit à l'aide de la chaleur. Dans la première alternative, on dépose la lame sur un support *ad hoc* [2], la face enduite en dessous pour éviter le dépôt de poussières. Dans la seconde, on peut placer la lame à l'étuve à 37° ou plus communément sur une platine chauffante (la face enduite en dessus pour éviter tout contact direct) en ayant soin de ne pas dépasser la température de 40 à 50°.

La préparation est ensuite *fixée*. Une méthode de fixation, simple et très communément employée dans la pratique, consiste à faire passer la lame (la face enduite en dessus) trois à quatre fois dans la flamme d'un bec Bunsen. Ce procédé, s'il est rapide, n'est pas sans inconvénient, surtout lorsqu'il s'agit de certaines substances (sang, cultures). Il est préférable, pour la netteté des préparations, de les fixer, en les recouvrant et laissant évaporer, soit avec

---

[1] Ces procédés d'étalement sont des plus simples, les avoir vus pratiquer une seule fois en apprend plus que toutes les descriptions que l'on peut en faire.

[2] Une petite boîte comme celles dont on se sert à l'Institut Pasteur pour envoyer de la tuberculine, etc., privée de son couvercle, convient très bien pour disposer les lames.

l'alcool absolu, soit avec le chloroforme, soit avec le mélange à parties égales d'alcool et d'éther.

La préparation étant fixée (avoir soin de laisser refroidir si on emploie la chaleur), on verse à sa surface la matière colorante préalablement filtrée (solution hydro-alcoolique ou bain spécial suivant les cas). La durée du contact varie de une à cinq minutes suivant la coloration que l'on veut obtenir, la matière à colorer et la solution colorante employée.

Lorsqu'on juge la coloration suffisante, on lave à l'eau ordinaire pour enlever l'excès de matière colorante, puis à l'eau distillée. On fait sécher spontanément ou à l'aide de la platine chauffante. On peut ensuite, si l'on veut, éclaircir la préparation avec l'essence de girofle ou l'huile d'aniline ; mais l'action de ces substances ne doit pas être trop prolongée, sous peine d'une décoloration trop accentuée ; on l'arrête en enlevant l'excès par le xylol. On monte ensuite la préparation au baume du Canada et on l'étiquette ; elle est prête pour l'examen et on peut ainsi la conserver. Le montage n'est pas absolument nécessaire, surtout si l'on ne veut pas conserver longtemps la préparation. Une fois, en effet, qu'elle est séchée, éclaircie ou non, on peut l'examiner à l'objectif à immersion en déposant une goutte d'huile de cèdre à sa surface [1].

Lorsque la coloration est trop forte, on peut l'atténuer, soit par la chaleur, soit mieux en faisant agir, peu de temps bien entendu, l'alcool absolu ou hydraté. Non seulement il y a décoloration, mais en même temps il y a différenciation, certains éléments de la préparation cédant leur couleur plus rapidement que d'autres.

2° **Coloration par la méthode de Gram**. — Cette méthode est basée sur la propriété que possèdent, en présence de l'iode, certains sels de pararosaniline (violet de gentiane, krystall-violet) de former avec la substance de *certains* microbes une combinaison que l'alcool est incapable de décolorer.

Il s'en faut, en effet, que tous les microbes traités par la solution de Gram résistent ensuite à la décoloration par l'alcool, c'est-à-dire *prennent le Gram*. Cette diversité de propriété est d'un puissant secours pour le diagnostic bactériologique et la différenciation des espèces microbiennes. Il est donc indispensable de la bien savoir pratiquer pour en tirer tous les résultats que l'on doit en attendre. C'est un tour de main que l'on acquiert très vite par l'habitude.

Voici en quoi consiste la méthode de Gram :

La substance à examiner, convenablement étalée sur une lame, séchée puis fixée comme il a été dit précédemment, on procède à sa coloration en faisant agir pendant deux à cinq minutes la solution hydro-alcoolique de violet de gentiane ou mieux et surtout le violet phéniqué de Nicolle. La coloration terminée, l'excès de matière colorante enlevé (on peut laver si l'on veut), on recouvre la partie colorée avec la solution de Gram (iode, 1 gramme ; iodure de potassium, 2 grammes ; eau distillée, 300 grammes) qu'on laisse agir environ deux à trois minutes. On procède ensuite à la décoloration par l'alcool ou mieux

---

[1] La préparation peut se conserver en la débarrassant de l'huile de cèdre par le xylol et en la mettant à l'abri des poussières.

avec le mélange alcool-acétone (alcool absolu 3 parties, acétone 1 partie). La durée d'action du décolorant est en moyenne de quinze à soixante secondes ; elle varie suivant l'épaisseur de la préparation [1]. On arrête l'action de l'alcool par un lavage à grande eau ou au xylol. On peut alors laisser sécher la préparation, l'éclaircir, puis l'examiner. On peut aussi, et cela est préférable pour la netteté des préparations, recolorer les éléments décolorés avec une matière de teinte différente, avec la solution aqueuse d'éosine, par exemple, ou avec la solution de Ziehl diluée dans cinq à dix fois son volume d'eau distillée ; on donne ainsi une teinte rose ou rouge plus ou moins foncée aux éléments décolorés, les microbes prenant le Gram ayant conservé leur teinte violette.

3° **Coloration du bacille de la tuberculose.** — Le bacille de Koch se colore très bien par les différentes colorations simples et par la méthode de Gram ; mais pour l'examen ou la recherche des bacilles tuberculeux, on utilise une technique spéciale [2] qui, sans être absolument exclusive à ce microbe, fait du procédé une méthode importante pour le diagnostic bactériologique de la tuberculose. Deux procédés : celui d'Erlich et celui de Ziehl (surtout ce dernier), sont couramment employés pour la coloration du bacille tuberculeux.

Procédé d'Erlich. — La matière à examiner, préparée comme nous l'avons dit précédemment (c'est à propos des bacilles tuberculeux qu'il importe de bien l'écraser pour l'étaler) est colorée à l'aide de la solution d'Erlich, dont la formule est celle donnée plus haut pour le violet aniliné du même auteur, la fuchsine remplaçant le violet de gentiane. Pour arriver à une coloration convenable, il faudrait à froid un contact de six à douze heures, tandis que le même résultat est obtenu en portant le colorant à la température de 50° pendant cinq à dix minutes, soit à l'aide de la platine chauffante, soit en maintenant la préparation au-dessus de la flamme d'un bec Bunsen. L'émission de vapeur par la matière colorante étendue sur la lame indique qu'on a atteint le degré de température voulu. La préparation suffisamment colorée est, après lavage, immergée, pour la décoloration, soit dans l'acide sulfurique au cinquième, soit dans l'acide azotique au tiers, soit de préférence dans l'alcool azotique (9 parties d'alcool, 1 d'acide azotique pur), pendant vingt à quarante secondes. Comme pour le Gram, le temps nécessaire pour obtenir une décoloration suffisante varie suivant l'épaisseur de la préparation ; le tour de main nécessaire est vite acquis. La décoloration jugée suffisante, on l'arrête par un lavage à grande eau. On pourrait laisser sécher et examiner, seuls les microbes tuberculeux sont restés colorés ; mais pour rendre la préparation plus démonstrative, on en colore le fond avec une solution légère de bleu de méthylène ; les bacilles tuberculeux sont alors teintés en rouge, les éléments organiques et les autres microbes en bleu.

Ce procédé est pratique, malheureusement la solution colorante d'Erlich se conserve mal et doit être préparée au moment de s'en servir. Le procédé suivant ne présente pas cet inconvénient.

---

[1] La décoloration au degré convenable est le seul point délicat de la méthode de Gram, il faut suffisamment décolorer sans aller trop loin cependant, car la résistance à la décoloration par l'alcool des microbes qui prennent le Gram n'est pas absolue.

[2] Ce procédé type comporte des variantes, tant dans le bain employé que dans la méthode de décoloration.

Procédé de Ziehl. — La coloration est effectuée à chaud, comme dans le procédé précédent, avec la solution de fuchsine phéniquée dite de Ziehl. Pour obtenir la décoloration (la préparation étant lavée), on fait agir d'abord sur elle, et pendant quelques secondes seulement, une solution aqueuse d'aniline chlorhydrique à 2 p. 100, puis on décolore par l'alcool absolu. Comme dans le procédé d'Ehrlich, après avoir arrêté la décoloration par un lavage à grande eau, on colore le fond avec la solution légère de bleu de méthylène.

4° **Coloration des spores**. — Le procédé de Möller est le plus recommandable. Il est identique à celui conseillé par Ziehl pour le bacille tuberculeux. Le produit à examiner, étalé sur une lame, séché et fixé, est traité pendant cinq minutes par la solution à 5 p. 100 d'acide chromique. Après lavage, on fait agir à chaud, à 50°, pendant cinq à dix minutes, la solution de Ziehl. On procède ensuite à la décoloration par la solution aqueuse d'aniline chlorhydrique à 2 p. 100 et par l'alcool absolu. On lave à l'eau et on colore les bacilles par le bleu de méthylène.

TECHNIQUE DE PARASITOLOGIE

Par G. MAROTEL,

CHEF DE TRAVAUX D'HISTOIRE NATURELLE A L'ÉCOLE VÉTÉRINAIRE DE LYON

Parmi les trop nombreux parasites qu'hébergent l'homme et les animaux domestiques, il en est de microscopiques que l'on est exposé à rencontrer en faisant l'étude histologique des tissus ou des humeurs.

Il importe donc de les bien connaître, pour n'être point tenté de les considérer comme faisant partie de la structure normale de l'organe où on les trouve.

C'est là sans doute la raison pour laquelle M. le professeur Lesbre a cru devoir annexer à la *Technique histologique* de ce livre quelques notions élémentaires de *Parasitologie*, uniquement destinées à rappeler les connaissances nécessaires pour la recherche et la détermination des plus fréquents parmi ces êtres vivants.

Les formes dont nous aurons à parler appartiennent, dans le règne animal, à trois embranchements : *Protozoaires*, *Vers*, *Arthropodes*, et, dans le règne végétal, à la classe des *Champignons*.

I. — PROTOZOAIRES.

Dans le groupe des Protozoaires, nous examinerons tour à tour : les *Coccidies*, généralement parasites de la cellule épithéliale, les *Sarcosporidies*, parasites de la cellule musculaire, les *Hémosporidies* et les *Trypanosomes*, parasites du sang, les premiers vivant au sein des globules et les seconds dans le plasma.

A. Coccidies. — On peut envisager comme type de ces animalcules le *Coccidium cuniculi*, qui se développe dans les cellules épithéliales des canaux biliaires et de l'intestin, chez le lapin et chez l'homme.

Dans le foie du lapin, ce parasite détermine l'apparition de nodules pisiformes et blanchâtres, parfois disposés en traînées linéaires le long d'un canalicule biliaire ; leur incision laisse écouler un pus crémeux que l'examen microscopique le plus simple montre farci d'innombrables kystes ovoïdes, se rapportant à deux types.

Les uns sont percés au pôle le plus étroit d'un orifice difficilement visible (*micropyle*), et leur intérieur est entièrement rempli de protoplasme : ce sont des éléments reproducteurs femelles, c'est-à-dire des *macrogamètes*.

Chez d'autres, dont le micropyle s'est oblitéré, la masse protoplasmique interne s'est condensée et comme rétractée en une boule centrale, n'occupant plus qu'une partie de la cavité de l'enveloppe : ce sont des *ookystes*, c'est-à-dire des macrogamètes fécondés (fig. 453).

La recherche des autres espèces coccidiennes susceptibles d'évoluer chez les

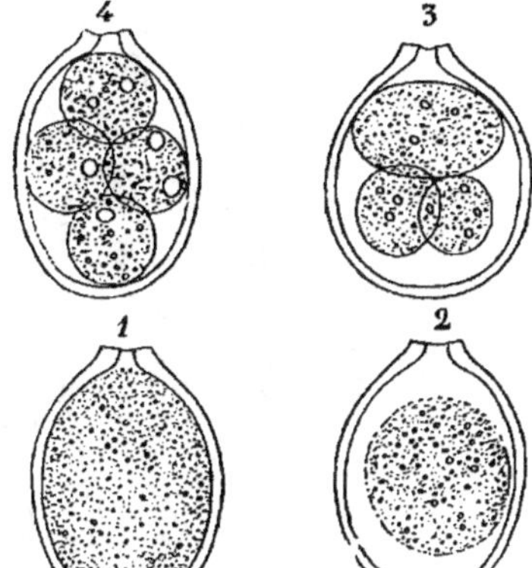

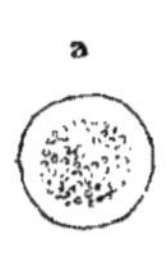

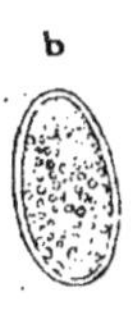

Fig. 453. — *Coccidium tenellum*, de l'intestin de la poule (d'après Railliet, *Traité de zoologie*).

a, forme jeune ; *b*, macrogamète ; *c*, ookyste ; *d*, ookyste contenu dans une cellule épithéliale hypertrophiée.

Fig. 454. — *Coccidium truncatum*, des reins de l'oie (d'après Railliet).

1, macrogamète ; 2, ookyste ; 3 et 4. formes de sporulation.

animaux domestiques s'effectue également par l'examen microscopique direct des lésions ou de leur produit de raclage ; il permet de déceler les formes enkystées caractéristiques.

Les principales sont :

Coccidium Zürni : intestin des bovidés ;

Coccidium Faurei : intestin du mouton ;

Coccidium bigeminum : intestin du chien et du chat ;

Coccidium tenellum : intestin de la poule ;

Coccidium truncatum : reins et intestin de l'oie (fig. 454).

B. Hémosporidies. — Les Hémosporidies sont des hématozoaires endoglobulaires, vivant par conséquent à l'intérieur même des hématies.

L'un des meilleurs procédés de recherche qui leur soit applicable est le suivant, dû à *Laveran*.

Prendre une goutte de sang suspect, l'étaler en couche mince sur une lame et sécher rapidement, puis *fixer* par l'alcool absolu ou l'alcool-éther (ãã), pendant cinq à dix minutes.

Colorer un temps variable (une demi-heure à vingt-quatre heures), suivant la nature du parasite, dans le mélange ci-dessous :

Bleu de méthylène à l'oxyde d'argent (bleu Borrel).　　1 centimètre cube.
Solution aqueuse d'éosine à 1 p. 1000............　　4 centimètres cubes.
Eau distillée..............................　　6　　—

Laver à l'eau et *décolorer* pendant deux à quinze minutes dans une solution de tannin à 5 p. 100 ; relaver à l'eau, sécher et monter au baume.

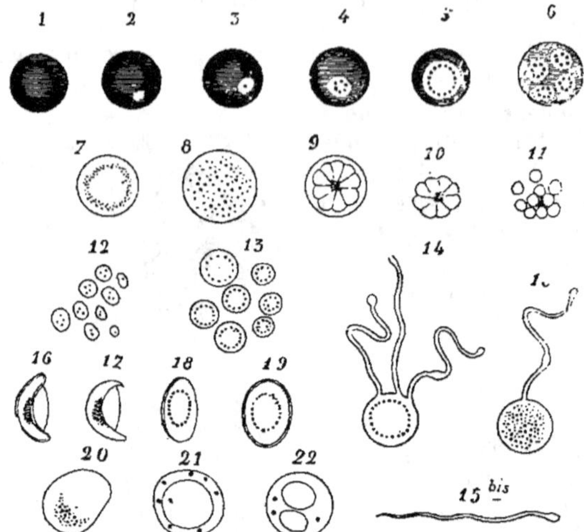

Fig. 455. — *Un hématozoaire du paludisme* (empruntée à Railliet, d'après Laveran). — 1, hématie normale ; 2 à 6, hématies contenant un ou plusieurs parasites ; 7 et 8 parasites libres ; 9 à 11, parasites en voie de segmentation ; 12, 13, parasites libres à l'état de corps sphériques ; 14, 15, corps sphériques flagellés, 15 *bis*, flagellum libre ; 16 et 17, corps en croissant ; 18, 19, corps ovalaires dérivant des précédents ; 20, corps sphériques après le départ des flagellums ; 21 et 22, leucocytes mélanifères.

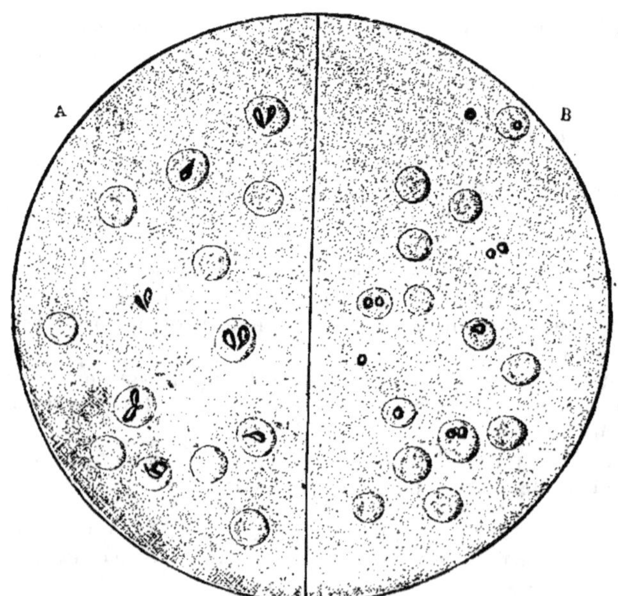

Fig. 456. — *Sang de bœuf atteint de piroplasmose* (d'après Lignières). — Les globules malades présentent à leur intérieur un, deux ou quatre corpuscules parasitaires, arrondis du côté B de la figure, piriformes du côté A.

Dans le cas où il serait impossible d'utiliser cette méthode excellente, mais un peu compliquée, on peut se borner à colorer par la thionine phéniquée de Nicolle ou par l'éosine-bleu de méthylène ordinaire; on peut même examiner, sans coloration, une goutte de sang déposée sur une lame et recouverte immédiatement d'une lamelle. Dans ce dernier cas, les parasites sont encore visibles, grâce surtout aux granulations pigmentaires que la plupart d'entre eux renferment.

Les principales formes d'Hémosporidies sont :

1° *Plasmodium malariæ*, *Plasmodium vivax* et *Laverania præcox*, qui produisent chez l'homme le paludisme (fig. 455);

2° *Piroplasma bigeminum*, *P. ovis*, *P. canis, etc.*, agents des diverses piroplasmoses (bovine, ovine, canine, etc.) (fig. 456);

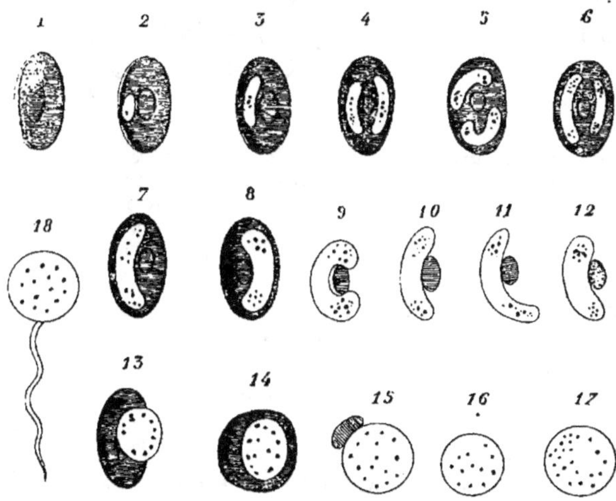

Fig. 457. — *Hemoproteus Danilewskyi*, du pigeon (empruntée à Railliet, d'après Laveran). — 1, hématie normale; 2 à 8, hématozoaires intraglobulaires; 9 à 12, hématozoaires libres; 13 à 17, hématozoaires sphériques; 18, hématozoaire flagellé.

3° *Hæmoproteus Danilewskyi*, du sang des oiseaux (pigeon, geai, alouette, etc., fig. 457).

C. **Sarcosporidies**. — Le mieux connu de ces parasites est le *Sarcocystis tenella* du mouton.

A l'état jeune, il apparaît dans les muscles sous forme de petits corps allongés et blanchâtres, mesurant à peine 1 à 2 millimètres de long (fig. 458); mais, à un âge plus avancé, ces sarcocystes se transforment en nodules globuleux, de la grosseur d'un pois ou d'une noisette, surtout communs dans l'œsophage.

La nature de ces productions, autrefois appelées Balbianies (*Balbiania gigantea*), est facile à déceler; leur incision laisse écouler un liquide laiteux que le microscope montre chargé d'innombrables corpuscules en croissant qui ne sont autre chose que des spores (fig. 459).

Dans les muscles des autres mammifères domestiques, on peut aussi trouver des sarcosporidies très voisines de la précédente.

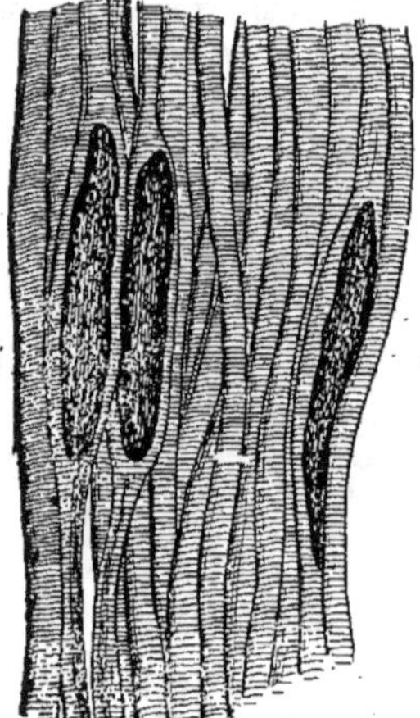

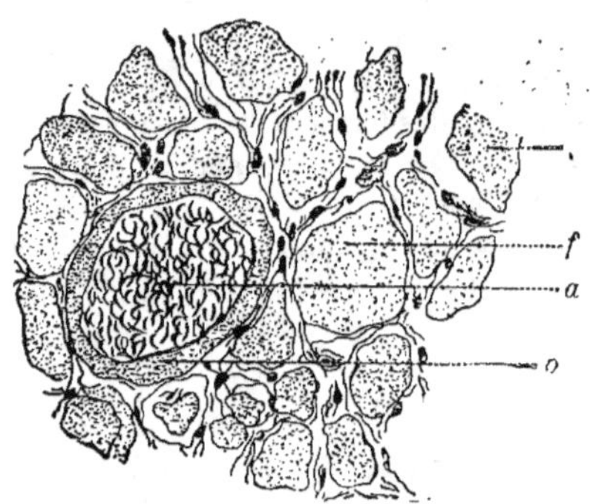

Fig. 458. — *Sarcocystes dans les muscles* (d'après Railliet).

Fig. 459. — *Coupe transversale d'un groupe de fibres musculaires du porc, dont l'une est occupée par un sarcocyste* (empruntée à Railliet, d'après Laulanié). — *a*, parasite rempli de spores ; *b*, gaine musculaire ; *f*, fibres normales.

D. **Trypanosomes**. — Ce sont des Infusoires flagellés fusiformes, sinueux ou arqués, pourvus d'une membrane ondulante latérale et d'un flagellum terminal.

Ils vivent en parasites dans la partie liquide du sang et non plus à l'intérieur des globules ; ce sont donc des hématozoaires extraglobulaires (fig. 460).

La technique de leur recherche est la même que celle des Hémosporidies, avec cette double remarque : d'abord que les préparations de sang par voie humide sont ici particulièrement recommandables, car elles permettent d'observer les Trypanosomes encore vivants et mobiles ; ensuite que le temps nécessaire pour les colorations est de durée beaucoup moindre : c'est ainsi que par la méthode de Laveran (bleu Borrel-éosine-tannin), vingt à trente minutes de séjour dans le bain suffisent largement.

Les principaux Trypanosomes sont :

Trypanosoma Evansi, qui produit, dans l'Inde, surtout chez les équidés, une anémie grave et contagieuse appelée « surra » ;

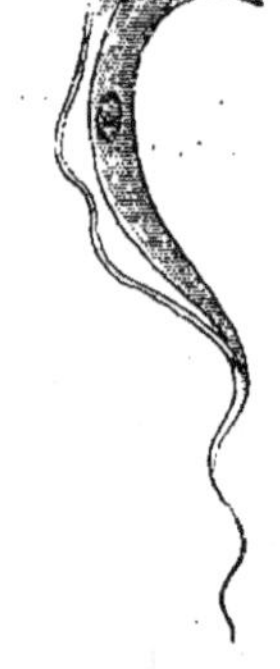

Fig. 460. — *Trypanosome du lapin* (empruntée à Railliet).

Trypanosoma Brucei, qui cause le « nagana » ou « maladie de la mouche tsétsé », chez les bovidés et autres mammifères domestiques sud-africains ;

Trypanosoma equiperdum, de la dourine ;

Trypanosoma equinum, agent d'une trypanosomose spéciale aux chevaux américains, le « mal de caderas », ou « maladie de la croupe ».

II. — VERS.

Le plus souvent, la recherche et la détermination des vers peut se faire sans technique spéciale, à l'œil nu, ou par un simple examen microscopique du parasite placé dans l'eau ordinaire.

Quelquefois cependant, surtout lorsqu'il s'agit de Cestodes, il est avantageux d'éclaircir les préparations en montant la pièce dans l'acide lactique ou l'acide acétique.

Seul le cas des Trichines mérite une mention particulière.

Trichines. — A l'état larvaire, ces Nématodes s'enkystent dans les muscles mêmes de l'hôte qui abritait l'adulte ; et, comme celui-ci est susceptible d'évoluer notamment chez le porc, il en résulte qu'on peut rencontrer les larves dans la chair de cet animal.

Pour les y rechercher, il faut prélever un fragment musculaire de la grosseur d'un pois, le dissocier dans une goutte d'acide lactique ou d'acide acétique, recouvrir d'une lamelle et écraser légèrement.

Dans ces conditions, s'il y a trichinose, le microscope montre des kystes ovoïdes, logés entre les fibres musculaires, écartées à leur niveau, et dans lesquels se trouve un petit ver cylindroïde, contourné de façons diverses, en forme de trois, de six, de huit ou en spirale (fig. 461).

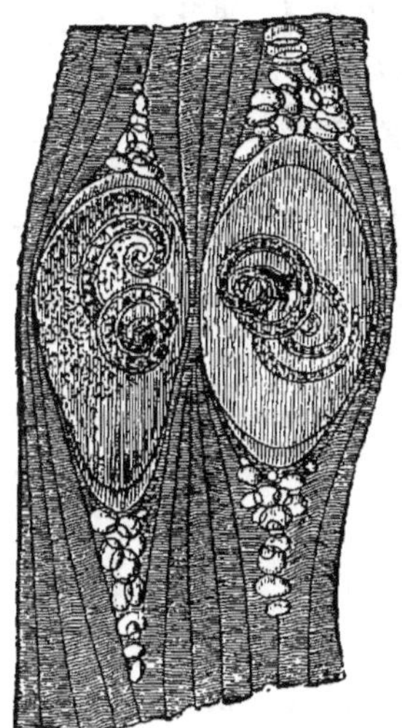

Fig. 461. — *Trichines enkystées dans le tissu musculaire* (empruntée à Railliet).

Ça et là, on peut observer des kystes renfermant plusieurs larves ou possédant à leurs pôles des dépôts graisseux plus ou moins abondants.

III. — ARTHROPODES.

Des Arthropodes parasites des animaux domestiques, les seuls qui nous intéressent ici sont les Acariens producteurs des maladies appelées « gales ». Nous aurons donc à parler des Démodex, des Sarcoptes, des Psoroptes et des Chorioptes.

Démodex. — Le *Demodex folliculorum* est un parasite de la peau, qui vit dans les follicules pileux et produit la *gale folliculaire*.

Cette affection se traduit le plus souvent par la présence de pustules dont la compression fait sourdre une goutte de pus, dans lequel le microscope permet de voir, sans technique spéciale, des Démodex aux divers stades de développement (œufs, larves, nymphes, adultes).

Au dernier âge, ces Acariens se reconnaissent à leur corps allongé, vermiforme, constitué par deux parties nettement distinctes, le *céphalothorax* et *l'abdomen* (fig. 462). Le céphalothorax porte, à son extrémité antérieure, un rostre large et saillant, tandis que sur ses côtés sont placées quatre paires de courtes *pattes*.

Sarcoptes. — Pour rechercher les parasites dans les cas de gale sarcoptique, il faut recueillir les produits obtenus en grattant les plaques galeuses *jusqu'au sang (on ne trouve pas les Sarcoptes dans les croûtes)*, les placer sur une lame dans une goutte

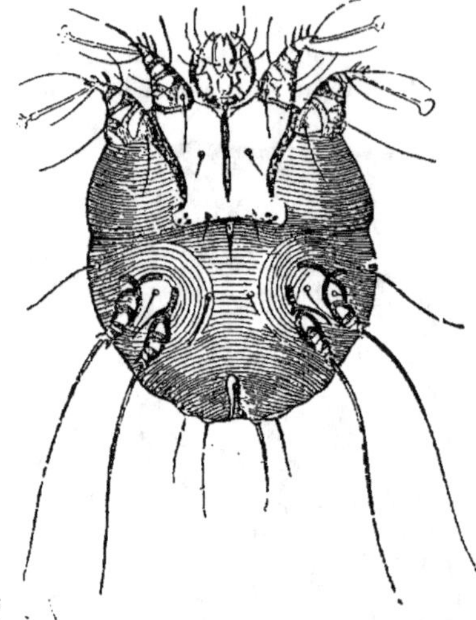

Fig. 462. — *Demodex folliculorum*, du chien. Grossi 100 fois (d'après Railliet). Fig. 463. — *Sarcoptes scabiei*, femelle (d'après Railliet).

de potasse à 40 p. 100, recouvrir d'une lamelle et chauffer lentement jusqu'à dégagement de vapeurs ; s'arrêter aussitôt, écraser légèrement et examiner à un faible grossissement.

Les Sarcoptes sont particulièrement reconnaissables à leur rostre presque carré, à leurs ventouses ambulacraires pourvues d'un pédicule long et simple, à leurs pattes courtes, ne dépassant pas la pointe du rostre pour les antérieures et le bord de l'abdomen pour les postérieures (fig. 463).

La préparation peut renfermer non seulement des adultes, mais encore des parasites en voie de développement, tels que des nymphes octopodes, des larves hexapodes et des œufs.

Psoroptes et Chorioptes. — La recherche de ces Acariens s'effectue par le même procédé que celle des Sarcoptes, mais elle est plus facile, parce que les parasites sont plus volumineux et qu'ils sont plus superficiels (on les trouve cachés dans les croûtes), de telle sorte qu'il n'est pas nécessaire de gratter aussi profondément.

Les *Psoroptes* sont surtout caractérisés par leur rostre pointu, beaucoup plus long que large, par leurs ventouses à pédicule long et triarticulé, par leurs pattes longues, les antérieures dépassant considérablement la pointe du rostre, tandis que les postérieures font saillie sur les côtés de l'abdomen (fig. 464).

Quant aux *Chorioptes*, leurs principaux caractères sont : *rostre* conique, à peu près aussi long que large ; *ventouses* ambulacraires presque sessiles ;

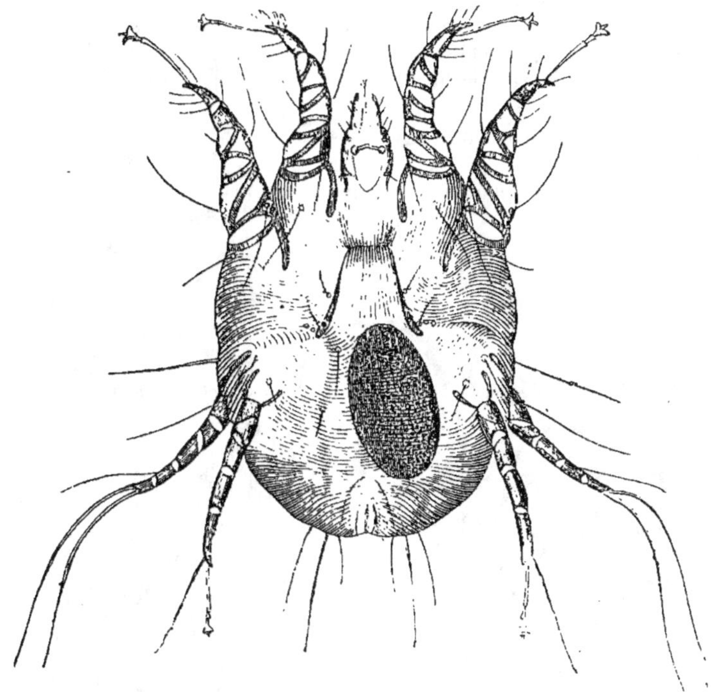

Fig. 464. — *Psoroptes communis*, femelle (d'après Railliet).

pattes longues, les antérieures dépassant nettement la pointe du rostre. A noter aussi que les mâles sont pourvus, comme d'ailleurs ceux des psoroptes, de deux lobes abdominaux et de deux ventouses copulatrices (fig. 465).

IV. — CHAMPIGNONS.

On connaît aujourd'hui une trentaine de champignons pathogènes pour l'homme ou les animaux domestiques. D'une façon générale, leur présence se décèle facilement en examinant dans l'eau ou l'acide lactique le produit obtenu par le broyage ou le raclage des lésions suspectes. D'ordinaire on observe, dans ces préparations, des traces de l'appareil végétatif, telles que filaments mycéliens ou cellules isolées, et même des traces de l'appareil reproducteur, spores ou appareils sporifères plus ou moins complets.

Cependant il est quelques espèces dont la recherche nécessite une technique spéciale.

Champignons des teignes. — La méthode à suivre en présence de lésions teigneuses est exactement la même que pour les lésions galeuses. Il faut donc recueillir les produits pathologiques existant au niveau des plaques malades (poils de la périphérie, croûtes de la profondeur) et les traiter par un procédé identique à celui qui sert pour la recherche des acariens.

S'agit-il de *Microsporum*, on trouve des spores très petites (1 à 2 μ), serrées les unes contre les autres pour former au-

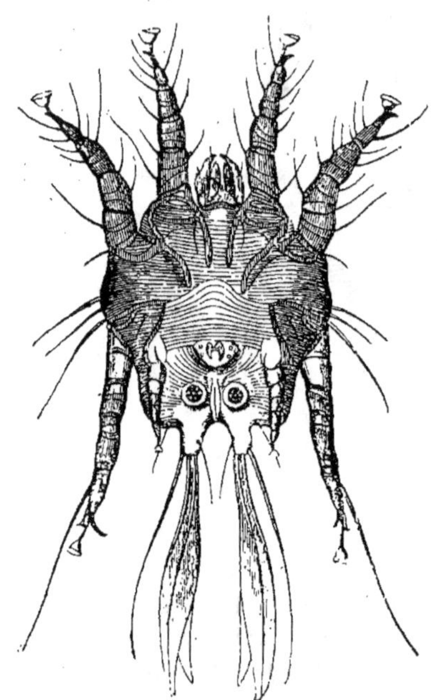

Fig. 465. — *Chorioptes symbiotes*, mâle
(d'après Railliet).

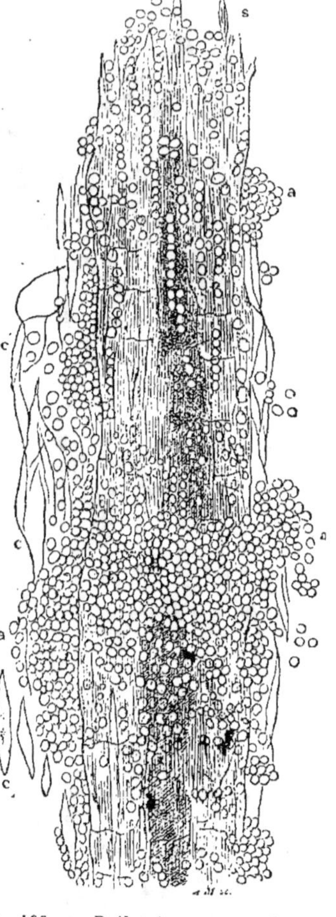

Fig. 466. — *Poil teigneux envahi par le Trichophyton tonsurans* (d'après Neumann). — *a*, spores ; *c*, cellules épidermiques ; *s*, sommet cassé du poil.

tour de la racine des poils atteints une gaine dessinant une mosaïque.

S'agit-il d'un *Trichophyton* (fig. 466), on observe des spores volumineuses (5 à 7 μ), égales entre elles et disposées en chapelets rectilignes simples, ou au plus bifurqués. Chez les animaux, ces spores occupent toujours la périphérie du poil (*Trichophyton ectothrix*), ou pénètrent tout au plus dans ses parties superficielles (*Trichophyton endo-ectothrix*).

Enfin, dans le cas d'*Achorion*, la préparation montre des spores volumineuses, inégales, en apparence privées d'enveloppe, disposées en chapelets sinueux et ramifiés par tri- ou tétratomie (tarse favique).

Actinomycose. — Le parasite de l'actinomycose est le *Discomyces bovis*, qui se présente dans la lésion sous l'aspect de granules jaunâtres, mûriformes, atteignant en moyenne la grosseur d'une tête d'épingle. Ces grains sont formés de deux zones concentriques, l'une centrale, composée de filaments mycéliens enchevêtrés, et l'autre, périphérique, faite de filaments rayonnants, renflés en massue à leur extrémité libre (fig. 467).

L'examen de ce champignon peut assurément se faire sans coloration : il suffit d'écraser sur lame une granulation actinomycosique et de faire agir sur elle la potasse ou l'acide acétique.

Mais son étude un peu minutieuse nécessite l'emploi des réactifs colorants. La glycérine picro-carminée donne déjà de bons résultats ; cependant, lorsqu'il s'agit de coupes, les méthodes les plus recommandables sont encore la double coloration (Gram-éosine, ou violet de gentiane-picro-carmin), et la triple coloration de Morel et Dulaus (hématoxyline-bleu Victoria-violet de rosaniline). Cette dernière méthode consiste à colorer d'abord à l'hématoxyline-acétique pendant quelques minutes, puis au bleu Victoria (deux ou trois minutes) ; laver à l'eau, et traiter quelques instants par la solution de Gram forte, laver à l'alcool, colorer au violet de rosaniline, relaver à l'eau, puis à l'alcool absolu. Décolorer par un mélange à parties égales d'essence de cannelle et d'alcool absolu jusqu'à l'apparition de la couleur rouge. Passer enfin à l'alcool absolu, au xylol et monter au baume.

Dans ce procédé, les noyaux sont colorés en violet-lilas par l'hématoxyline ; le mycélium en bleu foncé par le bleu Victoria, et les massues en rouge par la rosaniline.

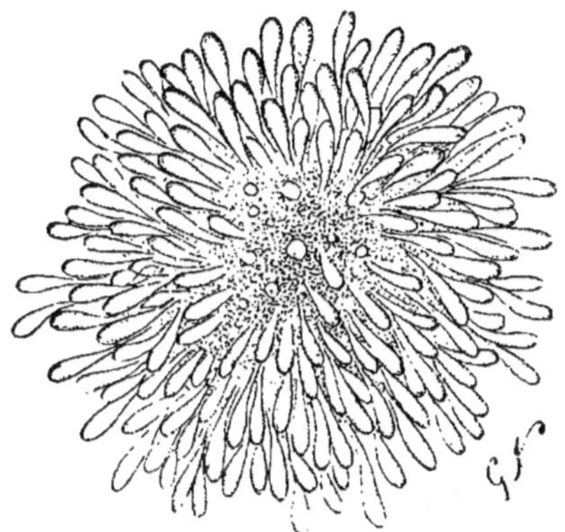

Fig. 467. — *Granulation actinomycosique* (d'après Moussu).

TABLE MÉTHODIQUE DES MATIÈRES

PREMIÈRE PARTIE
HISTOLOGIE GÉNÉRALE

TECHNIQUE ÉLÉMENTAIRE D'HISTOLOGIE
Par V. BALL.

PREMIÈRE PARTIE
TECHNIQUE GÉNÉRALE

NOTIONS DE TECHNIQUE MICROBIOLOGIQUE

PAR A. RABIEAUX

NOTIONS DE TECHNIQUE PARASITOLOGIQUE

PAR G. MAROTEL

5350-02. — Corbeil. Imprimerie Éd. Crété.

9 782329 076256